U0211256

肺移植:理论与实践

原著主编　维基 T. 维格纳斯瓦兰(Wickii T. Vigneswaran)
亚朋德 R. 加里蒂(Edward R. Garrity)
约翰 A. 奥德尔(John A. Odell)

主　　译　韩威力

副 主 译　李洲斌　泮　辉　朱曼华

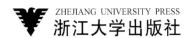
ZHEJIANG UNIVERSITY PRESS
浙江大学出版社

图书在版编目（CIP）数据

肺移植 ：理论与实践 /（美）维基 T.维格纳斯瓦兰，
（美）亚朋德 R.加里蒂，（美）约翰 A.奥德尔主编 ；韩
威力主译. — 杭州 ：浙江大学出版社，2022.6
　　书名原文：Lung Transplantation: Principles and
Practice
　　ISBN 978-7-308-20583-2

　　Ⅰ. ①肺… Ⅱ. ①维… ②亚… ③约… ④韩… Ⅲ.
①肺—移植术（医学） Ⅳ. ①R655.3

中国版本图书馆 CIP 数据核字（2020）第 171880 号

浙江省版权局著作权合同登记图字：11—2020—502 号

肺移植：理论与实践

原著主编　　［美］维基 T. 维格纳斯瓦兰（Wickii T. Vigneswaran）
　　　　　　［美］亚朋德 R. 加里蒂（Edward R. Garrity）
　　　　　　［美］约翰 A. 奥德尔（John A. Odell）
主　　　译　韩威力
副 主 译　李洲斌　泮　辉　朱曼华

策划编辑	张　鸽（zgzup@zju.edu.cn）	责任校对	潘晶晶
责任编辑	张　鸽　冯其华　殷晓彤	封面设计	雷建军
出版发行	浙江大学出版社		
	（杭州市天目山路148号　邮政编码310007）		
	（网址：http://www.zjupress.com）		
印　　刷	浙江省邮电印刷股份有限公司	排　　版	杭州朝曦图文设计有限公司
印　　张	34.25	开　　本	889mm×1194mm　1/16
版 印 次	2022年6月第1版　2022年6月第1次印刷	字　　数	972千
书　　号	ISBN 978-7-308-20583-2	定　　价	398.00元

版权所有　翻印必究　印装差错　负责调换

浙江大学出版社市场运营中心联系方式：0571-88925591；http：//zjdxcbs.tmall.com

《肺移植:理论与实践》
译委会

主　译　韩威力

副主译　李洲斌　泮　辉　朱曼华

译委会（按姓名拼音排序）

包芳萍	陈　浩	陈　军	方　程	方　强
傅梦姣	韩威力	何柳佳	胡　娟	胡润磊
赖杨骁	李　坤	李洲斌	林　双	刘　霞
潘　博	泮　辉	邵艺杰	沈雅芳	施科达
施丽萍	孙　来	汤灵玲	王飞飞	邬明杰
项杨威	徐　俊	杨思佳	曾林燕	张　鸽
张　静	张　培	郑楚天	周建英	朱曼华
祝胜美				

感 谢

ACKNOWLEDGMENTS

感谢所有的作者对本书的贡献，没有他们的帮助，本书的编写不可能如此顺利地完成。我感谢我的共同编写者，加里蒂和奥德尔博士，他们总是及时和热情地帮助我审读稿件，提供建设性的意见。Taylor & Francis出版社的许多成员为我们整个过程提供了咨询服务，我感谢他们的帮助，尤其高级编辑Henry Spielberg以及编辑助理Nicola Streak为该书的编辑做出了重要贡献。还有资深项目管理者Linda Van Pelt，其高效的办事风格使我们的工作进展顺利。我也要感谢Cenveo出版商的艺术家们精湛的绘画及插图，使该书拥有自己的风格。同时我也要感谢米兰达布罗玛，从Henry Spielberg那里接手了该书的工作，并且他的支持和沟通让本书的内容更完善。我个人也非常自豪和荣幸地参与了这部书籍的撰写。

Wickii T. Vigneswaran

自 序

PREFACE

自第一例临床肺移植开展到现在,已经过去30多年,肺移植的过程及技术等都在不断演变,由曾经的个人经验为主逐渐演变到现在基于循证医学证据的临床实践。2010年,我们编写了《肺移植》,作为《肺生物学》的"健康与疾病系列"的243卷,该书出版后得到了积极的反馈。因此,在受邀编写一本独立的书——《肺移植:原则与实践》时,我们相信这是一个非常正确合适的时机。John Odell作为联合编者加入我们,我们三个人在肺移植方面有近80年的经验,并且能够与国际突出贡献者、该领域的所有专家一起编写这本高水平的学术专著。本书可读性强,包含个人经验、专家共识和循证指南,及肺移植的实践方法。这本书包括四个部分:一般性的主题,包括肺移植历史和移植前的思考;供者的管理;受者的管理和预后;最后对肺移植的未来做了一些思考及展望。

许多章节包含了大量的参考文献,为对肺移植有兴趣的学者进行持续的研究提供了更多的材料。肺移植短期和长期的成功需要整个团队对整个过程的正确理解和科学管理。许多患者在肺移植术后获得了更长的生存期,拥有了更丰富的生活。在社区,参与管理这些患者的人员(除外移植直接相关问题),通常为初级保健医生和(或)当地肺内科医师,而不是肺移植领域的专家。所以不仅肺移植团队成员需要能清楚地认识肺移植相关的问题,更大的团队(包括一些社区医生和其他医疗健康服务提供者)也需要能了解相关问题。这本书简单但较全面地介绍了目前肺移植领域的实践,可以为任何一位参与肺移植管理的医生提供参考。我们相信,这本书对肺内科医生、胸外科医生、重症监护室医生、住院医生、病理医生和护士,及社会工作者、移植供者、器官移植协调员和移植管理员都具有参考意义。通过阅读本书,供者可以接触到潜在的移植受者,肺移植患者可以提高对疾病的认知。我们也希望这本书成为在医疗实践中对肺移植受者护理的重要部分。

Wickii T. Vigneswaran

Edward R. Garrity, Jr

John A. Odell

序

PREFACE

　　近年来,我国的器官捐献与移植事业飞速发展。相较于其他实体器官移植,目前肺移植技术还比较落后,国内能开展肺移植的单位仍然较少。2017年,全国肺移植病例不到300例。肺移植的难度高于其他实体器官,临床上需要相关学科合作治疗,打破各学科间的壁垒,因此多学科协作显得尤其重要。这就迫切需要加强学习,研究前人经验,遵循国际学界认可的诊疗规范,并结合具体实践过程中遇到的实际问题,实事求是地攻克难关、开拓创新,不断地提高诊疗水平,推动肺移植技术发展。

　　该书的编者均为肺移植相关领域的国际权威专家和学者,经验丰富,学术造诣颇深。每位编者及相关中心的工作均得到国际学界的认可,其诊疗经验具有普遍的临床指导价值。《肺移植:理论与实践》(*Lung Transplantation: Principles and Practice*)为第二版,其在第一版的基础上又进一步加以充实和改进,以期更加科学和实用。本书涵盖了肺移植的所有相关内容,原著编者还为本书配备了大量细致精美、贴近临床实际的插图及表格,使图文并茂,临床步骤清晰。因此,这是可以指导肺移植临床及科研的一部佳作。

　　我们可以从这些国际专家的精华著作中采撷佳品,不断提升自身水平,更好地为患者服务,推动我国肺移植事业快速发展。期望我国肺移植能尽快走向世界器官移植事业的舞台中央。

中国器官移植发展基金会理事长
中国人体器官捐献与移植委员会主任委员

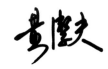

译者前言

PREFACE

肺移植全流程临床实践，满布荆棘、如临深渊，如何在单肺、双肺或肺叶移植中做出正确的抉择？如何在手术过程中减少失血，保持生命体征平稳，保障患者的安全？如何在排异与感染中立足，在出血与凝血中平衡，以及在液体出入中权衡？林林总总……而最核心的问题是如何让患者活下来，有质量地活下来，真正地从肺移植中获益？吾辈任重而道远！

"志不求易者成，事不避难者进。"我们迫切希望能有一本包含最新肺移植理念和全球肺移植研究现状的专业书籍，以学习参考和作为引领，帮助初始接触肺移植的医生在优秀的著作中汲取养分，使其快速、安全地成长为一名合格的肺移植专科医生。原英文第一版 Lung Transplantation 作为 "Lung Biology in Health and Disease series"（健康与疾病中的肺生物学系列）中的第 243 卷，一经出版便大受好评。于是，原书作者将内容进一步扩大和加深，形成了第二版——Lung Transplantation: Principles and Practice，即本中文译版——《肺移植：理论与实践》。

本书紧密结合肺移植领域的最新进展，引用了大量非常有价值的文献，简明扼要地阐述了肺脏的分配与获取、受者的选择、手术的实施、围手术期及术后远期管理等。本书内容丰富，图文并茂，特别是具有很强的实用性和针对性，能为肺移植医生及相关专科医生提供明确、清晰的指导。

为了帮助国内肺移植医生更好地学习肺移植相关知识，我们非常高兴地承担了此次翻译任务。因肺移植具有多学科交叉的特点，故本书的翻译邀请了浙江大学医学院附属第一医院重症医学、麻醉学、呼吸病学、感染病学、体外循环等多个学科的知名专家参与，在此对每位译者的辛勤付出深表感谢。同时，浙江大学出版社对本书的翻译出版给予了大力支持，一并表示感谢。

最后，我们想借此机会抛砖引玉，相信在各位同仁的不懈努力下，终会"积土而为山，积水而为海"，为我国肺移植的高质量发展添砖加瓦，贡献力量！

浙江大学医学院附属第一医院

韩威力

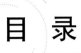

目 录

CONTENTS

第四篇　肺移植展望

第一篇
肺移植概述

第一章 肺移植史

◇ 一、引 言

"What's past is prologue（凡是过往，皆是序章）！"莎士比亚在《暴风雨》(*The Tempest*)中的这一句格言也适用于器官移植史，特别是肺移植史。在纪念首次肺移植成功30周年之后不久，我们被邀请撰写肺移植史，这个恰当的时机使我们不仅可以反思在临床成功进行肺移植之前的历史，而且可以回顾肺移植成功后的30年历史（见表1.1）。一想到有多少调查人员参与了这项工作，又有多少障碍需要克服，我就感到任重道远。即使是现在，什么才是真正的成功，以及我们在通往成功的道路上处于什么位置，都还不清楚。我们希望在未来，当对供者器官的耐受能够被诱导，患者移植后数十年生活质量得以常规改善时，之前所有的进步都可被视为序幕。

关于人体器官移植的概念，可以追溯到几个世纪前。人们经常引用3世纪双胞胎圣徒科斯马斯和达米安的例子，他们将一名埃塞俄比亚死者的黑色腿奇迹般地移植到一名需要截肢的白种人患者身上。

这个被名画所描述的传说似乎有些异想天开。但是20世纪40年代由苏联生理学家Demikhov完成的壮举也很奇特，他把一只狗的头移植到了另一只狗的脖子上，供者和受者都因此多活了几天。早在体外循环时代之前，Demikhov已做过犬肺叶移植和心肺移植的实验[1]。他的技术能力很大程度上归功于法国生理学家诺贝尔奖得主Alexis Carrel的先前工作[3]。事实上，第一次"胸部"器官移植是由Carrel于1907年实施的。当时，他和他的同事Charles Guthrie对一只猫做了异位心肺移植。然而，为什么移植受者于第3天死亡？Carrel将此归因于吻合的技术问题，但他可能目睹了一种急性排斥表现[3]。

人体肾脏的第一次成功移植证明了一个人的器官可以移植到另一个人的身体中，且具有长期的临床益处。这是由Joseph Murray博士等在1954年完成的[4]。受者和供者是同卵双胞胎，从而消除了器官排斥的问题。这一成就不仅使Joseph Murray博士在1990年获得了诺贝尔奖，而且明确显示了器官移植对终末期疾病治疗的潜力。最能说明这一点的是第一次人类心脏移植，该手术由Christiaan Barnard博士于1967年12月完成，虽然受者在18天后死于肺炎，但是受者术后照片显示的良好状态引起了全球的关注。

表1.1　肺移植史上重大事件的时间表

时间	重大事件
1907年	Guthrie 和 Carrel，异位心肺移植
20世纪40—50年代	Demikhov，肺叶移植
20世纪50年代	Juvenelle，Metras，Hardy 和 Veith，实验性犬肺移植
1963年	Hardy，首次人肺移植
1968年	Derom，术后存活10个月
1981年	Reitz 等，首次成功进行心肺移植手术
1983年	Cooper 等，首次成功进行单肺移植
1986年	Cooper 等，首次成功进行双肺移植
1986年	开启美国器官获取与移植网络（Organ Procurement and Transplantation Network，OPTN）；开始美国器官资源共享网络（United Network for Organ Sharing，UNOS）
1988—1995年	美国和全球肺移植计划增长
1999年	医学研究所报告，最终规则（2000）
2001年	离体肺灌注后首例肺移植
2005年	在美国引入肺分配评分系统

◇ 二、与肺移植相关的特殊问题

到1980年，肝、心及肾移植已成为治疗终末期器官衰竭的公认选择。虽然人们对肺移植也寄予了厚望，但肺移植进展滞后，在实验室和临床领域都缺乏成功的先例。

显然，肺移植是器官移植的难点。肺是移植器官中唯一不接全身动脉供血（支气管动脉）的器官。因此，作为一个主要的吻合，支气管吻合口易呈缺血状态；而且，肺也暴露于外部环境，非常容易受到感染。肺是一个易受伤害和感染的脆弱器官，也比其他主要器官更容易发生排斥反应。

大多数肺移植实验是在犬模型上进行的。然而，狗跟其他灵长类动物一样，依赖于赫-白反射（Hering-Breuer reflex）来维持中央呼吸控制。双肺移植或单肺移植合并对侧肺切除时，由于双肺完全失去神经支配，所以犬将失去正常的呼吸控制而无法生存。该问题使得移植肺的动物脱离呼吸机后，移植肺的功能难以评估。只有在复杂而昂贵的灵长类动物模型中，接受器官的动物才能依靠移植肺的功能而存活数日或数周。此外，犬模型的肺移植在技术上比人类肺移植更具有挑战性，在一定程度上因为心房吻合处的内皮-内皮端一旦有空隙，心房吻合处就倾向于积聚血凝块。

◇ 三、动物移植实验

Juvenelle 等于1951年首次报道了犬肺的切除和再植入。通过切断与再接狗的右肺动脉、上下肺静脉和支气管，评估去神经支配时肺反射（即支气管痉挛）的影响，该反射尚待证实[5]。1950年，马赛的 Metras 报道了一种同种犬异体移植技术[6]。该技术用围在两条肺静脉周围的心房袖口来完成静脉吻合术，而不是单独的静脉-静脉吻合。这项技术贡献得到了持续应用。Metras 报道说，它们最多只能存活几天，死亡原因是感染或排斥反应。

早期抑制排斥反应的尝试包括应用促肾上腺皮质激素、可的松、全身放疗和脾切除。Hardy 观察了犬接受单肺移植手术后的存活情况：使用氨甲蝶呤的受者动物存活时间可延长1周以上；若接受硫唑嘌呤和可的松治疗,则存活时间可延长至平均29天[7]。在20世纪60年代早期,记录有一项模型,其移植肺可以完全满足受者动物的呼吸需求,该模型于肺移植后结扎了对侧肺动脉。该模型动物存活了数周。其他领域的研究包括肺淋巴管破裂对移植后肺水肿的影响,以及尝试在移植时恢复支气管动脉循环。在左肺移植时,将左支气管动脉再植入主动脉,可使支气管吻合口正常愈合的概率比没做这种吻合时要大。然而,直接恢复支气管循环的技术难度高,而且很少使用。除Pettersson博士最近回顾与倡导的案例外,鲜有值得一提的案例[8]。这使得近端供者支气管只有微弱的血液供应,由源自肺循环和支气管循环之间的毛细血管后交通的逆行支气管动脉提供。Veith研究了各种支气管吻合术,并研制了一种"可伸缩"的支气管吻合术,以减少吻合术的并发症[9]。他还强调了使供者支气管尽可能短的重要性,以减少最缺血的节段。

◇ 四、人体肺移植

经过多年的实验室研究,Hardy等在1963年开展了第一次人体肺移植[10]。供肺是从一位大面积心肌梗死后的心脏停搏死亡患者中采集的。接受左肺移植的受者是监狱内一名患有中央型肺癌和淋巴结转移的因犯。受者存活了18天,死亡原因是肾功能衰竭和营养不良。免疫抑制治疗包括应用硫唑嘌呤、可的松和钴照射纵隔5天。Hardy等的努力证实了人类肺移植技术的可行性,并且证实了移植肺可以发挥令人满意的作用。尽管Hardy等的经历开创了人类肺移植的时代,但他也受到了批评,因为移植受者是一名有淋巴结转移的中央型肺癌因犯,且受者存在显著的混杂合并症(包括肾功能不全和肾病综合征),这降低了肺移植成功的机会。此外,在当时实验动物模型中还没有完成有意义的长期存活研究。

◇ 五、第一个10年

在接下来的10年里,全球报道了34例肺移植手术,但都没有取得很大的成功。在这些移植受者中,只有1人存活了足够长的时间。他是一名年轻的男性矽肺患者,由Derom博士等于1968年进行的单肺移植。该患者活了10个月,但大部分时间在住院[11]。

1970年,Wildevuur和Benfield回顾了全球各国在肺移植方面所积累的经验[12]。其中,有20名外科医生做了23例肺移植手术,但只有Derom的患者活了30天以上。3位移植受者每人接受了一个肺叶;所有的人后来都发生了排斥反应。在此期间,大部分患者死于与感染有关的呼吸衰竭。关于另外16例存活时间超过5天的患者的死亡原因,不能区分到底是肺部感染还是排斥反应。

◇ 六、第二个10年——成功仍然难以捉摸

1973—1983年,仅仅实施了4~5次肺移植手术。临床成功手术的缺乏使得实验室研究进展也较慢,这无疑是令人沮丧的。这与其他器官成功移植病例数的日益增长形成鲜明的对比。然而与此同时,其他在胸外科和呼吸监护领域的进展最终也对肺移植的发展产生了积极的影响。这些进展包括通气支持的改善、胸部麻醉、血流动力学监测和胸部成像,以及体外膜肺氧合(ECMO)的建立。此外,纤维支气管镜技术的发展促进了气道可视化,以更好地诊断和治疗肺部感染;支气管活检可以帮助肺病理评估,包括移植后排斥反应的评估。

1968年，Pearson F.G.博士在多伦多大学建立了胸外科中心，该中心主要开展肺移植领域的实验室研究。结合大气道外科方面的专业知识和为急性呼吸衰竭患者提供ECMO的成功经验，该机构杰出的呼吸内科和呼吸监护团队在1978年首次尝试临床肺移植。这次右侧单肺移植是由Bill Nelems博士组织的，他曾在Charles Wildevuur博士的领导下在荷兰做过一年的肺移植研究。移植受者是一名年轻男子，5个月前因房屋火灾而导致吸入伤，依赖呼吸机生存。除肺外，他的其他器官系统均正常运作。为了缩短缺血时间，移植供者和受者被安排在相邻的手术室。移植前、移植期间和移植后4天使用ECMO支持。移植受者术后7天脱离呼吸机的支持，第9天不需要氧气供给。应用甲氨蝶呤、硫唑嘌呤和泼尼松进行免疫抑制，受者术后第17天出现咳嗽、咯血、呼吸困难，于术后第18天死亡。尸检显示支气管裂开。尸检显示供者右主支气管在缝合线外2cm处全层坏死。心房吻合的表现令人意外，虽然外观完好无损、正常，但供者和受者心房之间的伤口没有愈合迹象。缝合线看起来好像只是放置了几个小时，而不是几周。

虽然多伦多大学首次移植手术的结果令人失望，但仍有几个方面是令人鼓舞的。这次移植经验证实，移植肺可以在短期内发挥非常好的功能，将长期依赖呼吸机的、有明显高碳酸血症的患者转化为一个在相对较短的时间内可以脱离呼吸机的自由个体。它还重申了在没有技术并发症的情况下进行手术的能力，以及ECMO支持在围手术期的潜在用途。

◇ 七、支气管吻合口并发症——致命弱点

我们团队成员对全球首次尝试肺移植后的经验做了综述研究。多伦多大学的这次尝试大概是全球的第38次尝试，也是在那之前5年内第二次人体肺移植尝试。存活时间在2周以上的8名肺移植患者均有严重的支气管并发症。据此认为，肺移植手术最终想要取得成功，必须解决这个并发症问题。

1981年，斯坦福大学的Reitz等对一位同时有肺动脉高压和右心衰竭的患者进行了一次成功的心肺移植手术，其随后的治疗也是成功的。这些临床报道说明了对肺血管疾病和难治性心肺疾病患者实施心肺移植手术的可能性[14]。Reitz等将此次心肺移植手术的成功大部分归功于免疫抑制剂环孢素（即环孢素A）的应用。重要的是，他们亦证实肺移植是可行的，并为寻找解决支气管吻合问题的方法提供了更大的动力。

1980年，在多伦多启动了一系列动物实验，其主要目的是改善犬模型中支气管吻合口的愈合状况。肺移植失败的可能原因包括感染、排斥反应和由支气管动脉血供缺失而引起的缺血。事实上，支气管缺血一直被认为是一个潜在的问题，但其影响仍然不确定。最初的实验专门评估了免疫抑制剂对伤口愈合的影响，其应用的是左肺完全分离后重新连接的自体移植模型。应用该模型，可以排除与免疫抑制相关的因素，从而可以研究其他变量。在左肺自体移植后，将动物随机分为两组，一组不接受免疫抑制治疗，一组接受泼尼松和硫唑嘌呤免疫抑制治疗。实践结果表明：未接受免疫抑制治疗的动物表现为支气管吻合口一期愈合，但后来发展为局限于支气管再接处远端的吻合口狭窄；接受免疫抑制治疗的动物则频繁发生支气管吻合口并发症，包括破裂、溃疡及再植入支气管黏膜表面的缺失。多伦多的研究组随后分别评估了泼尼松和硫唑嘌呤单独使用的效果。这些研究表明，单用泼尼松所造成的伤口愈合不良结果，与泼尼松和硫唑嘌呤联用是相同的，但硫唑嘌呤单用没有明显的不良反应[15]。

当时，环孢素可用于实验研究，Sandoz制药公司则为进一步的实验研究提供了足够的材料。实

验表明,环孢素单独使用或与硫唑嘌呤联合使用对支气管吻合口愈合无不良影响[16]。该发现很重要,因为它表明可能可以将大剂量类固醇延迟至移植后2周应用;而到那时,支气管吻合口已较好地愈合。

◇ 八、支气管缺血

在没有免疫抑制剂的情况下,移植支气管缺血可导致自体移植后的支气管吻合口狭窄。为解决该问题,在研究设计自体移植或同种异体移植时,用大网膜包裹支气管吻合口。结果发现,术后几小时内支气管远端发生侧支循环;进一步的实验结果表明,在自体支气管移植中应用大网膜包裹治疗后,支气管吻合口愈合良好,无明显的吻合口狭窄[17]。这项令人鼓舞的发现在犬同种异体移植模型中亦得到了证实[18]。

◇ 九、单肺移植的成功

鉴于这些实验研究的结果以及环孢素在人体肺移植中的有效应用,美国多伦多大学重启了肺移植的临床研究计划。1982年,该研究计划始于一名因百草枯意外中毒而呼吸衰竭的患者。然而,尽管研究者成功地为该患者实施了右肺移植手术,但其体内残留的百草枯后来又导致肺损伤;于是,3周后患者又进行了左肺移植。最终,患者因百草枯诱导的肌病而依赖于辅助通气,并于3个月后死亡。但该患者没有明显的支气管吻合口并发症[19]。该案例再次强调合适的受者选择标准对成功进行人体肺移植的重要性。截至当时,全球已经开展了大约44例肺移植手术,但都没有取得长期的临床预后结局。

虽然肺移植的风险非常高,但对于应用呼吸机的器官衰竭患者而言,可以将其作为临终抢救的尝试方法,尽管可能反复失败。多伦多研究组认为,肺移植的理想受者应该是无须用呼吸机且没有明显合并症的终末期肺病患者。他们决定,研究初期仅将研究范围局限于预期寿命只有几个月的特发性肺纤维化患者。

1983年11月7日,多伦多研究组根据实验室制订的方案实施了一次右肺移植手术。该方案包括应用于支气管吻合口周围的大网膜包裹术,以及硫唑嘌呤和环孢素的初期免疫抑制治疗;几周后,再开始应用泼尼松。移植手术完成6周后,患者出院了。在接下来的5年内,他回到工作岗位并积极生活[20]。第6年,他死于支气管肺活检后的并发症。

1年后,多伦多研究组对1名肺纤维化患者实施了单肺移植手术;此后1年,他们又对另1名肺纤维化患者实施了肺移植手术。这两例患者分别存活了5年和12年。

在单肺移植治疗肺纤维化成功后,心肺联合移植技术也被考虑用于治疗终末期肺病。研究认为,对于这些患者,即使心脏功能尚可,也要做双肺移植,而不是单肺移植。适合心肺移植的患者包括囊性纤维化患者,他们的对侧肺通常存在慢性感染,所以单肺移植是不合适的。另外,慢性阻塞性肺疾病(chronic obstructive pulmonary disease,COPD)患者也是这样的情况,因为移植肺与保留的原生肺(患肺气肿)之间存在潜在的通气和灌注不平衡。然而,对不需要移植心脏的患者应用心肺联合移植技术显然是有问题的,因为这会使移植受者面临不必要的急性问题和长期问题,而且拒绝这种心脏移植可以为更需要心脏移植的患者提供心脏移植的机会。

◇ 十、整体双肺移植

尸体解剖证实了进行整体双肺移植的可行性,其中要结合远端气管吻合术、主肺动脉水平的肺动脉吻合术及供者左心房四条肺静脉的静脉吻合术。在灵长类动物模型中成功实验之后,多伦多研究组对一些终末期阻塞性肺疾病患者实施了双肺移植手术,治疗时间长达3个月[21]。第一位手术患者于14年后死于颅内出血;第二位手术患者庆祝了她移植手术后的第27周年,并正常工作;第三位患者在移植手术12年后死于慢性排斥反应。

◇ 十一、序贯双肺移植

尽管联合整体双肺移植手术已被证明是成功的,但是从技术角度看,这是一种复杂的手术,并且需要体外循环支持。随后研究证明,用与单肺移植相同的技术依次替换每侧肺(即首先移植一侧的肺,然后移植另一侧的肺)的方法,在技术上更简单,临床上也更成功,并且通常不需要在体外循环支持下完成[22]。该手术采用双侧胸骨横切口,但也有报道称可以行双侧胸骨前切口而不分割胸骨。双肺移植技术为慢性阻塞性肺疾病患者和囊性纤维化患者的肺移植打开了大门。

◇ 十二、单肺移植成功治疗慢性阻塞性肺疾病

单肺移植手术曾被认为不适用于终末期慢性阻塞性肺疾病患者,因为理论上患者本身的肺与移植肺之间存在通气-灌注不平衡问题,但在1989年,巴黎的Mal等报道了在两名此类患者身上成功实施单肺移植手术的案例[23]。这项重要贡献极大地扩大了肺移植手术在慢性阻塞性肺疾病患者中的应用范围。

随着经验的增加,包括术后早期拔管的发展、肺保存技术的加强及对感染和急性排斥反应诊断和处理能力的提高,肺移植术后气道并发症的发生率迅速降低。在几年内,大网膜固定术也被认为是非必要的而被废弃,取而代之的是用局部组织包裹支气管吻合口。

20世纪80年代,临床肺移植手术的成功实施,揭开了肺移植历史新篇,为许多患者带来了希望。在这股研究热潮下,许多医学中心加快该领域的发展,并将研究重点转移到重要的临床问题上,包括供肺的选择标准,合适受者的选择,移植时机的选择,器官保存技术的改进,移植后再灌注损伤的预防,急性和慢性排斥的诊断与治疗,免疫抑制方法的改进,手术技术的改进,术后管理的改进及活体供肺叶的使用。

◇ 十三、肺移植量的增长

美国实体器官移植迅速发展,促使美国器官获取与移植网络(Organ Procurement and Transplantation Network,OPTN)于1986年形成。OPTN对接美国的实体器官捐赠和移植系统组织,包括移植中心、器官获取组织(Organ Procurement Organization,OPO)及组织相容性实验室。美国器官资源共享网络(United Network for Organ Sharing,UNOS)是一个私立的非营利性组织,成立后,已与美国卫生和公共服务部(Department of Health and Human Services,DHHS)签订了合同,以运营OPTN。

1987年,美国报道了第一例单肺移植手术[24]。到1988年,美国有16个医学中心向UNOS报告了肺移植手术;1996年是高峰时期,有75个医学中心报告了肺移植手术;然后,在接下来的10年,医学中心数量稳定在65个。在美国进行的肺移植手术量也有所增加,并且几乎在同一时间趋于平稳(见图1.1)。

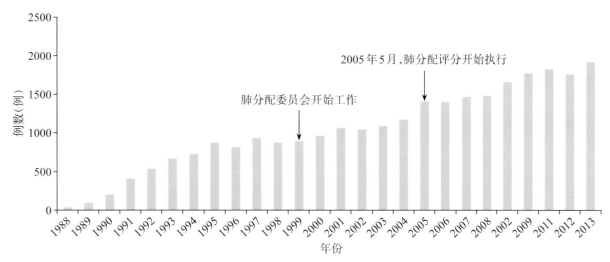

图1.1 自1988年以来每年向OPTN报告的美国肺移植手术数量(1988年首次统计数据)。自2005年以来,肺移植数量的增加与新的肺分配评分(LAS)政策相关,期间脑死亡器官捐献者数量没有显著增长(OPTN网址:http://optn. transplant.hrsa.gov. Accessed June 7, 2014)

◇ 十四、护理的改善

在过去的30年里,大型手术患者术后的结局有了很大的改善,得益于重症监护病房(intensive care units,ICU)的护理质量、呼吸机管理和术后疼痛控制的改善,大型手术后患者的早期下床活动,其他管理质量保障和改进策略,以及护理学科的发展。这些进展无疑都提高了术后早期护理效果及肺移植受者的生存质量。

同样地,提高对脑损伤患者的护理水平,可能使脑死亡器官捐献者减少了。早期认为对不符合脑死亡标准的严重脑损伤患者继续护理是徒劳无益的,这导致了护理停止和循环死亡判断(circulatory determination of death,CDD)后的控制性捐献者的增加。有人担心,虽然改善对脑损伤患者的护理水平在医学上是适当的,但却导致了脑死亡捐献者的减少。

◇ 十五、供肺的分配

最初,根据美国器官资源共享网络胸部器官委员会(UNOS Thoracic Organ Committee)制定的政策,OPTN用与移植心脏相同的分配方式分配移植肺。脑死亡器官捐献者的肺是根据等待时间分配给移植受者的,分配范围首先是在供者OPO内,然后是在500海里的同心圆范围内。该政策是为了尽量缩短移植器官冷缺血时间,而500海里是一架喷气式飞机在1小时内可以飞行的距离。

到20世纪90年代末,器官分配政策已引起争议。由于脑死亡器官捐献者缺少(特别是合适的肺供者短缺),所以肺移植界建议严格规定移植肺供应的先后顺序名单[25]。1998年,美国健康与人类服务署首次公布了器官分配的"最后规则"[26]，要求OPTN以更广泛的器官共享、减少使用等待时间为分配标准，并根据医学客观标准与医疗分配的紧急性，建立公平的器官分配制度。1999年美国医学研究院指出，移植器官的分配应当建立在医疗紧急性的基础上，避免无效的器官移植，减少等待时间的影响，并且应该进行更大地理范围的共享[27]。在1999年，OPTN胸部器官移植委员会成立了移植肺分配小组委员会，以评估移植肺分配制度，并建议遵守"最后规则"。经过多年的分析，OPTN于2005年5月提出了新的移植肺分配制度。目前，在美国，移植肺是根据肺分配分数（lung allocation score，LAS）进行分配的。LAS基于两个预测指标，对每个潜在移植受者情况进行预估。这两个指标包括等待名单中下一年未进行移植患者的生存率等待名单（紧急性评估）和移植的益处（肺移植后的预计1年生存率减去继续等待肺移植的生存率）。LAS的目的是减少等待名单上的死亡人数，并为那些最需要帮助的人（如不进行移植就最有可能死亡的人）提供移植肺，从而最大限度地减少移植肺的浪费[28]。

LAS的引入与美国肺移植手术的重大变化有关。更多的肺移植手术被实施（见图1.1），并且肺纤维化取代COPD成为肺移植的主要指征，等待名单上的死亡人数也减少了。虽然接受肺移植患者的年龄更大、病情更重，但移植后1年生存率并没有降低[29]。尽管美国医学研究院建议对移植肺进行更大地理范围的共享，但肺仍然在OPO内首先进行分配，然后是在500海里的同心圆范围内进行分配。美国的移植肺分配制度已被德国和荷兰采用；并且当供者在自己国内没有匹配的受者时，欧洲移植组织会根据该移植肺分配制度在成员国之间分配移植肺。

◇ 十六、国际心肺移植学会的参与

Shumway博士于1981年创立了国际心脏移植学会（International Society for Heart Transplantation），将对这一新领域感兴趣的人聚集在一起。1992年，该学会更名为国际心肺移植学会（International Society for Heart and Lung Transplantation，ISHLT）。其委员会于1993年成立，以促进内科医生、外科医生、病理医生、护士、协调员和其他移植专业人员之间的互动。其中，肺委员会非常活跃，对原发性移植物功能障碍（primary graft dysfunction，PGD）做出了定义，并修改了慢性移植物功能障碍的分类，并制定了指南。

ISHLT开始实施自愿注册，并与OPTN讨论进行数据共享。到目前为止，ISHLT肺移植登记处报道的近2/3的肺移植病例来自美国，但国际社会的参与度正在增加。ISHLT肺移植登记处报道的结果通常被作为新干预措施的基准。

◇ 十七、移植肺功能障碍

闭塞性细支气管炎（bronchiolitis obliterans，BO）首次在心肺移植受者中被报道，但很快在单独的肺移植受者中也有观察到。1993年，在ISHLT主办的会议上首次对慢性肺移植后功能障碍做出了定义[30]。闭塞性支气管炎的病理表现与慢性肺移植后功能障碍的临床表现是有区别的，并且根据第1秒用力呼气量（first second of respiration，FEV_1）的变化，产生了新术语——闭塞性支气管炎综合征（bronchiolitis obliterans syndrome，BOS）。随着肺移植经验的积累，ISHLT的肺委员会首次对分类系统做了修改。随后，该分类系统又于2001年进行了更新[31]。目前，它已再次更新。最近，限制性同种异体移植综合征被确定为慢性同种异体肺移植功能障碍的另一种类型[32]。ISHLT肺委员会的一些小组确定并于 2005 年发布了早期原发性移植物功能障碍的标准和评分系统[33]，并由肺委员会更新修订。

◇ 十八、免疫抑制

环孢素的使用使实体器官移植得到了广泛的发展，这可以减少移植受者对高剂量类固醇的依赖，但并没有消除呼吸道并发症。ISHLT 肺移植登记处的年度报告记录了免疫抑制模式随时间的推移而发生的变化。由钙调神经磷酸酶抑制剂、类固醇和硫唑嘌呤（或麦考酚酸酯）组成的"三联疗法"仍然是主要的免疫抑制方法，用于肺移植后的各种诱导策略。

◇ 十九、供肺保存

1983 年，当多伦多研究组开始实施单独肺移植时，移植肺的保存方法仅仅是浸泡在低温生理盐水中。到了 20 世纪 80 年代中后期，大多数研究用改良的 Euro-Collins 溶液灌洗肺，该方法与保存移植肾的方法相同。这种溶液的电解质组成模拟了高钾水平的细胞内液。而保存灌注液的电解质组成类似于细胞外液，呈低钾水平，并且其中包含磷酸盐缓冲液和低分子右旋糖酐。Fujimura 指出，在犬肺移植模型中，该方法成功保存移植肺达 24 小时或更长时间[34]。然而，该模型研究并没有评估移植肺在气体交换或肺血管阻力方面的早期功能。多伦多大学和华盛顿大学[35-39]的研究证实了Fujimura 溶液［低钾右旋糖酐（low-postassium dextran，LPD）溶液］的有效性，并进一步证明了移植肺在保存过程中，利用充气肺中所储存的氧气可维持 12～24 小时的有氧代谢。研究结果还证明，在灌注液中加入 1% 葡萄糖溶液可进一步改善保存效果：在犬和狒狒肺移植模型中，应用这种 LPD-葡萄糖溶液 12～24 小时，移植肺的保存是安全、有效的[38-39]。

Steen 团队[40]证实了 LPD-葡萄糖溶液在猪模型中的有效性，并且成功地将该溶液商业化生产并被批准应用于人体。目前，该溶液已非常普遍且成功地应用于人体移植肺的保存，从而大大降低了移植后功能障碍的发生率，并且使得器官冷缺血时间不再是导致肺移植术后早期死亡的危险因素（根据 ISHLT 年度报告）。

◇ 二十、离体肺灌注

有些人认为离体肺灌注（*ex vivo* lung perfusion，EVLP）是肺移植的未来而非历史，然而，Steen于 2001 年已报道了第一例 EVLP 后肺移植手术[41]。该程序涉及 Maastricht Ⅱ 分类中的供者死亡循环确定后的无控制捐献（uncontrolled donation after circulatory determination of dealth，uDCDD）。Steen 使用了在猪身上开发的 EVLP 系统[42]，并且该解决方案用他的名字进行命名。不幸的是，使用uDCDD 的受者 3 周后死亡了，死亡原因不是移植失败，而是成功移植后胆总管结石引起升胆管炎而导致的脓毒症。Steen 再没有移植通过 uDCDD 获得的肺，但是他还是应用 EVLP 系统来评估和"修复"最初被认为不适合移植的脑死亡捐献者的肺[43]。

多伦多大学研究团队用 VitroLife/XVIVO 的专利套管重建左心房，改进了 EVLP 系统。该团队报道了 20 例接受改进后 EVLP 的肺移植成功病例[44]。其中，9 例供肺来自供者循环死亡确定后的有控制捐献（controlled donation after circulatory determination of dealth donor，cDCDD），11 例供肺来自那些最初被认为不适合进行移植的常规脑死亡者。他们的30天和1年生存率与同期接受脑死亡捐献者移植的受者相当。

该经验促进了EVLP的广泛应用，使供肺的数量大幅增加。在欧洲，有3种不同的专利EVLP系统被批准使用。在美国，经一项多中心临床试验后，美国食品和药品监督管理局（Food and Drug Administration，FDA）批准XVIVO公司的含Steen溶液的XPX EVLP系统进入市场。因为脑死亡和cDCDD供者数量没有因为吸入性肺炎和其他不可逆肺病理改变而受影响，所以EVLP对肺供肺池大小的影响也不大。EVLP 作为一个治疗平台[45]也是非常有用的，可以评估uDCDD供肺。

◇ 二十一、供肺的额外来源

20世纪90年代中期，双侧肺下叶移植引起了人们的关注。双侧肺下叶移植的受者年龄较小，并且需要两个身体健康的年龄较大的捐献者做下肺叶切除术捐献下肺叶。其大多数移植受者为肺囊性纤维化患儿。对于该疗法，美国最有经验的医疗中心是南加州大学和圣路易斯儿童医院[46]。在大多数医疗中心，肺叶移植后患者的存活时间比常规肺移植后患者的存活时间要短[47-48]。而日本的Date研究团队则有不一样的研究结果[49]。在美国，自从实行移植肺分配制度以来，这样的手术很少实施，这可能是因为当患者病到需要肺移植的程度时，就会有相应的常规供肺来满足需求。而最近在西班牙和法国，uDCDD被作为供肺的来源。这种捐赠可能对未来的肺捐献者池做出更大的贡献。

◇ 二十二、总 结

自30多年前首次成功肺移植以来，肺移植已经成为终末期肺疾病患者的公认疗法。然而，由于来自常规脑死亡供者的合适的移植肺太少，以及早期移植后功能障碍和慢性排斥反应的影响，肺移植的疗效依然有限。然而，该领域仍在不断地发展，我们有理由相信，过去30多年的进展只是未来重大进展的序幕。

◇ 参考文献

［1］Demikhov VP. Experimental Transplantation of Vital Organs. New York: Consultants Bureau Enterprises, 1962.

［2］Carrel Ar, Guthrie CC. Anastomosis of blood vessels by the patching method and transplantation of the kidney（classical article reprinted from JAMA, 1906, 47: 1648-1651）. Yale J Biol Med, 2001, 74: 243-247.

［3］Carrel A. The surgery of blood vessels, etc. Bull Johns Hopkinl Uosp, 1907, 18: 18-28.

［4］Murray JE, Merrill JP, Harrison JH. Kidney transplantation between seven pairs of identical twins. Ann Surg, 1958, 148: 343-357.

［5］Juvenelle AA, Citret C, Wiles CE Jr, et al. Pneumonectomy with replantation of the lung in the dog for physiologic study. J Thorac Surg, 1951, 21: 111-113.

［6］Metras H. Note preliminaire sur la greffe totale du poumon chez le chien. C R Acad Sci（Paris）, 1950, 231: 1176-1178.

［7］Hardy JD, Eraslan S, Dalton ML. Autotransplantation and homotransplantation of the lung: further studies. J Thorac Cardiovasc Surg, 1963, 46: 606-615.

［8］Tong MZ, Johnston DR, Pettersson GB. Bronchial artery revascularization in lung transplantation: revival of an abandoned operation. Curr Opin Organ Transplant, 2014, 19: 460-467.

［9］Veith FJ, Richards K. Improved technic for canine lung transplantation. Ann Surg, 1970, 171: 553-558.

［10］Hardy JD, Webb WR, Dalton ML, et al. Lung homotransplantation in man. JAMA, 1963, 186: 1065-1074.

［11］Derom F, Barbier F, Ringoir S, et al. Ten-month survival after lung homotransplantation in man. J Thorac Cardiovasc Surg, 1971, 61: 835-846.

［12］Wildevuur CR, Benfield JR. A review of 23 human lung transplantations by 20 surgeons. Ann Thorac Surg, 1970, 9: 489-515.

［13］Nelems JM, Duffin J, Glynn FX, et al. Extracorporeal membrane oxygenator support for human lung transplantation. J Thorac Cardiovasc Surg, 1978, 76: 28-32.

［14］Reitz BA, Wallwork JL, Hunt SA, et al. Heart-lung transplantation: successful therapy for patients with pulmonary vascular disease. N Engl J Med, 1982, 306: 557-564.

［15］Lima O, Coopfer JD, Peters WJ, et al. Effects of methylprednisolone and azathioprine on bronchial healing following lung transplantation. J Thorac Cardiovasc Surg, 1981, 82: 211-215.

［16］Goldberg M, LIma O, Morgan E, et al. A comparison between cyclosporin A and methylprednisolone plus azathioprine on bronchial healing following canine lung autotransplantation. J Thorac Cardiovasc Surg, 1983, 85: 821-826.

［17］Morgan E, Lima O, Goldberg M, et al. Improved bronchial healing in canine left lung reimplantation using omental pedicle wrap. J Thorac Cardiovasc Surg, 1983, 85: 134-139.

［18］Saunders NR, Egan TM, Chamberlain D, et al. Cyclosporine and bronchial healing in canine lung transplantation. J Thorac Cardiovasc Surg, 1984, 88: 993-999.

［19］Toronto Lung Transplant Group. Sequential bilateral lung transplantation for Paraquat poisoning. J Thorac Cardiovasc Surg, 1985, 89: 734-742.

［20］Toronto Lung Transplant Group. Unilateral lung transplantation for pulmonary fibrosis. N Engl J Med, 1986, 314: 1140-1145.

［21］Cooper JD, Patterson GA, Grossman R, et al. Double-lung transplant for advanced chronic obstructive lung disease. Am Rev Respir Dis, 1989, 139: 303-307.

［22］Pasque MK, Cooper JD, Kaiser LR, et al. Improved technique for bilateral lung transplantation: rationale and initial climcal experience. Ann Thorac Surg, 1990, 49: 785-791.

［23］Mai H, Andreassian B, Pamela F, et al. Unilateral lung transplantation in end-stage pulmonary emphysema: case report. Am Rev Respir Dis, 1989, 140: 797-802.

［24］Raju S, Coltharp WH, Gerken MV, et al. Successful single lung transplantation. South Med J, 1988, 81: 931-933.

［25］Orens JB, Estenne M, Arcasoy S, et al. International guidelines for the selection of lung transplant candidates: 2006 update—a consensus report from the Pulmonary Scientific Council of the International Society for Heart and Lung Transplantation. J Heart Lung Transplant, 2006, 25: 745-755.

［26］Department of Health and Human Services. Organ Procurement and Transplantation Network; Final Ruler. In 42 CFR-Part 121: Federal Register, 1999: 56649-56661.

［27］Committee on Organ Procurement and Transplantation Policy, Division of Health Sciences Policy, Institute of Medicine. Organ Procurement and Transplantation: Assessing Current Policies and the Potential Impact of the DHHS Final Rule. Washington, DC: National Academy Press, 1999. Available at http: //www.nap.edu/openbook/ php?isbn=030906578X.

［28］Egan TM, Murray S, Bustami RT, et al. Development of the new lung allocation system in the United States（2005 SRTR report on the State of transplantation）. Am J Transplant, 2006, 6: 1212-1227.

［29］Valapour M, Skeans MA, Heubner BM, et al. OPTN/SRTR 2012 annual data report: lung. Am J Transplant, 2014, 14(Suppl 1): 139-165.

［30］Cooper JD, Billingham M, Egan T, et al. A working formulation for the standardization of nomenclature and for clinical staging of chronic dysfunction in lung allografts（consensus document）. J Heart Lung Transplant, 1993, 12: 713-716.

［31］Estenne M, Maurer JR, Boehler A, et al. Bronchiolitis obliterans syndrome 2001: an update of the diagnostic criteria. J Heart Lung Transplant, 2002, 21: 297-310.

［32］Verleden GM, Raghu G, Meyer KC, et al. A new classification system for chronic lung allograft dysfunction. J Heart Lung Transplant, 2014, 33: 127-133.

［33］Christie JD, Carby M, Bag R, et al. Report of the ISHLT Working Group on Primary Lung Graft Dysfunction. Part Ⅱ: Definition. A consensus statement of the International Society for Heart and Lung Transplantation. J Heart Lung Transplant, 2005, 24: 1454-1459.

［34］Fujimura S, Handa M, Kondo T, et al. Successful 48-hour simple hypothermic preservation of canine lung transplants. Transplant Proc, 1987, 19: 1334-1336.

［35］Jones MT, Hsieh C, Yoshikawa K, et al. A new model for assessment of lung preservation. J Thorac Cardiovasc Surg, 1988, 96: 608-614.

［36］Keshavjee SH, Yamazaki F, Cardoso PF, et al. A method for safe twelve-hour pulmonary preservation. J Thorac Cardiovasc Surg, 1989, 98: 529-534.

［37］Date H, Matsumura A, Manchester JK, et al. Changes in alveolar oxygen and carbon dioxide concentration and oxygen consumption during lung preservation: the maintenance of aerobic metabolism during lung preservation. J Thorac Cardiovasc Surg, 1993, 105: 492-501.

［38］Date H, Matsumura A, Manchester JK, et al. Evaluation of lung metabolism during successful twenty-four-hour canine lung preservation. J Thorac Cardiovasc Surg, 1993, 105: 480-491.

［39］Sundaresan S, Lima O, Date H, et al. Lung preservation with low-potassium dextran flush in a primate bilateral transplant model. Ann Thorac Surg, 1993, 56: 1129-1135.

［40］Steen S, Sjöberg T, Massa G, et al. Safe pulmonary preservation for 12 hours with low-potassium-dextran solution. Ann Thorac Surg, 1993, 55: 434-440.

［41］Steen S, Sjöberg T, Pierre L, et al. Transplantation of lungs from a non-heart beating donor. Lancet, 2001, 357: 825-829.

［42］Steen S, Liao Q, Wierup PN, et al. Transplantation of lungs from non-heart-beating donors after functional assessment *ex vivo*. Ann Thorac Surg, 2003, 76: 244-252.

［43］Ingemansson R, Eyjolfsson A, Mared L, et al. Clinical transplantation of initially rejected donor lungs after reconditioning *ex vivo*. Ann Thorac Surg, 2009, 87: 255-260.

［44］Cypel M, Yeung JC, Liu M, et al. Normothermic *ex vivo* lung perfusion in clinical lung transplantation. N Engl J Med, 2011, 364: 1431-1440.

［45］Cypel M, Liu M, Rubacha M, et al. Functional repair of human donor lungs by IL-10 gene therapy. Sci Transl Med, 2009, 1: 4ra9.

［46］Data Reports-Center Data. Organ Procurement and Transplantation Network. http://optn.transplant. hrsa.gov/latestData/Step2.asp. Accessed September 2, 2014.

［47］Slama A, Ghanim B, Klikovits T, et al. Lobar lung transplantation—is it comparable with standard lung transplantation? Transpl Int, 2014, 27: 909-916.

［48］Starnes VA, Bowdish ME, Woo MS, et al. A Decade of living lobar lung transplantation: recipient outcomes. J Thorac Cardiovasc Surg, 2004, 127: 114-122.

［49］Date H. Update on living-donor lobar lung transplantation. Curr Opin Organ Transplant, 2011, 16: 453-457.

［50］Gomez-de-Antonio D, Campo-Canaveral JL, Crowley S, et al. Clinical lung transplantation from uncontrolled non-heart-beating donors revisited. J Heart Lung Transplant, 2012, 31: 349-353.

致　谢

作者感谢器官捐献者和捐献者的家庭,他们使器官移植成为可能;感谢那些勇敢的器官移植受者,特别是在器官移植发展早期接受器官移植的效果不确定的受者;感谢外科医生、护士、器官采集人员、辅助人员以及历史上每一位投身于肺移植工作的人。我们还要感谢Melissa Thompson(宾夕法尼亚大学)和Margaret Alford Cloud(北卡罗来纳大学)的行政协助。

第二章 肺移植免疫学

◇ 一、引　言

肺移植是治疗许多终末期肺部疾病（包括囊性纤维化、肺纤维化和慢性阻塞性肺疾病等）的唯一有效方法。早在1905年，Alexis Carrel就宣称器官移植手术的困难已经被克服，但是其实直到20世纪60年代免疫抑制的出现，实体器官移植才发展成为一种可行的治疗方案[1-2]。事实上，自第一次移植手术以来，移植医学的许多重大进展是免疫学进步的结果。相比于1985年的5例肺移植手术，目前全球每年实施3600多例肺移植手术，手术量急剧增长[3]。在10多年前，尽管在免疫抑制方案、外科技术和患者护理等方面都有了改进，但是同种异体肺移植受者的生存率也仅是略有改善[3-4]。这在很大程度上是因为移植受者的先天免疫、异基因免疫和对同种异体的自身免疫反应难以消除。这些进展对移植后早期原发性移植物功能障碍（primary graft dysfunction，PGD）和急性排斥反应的发展至关重要。此外，它们在慢性同种异体肺功能障碍（chronic lung allograft dysfunction，CLAD）中发挥关键的作用。"慢性同种异体肺功能障碍"的术语更具有普遍性，它解释了由慢性排斥反应而产生的限制性和阻碍性模式。这些免疫过程对临床有着深远的影响。近期，肺移植结局组（Lung Transplant Outcomes Group，LTOG）的前瞻性队列研究结果显示，在肺移植后72小时内，3级原发性移植物功能障碍的发生率为30.8%[5]。国际心肺移植学会登记处2013年度的肺移植报告指出，30%的受者在移植第1年内出现急性排斥反应。此外，主要由于慢性同种异体肺功能障碍的进展，移植物5年生存率为50%[3]。综上所述，这些原因使得肺移植受者的5年生存率在所有实体器官移植受者中是最低的[4]。这突显了在肺移植中持续存在的免疫依赖障碍。这也表明，尽管肺移植研究已经取得了难以置信的成就，但是肺移植免疫学研究和创新还存在巨大的机会和空间，并且将是未来改善临床结局的关键。本章的重点是阐述受者对同种异体移植物的先天性免疫反应、同种免疫和自身免疫反应。

◇ 二、先天性免疫

移植的免疫反应可分为先天性免疫反应和适应性免疫反应。适应性免疫系统由T细胞和产生抗体的 B 细胞组成；而先天性免疫系统由自然杀伤（natural killer，NK）细胞、中性粒细胞、单核细胞、固有淋巴 T 细胞、巨噬细胞、血小板、NK T 细胞、γδ 细胞，以及模式识别受者、补体蛋白、趋化因子和细胞因子组成[6-7]。先天性免疫系统作为第一应答，能够比适应性免疫系统更快地发挥作用，但特异性较低。事实上，先天性免疫系统可能在同种异体移植再灌注后几分钟内被激活[8]。先天性免疫系统一旦被激活，其组成部分会促发适应性免疫反应[6]。移植肺由于长期暴露于微生物且移植时发生严重缺血再灌注损伤（ischemia-reperfusion injury，IRI），可能特别容易受到与先天免疫激活相关的有害炎症反应的影响。

（一）先天性免疫：模式识别受者

模式识别受者（pattern recognition receptor，PRR）是先天性免疫反应的重要组成部分。随着 1997 年 Toll 样受者（Toll-like receptor，TLR）亚家族的发现，PRR 信号的分子基础变得更加清晰[9]。TLR 在树突状细胞（dendritic cell，DC）、巨噬细胞、中性粒细胞等免疫细胞及实质组织上表达[10]。阻断 PRR（包括 TLR），会导致趋化因子、细胞因子和共刺激分子水平的上调，并启动适应性免疫反应[11]。在移植实验模型中，TLR 的激活与严重缺血再灌注损伤及原发性移植物功能障碍的发展有关[12]。TLR4 基因多态性导致受者低反应性的临床试验研究证实了 TLR4 与急性排斥反应和闭塞性细支气管炎综合征（bronchiolitis obliterans syndrome，BOS）之间的联系[13-14]。除了 TLR 之外，PRR 的其他几个家族陆续被发现，如核苷酸结合寡聚结构域样（nucleotide-binding oligomerization domain-like，NOD-like）受者和维 A 酸诱导基因样（retinoic acid-inducible gene-like，RIG-like）解旋酶[15]。

PRR 是与致病相关分子模式（pathogen-associated molecular pattern，PAMP）的微生物结构成分或危险相关分子模式（danger-associated molecular pattern，DAMP）的内源性分子相互作用而被激活的[16]。通常情况下，免疫系统不会接触到 DAMP，因为它们一般位于细胞内或与细胞外基质结合。然而，这些分子在组织损伤后会释放到细胞外空间，从而使它们得以与 PRR 相互作用[17]。与非感染性炎症过程相关的 DAMP 包括高迁移率族蛋白 1、热休克蛋白（heat shock protein，HSP）、三磷腺苷、尿酸、触珠蛋白、透明质酸和硫酸肝素[6,17]。

（二）先天性免疫：树突状细胞

树突状细胞（dendritic cell，DC）是肺内主要的抗原提呈细胞（antigen-presenting cell，APC），并能刺激初始 T 细胞[18-19]。移植后，树突状细胞通过激活肺内 T 细胞或引流淋巴结，直接诱导同种免疫应答（见图 2.1）。研究发现，在动物模型和人类肾移植患者中，消耗树突状细胞可以显著减少急性同种异体排斥反应（Solari 和 Thomson[19] 对此做了综述）。在小鼠原位肺移植模型中进行的研究也说明，树突状细胞在急性同种异体排斥反应中具有重要地位[20]。然而，由于肺黏膜表面的树突状细胞有 500~750 个/mm²，这与皮肤的郎格汉斯细胞（Langerhans cell）差不多，所以在肺移植前要耗竭树突状细胞是困难的[21]。

根据位置、细胞表面受者和形态的不同，肺有不同类型的树突状细胞。这就赋予了肺特有的生物活性[18]。树突状细胞从同种异体移植物和环境中捕获抗原，当迁移到引流淋巴结时，它们的表型成熟了，从而导致激活 T 细胞所必需的共刺激分子水平的上调[18]。树突状细胞所受到的刺激及其特殊的生物学特性决定了 T 细胞反应的类型。T 细胞反应因所分泌的细胞因子的不同而不同，这些细胞因子决定了不同的亚群，例如辅助性 T 细胞（helper T cell，Th）中的 Th1［分泌干扰素-γ（interferon-γ，IFN-γ）和淋巴毒素］、Th2［分泌白细胞介素-4（interleukin-4，IL-4）、IL-5 和 IL-13］或新发现的 Th17（分泌 IL-17

和IL-22)[22]。另外,树突状细胞可能有更强的耐受性表型,可以激活调节性T细胞(regulatory T cell,Treg),从而抑制其他T细胞或减少T细胞反应。有趣的是,关于同种异体移植耐受性患者的研究数据表明,树突状细胞可能参与促进耐受性表达,并可能作为耐受性疫苗使用[19]。未来对肺树突状细胞独特生物学特性的研究可能会为诱导肺同种异体抗原耐受提供新的治疗方法。

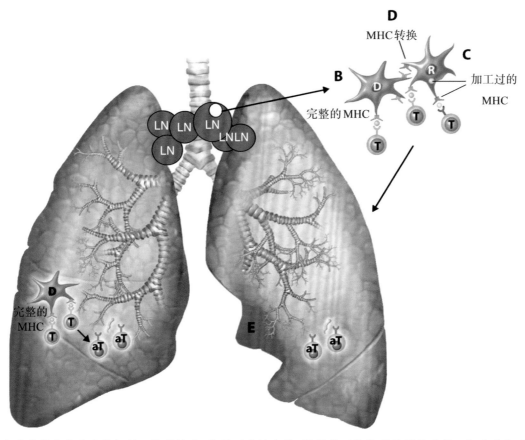

图2.1　启动同种免疫反应的机制。肺移植后,抗原可通过直接、间接或可能的半抗原呈递给T细胞进行同种异体识别。A,B,当供者的树突状细胞(dendritic cell,DC)(D,蓝色)将完整的主要组织相容性复合物(major histocompatibility complex,MHC)-肽复合体直接呈递给受者时,直接同种异体识别发生在肺中直接将抗原呈递给植入后早期(A)从血液中浸润移植物的幼稚T细胞(T)或当供体DC从肺同种异体移植物迁移到淋巴结时(B)。C,当引流淋巴结中的受者DC(R,粉红色)用自身MHC和加工过的供者MHC-肽复合体激活初始T细胞时,就会发生间接的同种异体识别。D,当完整的供者MHC分子从供者转移到受者DC并随后由受者DC呈递给幼稚T细胞时,可能发生半直接同种识别。E,活化的CD4+和CD8+T细胞回流到移植肺并诱导同种异体移植物的排斥反应

(三)先天性免疫:巨噬细胞和其他固有细胞

虽然树突状细胞可能是启动同种免疫反应的抗原提呈细胞,但肺内的其他天然免疫细胞能够调节这种适应性免疫反应。巨噬细胞、中性粒细胞和NK细胞也与移植排斥反应密切相关。巨噬细胞参与病原体防御和炎症扩大,研究证明他们是介导人类闭塞性细支气管炎(bronchiolitis obliterans,BO)纤维增生的生长因子的一个来源[23-24]。在离体小鼠肺模型中已经证明,巨噬细胞的耗竭可以减轻与严重缺血再灌注损伤相关的损伤,可见巨噬细胞对严重缺血再灌注损伤的发展有重要影响[25]。此外,在异位大鼠气管模型中,巨噬细胞的耗竭阻止了闭塞性气道疾病的发展,该病变过程与闭塞性细支气管炎有许多共同的特征,提示巨噬细胞也可能对闭塞性细支气管炎病变有影响[26]。巨噬

细胞的另一个作用可能依赖于先天性免疫与适应性免疫的关系。最近的研究强调了 Th17 细胞在闭塞性细支气管炎发病机制中的作用[27]，单核细胞和巨噬细胞在诱导 Th17 免疫中发挥了关键的作用[28]。此外，在巨噬细胞耗尽的移植肺中，Th1 免疫反应减弱[29]。

NK 细胞在肺移植排斥反应中的作用尚不清楚，但是从其他实体器官和肺移植研究中获得的研究结果表明，这些细胞对移植排斥反应有影响。例如，在心脏移植模型中，NK 细胞可以影响慢性移植物血管病变，也与人体肺移植排斥反应有关[30-32]。有证据表明，肺移植受者若有慢性同种异体肺功能障碍，其血液中活化的 NK 细胞数量会减少，但是肺部活化 NK 细胞的数量会增加。该发现提示，在慢性同种异体肺功能障碍的肺移植患者中，外周未经激活的 NK 细胞会迁移到肺内[32]。众所周知，NK 细胞对钙调神经磷酸酶抑制剂介导的免疫抑制有耐受性，因此，在供者来源的常驻 NK 细胞上表达的主要组织相容性复合体(major histocompatibility complex，MHC)Ⅰ类分子，在免疫抑制的移植受者中仍能强烈刺激免疫应答[33]。NK 细胞可能是未来预防慢性同种异体肺功能障碍的靶点。恒定自然杀伤细胞(invariant NK cell，iNK)也与严重缺血再灌注损伤有关。临床前研究表明，这一 NK 细胞亚群可以促进缺血再灌注时炎症反应的发生发展，包括 IL-17 依赖的中性粒细胞的迁移[34]。

(四)先天性免疫：补体

补体系统包括三种主要途径，即经典途径、凝集素途径和替代途径。补体系统的成分包括一系列复杂的蛋白质，包括由肝脏产生的循环补体和由迁移入或存在于组织中的细胞所产生的局部补体成分[35]。补体激活通过膜攻击复合物形成导致吞噬细胞清除或细胞溶解，以及产生炎症介质[36]。该过程中最关键的成分是 C3、C5 及其裂解产物。补体调节蛋白可以调节活化的补体蛋白，这些调节蛋白包括 CD55[也被称为衰变加速因子(decay-accelerating factor，DAF)]和 CD46[37-38]。

在严重缺血再灌注损伤临床前研究证明，补体激活是肺损伤的一个组成部分[39]。在临床上，Keshavjee 团队也证实了补体在严重缺血再灌注损伤中的作用。他们的研究结果显示，使用补体抑制剂有助于移植受者早期气管拔管[40]。补体激活也与急性移植排斥反应有关，其促进了抗原的提呈，以及 B 和 T 细胞的激活。补体也与闭塞性细支气管炎有关。临床前研究表明，C3a 的升高和补体调节蛋白的下调与闭塞性细支气管炎的发生有关，该过程可以被补体抑制剂逆转[41]。此外，与移植器官功能稳定的患者相比，有闭塞性细支气管炎综合征的移植受者在移植后 6 个月和 12 个月被发现甘露糖结合凝集素水平持续升高[42]。经组织学证实，有闭塞性细支气管炎的肺移植受者的支气管肺泡灌洗液中 C3a 和 C5a 水平升高[41]。补体激活也可以增强适应性免疫。有研究表明，C3a 和 C5a 可以加强 IL-17(由 T 细胞分泌)的同种抗原和自身抗原诱导[41]。C3a 和 C5a 通过与其受者在抗原提呈细胞和 T 细胞上的相互作用参与共刺激，导致 T 细胞分化和增殖[43]。

更好地理解肺内先天性免疫反应及其对严重缺血再灌注损伤、急性排斥反应和闭塞性细支气管炎的影响，可能为我们提供新的治疗靶点。

◇ 三、适应性免疫

适应性免疫反应包括 T 细胞介导的细胞免疫和产生抗体的 B 细胞介导的体液免疫。与先天性免疫系统相比，适应性免疫系统具有更强的特异性，并会形成免疫记忆[44-45]。这两种细胞都是在骨髓中产生的；然而，T 细胞在胸腺中进一步成熟，该过程包括去除自身反应性细胞。适应性免疫反应一直是免疫调节治疗的靶点。我们对这些途径的理解对于移植受者移植后管理的发展至关重要。

（一）适应性免疫：细胞和体液免疫

实体器官排斥反应的一个重要方面是宿主对非自身供者抗原的识别，或同种免疫反应。移植后，宿主T细胞上的T细胞受者（T-cell receptor，TCR）识别供者细胞上存在的多肽——MHC或人白细胞抗原（human leukocyte antigen，HLA）。然而，TCR缺乏胞内信号传递能力。因此，TCR与CD3共表达，它们的蛋白质链共同构成TCR复合物。对同种抗原的免疫反应主要由T细胞启动，并且这可能促进B细胞反应，包括T细胞依赖的供者特异性B细胞产生抗供者抗体这一反应。抗体结合MHC和次要组织相容性抗原，以及补体因子C1q，从而激活补体级联反应[46]。

识别MHC抗原后，T细胞需要次级共刺激信号。这包括在抗原提呈细胞表面上的CD80（B7-1）和CD86（B7-2）与T细胞上的CD28的结合，以及在T细胞上的CD154（CD40L）与在抗原提呈细胞表面的CD40的结合[47]。MHC抗原的识别与充分的共刺激作用共同促进T细胞的增殖和分化。负责持续免疫反应的主要细胞类型包括Th1和Th17，它们主要通过释放IFN-γ和IL-17发挥作用[47]。Th2细胞及其细胞因子也参与了移植后的免疫应答，然而它们在肺移植中的作用尚不清楚[48]。这些介质进一步促进了免疫反应的放大[49]。关于人类的进化为什么包括异型反应性T细胞的发育，尚不清楚，但这可能是TCR对MHC分子具有固有亲和力的结果[50]。此外，病毒暴露导致的病毒特异性记忆T细胞的诱导与同种异体HLA的交叉反应有关[51]。不管过去是否接触过同种异型抗原，人类都有循环的同种异体淋巴细胞。在正确的MHC背景下呈递同源抗原的大部分幼稚细胞可以在移植后被激活。

同种免疫反应依赖于抗原提呈细胞向次级淋巴器官的迁移。移行到脾脏、肺内区域淋巴结以及支气管相关淋巴组织（bronchus-associated lymphoid tissue，BALT）中的T细胞可能被激活[52]。T细胞也可由肺内的树突状细胞直接激活[20]。现已证实，启动T细胞异源反应至少有两条途径（见图2.1）。在直接途径中，受者T细胞识别供者细胞（或者传统的抗原提呈细胞，或者其他非造血移植细胞）表面完整的供者MHC分子[53-54]。研究证实了直接途径在肺移植排斥反应中的作用[20]。间接途径：受者细胞吞噬和处理受损的供者细胞，并通过自身MHC供者肽复合物将供者来源的MHC多肽提呈给受者T细胞[55]。直接途径以异型反应性T细胞为特征，具有高前体频率和多种受者特异性，能够识别大量同种异体MHC分子，在移植后早期有大量供者抗原提呈细胞存在的情况下占主导地位[53-54]。相反地，参与间接途径的T细胞的作用目标是受者MHC分子表面显示的单个或部分主要供者MHC多肽[53-54]。间接途径很可能在移植物的整个生命周期中保持活跃，这是受者细胞浸润到移植物，或在淋巴组织中持续存在供者抗原的结果[56]。因此，间接途径可能在移植后期参与同种异型识别，并在慢性同种异体肺功能障碍的发病机制中发挥关键的作用[24,57]。

虽然间接同种异型识别可能主导对肺移植的慢性免疫反应，但T细胞对MHC分子的直接识别可以在供者APC被耗尽后对此过程发挥直接作用[58-59]。CD8+T细胞识别由MHCⅠ类分子呈递的抗原。MHCⅠ类分子存在于所有细胞上，而MHCⅡ类分子同种异型反应（CD4+T细胞）主要由特异性造血细胞表达。对小鼠模型的研究表明，对移植物有直接MHCⅠ类分子同种异型反应的CD8+T细胞持续存在，并参与了同种异体气管移植后的慢性破坏和气道闭塞[60]。此外，在大鼠移植模型中，MHCⅡ类分子在同种异体肺移植的上皮细胞和内皮细胞上均被上调[61]。肺移植受者MHCⅡ类分子的增加也与慢性同种异体肺功能障碍的发展有关[62]。尽管在体内试验中缺乏这方面的证据，MHCⅡ类在同种异体移植的非造血细胞上的表达也可能为CD4+T细胞的直接同种异型识别提供一种手段。"半直接的"同种抗原表达途径也可以解释持续的直接同种异型识别（见图2.1）[63]。半直接同种异型识别描述了受者细胞通过细胞接触或外泌体获得完整供者MHC-肽复合体的过程[56]。该过程可能使受者抗原提呈细胞同时与 CD4$^+$ 和 CD8$^+$ T 细胞相互作用。人体肺移植急性排斥反应有可能损伤肺上皮和内皮细胞,从而导致供者细胞 MHC 破碎产生片段,这些片段可被受者抗原提呈细胞识别并呈现给异型反应性 T 细胞。然而,与其他实体器官移植不同的是,目前没有直接证据显示同种异型肺移植会发生半直接同种异型识别[24]。

肺移植后的急性排斥反应多发生于移植后的第 1 年,其特点是 CD4$^+$ 和 CD8$^+$ T 细胞及单核细胞在肺血管和细支气管周围浸润[64]。有趣的是,急性排斥反应可能在术后即刻发生,当淋巴管无法将供者抗原提呈细胞排出到次级淋巴结(被认为是同种异型反应的起点)时,就会发生急性排斥反应。在其他实质器官的同种异体移植动物模型中已证明,切除淋巴管可以预防急性同种异体移植排斥反应[65]。近年来,Gelman 等在小鼠原位肺移植模型实验中证实,次级淋巴组织不是急性同种异体移植物排斥所必需的[20]。这些研究表明,与其他实体器官(包括肠道)不同,在肺移植后,肺是幼稚异体 T 细胞立即活化的主要部位(见图 2.1)[65]。

(二)适应性免疫:细胞和体液自身免疫

移植后发生的一个重要病理生理特征是损伤和修复的反复循环[66]。损伤可能是由严重缺血再灌注损伤或先天性或适应性免疫反应所致的,其导致炎症产物、基质金属蛋白酶(matrix metalloproteinase,MMP)和其他介质的释放,并共同导致间质重塑。间质重塑过程暴露了免疫系统在正常情况下不会遇到的隐蔽的自身抗原[67]。对这些抗原的自身免疫已经成为适应性免疫反应的重要组成部分。Ⅴ型胶原[type Ⅴ collagen,Col(Ⅴ)]是通过该过程释放的关键的自身抗原之一,存在于肺血管周围和支气管周围组织中[68]。它和Ⅰ型胶原[type Ⅰ collagen,Col(Ⅰ)]纤维组装在一起,从而在免疫系统中有效地掩盖了表位[69]。当肺反复受损伤时,这些抗原蛋白不再隐蔽,从而对自身抗原产生免疫反应。Col(Ⅴ)的细胞自身免疫作用在动物和人类研究中均已得到证实[47]。在大鼠原位肺移植模型中已证实,Col(Ⅴ)的自身反应性可以加剧急性排斥反应[70]。该模型用于揭示同种异体移植受者在发生闭塞性细支气管炎后新生 T 细胞对 Col(Ⅴ)的反应,而这种反应在其他自身抗原或动物模型中并不存在[71-72]。临床上,Col(Ⅴ)反应性 CD4$^+$ T 细胞可以使移植后发生闭塞性细支气管炎综合征的风险增加近 10 倍,甚至比急性排斥反应、HLA 错配或抗 HLA 抗体所造成的风险更大[27]。细胞对 Col(Ⅴ)的免疫反应是由 IL-17A、肿瘤坏死因子 α(tumor necrosis factorα,TNF-α)和 IL-1β 所介导的,而不是 IFN-γ[27]。树突状细胞是启动初始细胞免疫的关键,Col(Ⅴ)的活性似乎依赖于单核细胞(CD14$^+$)[27]。Sullivan 和 Burlingham 近些年的研究已阐明 ATP 受体 P2X7R 参与了 Col(Ⅴ)特异的 Th17 对自身抗原的反应[73]。这些发现为 CD4$^+$ T 细胞与单核细胞相互调节,从而产生效应反应提供了证据,并提示自身反应性 Th17 细胞是闭塞性细支气管炎综合征的介导因子[47]。

在临床前模型中,对自身抗原的体液免疫包括 Col(Ⅴ)和 K-α$_1$ 微管蛋白(K-α$_1$ tubulin,Kα$_1$T)抗体作为闭塞性细支气管炎综合征的病理生理成分的识别(见图 2.2)[74-75]。Kα$_1$T 是微管的一种蛋白质组分,作为正常细胞功能的一部分,为细胞提供骨架结构[76]。Kα$_1$T 暴露可能是气道上皮细胞慢性损伤所导致的结果,而 Col(Ⅴ)暴露可能是类似的刺激事件所导致的。此外,在某些情况下也可发生细胞表面的表达。与气道上皮细胞结合的抗 Kα$_1$T 抗体可导致纤维增生相关因子的转录,是闭塞性细支气管炎的临床标志之一[74]。在移植后,抗 Col(Ⅴ)和 Kα$_1$T 抗体的存在与闭塞性细支气管炎综合征的发生密切相关[77]。此外,在一组移植前患者中发现了抗 Col(Ⅴ)和抗 Kα$_1$T 抗体,这可能是晚期肺部疾病所导致的结果,因为他们患闭塞性细支气管炎综合征的风险也增加了[47-78]。

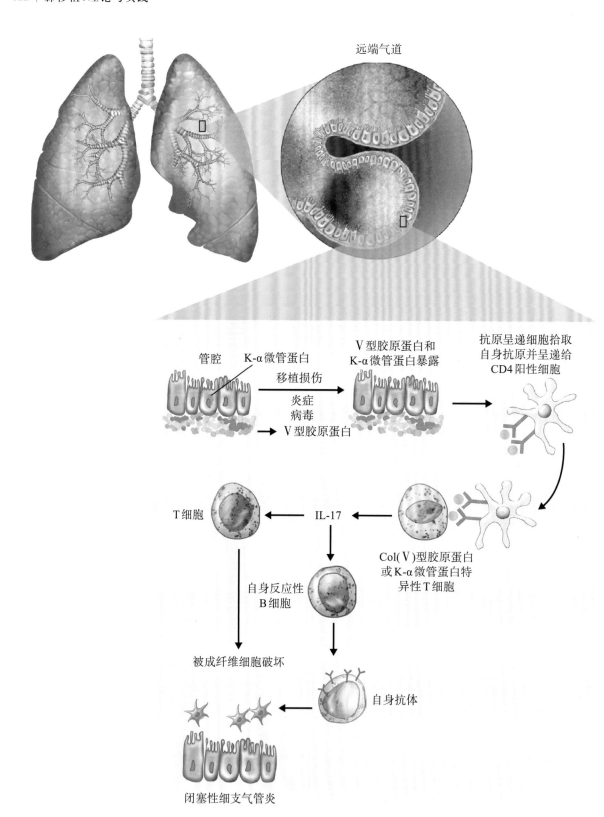

图 2.2　肺移植中的自身免疫。移植后，自身抗原（包括 V 型胶原蛋白和 K-α₁ 微管蛋白）的暴露会导致体液和细胞介导的自身免疫反应（Revised from Weber DJ, Wilkes DS. The role of autoimmunity in obliterative bronchiolitis after lung transplantation. Am J Physiol Lung Cell Mol Physiol, 2013, 304: L307-L311.）

四、慢性移植物功能障碍的免疫学

在过去,肺移植的慢性排斥反应是基于闭塞性细支气管炎综合征的阻塞性通气功能障碍而被临床诊断出来的。最近,人们意识到慢性排斥所伴随的通气缺陷(包括限制性模式)的改变,使得慢性同种异体肺功能障碍更加广泛[79]。慢性同种异体肺功能障碍包括限制性异体移植综合征以及闭塞性细支气管炎综合征[79]。目前,大多数研究集中在闭塞性细支气管炎综合征或与其相关的免疫学。因此,我们尚不清楚慢性同种异体肺功能障碍所包含的其他病理条件是否与类似的免疫途径有关。许多关于人闭塞性细支气管炎综合征的研究表明,闭塞性细支气管炎的发病机制中存在持续的同种免疫。在临床上,抗供者HLA抗体已被证明会增加闭塞性细支气管炎综合征的发生风险,同时也降低受者的生存率[80]。该结果也得到了另一个研究结果的支持——抗HLA抗体诱导成纤维生长因子、组织增生及气道上皮细胞凋亡[81]。抗供者特异性的间接T细胞反应也被证明与闭塞性细支气管炎综合征有关[57,82-83]。动物模型的研究数据也支持同种抗体在促进闭塞性细支气管炎发病中的作用,但也表明它们不是诱发闭塞性细支气管炎的必要条件[84-85]。研究发现,外周血CD4$^+$T细胞的寡克隆扩增与闭塞性细支气管炎综合征的发生有关,提示特异性CD4$^+$T细胞可能在其发病中发挥作用[86]。综上所述,这些研究表明,急性和慢性排斥反应中的同种免疫反应涉及有限的T细胞亚群,以及B细胞和同种抗体,这可能是未来治疗的开发方向和目标[24]。

五、调节性T细胞(Treg)与肺移植

为什么自体免疫和同种免疫一旦启动就不那么容易被抑制? 一个假设是Treg数量减少或缺失了,或者移植后发生功能障碍[47]。此外,钙调神经磷酸酶抑制剂是大多数受者免疫抑制方案的关键,已被证明可以阻断Treg功能[87]。研究报道了肺移植受者Treg减少与闭塞性细支气管炎综合征发生率之间的相关性[88]。此外,Bharat等研究发现,从肺移植受者中分离出的对Col(Ⅴ)有反应的T细胞株能产生IL-10,能够抑制自身反应性T细胞的增殖和IFN-γ的分泌[89]。然而,闭塞性细支气管炎综合征患者产生IL-10的T细胞的克隆频率下降[89]。这些研究数据表明,通过自然Treg或适应性Treg,肺移植受者对Col(Ⅴ)的自身免疫反应可能减轻[90]。最近的一项研究表明,肺泡上皮细胞在炎症过程中可能诱导内源性肺抗原特异性Treg,说明肺上皮细胞是诱导Treg的主要调节因子[91]。免疫抑制和同种免疫可能破坏肺的正常动态平衡。针对同种抗原、自身抗原[如Col(Ⅴ)]或者肺移植中尚未被识别的抗原的免疫耐受策略,可能可以防止慢性同种异体肺功能障碍等严重并发症。

六、总 结

肺可以被认为是局部免疫稳态非常容易受干扰和影响的"具有肺泡的淋巴结"[92]。肺在气道、间质、肺泡和支气管相关淋巴组织内均有免疫活性细胞,即使没有全身次级淋巴组织,它们也足以引起局部免疫反应[20,92]。免疫反应包括先天性和适应性免疫反应,涉及同种抗原和自身抗原。肺内的T细胞和B细胞可以与肺的其他成分(比如细胞外基质、内皮细胞、上皮细胞及先天免疫细胞)相互影响,因此,相比于其他实体器官移植(比如肾、心脏、胰腺、肝),肺具有免疫唯一性[90]。肺所受到的损害(比如严重缺血再灌注损伤、感染和酸反流),导致趋化因子吸引淋巴细胞进入肺,并促进急性和慢性排斥反应，以及支气管相关淋巴组织病变的发展。支气管相关淋巴组织可能是抗原持续表达及T细胞和B细胞增殖的场所，它使同种免疫反应永久化，并诱导可能易受自身反应影响的环境[90]。肺在避免气体交换受损的同时有着明确的保持免疫力的机制，但在需要慢性免疫调节（比如肺移植）时，这种机制可能是有害的。我们只有在充分了解免疫细胞与非免疫细胞之间的相互作用如何影响移植肺的生理之后，才有可能大幅提高肺移植受者的生存率。

◇ 参考文献

［1］Carrel A, Guthrie CC. Functions of a transplanted kidney. Science, 1905, 22: 473.

［2］Starzl TE, Marchioro TL, Waddell WR. The reversal of rejection in human renal homografts with subsequent development of homograft tolerance. Surg Gynecol Obstet, 1963, 117: 385-395.

［3］Yusen RD, Christie JD, Edwards LB, et al. The Registry of the International Society for Heart and Lung Transplantation: thirtieth adult lung and heart-lung transplant report-2013, focus theme: age. J Heart Lung Transplant, 2013, 32: 965-978.

［4］Lodhi SA, Lamb KE, Meier-Kriesche HU. Solid organ allograft survival improvement in the United States: the long-term does not mirror the dramatic short-term success. Am J Transplant, 2011, 11: 1226-1235.

［5］Diamond JM, Lee JC, Kawut SM, et al. Clinical risk factors for primary graft dysfunction after lung transplantation. Am J Respir Crit Care Med, 2013, 187: 527-534.

［6］Kreisel D, Goldstein DR. Innate immunity and organ transplantation: focus on lung transplantation. Transpl Int, 2013, 26: 2-10.

［7］Spahn JH, Li W, Kreisel D. Innate immune cells in transplantation. Curr Opin Organ Transplant, 2014, 19: 14-19.

［8］Thierry A, Giraud S, Robin A, et al. The alarmin concept applied to human renal transplantation: evidence for a differential implication of HMGB1 and IL-33. PLoS One, 2014, 9: e88742.

［9］Medzhitov R, Preston-Hurlburt P, Janeway CA Jr. A human homologue of the Drosophila Toll protein signals activation of adaptive immunity. Nature, 1997, 388: 394-397.

［10］Iwasaki A, Medzhitov R. Toll-like receptor control of the adaptive immune responses. Nat Immunol, 2004, 5: 987-995.

［11］Xu Y, Tao X, Shen B, et al. Structural basis for signal transduction by the Toll/interleukin-1 receptor domains. Nature, 2000, 408: 111-115.

［12］Diamond JM, Wigfield CH. Role of innate immunity in primary graft dysfunction after lung transplantation. Curr Opin Organ Transplant, 2013, 18(5): 518-523.

［13］Palmer SM, Burch LH, Davis RD, et al. The role of innate immunity in acute allograft rejection after lung transplantation. Am J Respir Crit Care Med, 2003, 168: 628-632.

［14］Palmer SM, Burch LH, Trindade AJ, et al. Innate immunity influences long-term outcomes after human lung transplant. Am J Respir Crit Care Med, 2005, 171: 780-785.

［15］Akira S, Uematsu S, Takeuchi O. Pathogen recognition and innate immunity. Cell, 2006, 124: 783-801.

［16］Ibrahim ZA, Armour CL, Phipps S, et al. RAGE and TLRs: relatives, friends or neighbours? Mol Immunol, 2013, 56: 739-744.

［17］Chen GY, Nunez G. Sterile inflammation: sensing and reacting to damage. Nat Rev Immunol, 2010, 10: 826-837.

［18］Cook DN, Bottomly K. Innate immune control of pulmonary dendritic cell trafficking. Proc Am Thorac Soc, 2007, 4: 234-239.

［19］Solari MG, Thomson AW. Human dendritic cells and transplant outcome. Transplantation, 2008, 85: 1513-1522.

［20］Gelman AE, Li W, Richardson SB, et al. Cutting edge: acute lung allograft rejection is independent of secondary lymphoid organs. J Immunol, 2009, 182: 3969-3973.

［21］Holt PG. Pulmonary dendritic cells in local immunity to inert and pathogenic antigens in the respiratory tract. Proc Am Thorac Soc, 2005, 2: 116-120.

［22］Reinhardt RL, Kang SJ, Liang HE, et al. T helper cell effector fates-who, how and where? Curr Opin Immunol, 2006, 18: 271-277.

［23］Hertz MI, Henke CA, Nakhleh RE, et al. Obliterative bronchiolitis after lung transplantation: a fibroproliferative disorder associated with platelet-derived growth factor. Proc Natl Acad Sci U S A, 1992, 89: 10385-10389.

［24］Grossman EJ, Shilling RA. Bronchiolitis obliterans in lung transplantation: the good, the bad, and the future. Transl Res, 2009, 153: 153-165.

［25］Zhao M, Fernandez LG, Doctor A, et al. Alveolar macrophage activation is a key initiation signal for acute lung ischemia-reperfusion injury. Am J Physiol Lung Cell Mol Physiol, 2006, 291: L1018-L1026.

［26］Oyaizu T, Okada Y, Shoji W, et al. Reduction of recipient macrophages by gadolinium chloride prevents development of obliterative airway disease in a rat model of heterotopic tracheal transplantation. Transplantation, 2003, 76: 1214-1220.

［27］Burlingham WJ, Love RB, Jankowska-Gan E, et al. IL-17-dependent cellular immunity to collagen type V predisposes to obliterative bronchiolitis in human lung transplants. J Clin Invest, 2007, 117: 3498-3506.

［28］Evans HG, Gullick NJ, Kelly S, et al. *In vivo* activated monocytes from the site of inflammation in humans specifically promote Th17 responses. Proc Natl Acad Sci U S A, 2009, 106: 6232-6237.

［29］Sekine Y, Bowen LK, Heidler KM, et al. Role of passenger leukocytes in allograft rejection: effect of depletion of donor alveolar macrophages on the local production of TNF-alpha, T helper 1/T helper 2 cytokines, IgG subclasses, and pathology in a rat model of lung transplantation. J Immunol, 1997, 159: 4084-4093.

［30］Uehara S, Chase CM, Colvin RB, et al. Further evidence that NK cells may contribute to the development of cardiac allograft vasculopathy. Transplant Proc, 2005, 37: 70-71.

［31］Uehara S, Chase CM, Kitchens WH, et al. NK cells can trigger allograft vasculopathy: the role of hybrid resistance in solid organ allografts. J Immunol, 2005, 175: 3424-3430.

［32］Fildes JE, Yonan N, Tunstall K, et al. Natural killer cells in peripheral blood and lung tissue are associated with chronic rejection after lung transplantation. J Heart Lung Transplant, 2008, 27: 203-207.

［33］Fildes JE, Yonan N, Leonard CT. Natural killer cells and lung transplantation, roles in rejection, infection, and tolerance. Transpl Immunol, 2008, 19: 1-11.

［34］Sharma AK, LaPar DJ, Zhao Y, et al. Natural killer T cell-derived IL-17 mediates lung ischemia-reperfusion injury. Am J Respir Crit Care Med, 2011, 183: 1539-1549.

［35］Chen G, Chen S, Chen X. Role of complement and perspectives for intervention in transplantation. Immunobiology, 2013, 218: 817-827.

［36］Sacks SH, Zhou W. The role of complement in the early immune response to transplantation. Nat Rev Immunol, 2012, 12: 431-442.

［37］Medof ME, Kinoshita T, Nussenzweig V. Inhibition of complement activation on the surface of cells after incorporation of decay-accelerating factor（DAF）into their membranes. J Exp Med, 1984, 160: 1558-1578.

［38］Yu GH, Holers VM, Seya T, et al. Identification of a third component of complement-binding glycoprotein of human platelets. J Clin Invest, 1986, 78: 494-501.

［39］Eppinger MJ, Deeb GM, Bolling SF, et al. Mediators of ischemia-reperfusion injury of rat lung. Am J Pathol, 1997, 150: 1773-1784.

［40］Keshavjee S, Davis RD, Zamora MR, et al. A randomized, placebo-controlled trial of complement inhibition in ischemia-reperfusion injury after lung transplantation in human beings. J Thorac Cardiovasc Surg, 2005, 129: 423-428.

［41］Suzuki H, Lasbury ME, Fan L, et al. Role of complement activation in obliterative bronchiolitis post-lung transplantation. J Immunol, 2013, 191: 4431-4439.

［42］Carroll KE, Dean MM, Heatley SL, et al. High levels of mannose-binding lectin are associated with poor outcomes after lung transplantation. Transplantation, 2011, 91: 1044-1049.

［43］Strainic MG, Liu J, Huang D, et al. Locally produced complement fragments C5a and C3a provide both costimulatory and survival signals to naive CD4$^+$T cells. Immunity, 2008, 28: 425-435.

［44］Delves PJ, Roitt IM. The immune system. First of two parts. N Engl J Med, 2000, 343: 37-49.

［45］Delves PJ, Roitt IM. The immune system. Second of two parts. N Engl J Med, 2000, 343: 108-117.

［46］McManigle W, Pavlisko EN, Martinu T. Acute cellular and antibody-mediated allograft rejection. Semin Respir Crit Care Med, 2013, 34: 320-335.

［47］Gracon AS, Wilkes DS. Lung transplantation: chronic allograft dysfunction and establishing immune tolerance. Hum Immunol, 2014, 75: 887-894.

［48］Illigens BM, Yamada A, Anosova N, et al. Dual effects of the alloresponse by Th1 and Th2 cells on acute and chronic rejection of allotransplants. Eur J Immunol, 2009, 39: 3000-3009.

［49］Derks RA, Jankowska-Gan E, Xu Q, et al. Dendritic cell type determines the mechanism of bystander suppression by adaptive T regulatory cells specific for the minor antigen HA-1. J Immunol, 2007, 179: 3443-3451.

［50］Felix NJ, Allen PM. Specificity of T-cell alloreactivity. Nat Rev Immunol, 2007, 7: 942-953.

［51］D'Orsogna LJA, Roelen DL, Doxiadis IIN, et al. Alloreactivity from human viral specific memory T-cells. Transpl Immunol, 2010, 23: 149-155.

［52］Larsen CP, Morris PJ, Austyn JM. Migration of dendritic leukocytes from cardiac allografts into host spleens. A novel pathway for initiation of rejection. J Exp Med, 1990, 171: 307-314.

[53] Benichou G. Direct and indirect antigen recognition: the pathways to allograft immune rejection. Front Biosci, 1999, 4: D476-D480.

[54] Game DS, Lechler RI. Pathways of allorecognition: implications for transplantation tolerance. Transpl Immunol, 2002, 10: 101-108.

[55] Lechler RI, Batchelor JR. Restoration of immunogenicity to passenger cell-depleted kidney allografts by the addition of donor strain dendritic cells. J Exp Med, 1982, 155: 31-41.

[56] Gokmen MR, Lombardi G, Lechler RI. The importance of the indirect pathway of allorecognition in clinical transplantation. Curr Opin Immunol, 2008, 20: 568-574.

[57] Stanford RE, Ahmed S, Hodson M, et al. A role for indirect allorecognition in lung transplant recipients with obliterative bronchiolitis. Am J Transplant, 2003, 3: 736-742.

[58] Lee RS, Grusby MJ, Glimcher LH, et al. Indirect recognition by helper cells can induce donor-specific cytotoxic T lymphocytes *in vivo*. J Exp Med, 1994, 179: 865-872.

[59] Smyth LA, Afzali B, Tsang J, et al. Intercellular transfer of MHC and immunological molecules: molecular mechanisms and biological significance. Am J Transplant, 2007, 7: 1442-1449.

[60] Richards DM, Dalheimer SL, Hertz MI, et al. Trachea allograft class I molecules directly activate and retain CD8$^+$ T cells that cause obliterative airways disease. J Immunol, 2003, 171: 6919-6928.

[61] Romaniuk A, Prop J, Petersen AH, et al. Expression of class II major histocompatibility complex antigens by bronchial epithelium in rat lung allografts. Transplantation, 1987, 44: 209-214.

[62] Burke CM, Glanville AR, Theodore J, et al. Lung immunogenicity, rejection, and obliterative bronchiolitis. Chest, 1987, 92: 547-549.

[63] Herrera OB, Golshayan D, Tibbott R, et al. A novel pathway of alloantigen presentation by dendritic cells. J Immunol, 2004, 173: 4828-4837.

[64] Wilkes DS, Egan TM, Reynolds HY. Lung transplantation: opportunities for research and clinical advancement. Am J Respir Crit Care Med, 2005, 172: 944-955.

[65] Wang J, Dong Y, Sun JZ, et al. Donor lymphoid organs are a major site of alloreactive T-cell priming following intestinal transplantation. Am J Transplant, 2006, 6: 2563-2571.

[66] Sumpter TL, Wilkes DS. Role of autoimmunity in organ allograft rejection: a focus on immunity to type V collagen in the pathogenesis of lung transplant rejection. Am J Physiol Lung Cell Mol Physiol, 2004, 286: L1129-L1139.

[67] Iwata T, Chiyo M, Yoshida S, et al. Lung transplant ischemia reperfusion injury: metalloprotease inhibition down-regulates exposure of type V collagen, growth-related oncogene-induced neutrophil chemotaxis, and tumor necrosis factor-alpha expression. Transplantation, 2008, 85: 417-426.

[68] Madri JA, Furthmayr H. Isolation and tissue localization of type AB2 collagen from normal lung parenchyma. Am J Pathol, 1979, 94: 323-331.

[69] Birk DE, Fitch JM, Babiarz JP, et al. Collagen type I and type V are present in the same fibril in the avian corneal stroma. J Cell Biol, 1988, 106: 999-1008.

[70] Sumpter TL, Wilkes DS. Role of autoimmunity in organ allograft rejection: a focus on immunity to type V collagen in the pathogenesis of lung transplant rejection. Am J Physiol Lung Cell Mol Physiol,

2004, 286: L1129-L1139.

[71] Yasufuku K, Heidler KM, O'Donnell PW, et al. Oral tolerance induction by type Ⅴ collagen downregulates lung allograft rejection. Am J Respir Cell Mol Biol, 2001, 25: 26-34.

[72] Yasufuku K, Heidler KM, Woods KA, et al. Prevention of bronchiolitis obliterans in rat lung allografts by type Ⅴ collagen-induced oral tolerance. Transplantation, 2002, 73: 500-505.

[73] Sullivan JA, Jankowska-Gan E, Shi L, et al. Differential requirement for P2X7R function in IL-17 dependent vs IL-17 independent cellular immune responses. Am J Transplant, 2014, 4: 1512-1522.

[74] Goers TA, Ramachandran S, Aloush A, et al. De novo production of K-alpha1 tubulin-specific antibodies: role in chronic lung allograft rejection. J Immunol, 2008, 180: 4487-4494.

[75] Haque MA, Mizobuchi T, Yasufuku K, et al. Evidence for immune responses to a self-antigen in lung transplantation: role of type Ⅴ collagen-specific T cells in the pathogenesis of lung allograft rejection. J Immunol, 2002, 169: 1542-1549.

[76] Yin S, Zeng C, Hari M, Cabral F. Paclitaxel resistance by random mutagenesis of alpha-tubulin. Cytoskeleton (Hoboken), 2013, 70: 849-862.

[77] Saini D, Weber J, Ramachandran S, et al. Alloimmunity-induced autoimmunity as a potential mechanism in the pathogenesis of chronic rejection of human lung allografts. J Heart Lung Transplant, 2011, 30: 624-631.

[78] Tiriveedhi V, Gautam B, Sarma NJ, et al. Pre-transplant antibodies to K alpha1 tubulin and collagen-Ⅴ in lung transplantation: clinical correlations. J Heart Lung Transplant, 2013, 32: 807-814.

[79] Verleden GM, Raghu G, Meyer KC, et al. A new classification system for chronic lung allograft dysfunction. J Heart Lung Transplant, 2014, 33: 127-133.

[80] Palmer SM, Davis RD, Hadjiliadis D, et al. Development of an antibody specific to major histocompatibility antigens detectable by flow cytometry after lung transplant is associated with bronchiolitis obliterans syndrome. Transplantation, 2002, 74: 799-804.

[81] Jaramillo A, Smith CR, Maruyama T, et al. Anti-HLA class Ⅰ antibody binding to airway epithelial cells induces production of fibrogenic growth factors and apoptotic cell death: a possible mechanism for bronchiolitis obliterans syndrome. Hum Immunol, 2003, 64: 521-529.

[82] SivaSai KS, Smith MA, Poindexter NJ, et al. Indirect recognition of donor HLA class Ⅰ peptides in lung transplant recipients with bronchiolitis obliterans syndrome. Transplantation, 1999, 67: 1094-1098.

[83] Reznik SI, Jaramillo A, SivaSai KS, et al. Indirect allorecognition of mismatched donor HLA class Ⅱ peptides in lung transplant recipients with bronchiolitis obliterans syndrome. Am J Transplant, 2001, 1: 228-235.

[84] Kuo E, Maruyama T, Fernandez F, et al. Molecular mechanisms of chronic rejection following transplantation. Immunol Res, 2005, 32: 179-185.

[85] Higuchi T, Jaramillo A, Kaleem Z, et al. Different kinetics of obliterative airway disease development in heterotopic murine tracheal allografts induced by CD4$^+$ and CD8$^+$T cells. Transplantation, 2002, 74: 646-651.

[86] Duncan SR, Leonard C, Theodore J, et al. Oligoclonal CD4$^+$T cell expansions in lung transplant recipients with obliterative bronchiolitis. Am J Respir Crit Care Med, 2002, 165: 1439-1444.

［87］Miroux C, Morales O, Ghazal K, et al. *In vitro* effects of cyclosporine A and tacrolimus on regulatory T-cell proliferation and function. Transplantation, 2012, 94: 123-131.

［88］Mamessier E, Lorec AM, Thomas P, et al. T regulatory cells in stable posttransplant bronchiolitis obliterans syndrome. Transplantation, 2007, 84: 908-916.

［89］Bharat A, Fields RC, Trulock EP, et al. Induction of IL-10 suppressors in lung transplant patients by CD4$^+$25$^+$ regulatory T cells through CTLA-4 signaling. J Immunol, 2006, 177: 5631-5638.

［90］Shilling RA, Wilkes DS. Immunobiology of chronic lung allograft dysfunction: new insights from the bench and beyond. Am J Transplant, 2009, 9: 1714-1718.

［91］Gereke M, Jung S, Buer J, et al. Alveolar type Ⅱ epithelial cells present antigen to CD4$^+$ T cells and induce Foxp3$^+$ regulatory T cells. Am J Respir Crit Care Med, 2009, 179: 344-355.

［92］Moyron-Quiroz JE, Rangel-Moreno J, Kusser K, et al. Role of inducible bronchus associated lymphoid tissue（iBALT）in respiratory immunity. Nat Med, 2004, 10: 927-934.

［93］Weber DJ, Wilkes DS. The role of autoimmunity in obliterative bronchiolitis after lung transplantation. Am J Physiol Lung Cell Mol Physiol, 2013, 304: L307-L311.

第三章 移植中的伦理思考:肺移植的焦点

◇ 一、肺移植背景

自第一次肺移植报道后,其伦理学问题就一直存在争议。1963年4月15日,在密西西比州监狱服刑的58岁囚犯John Russell(因谋杀罪被判无期徒刑)因患复发性肺炎且对抗生素无效而被送入密西西比大学医疗中心。他患有左肺鳞状细胞癌,同时患有肺气肿及肾病。在同年的6月11日,著名外科医生Jmaes D. Hardy博士为该名囚犯施行了肺移植手术,并将其作为首例肺移植病例进行了报道[1]。患者术后早期表现良好,但于术后18天死于肾功能衰竭并发症。在题为"道德决定"的文章中,Jmaes D. Hardy博士说:"虽然该患者因犯罪而在服无期徒刑,但却没有人与他讨论他的判刑是否有可能因此改变。但是政府当局私下表示,如果该患者以这种方式为人类进步做出贡献,可能会对其采取非常有利的方式。"密西西比州长Ross Barnett发布了一份公告,宣布对John Russell予以减刑,称该次移植手术将"在未来几年减轻人类的痛苦"。

在过去的30年里,肺移植手术的安全性和有效性都有所提高。在20世纪六七十年代,38例肺移植手术的长期成功率微乎其微,其主要原因是移植术后缺乏有效的免疫抑制治疗[2]。20世纪80年代,环孢素被引入临床实践,结合改良的移植技术,改善移植患者预后,肺移植作为治疗终末期肺病的一种有效手段被更广泛地接受。国际心肺移植学会(International Society for Heart and Lung Transplantation, ISHLT)发表的最新数据显示,接受肺移植的成年人的中位生存期为5.6年,双肺移植患者的寿命也得以延长[3]。相比而言,全球的心脏移植患者的中位生存期为11年[4]。肺移植手术的适应证有慢性阻塞性肺疾病(chronic obstructive pulmonary disease, COPD)、间质性肺疾病(包括特发性肺纤维化)、囊性肺纤维化、α_1-抗胰蛋白酶缺乏症和肺动脉高压[3]。根据ISHLT登记处的数据,2011年全球施行的肺移植手术3640例,且多数为双肺移植手术。自2005年美国肺分配评分(lung allocation score, LAS)实施以来,该数据大幅增加。另外,美国器官捐献公益组织开展捐献者指定合作以增加总捐献登记人数。

与所有的实体器官移植一样,限制肺移植数量的主要因素是缺乏可用的供者器官。供肺的供应更受限制。供肺因其功能特别容易受潜在供者住院期间出现的医疗并发症的影响而被排除,不能用于肺部移植。这些医疗并发症包括误吸、呼吸机相关性肺损伤、肺炎、肺水肿及胸部创伤等。相比而言,心脏、肝和肾可以从尸体捐献者中获得,因此其供者数量远远超过肺。

◇ 二、伦理学问题

伦理学问题在实体器官移植领域备受关注。这些问题一方面与器官的稀缺性相关，另一方面则与器官供不应求有关。在移植领域，需要考虑的不是仅仅一个人，而是包括潜在的供者和潜在的受者的需求。随着免疫抑制的进展，以及对候诊患者治疗的改善，可以接受肺移植手术的患者数量增加，需求供应比率增高，进而使得与该领域有关的伦理学问题增加。为了更好地对肺移植进行伦理分析，应该对一些关键术语进行界定："公平（equity）"表示公正和没有偏见；"公正（justice）"是指在系统中所有参与者之间采用公平分配的原则；"效用（utility）"是一项原则，它试图最大限度地使所有参与者（供者和受者）从中受益。

（一）机　会

在美国，器官移植系统由美国器官资源共享网络（United Network for Organ Sharing，UNOS）进行管理。为接受肺移植手术，潜在的肺移植受者必须进入移植中心接受治疗。因为追求医疗资源最优化，所以只在大型三级医疗机构有肺移植中心，并且这些机构通常位于城市地区。除受地理位置所限外，患者接受移植的机会也可能受医生相关信息缺乏的限制（这可能阻碍患者及时转诊以接受肺移植手术）以及保险障碍限制。UNOS承担了对卫生服务提供者和患者的主要教育工作，以最大限度地将合适的患者及时转诊至移植中心。

潜在移植的医学禁忌证包括移植后受者寿命仍受限制的癌症或合并疾病。对于将高龄作为排除肺移植的标准，学界是有争议的。自1985年以来，肺移植患者的中位年龄已从45岁增长到了55岁，北美移植中心也在高龄患者肺移植方面做了探索[3]。然而，年龄仍被作为一种排除性的标准，通常根据"生理年龄"的概念结合合并疾病情况来判断。但值得注意的是，在肺移植的绝对禁忌证里没有关于任何年龄的限制。

肺移植费用很高。手术本身的费用就足以令人望而生畏，包括采购材料费、手术费和术后住院的费用。移植后的护理也使得费用大大增加，包括应用免疫抑制剂、抗感染药物，以及移植后的监测随访和复诊等。根据2008年Milliman研究报告，美国单肺移植的住院费用为25.66万美元，双肺移植的住院费用为34.47万美元。若把内科治疗费用、移植后180天的护理费用和药物费用也计入，则单肺移植的费用将增加到45.04万美元，双肺移植的费用增加到65.78万美元。心脏移植的治疗费用为48.64万美元，若将移植后护理、医疗费用和药物费用包括在内，则总费用为78.77万美元。相比而言，肾移植的费用要低得多，住院费用为9.27万美元，若将其他费用包括在内，则总费用为25.9万美元。肝脏移植的平均费用与肺移植相似，住院费用为28.61万美元，若将其他费用包括在内，则总费用为52.34万美元[5]。2005—2009年在约翰·霍普金斯大学医院进行的一项肺移植研究表明，患者病情越严重，则费用越高。LAS最低的患者，治疗费用中位数为15.3995万美元；LAS处于最高四分位数的患者，治疗费用中位数明显较高，为27.6668万美元[6]。由于移植相关的费用较高，所以如果患者没有保险，就往往不能进行移植手术。2010年患者保护和平价医疗法案（Patient Protection and Affordable Care Act of 2010）对医疗中心（包括移植中心）的影响尚不确定。

（二）器官分配

从历史上看，器官分配一直严格按照移植等待名单的先后顺序进行。据称，该系统的一个好处是，它不考虑患者因素而似乎使公平最大化。但它不能解决关于效用的争论，这些争论试图最大限度地提高移植器官的效用。理想的分配制度应努力使最大数量的患者获益，并尽可能取得最好的临床结果，同时能够优化等待名单上患者的生存情况。

2005年，LAS在美国实施，以解决等待名单上的患者长时间等待及等待期间死亡率高的问题[4]。LAS创新地评估移植后的存活情况和紧急救治措施，评估患者在没有进行移植手术的情况下的存活时间。这些措施是根据潜在受者的临床和生理参数，采用统计模型计算的[7]。

LAS制度具有重要的伦理学意义。首先，LAS确定了移植的潜在益处，因为它比绝对等待时间列表更重要。LAS根据预期的结果，更多地强调系统效用，而不是标准队列。但是，结果是复杂的：是否所有的生命都得到了同等价值的救治？是应该根据绝对的潜在寿命进行优化，还是应该考虑潜在受者的生活质量，甚至年龄？LAS可以评估寿命可能延长的年数，因为用它来评价移植成功性的偏差可能是最小的；然而，它可能不能提供绝对的公平性，因为评估的模型可能偏向于某些疾病，并且可能不能产生预期的效用，因为其未对移植后的患者生活质量进行评估。例如，自从LAS实施以来，接受移植治疗的慢性阻塞性肺疾病患者减少了[8]。因为与其他终末期肺疾病患者相比，慢性阻塞性肺疾病患者在移植前得到的补偿可能更好，因此患者LAS较低，接受移植的可能性降低。更重要的是，慢性阻塞性肺疾病患者曾是吸烟者的概率比其他终末期肺病患者高，而器官分配对吸烟者可能有偏见。

（三）实用性

除进行生理评估外，移植中心还要评估患者的心理社会因素。这种方法的实施通常需要一个由心理学家、精神病学家和社会工作者组成的多学科小组。然而，至今没有统一的标准来对移植等候者进行评价。根据ISHLT的说法，肺移植的绝对禁忌证包括无法治愈的、无法配合或遵从药物治疗的精神或心理疾病，及缺乏一致或可靠的社会支持系统[9]。对肺移植患者，尚很少进行心理社会评估。在美国，对心脏移植患者更容易进行心理社会评估，他们对92%的心脏移植患者进行了心理社会评估；而在美国以外的移植中心，则只有57%的心脏移植患者接受了心理社会评估[10]。

心理社会评估的目标是评估患者对医学建议的潜在依从性，评估与移植相关的压力的应对和处理机制，以确保其了解移植过程及责任，调查有无药物滥用的可能，并确定其可能得到的社会支持。2008年，有会议在关于免疫抑制治疗的不依从性上达成共识，将其与服从性（即患者行为符合医生建议）与依从性（即患者行为与共同商定的医生建议相符）区分开来，并强调依从性优先[11]。要提高患者依从性意味着要考虑系统性问题。例如，移植中心可能会努力促使外科和内科协同工作，并协调预约时间，以减轻患者看诊的负担，提高依从性。

有关慢性疾病和实体器官移植患者的非依从性，已经得到了很好的研究，已发表的不依从率通常达到25%。由于肺衰竭患者没有相应的"透析"治疗，所以非依从性对肺移植患者的影响远远超过对肾移植患者的影响，但尽管如此也很少有人对肺移植患者的依从性进行研究。匹兹堡大学的一项单中心研究显示，在移植手术后的前两年，肺移植受者的药物治疗不依从率为13%[12]。此外，该研究报道了其对肺功能测定的不依从率为62%。对心脏、肝、肺移植患者移植前药物依从性的相关性研究显示，移植前药物治疗的不依从性与患者受过较高水平的教育和年龄较小相关[13]。

利用评估工具对抑郁症和其他心理疾病进行评估已成为一种成熟的方式，同样移植专用评估方法也得到了充分的发展。这些评估工具包括移植等级评价评分[14]、移植候选患者心理社会评价[15]和儿科移植评估工具[16]。对这些特定领域的评估主要集中于移植患者特有的压力源，包括移植前等待时间的压力和移植后治疗过程的压力。

◇ 三、供者因素

实体供者器官的稀缺性在肺移植中尤为突出。这种稀缺性可与上述医学因素有关，也与肺在致死性疾病中极易受到损伤有关（如肺炎呼吸机损伤）。为了增加尸体的器官供应，临床已经尝试和采取了许多措施，包括降低原来严格的脑死亡标准，降低对器官供者的状况要求，增加"扩展标准"的供者，以及心脏死亡后的供者（donation after cardiac death，DCD）。在供者心脏死亡后，肺部器官的使用频率远远低于腹部器官。为了受者的利益，有些移植计划重新界定DCD，提出对死亡供者的相关干预措施，但这也引出了伦理问题。关于DCD肺是否适合移植的长期随访仍在进行，但是荷兰的一项研究表明，虽然高达28%的DCD肺可能适合移植，但实际移植的DCD肺仅有5%[17]。

活体供肺移植于1990年在美国首次实施。器官活体供者也引出了许多伦理问题，包括对供者的潜在危害，对受者的益处有限或没有，以及供者胁迫的可能性[18]。活体供者可能因帮助所爱的人而从心理上获益；如果受者也是家庭收入的主要提供者，那么他们也可能在经济上获益。由于一个活体供者只能捐助一侧肺，所以在大多数情况下，通常需要两名以上的活体供者，以保证受者有足够的肺功能。在美国，现在很少进行活体供肺移植；但在日本，活体供肺移植占肺移植总数的2/3[19]。鉴于其局限性，活体供肺移植通常仅用于受者病情危重而无法生存到能够获得尸体肺移植的情况。该事实也凸显了活体供者与受者之间的复杂关系。由于活体供者通常是受者的亲戚或朋友，供者常常在本已紧张的情况下再度接受过度的压力。在这种情况下，潜在的受者往往病情严重而无法在移植等待名单中等待到相应的供者器官，所以只能由家属或朋友捐助器官。如果家属想让等待移植的受者存活下来，那么他们只能捐助器官给受者。在情况紧急、时间紧迫的情况下，临床必须仔细评估器官捐助对活体供者的风险和益处等。因此，对活体供者的宣教对于移植过程是至关重要的，而且这也是法律所要求的。

（一）器官支付

移植器官一直是供不应求的领域。因此，器官支付的问题在一定的条件下被提出了。1984年，美国通过了《国家器官移植法》（National Organ Transplant Act），禁止任何人故意获取、接受或以其他方式转让任何人体器官用于移植，以获取利益。然而，在印度、土耳其、巴基斯坦和伊朗等国家依然存在器官市场体系。

在美国，器官支付的支持者认为，实现移植器官的支付将有助于增加供者的数量，减小供需差距。补偿的方式包括直接方式（即现金支付）和间接方式（如殡葬凭证、健康保险、定向慈善捐款）。

那些反对器官支付的人则认为应该采取其他方法来增加供者的数量。例如，美国的潜在死亡供者数量最多可达1.3万人/年，其中捐献者占比为60%，增加捐献者占比，则每年可能增加4000名捐献者[20]。也有人关心这对穷人的影响。伊朗Ghods等发现，84%的有偿肾脏捐献者是穷人[21]。Goyal等发现，96%的印度捐献者出售肾脏是为了偿还经济债务[22]。此外，所购买的器官质量也是备受关注的一个问题。巴基斯坦的数据显示，捐献者患乙型肝炎、丙型肝炎及肾功能不全的比例较高[23]。加拿大的研究数据也证实了同样的问题：商业获得性捐献者的移植物生存率较低，受者预后也相对要差[24]。最后，有些人从哲学角度反对器官支付，并提出身体不应该被当作商品来对待。

（二）背景特征

四框模型是一种常见的临床伦理学决策方法，该模型通过分类从多个角度分析伦理案例[25]。每个类别都以四个伦理原则为基础，这四个伦理原则包括善良、不伤害、尊重自主权和正义。与许多外科伦理案例一样，肺移植手术也需要考虑模型的前三个方面：医疗指征、患者偏好和生活质量；不同的是，移植手术还需要考虑第四个方面——背景特征。此外，与典型的外科手术不同，肺移植手术还必须考虑卫生资源稀缺、公共卫生和利益冲突等问题。由于肺是一种稀缺的资源，所以前面提到的器官分配与肺移植的关系更加密切。在大多数病理状况下，受者可以接受单肺移植或双肺移植，并且双肺移植受者的生存期更长[3]。然而，两侧肺也可以分别给予两个潜在的受者。因此，这也引出了一个伦理问题：系统是应该最大化增加接受移植手术患者的人数（但移植后患者的生存期可能不是那么长），还是应该最大限度地延长每位接受移植受者的生存期？而当患者发生慢性移植物功能障碍、闭塞性细支气管炎或严重的气道问题导致移植物功能障碍时，可能需要再次移植。再次移植患者的生存率又低于初始肺移植患者，研究显示两者1年生存率分别为65%和85%[26]。目前，再次移植手术可以为非卧床的患者实施，这些患者的情况要基本满足初次肺移植的其他标准。但是，再次移植引发公平问题：为什么有这么多人还没有机会进行第一次肺移植，而有的人却已经接受了第二次肺移植？医学界如何从临床和伦理上比较这两个患者群体？

由于移植肺是由公众提供的，通常做出同意器官捐献决定的是死者家属，所以在使用器官时必须考虑到公众整体。前面讨论过的一些系统和程序已经建立，并且正在实施，以确保公平、公正和及时地分配有限的移植肺资源。然而，这些制度和程序比较复杂。我们必须继续不断校准现行的标准和议定书，并做好监督，以防止一些人群被边缘化而不在服务范围内。

所有接受肺移植的患者面临着肺移植相关的并发症（替代终末期肺疾病的后遗症）。因此，知情同意书应深入讨论这些话题，以便患者能够根据个人价值观做出适当的选择。虽然外科医生接受移植相关的培训，以确定合适的移植候选者，并例行获得器官移植的知情同意，但他们对手术有先天的偏向，这种偏向通常表现为外科医生极力争取他们认为对患者最好的治疗方法。在解释与复杂的移植手术相关的风险时，必须仔细评估，以确认患者已理解手术，更重要的是知晓替代方案。在获取知情同意的过程中，通过更多的人（家人或朋友）了解患者的个人信仰和愿望是有益的。这些步骤旨在确认患者了解手术，更重要的是，确保最终治疗计划与患者个体生活目标是一致的。在该过程中，需要由外科医生耐心并多次询问以实现有目的、有意义的知情同意，确保用令人满意的方式解释难以理解的医疗保健问题。

（三）Sarah Murnaghan 的病例

2013年5月，宾夕法尼亚州费城的 Sarah Murnaghan 案件引起了全美国的关注。当时，Sarah 是一名10岁的女孩，患有继发于囊性纤维化的终末期肺部疾病。她已经依靠呼吸机住院3个月。她的医生估计，如果不进行移植手术，她会在1个月内死亡。根据 UNOS 当时的规定，对于12岁以下的儿童，根据等候名单上等待的时间分配移植肺；而较大的儿童则被纳入成年人供者库，并根据个人 LAS 进行器官分配[27]。12岁以下儿童的肺供者库远远小于成年人，这个年龄段的预后与成年人的差别是有争议的。Murnaghan 的父母对美国器官获取与移植网络（Organ Procurement and Transplantation Network，OPTN）的成人与儿童肺分配提出异议，但他们的请求被美国卫生和公共服务部部长 Kathleen Sebelius 拒绝了。Sebelius 下令对肺移植政策进行重新评估，但 Murnaghan 病情危重，她可能无法活着看到结果。因此,她的父母转向媒体和政界人士求援,声称这项政策是武断的,并且是具有年龄歧视性的。

在 Murnaghan 父母的努力下,一名联邦法官批准了一份临时限制令,以允许 Murnaghan 被列入成年人肺移植名单。当时,Murnaghan 的 LAS 为 91 分(满分 100 分)。2013 年 6 月 12 日,她获得成年供肺并接受了双肺移植。然而数小时后,肺移植失败。医生给 Murnaghan 用上了体外膜肺氧合(extracorporeal membrane oxygenation,ECMO),并等待第二次移植。2013 年 6 月 15 日,她又进行了肺移植,并于 2013 年 8 月 27 日出院。

该案件不仅引出了关于儿童肺移植的许多医学问题,而且提出了如何平等分配儿童供肺的问题以及 Murnaghan 接受移植的伦理原则问题。该案例导致一系列研究围绕这些主题和数据开展进一步调查[28-30]。目前,这些数据和随后的政策决定(包括关于 12 岁以下儿童的移植规定)正在审核中。然而,更大的伦理问题依然存在。当 Kathleen Sebelius 做出拒绝决定时,是否正确地平衡了 Murnaghan 与名单上其他人的移植需求? 批准临时限制令的联邦法官是否响应了公众对案件或医疗事实的压力? 这对肺移植等候名单上的其他患者是否公平?

◇ 四、总 结

在过去 35 年里,肺移植领域取得了很大的进展。局限性问题仍然是器官稀少和活体供者移植。随着肺移植领域的不断发展,伦理问题也日益受到关注。LAS 是否是器官分配的最佳方法? 肺再移植的标准应该是什么? 我们是否获得了令人满意的受者知情同意? 我们能否规范标准化评估潜在受者的心理社会因素,以尽量减少偏见和歧视? 随着肺移植领域的不断完善和发展,本章所提出的伦理问题也变得更为普遍和紧迫。

◇ 参考文献

[1] Hardy JD, Webb WR, Dalton ML Jr, et al. Lung homotransplantation in man. JAMA, 1963, 186: 1065-1074.

[2] Morrison DL, Maurer JR, Grossman RF. Preoperative assessment for lung transplantation. Clin Chest Med, 1990, 11: 207-215.

[3] Yusen RD, Christie JD, Edwards LB, et al. The Registry of the International Society for Heart and Lung Transplantation: thirtieth adult lung and heart-lung transplant report-2013, focus theme: age. J Heart Lung Transplant, 2013, 32: 965-978.

[4] Stehlik J, Edwards LB, Kucheryavaya AY, et al. The Registry of the International Society for Heart and Lung Transplantation: twenty-eighth adult heart transplant report-2011. J Heart Lung Transplant, 2011, 30: 1078-1094.

[5] Hauboldt RH, Hanson SG, Bernstein GR. 2008 U. S. organ and tissue transplant cost estimates and discussion. http://publications. milliman. com/research/health-rr/pdfs/2008-us-organ-tisse-RR4-1-08. pdf. Accessed May 28, 2014.

[6] Arnaoutakis GJ, Allen JG, Merlo CA, et al. Impact of the lung allocation score on resource utilization after lung transplantation in the United States. J Heart Lung Transplant, 2011, 30: 14-21.

［7］Davis SQ, Garrity ER Jr. Organ allocation in lung transplant. Chest, 2007, 132: 1646-1651.

［8］2009 Annual Report of the U. S. Organ Procurement and Transplantation Network and the Scientific Registry of Transplant Recipients: Transplant Data 1999—2008. Rockville, MD: U. S. Department of Health and Human Services, Health Resources and Services Administration, Healthcare Systems Bureau, Division of Transplantation.

［9］Orens JB, Estenne M, Arcasoy S, et al. International guidelines for the selection of lung transplant candidates: 2006 update-a consensus report from the Pulmonary Scientific Council of the International Society for Heart and Lung Transplantation. J Heart Lung Transplant, 2006, 25: 745-755.

［10］Levenson JL, Olbrisch ME. Psychosocial evaluation of organ transplant candidates. A comparative survey of process, criteria, and outcomes in heart, liver, and kidney transplantation. Psychosomatics, 1993, 34: 314-323.

［11］Fine RN, Becker Y, De Geest S, et al. Nonadherence consensus conference summary report. Am J Transplant, 2009, 9: 35-41.

［12］Dew MA, Dimartini AF, De Vito Dabbs A, et al. Adherence to the medical regimen during the first two years after lung transplantation. Transplantation, 2008, 85: 193-202.

［13］Dobbels F, Vanhaecke J, Desmyttere A, et al. Prevalence and correlates of self-reported pretransplant nonadherence with medication in heart, liver, and lung transplant candidates. Transplantation, 2005, 79: 1588-1595.

［14］Twillman RK, Manetto C, Wellisch DK, et al. The Transplant Evaluation Rating Scale. A revision of the psychosocial levels system for evaluating organ transplant candidates. Psychosomatics, 1993, 34: 144-153.

［15］Olbrisch ME, Levenson JL. Psychosocial evaluation of heart transplant candidates: an international survey of process, criteria, and outcomes. J Heart Lung Transplant, 1991, 10: 948-955.

［16］Fung E, Shaw RJ. Pediatric Transplant Rating Instrument-a scale for the pretransplant psychiatric evaluation of pediatric organ transplant recipients. Pediatr Transplant, 2008, 12: 57-66.

［17］Nijkamp DM, van der Bij W, Verschuuren EA, et al. Non-heart-beating lung donation: how big is the pool? J Heart Lung Transplant, 2008, 27: 1040-1042.

［18］Martin D, Singer PA, Siegler M. Ethical considerations in live donor lung transplantation. In: Kern J, Kron I（eds）. Medical Intelligence Unit. Reduced-Size Lung Transplantation. Austin, TX: RG Landes, 1993.

［19］Shiraishi T, Okada Y, Sekine Y, et al. Registry of the Japanese Society of Lung and Heart-Lung Transplantation: the official Japanese lung transplantation report 2008. Gen Thorac Cardiovasc Surg, 2009, 57: 395-401.

［20］Sheehy E, Conrad SL, Brigham LE, et al. Estimating the number of potential organ donors in the United States. N Engl J Med, 2003, 349: 667-674.

［21］Ghods AJ, Shekoufeh S. Iranian model of paid and regulated living-unrelated kidney donation. Clin J Am Soc Nephrol, 2006, 1: 616-625.

［22］Goyal M, Mehta R, Schneiderman L, Sehgal A. Economic and health consequences of selling a kidney in India. JAMA, 2002, 288: 1589-1593.

［23］Rizvi S, Naqvi S, Zafar M, et al. Health function and renal function evaluation of kidney vendors: a report from Pakistan. Am J Transplant, 2008, 8: 1444-1450.

［24］Prasad RG, Shukla A, Huang M, et al. Outcomes of commercial renal transplantation: a Canadian experience. Transplantation, 2006, 82: 1130-1135.

［25］Jonsen AR, Siegler M, Winslade WJ. Clinical Ethics: a Practical Approach to Ethical Decisions in Clinical Medicine. 7th ed. New York: McGraw-Hill Medical, 2010.

［26］Kawut SM, Lederer DJ, Keshavjee S, et al. Outcomes after lung retransplantation in the modern era. Am J Respir Crit Care Med, 2008, 177: 114-120.

［27］Organ Procurement and Transplantation Network. Policy for allocation of thoracic organs. http: //optn. transplant. hrsa. gov/policiesandbylaws2/policies/pdfs/policy-9. pdf. Accessed July 6, 2014.

［28］Ladin K, Hanto DW. Rationing lung transplants-procedural fairness in allocation and appeals. N Engl J Med, 2013, 369: 599-601.

［29］Snyder JJ, Salkowski N, Skeans M, et al. The equitable allocation of deceased donor lungs for transplant in children in the United States. Am J Transplant, 2014, 14: 178-183.

［30］Sweet SC, Barr ML. Pediatric lung allocation: The rest of the story. Am J Transplant, 2014, 14: 11-12.

第四章 肺移植适应证与患者选择

在本章中,我们讨论肺移植的一般适应证和禁忌证。我们研究了最常见疾病进展的推荐移植标准,并回顾了最新文献希望有助于患者选择。

◇ 一、引 言

2014年,国际心肺移植学会(International Society for Heart and Lung Transplantation,ISHLT)注册处发布了第31次肺和心肺移植正式报告。目前,肺移植手术已越来越普遍,2012年进行了3719例肺移植手术,且越来越多的是双肺移植[1]。

◇ 二、适应证

肺移植的适应证主要包括慢性阻塞性肺疾病(chronic obstructive pulmonary disease,COPD)和特发性肺纤维化(idiopathic pulmonary fibrosis,IPF)。在肺移植受者中,特发性肺纤维化患者的占比从2000年的16%上升到2008年的29%(见表4.1)[2]。

表4.1 1995年1月—2013年6月进行的成人肺移植手术的适应证

诊断	总计(n=41900)	诊断	总计(n=41900)
慢性阻塞性肺疾病或肺气肿	16015(38.2%)	非闭塞性细支气管炎	432(1.0%)
弥漫性实质性肺病	11826(28.2%)	结缔组织病	586(1.4%)
囊性纤维化	6862(16.4%)	闭塞性细支气管炎(不再转移)	456(1.1%)
肺动脉高压	1599(3.8%)	淋巴管平滑肌瘤病	440(1.1%)
支气管扩张	1131(2.7%)	先天性心脏病	267(0.9%)
结节病	1056(2.5%)	癌症	36(0.1%)
再次移植	1123(2.7%)	其他	770(1.8%)
闭塞性细支气管炎	691(1.6%)		

来源:Modified from Yusen RD, Edwards LB, Kucheryavaya AY, et al. The Registry of the International Society for Heart and Lung Transplantation: thirty-first lung and heart-lung transplant report—2013; focus theme: Retransplantation[J]. J Heart Lung Transplant, 2014, 33: 1009-1024.

2006年,ISHLT发布了最新的肺移植候选人选择指南[3]。鉴于目前慢性排斥反应的挑战、相对于其他实体器官移植的高死亡率以及供肺资源的稀缺,肺移植应限于有预期生存获益的患者。根据最近的报告,肺移植受者总体中位数生存期为5.3年;存活时间在1年以上的肺移植受者,其中位生存期为7.5年[2, 4]。因此,ISHLT根据纽约心脏协会(New York Heart Association,NYHA)定义的功能状态来选择患者,所选定的患者应该有终末期肺部疾病,并且经最大限度的药物治疗失败,50%的预期生存期少于2~3年或有显著症状。NYHA功能Ⅲ级(症状最小)和Ⅳ级(静息症状)被认为是肺移植的适应证。另外,鉴于移植的严苛性,移植患者的健康状况必须相对较好。

◇ 三、绝对禁忌证

ISHLT的2006年指南也指出了肺移植的绝对禁忌证(见表4.2)。其中一些禁忌证代表着移植增加的领域。

表4.2　肺移植的绝对禁忌证

序号	绝对禁忌证
1	过去2年罹患恶性肿瘤,但皮肤鳞状细胞和基底细胞肿瘤除外。一般来说,比较谨慎的标准是5年肿瘤无复发转移
2	有另一种主要器官或系统(如心脏、肝脏或肾脏)的不可治愈的晚期功能障碍。肺移植的绝对禁忌证还包括不适合经皮介入、旁路移植或伴有左心室功能显著损害的冠状动脉疾病;但对经过高度选择的病例,可考虑心肺移植
3	无法治愈的慢性肺外感染,包括慢性活动性病毒性乙型肝炎、丙型肝炎和人类免疫缺陷病毒感染等
4	明显的胸壁或脊柱畸形
5	有依从性差的记录,或无法完成药物治疗或随访,或两者兼有
6	有难以治愈的精神疾病或心理状况,无法配合或完成相关的治疗
7	缺乏一致或可靠的社会支持系统
8	在过去6个月内发生或有明显的物质成瘾(如酒精、烟草或麻醉剂等)

来源:Modified from Orens JB, Estenne M, Arcasoy S, et al. International guidelines for the selection of lung transplant candidates: 2006 update—a consensus report from the Pulmonary Scientific Council of the International Society for Heart and Lung Transplantation[J]. J Heart Lung Transplant, 2006, 25: 745-755.

(一)恶性肿瘤

虽然在一般情况下,恶性肿瘤是肺移植的禁忌证,但也有某些亚型肺癌被认为可以作为肺移植的适应证。在最近一项跨学科分类方案中,术语"adenocarcinoma in situ of the lung"(肺原位癌)和"minimally invasive adenocarcinoma of the lung"(肺微小浸润腺癌)已经被采用,以代替"bronchoalveolar cell carcinoma"(支气管肺泡细胞癌)[5]。这些肿瘤的双侧或多灶性患者经肺移植治疗后,短期没有复发[6-7]。然而,一些进展期肺微小浸润腺癌患者在接受肺移植后,复发率较高[8-9]。

终末期肺部疾病和Ⅰ期非小细胞肺癌患者经肺移植治疗,结果也出乎意料的好。ISHLT肺移植中心的一项调查报告显示,在因其他适应证而接受肺移植的患者中,有43例偶然发现原发性肺癌;在Ⅰ期肺癌和肺微小浸润腺癌患者,肺移植后的肿瘤复发或转移率较低;而在Ⅱ期或Ⅲ期非小细胞肺癌患者,肺移植后的肿瘤复发率较高[10]。美国克利夫兰医学中心报告,在1991—2000年所有的肺移植患者(214例)中,约2%(4例)发生肺癌,3例Ⅰ期肿瘤患者无复发或死亡。值得注意的是,该回顾性研究是在常规应用计算机断层扫描(computed tomography,CT)之前进行的;而如果按照目前的标准应用CT检查,这些患者中有部分可能在移植候选名单中被排除[11]。

(二)胸壁和脊柱畸形

对于有明显胸壁和脊柱畸形的患者,由于手术操作困难,并且术后机械通气和肺排痰困难,所以很少进行胸部移植。只有少数对严重脊柱侧弯或胸壁畸形患者进行肺移植的报道[12-14]。在1例患者中,脊柱侧凸引起反复气道狭窄,需要频繁地进行支气管镜检查和干预[15]。对这类患者,如果进行肺移植,需要根据胸部尺寸选择手术方法和供肺[14]。

(三)无法治愈的肺外感染

经过30年的发展,人类免疫缺陷病毒(human immunodeficiency virus,HIV)的预后已如慢性疾病的治疗预后。有报道,一位HIV和乙型肝炎病毒(hepatitis B virus,HBV)阳性的囊性纤维化(cystic fibrosis,CF)患者接受了肺移植;在肺移植后2年内,肺功能良好且无异常并发症[16]。对170例丙型肝炎病毒(hepatitis C virus,HCV)阳性的肺移植患者进行回顾性研究发现,大多数患者没有病毒血症,并且生存率与其他移植患者没有差异[17]。在美国克利夫兰医学中心,一小组HCV阳性的肺移植受者未发现肝硬化的证据,其死亡率也没有增加[18]。

(四)无法纠正的另一重要器官系统严重功能障碍

一般来说,晚期的器官功能失调是肺移植的禁忌证,但是可以考虑器官联合移植。根据美国器官获取与移植网络(Organ Procurement and Transplantation Network,OPTN)截至2014年11月10日的数据,自1988年以来,美国进行了35例肾肺联合移植、63例肝肺联合移植、12例肝心肺联合移植、4例心肺肾联合移植、3例胰肺联合移植和1例肝胰肺联合移植手术。

有报道称,肺移植患者联合透析后1年死亡率增高[2, 4],但其样本量较少。

报道的研究数据大多涉及肝肺移植。肝肺移植通常用于合并肝硬化的肝纤维化、合并肝硬化的肺门高压或者肝肺综合征患者。有一系列研究报道称,肝肺移植患者的生存率与单一器官移植患者的生存率之间的差异没有统计学意义[19-26]。

(五)坚持和成瘾

在移植前,非常重要的一项工作是由经验丰富的移植心理学家和社会工作者,为移植受者提供社会支持和进行依从性评估,可用移植评估量表对器官和骨髓移植前的患者进行评估[27]。实体器官移植受者中,常见不能坚持免疫抑制治疗、生活方式管理和不遵医嘱的情况,这可能涉及约50%的器官移植患者(包括独居者)[28]。而移植前不坚持正规治疗与晚期急性排斥反应的发生有关[29]。目前已被证明,移植后1年不遵守免疫抑制治疗方案的预测因素包括移植前不遵医嘱服用药物、社会支持低、"自觉性"低以及受教育水平高等[29]。

在不同的研究中,因为对依从性的定义不同,所以肺移植受者的依从率存在差异[30-31]。肺移植受者的非依从行为的发生率可能比其他实体器官移植受者更高,其中有部分原因是肺移植的药物需求更高[30]。终末期肺部疾病患者在移植前常有吸烟史;在接受肺移植后,吸烟行为被100%禁止[32]。然而,根据生物标志物尿可替宁比率的检测结果,肺移植受者的自我吸烟报告率低于实际吸烟情况,由此可见部分肺移植受者并未彻底戒烟[33]。我们建议,对有再吸烟高风险的患者进行尿可替宁等生物检测。

◇ 三、相对禁忌证

对于移植的相对禁忌证，临床上尚有较多的争议。

（一）年　龄

虽然2006年ISHLT指南建议不要给65岁以上的受者进行移植，但这种说法一直是有争议的。并且登记资料表明，有越来越多的老年患者接受移植手术。2000年，66岁以上的移植受者有28例（占比为1.6%）；而在2010年的前6个月中，66岁以上的移植受者有182例（占比为12.1%）。尽管年龄较大的移植受者，死亡率较高，但由于不同研究者所采用的老年患者的定义不同，所以关于移植的精确年龄上限，尚缺乏证据支持。多伦多大学的一项队列研究对42位60岁以上的患者与60岁以下的对照患者进行了比较研究。结果显示，由于移植后早期感染相关的死亡率增加，后期恶性肿瘤相关死亡率增高，所以60岁以上患者组的1、2、3、4和5年生存率明显降低[34]。

1999—2006年，对UNOS数据库中8000多名移植受者进行回顾性分析，将移植受者按年龄分成四段。60岁以上（年龄最高的一部分）的移植受者在移植后1~2年的死亡风险比年轻患者高37%，而其短期（30天和60天）死亡率与年轻患者没有差异。在60岁以上的移植受者中，年龄最大的移植受者（年龄＞70岁）的短期死亡风险大大增加。与以前的研究不同，年龄较小的患者被认为可以发生感染和排斥的风险小[35]。在ISHLT以前的报告中，与50岁以下的移植受者相比，65岁以上移植受者的中位生存期较短（6.7年 vs. 3.5年），长期生存率较低（5年时，55%~57% vs. 38%）。

许多其他研究报告结果显示，老年移植受者的死亡率可能与年轻移植受者相似，但这可能与老年移植受者入组条件经过精细筛选有关，如体重指数（BMI）在可接受的范围、没有阻塞性冠状动脉疾病、没有外周或脑血管疾病以及肾功能不全等[36-38]。比较2006年1月—2008年5月的60岁以上移植受者数据，结果发现，60~65岁与65岁以上移植受者的生存率无差异，但常见并发症因年龄组不同而有异，在65岁以上移植受者中常见恶性肿瘤和药物毒性，而在60~65岁移植受者中更常见排斥反应[39]。

一些研究表明，老年人可能可以更好地耐受单肺移植（single-lung transplantation，SLT），这导致一些移植中心考虑仅给老年患者行单肺移植手术。Meyer等回顾了2260例COPD肺移植受者（1835例单肺移植和425例双肺移植），发现相比于60岁以上的患者，60岁以下的双肺移植受者有生存优势；同时60岁以上的单肺移植受者死亡率增高[40]。对接受肺移植手术的肺纤维化患者的回顾性研究分析显示，与单肺移植相比，双肺移植（BLT）无更多获益[41]。但是，也有些研究得到相矛盾的结果。如有些研究显示，60岁以上接受双肺移植的患者与单肺移植相比，30天[42]、1年、2年、5年生存率相似[43]；并且对UNOS数据的大量回顾性研究表明，对于60岁以上的患者，单肺移植与双肺移植对死亡率无影响[44]。

（二）营养状态

慢性肺部疾病患者的营养状况通常存在差异。在一项研究中，只有约一半的患者被认为处于正常的营养状态，其余的患者则体重过轻或超重[45]。尽管ISHLT指南没有对体重不足的受者提出指导意见，但是建议不要对体重指数（BMI）≥30kg/m²的患者进行移植手术[3]。

BMI增加与死亡率增高相一致，这支持移植要有一个BMI阈值的观点。多伦多等研究团队的研究结果已经显示,超重对移植预后有不良影响[46-48]。然而,也有少数研究得出不同结果。如西班牙对256名移植受者(包括38名肥胖移植受者)进行的一项研究发现,尽管肥胖移植受者的死亡率有增加的趋势,机械通气时间也有延长的趋势,但BMI不同组之间的死亡率差异没有统计学意义[49]。

体重过轻被怀疑是移植受者死亡的一个危险因素[50]。最近,对一个大型肺移植数据库的数据进行回顾性分析,根据世界卫生组织的分类方法将肺移植受者分为体重不足(BMI<18.5kg/m²)、正常体重(BMI=18.5~24.9kg/m²)、超重(BMI=25.0~29.9kg/m²)和肥胖(BMI>30kg/m²)四组,结果显示,两种极端的BMI对肺移植受者都有影响。Lederer等回顾性分析了UNOS中5978名因囊性纤维化、COPD或弥漫性实质性肺病而接受肺移植的患者的临床数据,以评估BMI的影响。BMI高于正常值,与总体风险及在1年和5年死亡的风险增加相关:体重不足患者的总体死亡率的风险比为1.15~1.16,超重患者的风险比为1.14~1.17,肥胖患者的风险比为1.20~1.25[51]。在最大规模的评估中,Allen等回顾了UNOS数据库中1998—2008年的11411例肺移植手术病例,并且根据BMI进行分组。在高于或低于正常BMI的分组中,死亡率都有小幅增加(有统计学意义);在多变量分析中,超重死亡的比值比为1.06,肥胖为1.16,体重不足为1.14。死亡风险增加似乎与短期死亡率增加有关,这种现象仅在超重或肥胖患者的移植后第1年内出现;而在移植1年后,体重过轻患者的死亡率更高[52]。因此,我们建议对体重不足的患者在移植前给予积极的营养支持,使其体重达到正常范围;而对BMI>30kg/m²的患者,在移植前要进行减肥。

(三)未导致终末期器官损害的其他医疗情况

1. 冠心病

在巴西移植人群的单因素分析中,移植受者潜在有冠状动脉疾病与死亡率增加相关[53]。对已存在冠状动脉疾病的移植患者,可以在肺移植之前或肺移植时进行干预。UCLA研究小组最近报道了他们10年的经验,在肺移植之前对27位离散型冠状动脉病变和左室射血分数保持不变的患者进行了冠脉血运重建,结果其生存率和死亡率无差异[54]。这与之前类似的成功病例结果相符[55-56]。值得注意的是,此研究中所有患者的心脏功能尚存,并有离散(即不扩散)冠状动脉病变。

2. 糖尿病

糖尿病是肺移植患者的常见合并症,尤其在囊性纤维化患者。Plantier等发现,尽管他们的研究中糖尿病患者数量很少,但是移植前的糖尿病与心血管病因及其他病因导致的死亡无相关性,是相互独立的[57]。同样地,对25名因囊性纤维化接受肺移植的患者进行回顾性研究,结果显示,移植前囊性纤维化相关性糖尿病患者的发病率和死亡率增加[58]。但有趣的是,一项更大的研究表明,糖尿病对囊性纤维化患者的生存率没有影响;并且已有糖尿病的患者,移植后1年生存率更高[59]。尽管Bradbury等的经验表明,糖尿病未控制的患者移植后再入院的风险增加[58],但尚未就糖尿病控制对移植成功的影响进行系统评估。我们建议移植前谨慎选择血糖控制良好的患者,并且在围手术期间由专家进行血糖管理。

3. 胃食管反流疾病

胃食管反流病(gastroesophageal reflux disease,GERD)被认为是肺移植后发生同种异体移植物功能障碍的原因之一,其引起闭塞性细支气管炎综合征和急性排斥反应的发生率增加[60-61];并且与无反流患者相比,有反流患者的第1秒呼气量(the first second of respiration,FEV_1)和早期生存期间的短期呼气量较差[62]。胃食管反流病在肺移植候选患者中非常普遍,可能是无症状的,因此需要侵入性检测[63-65]；这种情况也会使移植后的病情恶化，部分可能与药物引起的胃轻瘫有关[66]。治疗可能需要外科手术[67]。单独使用质子泵抑制剂治疗可能会影响胃酸分泌[68]，但不能防止非酸反流和胃抽吸[69]。移植后的胃底折叠术与闭塞性细支气管炎的改善有关。腹腔镜胃底折叠术在移植前患者中也已成功开展[70]，并可在移植前后保留患者的肺功能[71-72]。因此，我们建议对移植前患者进行食管反流的侵入性检查，并考虑手术干预。对于治疗困难的有严重症状的患者，胃食管反流病可能是移植的相对禁忌证。

（四）严重的或不稳定的状态

在移植前需要机械通气和住院治疗的受者，移植后 1 年的死亡风险增加。据 ISHLT 的报告，1996 年 1 月—2009 年 6 月，与 COPD 和单肺移植患者相比，术前机械通气的 390 例肺移植受者在移植后 1 年的相对死亡风险为 1.57。住院［包括在重症监护病房（ICU）］受者的死亡风险也会增加（RR＝1.70）[2]。

在对 1987 年 10 月—2008 年 1 月 UNOS 数据的回顾性分析中，对机械通气维持的 586 例患者进行了移植手术，对 51 例体外膜肺氧合（ECMO）支持的患者进行了移植手术。机械通气维持和 ECMO 支持的移植受者的生存率明显降低，但这也能说明对接受这些支持治疗的患者进行移植是可行的[73]。1、6、12 和 24 个月的生存率，在机械通气维持的患者，分别为 83%，67%，62% 和 57%；在 ECMO 支持的患者，分别为 72%，53%，50% 和 45%；而在没有支持治疗的患者，分别为 93%，85%，79% 和 70%。用机械通气维持的患者往往较年轻，更有可能被诊断为囊性纤维化[74-76]。尽管有这些总体的统计结果，但一些较小的序列研究显示其生存率在部分特定人群（主要为囊性纤维化患者）没有差异[77]；而另一些研究显示，与对照组相比，部分特定人群的生存率降低。随后也有研究针对不同的人群得出不同结果。Baz 等报道称，9 例接受机械通气的患者（继续通气时间最短 13 天，最长 6 年）肺移植后的 1 年生存率没有降低，他们能够接受物理治疗且气道中没有耐药菌定植[78]。

有移植中心报告对 15 例机械通气患者成功进行了肺移植，其中有 5 例在之前已被列入移植等候名单；15 例患者中有 13 例在移植后 52 个月仍存活，与对照组生存情况比较无统计学差异[79]。另外一个报道称，在机械通气期间紧急进行肺移植的患者，1 年死亡率更高[80]。因此，目前有限的经验表明，对机械通气患者进行肺移植时，应谨慎地选择那些单器官功能衰竭、呼吸道无耐药菌定植以及具有参与物理治疗和康复能力的患者。

其他研究报道了少数在 ECMO 支持下接受肺移植的病例。在某移植中心 19 年的经验中，移植前 ECMO 支持的患者有 17 名，ECMO 中位支持时间为 3.2 天（范围为 1～49 天），这些患者的围手术期死亡率较高[81]，但中期生存率可接受，3 年生存率为 65%，而对照组为 62%。其他较小的临床研究证明，在没有低氧血症的情况下，应用 Novalung 静脉[82-83]和其他体外清除二氧化碳的装置作为移植的桥梁，也取得了一定的成功[84]。在 ECMO 设备或便携式人工肺（portable artificial lung，PAL）的早期支持下，患者能行走和接受物理治疗，这已经表明其可以作为肺移植的桥梁[85-89]。目前，关于何时及如何使用该项技术为患者创造肺移植的机会，尚需要更多经验支持，以制定相关指南。

（五）高度耐药或高毒性细菌、真菌及分枝杆菌定植

活动性感染是移植的禁忌证。因为若存在活动性感染，那么在使用强烈的免疫抑制剂后，可能导致脓毒症相关的死亡。化脓性肺部疾病（囊性纤维化和非囊性纤维化支气管扩张）的特征是可能产生耐药的微生物定植。非囊性纤维化人群移植死亡的特定危险因素尚未明确。关于囊性纤维化的气道定植，详见本章有关特定疾病的内容。

（六）重症或症状性骨质疏松

骨质疏松和骨质疏松症在肺移植受者中非常普遍[90-92]。双膦酸盐治疗和抵抗训练已被证明是肺移植受者预防骨质疏松的有效措施[93-94]。但由于骨质疏松症在移植后通常会发生恶化，所以移植前就有晚期骨质疏松疾病的患者有发生严重并发症的风险[92, 95-96]。鉴于肺移植受者会接受类固醇治疗，严重或有症状的骨质疏松症患者在移植后会有发生更严重并发症的风险。

◇ 四、其他注意事项

（一）既往胸外科手术

肺移植患者如果既往有胸外科手术史，特别是胸膜手术史，则围手术期出血增加，但其与死亡率增加无关，一般不应视为肺移植的禁忌证[97-99]。然而，胸膜粘连与移植过程中的技术难度增加相关[100]。

临床上需要根据外科医生的偏好来调整手术方式，因为特定的情况可能增加风险[101]。Le Pimpec-Barthes等报道，在以往对侧肺切除术后进行单肺移植，则与纵隔移位相关的死亡率增加。Dietrich等报道了在心脏和双肺移植术后进行右下叶肺切除的出血并发症[102]。Kawaguchi等报道了在胸膜间隙有明显粘连的情况下成功进行心脏和单肺移植的一个案例[103]。

（二）慢性阻塞性肺疾病

迄今为止，慢性阻塞性肺疾病仍是肺移植最常见的适应证[4]。其不同病程史对预后预测困难，从而给移植患者的选择提出了挑战。

1. 生存获益

慢性阻塞性肺疾病患者移植的生存获益也还不太清楚。在采用供肺分配方法之前的早期经验中，等候名单上的肺气肿患者的生存率比其他疾病患者要高些[104]。Thabut等创建了一个统计模型来预测肺移植治疗慢性阻塞性肺疾病患者的生存获益，它表明一些等待肺移植的患者（但并非所有）将从肺移植中获益。决定移植生存率的主要因素有肺动脉压、FEV_1、BMI、运动能力、功能状态以及是否需要持续性进行机械通气或吸氧。他们分析和评估了肺移植等候名单中的8182例肺移植受者，发现50.1%的单肺移植受者和63.7%的双肺移植患者有生存获益[105]。但此模型尚未得到验证。Charman等的分析也支持慢性阻塞性肺疾病患者接受肺移植会有生存获益[106]。Lahzami等回顾了连续54例慢性阻塞性肺疾病的肺移植病例，并评估了移植前BODE指数（见下文）和生存率；发现相比于原始BODE指数队列预测的寿命，BODE指数为7或更高的亚组患者移植后寿命更长[107]（见专栏4.1）。

专栏 4.1　慢性阻塞性肺病患者指南

受者选择的指导原则
　　BODE 指数＞5
移植指南
BODE 指数为 7～10 或至少下列之一的患者：
- 与急性高碳酸血症相关的急性加重住院病史（PCO_2 超过 50mmHg）
- 肺动脉高压、肺源性心脏病，或两者兼而有之
- FEV_1＜20%，肺部一氧化碳弥散能力＜20% 或肺气肿均匀分布

---

2. 预　后

最近的大规模人群研究表明，慢性阻塞性肺疾病的发展是异质性的。一项对 2163 名慢性阻塞性肺疾病患者的观察性研究表明，FEV_1 在 3 年内的下降幅度变化很大，其中 38% 患者的 FEV_1 下降幅度＞40mL/年，31% 患者的 FEV_1 下降幅度为 21～40mL/年，23% 患者的 FEV_1 变化范围为（－20～＋20）mL/年，8% 患者的 FEV_1 变化幅度＞20mL/年，重度慢性阻塞性肺疾病患者的下降幅度小于轻度疾病患者[108]。已经发现，与慢性阻塞性肺疾病患者死亡率相关的特征有很多，包括 FEV_1、肺过度通气、体重减轻、BMI 低、贫血、运动能力、呼吸困难、健康相关生活质量和活动水平、氧补偿、肺气肿的分布和病情恶化等[109-112]。

3. FEV_1

研究者们最早尝试可以通过 FEV_1 估计慢性阻塞性肺疾病患者的生存率和预后。Burrows 等指出，一组 200 例患者在 7 年内的总体死亡率为 58%。其中，FEV_1＜0.75L 的患者生存率显著低于 FEV_1 在 0.75L～1.24L 的患者，而 FEV_1＞1.24L 的患者生存率最高。还注意到，这些患者的 FEV_1 平均每年下降 56mL，但是变化范围很大[113]。对非低氧性慢性阻塞性肺疾病患者的 3 年观察性研究证实支气管扩张剂使用后 FEV_1 与患者死亡率存在关联[114]。

4. 病情恶化

慢性阻塞性肺疾病患者急性加重后住院的死亡率一直很高，各类研究报告显示其 1 年死亡率高达 22%～59%，而死亡率最高的是 $PaCO_2$≥50mmHg 的患者（49%）[115] 或转入 ICU 的患者（59%）[115-118]。对 304 例 COPD 患者进行 5 年的前瞻性分析，确定了反复加重而需要住院的情况与死亡率之间的关联。与病情没有恶化的患者相比，病情每年加重恶化 3 次及以上的患者，死亡风险比为 4.13；每年加重恶化 1 次或 2 次的，死亡风险比为 2.0。这与肺功能或年龄无关。最近，基于人群的大量研究证实，无论基线肺功能如何，每次恶化都会增加患者死亡风险[119]。

5. 肺动脉高压

肺动脉舒张压的升高与肺移植等候名单上肺气肿患者的死亡相关[120]。

6. 复合指数

（1）BODE 指数

2004 年，Celli 等发布了慢性阻塞性肺疾病的标志性预后评分，即 BODE 指数（见表 4.3），该评分基于 BMI（B）、气流阻塞程度（O）、呼吸困难（D）及通过 6 分钟步行测试（6-minute walk test，6MWT）测得的运动能力（E）。该指数基于 207 名患者的数据创建，随后在 625 名患者队列研究中进行了验证。BODE

指数得分较高的患者死亡风险较高,比FEV₁的一致性更高[121]。用心肺运动测试和VO₂ₘₐₓ[122]对BODE评分进行的修改不能改善预后,而以严重加重代替6MWT的方法同样有效,并且可以简化评分[123]。

表4.3　BODE指数的要点

变量	0	1	2	3
FEV₁(预测%)	≥65	50～64	36～49	≤35
6MWT(m)	≥350	250～349	150～249	≤150
呼吸困难(改良医学研究委员会呼吸困难量表)	0～1	2	3(最小的努力)	4(休息时)
体重(体重指数),kg/m²	>21	≤21	—	—

来源：Celli BR, Cote CG, Marin JM, et al. The body-mass index, airflow obstruction, dyspnea, and exercise capacity index in chronic obstructive pulmonary disease. N Engl J Med, 2004, 350: 1005－1012.

注意：总计10分,得分越高,表示预后越差;得分在7分以上,两年内死亡率达到50%;FEV₁,最大呼气第1秒呼出的气量容积。

类推到移植人群的方法是有限的,因为该分数是在几乎全部为男性的老年患者中得到的验证。然而,Lahzami等发现,BODE评分≥7的患者可能从肺移植中获益[107]。Martinez等回顾性分析了美国国家肺气肿治疗试验中登记的609例患者,发现死亡率增加与年龄、使用吸氧、贫血、肺部过度通气[通过预测的残留体积百分比增加(RV%预测)]独立相关,弥散量百分比越低,心肺运动试验的最大运动表现越低,下肺区肺气肿越大,则改良BODE指数越高[112]。该研究仅限于严重肺气肿患者(FEV₁≤45%,RV≥150%)[124],有趣的是,发现其与改良BODE指数和预后之间的关系很弱[112]。对同一患者人群的分析发现,据改良BODE指数在6、12和24个月时的变化可预测未来的死亡率[125]。

最近的一项大型研究前瞻性监测了1997—2008年美国和西班牙751例患者的BODE指数和FEV₁,并且测定了至少3次。有趣的是,只有很小一部分患者(18%)的FEV₁有统计学意义的下降;随着时间的推移,只有14%患者的BODE指数在统计学上有显著增加,而这些组之间的相关性很低。在BODE指数增加但FEV₁稳定的组(n=69),患者死亡率较高。因测量次数少于3次而被排除的患者,死亡率也更高[126]。需要特别注意的是,现在已不使用BODE指数或任何指数作为优先级分级的肺分配分数。

(2)HADO评分

在对543名符合条件的患者(主要为男性)进行为期3年的前瞻性研究中,分析比较了HADO(health status, physical activity, dyspnea scale, and obstruction;健康状况、身体活动、呼吸困难评分和阻塞)评分与BODE指数。结果显示,对于全因死亡率和呼吸道疾病死亡率,BODE指数和HADO评分都是的良好预测指标;而BODE指数的预测价值在重度肺部疾病(FEV₁<50%)患者中表现更好[127]。

(3)分类和回归树分析

用分类和回归树(classification and regression tree, CART)分析来预测患者5年的死亡风险,其协变量来源于先前的预后评分,包括年龄、FEV₁、呼吸困难、体力活动、一般健康状况以及过去2年的入院次数。这代表了一种不同的预后方法,即医师沿一棵"树"追踪患者,而不是计算评分,但目前尚缺乏其在肺移植人群中应用的报道[128]。

a.生物标志物

已一些研究尝试使用C反应蛋白等生物标志物数据来预测预后,但并没有取得成功[111, 129]。而最近一项大规模试验也表明,CC-16水平与FEV₁下降之间仅存在弱相关[108]。

b.肺减容积手术

肺减容积手术(lung volume reduction surgery,LVRS)已被用于改善异常肺气肿患者的过度通气。在一项研究中,平均FEV_1为25%、无高碳酸血症和几乎没有合并症的150例过度通气者,表现出很好的1年和2年生存率(分别为93%和92%)。这些患者的FEV_1、用力肺活量(forced vital capacity,FVC)、静息PaO_2和6MWT评分升高,同时总肺活量、用力残留肺活量减少,静息和运动所需的$PaCO_2$、O_2降低,并且使用连续糖皮质激素的患者减少[130]。在一项随机对照试验中,LVRS改善了上肺叶疾病和低运动能力患者的死亡率[131]。根据改良BODE指数,手术治疗患者的BODE指数有所改善,死亡率也得到改善[125]。尽管对于LVRS失败的患者,移植后的相关风险增加;但成功的LVRS已被证明可以延长患者等待肺移植的时间,并且对移植后的发病率和死亡率没有显著影响[132-136]。在一个系列的研究中,31例患者中有24例在LVRS后能够从移植等待列表中去除[132]。若患者存在$FEV_1 < 20\%$、肺一氧化碳弥散量(diffusing capacity of the lungs for carbon monoxide,DL_{CO})$< 20\%$或同质性肺气肿,则LVRS后的死亡风险很高,不符合实施该手术的条件。

c.术式的选择

尽管单肺移植和双肺移植均适用于慢性阻塞性肺疾病患者,但双肺移植越来越受青睐。回顾1991—1997年ISHLT/UNOS登记的2260例慢性阻塞性肺疾病的肺移植受者(1835例单肺移植受者和425例双肺移植受者),结果显示:在60岁以下的肺移植受者中,双肺移植有生存优势;在60岁以上的肺移植受者中,单肺移植死亡率更高[40]。2002年,华盛顿大学一个研究组发表了其在1998—2000年对306例肺气肿患者进行肺移植的经验,并注意到双肺移植可以显著提高慢性阻塞性肺疾病患者和α_1-抗胰蛋白酶缺乏患者的5年生存获益。慢性阻塞性肺疾病患者与α_1-抗胰蛋白酶缺乏患者的5年生存率总体上没有差异,与其他疾病患者之间也没有差异;甚至慢性阻塞性肺疾病患者与α_1-抗胰蛋白酶缺乏症患者的早期住院生存率也没有差异[138]。

(三)α_1抗胰蛋白酶缺乏症

与α_1抗胰蛋白酶缺乏症有关的肺气肿是一种常染色体显性遗传的遗传性疾病,是肺移植的第四大最常见适应证,在最新的ISHLT注册报告中占肺移植的7%[4]。它是阻塞性肺疾病的未被充分认识的一个病因。据估计,在美国有5.9万人患有与α_1-抗胰蛋白酶缺乏症相关的症状性肺气肿[139]。它会加剧年轻人肺部疾病;1979—1991年,在35～44岁阻塞性肺疾病病例中,2.7%的死亡病例有α_1-抗胰蛋白酶缺乏症[140]。尽管研究所报道的基因表型有ZZ等位基因、等位基因SZ和SS组合,以及罕见的空/无效基因型,但最常见的严重缺陷还是在ZZ等位基因纯合患者中[139]。

预 后

1989年,美国国家心肺血液研究所(The National Heart,Lung,and Blood Institute)开始对严重α_1-抗胰蛋白酶缺乏症患者进行登记,在1989年3月—1992年10月共登记有1129名患者[141]。对这些患者平均随访4.4年(范围为0～7.2年),期间有204名患者死亡。死亡患者年龄较大,血清α_1-抗胰蛋白酶水平越高(略高),FEV_1越低,并且可能既往或当前有吸烟史,受教育程度也较低。在死亡病例中,肺或肝移植史也更为常见。肺气肿是造成72%名患者死亡的原因[142]。研究已经发现,5年Kaplan-Meier死亡率与FEV_1基线显著相关,$FEV_1 \leqslant 35\%$的患者,估计死亡率为30.3%;FEV_1在35%～49%的患者,死亡率为12.0%;$FEV_1 \geqslant 50\%$的患者,死亡率为4.3%[143]。FEV_1平均每年下降54mL,而在30～44岁男性患者、经常吸烟者、FEV_1为35%～79%的患者及有支气管扩张剂反应的患者中,FEV_1下降更快。在FEV_1为35%～49%的患者,增强治疗与FEV_1缓慢下降相关;而在所有患者中,增强治疗与患者死亡率较低相关。这些患者中，有112名患者（约10%）接受了肺移植[142]。丹麦登记注册数据显示，平均预期寿命为54.5岁，吸烟仍然是死亡的主要危险因素[144]。对75名从未吸烟的重病患者进行进一步调查发现，肺气肿是14例死亡患者（死亡患者共有21例）的主要死亡原因[145]。FEV_1 和 DL_{CO} 已被证明与呼吸道疾病患者的死亡率相关，CT扫描评分与全因死亡率和呼吸道疾病患者的死亡相关[146-147]。FEV_1 值最低（预计＜37.5%）的患者，死亡率显著增加[147]。

（四）弥漫性实质性肺疾病

弥漫性实质性肺疾病是肺移植的常见指征。特发性肺纤维化是当前肺移植的第二大常见疾病，并且在肺移植中的比例越来越高。需要进行肺移植的其他弥漫性实质性肺疾病还包括淋巴管平滑肌瘤病（lymphangioleiomyomatosis，LAM）、结节病，及胶原蛋白血管疾病相关的间质性肺疾病[1, 2, 4]。

1.特发性肺纤维化和纤维化非特异性间质性肺炎

（1）预　后

美国胸科协会发布了基于组织病理学的特发性间质性肺炎的最新分类[148]。特发性肺纤维化的病理学模式为普通型间质性肺炎（usual interstitial pneumonia，UIP），与其他组织病理学模式相比，其预后不良。因此，在考虑移植时，准确诊断是至关重要的。与剥脱性间质性肺炎和呼吸性细支气管炎相关的间质性肺病（5年生存率为80%）和非特异性间质性肺炎（nonspecific interstitial pneumonia，NSIP）（5年生存率为70%）相比，有一组普通型间质性肺炎患者的5年生存率为20%[149]。同样地，对315例弥漫性实质性肺疾病患者的前瞻性分析表明，特发性肺纤维化患者的生存率明显低于其他患者（2年生存率：48.4% vs. 74.9%～100%；5年生存率：35.4% vs. 69.5%～91.6%）[150]。在几项评估中已明确，特发性肺纤维化患者接受移植可以获得生存获益[106, 151-152]。

在移植等候名单和移植时间的安排上，必须考虑患者的预后，目的是对短期死亡率较高的患者可以及时实施移植手术，而对预计生存时间长的患者可以推后移植手术。然而，特发性肺纤维化患者的肺功能可能迅速下降而无法预测，使得这种评估有更大的挑战性[153]。其中位生存期曾被认为是2～3年；但现在认识到临床过程是可变的，并且生存期更长的患者数量正在增加。2006年ISHLT推荐的间质性肺疾病患者转诊指南中包括UIP的组织学或影像学证据，而不考虑肺活量或纤维化NSIP的组织学证据[2]。组织学诊断同时有UIP和NSIP（活检不一致）的患者的预后与单纯UIP患者的预后一样差，并且可被认为是同一类别的移植[154]。

（2）肺功能

基线肺活量的不同参数与生存率有关。基线时肺活量的评估与死亡率相关，尽管在不同研究赋予风险增加的价值有所不同[155]：60%预测值或更低，FVC为60%～83%[156]。最近，Nathan等指出，根据FVC将患者分为轻、中、重度（轻度，FVC≥70%；中度，FVC为55%～69%；重度，FVC＜55%），其中位生存期均较差，分别为55.6、38.7和27.4个月。Latsi等发现，短期（2年）死亡率较高的患者，基线FVC较低（62.0% vs. 78.7%）[157]。多项研究结果表明，FVC的纵向变化与死亡率增加相关[158-162]，甚至FVC在6个月内仅发生微小变化（5%～10%）的患者，死亡率高于疾病稳定的患者[159]。

（3）肺一氧化碳弥散量

肺一氧化碳弥散量（DL_{CO}）虽然与FVC一样也与生存率相关，但在不同研究中，其预测价值不同，其范围在30%～45%；其他研究指出，DL_{CO} 低于预期的50%时，患者死亡率持续增加，而最差的结果发生在 DL_{CO} 低于预期的20%的患者[152, 156-157, 163-164]。在梅奥诊所就诊的487例IPF患者中，DL_{CO} 每下降10%，相对风险为1.4[161]；Mogulkoc等还发现，在多变量分析中，DL_{CO} 与生存率显著相关，

DL_{CO} 每下降 1%,死亡风险增加 4%[164]。在纵向分析中,DL_{CO} 在 1 年内下降超过 20% 与死亡率显著相关,但 DL_{CO} 较低水平的变化对死亡率并没有明显影响[159, 165]。

(4)肺泡-动脉血氧梯度

肺泡-动脉血氧梯度下降的结果是矛盾的,有些研究结果提示与死亡率相关,而有些研究结果则提示与死亡率无关[165]。

(5)肺动脉高压

肺动脉高压与 IPF 合并肺纤维化和肺气肿患者的结局恶化有关[155, 163, 166],当平均肺动脉压升高至 17mmHg 以上时,其 5 年生存率下降[166-167]。

(6)运动耐力

6MWT 评分的表现和纵向变化可提供有用的预后信息。在 72 周内,对 822 名参与干扰素 γ-1b 临床试验的患者进行了监测,包括对这些患者进行筛查、完成 6MWT 的基线测定和 24 周间断监测。6MWT 距离减少 50 米以上的患者,死亡风险增高 4 倍;步行距离减少 26～50 米的患者,死亡风险增高 3 倍[168]。在之前的研究中,在 6MWT 距离减少 29～34 米的患者中也发现类似的风险值[169]。在以色列等待肺移植人群中,6MWT 距离与等待移植的死亡风险成反比[170]。同样,与预后较差有关的还有 6MWT 后 1 分钟和 2 分钟心率恢复异常,以及在攀爬或 6MWT 时去饱和或饱和度最低,这都可能与肺动脉高压有关[171-173]。

(7)放射学

在早期研究[174]和干扰素 γ-1b 的试验中,高分辨率计算机断层扫描(high-resolution computed tomography, HRCT)可重复性地预测死亡率。对 326 名患者进行基线 HRCT 评分,并以标准形式对磨玻璃的减退、网状结构、蜂窝状结构、衰减、小叶小结节、其他结节、实变、肺气肿的存在和程度进行评分,按 0、1(1%～25%)、2(26%～50%)、3(51%～75%)和 4(76%～100%)四个阶段评估纤维化程度,并且至少由两名放射科医师鉴别疾病类型是典型的、非典型的或与 IPF 不一致的。纤维化程度与死亡风险增加相关,患者纤维化程度更高,则 DL_{CO} 和 FVC 可能越低,且肺泡-动脉血氧梯度升高[175],HRCT 纤维化评分每增加一个单位,死亡风险增加 106%[164]。有意思的是,在对 660 例 UIP 患者的回顾性分析中,221 例同时存在肺气肿与肺纤维化的患者,病死率有所改善,UIP 组患者的中位生存期为 7.5 年,而同时存在 UIP 和肺气肿的患者的中位生存期为 8.5 年[176]。

(8)症状

6 个月和 12 个月的呼吸困难评分,以及基线呼吸困难评分变化,与患者死亡率相关[160]。Nishiyama 等建议可单独来用医学研究委员会(Modified Medical Research Council, MMRC)改良呼吸困难量表来评估预后(见表 4.4)。

表 4.4 医学研究委员会改良呼吸困难量表

等级	呼吸困难的描述
0	我只有剧烈运动才表现呼吸困难
1	当我在平地上匆匆行走或在一个小山丘上行走时,我会呼吸急促
2	在平地上,由于呼吸困难,我比同龄人走得慢;或者我在平地上以自己的步伐走路时必须停下来呼吸
3	步行约 100 码[1 码(yd)=0.9144 米(m);100 码(yd)=91.4 米(m)]后或在平地上步行几分钟后我停下来呼吸
4	我太气喘了,不能离开家;或者我穿衣服时就气喘吁吁

来源:Launois C, Barbe C, Bertin, et al. The modified Medical Research Council scale for the assessment of dyspnea in daily living in obesity: a pilot study. BMC Pulm Med, 2012, 12: 61.

他们的研究表明，MMRC呼吸困难量表评估等级为0或1级的患者，中位生存期为66.7个月；当呼吸困难增加到2级时，中位生存期为30.9个月；而3级时，中位生存期为10.2个月[172]。咳嗽是IPF患者的主要症状，可能与预后相关。研究发现，咳嗽在从不吸烟者和运动性饱和度低且FVC较低的晚期疾病患者中更为普遍，并且它可以预测疾病的发展，独立于疾病的严重程度[177]。但由于缺乏客观的咳嗽分级标准，所以预测价值受到限制。

（9）生物标志物

尽管一些实验性生物标志物与患者生存率降低有关，但是尚未在临床实践中常规使用。CCL18水平大于150ng/mL与死亡率显著增加有关，在对年龄、性别和基线肺功能进行调整后，危险比为8.0[178]。在241例IPF患者的样本中，血浆蛋白质基质中金属蛋白酶-7（plasma proteins matrix metalloproteinase-7，MMP-7）、细胞间黏附分子1（intercellular adhesion molecule 1，ICAM-1）、白细胞介素-8（interleukin-8，IL-8）、血管细胞黏附分子1（vascular cell adhesion molecule 1，VCAM-1）和S100钙结合蛋白A12（S100 calcium-binding protein A12，S100A12）的浓度可以预测无移植的生存期较短，MMP-7、ICAM-1和IL-8也可以预测总体生存率低[179]。相比于只有表面活性蛋白D（surfactant protein D，SP-D）升高的患者，具有SP-D和KL6/MUC1的IPF患者的生存期更短，症状也更多[180]。研究已发现，循环血纤维细胞增高（大于白细胞总数的5%）是疾病活动的标志物，患者生存率显著降低[181]。

（10）机械通气

因急性呼吸衰竭而需要机械通气治疗的IPF患者，死亡率非常高。传统上，需要机械通气治疗的患者无法加入列入等待肺移植名单[156]。在一项对34例IPF和呼吸衰竭患者的回顾性研究中，接受有创机械通气的15例患者，在家死亡率为100%；接受无创通气的19例患者，死亡率为74%。在幸存的5名患者中，有4名在出院后6个月内死亡（相关指南见专栏4.2）[182]。

专栏4.2　特发性肺纤维化和纤维化非特异性间质性肺炎患者的指南

具有普通间质性肺炎的组织学或影像学证据，以及以下任何一种表现：

- 肺一氧化碳弥散量（DL_{CO}）＜预测值的39%。
- 在6个月的随访期间，用力肺活量（FVC）下降≥10%。
- 在6分钟步行测试（6MWT）期间，脉搏血氧饱和度降低＜88%。
- 高分辨率计算机断层扫描蜂窝状结构（纤维化评分＞2）。
- 具有非特异性间质性肺炎的组织学证据，以及以下任何一种表现：①DL_{CO}＜35%；②或者FVC下降≥10%。
- 在6个月的随访期间，DL_{CO}下降15%。

考虑到预后临界值的变化，确切的生理参数可能尚存在争议；例如，Flaherty等建议将FVC或总肺容量≤预测值的65%，并且DL_{CO}≤预测值的45%的患者列入等待肺移植名单[156]。因此，在做出决定时，必须综合考虑患者临床病程和合并症进行全面评估。

（11）单肺移植与双肺移植

虽然最早进行双肺移植时，手术时间更长、难度更高，但多项分析发现，双肺移植受者比单肺移植有更多的生存获益。对UNOS数据库1987—2008年数据的调查结果显示，在年轻患者中，双肺移植比单肺移植多1年的条件生存获益[183]。UNOS数据库2005—2007年数据还显示,以最高的肺分配评分得出的风险最高的患者,在双肺移植后,1年生存率更高[184]。在另一项对IPF患者的评估中,双肺移植受者移植后6MWT和最佳FEV_1更好;并且与单肺移植受者相比,双肺移植受者的1年生存率、总体生存率和无闭塞性细支气管炎综合征的生存率也更高,尽管双肺移植受者术前平均肺动脉压明显升高,但这种益处仍然存在[185]。

其他评估显示,IPF患者的30天和1年生存率总体上比其他疾病患者差,并且单肺移植与双肺移植受者之间的30天和1年生存率没有差异[41, 186]。

(五)其他弥漫性实质性疾病

1. 结缔组织病伴发肺部疾病

与结缔组织病相关的肺纤维化的移植仅占肺移植总数的0.8％[1]。部分原因是担心移植合并的系统性疾病,也有人认为其预后优于IPF[187]。弥漫性肺部疾病与多种结缔组织疾病有关,包括系统性硬化症,多发性肌炎和皮肌炎,类风湿性关节炎,混合性结缔组织病,系统性红斑狼疮及Sjögren综合征[156]。鉴于经验有限,尚没有关于转诊或移植时间的具体建议。

2. 系统性硬化症

在系统性硬化症患者中普遍存在肺部疾病,但少数患者呈渐进性[188]。其预后与梗阻以及DL_{CO}降低有关。Su等发现,与IPF和其他结缔组织病相关的肺部疾病相比,系统性硬化症患者的1年、3年和5年生存率更好,这可能与早期诊断有关[189]。在对系统性硬化症患者成功进行肺移植的报道中[190-193],有一个移植中心报告了14例成功的肺移植病例,并发现尽管其急性排斥反应更多,但1年生存率与IPF的肺移植受者没有差异[190]。在两个移植中心的报告中,与IPF和肺动脉高压患者相比,29例硬皮病患者接受肺移植后的6个月生存率略高,但移植后2年的生存率无差别[191]。根据UNOS数据库,对1987—2004年接受肺移植的硬皮病患者进行回顾性分析,结果显示其1年和3年生存率分别为67.6％和45.9％,与同期接受移植的其他患者相似[192]。

与硬化症有关的系统性疾病,包括皮肤溃疡、慢性肾脏疾病和食管异常误吸,可能是移植的禁忌证[194]。对拟进行移植的硬皮病患者,术前应尽量控制其全身性疾病和进行性肺部疾病。

3. 特发性炎性肌病

35％～40％的间质性肺病患者伴有多发性肌炎、皮肌炎、临床上的肌病性皮肌炎和抗合成酶综合征,有些患者有进行性呼吸衰竭[195]。相关的肌肉无力可能是移植的禁忌证,因为它将阻碍康复和肺部清除。通过连续肺功能测试和静止系统性疾病测量,可以考虑为进行性肺部疾病患者实施肺移植手术。

4. 类风湿性关节炎、混合性结缔组织病、系统性红斑狼疮、SjÖGREN综合征

类风湿性关节炎患者间质性肺疾病的患病频率各不相同,1％～4％患者出现肺衰竭,在这些患者中,类风湿性关节炎仍然是移植的最重要禁忌证[156]。与其他结缔组织疾病相关的间质性肺疾病相比,类风湿性关节炎中HRCT和活检的UIP模式更为常见,并且与预后更差相关[196]。胸膜疾病在系统性红斑狼疮患者中很常见,但很少见明显的纤维化性肺疾病进展,而且这种疾病很可能进展缓慢。在一组14例间质性疾病和狼疮患者中,仅有2例死于进行性肺部疾病[197-198]。在一项涉及144例混合性结缔组织病患者的序列研究中,96例(66.6％)有活动性间质性肺疾病的证据;治疗后,尽管13例患者的HRCT上仍存在一些纤维化现象及1例患者仍有蜂窝状结构,但大多数患者的病情得到缓解[199]。在混合性结缔组织病患者中,食管扩张与间质性肺疾病之间存在关联[200],这可能是肺

移植的另一禁忌证。间质性肺疾病使许多患者的 Sjögren 综合征病程复杂化,有报道称在20名患者中就有9名患者有这方面的影响[201]。

移植的方法与其他结缔组织疾病相似,有进行性肺部疾病和轻微系统性疾病的患者应转诊至移植中心。

5. 结节病

结节病是多系统疾病,可能导致其他器官(如心脏、肝脏)严重功能障碍,从而妨碍移植。目前,结节病占肺移植的2.6%[4]。在等待肺移植名单上,晚期肺结节病患者的死亡率较高;在宾夕法尼亚大学医学中心,被列入等待肺移植名单的43名结节病患者中,有23名(53%)在等待时死亡[202]。列入名单的患者在3年时的生存率为31%,而接受移植的12例患者在移植后3年的生存率为50%[203]。研究已经表明,在等待肺移植名单中,尽管结节病患者的肺动脉高压负担更高,但其生存率与特发性肺纤维化患者相近[203]。

预后

肺动脉高压已经成为结节病患者死亡的最重要危险因素[204]。在多变量分析中,右肺动脉压15mmHg与死亡风险增加独立相关[202]。对1995—2000年美国405例接受肺移植的结节病患者进行回顾性分析发现,患者的死亡风险与肺动脉压力升高、对氧气的需求增加以及非裔美国人种族相关(相关指南见专栏4.3)[205]。

专栏4.3　结节病患者指南

受者选择的指导原则

　　组约心脏病协会(New York Heart Association,NYHA)功能性Ⅲ级或Ⅳ级。

移植指南

　　运动耐量受损(NYHA功能Ⅲ级或Ⅳ级)及以下任何一项:

　　• 静息时低氧血症;

　　• 肺动脉高压;

　　• 右心房压升高>15mmHg。

---

6. 淋巴管肌瘤病

淋巴管肌瘤病(LAM)是 ISHLT 近期报告中1.1%移植手术的指征,是一种罕见的疾病[1],其被认为仅发生于育龄期妇女,并且在首例病例报告时,所有患者几乎都在10年内死亡[206-207]。随着对该罕见疾病的认识、发现和登记水平的提高[208],现在已了解到该病还可见于老年妇女以及一些病程缓慢的妇女,并且其10年生存率可高达91%[209-212]。在1998—2001年登记的 LAM 患者中,有1/3的患者接受肺移植或被列入等待肺移植名单[213]。

(1)移植问题

虽然 LAM 的生存率与其他情况相当,但移植后的并发症具有疾病特异性,包括复发性气胸和乳糜胸,并需要干预;并且先前的胸膜手术可能使手术复杂化,从而导致出血增加[99,214-216]。LAM 患者的移植也很少因疾病的复发而变得复杂[215-217],但在评估移植过程中必须将这些风险充分告知患者。

(2)进展

疾病进展通常被定义为 FEV_1 和(或)DL_{CO} 降低,两者都与通过 CT 和组织学评分所确定的疾病程度相关[218-219]。LAM组织学评分表示囊性和平滑肌病变的累及程度,也与生存时间和移植时间有关[220]。FEV_1和DL_{CO}下降的变化幅度很大:在快速进展性疾病中,FEV_1的年下降幅度从0到285mL不等[218],而一项研究显示FEV_1平均每年下降110mL[209]。可逆性气流阻塞与肺功能的加速下降有关[221-222]。

目前,只有西罗莫司被证明在减缓肺功能下降方面有一定的效果[223],但其对LAM患者肺移植的影响仍有待观察。

（3）移植的时机

对肺功能和功能容量的连续评估仍然是确定哪些患者需要移植的最佳方法。2006年ISHLT指南已经对LAM患者转诊和移植名单的列入标准提出了推荐意见(见专栏4.4)。

专栏4.4　淋巴管平滑肌瘤病患者指南

受者选择的指导原则

组约心脏病协会(NYHA)功能性Ⅲ级或Ⅳ级。

移植指南

- 肺功能和运动能力严重受损(例如,$V_{O_2 max}$<预测值的50%);
- 静息时低氧血症。

如果连续肺功能测量显示,在进行治疗后肺功能仍然迅速下降,那么应考虑尽早转诊。

---

7. 肺郎格汉斯细胞组织细胞增生症(嗜酸性肉芽肿)

（1）移　植

对于肺移植,肺部朗格汉斯细胞组织细胞增生症是一种罕见的疾病,因为许多患者病情可能稳定或消退[224]。

对法国39例接受肺移植的肺朗格汉斯细胞组织细胞增生症患者进行回顾性分析,结果显示其1年生存率为76.9%,2年生存率为63.6%,5年生存率为57.2%,10年生存率为53.7%;疾病复发率约为20%,并且与移植前的肺外疾病相关[225]。

（2）预　后

在两项回顾性研究中,患者的中位生存期相近,分别为12.5年和13年[226-227]。与患者生存率降低相关的因素包括:诊断时年龄较大,FEV_1较低,RV较高,FEV_1与FVC的比例较低,RV与总肺活量的比例较高,随访期间类固醇治疗,以及DL_{CO}降低[226-227]。其疾病晚期通常与严重的肺动脉高压相关,与肺功能损害的程度无关,而该疾病可以直接导致肺血管病变[224-225, 228-230]。其移植受者几乎都有肺动脉高压[225]。

（3）移植的时机

因为目前尚无可以精确评估该病预后的工具,所以与LAM一样,需要对肺功能和功能容量进行连续评估。在决定是否列入等待肺移植名单时,应注意肺动脉高压的严重程度和进展情况。2006年ISHLT指南也已经提出了对肺朗格汉斯细胞组织细胞增生症患者转诊和等待肺移植名单的列入标准提出了推荐意见(见专栏4.5)[3]。

专栏 4.5　肺朗格汉斯细胞组织细胞增生症患者指南

受者选择的指导原则

　　纽约心脏病协会(NYHA)功能性Ⅲ级或Ⅳ级。

移植指南

　　运动耐量受损(NYHA 功能Ⅲ级或Ⅳ级)及以下任何一项:

- 肺功能和运动能力严重受损;

- 静息时低氧血症。

---

8. 囊性纤维化和其他原因引起的支气管扩张症

囊性纤维化(cystic fibrosis, CF)是肺移植的主要适应证;在 1995—2010 年,占肺移植的 16%[2]。囊性纤维化是一种多系统疾病,患者比较年轻,更加迫切需要肺移植。持续研究已经证实,接受肺移植的囊性纤维化患者能够得到生存获益[106, 231-233];并且有些研究分析指出囊性纤维化患者的移植预后是最好的[231-232]。与囊性纤维化无关的支气管扩张可能是由多种原因引起的,包括先天性的、与自身免疫性疾病或恶性肿瘤有关的、与以前的感染有关的,或者与免疫缺陷有关的疾病[234]。这些疾病的肺移植治疗与囊性纤维化类似[3]。

预后相关因素如下。

(1)FEV_1

肺移植的传统转诊基础——FEV_1 为预测值的 30%(据 Kerem 等在 1992 年的早期研究)。对 1977—1989 年 673 名患者进行回顾性研究发现,FEV_1 低于预测值的 30%、PaO_2 小于 55,P_{CO} 大于 50 的患者,2 年的死亡率高于 50%[238]。FEV_1 比预测值每低 10%,相对死亡风险为 2.0[240],这意味着在适当的时间内进行肺移植可以提高生存获益。在等待肺移植名单中,患者的死亡率也与 FEV_1 恶化相关。在一项研究中发现,等待移植期间死亡患者的 FEV_1(预测值的 15%)显著低于成功接受肺移植的患者(预测值的 21%),并且 6MWT 也较低[241]。FEV_1 的预测值百分比已被用于囊性纤维化的几种预测模型中[237, 242-243]。

近期的研究表明,随着囊性纤维化预后的改善,FEV_1 30% 的预测值不足以作为移植的绝对阈值,Augarten 等评估了 40 例 FEV_1 小于 30% 预测值的患者,发现没有接受肺移植的患者的生存率有改善的趋势[244]。

Kerem 等所提出的囊性纤维化患者 2 年死亡率(50%),并未在肺功能严重下降患者的随访评估中重现,可见针对囊性纤维化的治疗可以改善患者的生存率[238]。明尼苏达大学回顾性分析了 61 例 FAV_1 小于 30% 预测值的患者。其中,在 49 例 FAV_1 小于 30% 预测值的死亡患者中,只有 1/3 的患者在 2 年内死亡,余患者在 FEV_1 严重下降的情况下存活了 2~14 年[245]。生存分析表明,FEV_1 低于 30% 预测值的患者的中位生存期为 3.9 年[245]。1986—1990 年的另一研究表明,178 名 FEV_1 低于 30% 预测值的患者的中位生存期为 4.6 年,其中 25% 在移植前可存活 9 年以上[246]。在英国的一个移植中心,George 等对 1990—2003 年识别出的 FEV_1 低于 30% 预测值的患者进行了监测和随访,直至 2007 年。他们发现患者的中位生存期从 1990 年的 1.2 年提高到 2003 年的 5.3 年。最大的增长发生在 1994—1997 年。这与在英国的 DNA 酶的可用性以及研究队列的营养状况改善是相吻合的[247]。

FEV_1 下降率也被认为是预测死亡率和移植时机的有用参数[248]。生存时间少于中位数的患者

的 FEV_1 下降率(每年下降预测值的 1.8%)高于存活时间长于中位数的患者(每年下降预测值的 0.73%), FEV_1 下降率是死亡的重要预测因子。每年每降低预测值的 1%,死亡的相对危险度就会增加 1.3[245]。Augarten 等还发现,FEV_1 下降率与死亡率独立相关(相关指南见专栏4.6)[244]。

专栏4.6　囊性纤维化患者指南

受者选择的指导原则
- 1秒内强制呼气量(FEV_1)<30%预测值或 FEV_1 快速下降,尤其在年轻女性患者;
- 肺病恶化,需要留在重症监护病房;
- 需要抗生素治疗的恶化频率增加;
- 难治性和(或)复发性气胸;
- 栓塞不能控制的复发性咯血。

移植指南
- 氧气依赖性呼吸衰竭;
- 高碳酸血症;
- 肺动脉高压。

（2）性　别

虽然许多研究发现女性与死亡风险增加有关[235, 237, 249-251],但也有部分研究在对性别影响进行评估后没有发现这种关联。性别的这种影响机制尚不清楚,并且这种性别差异的程度难以估计[244-245, 252]。Kerem 等发现,在任何给定的 FEV_1 条件下,女性患者的死亡风险均增加,相对风险为 2.2[240]。另一项研究发现,女性患者的病情更有可能频繁加重[253]。在年龄较大时诊断出囊性纤维化的患者,可能没有这种性别差异;在对 Colorado 囊性纤维化基金会数据库(Colorado Cystic Fibrosis Foundation database,1992—2008年)、囊性纤维化基金会登记(Cystic Fibrosis Foundation registry,1992—2007年)的信息及多因死亡指数(Multiple Cause of Death Index,1992—2005年)进行回顾性分析后发现,这种性别差异是存在的,尤其在儿童期诊断出囊性纤维化的患者。在儿童期诊断为囊性纤维化的女性患者,FEV_1 下降的幅度更大,并且存活到40岁的可能性较低;据囊性纤维化基金会登记的信息,其中仅 35.7% 的女性患者存活到40岁。在儿童期即被诊断为囊性纤维化的女性患者没有未受影响人群的预期生存优势。相反,成年后被诊断为囊性纤维化的女性患者,FEV_1 下降幅度与男性相同,且生存期更长[235]。

（3）年　龄

患者死亡率增加与患者年龄较小也有关。18岁以下患者的生存期较短。Kerem 等研究发现,年龄较小患者(年龄<18岁)的相对死亡风险为 2.0[240]。对 UNOS 数据库中 1999—2007 年接受肺移植的囊性纤维化患者进行回顾性分析,并在 2008 年对患者进行随访,将患者分为年龄四分位数。相比于年龄大些的四分位数(年龄在28~34岁和35岁以上)的患者,年龄最小四分位数(年龄在7~20岁)患者的长期生存率(5年累积生存率为43%)更差,其5年累积生存率为 62%[239]。有趣的是,一旦年龄超过40岁,成年后被诊断为囊性纤维化的患者(临床症状延迟)与童年期被诊断为囊性纤维化的患者,FEV_1 下降和呼吸系统疾病死亡的发生率相似。这表明,即使最初为成年发病,其也将进展至需要肺移植的终末期疾病[235]。

（4）病情恶化的频率

病情急性加重与预后较差相关。入院次数与死亡率相关[253]。入院治疗者疾病严重而需要重症监护的情况与预后较差相关[254]。Ellaffi等发现,入住ICU的患者,1年生存率为52%;而入住普通病房的患者,1年生存率为91%[254]。一项为期3年的前瞻性队列研究对446例囊性纤维化患者进行了监测。与每年恶化不到一次的患者相比,每年恶化两次以上的患者FEV_1下降的风险增加,肺移植或死亡风险增加,风险比为4.0[255]。

（5）肺血流动力学

根据一家移植机构等待肺移植名单上45名患者的数据,分析得出肺血流动力学是重要的。在等待移植过程中死亡的患者更有可能患有严重的肺动脉高压。相比于接受或继续等待肺移植的患者,在等待移植过程中死亡的患者的平均肺动脉压、$PaCO_2$和全身血管阻力都要更差。在等待移植过程中有以下情况的患者,死亡风险都有增加的趋势:需要补充氧气使用,肺内分流,PaO_2/FiO_2比率低,有系统血管阻力,心脏指数较低,平均肺动脉压较高,心律失常[256]。一项涉及27例患者的小样本研究也显示,肺动脉高压的严重程度与死亡相关[253];另外还有一项研究对巴恩斯犹太医院（Barnes Jewish Hospital）等待肺移植中的146名囊性纤维化患者进行回顾性分析,结果显示,肺动脉压较高是导致等待肺移植患者死亡的独立危险因素[236]。

（6）预测模型

2001年,有研究者提出了一个可以预测5年生存率的模型,其通过囊性纤维化基金会登记信息进行创建和验证。该模型包括患者年龄、FEV_1、性别、体重年龄z值、胰腺功能充足、糖尿病、金黄色葡萄球菌感染、洋葱伯克霍尔德菌感染及每年急性肺部疾病加重次数。他们发现,应用该模型来识别5年生存率预计低于30%的患者会使该组患者有生存获益;而仅使用FEV_1小于30%预测值的标准进行识别,则会使患者的生存获益不明确。通过预测模型识别有较高预期生存率的患者,对移植后的生存影响不明确或为阴性[257]。

该模型作为验证队列,应用于意大利患者后发现结果不准确;而由FEV_1、金黄色葡萄球菌、洋葱伯克霍尔德菌复合感染和每年肺病发作次数组成的改善预测模型则能更好地进行生存预测[243]。

（7）感染风险

气道微生物定植及感染是囊性纤维化患者的一个长期问题,因此,对囊性纤维化患者的肺移植几乎都是双侧的。

• 洋葱伯克霍尔德菌（*B. cepacia*）

对于个体患者,已经根据患者的微生物环境进行了移植死亡率和风险评估。Liou等的预测模型分析,洋葱伯克霍尔德菌感染与死亡率的比值为4.12[237]。同样,洋葱伯克霍尔德菌感染也被认为会增加与移植有关的风险;在许多中心,洋葱伯克霍尔德菌感染被认为是移植的禁忌证。

Chaparro等回顾性分析了53名接受移植的囊性纤维化患者,其中28名患者有洋葱伯克霍尔德菌感染。其早期和晚期生存率都受到影响。在洋葱伯克霍尔德菌感染患者,前3个月的早期死亡率导致其1年生存率为67%;而非感染患者的1年生存率为96%。其3年生存率也由86%降至45%,感染是早期和晚期死亡的主要原因[258]。

Aris等对北卡罗来纳大学（University of North Carolina）接受肺移植的121例囊性纤维化患者进行了回顾性分析,发现移植前感染洋葱伯克霍尔德菌的患者（$n=21$）,在移植后的6个月和12个月内的生存率显著下降,且21人有5人死于洋葱伯克霍尔德菌败血症。1993—1998年,没有对洋葱伯克霍尔德菌感染患者进行肺移植。5名死于感染的患者都有伯克霍尔德氏菌隐孢子,也称为基因型

Ⅲ[259]。最近的分析认为,增加的风险似乎是洋葱伯克霍尔德菌特有的;与未感染洋葱伯克霍尔德菌和感染其他洋葱菌株的患者相比较,杜克大学75例接受肺移植的洋葱伯克霍尔德菌感染患者的生存率大幅降低:未感染患者的5年生存率为63%,感染其他洋葱菌株患者的5年生存率为56%,而感染洋葱伯克霍尔德菌的患者的5年生存率仅为29%[260]。另外一项研究回顾性分析了从1989年开始的数据,这其中涉及216例接受肺移植手术的患者。结果,在22例术前有洋葱伯克霍尔德菌感染的患者中,12例患者的生存率降低,其中9例因洋葱伯克霍尔德菌败血症早期死亡;其余10名感染了除洋葱伯克霍尔德菌以外的伯克霍尔德氏菌属,其生存期与队列中的其余患者相同[261]。

除伯克霍尔德氏菌外,其他微生物定植均未见显著影响。Liou等通过预测模型报道了金黄色葡萄球菌定植的生存优势[237]。有一个移植中心发现,除洋葱伯克霍尔德菌外,有泛耐药细菌感染的患者的生存率也要低于没有泛耐药细菌感染的患者,尽管其生存率比UNOS的数据要高些。该队列研究中的微生物群落主要是耐药铜绿假单胞菌、嗜单胞菌和无色杆菌[262]。

（8）肝脏疾病

许多囊性纤维化患者会发展至肝硬化等严重肝病。肝脏累及的累积发生率被认为在27%～35%。最常见的是局灶性胆汁性肝硬化,其中一部分患者可发展至多发性肝硬化和终末期肝病并发症[263]。肝病被认为是导致死亡或肺移植的独立危险因素[264]。在肝功能可以充分代偿并且肝合成功能保留的囊性纤维化肝病患者,可以成功地进行肺移植,对预后也没有不利影响[265-266]。对于有晚期肝和肺疾病的患者,可考虑联合肝肺移植。

（9）危重症与机械通气

如前所述,移植前的机械通气会增加死亡风险,并缩短生存期[1-2, 73];移植前在重症监护病房的囊性纤维化患者,死亡率也增加[239]。有一些小样本报道,对需要机械通气的囊性纤维化患者成功进行了肺移植[75-77]。移植应限于仅有单器官功能衰竭、无全身感染、仍能够参与物理治疗的患者[267]。

9. 肺动脉高压

肺动脉高压是一种由许多不同原因引起的疾病[268],并一直是肺移植的指征。自1995年以来,特发性肺动脉高压患者在移植受者中所占的比例正在下降,目前占所有移植的3.2%[2]。与接受肺移植手术的其他疾病患者相比,特发性肺动脉高压患者的短期死亡率较高,但长期生存良好,仅次于囊性纤维化患者。特发性肺动脉高压患者的移植比例下降还受现代治疗的影响,其预后也因此得到改善。

（1）预 后

以前,肺动脉高压患者的预后很差;据报道,一组57例未接受肺移植的肺动脉高压患者在3年时的生存率为35%[269]。据美国国立卫生研究院登记的数据,其中位生存期约为2.8年,并且平均肺动脉压（≥85mmHg vs. ≤55mmHg）、右心房压力（<10mmHg vs. ≥20mmHg）和平均心脏指数[<2L/(min·m²) vs. ≥4L/(min·m²)]对其都有负面影响[270]。

随后的研究评估证实,右侧心力衰竭和右心房压力大于或等于12mmHg与基线生存率低相关[271]。即使通过药物治疗成功地减轻了肺血管阻力,也可见右心室功能逐渐下降,并且与预后不良相关[272]。

在一项为期12周的随机对照试验中,对81名重度肺动脉高压患者持续静脉注射依前列醇。结果发现,该方法可以改善患者运动能力、生活质量和血流动力学（治疗组肺动脉压平均降低8%,肺血管阻力平均降低21%）,最喜人的是,它可以显著提高治疗组患者的生存率[273]。1991—2001年,对静脉注射依前列醇治疗的162例患者进行了长期随访,结果显示1年、2年和3年生存率分别为87.8%、76.3%和62.8%;而据美国国立卫生研究院登记数据,其1年、2年和3年生存率分别为58.9%、46.3%和35.4%[270, 274]。

通过功能分类和对治疗的反应,可以预测死亡率。在一项研究中,对178名肺动脉高压患者长期输注前列环素治疗。结果,患者在治疗1年时的总生存率为85%,在2年时为70%,在3年时为63%,在5年时为55%。NYHA功能Ⅳ类患者的生存率(3年47%)比NYHA功能Ⅲ级患者(3年71%)更低。虽然有些患者的功能状况有所改善,但NYHA持续在Ⅲ或Ⅳ级的患者在1年时的生存率为77%,2年时为46%,3年时为33%。功能等级没有得到改善或肺血管阻力降低30%的患者,死亡率明显升高[271]。

通过对43例肺动脉高压患者的多变量分析得出,6MWT与心肺运动测试中获得的V_{O_2max}相关,并且与死亡率独立相关。在6分钟内步行距离少于332米的患者,生存率显著降低[275]。在依前列醇的随机对照试验中,死亡患者的6MWT也显著降低[271]。

超声心动图可能对预后有益。对81例肺动脉高压患者进行前瞻性分析得出,死亡或肺移植的预测因子包括:超声心动图表现有心包积液和右心房扩大,以及6MWT评分降低、混合静脉血氧饱和度降低以及常规随机化治疗(而不是前列环素治疗)[276]。

(2)介　绍

基于上述预后数据,ISHLT为肺动脉高压患者的转诊提出了建议(见专栏4.7)。

专栏4.7　肺动脉高压患者指南

受者选择的指导原则
- 纽约心脏协会(NYHA)功能Ⅲ级或Ⅳ级,不论正在进行的治疗如何;
- 疾病进展迅速。

移植指南
- 在最大药物治疗剂量下,NYHA功能持续在Ⅲ级或Ⅳ级;
- 6MWT低(<350米)或下降;
- 静脉注射依前列醇或等效治疗失败;
- 心脏指数<2L/(min·m²);
- 右房压>15mmHg。

药物治疗是有效的。目前,虽然实施的肺分配评分并未能改善等待肺移植名单上患者的死亡率,但肺移植仍然可以改善进行性疾病重症患者的生存率[277-278]。为识别需要手术治疗的病情恶化的患者,系列评估很重要。确定哪些患者移植可以受益仍然是肺移植团队面临的主要挑战,因为根据目前的分配方式,严重肺动脉高压患者可能无法坚持到供肺匹配。

本章详细介绍了与肺移植患者选择有关的难题,同时作者鼓励读者和学习者通过参考文献和更新的指南来探讨移植的选择标准。

◇ 参考文献

［1］Yusen RD, Edwards LB, Kucheryavaya AY, et al. The registry of the International Society for Heart and Lung Transplantation: thirty-first lung and heart-lung transplant report-2013, focus theme: retransplantation. J Heart Lung Transplant, 2014, 33: 1009-1024.

［2］Christie JD, Edwards LB, Kucheryavaya AY, et al. The registry of the International Society for Heart and Lung Transplantation: twenty-eighth adult lung and heart-lung transplant report-2011. J Heart Lung Transplant, 2011, 30: 1104-1122.

［3］Orens JB, Estenne M, Arcasoy S, et al. International guidelines for the selection of lung transplant candidates: 2006 update-a consensus report from the Pulmonary Scientific Council of the International Society for Heart and Lung Transplantation. J Heart Lung Transplant, 2006, 25: 745-755.

［4］Christie JD, Edwards LB, Kucheryavaya AY, et al. The registry of the International Society for Heart and Lung Transplantation: twenty-seventh official adult lung and heart-lung transplant report-2010. J Heart Lung Transplant, 2010, 29: 1104-1118.

［5］Travis WD, Brambilla E, Noguchi M, et al. International Association for the Study of Lung Cancer / American Thoracic Society / European Respiratory Society International Multidisciplinary Classification of Lung Adenocarcinoma. J Thorac Oncol, 2011, 6: 244-285.

［6］Etienne B, Bertocchi M, Gamondes JP, et al. Successful double-lung transplantation for bronchioalveolar carcinoma. Chest, 1997, 112: 1423-1424.

［7］Wang Y, Chen J. Lung transplantation for lung carcinoma: a case report and literature review. Zhongguo Fei Ai Za Zhi, 2011, 14: 633-636.

［8］Zorn GL Jr, McGiffin DC, Young KR Jr, et al. Pulmonary transplantation for advanced bronchioloalveolar carcinoma. J Thorac Cardiovasc Surg, 2003, 125: 45-48.

［9］de Perrot M, Chernenko S, Waddell TK, et al. Role of lung transplantation in the treatment of bronchogenic carcinomas for patients with end-stage pulmonary disease. J Clin Oncol, 2004, 22: 4351-4356.

［10］de Perrot M, Fischer S, Waddell TK, et al. Management of lung transplant recipients with bronchogenic carcinoma in the native lung. J Heart Lung Transplant, 2003, 22: 87-89.

［11］Abrahams NA, Meziane M, Ramalingam P, et al. Incidence of primary neoplasms in explanted lungs: long-term follow-up from 214 lung transplant patients. Transplant Proc, 2004, 36: 2808-2811.

［12］Su JW, Mason DP, Murthy SC, et al. Successful double lung transplantation in 2 patients with severe scoliosis. J Heart Lung Transplant, 2008, 27: 1262-1264.

［13］Fukahara K, Minami K, Hansky B, et al. Successful heart-lung transplantation in a patient with kyphoscoliosis. J Heart Lung Transplant, 2003, 22: 468-473.

［14］Piotrowski JA, Splittgerber FH, Donovan TJ, et al. Single-lung transplantation in a patient with cystic fibrosis and an asymmetric thorax. Ann Thorac Surg, 1997, 64: 1456-1458, discussion 1458-1459.

［15］Garcha PS, Santacruz JF, Machuzak MS, et al. Clinical course after successful double lung transplantation in a patient with severe scoliosis. J Heart Lung Transplant, 2011, 30: 234-235.

［16］Bertani A, Grossi P, Vitulo P, et al. Successful lung transplantation in an HIV- and HBV-positive patient with cystic fibrosis. Am J Transplant, 2009, 9: 2190-2196.

[17] Fong TL, Cho YW, Hou L, et al. Outcomes after lung transplantation and practices of lung transplant programs in the United States regarding hepatitis C seropositive recipients. Transplantation, 2011, 91: 1293-1296.

[18] Sahi H, Zein NN, Mehta AC, et al. Outcomes after lung transplantation in patients with chronic hepatitis C virus infection. J Heart Lung Transplant, 2007, 26: 466-471.

[19] Barshes NR, DiBardino DJ, McKenzie ED, et al. Combined lung and liver transplantation: the United States experience. Transplantation, 2005, 80: 1161-1167.

[20] Corno V, Dezza MC, Lucianetti A, et al. Combined double lung-liver transplantation for cystic fibrosis without cardio-pulmonary by-pass. Am J Transplant, 2007, 7: 2433-2438.

[21] Couetil JP, Houssin DP, Soubrane O, et al. Combined lung and liver transplantation in patients with cystic fibrosis. A 4 1/2-year experience. J Thorac Cardiovasc Surg, 1995, 110: 1415-1422, discussion 1422-1423.

[22] Couetil JP, Soubrane O, Houssin DP, et al. Combined heart-lung-liver, double lung-liver, and isolated liver transplantation for cystic fibrosis in children. Transpl Int, 1997, 10: 33-39.

[23] Dennis CM, McNeil KD, Dunning J, et al. Heart-lung-liver transplantation. J Heart Lung Transplant, 1996, 15: 536-538.

[24] Gandhi SK, Reyes J, Webber SA, et al. Case report of combined pediatric heart-lung-liver transplantation. Transplantation, 2002, 73: 1968-1969.

[25] Praseedom RK, McNeil KD, Watson CJ, et al. Combined transplantation of the heart, lung, and liver. Lancet, 2001, 358: 812-813.

[26] Wise PE, Wright JK, Chapman WC, et al. Heart-lung-liver transplant for cystic fibrosis. Transplant Proc, 2001, 33: 3568-3571.

[27] Erim Y, Beckmann M, Marggraf G, et al. Psychosomatic evaluation of patients awaiting lung transplantation. Transplant Proc, 2009, 41: 2595-2598.

[28] Germani G, Lazzaro S, Gnoato F, et al. Nonadherent behaviors after solid organ transplantation. Transplant Proc, 2011, 43: 318-323.

[29] Dobbels F, Vanhaecke J, Dupont L, et al. Pretransplant predictors of posttransplant adherence and clinical outcome: an evidence base for pretransplant psychosocial screening. Transplantation, 2009, 87: 1497-1504.

[30] De Bleser L, Dobbels F, Berben L, et al. The spectrum of nonadherence with medication in heart, liver, and lung tranplant patients assessed in various ways. Transpl Int, 2011, 24: 882-891.

[31] Bosma OH, Vermeulen KM, Verschuuren EA, et al. Adherence to immunosuppression in adult lung transplant recipients: Prevalence and risk factors. J Heart Lung Transplant, 2011, 30: 21275-21280.

[32] Evon DM, Burker EJ, Sedway JA, et al. Tobacco and alcohol use in lung transplant candidates and recipients. Clin Transplant, 2005, 19: 207-214.

[33] Gorber SC, Schofield-Hurwitz S, Hardt J. The accuracy of self-reported smoking: a systematic review of the relationship between self-reported and cotinine-assessed smoking status. Nicotine Tob Res, 2009, 11: 12-24.

［34］Gutierrez C, Al-Faifi S, Chaparro C, et al. The effect of recipient's age on lung transplant outcome. Am J Transplant, 2007, 7: 1271-1277.

［35］Weiss ES, Allen JG, Merlo CA, et al. Lung allocation score predicts survival in lung transplantation patients with pulmonary fibrosis. Ann Thorac Surg, 2009, 88: 1757-1764.

［36］Smith PW, Wang H, Parini V, et al. Lung transplantation in patients 60 years and older: Results, complications, and outcomes. Ann Thorac Surg, 2006, 82: 1835-1841, discussion 1841.

［37］Machuca TN, Camargo SM, Schio SM, et al. Lung transplantation for patients older than 65 years: is it a feasible option? Transplant Proc, 2011, 43: 233-235.

［38］Mahidhara R, Bastani S, Ross DJ, et al. Lung transplantation in older patients? J Thorac Cardiovasc Surg, 2008, 135: 412-420.

［39］Vadnerkar A, Toyoda Y, Crespo M, et al. Age-specific complications among lung transplant recipients 60 years and older. J Heart Lung Transplant, 2011, 30: 273-281.

［40］Meyer DM, Bennett LE, Novick RJ, et al. Single vs bilateral, sequential lung transplantation for end-stage emphysema: influence of recipient age on survival and secondary end-points. J Heart Lung Transplant, 2001, 20: 935-941.

［41］Meyer DM, Edwards LB, Torres F, et al. Impact of recipient age and procedure type on survival after lung transplantation for pulmonary fibrosis. Ann Thorac Surg, 2005, 79: 950-957, discussion 957-958.

［42］Minambres E, Llorca J, Suberviola B, et al. Early outcome after single vs bilateral lung transplantation in older recipients. Transplant Proc, 2008, 40: 3088-3089.

［43］Palmer SM, Davis RD, Simsir SA, et al. Successful bilateral lung transplant outcomes in recipients 61 years of age and older. Transplantation, 2006, 81: 862-865.

［44］Nwakanma LU, Simpkins CE, Williams JA, et al. Impact of bilateral versus single lung transplantation on survival in recipients 60 years of age and older: analysis of United Network for Organ Sharing database. J Thorac Cardiovasc Surg, 2007, 133: 541-547.

［45］Souza SM, Nakasato M, Bruno ML, et al. Nutritional profile of lung transplant candidates. J Bras Pneumol, 2009, 35: 242-247.

［46］Madill J, Gutierrez C, Grossman J, et al. Nutritional assessment of the lung transplant patient: Body mass index as a predictor of 90-day mortality following transplantation. J Heart Lung Transplant, 2001, 20: 288-296.

［47］Kanasky WF Jr, Anton SD, Rodrigue JR, et al. Impact of body weight on long-term survival after lung transplantation. Chest, 2002, 121: 401-406.

［48］Culver DA, Mazzone PJ, Khandwala F, et al. Discordant utility of ideal body weight and body mass index as predictors of mortality in lung transplant recipients. J Heart Lung Transplant, 2005, 24: 137-144.

［49］de la Torre MM, Delgado M, Paradela M, et al. Influence of body mass index in the postoperative evolution after lung transplantation. Transplant Proc, 2010, 42: 3026-3028.

［50］Plochl W, Pezawas L, Artemiou O, et al. Nutritional status, ICU duration and ICU mortality in lung transplant recipients. Intensive Care Med, 1996, 22: 1179-1185.

［51］Lederer DJ, Wilt JS, D'Ovidio F, et al. Obesity and underweight are associated with an increased risk of death after lung transplantation. Am J Respir Crit Care Med, 2009, 180: 887-895.

［52］Allen JG, Arnaoutakis GJ, Weiss ES, et al. The impact of recipient body mass index on survival after lung transplantation. J Heart Lung Transplant, 2010, 29: 1026-1033.

［53］Machuca TN, Schio SM, Camargo SM, et al. Prognostic factors in lung transplantation: the Santa Casa de Porto Alegre experience. Transplantation, 2011, 91: 1297-1303.

［54］Sherman W, Rabkin DG, Ross D, et al. Lung transplantation and coronary artery disease. Ann Thorac Surg, 2011, 92: 303-308.

［55］Parekh K, Meyers BF, Patterson GA, et al. Outcome of lung transplantation for patients requiring concomitant cardiac surgery. J Thorac Cardiovasc Surg, 2005, 130: 859-863.

［56］Patel VS, Palmer SM, Messier RH, et al. Clinical outcome after coronary artery revascularization and lung transplantation. Ann Thorac Surg, 2003, 75: 372-377, discussion 377.

［57］Plantier L, Skhiri N, Biondi G, et al. Impact of previous cardiovascular disease on the outcome of lung transplantation. J Heart Lung Transplant, 2010, 29: 1270-1276.

［58］Bradbury RA, Shirkhedkar D, Glanville AR, et al. Prior diabetes mellitus is associated with increased morbidity in cystic fibrosis patients undergoing bilateral lung transplantation: an 'orphan' area? A retrospective case-control study. Intern Med J, 2009, 39: 384-388.

［59］Hofer M, Schmid C, Benden C, et al. Diabetes mellitus and survival in cystic fibrosis patients after lung transplantation. J Cyst Fibros, 2011, 11: 131-136.

［60］Palmer SM, Miralles AP, Howell DN, et al. Gastroesophageal reflux as a reversible cause of allograft dysfunction after lung transplantation. Chest, 2000, 118: 1214-1217.

［61］Shah N, Force SD, Mitchell PO, et al. Gastroesophageal reflux disease is associated with an increased rate of acute rejection in lung transplant allografts. Transplant Proc, 2010, 42: 2702-2706.

［62］Murthy SC, Nowicki ER, Mason DP, et al. Pretransplant gastroesophageal reflux compromises early outcomes after lung transplantation. J Thorac Cardiovasc Surg, 2011, 142: 47-52 e3.

［63］Reid KR, McKenzie FN, Menkis AH, et al. Importance of chronic aspiration in recipients of heart-lung transplants. Lancet, 1990, 336: 206-208.

［64］Sweet MP, Herbella FA, Leard L, et al. The prevalence of distal and proximal gastroesophageal reflux in patients awaiting lung transplantation. Ann Surg, 2006, 244: 491-497.

［65］Fortunato GA, Machado MM, Andrade CF, et al. Prevalence of gastroesophageal reflux in lung transplant candidates with advanced lung disease. J Bras Pneumol, 2008, 34: 772-778.

［66］Young LR, Hadjiliadis D, Davis RD, et al. Lung transplantation exacerbates gastroesophageal reflux disease. Chest, 2003, 124: 1689-1693.

［67］D'Ovidio F, Keshavjee S. Gastroesophageal reflux and lung transplantation. Dis Esophagus, 2006, 19: 315-320.

［68］Blondeau K, Mertens V, Vanaudenaerde BA, et al. Gastro-oesophageal reflux and gastric aspiration in lung transplant patients with or without chronic rejection. Eur Respir J, 2008, 31: 707-713.

［69］Davis RD Jr, Lau CL, Eubanks S, et al. Improved lung allograft function after fundoplication in patients with gastroesophageal reflux disease undergoing lung transplantation. J Thorac Cardiovasc Surg, 2003, 125: 533-542.

［70］Gasper WJ, Sweet MP, Hoopes C, et al. Antireflux surgery for patients with end-stage lung disease before and after lung transplantation. Surg Endosc, 2008, 22: 495-500.

［71］Hoppo T, Jarido V, Pennathur A, et al. Antireflux surgery preserves lung function in patients with gastroesophageal reflux disease and end-stage lung disease before and after lung transplantation. Arch Surg, 2011, 146: 1041-1047.

［72］Hartwig MG, Appel JZ, Davis RD. Antireflux surgery in the setting of lung transplantation: Strategies for treating gastroesophageal reflux disease in a high-risk population. Thorac Surg Clin, 2005, 15: 417-427.

［73］Mason DP, Thuita L, Nowicki ER, et al. Should lung transplantation be performed for patients on mechanical respiratory support? The US experience. J Thorac Cardiovasc Surg, 2010, 139: 765-773.

［74］Flume PA, Egan TM, Westerman JH, et al. Lung trans-plantation for mechanically ventilated patients. J Heart Lung Transplant, 1994, 13: 15-21, discussion 22-23.

［75］Massard G, Shennib H, Metras D, et al. Double-lung transplantation in mechanically ventilated patients with cystic fibrosis. Ann Thorac Surg, 1993, 55: 1087-1091, discussion 1091-1092.

［76］Bartz RR, Love RB, Leverson GE, et al. Pre-transplant mechanical ventilation and outcome in patients with cystic fibrosis. J Heart Lung Transplant, 2003, 22: 433-438.

［77］Elizur A, Sweet SC, Huddleston CB, et al. Pre-transplant mechanical ventilation increases short-term morbidity and mortality in pediatric patients with cystic fibrosis. J Heart Lung Transplant, 2007, 26: 127-131.

［78］Baz MA, Palmer SM, Staples ED, et al. Lung transplantation after long-term mechanical ventilation: Results and 1-year follow-up. Chest, 2001, 119: 224-227.

［79］Vermeijden JW, Zijlstra JG, Erasmus ME, et al. Lung transplantation for ventilator-dependent respiratory failure. J Heart Lung Transplant, 2009, 28: 347-351.

［80］Algar FJ, Alvarez A, Lama R, et al. Lung transplantation in patients under mechanical ventilation. Transplant Proc, 2003, 35: 737-738.

［81］Bermudez CA, Rocha RV, Zaldonis D, et al. Extracorporeal membrane oxygenation as a bridge to lung transplant: Midterm outcomes. Ann Thorac Surg, 2011, 92: 1226-1231, discussion 1231-1232.

［82］Fischer S, Hoeper MM, Tomaszek S, et al. Bridge to lung transplantation with the extracorporeal membrane ventilator Novalung in the veno-venous mode: the initial Hannover experience. ASAIO J, 2007, 53: 168-170.

［83］Fischer S, Simon AR, Welte T, et al. Bridge to lung transplantation with the novel pumpless interventional lung assist device NovaLung. J Thorac Cardiovasc Surg, 2006, 131: 719-723.

［84］Ricci D, Boffini M, Del Sorbo L, et al. The use of CO_2 removal devices in patients awaiting lung transplantation: an initial experience. Transplant Proc, 2010, 42: 1255-1258.

［85］Garcia JP, Iacono A, Kon ZN, et al. Ambulatory extracorporeal membrane oxygenation: a new approach for bridge-to-lung transplantation. J Thorac Cardiovasc Surg, 2010, 139: e137-e139.

［86］Turner DA, Cheifetz IM, Rehder KJ, et al. Active rehabilitation and physical therapy during extracorporeal membrane oxygenation while awaiting lung transplantation: a practical approach. Crit Care Med, 2011, 39: 2593-2598.

［87］Reeb J, Falcoz PE, Santelmo N, et al. Double lumen bi-cava cannula for veno-venous extracorporeal membrane oxygenation as bridge to lung transplantation in non-intubated patient. Interact Cardiovasc Thorac Surg, 2012, 14: 125-127.

［88］Hayes D Jr, Kukreja J, Tobias JD, et al. Ambulatory venovenous extracorporeal respiratory support as a bridge for cystic fibrosis patients to emergent lung transplantation. J Cyst Fibros, 2012, 11: 40-55.

［89］Hammainen P, Schersten H, Lemstrom K, et al. Usefulness of extracorporeal membrane oxygenation as a bridge to lung transplantation: a descriptive study. J Heart Lung Transplant, 2011, 30: 103-107.

［90］Lakey WC, Spratt S, Vinson EN, et al. Osteoporosis in lung transplant candidates compared to matched healthy controls. Clin Transplant, 2011, 25: 426-435.

［91］Jastrzebski D, Lutogniewska W, Ochman M, et al. Osteoporosis in patients referred for lung transplantation. Eur J Med Res, 2010, 15(Suppl 2): 68-71.

［92］Spira A, Gutierrez C, Chaparro C, et al. Osteoporosis and lung transplantation: a prospective study. Chest, 2000, 117: 476-481.

［93］Braith RW, Conner JA, Fulton MN, et al. Comparison of alendronate vs alendronate plus mechanical loading as prophylaxis for osteoporosis in lung transplant recipients: A pilot study. J Heart Lung Transplant, 2007, 26: 132-137.

［94］Mitchell MJ, Baz MA, Fulton MN, et al. Resistance training prevents vertebral osteoporosis in lung transplant recipients. Transplantation, 2003, 76: 557-562.

［95］Seijas R, Ares O, Malik A, et al. Bilateral pathological hip fractures in a patient with a bipulmonary transplant: a case report. J Orthop Surg (Hong Kong), 2009, 17: 240-242.

［96］Aris RM, Neuringer IP, Weiner MA, et al. Severe osteoporosis before and after lung transplantation. Chest, 1996, 109: 1176-1183.

［97］Detterbeck FC, Egan TM, Mill MR. Lung transplantation after previous thoracic surgical procedures. Ann Thorac Surg, 1995, 60: 139-143.

［98］Almoosa KF, Ryu JH, Mendez J, et al. Management of pneumothorax in lymphangioleiomyomatosis: effects on recurrence and lung transplantation complications. Chest, 2006, 129: 1274-1281.

［99］Koulouri S, Woo MS, Horn MV, et al. Previous thoracic surgery does not increase peri-operative mortality in pediatric heart-lung transplant recipients. J Heart Lung Transplant, 2004, 23: 1228-1230.

［100］Rolla M, Anile M, Venuta F, et al. Lung transplantation for cystic fibrosis after thoracic surgical procedures. Transplant Proc, 2011, 43: 1162-1163.

［101］Le Pimpec-Barthes F, Thomas PA, Bonnette P, et al. Single-lung transplantation in patients with previous contralateral pneumonectomy: technical aspects and results. Eur J Cardiothorac Surg, 2009, 36: 927-932.

［102］Diethrich EB, Bahadir I, Gordon M, et al. Postoperative complications necessitating right lower lobectomy in a heart-lung transplant recipient with previous sternotomy. J Thorac Cardiovasc Surg, 1987, 94: 389-392.

［103］Kawaguchi A, Gandjbakhch I, Pavie A, et al. Heart and unilateral lung transplantation in patients with end-stage cardiopulmonary disease and previous thoracic operations. J Thorac Cardiovasc Surg, 1989, 98: 343-349.

［104］De Meester J, Smits JM, Persijn GG, et al. Listing for lung transplantation: life expectancy and transplant effect, stratified by type of end-stage lung disease, the Eurotransplant experience. J Heart Lung Transplant, 2001, 20: 518-524.

［105］Thabut G, Ravaud P, Christie JD, et al. Determinants of the survival benefit of lung transplantation in patients with chronic obstructive pulmonary disease. Am J Respir Crit Care Med, 2008, 177: 1156-1163.

［106］Charman SC, Sharples LD, McNeil KD, et al. Assessment of survival benefit after lung transplantation by patient diagnosis. J Heart Lung Transplant, 2002, 21: 226-232.

［107］Lahzami S, Bridevaux PO, Soccal PM, et al. Survival impact of lung transplantation for COPD. Eur Respir J, 2010, 36: 74-80.

［108］Vestbo J, Edwards LD, Scanlon PD, et al. Changes in forced expiratory volume in 1 second over time in COPD. N Engl J Med, 2011, 365: 1184-1192.

［109］Celli BR, Cote CG, Lareau SC, et al. Predictors of survival in COPD: more than just the FEV1. Respir Med, 2008, 102（Suppl 1）: S27-S35.

［110］Soler-Cataluna JJ, Martinez-Garcia MA, Roman Sanchez P, et al. Severe acute exacerbations and mortality in patients with chronic obstructive pulmonary disease. Thorax, 2005, 60: 925-931.

［111］Celli BR. Predictors of mortality in COPD. Respir Med, 2010, 104: 773-779.

［112］Martinez FJ, Foster G, Curtis JL, et al. Predictors of mortality in patients with emphysema and severe airflow obstruction. Am J Respir Crit Care Med, 2006, 173: 1326-1334.

［113］Burrows B, Earle RH. Course and prognosis of chronic obstructive lung disease. A prospective study of 200 patients. N Engl J Med, 1969, 280: 397-404.

［114］Anthonisen NR, Wright EC, Hodgkin JE. Prognosis in chronic obstructive pulmonary disease. Am Rev Respir Dis, 1986, 133: 14-20.

［115］Connors AF Jr, Dawson NV, Thomas C, et al. Outcomes following acute exacerbation of severe chronic obstructive lung disease. The SUPPORT investigators（Study to Understand Prognoses and Preferences for Outcomes and Risks of Treatments）. Am J Respir Crit Care Med, 1996, 154: 959-967.

［116］Seneff MG, Wagner DP, Wagner RP, et al. Hospital and 1-year survival of patients admitted to intensive care units with acute exacerbation of chronic obstructive pulmonary disease. JAMA, 1995, 274: 1852-1857.

［117］Groenewegen KH, Schols AM, Wouters EF. Mortality and mortality-related factors after hospitalization for acute exacerbation of COPD. Chest, 2003, 124: 459-467.

［118］Almagro P, Calbo E, Ochoa de Echaguen A, et al. Mortality after hospitalization for COPD. Chest, 2002, 121: 1441-1448.

［119］Garcia-Aymerich J, Serra Pons I, Mannino DM, et al. Lung function impairment, COPD hospitalisations and subsequent mortality. Thorax, 2011, 66: 585-590.

［120］Egan TM, Bennett LE, Garrity ER, et al. Predictors of death on the UNOS lung transplant waiting list: results of a multivariate analysis. J Heart Lung Transplant, 2001, 20: 242.

［121］Celli BR, Cote CG, Marin JM, et al. The body-mass index, airflow obstruction, dyspnea, and exercise capacity index in chronic obstructive pulmonary disease. N Engl J Med, 2004, 350: 1005-1012.

［122］Cote CG, Pinto-Plata VM, Marin JM, et al. The modified BODE index: validation with mortality in COPD. Eur Respir J, 2008, 32: 1269-1274.

［123］Soler-Cataluna JJ, Martinez-Garcia MA, Sanchez LS, et al. Severe exacerbations and BODE index: two independent risk factors for death in male COPD patients. Respir Med, 2009, 103: 692-699.

［124］Rationale and design of the national emphysema treatment trial: a prospective randomized trial of lung volume reduction surgery. The National Emphysema Treatment Trial Research Group. Chest, 1999, 116: 1750-1761.

［125］Martinez FJ, Han MK, Andrei AC, et al. Longitudinal change in the BODE index predicts mortality in severe emphysema. Am J Respir Crit Care Med, 2008, 178: 491-499.

［126］Casanova C, de Torres JP, Aguirre-Jaime A, et al. The progression of chronic obstructive pulmonary disease is heterogeneous: the experience of the BODE cohort. Am J Respir Crit Care Med, 2011, 184: 115-121.

［127］Esteban C, Quintana JM, Moraza J, et al. BODE-Index vs HADO-score in chronic obstructive pulmonary disease: which one to use in general practice? BMC Med, 2010, 8: 28.

［128］Esteban C, Arostegui I, Moraza J, et al. Development of a decision tree to assess the severity and prognosis of stable COPD. Eur Respir J, 2011, 38: 1294-1300.

［129］de Torres JP, Pinto-Plata V, Casanova C, et al. C-reactive protein levels and survival in patients with moderate to very severe COPD. Chest, 2008, 133: 1336-1343.

［130］Cooper JD, Patterson GA, Sundaresan RS, et al. Results of 150 consecutive bilateral lung volume reduction procedures in patients with severe emphysema. J Thorac Cardiovasc Surg, 1996, 112: 1319-1329, discussion 1329-1330.

［131］Fishman A, Martinez F, Naunheim K, et al. A randomized trial comparing lung-volume-reduction surgery with medical therapy for severe emphysema. N Engl J Med, 2003, 348: 2059-2073.

［132］Bavaria JE, Pochettino A, Kotloff RM, et al. Effect of volume reduction on lung transplant timing and selection for chronic obstructive pulmonary disease. J Thorac Cardiovasc Surg, 1998, 115: 9-17, discussion 17-18.

［133］Burns KE, Keenan RJ, Grgurich WF, et al. Outcomes of lung volume reduction surgery followed by lung transplantation: a matched cohort study. Ann Thorac Surg, 2002, 73: 1587-1593.

［134］Meyers BF, Yusen RD, Guthrie TJ, et al. Outcome of bilateral lung volume reduction in patients with emphysema potentially eligible for lung transplantation. J Thorac Cardiovasc Surg, 2001, 122: 10-17.

［135］Senbaklavaci O, Wisser W, Ozpeker C, et al. Successful lung volume reduction surgery brings patients into better condition for later lung transplantation. Eur J Cardiothorac Surg, 2002, 22: 363-367.

［136］Wisser W, Deviatko E, Simon-Kupilik N, et al. Lung transplantation following lung volume reduction surgery. J Heart Lung Transplant, 2000, 19: 480-487.

［137］National Emphysema Treatment Trial Research Group. Patients at high risk of death after lung-volume-reduction surgery. N Engl J Med, 2001, 345: 1075-1083.

［138］Cassivi SD, Meyers BF, Battafarano RJ, et al. Thirteen-year experience in lung transplantation for emphysema. Ann Thorac Surg, 2002, 74: 1663-1669, discussion 1669-1670.

[139] Stoller JK, Aboussouan LS. Alpha 1-antitrypsin deficiency. Lancet, 2005, 365: 2225-2236.

[140] Browne RJ, Mannino DM, Khoury MJ. Alpha 1-antitrypsin deficiency deaths in the United States from 1979—1991. An analysis using multiple-cause mortality data. Chest, 1996, 110: 78-83.

[141] McElvaney NG, Stoller JK, Buist AS, et al. Baseline characteristics of enrollees in the National Heart, Lung and Blood Institute Registry of alpha 1-antitrypsin deficiency. Alpha 1-Antitrypsin Deficiency Registry Study Group. Chest, 1997, 111: 394-403.

[142] Stoller JK, Tomashefski J Jr, Crystal RG, et al. Mortality in individuals with severe deficiency of alpha 1-antitrypsin: findings from the National Heart, Lung, and Blood Institute Registry. Chest, 2005, 127: 1196-1204.

[143] Alpha-1-Antitrypsin Deficiency Registry Study Group. Survival and FEV_1 decline in individuals with severe deficiency of alpha 1-antitrypsin. Am J Respir Crit Care Med, 1998, 158: 49-59.

[144] Seersholm N, Kok-Jensen A, Dirksen A. Survival of patients with severe alpha 1-antitrypsin deficiency with special reference to non-index cases. Thorax, 1994, 49: 695-698.

[145] Seersholm N, Kok-Jensen A. Clinical features and prognosis of life time non-smokers with severe alpha 1-antitrypsin deficiency. Thorax, 1998, 53: 265-268.

[146] Dawkins PA, Dowson LJ, Guest PJ, et al. Predictors of mortality in alpha 1-antitrypsin deficiency. Thorax, 2003, 58: 1020-1026.

[147] Dawkins P, Wood A, Nightingale P, et al. Mortality in alpha-1-antitrypsin deficiency in the United Kingdom. Respir Med, 2009, 103: 1540-1547.

[148] American Thoracic Society/European Respiratory Society International Multidisciplinary Consensus Classification of the Idiopathic Interstitial Pneumonias. This joint statement of the American Thoracic Society (ATS), and the European Respiratory Society (ERS) was adopted by the ATS board of directors, June 2001 and by the ERS Executive Committee, June 2001. Am J Respir Crit Care Med, 2002, 165: 277-304.

[149] Bjoraker JA, Ryu JH, Edwin MK, et al. Prognostic significance of histopathologic subsets in idiopathic pulmonary fibrosis. Am J Respir Crit Care Med, 1998, 157: 199-203.

[150] Thomeer MJ, Vansteenkiste J, Verbeken EK, et al. Interstitial lung diseases: Characteristics at diagnosis and mortality risk assessment. Respir Med, 2004, 98: 567-573.

[151] Thabut G, Mal H, Castier Y, et al. Survival benefit of lung transplantation for patients with idiopathic pulmonary fibrosis. J Thorac Cardiovasc Surg, 2003, 126: 469-475.

[152] Nathan SD, Shlobin OA, Weir N, et al. Long-term course and prognosis of idiopathic pulmonary fibrosis in the new millennium. Chest, 2011, 140: 221-229.

[153] Raghu G, Collard HR, Egan JJ, et al. An official ATS/ERS/JRS/ALAT statement: idiopathic pulmonary fibrosis: evidence-based guidelines for diagnosis and management. Am J Respir Crit Care Med, 2011, 183: 788-824.

[154] Monaghan H, Wells AU, Colby TV, et al. Prognostic implications of histologic patterns in multiple surgical lung biopsies from patients with idiopathic interstitial pneumonias. Chest, 2004, 125: 522-526.

[155] Jezek V, Fucik J, Michaljanic A, et al. The prognostic significance of functional tests in cryptogenic

fibrosing alveolitis. Bull Eur Physiopathol Respir, 1980, 16: 711-720.

[156] Flaherty KR, White ES, Gay SE, et al. Timing of lung transplantation for patients with fibrotic lung diseases. Semin Respir Crit Care Med, 2001, 22: 517-532.

[157] Latsi PI, du Bois RM, Nicholson AG, et al. Fibrotic idiopathic interstitial pneumonia: the prognostic value of longitudinal functional trends. Am J Respir Crit Care Med, 2003, 168: 531-537.

[158] Taniguchi H, Kondoh Y, Ebina M, et al. The clinical significance of 5% change in vital capacity in patients with idiopathic pulmonary fibrosis: extended analysis of the pirfenidone trial. Respir Res, 2011, 12: 93.

[159] Zappala CJ, Latsi PI, Nicholson AG, et al. Marginal decline in forced vital capacity is associated with a poor outcome in idiopathic pulmonary fibrosis. Eur Respir J, 2010, 35: 830-836.

[160] Collard HR, King TE Jr, Bartelson BB, et al. Changes in clinical and physiologic variables predict survival in idiopathic pulmonary fibrosis. Am J Respir Crit Care Med, 2003, 168: 538-542.

[161] Douglas WW, Ryu JH, Schroeder DR. Idiopathic pulmonary fibrosis: Impact of oxygen and colchicine, prednisone, or no therapy on survival. Am J Respir Crit Care Med, 2000, 161: 1172-1178.

[162] Hanson D, Winterbauer RH, Kirtland SH, et al. Changes in pulmonary function test results after 1 year of therapy as predictors of survival in patients with idiopathic pulmonary fibrosis. Chest, 1995, 108: 305-310.

[163] Hamada K, Nagai S, Tanaka S, et al. Significance of pulmonary arterial pressure and diffusion capacity of the lung as prognosticator in patients with idiopathic pulmonary fibrosis. Chest, 2007, 131: 650-656.

[164] Mogulkoc N, Brutsche MH, Bishop PW, et al. Pulmonary function in idiopathic pulmonary fibrosis and referral for lung transplantation. Am J Respir Crit Care Med, 2001, 164: 103-108.

[165] King TE Jr, Safrin S, Starko KM, et al. Analyses of efficacy end points in a controlled trial of interferon-gamma1b for idiopathic pulmonary fibrosis. Chest, 2005, 127: 171-177.

[166] Nadrous HF, Pellikka PA, Krowka MJ, et al. The impact of pulmonary hypertension on survival in patients with idiopathic pulmonary fibrosis. Chest, 2005, 128(Suppl 6): 616S-617S.

[167] Mejia M, Carrillo G, Rojas-Serrano J, et al. Idiopathic pulmonary fibrosis and emphysema: decreased survival associated with severe pulmonary arterial hypertension. Chest, 2009, 136: 10-15.

[168] du Bois RM, Weycker D, Albera C, et al. Six-minute-walk test in idiopathic pulmonary fibrosis: test validation and minimal clinically important difference. Am J Respir Crit Care Med, 2011, 183: 1231-1237.

[169] Holland AE, Hill CJ, Conron M, et al. Small changes in six-minute walk distance are important in diffuse parenchymal lung disease. Respir Med, 2009, 103: 1430-1435.

[170] Shitrit D, Gershman Y, Peled N, et al. Risk factors for death while awaiting lung transplantation in Israeli patients: 1997—2006. Eur J Cardiothorac Surg, 2008, 34: 444-448.

[171] Swigris JJ, Swick J, Wamboldt FS, et al. Heart rate recovery after 6-min walk test predicts survival in patients with idiopathic pulmonary fibrosis. Chest, 2009, 136: 841-848.

[172] Nishiyama O, Taniguchi H, Kondoh Y, et al. A simple assessment of dyspnoea as a prognostic indicator in idiopathic pulmonary fibrosis. Eur Respir J, 2010, 36: 1067-1072.

［173］Shitrit D, Rusanov V, Peled N, et al. The 15-step oximetry test: a reliable tool to identify candidates for lung transplantation among patients with idiopathic pulmonary fibrosis. J Heart Lung Transplant, 2009, 28: 328-333.

［174］Wells AU, Rubens MB, du Bois RM, et al. Serial CT in fibrosing alveolitis: prognostic significance of the initial pattern. AJR Am J Roentgenol, 1993, 161: 1159-1165.

［175］Lynch DA, Godwin JD, Safrin S, et al. High-resolution computed tomography in idiopathic pulmonary fibrosis: diagnosis and prognosis. Am J Respir Crit Care Med, 2005, 172: 488-493.

［176］Kurashima K, Takayanagi N, Tsuchiya N, et al. The effect of emphysema on lung function and survival in patients with idiopathic pulmonary fibrosis. Respirology, 2010, 15: 843-848.

［177］Ryerson CJ, Abbritti M, Ley B, et al. Cough predicts prognosis in idiopathic pulmonary fibrosis. Respirology, 2011, 16: 969-975.

［178］Prasse A, Probst C, Bargagli E, et al. Serum CC-chemokine ligand 18 concentration predicts outcome in idiopathic pulmonary fibrosis. Am J Respir Crit Care Med, 2009, 179: 717-723.

［179］Richards TJ, Kaminski N, Baribaud F, et al. Peripheral blood proteins predict mortality in idiopathic pulmonary fibrosis. Am J Respir Crit Care Med, 2012, 185: 67-76.

［180］Hisata S, Kimura Y, Shibata N, et al. A normal range of KL-6/MUC1 independent of elevated SP-D indicates a better prognosis in the patients with honeycombing on high-resolution computed tomography. Pulm Med, 2011, 2011: 806014.

［181］Moeller A, Gilpin SE, Ask K, et al. Circulating fibrocytes are an indicator of poor prognosis in idiopathic pulmonary fibrosis. Am J Respir Crit Care Med, 2009, 179: 588-594.

［182］Mollica C, Paone G, Conti V, et al. Mechanical ventilation in patients with end-stage idiopathic pulmonary fibrosis. Respiration, 2010, 79: 209-215.

［183］Force SD, Kilgo P, Neujahr DC, et al. Bilateral lung transplantation offers better long-term survival, compared with single-lung transplantation, for younger patients with idiopathic pulmonary fibrosis. Ann Thorac Surg, 2011, 91: 244-249.

［184］Weiss ES, Allen JG, Merlo CA, et al. Survival after single versus bilateral lung transplantation for high-risk patients with pulmonary fibrosis. Ann Thorac Surg, 2009, 88: 1616-1625, discussion 1625-1626.

［185］Neurohr C, Huppmann P, Thum D, et al. Potential functional and survival benefit of double over single lung transplantation for selected patients with idiopathic pulmonary fibrosis. Transpl Int, 2010, 23: 887-896.

［186］Algar FJ, Espinosa D, Moreno P, et al. Results of lung transplantation in idiopathic pulmonary fibrosis patients. Transplant Proc, 2010, 42: 3211-3213.

［187］Navaratnam V, Ali N, Smith CJ, et al. Does the presence of connective tissue disease modify survival in patients with pulmonary fibrosis? Respir Med, 2011, 105: 1925-1930.

［188］Greenwald GI, Tashkin DP, Gong H, et al. Longitudinal changes in lung function and respiratory symptoms in progressive systemic sclerosis. Prospective study. Am J Med, 1987, 83: 83-92.

［189］Su R, Bennett M, Jacobs S, et al. An analysis of connective tissue disease-associated interstitial lung disease at a US tertiary care center: Better survival in patients with systemic sclerosis. J Rheumatol, 2011, 38: 693-701.

［190］Saggar R, Khanna D, Furst DE, et al. Systemic sclerosis and bilateral lung transplantation: A single centre experience. Eur Respir J, 2010, 36: 893–900.

［191］Schachna L, Medsger TA Jr, Dauber JH, et al. Lung transplantation in scleroderma compared with idiopathic pulmonary fibrosis and idiopathic pulmonary arterial hypertension. Arthritis Rheum, 2006, 54: 3954–3961.

［192］Massad MG, Powell CR, Kpodonu J, et al. Outcomes of lung transplantation in patients with scleroderma. World J Surg, 2005, 29: 1510–1515.

［193］Shitrit D, Amital A, Peled N, et al. Lung transplantation in patients with scleroderma: case series, review of the literature, and criteria for transplantation. Clin Transplant, 2009, 23: 178–183.

［194］Rosas V, Conte JV, Yang SC, et al. Lung transplantation and systemic sclerosis. Ann Transplant, 2000, 5: 38–43.

［195］Connors GR, Christopher-Stine L, Oddis CV, et al. Interstitial lung disease associated with the idiopathic inflammatory myopathies: what progress has been made in the past 35 years? Chest, 2010, 138: 1464–1474.

［196］Kim EJ, Collard HR, King TE Jr. Rheumatoid arthritis-associated interstitial lung disease: The relevance of histopathologic and radiographic pattern. Chest, 2009, 136: 1397–1405.

［197］Weinrib L, Sharma OP, Quismorio FP Jr. A long-term study of interstitial lung disease in systemic lupus erythematosus. Semin Arthritis Rheum, 1990, 20: 48–56.

［198］Cheema GS, Quismorio FP Jr. Interstitial lung disease in systemic lupus erythematosus. Curr Opin Pulm Med, 2000, 6: 424–429.

［199］Bodolay E, Szekanecz Z, Devenyi K, et al. Evaluation of interstitial lung disease in mixed connective tissue disease（MCTD）. Rheumatology（Oxford）, 2005, 44: 656–661.

［200］Fagundes MN, Caleiro MT, Navarro-Rodriguez T, et al. Esophageal involvement and interstitial lung disease in mixed connective tissue disease. Respir Med, 2009, 103: 854–860.

［201］Deheinzelin D, Capelozzi VL, Kairalla RA, et al. Interstitial lung disease in primary Sjögren's syndrome. Clinical-pathological evaluation and response to treatment. Am J Respir Crit Care Med, 1996, 154: 794–799.

［202］Arcasoy SM, Christie JD, Pochettino A, et al. Characteristics and outcomes of patients with sarcoidosis listed for lung transplantation. Chest, 2001, 120: 873–880.

［203］Shorr AF, Davies DB, Nathan SD. Outcomes for patients with sarcoidosis awaiting lung transplantation. Chest, 2002, 122: 233–238.

［204］Shorr AF, Helman DL, Davies DB, Nathan SD. Pulmonary hypertension in advanced sarcoidosis: Epidemiology and clinical characteristics. Eur Respir J, 2005, 25: 783–788.

［205］Shorr AF, Davies DB, Nathan SD. Predicting mortality in patients with sarcoidosis awaiting lung transplantation. Chest, 2003, 124: 922–928.

［206］Corrin B, Liebow AA, Friedman PJ. Pulmonary lymphangiomyomatosis. A review. Am J Pathol, 1975, 79: 348–382.

［207］Silverstein EF, Ellis K, Wolff M, et al. Pulmonary lymphangiomyomatosis. Am J Roentgenol Radium Ther Nucl Med, 1974, 120: 832–850.

［208］Peavy H, Gail D, Kiley J, et al. A National Heart, Lung, and Blood Institute history and perspective on lymphangioleiomyomatosis. Lymphat Res Biol, 2010, 8: 5-8.

［209］Cohen MM, Pollock-BarZiv S, Johnson SR. Emerging clinical picture of lymphangioleiomyomatosis. Thorax, 2005, 60: 875-879.

［210］Johnson SR, Tattersfield AE. Clinical experience of lymphangioleiomyomatosis in the UK. Thorax, 2000, 55: 1052-1057.

［211］Taylor JR, Ryu J, Colby TV, et al. Lymphangioleiomyomatosis. Clinical course in 32 patients. N Engl J Med, 1990, 323: 1254-1260.

［212］Urban T, Lazor R, Lacronique J, et al. Pulmonary lymphangioleiomyomatosis. A study of 69 patients. Groupe d'Etudes et de Recherche sur les Maladies "Orphelines" Pulmonaires (GERM"O"P). Medicine (Baltimore), 1999, 78: 321-337.

［213］Maurer JR, Ryu J, Beck G, et al. Lung transplantation in the management of patients with lymphangioleiomyomatosis: baseline data from the NHLBI LAM Registry. J Heart Lung Transplant, 2007, 26: 1293-1299.

［214］Boehler A. Lung transplantation for cystic lung diseases: lymphangioleiomyomatosis, histiocytosis x, and sarcoidosis. Semin Respir Crit Care Med, 2001, 22: 509-516.

［215］Boehler A, Speich R, Russi EW, et al. Lung transplantation for lymphangioleiomyomatosis. N Engl J Med, 1996, 335: 1275-1280.

［216］Pechet TT, Meyers BF, Guthrie TJ, et al. Lung transplantation for lymphangioleiomyomatosis. J Heart Lung Transplant, 2004, 23: 301-308.

［217］Bittmann I, Dose TB, Muller C, et al. Lymphangioleiomyomatosis: Recurrence after single lung transplantation. Hum Pathol, 1997, 28: 1420-1423.

［218］Taveira-DaSilva AM, Pacheco-Rodriguez G, Moss J. The natural history of lymphangioleiomyomatosis: markers of severity, rate of progression and prognosis. Lymphat Res Biol, 2010, 8: 9-19.

［219］Yao J, Avila N, Dwyer A, et al. Computer-aided grading of lymphangioleiomyomatosis (LAM) using HRCT. Proc IAPR Int Conf Pattern Recogn, 2008(8-11): 1-4.

［220］Matsui K, Beasley MB, Nelson WK, et al. Prognostic significance of pulmonary lymphangioleiomyomatosis histologic score. Am J Surg Pathol, 2001, 25: 479-484.

［221］Taveira-DaSilva AM, Hedin C, Stylianou MP, et al. Reversible airflow obstruction, proliferation of abnormal smooth muscle cells, and impairment of gas exchange as predictors of outcome in lymphangioleiomyomatosis. Am J Respir Crit Care Med, 2001, 164: 1072-1076.

［222］Taveira-DaSilva AM, Steagall WK, Rabel A, et al. Reversible airflow obstruction in lymphangioleiomyomatosis. Chest, 2009, 136: 1596-1603.

［223］McCormack FX, Inoue Y, Moss J, et al. Efficacy and safety of sirolimus in lymphangioleiomyomatosis. N Engl J Med, 2011, 364: 1595-1606.

［224］Sundar KM, Gosselin MV, Chung HL, et al. Pulmonary Langerhans cell histiocytosis: emerging concepts in pathobiology, radiology, and clinical evolution of disease. Chest, 2003, 123: 1673-1683.

［225］Dauriat G, Mal H, Thabut G, et al. Lung transplantation for pulmonary Langerhans' cell histiocytosis: a multicenter analysis. Transplantation, 2006, 81: 746-750.

［226］Delobbe A, Durieu J, Duhamel A, et al. Determinants of survival in pulmonary Langerhans' cell granulomatosis（histiocytosis X）. Groupe d'Etude en Pathologie Interstitielle de la Societe de Pathologie Thoracique du Nord. Eur Respir J, 1996, 9: 2002-2006.

［227］Vassallo R, Ryu JH, Schroeder DR, et al. Clinical outcomes of pulmonary Langerhans'-cell histiocytosis in adults. N Engl J Med, 2002, 346: 484-490.

［228］Fartoukh M, Humbert M, Capron F, et al. Severe pulmonary hypertension in histiocytosis X. Am J Respir Crit Care Med, 2000, 161: 216-223.

［229］Harari S, Brenot F, Barberis M, et al. Advanced pulmonary histiocytosis X is associated with severe pulmonary hypertension. Chest, 1997, 111: 1142-1144.

［230］Kiakouama L, Cottin V, Etienne-Mastroianni B, et al. Severe pulmonary hypertension in histiocytosis X: long-term improvement with bosentan. Eur Respir J, 2010, 36: 202-204.

［231］Hosenpud JD, Bennett LE, Keck BM. Effect of diagnosis on survival benefit of lung transplantation for end-stage lung disease. Lancet, 1998, 351: 24-27.

［232］Titman A, Rogers CA, Bonser RS, et al. Disease-specific survival benefit of lung transplantation in adults: a national cohort study. Am J Transplant, 2009, 9: 1640-1649.

［233］De Meester J, Smits JM, Persijn GG, et al. Listing for lung transplantation: life expectancy and transplant effect, stratified by type of end-stage lung disease, the Eurotransplant experience. J Heart Lung Transplant, 2001, 20: 518-524.

［234］Goeminne P, Dupont L. Non-cystic fibrosis bronchiectasis: diagnosis and management in 21st century. Postgrad Med J, 2010, 86: 493-501.

［235］Nick JA, Chacon CS, Brayshaw SJ, et al. Effects of gender and age at diagnosis on disease progression in long-term survivors of cystic fibrosis. Am J Respir Crit Care Med, 2010, 182: 614-626.

［236］Vizza CD, Yusen RD, Lynch JP, et al. Outcome of patients with cystic fibrosis awaiting lung transplantation. Am J Respir Crit Care Med, 2000, 162: 819-825.

［237］Liou TG, Adler FR, Fitzsimmons SC, et al. Predictive 5-year survivorship model of cystic fibrosis. Am J Epidemiol, 2001, 153: 345-352.

［238］Sharma R, Florea VG, Bolger AP, et al. Wasting as an independent predictor of mortality in patients with cystic fibrosis. Thorax, 2001, 56: 746-750.

［239］Weiss ES, Allen JG, Modi MN, et al. Lung transplantation in older patients with cystic fibrosis: analysis of UNOS data. J Heart Lung Transplant, 2009, 28: 135-140.

［240］Kerem E, Reisman J, Corey M, et al. Prediction of mortality in patients with cystic fibrosis. N Engl J Med, 1992, 326: 1187-1191.

［241］Ciriaco P, Egan TM, Cairns EL, et al. Analysis of cystic fibrosis referrals for lung transplantation. Chest, 1995, 107: 1323-1327.

［242］Hayllar KM, Williams SG, Wise AE, et al. A prognostic model for the prediction of survival in cystic fibrosis. Thorax, 1997, 52: 313-317.

［243］Buzzetti R, Alicandro G, Minicucci L, et al. Validation of a predictive survival model in Italian patients with cystic fibrosis. J Cyst Fibros, 2012, 11: 24-29.

［244］Augarten A, Akons H, Aviram M, et al. Prediction of mortality and timing of referral for lung transplantation in cystic fibrosis patients. Pediatr Transplant, 2001, 5: 339-342.

[245] Milla CE, Warwick WJ. Risk of death in cystic fibrosis patients with severely compromised lung function. Chest, 1998, 113: 1230-1234.

[246] Doershuk CF, Stern RC. Timing of referral for lung transplantation for cystic fibrosis: Overemphasis on FEV1 may adversely affect overall survival. Chest, 1999, 115: 782-787.

[247] George PM, Banya W, Pareek N, et al. Improved survival at low lung function in cystic fibrosis: Cohort study from 1990 to 2007. BMJ, 2011, 342: d1008.

[248] Rosenbluth DB, Wilson K, Ferkol T, et al. Lung function decline in cystic fibrosis patients and timing for lung transplantation referral. Chest, 2004, 126: 412-419.

[249] Rosenstein BJ, Zeitlin PL. Prognosis in cystic fibrosis. Curr Opin Pulm Med, 1995, 1: 444-449.

[250] Rosenfeld M, Davis R, Fitzsimmons S, et al. Gender gap in cystic fibrosis mortality. Am J Epidemiol, 1997, 145: 794-803.

[251] Konstan MW, Morgan WJ, Butler SM, et al. Risk factors for rate of decline in forced expiratory volume in one second in children and adolescents with cystic fibrosis. J Pediatr, 2007, 151: 134-139, 9 e1.

[252] Verma N, Bush A, Buchdahl R. Is there still a gender gap in cystic fibrosis? Chest, 2005, 128: 2824-2834.

[253] Baghaie N, Kalilzadeh S, Hassanzad M, et al. Determination of mortality from cystic fibrosis. Pneumologia, 2010, 59: 170-173.

[254] Ellaffi M, Vinsonneau C, Coste J, et al. One-year outcome after severe pulmonary exacerbation in adults with cystic fibrosis. Am J Respir Crit Care Med, 2005, 171: 158-164.

[255] de Boer K, Vandemheen KL, Tullis E, et al. Exacerbation frequency and clinical outcomes in adult patients with cystic fibrosis. Thorax, 2011, 66: 680-685.

[256] Venuta F, Rendina EA, Rocca GD, et al. Pulmonary hemodynamics contribute to indicate priority for lung transplantation in patients with cystic fibrosis. J Thorac Cardiovasc Surg, 2000, 119: 682-689.

[257] Liou TG, Adler FR, Cahill BC, et al. Survival effect of lung transplantation among patients with cystic fibrosis. JAMA, 2001, 286: 2683-2689.

[258] Chaparro C, Maurer J, Gutierrez C, et al. Infection with Burkholderia cepacia in cystic fibrosis: outcome following lung transplantation. Am J Respir Crit Care Med, 2001, 163: 43-48.

[259] Aris RM, Routh JC, LiPuma JJ, et al. Lung transplantation for cystic fibrosis patients with Burkholderia cepacia complex. Survival linked to genomovar type. Am J Respir Crit Care Med, 2001, 164: 2102-2106.

[260] Alexander BD, Petzold EW, Reller LB, et al. Survival after lung transplantation of cystic fibrosis patients infected with Burkholderia cepacia complex. Am J Transplant, 2008, 8: 1025-1030.

[261] De Soyza A, Meachery G, Hester KL, et al. Lung transplantation for patients with cystic fibrosis and Burkholderia cepacia complex infection: a single-center experience. J Heart Lung Transplant, 2010, 29: 1395-1404.

[262] Hadjiliadis D, Steele MP, Chaparro C, et al. Survival of lung transplant patients with cystic fibrosis harboring panresistant bacteria other than Burkholderia cepacia, compared with patients harboring sensitive bacteria. J Heart Lung Transplant, 2007, 26: 834-838.

［263］Debray D, Kelly D, Houwen R, et al. Best practice guidance for the diagnosis and management of cystic fibrosis-associated liver disease. J Cyst Fibros, 2011, 10(Suppl 2): S29-S36.

［264］Chryssostalis A, Hubert D, Coste J, et al. Liver disease in adult patients with cystic fibrosis: A frequent and independent prognostic factor associated with death or lung transplantation. J Hepatol, 2011, 55: 1377-1382.

［265］Klima LD, Kowdley KV, Lewis SL, et al. Successful lung transplantation in spite of cystic fibrosis-associated liver disease: a case series. J Heart Lung Transplant, 1997, 16: 934-938.

［266］Nash EF, Volling C, Gutierrez CA, et al. Outcomes of patients with cystic fibrosis undergoing lung transplantation with and without cystic fibrosis-associated liver cirrhosis. Clinical Transplant, 2012, 26: 34-41.

［267］Orens JB, Shearon TH, Freudenberger RS, et al. Thoracic organ transplantation in the United States, 1995—2004. Am J Transplant, 2006, 6: 1188-1197.

［268］Simonneau G, Robbins IM, Beghetti M, et al. Updated clinical classification of pulmonary hypertension. J Am Coll Cardiol, 2009, 54(Suppl 1): S43-S54.

［269］Hopkins WE, Ochoa LL, Richardson GW, et al. Comparison of the hemodynamics and survival of adults with severe primary pulmonary hypertension or Eisenmenger syndrome. J Heart Lung Transplant, 1996, 15: 100-105.

［270］D'Alonzo GE, Barst RJ, Ayres SM, et al. Survival in patients with primary pulmonary hypertension. Results from a national prospective registry. Ann Intern Med, 1991, 115: 343-349.

［271］Sitbon O, Humbert M, Nunes H, et al. Long-term intravenous epoprostenol infusion in primary pulmonary hypertension: prognostic factors and survival. J Am Coll Cardiol, 2002, 40: 780-788.

［272］van de Veerdonk MC, Kind T, Marcus JT, et al. Progressive right ventricular dysfunction in patients with pulmonary arterial hypertension responding to therapy. J Am Coll Cardiol, 2011, 58: 2511-2519.

［273］Barst RJ, Rubin LJ, Long WA, et al. A comparison of continuous intravenous epoprostenol (prostacyclin) with conventional therapy for primary pulmonary hypertension. N Engl J Med, 1996, 334: 296-302.

［274］McLaughlin VV, Shillington A, Rich S. Survival in primary pulmonary hypertension: The impact of epoprostenol therapy. Circulation, 2002, 106: 1477-1482.

［275］Miyamoto S, Nagaya N, Satoh T, et al. Clinical correlates and prognostic significance of six-minute walk test in patients with primary pulmonary hypertension. Comparison with cardiopulmonary exercise testing. Am J Respir Crit Care Med, 2000, 161: 487-492.

［276］Raymond RJ, Hinderliter AL, Willis PW, et al. Echocardiographic predictors of adverse outcomes in primary pulmonary hypertension. J Am Coll Cardiol, 2002, 39: 1214-1219.

［277］Dandel M, Lehmkuhl HB, Mulahasanovic S, et al. Survival of patients with idiopathic pulmonary arterial hypertension after listing for transplantation: impact of iloprost and bosentan treatment. J Heart Lung Transplant, 2007, 26: 898-906.

［278］Chen H, Shiboski SC, Golden JA, et al. Impact of the lung allocation score on lung transplantation for pulmonary arterial hypertension. Am J Respir Crit Care Med, 2009, 180: 468-474.

［279］Nickel N, Golpon H, Greer M, et al. The prognostic impact of follow-up assessments in patients with idiopathic pulmonary arterial hypertension. Eur Respir J, 2012, 39: 589-596.

第五章 肺移植受者移植前的管理

一、引 言

晚期肺部疾病患者在其他治疗方法已经用尽的情况下，可以采用肺移植治疗。关于供肺的分配，最初基于医疗紧急性和移植后生存率进行肺分配评分（lung allocation score，LAS），以优先分配供肺，减少等待肺移植的患者数量和缩短等待肺移植的时间，并降低等待肺移植患者的死亡率[1-3]。然而，加入等待肺移植名单的患者人数持续增加，已持续有约1300名患者[4]。

2012年，等待肺移植的中位时间为4个月，间质性肺疾病患者等待肺移植的中位时间约为3个月，肺血管疾病患者等待肺移植的中位时间约为10个月。目前，等待肺移植名单中有1/3患者已经等候1年以上。等待肺移植名单上的患者年龄越来越大，25%的患者年龄在65岁以上。在实施LAS之前，只有4%的患者年龄大于65岁。此外，50%的等待肺移植患者为间质性肺病患者。在实施LAS之后，等待肺移植名单上的患者死亡率有所下降。然而，2007年以后，等待肺移植名单上的患者死亡率又有所上升。从2010年到2012年，等待肺移植名单上患者的死亡率为每年15.4%，高于实施LAS之前[4]。这些数据表明，这些年在等待肺移植名单上的患者病情更加严重，需要积极的管理才能做出合适的等待肺移植名单。

本章对肺移植成年患者移植特异性的监测和管理进行了总结。另外，还讨论了等待肺移植名单的管理问题。对于疾病特异性管理，本章未予以讨论。然而，患者与相关医生就肺移植程序保持密切的沟通是非常重要的。应明确界定移植供者和等待移植受者之间基础疾病的管理责任。

二、临床监测与管理

晚期肺疾病患者的临床状况可在短时间内迅速变化。对等待肺移植名单上的患者需要密切监测，原因如下：优化其治疗以维持临床稳定性，更新LAS以反映患者目前的临床状况，并符合美国器官资源共享网络（United Network for Organ Sharing，UNOS）报告要求，以评估计划程序的继续适用性（例如单肺移植和双肺移植），并确定等待肺移植名单上的患者是否有资格继续等待。

尽管不同肺移植方案之间的监测方案差别很大，但是通常每8~12周需要对所列出的等待肺移植患者进行评估。病史和身体检查的重点包括症状改变,体重有无明显增加或减轻,感染状况,有无其他重大疾病和身体整体状况等。另外,还应对患者进行致敏事件(如输血)评估。临床的常规检查包括胸部X线检查、动脉血气测量、肺功能测试(pulmonary function test,PFT)、6分钟步行测试(6-minute walk test,6MWT)、完整的血液计数及综合代谢检查等。在每次对患者进行评估或其临床状态发生显著变化时,应更新LAS所需的变量。这些变量,特别是患者的氧气需求和辅助通气状态的改变,可能对LAS有重大的影响。此外,对于大多数临床变量,UNOS要求每6个月更新一次。对LAS大于50分的肺移植候选者,UNOS要求每2周更新补充氧气、辅助通气状态和PCO$_2$等变量数据。LAS所需的临床变量和更新时间表见表5.1。如果没有在UNOS维护并更新等待移植患者的信息,可能会严重影响患者的LAS及其获得供肺的机会。

表5.1 肺脏分配评分数据更新要求

变量	每6个月更新一次	每14天更新一次(如果LAS>50)
诊断		
出生日期		
身高和体重(BMI)	×	
糖尿病	×	
氧疗	×	×
6MWD	×	
肺动脉收缩压		
肺动脉平均压力		
肺动脉楔压		
FVC	×	
血清肌酐	×	
功能状态*	×	
辅助通气*	×	×
PCO$_2$	×	×

注:BMI,body mass index,体重指数;FVC,forced vital capacity,用力肺活量;LAS,lung allocation score,肺脏分配评分;6MWD,6-minute walk distance,步行6分钟距离;PA,pulmonary artery,肺动脉。

*如果数据丢失或过期,则分配评分为零分。

此外,对于先前检出抗人白细胞抗原(human leukocyte antigen,HLA)抗体的患者或有新发过敏史的患者,应监测有无新的抗HLA抗体。先前存在的抗HLA抗体可以直接影响肺移植患者的预后[5-7]。抗HLA抗体可能降低患者接受供肺的可能性,进而导致等待肺移植时间的延长。关于高敏感的肺移植候选者的管理,将在本章后面讨论。对化脓性肺病[如囊性纤维化(cystic fibrosis,CF)]患者,在每次就诊时应筛查有无新发感染,并更新各种抗菌药物敏感性的信息。若分离出伯克霍尔德氏菌[8]和脓肿分枝杆菌[9]等病原体,可能导致该肺移植候选者被排除在等待肺移植名单之外。有关抗菌药物敏感性的最新信息,有助于在术前和围手术期选择合适的抗菌药物以进行预防和治疗。

对肺动脉高压进展或恶化的等待肺移植患者,应每年进行经胸超声心动图检查;如果有必要,还应进行右心导管检查以评估肺动脉压力,有无卵圆孔未闭,并评估右心室(right ventricular,RV)功能。肺动脉高压或右心室功能障碍进展,可能导致移植计划的改变。例如,有重度继发性肺动脉高压的患者可能需要接受双肺移植而非单肺移植。同样,若存在右心室功能障碍,可能需要考虑心肺联合移植、术中使用体外循环或术后先行使用体外膜肺氧合。

(一)预防接种

理想情况下,应对等待肺移植患者的免疫状态进行全面评估,并在被列入等待肺移植名单前完成所有推荐的疫苗接种[10]。接受免疫抑制疗法的移植前患者或预期等待肺移植时间少于2周的患者,应避免接种减毒活疫苗。常规的减毒活疫苗包括鼻内流感、麻疹、腮腺炎、风疹、水痘和带状疱疹的疫苗。并且这些患者的家属也应避免接种活疫苗。

在等待肺移植的患者中,继发于流感的感染的发病率和死亡率仍然很高[11-15]。这些患者应尽早接种季节性流感疫苗。总的来说,这些疫苗对移植受者是安全有效的。但是,季节性流感疫苗的接种可能导致新发的抗HLA抗体的产生[16]。最近对瑞士肾移植接受者的一项研究表明,约15%的移植受者产生了抗HLA抗体。但是,这些抗体的滴度很低且存在时间很短,并且疫苗接种与排斥反应的发生率增高无关[17]。我们认为,晚期肺部疾病患者感染流感的风险大于预防接种而产生抗HLA抗体的风险。

(二)营养管理

肥胖和体重过轻的患者肺移植的预后较体重正常者差。肥胖和体重过轻是肺移植术后患者死亡的独立危险因素[18-19]。肥胖还增加发生原发性移植物功能障碍的风险[20]。患者体重指数(body mass index,BMI)<18.5kg/m²,肺移植后死亡风险增加35%;而BMI>34.9kg/m²,肺移植后死亡风险增加2倍[21]。同样,根据血清瘦素(由脂肪组织产生的一种激素)水平判断的肥胖,与肺移植术后患者死亡率增高有关。然而,最近的一项研究并未证明中度肥胖(BMI<35kg/m²)是移植后预后较差的危险因素[21]。此外,营养不良的标志物(如人血白蛋白和总蛋白水平低),与肺移植后的感染风险增加和生存率降低相关[22]。

应鼓励等待肺移植的患者达到并保持最佳体重。晚期肺部疾病患者随着疾病进展,体重会显著减轻。维持适当通气的总能量消耗增加,再加上与呼吸困难和胃胀气有关的热量摄入减少,可能导致体重迅速减轻和营养不良。囊性纤维化患者因囊性纤维化相关的胰腺功能不全和肺部感染负担加重而造成代谢需求增加,有继发性营养不良加剧的风险[23]。

对等待肺移植的患者,应进行全面的营养评估和监测;或最好在肺移植中心,由接受过晚期肺部疾病患者评估和管理培训的营养专家进行评估和监测。营养评估和管理的目标包括适当增加体重或减轻体重,以及促进适当的肌肉和能量储备。等待肺移植的患者,如果体重过轻,应接受口服高热量营养补充剂。如果患者体重持续减轻或无法增加,胃造口术管饲有助于确保摄入足够的热量。通常,经验丰富的放射科医生或肠胃科医生可以将这些饲管放置在清醒的患者体内,从而避免对晚期肺病患者进行全身麻醉。

重要的是要认识到,虽然体重过轻的患者可以从术前增重中受益,但他们在移植前死亡的风险很高。增重治疗时,不应过分延迟肺移植时间。同样地,应鼓励肥胖患者在移植前减轻体重;但是,晚期肺部疾病患者由于热量摄入严重受限,体重会迅速减轻,可能导致肌肉丢失和虚弱。因此,应权衡超重或中度肥胖(BMI=25~35kg/m²)对移植患者预后的不利影响和严重热量限制相关的营养不良的风险。应当密切关注等待肺移植患者的体重变化,使其从与移植中心营养专家的密切配合中受益。

(三)肺的康复

晚期肺部疾病患者可因通气受限、骨骼肌功能障碍及与肺部疾病相关的症状(例如咳嗽、呼吸困难和疲劳),而发生运动耐力下降[24]。等待肺移植的患者活动明显减少,清醒时大多坐着(54%)和躺着(15%)[25-26]。对特发性肺纤维化(idiopathic pulmonary fibrosis,IPF)和囊性纤维化患者的研究表明,通过6分钟步行距离(6-minute walk distance,6MWD),可以预测等待肺移植患者的生存率[27-28]。通过6MWD评估的患者功能状态和运动能力,与等待移植和移植后的患者生存率相关。这可见于所有肺部疾病[29]。肺康复治疗可以改善患者运动耐量,进而可能改善肺移植前后的临床效果[30]。间歇训练和连续训练均可有效地提高等待肺移植患者的运动能力[31-32]。同样,Nordic步行(Nordic walking)已被证明对等待肺移植的患者是安全、可行和有效的[33]。等待肺移植的患者要获得正规肺康复训练的机会可能会受经济或地理限制。如果可行,应大力鼓励患者参加正规的运动训练;或者应鼓励他们保持运动,并为其提供教育资源,以制定其家庭训练方案。此外,应严密监测患者的整体运动耐力和虚弱程度。

(四)社会心理支持

肺移植的移植前评估和等待期可能对患者及其护理人员造成极大的压力。他们的社会心理压力可能因健康状况的恶化、可用供者器官的不确定性、经济负担以及与健康有关的问题而加重[34],精神症状非常高发。一项涉及100名等待肺移植患者的研究表明,高达25%的患者符合至少一种精神障碍的标准,这其中又有28%的患者符合两种或更多种精神障碍的标准,其中最常见的是恐慌和焦虑症[35]。另一项涉及70名等待肺移植患者的研究表明,半数患者被诊断出患有严重的抑郁症、焦虑症或情绪调节障碍[36]。精神障碍的情况可能因患者的基础疾病而异,囊性纤维化患者的焦虑似乎比其他晚期肺部疾病患者少。这可能是因为囊性纤维化患者需要更长期应对自身疾病[37]。

精神障碍在移植受者的看护/照顾者中也很普遍[38]。看护/照顾者的应对机制和生活质量(quality of life,QoL)可以显著影响移植受者的QoL[39]。

社会心理问题与移植受者的不良预后相关。在肺移植受者和心肺联合移植受者中,移植前的焦虑和抑郁与移植后的身体损伤有关[40]。同样,心理社会问题与心脏移植后排斥反应的风险增加和住院时间延长有关[41-42]。在肺移植受者,依从性不良与慢性排斥反应的发生有关[43]。然而,另一项对肺移植受者的研究表明,移植前的焦虑和抑郁是常见的,但精神问题并不会对其1年生存率造成影响[36]。

鉴于供者器官的稀缺性,以及依从性不良或其他心理社会问题可导致的移植效果欠佳问题,移植患者的选择指南将这些障碍列为肺移植的绝对禁忌证[44]。但是,关于社会心理问题的标准尚未明确,UNOS和其他指南所提供的指导也很少。

不同的移植团队会使用不同的技术、评估人员(社会工作者、心理学家或精神科医生)和社会心理标准,来评估等待移植的患者。我们中心使用的是最近经过验证的评估工具:斯坦福大学移植综合心理社会评估方案(Stanford Integrated Psychosocial Assessment for Transplantation,SIPAT)[45]。除协助做出有关患者的社会心理状态是否适合肺移植的决定外,该工具还可以帮助我们持续监测等待肺移植患者的依从性、药物滥用和其他社会心理压力的情况。多项研究表明,涉及认知行为疗法的结构性干预措施可以改善等待肺移植患者的QoL、应激情况、乐观度、与护理人员的关系、抑郁和焦虑[46-49]。我们建议对所有等待肺移植患者监测心理压力、依从性和药物滥用情况。有滥用药物风险的患者可能需要频繁进行随机药物测试。应为高危患者提供适当的行为疗法和支持小组。

（五）姑息治疗

世界卫生组织（World Health Organization，WHO）将姑息治疗定义为通过预防和尽早发现疾病并减轻其痛苦，从而改善面临危及生命的疾病相关问题的患者及其家人的生活质量的一种方法。此外，WHO重申，应尽早提供姑息治疗，并与其他旨在延长寿命的疗法相结合[50]。同样地，美国胸科学会的一份声明指出，在进展性呼吸系统疾病的任何节点都可提供姑息治疗。这里强调的一个重要概念是，姑息治疗与治愈性疗法一般并不冲突[51]。然而，在临床实践中，姑息治疗的目标常常与治愈性疗法相抵触。对于等待肺移植的患者，要维持其可接受外科手术的愿望可能会使其接受更多的侵入性治疗，并限制其麻醉药品和抗焦虑药物的使用[52]。此外，囊性纤维化患者肺移植后更有可能进入重症监护病房并接受机械通气[53-54]。等待肺移植的患者应同时而不是序贯地接受治愈性治疗和姑息治疗[49]。

◇ 三、桥接肺移植

自2005年LAS系统实施以来，肺移植患者的基本特征已经发生了重大变化。LAS的使用使病情较重和年龄较大的患者可以接受肺移植，且特发性肺纤维化是最常见的病因[55]。这些病情较重的患者存在呼吸失代偿的高风险，并需要机械通气为其桥接到肺移植。此外，LAS优先考虑等待移植名单中死亡率较高的患者接受移植，这为机械通气支持患者提供了接受合适供者的机会。实际上，自2005年实施LAS以来，等待肺移植的患者接受机械通气（6% vs. 2.6%）或体外生命支持（extracorporeal life support，ECLS）（1.1% vs. 0.6%）的百分比比以往显著增加[55]。

机械通气桥接肺移植可提高等待肺移植患者的生存率，从而增加其接受合适器官的机会，并通过积极营养支持和身体康复来改善其临床状况[56-57]。

（一）机械通气

机械通气仍然是肺移植最常用的桥接方法。但接受机械通气的肺移植患者的预后较其他患者差[58-60]。接受机械通气的等待肺移植患者仍有发生呼吸机相关肺损伤和护理相关肺炎的风险。接受机械通气的晚期肺病患者通常需要镇静，以确保充足的通气和供氧。而这种镇静可以使患者有病情加重、营养不良和院内感染的风险。通常，对机械通气的等待肺移植患者，需要进行全面评估。机械通气及其相关疗法可能导致患者逻辑障碍和情感障碍，从而无法通过移植前的医学和社会心理评估。此外，甚至可能导致患者无法充分理解为何选择移植治疗，并且导致移植团队无法获得完全的知情同意。

（二）体外生命支持

鉴于桥接肺移植的局限性，人们更加关注体外生命支持（extracorporeal life support，ECLS）。早期，ECLS作为移植或恢复"桥梁"的效果并不理想[61-62]。然而，近10年来，体外膜肺氧合（extracorporeal membrane oxygenation，ECMO）作为移植的"桥梁"，引起了人们的重视。回顾2008年之前的美国经验发现，以ECLS为移植"桥梁"的患者，移植后的1年生存率为50%；而无ECLS的患者，移植后的1年生存率则为79%。后来，多个不同国家的移植中心研究报告，ECLS患者移植后的1年生存率在 75％～80％,并且在统计学上与无 ECLS 的肺移植患者无显著性差异[63-65]。新的 ECLS 方法可以在发病率最低的情况下提供支持。较小的充氧器、肝素涂层回路、离心泵以及经皮放置的双腔导管的发展,使得 ECLS 可以用于清醒和非卧床患者。等待肺移植的患者可以用 ECLS 长期维持。他们可以积极参与营养和运动训练计划,以维持其移植候选资格并减少移植后的并发症[66]。然而,尽管 ECLS 的报道令人鼓舞,但关于 ECLS 作为肺移植"桥梁"的问题,目前仍存在争议。这与大量的资源使用和医疗并发症有关,并且并非所有的肺移植中心都具备提供 ECLS 的能力。

◇ 四、器官分配和等待肺移植名单管理

在美国,供肺是根据 LAS 分配的,目的是为肺移植受者提供最大的移植生存受益。LAS 的目标之一是根据紧急程度而不是等待肺移植名单上的时间对候选者进行优先排序,以降低等待肺移植名单上患者的死亡率。相比于以前,2005 年 LAS 实施以来,接受肺移植的患者年龄更大、病情更重且患间质性肺病的概率越大;并且移植率最高的是年龄≥65 岁的患者和间质性肺病患者。在 LAS 实施之初,因为可以在紧急情况下为病情较重的患者进行移植,所以等待肺移植名单上患者的死亡率有所下降。但是,自 2010 年以来,等待肺移植名单上患者的死亡率又有所上升,目前为 15.4%。等待肺移植名单上死亡率最高的是 LAS≥50 且年龄在 12～17 岁的患者,其次是 18～34 岁的患者。在等待肺移植名单上,亚洲裔、西班牙裔及黑种人患者的死亡率高于白种人[4]。LAS 的快速变化与移植后死亡率较高以及短期内等待肺移植名单上的死亡率增高相关[67]。目前,中位移植时间为 4 个月,但该时间因移植中心的地理位置而有较大的变化幅度[4]。移植医师必须重点关注其供者服务区域内的器官供应情况以及本移植中心移植的具体障碍。应预先确定等待肺移植名单上死亡风险增加的候选者,并对其进行严密监测。LAS 中的临床变量,特别是氧气需求和辅助通气的使用,可能对候选者的评分产生重大影响,从而影响他们能否分配到合适的供肺。在我们移植中心,对于 LAS ＞50 的等待肺移植患者,我们会每 4～6 周做一次检查,并在每周一次的受者选择多学科讨论会议上评估其临床状况。表 5.1 汇总了 UNOS 要求定期更新以优化 LAS 所需的临床变量。

(一)致敏肺移植候选者

如果肺移植候选者曾暴露于一些致敏事件,如妊娠、输血、共用静脉针头或器官移植等,那么可能会产生抗 HLA 抗体。抗 HLA 抗体,尤其供者特异性抗 HLA 抗体的存在,与肺移植后移植物的恶化和患者生存率的降低有关[5-7, 68-69]。近 20 年,抗 HLA 抗体的检测方法已经取得了重大进展。新的固相分析方法,尤其单抗原 HLA 珠,在检测 IgG 抗 HLA 抗体方面极为敏感[7,70]。这些 IgG 抗体的临床意义仍不清楚。为了确定其价值,已经开发了新的检测方法用于确定这些抗体的补体结合能力。补体结合的供者特异性抗 HLA 抗体的存在,与肾脏和心脏移植的预后不良相关[71-72]。具有临床意义的可能是补体结合的抗 HLA 抗体,而不是 IgG 抗体。肺移植候选者中,抗 HLA 抗体的存在与移植率较低有关,因为致敏肺移植候选者的供肺池减小了[68]。

对于已存在抗 HLA 抗体的肺移植候选者,已经有多种应对策略。其中一种是"脱敏方案",即在移植前降低患者抗 HLA 抗体的效价。然而,这种"脱敏方案"在胸腔移植候选者中的结果是令人失望的[73-75]。尽管采取了由血浆置换、甲基强的松龙、硼替佐米、利妥昔单抗和静脉内免疫球蛋白组成的"脱敏方案",但研究人员无法显著降低抗 HLA 抗体的水平[74]。还有一种是移植前抗 HLA 抗体方案。我们移植中心不采用"脱敏方案",而采用移植前抗 HLA 抗体方案(总结见表 5.2)。美国器官获

取与移植网络（Organ Procurement and Transplantation Network, OPTN）允许将器官分配给致敏肺移植候选者。如果移植医师认为移植候选者对某些 HLA 抗原敏感，如果供者服务区域内所有肺移植团队和器官获取组织（Organ Procurement Organization, OPO）因为供者和致敏肺移植候选者血清之间的交叉匹配为阴性而同意将肺源分配给致敏肺移植候选者，或者如果供者服务区域内所有肺移植团队和 OPO 都认为肺移植候选者的致敏水平有资格获得该器官，那么可以将其分配给供者服务区域内的致敏肺移植候选者[76]。

表 5.2 斯坦福肺移植前抗 HLA 抗体管理方案

通过 IgG 测定的抗 HLA 抗体 （cPRA%）	通过 C1q 测定的抗 HLA 抗体 （cPRA%）	干预
＜50%	阴性	即时追溯交叉配对
≥50%	阴性	在手术室行血浆置换，即时回顾性交叉配对
阴性或阳性	＜50%	虚拟交叉匹配，然后即时回顾性交叉配对
阴性或阳性	≥50%	前瞻性交叉配对

注：cPRA, calculated panel-reactive antibodies, 计算的组反应抗体；HLA, human leukocyte antigen, 人白细胞抗原。

（二）小体积受者

LAS 实施后，等待肺移植名单上和接受移植的限制性肺疾病患者数量有所增加。限制性肺疾病患者可能有与其基础疾病相关的小胸腔。相比于平均身高 168cm 的肺移植候选者，身高不足 160cm 的肺移植候选者需要多等待 54 天以获得合适的器官[77]。在等待肺移植名单中，LAS 评分高和限制性肺疾病患者的死亡风险相对较高。对于身材矮小且 LAS 评分高和限制性肺疾病患者，必须探索移植的替代方法。可能的替代方法有活体肺叶移植、尸体供肺叶移植和供肺的非解剖缩小，使得可以将身材较大的供者的器官移植到身材较小的受者。接受双侧肺叶移植患者的临床预后与标准的双肺移植患者相似[78-79]。

（三）肺审查委员会

如果 OPTN 认为肺移植候选者的 LAS 不能反映其临床紧迫性，则允许肺移植团队针对肺移植候选者的 LAS 提出请求。移植团队可以为其请求特定的 LAS。所有这些请求均应由肺移植内科医师和外科医师组成的肺审查委员会进行审查[76]。

（四）多重名单

根据目前的 LAS 系统，供者器官首先由 UNOS 向供者所在区域内所有与供者 ABO 相同或相容的候选者提供，然后再向该区域之外的区域提供。在不同的地理区域和供者服务区域，移植的中位数时间差异很大。应该向等待肺移植名单上的所有患者提供多个移植中心的相关供者信息。对于有死亡高风险的肺移植候选者，如 LAS＞50 或间质性肺病快速进展的患者，应鼓励在其 OPO 服务范围以外的移植中心寻求双重登记。同样地，多个移植中心的登记也可能使敏感患者和身材小的患者受益，使他们能够对接到更大的供者库。

（五）从等待肺移植名单中移除

等待肺移植患者的临床状况可能迅速发生恶化。在所有患者临床就诊及临床状态发生任何重大变化时，必须对其是否适合肺移植进行重新评估。移植前，患者从等待肺移植名单中移除的常见原因包括：疾病进展到患者无法耐受移植的程度；发生另一个器官衰竭；脓毒症不受控制；治疗依从性差；屡次滥用药物；社会支持结构发生变化；出现新的绝对或相对禁忌证；临床状况无法改善。机械通气或 ECLS 的肺移植候选者无法耐受移植的风险很高，应至少每天或更频繁地评估其候选者资格。如果候选者的禁忌证被认为是暂时的，则可以将其置于非活动状态等待。此外，还应考虑患者状态良性发展和积极改善而从等待肺移植名单中移除的情况，包括对内科药物治疗的反应较好（在肺动脉高压人群中最常见）和（或）生活质量状态改善，使风险效益平衡发生改变，而不再需要考虑肺移植[44]。

◇ 参考文献

[1] Iribarne A, Russo MJ, Davies RR, et al. Despite decreased wait-list times for lung transplantation, lung allocation scores continue to increase. Chest, 2009, 135: 923-928.

[2] Kozower BD, Meyers BF, Smith MA, et al. The impact of the lung allocation score on short-term transplantation outcomes: a multicenter study. J Thorac Cardiovasc Surg, 2008, 135: 166-171.

[3] Osaki S, Maloney JD, Meyer KC, et al. The impact of the lung allocation scoring system at the single national Veterans Affairs hospital lung transplantation program. Eur J Cardiothorac Surg, 2009, 36: 497-501.

[4] Valapour M, Skeans MA, Heubner BM, et al. OPTN/SRTR 2012 annual data report: lung. Am J Transplant 2014, 14(Suppl 1): 139-165.

[5] Hadjiliadis D, Chaparro C, Reinsmoen NL, et al. Pre-transplant panel reactive antibody in lung transplant recipients is associated with significantly worse post-transplant survival in a multicenter study. J Heart Lung Transplant, 2005, 24(Suppl 7): S249-S254.

[6] Shah AS, Nwakanma L, Simpkins C, et al. Pretransplant panel reactive antibodies in human lung transplantation: an analysis of over 10, 000 patients. Ann Thoracic Surg, 2008, 85: 1919-1924.

[7] Smith JD, Ibrahim MW, Newell H, et al. Pre-transplant donor HLA-specific antibodies: characteristics causing detrimental effects on survival after lung transplantation. J Heart Lung Transplant, 2014, 33: 1074-1082.

[8] De Soyza A, Meachery G, Hester KL, et al. Lung transplantation for patients with cystic fibrosis and Burkholderia cepacia complex infection: a single-center experience. J Heart Lung Transplant, 2010, 29: 1395-1404.

[9] Taylor JL, Palmer SM. Mycobacterium abscessus chest wall and pulmonary infection in a cystic fibrosis lung transplant recipient. J Heart Lung Transplant, 2006, 25: 985-988.

[10] National Center for Immunization and Respiratory Diseases. General recommendations on immunization-recommendations of the Advisory Committee on Immunization Practices (ACIP). MMWR Recomm Rep, 2011, 60(2): 1-64.

［11］Conway SP, Simmonds EJ, Littlewood JM. Acute severe deterioration in cystic fibrosis associated with influenza A virus infection. Thorax, 1992, 47: 112-114.

［12］Flight WG, Bright-Thomas RJ, Tilston P, et al. Incidence and clinical impact of respiratory viruses in adults with cystic fibrosis. Thorax, 2014, 69: 247-253.

［13］Poole PJ, Chacko E, Wood-Baker RW, et al. Influenza vaccine for patients with chronic obstructive pulmonary disease. Cochrane Database Syst Rev, 2006, 1: CD002733.

［14］Umeda Y, Morikawa M, Anzai M, et al. Acute exacerbation of idiopathic pulmonary fibrosis after pandemic influenza A (H1N1)vaccination. Intern Med, 2010, 49: 2333-2336.

［15］Whitaker P, Etherington C, Denton M, et al. A / H1N1 flu pandemic. A / H1N1 and other viruses affecting cystic fibrosis. BMJ, 2009, 339: b3958.

［16］Blumberg EA, Fitzpatrick J, Stutman PC, et al. Safety of influenza vaccine in heart transplant recipients. J Heart Lung Transplant, 1998, 17: 1075-1080.

［17］Katerinis I, Hadaya K, Duquesnoy R, et al. De novo anti-HLA antibody after pandemic H1N1 and seasonal influenza immunization in kidney transplant recipients. Am J Transplant, 2011, 11: 1727-1733.

［18］Lederer DJ, Wilt JS, D'Ovidio F, et al. Obesity and underweight are associated with an increased risk of death after lung transplantation. Am J Respir Crit Care Med, 2009, 180: 887-895.

［19］Allen JG, Arnaoutakis GJ, Weiss ES, et al. The impact of recipient body mass index on survival after lung transplantation. J Heart Lung Transplant, 2010, 29: 1026-1033.

［20］Lederer DJ, Kawut SM, Wickersham N, et al. Obesity and primary graft dysfunction after lung transplantation: the Lung Transplant Outcomes Group obesity study. Am J Respir Crit Care Med, 2011, 184: 1055-1061.

［21］Singer JP, Peterson ER, Snyder ME, et al. Body composition and mortality after adult lung transplantation in the United States. Am J Respir Crit Care Med, 2014, 190: 1012-1021.

［22］Chamogeorgakis T, Mason DP, Murthy SC, et al. Impact of nutritional state on lung transplant outcomes. J Heart Lung Transplant, 2013, 32: 693-700.

［23］Hirche TO, Knoop C, Hebestreit H, et al. Practical guidelines: lung transplantation in patients with cystic fibrosis. Pulm Med, 2014, 2014: 621342.

［24］Rochester CL, Fairburn C, Crouch RH. Pulmonary rehabilitation for respiratory disorders other than chronic obstructive pulmonary disease. Clin Chest Med, 2014, 35: 369-389.

［25］Bossenbroek L, ten Hacken NH, van der Bij W, et al. Cross-sectional assessment of daily physical activity in chronic obstructive pulmonary disease lung transplant patients. J Heart Lung Transplant, 2009, 28: 149-155.

［26］Langer D, Cebria i Iranzo MA, et al. Determinants of physical activity in daily life in candidates for lung transplantation. Respir Med, 2012, 106: 747-754.

［27］Lederer DJ, Arcasoy SM, Wilt JS, et al. Six-minute-walk distance predicts waiting list survival in idiopathic pulmonary fibrosis. Am J Respir Crit Care Med, 2006, 174: 659-664.

［28］Sharples L, Hathaway T, Dennis C, et al. Prognosis of patients with cystic fibrosis awaiting heart and lung transplantation. J Heart Lung Transplant, 1993, 12: 669-674.

［29］Martinu T, Babyak MA, O'Connell CF, et al. Baseline 6-min walk distance predicts survival in lung transplant candidates. Am J Transplant, 2008, 8: 1498-1505.

［30］Rochester CL. Pulmonary rehabilitation for patients who undergo lung-volume-reduction surgery or lung transplantation. Respir Care, 2008, 53: 1196-1202.

［31］Gloeckl R, Halle M, Kenn K. Interval versus continuous training in lung transplant candidates: A randomized trial. J Heart Lung Transplant, 2012, 31: 934-941.

［32］Spruit MA, Singh SJ, Garvey C, et al. An official American Thoracic Society/European Respiratory Society statement: key concepts and advances in pulmonary rehabilitation. Am J Respir Crit Care Med, 2013, 188: e13-e64.

［33］Jastrzebski D, Ochman M, Ziora D, et al. Pulmonary rehabilitation in patients referred for lung transplantation. Adv Exp Med Biol, 2013, 755: 19-25.

［34］Barbour KA, Blumenthal JA, Palmer SM. Psychosocial issues in the assessment and management of patients undergoing lung transplantation. Chest, 2006, 129: 1367-1374.

［35］Parekh PI, Blumenthal JA, Babyak MA, et al. Psychiatric disorder and quality of life in patients awaiting lung transplantation. Chest, 2003, 124: 1682-1688.

［36］Woodman CL, Geist LJ, Vance S, et al. Psychiatric disorders and survival after lung transplantation. Psychosomatics, 1999, 40: 293-297.

［37］Burker EJ, Carels RA, Thompson LF, et al. Quality of life in patients awaiting lung transplant: Cystic fibrosis versus other end-stage lung diseases. Pediatr Pulmonol, 2000, 30: 453-460.

［38］Stukas AA Jr, Dew MA, Switzer GE, et al. PTSD in heart transplant recipients and their primary family caregivers. Psychosomatics, 1999, 40: 212-221.

［39］Myaskovsky L, Dew MA, Switzer GE, et al. Quality of life and coping strategies among lung transplant candidates and their family caregivers. Soc Sci Med, 2005, 60: 2321-2332.

［40］De Vito Dabbs A, Dew MA, Stilley CS, et al. Psychosocial vulnerability, physical symptoms and physical impairment after lung and heart-lung transplantation. J Heart Lung Transplant, 2003, 22: 1268-1275.

［41］Chacko RC, Harper RG, Gotto J, et al. Psychiatric interview and psychometric predictors of cardiac transplant survival. Am J Psychiatry, 1996, 153: 1607-1612.

［42］Shapiro PA, Williams DL, Foray AT, et al. Psychosocial evaluation and prediction of compliance problems and morbidity after heart transplantation. Transplantation, 1995, 60: 1462-1466.

［43］Husain AN, Siddiqui MT, Holmes EW, et al. Analysis of risk factors for the development of bronchiolitis obliterans syndrome. Am J Respir Crit Care Med, 1999, 159: 829-833.

［44］Weill D, Benden C, Corris PA, et al. A consensus document for the selection of lung transplant candidates: 2014-an update from the Pulmonary Transplantation Council of the International Society for Heart and Lung Transplantation. J Heart Lung Transplant, 2015, 34: 1-15.

［45］Maldonado JR, Dubois HC, David EE, et al. The Stanford Integrated Psychosocial Assessment for Transplantation (SIPAT): a new tool for the psychosocial evaluation of pre-transplant candidates. Psychosomatics, 2012, 53: 123-132.

［46］Blumenthal JA, Babyak MA, Keefe FJ, et al. Telephone-based coping skills training for patients awaiting lung transplantation. J Consult Clin Psychol, 2006, 74: 535-544.

[47] Napolitano MA, Babyak MA, Palmer S, et al. Effects of a telephone-based psychosocial intervention for patients awaiting lung transplantation. Chest, 2002, 122: 1176-1184.

[48] Rodrigue JR, Baz MA, Widows MR, et al. A randomized evaluation of quality-of-life therapy with patients awaiting lung transplantation. Am J Transplant, 2005, 5: 2425-2432.

[49] Rosenberger EM, Dew MA, DiMartini AF, et al. Psychosocial issues facing lung transplant candidates, recipients and family caregivers. Thorac Surg Clin, 2012, 22: 517-529.

[50] World Health Organization. WHO definition of palliative care. http://www. who. int / cancer / palliative/definition/en/. Accessed October 14, 2014.

[51] Lanken PN, Terry PB, Delisser HM, et al. An official American Thoracic Society clinical policy statement: palliative care for patients with respiratory diseases and critical illnesses. Am J Respir Crit Care Med, 2008, 177: 912-927.

[52] Janssen DJ, Spruit MA, Does JD, et al. End-of-life care in a COPD patient awaiting lung transplantation: a case report. BMC Palliat Care, 2010, 9: 6.

[53] Dellon EP, Leigh MW, Yankaskas JR, et al. Effects of lung transplantation on inpatient end of life care in cystic fibrosis. J Cyst Fibros, 2007, 6: 396-402.

[54] Ford D, Flume PA. Impact of lung transplantation on site of death in cystic fibrosis. J Cyst Fibros, 2007, 6: 391-395.

[55] Maxwell BG, Levitt JE, Goldstein BA, et al. Impact of the lung allocation score on survival beyond 1 year. Am J Transplant, 2014, 14: 2288-2294.

[56] Cypel M, Keshavjee S. Extracorporeal life support as a bridge to lung transplantation. Clin Chest Med, 2011, 32: 245-251.

[57] Strueber M. Bridges to lung transplantation. Curr Opin Organ Transplant, 2011, 16: 458-461.

[58] Gottlieb J, Warnecke G, Hadem J, et al. Outcome of critically ill lung transplant candidates on invasive respiratory support. Intensive Care Med, 2012, 38: 968-975.

[59] Mason DP, Thuita L, Nowicki ER, et al. Should lung transplantation be performed for patients on mechanical respiratory support? The US experience. J Thorac Cardiovasc Surg, 2010, 139: 765-773 e761.

[60] Singer JP, Blanc PD, Hoopes C, et al. The impact of pretransplant mechanical ventilation on short- and long-term survival after lung transplantation. Am J Transplant, 2011, 11: 2197-2204.

[61] Veith FJ. Lung transplantation. Transplant Proc, 1977, 9: 203-208.

[62] Zapol WM, Snider MT, Hill JD, et al. Extracorporeal membrane oxygenation in severe acute respiratory failure. A randomized prospective study. JAMA, 1979, 242: 2193-2196.

[63] Bermudez CA, Rocha RV, Zaldonis D, et al. Extracorporeal membrane oxygenation as a bridge to lung transplant: Term outcomes. Ann Thoracic Surg, 2011, 92: 1226-1231, discussion 1231-1232.

[64] Fuehner T, Kuehn C, Hadem J, et al. Extracorporeal membrane oxygenation in awake patients as bridge to lung transplantation. Am J Respir Crit Care Med, 2012, 185: 763-768.

[65] Lang G, Taghavi S, Aigner C, et al. Primary lung transplantation after bridge with extracorporeal membrane oxygenation: a plea for a shift in our paradigms for indications. Transplantation, 2012, 93:

729-736.

[66] Diaz-Guzman E, Hoopes CW, Zwischenberger JB. The evolution of extracorporeal life support as a bridge to lung transplantation. ASAIO J, 2013, 59: 3-10.

[67] Tsuang WM, Vock DM, Finlen Copeland CA, et al. An acute change in lung allocation score and survival after lung transplantation: a cohort study. Ann Intern Med, 2013, 158: 650-657.

[68] Kim M, Townsend KR, Wood IG, et al. Impact of pretransplant anti-HLA antibodies on outcomes in lung transplant candidates. Am J Respir Crit Care Med, 2014, 189: 1234-1239.

[69] Lau CL, Palmer SM, Posther KE, et al. Influence of panel-reactive antibodies on posttransplant outcomes in lung transplant recipients. Ann Thoracic Surg, 2000, 69: 1520-1524.

[70] Tyan DB. New approaches for detecting complement-fixing antibodies. Curr Opin Organ Transplant, 2012, 17: 409-415.

[71] Chin C, Chen G, Sequeria F, et al. Clinical usefulness of a novel C1q assay to detect immunoglobulin G antibodies capable of fixing complement in sensitized pediatric heart transplant patients. J Heart Lung Transplant, 2011, 30: 158-163.

[72] Yabu JM, Higgins JP, Chen G, et al. C1q-fixing human leukocyte antigen antibodies are specific for predicting transplant glomerulopathy and late graft failure after kidney transplantation. Transplantation, 2011, 91: 342-347.

[73] Patel J, Everly M, Chang D, et al. Reduction of alloantibodies via proteasome inhibition in cardiac transplantation. J Heart Lung Transplant, 2011, 30: 1320-1326.

[74] Snyder LD, Gray AL, Reynolds JM, et al. Antibody desensitization therapy in highly sensitized lung transplant candidates. Am J Transplant, 2014, 14: 849-856.

[75] Weston M, Rolfe M, Haddad T. Desensitization protocol using bortezomib for highly sensitized patients awaiting heart or lung transplants. Clin Transplant, 2009: 393-399.

[76] Organ Procurement and Transplantation Network (OPTN) policies. http://optn.transplant.hrsa.gov/governance/policies/. Accessed 2014 Oct 14, 2014.

[77] Shigemura N, Bhama J, Bermudez C, et al. Lobar lung transplantation: emerging evidence for a viable option. Semin Thorac Cardiovasc Surg, 2013, 25: 95-96.

[78] Keating DT, Marasco SF, Negri J, et al. Long-term outcomes of cadaveric lobar lung transplantation: helping to maximize resources. J Heart Lung Transplant, 2010, 29: 439-444.

[79] Marasco SF, Than S, Keating D, et al. Cadaveric lobar lung transplantation: technical aspects. Ann Thoracic Surg, 2012, 93: 1836-1842.

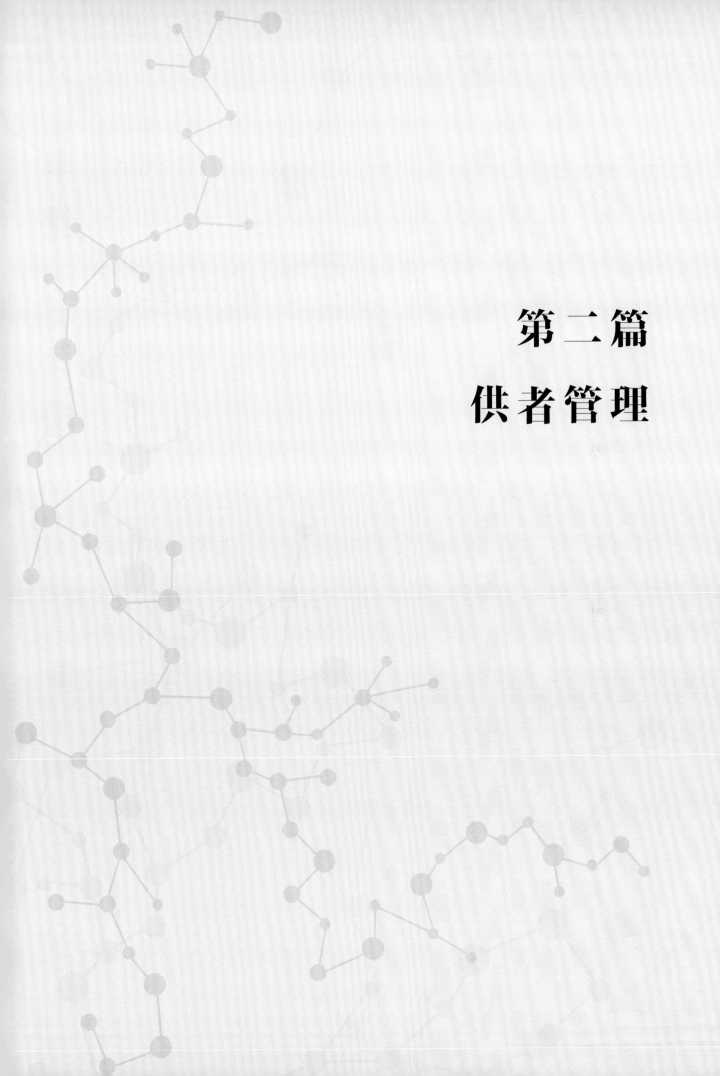

第二篇
供者管理

第六章 供肺分配

2005年5月,美国开始根据医疗紧急性(而非严格的等待时间)来实施肺移植器官分配评分(lung allocation score, LAS)方案,并据此进行器官分配。此后,患者等待时间缩短,死亡率下降,病情较重的患者得以在不影响移植后生存期的情况下接受移植。然而,越来越多的证据显示,本地分配制度正限制LAS发挥出最大的潜力。在美国,地理位置依然对供肺的分配产生巨大的影响,在一定地理范围内,供肺被分配给低优先级的等待移植患者,而区域性的匹配良好的高优先级待移植患者则被忽视了。

一、引 言

在理想状况下,任何一位可从新器官获益的待移植患者都能够获得一个合适的供者器官。然而,适合移植的供者器官依然极度短缺[1]。每年,数以百计的待肺移植患者在等待过程中死亡[2]。潜在的受者与供者数量之间差距悬殊,需要更高效的器官分配方法,以确保最合理地利用稀缺资源。

在过去的几年中,美国根据等待名单上待移植患者的累积等待时间进行供肺分配[3-5],即在有器官可用时,名单上等待时间最长的待移植患者具有最高的优先级。患病时间被用来代表疾病的严重程度,该制度倾向于将器官提供给患病时间最久的患者。然而,该制度可能对临床实践产生相反的影响。为获得更长的累积等待时间,患者在疾病早期便加入等待名单,这导致名单上高达44%的患者处于非活跃状态[6]。那些足够健康可以等待最长时间的患者占据了名单的前列。事实上,这些患者尽管位于名单前列,但相比于继续留在等待名单中,其接受移植所面临的风险可能更高[5,7-8]。相反,考虑到在漫长的器官等待过程中存活概率很低,那些病情最重、最紧急的病例可能并没有被加入等待名单[9]。因此,有必要不断调整供肺分配的程序。

二、当前情况

(一)肺移植器官分配评分

2005年5月,基于医疗紧急性(而非严格的等待时间)的LAS被用于器官分配。LAS是基于多变量模型的一种标准化数值评分,评分区间为0~100,是对患者等待过程中死亡风险预测和移植术后第1年生存率预测的加权组合[10]。具体来说,LAS计算方法为移植获益测算减去等待名单紧急性测算。移植获益测算是将移植后生存率测算减去等待名单紧急性测算[3,7]。

移植获益测算＝移植后生存率测算－等待名单紧急性测算

原始LAS＝移植获益测算－等待名单紧急性测算

＝移植后生存率测算－2×等待名单紧急性测算

等待名单紧急性是用多元回归模型估算的等待名单的1年生存率曲线下面积来衡量的。移植后生存率估计方法类似。

1年生存率曲线下面积对应于1年内的存活天数。影响生成1年生存曲线的因素有诸多,包括肺功能状态、用力肺活量(占预测值的百分比)、年龄和诊断[8]。然后将分数归一化为100分制。如果患者的病情在等待过程中恶化,则可以随时更新分数。

患者只有在年满12周岁后才能进行LAS。由于相应的数据缺乏,对年轻患者无法生成可靠的模型。因此,对于年轻患者,等待名单上的等待累积时间是供肺分配的主要决定因素[8]。

在LAS中,等待名单上预期生存期的权重高于移植后预期生存期的权重,因此供者器官将优先分配给危重的待移植患者。因此,也有人担心LAS的启用可能导致移植后发病率及死亡率的增加。

(二)实施LAS后结果

初步研究表明,在新的分配制度实施后,移植受者的平均LAS和待移植者的平均LAS均增加[8,10-13]。这些研究还表明,尽管待移植患者数量增加,但是等待时间有所缩短[9,11]。

在LAS实施后,由于病情更重的患者接受移植,所以受者原发性移植物功能障碍的发生率增高,重症监护病房的停留时间更长,且资源使用更多了[15]。除此之外,研究也未发现移植后生存率降低的证据[9,12-14]。

尽管已经有些有益的改变,但研究团队证实移植的净效益并没有最大化。研究发现:①在等待移植过程中,高度优先的肺移植候选者(LAS＞75)的死亡率仍较高;②4/5的供肺被分配给低优先级的候选者(LAS＜50);③低优先级的候选者(LAS＜50)似乎很少或不能从移植中有生存获益[2]。因此,我们假设其中很多的低效率是由地区供肺分配引起的。

◇ 三、供肺分配地理因素

地理因素对美国器官分配的重大影响早已被公认。1998年4月,美国卫生和公共服务部(Department of Health and Human Services,DHHS)发布了"最终规则",其中指出,"稀缺器官的分配将以通用医疗标准为基础,而非地理的偶然性"[16]。1998年10月,DHHS和医学研究所(Institute of Medicine,IOM)组织了一个专家小组,以评估"最终规则"对肝脏分配和移植的影响。该专家小组于1999年7月完成分析,并得出两个主要结论。第1个主要结论是,更广范围的器官分配对分配结果有诸多有益的影响,其中包括:①病情最严重的患者接受移植的比例总体上升;②病情最轻的患者过度移植的比例相应地下降;③移植前的死亡率不增加。第2个主要结论是,应在医学特征和疾病预后(而不是等待时间)的基础上设计新的分配制度[17]。

地理位置对肺移植的影响也早已被认识到。在2005年推行LAS时,供肺分配委员会建议,除按医疗紧急性分配器官外,也应尽量减少地理位置对等候名单的影响[3]。尽管引入了"最终规则"、

IOM组织专家小组所做的调查结果和供肺分配委员会的建议,但目前仍无重大的政策变更来尽量地减少地理位置对供肺分配的影响。

虽然所有肺移植候选者最初都根据LAS进行优先级排序,但在实际的器官分配过程中,首先考虑的仍是地理因素,而不是LAS。器官分配的主要单位是局部地区性地理单位,即捐献者服务区(donor service area,DSA)。下一级最大的单位是区域。在美国和波多黎各共有58个DSA组成的11个区域。最初,器官仅限供给与捐献者在同一DSA且匹配合适(基于血型和大小)的候选者。一旦供肺被当地DSA候选者所接受,就不会再提供给更广区域或国家层面的病情更重的候选者,即使这些非当地候选者的LAS更高。

为了本地候选者而绕过其他区域或国家层面的病情更严重的候选者候选者的情况非常常见。我们分析了2009年所有在本地分配的580对双肺移植,有480(83%)对双肺尽管在区域层面上存在匹配合适且LAS更高的候选者,但还是分配给了本地患者[18]。令人担忧的是,在这些病例中,当地候选者与区域候选者之间的LAS差异不小。在480位被绕过的区域候选者中,24%的LAS比当地候选者高出10分以上;7%的候选者LAS比当地候选者高出25分以上;总体上,185名被绕过的区域候选者在等待过程中死亡[18]。

患者LAS之间的差异具有临床意义。LAS<50的患者很可能可以在没有移植的情况下存活数年,而LAS>75的患者可能仅能存活几天。低危患者即使不接受移植,也尚有数年的生存期,这为他们等待合适的供者赢得了时间。而高优先级候选者没有这样的等待时间。

基于地理位置的分配制度不仅阻碍了移植界根据病情严重程度进行的器官分配,也限制了LAS潜力的全部发挥。80%以上的供肺继续被分配给低优先级的候选者(LAS<50)(见图6.1)[19]。在这些低优先级的候选者中,近一半接受了当地分配的器官(见图6.2)[20]。这些器官本可以使病情更重的区域候选者获得更大的益处。在低优先级的候选者持续获得大部分器官的同时,近50%的高优先级候选者(LAS>75)在纳入移植等待名单1年后死亡[2]。更令人担忧的是,低优先级的候选者其实从移植中获益很少甚或没有净生存获益(见图6.3)[2]。

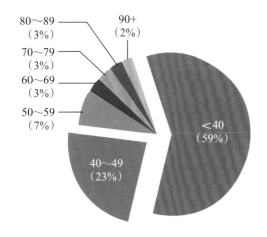

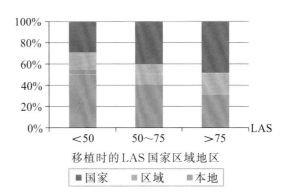

图6.1 根据肺移植器官分配评分接受移植的候选者比例。数据来源于UNOS,包括2006年4月5日—2007年12月31日所有的年龄≥12岁的肺移植受者(n=3836)

图6.2 根据LAS的分配类型。数据来源于UNOS,包括2005年5月4日—2010年12月31日所有的年龄≥12岁的肺移植受者(n=7171)

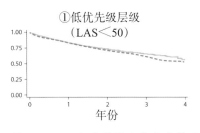
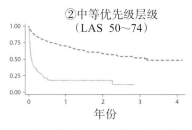
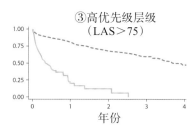

图 6.3　LAS 分层移植的净生存获益。移植的净生存获益用移植后移植物生存曲线（虚线）和等待移植生存曲线（实线）之间的面积表示。生存函数之间的面积越大，表明 LAS 在 50～74 和 LAS 在 75 以上层级的生存获益较大。但是，对于 LAS＜50 的层级，生存函数几乎重叠，这表明净生存获益很少或没有。数据来源于 UNOS，包括 2005 年 5 月 4 日—2009 年 5 月 4 日所有的年龄≥12 岁的肺移植受者（n＝6082）

◇ 四、潜在的解决方案

我们倡导创建类似于心脏移植分配制度的肺移植优先级制度。在心脏分配制度中，器官首先被提供给当地的 1A 级候选者（对应于病情最重的候选者）。如果当地没有 1A 级候选者，那么可以在 500 英里（1 英里≈1.609 千米）半径范围内将该器官提供给其他 1A 级候选者；如果在 500 英里半径范围内没有合适的 1A 级候选者，那么可以将该器官提供给当地的 1B 级候选者；如果当地没有 1B 级候选者，那么可以将该器官提供给 500 英里半径范围内的 1B 级候选者；如果在 500 英里半径范围内没有合适的 1B 候选者，那么可以将该器官提供给当地的 2 级候选者；如果当地没有 2 级候选者，那么可以将该器官提供给 500 英里半径范围内的 2 级候选者；如果在 500 英里半径范围内没有合适的 2 级候选者，那么可以在全国范围分配器官。我们认为可以用类似的方式（见表 6.1）来分配供肺。LAS 按严重程度分级：LAS＜50，50～75，＞75。按地理层级分：当地 DSA，500 英里半径范围，国家层面。

表 6.1　拟议供肺分配制度

优先级	地理要求	LAS 要求
最高	当地候选者	LAS＞75
	500 英里半径内候选者	LAS＞75
	当地候选者	LAS 50～75
	500 英里半径内候选者	LAS 50～75
	当地候选者	LAS＜50
	500 英里半径内候选者	LAS＜50
最低	全国范围候选者	根据 LAS 决定

注：LAS，lung allocation score，肺移植器官分配评分。

我们提出 LAS 分层（LAS＜50，50～75，＞75）是基于既往的研究，研究显示当 LAS 层级变化时，患者移植前生存率的差异具有统计学意义[2,19]。然而，这些阈值必须在将来的研究中进行验证，并可能需要修改。区域分配的 500 英里截止点增加了分配面积，也足以增加供者的数量，但缺血时间和获取成本不会显著增加。此外，由于 DSA 作为管理器官分配的独立机构——器官获取组织（OPO）已经熟悉了心脏移植的 500 英里截止点，所以对于他们来说采用类似的制度来管理供肺分配并不难。

此外,还可以联想到其他制度,例如当前用于肝脏分配的制度。1A级(即病情最重)的肝移植候选者受益于器官的区域性分配。这些区域对应于 DSA,并且与肺移植使用的区域划分是一致的。此外,1A级肝移植候选者与肺移植候选者以相同的方式接受器官:器官首先在当地进行分配;如果肝脏未被当地采用,那么在区域和全国范围内进行分配。该模型降低了肝移植候选者和受者的等候死亡率,并且改善了移植后预后[21]。

◇ 五、广域器官分配的争议

DHHS 公布"最终规则"之后,移植界内展开了关于经济和科学的许多激烈的辩论[13-14]。有人担心执行的"最终规则"会增加移植成本,增加缺血时间及导致预后差,或使小型移植中心被强制关闭,对少数民族和低收入人群的移植可及性产生负面影响,不鼓励器官捐献。

因此,美国国会于1998年10月暂停执行"最终规则"1年以进一步研究其影响。正是在此期间,国会要求 IOM 组织一个专家小组,专门评估"最终规则"对供者分配和移植的影响。该专家小组发现,没有证据表明更广泛的器官分配会导致上述任何结果的发生[17,22-23]。

(一)移植费用

一项研究证明,在区域水平上进行更广泛范围的肝脏分配与移植成本增加无关[24]。然而,更为重要的是,在目前的供肺分配制度下,许多接受肺移植的个体并无明确的生存获益(见图6.3)。该事实表明,与促进高优先级候选者(即具有最大生存获益的候选者)获得移植的制度相比,当前的制度可能并不能获得非常好的成本效益(按生存获益除以移植费用计算)。如果在更广的区域内实现器官共享,那么受者可以从移植中获得更大的净生存获益,而一次性增加的获取成本可能是一种有价值的投入,并可能提高移植的成本效益。

(二)缺血时间延长

为模拟跨区域供肝分配而建立的模型显示,在区域层面更广泛地分配器官不会显著增加器官冷缺血时间[25]。此外,目前的证据表明,长达8小时的冷缺血时间与移植肺1年生存率下降无关[26]。在我们提出的制度中,将区域分配半径限制在500英里内,则大多数的器官获取旅程不超过2.5小时。

(三)小型移植中心

纽约州开展了一项包括几个 DSA 在内的全州肝移植器官分配计划。在实施1年后,较小的移植中心报告肝移植量增加[27]。此外,全州范围内分配器官可能与 OPO 结果的改善有关。研究分析了肾脏移植情况,并比较了全州分配(多个 DSA)和单个 DSA 分配,结果显示,全州分配与移植率、等待时间、透析时间和移植物生存率的改善相关[28]。

(四)少数民族和低收入患者

医保和高质量医疗服务的可及性等差异是医疗保健存在差距的主要原因,与移植制度无关。事实上,IOM 专家小组发现,患者一旦被列入等待移植名单,那么在等待时间上就不存在种族差异。此外,没有证据表明,更广范围的器官分配会对少数民族和低收入患者获得器官移植的机会产生不利影响[17,24]。事实上，一项关于肝脏分配的研究显示，在西班牙裔人数较少的 DSA 中，区域供肝分配可能增加白种人与西班牙裔之间的差距[29]。

（五）器官捐献

IOM 委员会发现，器官捐献率的影响因素大多与地区分配政策无关。也就是说，捐献的器官是否更有可能在当地被使用，似乎并不是决定捐献数量的重要因素。IOM 委员会发现很少有证据证明，如果得知所捐献的器官将在当地以外的区域使用，公众会拒绝捐献，或者从事器官获取的卫生专业人员的积极性会下降[30]。Egan 的另一项研究也支持这一点，60% 以上的公众表示，较区域分配而言，更愿意签署有利于全国范围分配的捐献文件[31]。

◇ 六、他国肺移植

供肺分配可基于紧迫性和等候时间，或者两者结合，其中，基于等候时间的分配更为常见[32]。"欧洲移植"体系的制度就是同时基于医疗紧迫性和累积等候时间[33]。直到 2010 年前，"欧洲移植"体系的所有国家均采用四步排名法[34]。第一步，根据地点（与捐献者的距离）和紧急状况对候选者进行排序。紧急状况分为"高度紧迫"和"择期"两档。第二步，根据特殊情况（如儿童候选者或心肺联合移植候选者）进行排序。第三步，根据候选名单上的累积等候时间进行排序。第四步，也是最后一步，仅在仍旧无法区分候选者优先级时使用，此时需要将等候时间细分并考虑"高度紧迫"状态的天数[34]。最近，"欧洲移植"体系的两个国家——德国（2011 年）[35-36]和荷兰（2014 年）[37]采用了LAS 系统作为该国的供肺分配系统，从而将等候时间从其分配流程中去除。

器官分配也取决于监管机构的类型。器官网络可以集中至国家层面，统一管理所有移植；也可分散管理一个地区内的所有移植。此外，不同的系统授予移植中心不同的决策权。例如，在澳大利亚和英国，供肺首先提供给最靠近供者的移植中心。如果该移植中心无法找到合适的受者，那么该器官可以依次提供给其他移植中心[38]。这种体制授予移植中心更大的自主权，这些移植中心可以根据个案评估器官及其潜在的受者。其他国家，如法国和西班牙，拥有由理事机构管理的，类似于 UNOS 的强大的国家级器官网络。

不管具体情况如何，每个器官分配系统都会受到地理位置的影响。由于受/供肺缺血时间的限制，在实践中普遍会优先考虑地区性分配[39]。事实上，即使在我们提出的模型中，500 英里半径的截止点也仍然会影响等候名单的排序结果。因此，需要更多地利用全国范围的数据进行研究，进一步确定地理位置对等候名单的影响程度，最终制定出新的政策以尽量减少这类影响。

◇ 七、结 论

自 LAS 实施以来，移植预后已经趋于改善，患者等候时间和死亡率也得到了改善，病情更重的患者可以实现移植且不影响移植后生存。然而，越来越多的证据表明，当地分配制度正在阻碍 LAS 发挥出全部的潜力。供肺常被分配给当地低优先级的候选者，而区域层面所匹配的合适的高优先级候选者被忽视。为了最大限度地发挥器官捐献的社会效益，我们支持类似于心脏移植的供肺分配制度，以期使地理因素的影响最小化。

◇ 参考文献

［1］Committee on Organ Procurement and Transplantation Policy, Division of Health Sciences Policy, Institute of Medicine. Organ Procurement and Transplantation: Assessing Current Policies and the Potential Impact of the DHHS Final Rule. Washington, DC: National Academy Press, 1999.

［2］Russo MJ, Worku B, Iribarne A, et al. Does lung allocation score maximize survival benefit from lung transplantation? J Thorac Cardiovasc Surg, 2011, 141: 1270-1277.

［3］Egan TM, Murray S, Bustami RT, et al. Development of the new lung allocation system in the United States. Am J Transplant, 2006, 6: 1212-1227.

［4］Pierson RN, Barr ML, McCullough KP, et al. Thoracic organ transplantation. Am J Transplant, 2004, 4（Suppl 9）: 93-105.

［5］Travaline JM, Cordova FC, Furukawa S, et al. Discrepancy between severity of lung impairment and seniority on the lung transplantation list. Transplant Proc, 2004, 36: 3156-3160.

［6］Orens JB, Shearon TH, Freudenberger RS, et al. Thoracic organ transplantation in the United States, 1995—2004. Am J Transplant, 2006, 6: 1188-1197.

［7］Egan TM, Kotloff RM. Pro / Con debate: lung allocation should be based on medical urgency and transplant survival and not on waiting time. Chest, 2005, 128: 407-415.

［8］Davis SQ, Garrity ER Jr. Organ allocation in lung transplant. Chest, 2007, 132: 1646-1651.

［9］Kozower BD, Meyers BF, Smith MA, et al. The impact of the lung allocation score on short-term transplantation outcomes: a multicenter study. J Thorac Cardiovasc Surg, 2008, 135: 166-171.

［10］United Network for Organ Sharing. A Guide to Calculating the Lung Allocation Score. http: //www. unos. org/docs/lung_allocation_score. pdf. Accessed June 12, 2014.

［11］Iribarne A, Russo MJ, Davies RR, et al. Despite decreased wait-list times for lung transplantation, lung allocation scores continue to increase. Chest, 2009, 135: 923-928.

［12］Osaki S, Maloney JD, Meyer KC, et al. The impact of the lung allocation scoring system at the single national Veterans Affairs hospital lung transplantation program. Eur J Cardiothorac Surg, 2009, 36: 497-501.

［13］Merlo CA, Weiss ES, Orens JB, et al. Impact of U. S. lung allocation score on survival after lung transplantation. J Heart Lung Transplant, 2009, 28: 769-775.

［14］Gries CJ, Mulligan MS, Edelman JD, et al. Lung allocation score for lung transplantation: impact on disease severity and survival. Chest, 2007, 132: 1954-1961.

［15］Arnaoutakis GJ, Allen JG, Merlo CA, et al. Impact of the lung allocation score on resource utilization after lung transplantation in the United States. J Heart Lung Transplant, 2011, 30: 14-21.

［16］Department of Health and Human Services. Organ Procurement and Transplantation Network: Final Rule. Federal Register 1999. http: //www. gpo. gov/fdsys/pkg/FR-1999-10-20/html/99-27456. htm. Accessed June 12, 2014.

［17］Gibbons RD, Meltzer D, Duan N. Waiting for organ transplantation. Institute of Medicine Committee on Organ Transplantation. Science, 2000, 287: 237-238.

［18］Russo MJ, Meltzer D, Merlo A, et al. Local allocation of lung donors results in transplanting lungs in lower priority transplant recipients. Ann Thorac Surg, 2013, 95: 1231-1234, discussion 1234-1235.

［19］Russo MJ, Iribarne A, Hong KN, et al. High lung allocation score is associated with increased morbidity and mortality following transplantation. Chest, 2010, 137: 651-657.

［20］Iribarne A, Sonett JR, Easterwood R, et al. Distribution of donor lungs in the United States: a case for broader geographic sharing. Paper presented at the 2011 Annual Meeting of the Western Thoracic Surgical Association, April 1, 2011. Boulder, CO. http: //www. westernthoracic. org/Abstracts/2011/CF16. cgi.

［21］Washburn K, Harper A, Klintmalm G, et al. Regional sharing for adult status 1 candidates: reduction in waitlist mortality. Liver Transpl, 2006, 12: 470-474.

［22］Kolata G. Acrimony at hearing on revising rules for liver transplants. The New York Times. December 11, 1996. http: //www. nytimes. com/1996/12/11/us/acrimony-at-hearing-on-revising-rules-for-liver-transplants. html. Accessed June 23, 2014.

［23］Stolberg SG. US urges new rule on sharing donated organs. The New York Times. June 3, 1998. http: //www. nytimes. com/1998/06/03/us/us-urges-new-rule-on-sharing-donated-organs. html. Accessed June 23, 2014.

［24］Axelrod DA, Gheorghian A, Schnitzler MA, et al. The economic implications of broader sharing of liver allografts. Am J Transplant, 2011, 11: 798-807.

［25］Gentry SE, Chow EK, Wickliffe CE, et al. Impact of broader sharing on transport time for deceased donor livers. Liver Transpl, 2014, 20: 1237-1243.

［26］Hicks M, Hing A, Gao L, et al. Organ preservation. Methods Mol Biol, 2006, 333: 331-374.

［27］Organ procurement and transplantation: assessing current policies and the potential impact of the DHHS final rule. http: //www. nap. edu/openbook. php?isbn=030906578X. Accessed June 12, 2014.

［28］Davis AE, Mehrotra S, Kilambi V, et al. The effect of the statewide sharing variance on geographic disparity in kidney transplantation in the United States. Clin J Am Soc Nephrol, 2014, 9: 1449-1460.

［29］Volk ML, Choi H, Warren GJW, et al. Geographic variation in organ availability is responsible for disparities in liver transplantation between Hispanics and Caucasians. Am J Transplant, 2009, 9: 2113-2118.

［30］Gibbons RD, Duan N, Meltzer D, et al. Waiting for organ transplantation: results of an analysis by an Institute of Medicine committee. Biostatistics, 2003, 4: 207-222.

［31］Egan TM. Ethical issues in thoracic organ distribution for transplant. Am J Transplant, 2003, 3: 366-372.

［32］Kirk AD, Knechtle SJ, Larsen CP, et al. Textbook of Organ Transplantation. New York: John Wiley & Sons, 2014.

［33］Smits JMA, Vanhaecke J, Haverich A, et al. Waiting for a thoracic transplant in Eurotransplant. Transpl Int, 2006, 19: 54-66.

［34］Verleden GM, Massard G, Fisher AJ. European Respiratory Monograph 45: lung Transplantation. Sheffields, UK: European Respiratory Society Journals, 2009.

［35］Kneidinger N, Winter H, Sisic A, et al. Munich Lung Transplant Group: waiting list during the first 9 months of the lung allocation score era. Thorac Cardiovasc Surg, 2014, 62: 422-426.

［36］Gottlieb J, Greer M, Sommerwerck U, et al. Introduction of the lung allocation score in Germany. Am J Transplant, 2014, 14: 1318-1327.

［37］Eurotransplant International Foundation. Lung Allocation Score（LAS）. 2014. https: //www. eurotransplant. org/cms/index. php?page＝las.

［38］Kotsimbos T, Williams TJ, Anderson GP. Update on lung transplantation: programmes, patients and prospects. Eur Respir Rev, 2012, 21: 271-305.

［39］Berrabah NG. Création d'un service national d'attribution d'organes: Une contribution au débat du point de vue médical sur l'article 18 du projet de loi sur la transplantation d'organes. Laussane, Switzerland: IEMS Institut d'économie et management de la santé UNIL, 2003.

第七章 供者选择和管理

◇ 一、引 言

1963年,James Hardy博士在美国密西西比州的杰克逊医院实施了第1例人体肺移植手术。此后,肺移植持续快速发展。在接下来的10年内,全球共做了36例肺移植手术,但常常在移植后的几天内出现灾难性的失败。1981年,Norman Shumway博士等在美国斯坦福大学医院实施了3例心肺联合移植手术;在3名受者中,有2名在移植1年后仍然存活且状况良好。1983年,多伦多研究团队成功实施了第1例单肺移植手术。1986年,他们报道了相关经验,并宣布受者仍过着正常的没有限制的生活。

此后,肺移植手术量持续稳步增长;然而,等待移植的患者数量与可用的合适的供肺数量之间仍然存在差距。美国器官获取与移植网络(Organ Procurement and Transplantation Network,OPTN)(www.OPTN.org)公布的数据显示,截至2014年8月,在美国等待移植的有效名单上共有78929名移植候选者,其中1653名为肺移植候选者。2009—2014年,共实施了9223例肺移植手术(见表7.1);然而,有1172名(12.7%)候选者在等候合适的同种异体移植物过程中死亡[1]。供者筛选、供者管理、手术技巧的提高有助于提高肺移植受者的生存率[1]。目前,肺移植受者的1年生存率在全球范围内达81%以上[2];而在20世纪80年代,其生存率大约为45%[3]。器官供者管理策略的持续发展可能增加合适的同种异体供肺的数量,而这对终末期肺疾病患者的救治至关重要[4-9]。

表7.1 肺移植受者数量与肺移植候选者在等待过程中死亡的数量

年份(年)	2009	2010	2011	2012	2013	2014
死亡(例)	267	234	240	225	173	33
移植(例)	1660	1769	1822	1754	1923	295
百分比(%)	16.1	13.2	13.2	12.8	9.0	11.2

来源:基于UNOS科学注册数据。http://www.OPTN.org. 访问时间2014年5月19日。

在供者家属签署正式的授权书后,恰当的供者管理是供者获取手术前至关重要的一步,以确保器官可用。标准化的供者管理弥补了维护过程中的不一致性问题,并可能增加合适器官供者的数量。

美国器官资源共享网络(United Network for Organ Sharing,UNOS)为器官供者开发了一条关键路径,并可作为对潜在供者进行系统护理的临床管理"蓝图"(见图7.1)。该路径促进了器官获取协调员与供者医院重症监护人员之间的统一协调,并明确各自的角色与责任,以防发生重复劳动或造成混乱。

患者名字：＿＿＿＿＿＿＿＿＿＿
ID：＿＿＿＿＿＿＿＿＿＿

合作实践	阶段I 转诊	阶段II 宣布脑死亡,签署知情同意	阶段III 供体评估	阶段IV 供体管理	阶段V 整备期
下列专业人士可能参与并促进捐赠流程： 勾选所有适用项 •医师 •重症监护士 •器官获取组织(OPO) •OPO协调员(OPC) •法医(ME)/验尸官 •呼吸科 •检验科 •药房 •放射科 •麻醉科 •手术室 •神职人员 •社会工作者	•根据OPO推荐联系相关医师 •联系OPO转诊：存在潜在性供体(如严重脑损伤) •OPC到达现场并开始评估 时间＿＿日期＿＿ •身高＿＿体重＿＿ •ABO血型＿＿ •通知医务部/护士长到场	•记录脑死亡时间＿＿日期＿＿ •接受患者成为潜在供体 •医师通知患者家属 •安排OPC与患者家属对接 •为家属提供支持服务(比如神职人员等) •OPC/医院主管与家属沟通捐赠事宜 •家属同意捐赠 •OPC获得家属知情同意捐赠签署文件 时间＿＿日期＿＿ •通知法医/验尸官 •法医/验尸官同意移交驱体捐赠 •家属/法医/验尸官不同意捐赠—停止当前流程—启动验尸流程—关怀支持家属	•获取血清学检验结果(HIV、肝炎病毒、梅毒、巨细胞病毒) •获取淋巴结和(或)血液用于组织配型 •通知手术室与麻醉科备器官捐赠 •通知医务部准备器官捐赠 •测量胸围和腹围 •OPC根据胸部平片进行肺测量 •OPC邀请心内科会诊 •供体器官不合适移植停止当前流程—启动验尸流程—关怀支持家属	•OPC写下新指令 •器官安置 •OPC设置暂定手术时间 •插入动脉管路/2条大口径输液 •可能插入深静脉/肺动脉导管	•提供清单给手术室 •手术室物品准备 •转运供体至手术室 •静脉通路 •泵 •氧气 •给氧气囊 •呼气末端正压阀 •转运至手术室 日期＿＿时间＿＿ •手术室护士 •检查知情同意书 •检查脑死亡证明文件 •核查供体手腕带ID信息
检验/诊断		•检查先前实验室检查结果 •检查先前血流动力学指数	•血生化 •血常规+分类 •尿酸 •培养和药敏 •凝血酶原时间,部分凝血激活酶时间 •ABO血型 •A血型亚型 •肝功能 •血培养2次/15分钟,1小时各1次 •痰革兰氏染色&培养和药敏 •配型与交叉配型＿＿#单位浓缩红细胞 •X线胸片 •动脉血气分析 •心电图 •超声 •考虑心导管 •考虑支气管镜	•决定是否需要额外的实验室检验 •通路置入后拍摄X线胸片 •血电解质 •输注浓缩红细胞后的血红蛋白和血细胞比容 •凝血酶原时间,部分凝血激活酶时间 •纠正体液不足后的血清尿素氮、肌酐 •通知OPC,假如出现以下情况： ＿＿凝血酶原时间>14 ＿＿部分凝血激活酶时间<28 ＿＿尿量 ＿＿<1ml/(kg·h) ＿＿>3ml/(kg·h) ＿＿血细胞比容<30/ ＿＿血红蛋白>10 ＿＿Na>150mEq/L	•根据OPC或手术医生要求进行检验检查 •与病理科联系：根据需要对肝和(或)肾脏取活检
呼吸机	•患者连上呼吸机 •每2小时吸痰1次 •每2小时翻身1次	•呼吸暂停测试准备：将FiO₂设置为100%,如果PCO₂<45mmHg,预计需要降低速率	•最大化呼吸机设置,实现SaO₂ 98%~99% •高氧试验,PEEP=5cm,FiO₂为100%,持续10分钟 •按要求行动脉血气分析 •VS q 1°	•通知OPC假如出现以下情况： ＿＿收缩压<90mmHg ＿＿心率<70次/分钟或>120次/分钟 ＿＿深静脉压<4mmHg或>8mmHg ＿＿PaO₂<90%或者SaO₂<95%	•用于转运的便携式氧气FiO₂达100% •呼气气囊和呼气末端正压阀 •转运至手术室
治疗/持续护理		•用热/冰毯保持体温36.5~37.5℃ •用鼻胃管连接低压间歇吸引	•检查鼻胃管放置及引流量 •获取真实身高＿＿体重＿＿(假如之前没有获取到)		•依据OPC要求设置手术室温度 •结束时进行尸体护理
药物			•使用OPC要求的药物 •液体复苏——考虑晶体、胶体、血液制品 •除升压药和抗生素外,停止使用其他药物 •广谱抗生素 血管加压素使收缩压维持>90mmHg •电解质失衡：考虑K、Ca、PO₄、Mg置换 •高血糖：考虑胰岛素滴注 •少尿：考虑利尿剂 •尿崩症：考虑抗利尿剂 •脊髓反射表现为瘫痪		•停止使用抗利尿剂 •按需使用利尿剂 •使用350U肝素/kg或根据手术医生要求
最佳结果	潜在供体确认；OPO转诊确认	家属同意捐赠并且得到支持	供体得到评估并且可用于移植	维持最佳器官功能	所有潜在适宜的、同意捐赠的器官都能获取到并用于移植

阴影区域表示器官获取组织协调员(OPC)的活动

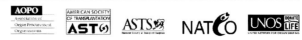

图7.1 器官捐献的关键步骤

患者一旦被确认为潜在的器官供者，就应通过联系当地的器官获取组织（Organ Procurement Organization，OPO）启动会诊，并实施器官捐献关键路径管理。启动过程至关重要，通常决定是否有捐献机会。大多数OPO接到的潜在器官供者会诊请求来自于重症监护病房[10]。几项研究已经显示了急诊科（emergency department，ED）的重要性，但其潜在的器官供者未被充分利用。这些研究发现，在急诊科就诊的患者通常不被认为是潜在的器官供者。Miller等报道，在急诊科转诊的患者中，每人次捐赠的器官数量多于ICU转诊的患者。这高度提示，有必要向急诊科医务人员普及转诊器官供者的重要性[11]。

◇ 二、供者选择

（一）尺寸和性别

考虑到同种异体供肺的适用性及移植预后，供者和受者的尺寸匹配也是一个重要的因素。在美国，潜在的受者根据可以接受的供者身高范围，列入等待名单。作为一般规则，受者与供者身高差在4英寸（1英寸＝2.54cm）以内，则无须担心尺寸匹配问题。采用这个粗略的规则，还必须注意性别差异，疾病相关的胸壁改变，以及年龄和供肺质量等因素。对于顺应性特别好的肺，扩大供肺的适用范围也是非常安全的。最后，在很多情况下，对于偏大的供肺，可以采取供肺减容甚至选择性肺叶捐献的方式，促进其使用；而对于偏小的供肺，即使不考虑胸壁的改变，采用比受者自身的肺小20%的供肺依然是安全的。

与尺寸不匹配有关的问题包括：将体积较小的同种异体供肺移植给身材较大的受者，从而导致持续性的间隙管理问题，如持续性气胸、肺过度膨胀及血流动力学改变伴运动耐受性受限等[12]；将体积较大的同种异体供肺移植给体型较小的受者，可能导致持续的肺不张和肺叶感染。通常情况下，倾向于低估纤维化肺病受者的肺容积，而高估慢性阻塞性肺疾病（chronic obstructive pulmonary disease，COPD）患者的肺容积。肺纤维化患者肋间肌的显著收缩会导致胸壁收缩，从而引起肋骨收拢，导致胸腔变小。相比之下，等待移植的慢性阻塞性肺疾病患者的胸腔会随着肋间隙的扩大和膈肌的扁平化而扩大。

文献报道，由于供者与受者尺寸不匹配，体积过大的同种异体供肺通过周围节段切除或肺叶切除也可取得优异的效果[13-14]。通常情况下，尺寸差异较小时可以通过供肺周围节段切除来克服。在供者与受者尺寸差异比较明显时，右肺中叶通常会被优先选择性切除；而在左肺，舌段为主要的减容目标。这种技术可以缩容10%～15%，不仅可以减小移植肺的高度，而且由于上叶向下叶旋转还能减小其前后径[13-14]。

（二）供者年龄

众所周知，人体肺功能会随着年龄的增长而逐渐变差。呼吸系统中与年龄相关的功能变化表现为：胸壁顺应性、肺静态回弹力及呼吸肌力量的进行性降低[15]。随着年龄的增长，胸壁顺应性下降。到60岁时，胸壁的顺应性较20岁时降低20%[16]。同时，肺泡管出现显著的均匀扩张；随着直径增加，肺泡管变得宽而薄。肺的弹性纤维减少，从而导致回弹力松弛，这又导致肺泡扩张和肺容积增加[16]。如Turner等所述，在20～60岁的受试者中，回弹力逐年下降（1～2mmHg/年）是正常老化的表现，表现为肺静态压力-容积曲线向左移动并且斜线变陡[17]。呼气流速改变可表现为特征性的流量-容积曲线变化,表明外周气道塌陷增加。然而,尽管肺泡表面积减小且通气灌注不匹配增加,但是其气体交换能力仍然能保留得非常好[18]。不能因为这些正常变化而排除年龄较大的供肺的使用,但在评估时,正确理解这些变化仍然至关重要。

尽管目前合适供肺的供者年龄标准被设定为55岁以下,但是在放宽供者年龄标准后,已经有70岁供者供肺使用的案例,并取得了与年龄较小供者供肺相似的效果。一些移植中心未报告供者年龄与结局之间的关联,而有些移植中心报告在使用55岁以上供者的供肺时,受者的远期生存率下降,且闭塞性细支气管炎综合征(bronchiolitis obliterans syndrome,BOS)的发生率增加。De Perrot等报告了467例肺移植受者的预后,其中60例(13%)受者接受60~77岁供者的供肺,中位随访时间为25个月(范围为0~136个月);接受这些老年供肺的受者,5年和10年的生存率显著降低。闭塞性细支气管炎综合征是60岁以下组受者最常见的死亡原因,60~77岁组受者的发病率几乎是60岁以下组的2倍,这也意味着闭塞性细支气管炎综合征是60岁以上组受者最常见的死亡原因[18]。

Bittle等回顾了UNOS数据库中2000—2010年进行的10666例肺移植手术。他们得出结论,使用55~64岁供者供肺与使用符合常规年龄标准(55岁以下)供者供肺的结果相似;此外,供者年龄与移植受者死亡原因、闭塞性细支气管炎综合征发生率或发展至闭塞性细支气管炎综合征的时间无任何关联。尽管未发现该组与发生闭塞性细支气管炎综合征风险的相关性,但作者得出结论,65岁以上供者供肺的使用与近期生存率降低有关[19]。

(三)吸烟史

吸烟对同种异体肺移植物的不良影响包括术后肺部并发症、隐匿性恶性肿瘤、肺功能降低、渗透性变化、气道阻塞、实质损失和由黏膜纤毛清除率降低引起的感染增加,但使受者获益受损的供者吸烟史的阈值仍不清楚。目前,鉴于吸烟对同种异体肺移植物的不良影响,国际心肺移植学会(International Society for Heart and Lung Transplantation,ISHLT)指导意见建议捐献者的吸烟史应少于20包年[20]。然而,由于适合移植的同种异体移植肺稀缺,等待肺移植名单上患者死亡率高[21-22],所以现行供者标准被不断扩展,甚至曾被认为不适合移植的边缘供肺也被使用。

Bonser等查阅了英国移植登记处的数据。这是对有吸烟史供者的规模最大的研究,但其研究结果受限于无法量化供者吸烟数量(其通常用于评估吸烟风险)。该研究结果显示,相比于无吸烟史的供者,有吸烟史供者的供肺预后要差些;然而,使用吸烟者供肺的移植受者的生存率仍然优于等待肺移植名单上剩余的患者[20]。当供肺来自于吸烟史大于20包年的供者时,移植受者的死亡率增加,这可能是由原发性移植物功能障碍的发病率增加所致的[23-25]。Shigemura等对532例肺移植受者进行回顾性分析,捐献者中有293例(55%)为吸烟者,239例为非吸烟者。主要研究结果表明,相比于有吸烟史的供肺,无吸烟史的供肺并不能获得更好的长期结局。当供肺来自于有20包年吸烟史的供者时,受者的3级原发性移植物功能障碍的发生率较高且需要ECMO支持,早期死亡率更高,5年生存率降低[23]。

其他研究,如Berman等[26]和Taghavi等[27]的研究表明,供肺来自吸烟史大于20包年的供者的双肺移植,与不吸烟者或吸烟史不足20包年的供者的肺移植具有相似的生存率。Taghavi等查阅2005—2011年UNOS数据库中成人单肺移植的数据发现,在单肺移植受者接受吸烟史大于20包年的供者的供肺后,其在ICU的时间更长,住院时间更长,这与其他研究是一致的[26-27]。有趣的是,Taghavi等指出,若供者吸烟史大于20包年但在捐献时已戒烟,那么受者的死亡风险并不增加[27]。相比之下,Shigemura等进行的多变量分析结果显示,不同的危险因素导致使用吸烟者和非吸烟者供肺的受者之间的死亡率存在差异[23]。

相比于非吸烟者，吸烟者发生肺癌的风险高出3～5倍[28]。供者有吸烟史，可能导致受者发生肺癌或者被移植隐匿性肺癌的风险增加。已有文献报道了移植受者发生供者来源小细胞癌的病例[29]。以前的研究未能证明有吸烟史的供者与移植受者发生肺部恶性肿瘤之间的联系[30-31]。仅有限的研究探讨了供者吸烟史与移植受者肺部恶性肿瘤发展之间的联系。因此，鉴于吸烟与恶性肿瘤、免疫抑制的明确关系，在应用有吸烟史的供肺时需格外小心。

考虑到在使用吸烟史大于20包年的供者的供肺时，受者的短期和中期生存率相似；因此，应基于个案考虑这些同种异体移植物，从而增加可用器官的数量和降低等待移植名单上患者的死亡率。建议对有吸烟史的供者进行胸部计算机断层扫描（computed tomography，CT）以排除隐匿性癌症。最重要的是，迄今为止的数据仅评估了非吸烟者和有吸烟史（小于或大于20包年）的吸烟者；当使用吸烟史显著超过20包年的供者的供肺时，受者存在风险，故应谨慎使用这类肺源并在使用时获得受者的知情同意。

我们中心的经验是，有非法药物（尤其可卡因）吸入史的潜在供者，因其供肺实质破坏加速，易患肺气肿和大疱性疾病，故该类人群不适合作为者。

（四）死亡原因

已有文献报道了供者死亡原因对同种异体移植物生存率的影响。众所周知，同种异体移植物所发生的病理生理变化可直接损害移植器官的功能和生存率[32-33]。尽管有人认为造成脑死亡的原因可能引起各种类型的肺损伤，但研究发现捐献者的死因对受者的生存率无影响。脑死亡本身可导致许多病理生理变化，这些变化已经在动物模型和临床研究中得到证实，并极大地损害移植器官的功能和生存率[33]。

由Ciccone等[34]进行的回顾性研究分析了1988年7月—1999年12月实施的500例肺移植手术，结果表明创伤性脑损伤与非创伤性脑损伤供者的供肺在移植后，两者早期临床预后相似，且在受者长期生存率方面，两者也没有统计学差异。然而，值得注意的是，创伤性脑损伤供者的供肺与受者术后的急性排斥和闭塞性细支气管炎综合征发展的严重性相关。创伤性脑损伤供者在受伤时，误吸发生率高，增加了感染的可能性，尤其在不受控制的非无菌环境中进行现场插管时。Wauters等[28]研究发现了不同的结果，他们分析了400名以上的供者，并将其死因归为血管性创伤或其他因素。但他们的研究未显示供者死亡原因与肺移植手术结局、生存率和发生闭塞性细支气管炎综合征之间的任何关联。Ganesh等分析了1995年7月—2001年6月接受单肺移植或双肺移植的580名首次肺移植受者的结果[32]。他们对5年死亡率进行研究，并将死亡归因于血管性、肿瘤、创伤性或缺氧性脑损伤及感染。所有创伤性供者的死亡均由钝性创伤所致。这项研究未显示供者死亡原因对移植受者生存的影响，并且在不同受者组中早期排斥反应或闭塞性细支气管炎综合征发生率方面没有统计学差异。其受者总体5年生存率与Ciccone等之前的研究结果相似[34]。

在美国，每年发生溺水和窒息的案例估计有6000～8000例[35-36]。许多移植中心不常规使用溺水或窒息死亡者的供肺。窒息和溺水被认为会引起肺活性物质变化，导致肺移植物功能障碍[37]。Whitson等对UNOS/OPTN标准移植分析和研究数据库（Standard Transplant Analysis and Research，STAR）进行了回顾性研究，评估死因为窒息或溺水的供者作为器官捐献者的适宜性，以作为扩大供者来源的潜在选项。他们得出结论，窒息或溺水对受者生存率没有影响，并且与移植后长期生存率或第1年排斥反应无相关性[38]。至于其他形式的肺部创伤，我们在哥伦比亚的经验表明，其他形式的肺部损伤,如需要放置胸管或气管切开,使用这类患者的供肺也可行。对钝性创伤引起的重大挫伤,应通过CT扫描进行核实。具有较大中央部位挫伤的供肺很可能不能被采用;但较小的外周挫伤不应作为捐献的禁忌。

脑死亡供者因在脑死亡早期常见血流动力学、激素水平和炎症变化而有发生急性肺损伤的风险。对于供者具体哪些死亡原因可影响肺同种异体移植物功能和移植后结果,尚未达成普遍共识。

◇ 三、潜在供者的评估

最初,现场的器官获取协调员会与潜在供者的合适的家庭成员或近亲进行全面的病史和社交史的面谈。标准审查过程包括筛查死亡供者的癌症治疗史、糖尿病史、心脏病史和高血压病史,以及毒品、酒精、烟草、高风险行为史,并评估其家族史。

通过查阅紧急医疗服务的院前护理报告和急诊病历,评估导致潜在供者入院的事件。记录损伤、胸部或腹部创伤的原因,心搏、呼吸骤停和复苏时间等信息,以及曾使用和需要继续使用的药物。完成所需的血清学和一般血液学实验室检查,对于加快整个过程并减少供者管理与手术恢复期之间的间隔,也是至关重要的。

(一)感染因素

供肺标准扩大后,特别是年龄增加后,考虑到供者发生感染和恶性肿瘤的风险较大,所以移植可能面临更大的挑战。这就需要对所有潜在的器官供者进行综合筛查,评估是否存在可能通过移植传播给受者的感染。这个评估过程不仅包括与捐献者近亲深入交谈器官供者的病史和社交史,还可以与其他个人(例如朋友)交谈,以了解器官供者可能参与使他们接触到某些疾病的任何危险行为的信息。

到目前为止,器官捐赠的绝对医疗禁忌证包括以下几个方面。

1. 感 染

(1)病毒感染:包括人类免疫缺陷病毒(human immunodeficiency virus,HIV)感染,乙型肝炎表面抗原阳性,活动性单纯疱疹感染,水痘带状疱疹或巨细胞病毒(cytomegalovirus,CMV)病毒血症,西尼罗河病毒(West Nile virus,WNV)脑炎等。

(2)细菌感染:包括结核病、脑膜炎、坏死性肠道或腹内脓毒症。

(3)真菌感染:包括隐球菌病、曲霉病、组织胞浆菌病、球虫病或活动性念珠菌病。

(4)朊病毒感染:如Creutzfeldt-Jakob病。

(5)寄生虫感染:如查加斯病、狂犬病、利什曼病、类圆线虫病或疟疾。

2. 癌 症

(1)5年内癌症史,非黑色素瘤皮肤癌(基底细胞和鳞状细胞)除外。

(2)原发性中枢神经系统(central nervous system,CNS)肿瘤,无转移证据。

(3)任何恶性肿瘤史,目前有明确转移。

(4)黑色素瘤史,血液恶性肿瘤(白血病、霍奇金病、淋巴瘤、多发性骨髓瘤)病史。

对任何潜在的供者,均应在治疗期间常规地进行乙型肝炎病毒(hepatitis B virus,HBV)、丙型肝炎病毒(hepatitis C virus,HCV)、HIV、人类T淋巴细胞病毒(human T-lymphotrophic virus,HTLV)、CMV以及螺旋体抗原(梅毒)的标准血清学筛查。但无论目前的筛查指南如何,在某些情况下还是可能发生 HIV、HCV、淋巴细胞性脉络膜炎病毒(lymphotrophic choriomeningitis virus,LCMV)、结核分枝杆菌、狂犬病病毒和 WNV 的传染。

HBV 和 HCV 感染主要持续存在于肝细胞中,而在其他位置(如内皮细胞)也可存在[39-40]。HBV 感染的特征为 90% 的病例可以通过免疫系统将其抑制;在约 10% 的病例中,病毒持续复制,并表现为不同的临床症状。目前,重要的供者血清学筛查对象包括无症状患者、未确诊患者、HBV 持续感染但死于其他原因并成为器官供者的患者。供者乙型肝炎表面抗体阳性,通常意味着曾接种过疫苗(见表 7.2);而乙型肝炎表面抗原阳性,则表明供者有活动性乙型肝炎病毒感染或尚未清除的远期感染。器官供者乙型肝炎核心抗体阳性的发生率与普通人群中 HBV 的流行率相当。亚洲供者的乙型肝炎核心抗体阳性率(50%)高于欧洲(7%~12%)或美国(3%)[41],并且由于其他国家移民的涌入,欧美供者乙型肝炎核心抗体阳性率越来越受到关注。

表 7.2　乙型肝炎病毒检测结果解读

HBsAg/IgG	抗-HBc IgM	抗-HBc IgG	抗-HBs Ab	解读
+	−	−		近期或活动性病毒复制
+	+	−		近期或活动性病毒复制
−	+			"窗口期",近期感染
−	−	+	+/−	自愈
−	−	−	+	疫苗接种免疫反应

注:抗-HBc IgG,乙型肝炎核心抗体 IgG;抗-HBc IgM,乙型肝炎核心抗体 IgM;抗-HBs Ab,乙型肝炎表面抗体;HBsAg/IgG,乙型肝炎表面抗原 IgG。

HCV 是持续性更强的一种病毒,其传播率高于 HBV。鉴于病毒的高传播率,任何潜在的器官供者血清学检测示丙型肝炎抗体阳性,均应被视为具有传染性,不适合捐献肺。文献表明,HCV 的传播率达 25%~100%[42-43]。HCV 血清学检测采用的是基于抗体检测的传统方法(见表 7.3),但该检测方法会出现假阴性结果。相对而言,HCV-RNA 核酸扩增测试更为可靠。

表 7.3　丙型肝炎病毒检测结果解读

抗-HCV IgM	抗-HCV IgG	抗-RNA	解读
+	−	+	活动性急性感染
−	+	−	既往感染已愈
−	+	+	既往感染,慢性活动
−	−	+	既往感染,供受者无法产生抗体

注:抗-HCV IgG,丙型肝炎抗体 IgG;抗-HCV IgM,丙型肝炎抗体 IgM。

HCV 筛查结果为阳性的供者并非完全排除在器官供者之外,在受者 HCV 检测为阳性的情况下,可以使用 HCV 阳性供者的器官。将 HCV 阳性供者肝脏移植到 HCV 阳性受者,未发现受者发病率或死亡率增加。相对而言,如果没有替代方案,受者即将死亡,并且受者或近亲已经知情同意,那么可考虑接受 HCV 阳性的同种异体移植物移植[44-45]。HBV 和 HCV 的传播风险见表 7.4。

表7.4　病毒传播风险

供者血清学结果	HBsAb＋受者	HBsAb－受者
HBsAg＋	肝脏:数据不足	肝脏:高
	非肝脏:数据不足	非肝脏:高
HBcAb＋	肝脏:低到中等	肝脏:中到高
	非肝脏:很低	非肝脏:低
HCVAb＋	肝脏:高	肝脏:高
	非肝脏:数据不足	非肝脏:高

来源:Rosengard BR. Feng S, Alfrey EJ, et al. Report of the Crystal City meeting to maximize the use of organs recovered from the cadaver donor. Am J Transplant,2002,2: 701-711.

注:数据表明,既往HBV感染后获得免疫的受者(HBsAb＋/HBcAb＋)病毒感染的风险可能低于免疫接种的受者(HBsAb＋/HBcAb－);HBsAb,乙型肝炎表面抗体;HBsAg,乙型肝炎表面抗体;HBcAb,乙型肝炎核心抗体;HCVAb,丙型肝炎病毒抗体;HBV,乙型肝炎病毒。

(二)肿　瘤

癌症从器官供者传递给受者是公认的可能发生的移植并发症。癌症可以从具有癌症病史但没有活动性肿瘤的供者传递给受者。

文献压倒性地支持:对于具有小的、孤立的、分化良好的肾细胞癌的肾脏,只要病变已被完全切除,就可以用于移植。对此,应该寻找肾外肿瘤,因为约7%的小肿瘤可能已经发生转移[46]。目前,没有文献提供任何高水平的证据来证实移植后供者相关恶性肿瘤对受者的真实传播率。目前,OPTN收集并维护全球关于供者通过器官移植衍生的疾病传播的最稳健的公开数据[47]。数据收集始于2005年,此后,相关病例的报告从7份增加到2009年的152份。因为既往报告不足,这可能并不是病例数量的真正增加[48]。Ison和Nalesnik[48]总结了2005—2009年报告的潜在供者衍生的恶性肿瘤传播情况(见表7.5)。在所提交的146份报告中,包括20份源自供者的恶性肿瘤传播的确诊病例,其中9例死亡原因分别包括肺癌(3例)、淋巴瘤(2例)、神经内分泌癌(2例)、黑色素瘤(1例)和多形性胶质母细胞瘤(1例)。当涉及潜在隐匿性恶性肿瘤时,尤其对不明原因颅内出血供者,必须考虑脑死亡原因。因误判断供者脑死亡原因而导致恶性疾病传播的可能性始终存在。

在某些情况下,具有某些类型恶性肿瘤病史的供者的器官仍可进行移植;这包括某些类型的原发性CNS肿瘤。有高级别中枢神经系统肿瘤(如星形细胞瘤或髓母细胞瘤)的供者,或先前已行脑室腹腔分流术或脑室心房分流术的供者,其肿瘤传播率非常高,不应考虑进行器官捐献[49]。对于有非黑色素瘤皮肤癌病史的供者的供肺,以及某些CNS肿瘤,如果恶性肿瘤分级较低且未进行活检或分流手术,则仍可使用。

器官捐献管理不会自动排除有恶性肿瘤病史的个体。若对受者进行全面评估,有供者的详细病史,告知受者有关供者的病史以及移植可能传播恶性肿瘤的风险并取得受者同意,那么进行移植取得器官的供者向等待移植的受者传播恶性肿瘤的低发生率是可行的。

表7.5　2005—2009年报告至OPTN的潜在供者衍生的恶性肿瘤传播

恶性肿瘤	报道的供者数量	确认传播的受者数量	因供者衍生恶性肿瘤的受者死亡数
肾细胞癌	64	7	1
肺癌	12	4	3
淋巴瘤	8	6	2
甲状腺癌	7	0	0
多形性胶质母细胞瘤	7	1	1
前列腺癌	5	0	0
肝癌	3	1	0
黑色素瘤	5	2	1
胰腺癌	2	3	0
神经内分泌癌	4	2	2
卵巢癌	2	2	0
其他	26	0	0
合计	145	28	10

来源:Ison MG , Nalesnik MA. An update on donor-derived disease transmission in organ transplantation. Am J Transplant 2011 , 11:1123-1130.

a.每份报告只反映一个供者,但可能涉及多个受者。

b.确认恶性肿瘤传播的受者数;疾病传播咨询委员会(Disease Transmission Advisory Committee,DTAC)将传播分类为已证实的、很可能或可能。

c.被证实因恶性肿瘤传播而直接死亡的受者人数。

d.很可能或已证实因疾病死亡的患者;最后的肿瘤评估待定。

e.其他未证实传播的恶性肿瘤包括星形细胞瘤、乳腺(3)、结肠癌(2)、隆突性皮肤纤维肉瘤、卡波西肉瘤、白血病(慢性淋巴细胞性白血病)、髓母细胞瘤、髓样肉瘤、松果体母细胞瘤、脂肪肉瘤、胃肠道间质瘤、梭形细胞癌、未明确说明的癌(4)和尿路上皮癌

◇ 四、供者管理

供者管理始于使用策略,该策略旨在限制脑死亡时常见的生理混乱所导致的同种异体移植物的损伤。只有在医生熟悉脑死亡的病理生理学并因此进行合理的操作而使肺损伤最小化时,这种限制才可能实现。成功的器官移植直接依赖于供者的管理策略。在脑死亡过程中和脑死亡后的很短时间内,潜在供者表现出明显的代谢和血流动力学不稳定性,这往往会导致移植器官的损伤。即使采取积极的捐献管理策略,也只有15%~20%的供肺适合移植。

(一)脑死亡

绝大多数移植器官来自脑死亡者。脑死亡对器官系统有显著的有害影响,尤其会引起肺损伤。一旦确定脑死亡,就应早期实施积极的供者管理。这对于最大限度地提高多器官捐献的供肺数量并改善受者的结局非常重要。具体来说,早期实施积极的供者管理的目的是尽量减少供肺损伤的发生并防止其损伤升级。

对医生来说,明确脑死亡是一项艰巨的任务。这不仅需要速度,而且需要评估的准确性,以及向家属提供明确的脑死亡证据,并确定后续护理计划。脑死亡的诊断涉及三个不同的方面:呼吸暂停,脑干反射缺失,以及不可逆且无应答的昏迷。脑死亡的确定主要依赖脑干反射的评估和呼吸暂停的测试。

有证据表明,在脑死亡阶段,肺是第一个受损伤的器官[51]。临床和实验研究已经证明,灾难性的大脑交感神经放电通常与脑死亡有关[52]。这种"自主风暴"释放大量的儿茶酚胺(如多巴胺、肾上腺素和去甲肾上腺素)进入循环。脑死亡期间发生的许多生理变化见表7.6。清楚地了解脑死亡风暴及其如何影响肺移植,可以更好地了解并开发快速有效的供者管理策略。这些策略旨在抑制脑死亡的有害的生理学影响,并增加可用的肺同种异体移植物数量,也试图降低受者肺移植物功能障碍的发生率。

表7.6 与脑死亡相关的生理变化

类别	生理变化
血液学	凝血功能障碍 ·弥散性血管内凝血障碍 ·凝血因子和血小板稀释
内分泌和代谢	有氧代谢减少(早期阶段),无氧代谢增加(晚期) 垂体激素减少 ·尿崩症(ADH↓) 电解质紊乱 ·高钠血症(ADH↓),高血糖(胰岛素水平↓),低钙血症,低磷血症,低镁血症,低钾血症
心肺系统	肺水肿(神经源性) 肺动脉压升高(继发于全身血管收缩) 心肌缺血 心肌收缩力降低(T_3和皮质醇↓) 心搏骤停 心律失常 心动过速(早期),心动过缓(晚期),高血压(早期),低血压(晚期)

来源: Faropoulos K, Apostolakis E. Brain death and its influence on the lungs of the donor: How is it prevented? Transplant Proc, 2009, 1: 4114-4119.

注:ADH,抗利尿素;T_3,三碘甲状腺原氨酸。

(二)血流动力学管理

对器官供者进行血流动力学管理是移植的基础,也是最重要的干预措施。据估计,80%的器官供者需要血管活性支持,在此阶段损失的器官供者大约有25%[53]。血容量不足是常见的,尤其使用脱水剂治疗颅内高压,治疗效果不佳的尿崩症和创伤性失血,这些原因都导致了低血压。传统的创伤和供者管理包括显著的液体负荷以改善血流动力学不稳定的情况,特别是在创伤相关的情况下;然而,这种策略对于最佳器官恢复可能并不理想。

尽管医学界对于液体限制对供者移植后肾功能的影响尚有争议,但可以明确限制性液体平衡与肺获取率较高有关[54-56]。Minambres等首次证实了潜在肺供者的积极管理策略,包括呼吸机使用策略,呼气末正压(positive end-expiratory pressure,PEEP)大于8cmH$_2$O,使用激素替代治疗和限制性液体平衡以使中心静脉压(central venous pressure,CVP)低于8mmHg,以提高肺利用率,同时不影响肾的恢复和移植后肾功能[57]。通过限制性液体平衡使CVP低于8mmHg,这是水晶城会议[45]和西班牙关于供肺部处理的共识文件推荐的上限[58],因为他们建议CVP维持在6~8mmHg。在液体复苏时,目标是建立等容量而不是高血容量,若高血容量伴有神经源性肺水肿,可能对肺同种异体移植物产生严重影响,从而直接影响氧合作用。血流动力学管理的目标应该是保持合适的容量,适当的心排血量和适当的灌注,从而确保正在进行移植评估的器官有最佳供氧量。

尽管并非所有移植中心都确信激素替代疗法(hormone replacement therapy,HRT)绝对有益,但HRT已成为治疗标准方法,并增加了心脏和肺移植物的使用率[56,59-62]。精氨酸加压素表现出有利的血流动力学效应[60,63,64]。加压素稳定全身血压,纠正血清高渗性,持续改善实体器官能量代谢,减少或消除对儿茶酚胺的需求[60,65]。加压素的使用方法通常为首先推注5U,然后维持输注0.5~4U/h,从而使全身血管阻力保持在800~1200dynes/(s·cm^5)。加压素补充剂通常为多巴胺,低剂量多巴胺可增加肾灌注,随后增加尿量,从而减少脑死亡供者的肺水肿发生。

血液循环中甲状腺素水平显著降低所导致的血流动力学不稳定,会导致心肌能量储存减少,从有氧代谢转变为效率较低的无氧代谢,从而导致乳酸水平增加。对于脑死亡的供者,常用三碘甲状腺原氨酸(triiodothyronine,T$_3$),以改善供心的功能[60-65]。T$_3$通常以4μg的初始剂量给药,然后以3μg/h的速率输注。降低左心房压力,改善整体心脏功能,可以限制肺水肿;另外,T$_3$可以增加肺泡液体的清除率。但是,医学界对于将甲状腺激素用于治疗并非没有争议。一些研究表明,血流动力学不稳定与甲状腺激素水平降低之间没有相关性。

鉴于合适的供者器官持续短缺,常规使用HRT很重要,可在任何潜在的供者中立即使用HRT。但是,对不稳定的伴有严重颅脑损伤的潜在供者使用HRT可能导致血流动力学不稳定并造成损伤,从而可能导致潜在的合适器官不再适合移植。

(三)呼吸管理

对于大脑死亡的供者,应该将他们的头部抬高至35°~45°,并放置鼻胃管以防止任何可能的隐匿性误吸。尽管胸部X线检查在诊断肺炎时并不完全可靠,但对所有潜在的肺供者都应该做基础胸部X线检查。胸部X线片预测肺炎的准确率仅为50%~60%,预测肺水肿的准确率为60%~80%[66]。胸部CT检查在供者上虽然不常规进行,但是作为更精确的胸部影像技术,当涉及肺结核、挫伤及常规胸部X线检查经常遗漏的病变时,它可以提供更高的准确性和一致性。对于吸烟史超过20包年的供者,胸部CT应作为移植肺评估的一部分。

所有移植中心都应尽可能获取供者吸烟史、痰液革兰染色及持续动脉血气(arterial blood gas,ABG)检查的结果。支气管镜检查,可以评估气道质量(充血),并寻找误吸、异物、血液和分泌物(黏液、脓性、血性)的证据;也可以直接收集分泌物用于革兰染色和培养。要重点关注分泌物是否再累积,因为这可能表明某种疾病(比如肺炎)病程正在持续。胸科团队应该向OPO强调,小儿支气管镜检查不适用于处理大量黏稠的分泌物。支气管镜检查应尽可能接近器官分配的时间进行。器官获取团队应始终坚持亲自进行支气管镜检查。

各个移植中心对脑死亡供者的呼吸机管理方法各不相同,有些中心使用容量控制,有些中心使用包括(或不包括)PEEP的压力控制。保护性通气策略包括低潮气量(6~8mL/kg)和小于8cmH$_2$O的PEEP值。由于供者存在肺气压伤的可能性,所以应尽可能避免或限制高潮气量。不推荐采用高水平的PEEP,其具有潜在危害,因为其加剧了由脑死亡导致的系统性炎症反应引发的供肺损伤。在理想情况下，PEEP 应维持在 8cmH₂O 以下，吸气峰压应小于 30cmH₂O。

应该每 3 小时测量一次血气，以保持呼吸干预，并明确趋势。应调整每分钟通气量，使二氧化碳和 pH 水平保持在轻度呼吸性碱中毒范围内。总体而言，降低通气频率（而不是潮气量）对预防肺不张效果更好。没有气压伤的肺复张对优化移植肺是极其重要的，尽管目前对于如何使用最佳方法达到这一点仍存在争议[67]。

传统上，机械通气的容量控制模式需要使用辅助/控制模式（assist/control mode，A/C）或同步间歇指令通气（synchronized intermittent mandatory ventilation，SIMV），在吸气过程中限制气流，并按照患者需求设置吸气流速和模式。除了与脑死亡有关的级联事件对肺产生不利影响之外，机械通气使剪切力增大，继发肺损伤，这转而又产生肺泡应力，导致上皮细胞和内皮细胞损伤及细胞因子反应增强。另外，保存液和缺血再灌注损伤还会加剧这些效应。

压力调节容量控制（pressure-regulated volume control，PRVC）可以根据供肺的动态变化来自动调整吸气压力。由于呼吸动力在任何机械通气患者中都会随呼吸的变化而变化，所以在肺供者中使用 PRVC 可以调整目标压力，以达到所需的潮气量。尽管文献未显示 PRVC 能够改善临床结果，但更低气道压力的实现将有助于抵消潜在供者的肺泡损伤。

动脉血氧分压（arterial partial pressure of oxygen，PaO₂）仍然是评估供肺功能的关键因素。文献中的供肺标准提示，在考虑作为移植供肺后，供者 PaO₂ 设定值应在 300mmHg 或以上，吸入氧浓度（fraction of inspired oxygen，FiO₂）为 1.0。许多中心很可能不再考虑 PaO₂ 低于 300mmHg 的供者，但 Zafar 等对该标准有质疑。他们回顾性研究了 2000—2009 年 UNOS 的 12545 例肺移植的数据，以评估供者 PaO₂ 对移植物存活的影响。他们的研究显示，在这 10 年间，20% 的移植肺在器官获取时 PaO₂ 低于 300mmHg。他们得出的结论是，同种异体供肺 PaO₂ 低于 300mmHg，并不影响双肺移植的早期或中期移植物存活率。尽管供者 PaO₂ 似乎不影响肺移植物的存活，但该结果可能为缩小合适的同种异体供肺与等待移植的患者数量之间的差距提供另一种途径[68]。

虽然 PaO₂ 高于 300mmHg 可以作为标准供者的一个指标，但在肺复张后，FiO₂ 为 100% 的"挑战气体"可能不能准确地反映供肺的真实质量。通常，若其他指标（比如影像学检查、支气管镜检查和 PaO₂）趋势良好，则可派出医疗团队并由外科医生进行进一步评估，例如选择性评估肺静脉血气。术中选择性评估肺静脉血气值可以进一步验证外科医生术中触诊、视诊评估及气管镜检查结果。PaO₂（>100mmHg）的巨大差异表明有选择性的肺叶损伤（如肺炎或挫伤），这可能导致术后严重的后果。

肺复张策略是持续增加气道压力，目的是打开肺内塌陷的肺泡单位，之后应用足够的 PEEP 以防止再次塌陷。肺复张策略包括采用不同的呼吸机模式，如压力控制和气道压力释放通气（airway pressure release ventilaton，APRV）。实际的复张策略在每个移植中心各不同。通常，优选的通气模式是压力控制通气，吸气压力为 25cmH₂O，PEEP 值为 10cmH₂O，吸气-呼气时间比（inspiratory-to-expiratory time ratio，I/E 比）为 1:1，持续 2 小时。在这 2 小时的间隔后，通气恢复到之前的设置，FiO₂ 保持在 1.0，并重新检测 ABG。在检测 ABG 之后，FiO₂ 可能降到之前的设置。成功的肺复张策略被定义为 PaO₂/FiO₂（P/F 比值）至少改善至 300mmHg，并且后续胸部 X 线检查结果也得到改善。APRV 最初是一种作为肺部保护模式开发的通气模式，其允许肺泡复张，同时最大限度地减少呼吸机通气引起的肺损伤。对于潜在的肺供者，应用 APRV 可能是有益的，因为 APRV 模式下的释放时间比平衡时间短得多，从而导致肺内空气残留，形成内源性 PEEP，并避免肺泡塌陷。但是，脑死亡的供者或严重镇静的患者缺乏自主呼吸，没有 APRV 模式生理学优势。

在 APRV 模式下,自动 PEEP 通过调整限制呼气流量的通气设置来控制。该程序将提供相对较高的平均气道压力,防止肺泡塌陷;同时随着时间的推移,复张的肺泡数量会继续增加。对于其他通气模式,复张策略要求改变呼吸机参数,如 PEEP、速率和潮气量;参数一旦设定,就可以将 APRV 模式作为一个持续的复张策略。在 APRV 的自动 PEEP 模式下,如果 P/F 比值大于 300mmHg,表明供肺可能是合适的。APRV 模式很有用(因为它能够使塌陷的肺泡复张并防止再塌陷),而在生理学上,当对供者用 100% 的 FiO_2 进行压力控制通气时,评估也是很重要的。在将 APRV 用于潜在的肺供者时,呼气时间应该足够短以防止肺泡塌陷,但又要足够长以提供合适的潮气量。呼气时间应设定在 0.4~0.6 秒,潮气量为 6~8mL/kg。

平台压力($P_{高}$)应保持在 20~25cmH_2O,不得超过 35cmH_2O。呼吸频率为 10~12 次/分,将呼吸时间($T_{高}$)设定在 4~6 秒,并应基于氧合随时间推移逐渐增加至最大 10~15 秒。将 PEEP 高值设定在 5~10cmH_2O,将 PEEP 低值设定为 0cmH_2O,以维持平均气道压。

与 APRV 相关的自动 PEEP 通常可能掩盖真正的肺部生理评估,从而导致错误的 P/F 比值。在 APRV 模式改变为压力控制通气之后,胸部 X 线片和高氧试验的测量经常发生剧烈变化,从而导致本来合适的同种异体移植物在进行 APRV 时发生恶化。

在管理供者的过程中,复张操作可能重复多次,通常在评估中心静脉和选择性肺静脉气体时,胸部器官获取团队会重复这些操作。肺复张操作过程中,应始终进行积极的肺清洁,例如定期吸痰、胸部理疗、体位改变及始终将头部抬高 30°~45°。

在痰培养阳性的情况下,除非有一些重要的医院获得性病原体呈阳性,否则这些同种异体移植肺不应立即被否决。如果影像学证据表明有一个肺叶或多个肺叶浸润,激发气体测量结果较差,并且在支气管镜检查中再次出现脓性分泌物,那么该同种异体移植肺可能会被否决。Bonde 等对 1998—2001 年进行的 80 例单肺和双肺移植手术进行了回顾性研究,发现在 61 个供肺中,57 个(93%)有微生物,其中 46 个(81%)含多种微生物。最常见的供肺微生物有葡萄球菌(61.4%)、链球菌(57.9%)、嗜血杆菌(28.1%)、假丝酵母(24.6%)和假单胞菌(7%)。在 71 位受者中,有 24 位受者发生移植后肺炎,其中最常见的病原是假单胞菌(54.2%);在这 24 名受者中,有 19 名受者(79.2%)接受了来自痰培养阳性的供者的供肺;然而,在 19 名受者中只有 5 名(26.3%)在供肺培养物中发现了致病微生物[68]。作为管理的一部分,绝大多数供者应尽早接受广谱抗菌药物预防性治疗。

保持足够的灌注以确保最佳的器官活力,这是很重要的;但是,又应密切监测灌注情况,警惕重复的快速输液,以避免肺部容量超负荷。临床上,可以灌注晶体液和血液制品,使收缩压维持在 90mmHg 以上;但是,又应该良好地控制液体量,目的是保持最低的中心静脉压,并能保持充足的尿量和灌注压。对于神经源性肺水肿和容量复苏导致的一般性肺水肿,可以间断性静脉内应用呋塞米进行治疗。鉴于最新的技术,离体肺灌注是许多情况下的一种替代评估途径,可以通过高渗灌注液大大减轻肺水肿,并且该方法已被成功应用于容量负荷过大的供肺。

◇ 五、结 论

终末期肺疾病的发病率在全球呈快速增长趋势[69],而对于等待肺移植名单上的大多数患者,肺移植已成为唯一的治疗选择。尽管终末期肺疾病的发病率在持续增加,但是适合移植的肺源并没有增多到可以满足日益增长的需求。鉴于大量供者不符合肺捐献的标准(见表 7.7),许多医学中心正在研究扩大现有的供者标准,希望为肺移植提供更多的同种异体移植肺。

表7.7 肺供者标准

序号	标准
1	年龄＜55岁
2	胸部X线片清晰
3	PaO$_2$＞300mmHg（FiO$_2$ 1.0，PEEP 5mmHg）
4	吸烟史＜20包年
5	无胸部创伤
6	无支气管内病原微生物
7	无恶性肿瘤
8	支气管内无脓性分泌物，无误吸
9	无明显病毒感染

来源：From Frost AE. Donor criteria and evaluation. Clin Chest Med，1997；18：231-237.

注：PEEP，呼气末正压通气。

供者优化可以增加适合移植的器官数量，并改善移植器官的功能。鉴于越来越多的患者在等待移植，移植界开始对脑死亡供者进行早期和周密的管理，以助于优化和增加器官恢复的可能性。器官治疗计划和方案旨在指导重要护理人员和OPO对潜在的器官供者进行关键的持续管理，以优化这些器官的质量。对此，非常重要的一点是，深入了解脑死亡的生理表现，制定和采用供者器官的管理策略以最佳地保护器官的质量和功能。

◇ 参考文献

［1］UNOS Scientific Registry. http：//www. OPTN. org. Accessed May 19, 2014.

［2］Christie JD, Edwards LB, Kucheryavaya AY, et al. The registry of the International Society of Heart and Lung Transplantation: twenty-seventh official adult lung and heart-lung transplant report−2010. J Heart Lung Transplant, 2010, 29: 1104-1118.

［3］Grossman RF, Frost A, Zamel N, et al. Results of single-lung transplantation for bilateral pulmonary fibrosis. The Toronto Lung Transplant Group. New Engl J Med, 1990, 322: 727-733.

［4］Van Raemdonck D, Neyrinck A, Verleden GM, et al. Lung donor selection and management. Proc Am Thorac Soc, 2009, 6: 28-38.

［5］Dahlman S, Jeppsson A, Scherstén H, et al. Expanding the donor pool: lung transplantation with donors 55 years and older. Transplant Proc, 2006, 38: 2691-2693.

［6］Pizanis N, Heckman J, Tsagakis K, et al. Lung transplantation using donors 55 years and older: is it safe or just a way out of organ shortage? Eur J Cardiothorac Surg, 2010, 38: 192-197.

［7］Botha P, Trivedi D, Weir C, et al. Extended donor criteria in lung transplantation: impact on organ allocation. J Thorac Cardiovasc Surg, 2006, 131: 1154-1160.

［8］Sommer W, Kühn C, Tudorache I, et al. Extended criteria donor lungs and clinical outcome: results of an allocation algorithm. J Heart Lung Transplant, 2013, 32: 1065-1072.

［9］Pierre AF, Sekine Y, Hutcheon MA, et al. Marginal donor lungs: a reassessment. J Thorac Cardiovasc

Surg, 2002, 123: 421-428.

[10] Michael GE, O'Connor RE. The importance of emergency medicine in organ donation: successful donation is more likely when potential donors are referred from the emergency department. Acad Emerg Med, 2009, 16: 850-858.

[11] Miller LD, Gardiner ST, Gubler KD. Emergency department referral for organ donation: more organ donors and more organs per donor. Am J Surg, 2013, 207: 728-734.

[12] Shigemura N, Bermudez C, Hattler BG, et al. Impact of graft volume reduction for oversized grafts after lung transplantation on outcome in recipients with end-stage restrictive pulmonary diseases. J Heart Lung Transplant, 2009, 28: 130-134.

[13] Santos F, Lama R, Alvarez A, et al. Pulmonary tailoring and lobar transplantation to overcome size disparities in lung transplantation. Transplant Proc, 2005, 37: 1526-1529.

[14] Aigner C, Winkler G, Jaksch P, et al. Size-reduced lung transplantation: an advanced operative strategy to alleviate donor organ shortage. Transplant Proc, 2004, 36: 2801-2805.

[15] Janssens JP. Aging of the respiratory system: impact on pulmonary function tests and adaptation to exertion. Clin Chest Medicine, 2005, 26: 496-484.

[16] Sharma G, Goodwin J. Effect on aging on respiratory system physiology and immunology. Clin Interv Aging, 2006, 1: 253-260.

[17] Turner J, Mead J, Wohl M. Elasticity of human lungs in relation to age. J Appl Physiol, 1968, 25: 664-671.

[18] De Perrot M, Waddell TK, Shargall Y, et al. Impact of donors aged 60 years or more on outcome after lung transplantation: results of an 11-year single-center experience. J Thorac Cardiovasc Surg, 2006, 133: 525-531.

[19] Bittle GJ, Sanchez PG, Kon ZN, et al. The use of lung donors older than 55 years: a review of the United Network of Organ Sharing database. J Heart Lung Transplant, 2013, 32: 760-768.

[20] Bonser RS, Taylor R, Collett D, et al. Effect of donor smoking on survival after lung transplantation: a cohort study of a prospective registry. Lancet, 2012, 380: 747-755.

[21] Gabbay E, Williams TJ, Griffiths AP, et al. Maximizing the utilization of donor organs offered for lung transplantation. Am J Respir Crit Care Med, 1999, 160: 265-271.

[22] Bhorade SM, Vigneswaran W, McCabe MA, et al. Liberalization of donor criteria may expand the donor pool without adverse consequences in lung transplantation. J Heart Lung Transplant, 2000, 19: 1199-1204.

[23] Shigemura N, Toyoda Y, Bhama JK, et al. Donor smoking history and age in lung transplantation: a revisit. Transplantation, 2013, 95: 513-518.

[24] Christie JD, Kotloff RM, Pochettino A, et al. Clinical risk factors for primary graft failure following lung transplantation. Chest, 2003, 124: 1232-1241.

[25] Diamond JM, Lee JC, Kawut SM, et al. Clinical risk factors for primary graft dysfunction after lung transplantation. Am J Respir Crit Care Med, 2013, 187: 527-534.

[26] Berman M, Goldsmith K, Jenkins D, et al. Comparison of outcomes from smoking and nonsmoking donors: thirteen year experience. Ann Thorac Surg, 2010, 90: 1786-1792.

［27］Taghavi S, Jayarajan S, Komaroff E, et al. Double-lung transplantation can be safely performed using donors with heavy smoking history. Ann Thorac Surg, 2013, 95: 1912-1917.

［28］Wauters S, Verleden GM, Belmans A, et al. Donor cause of brain death and related time intervals: does it affect outcome after lung transplantation? Eur J Cardiothorac Surg, 2011, 39: 68-76.

［29］De Soyza AG, Dark JH, Parums DV, et al. Donor-acquired small cell cancer following pulmonary transplantation. Chest, 2001, 120: 1030-1031.

［30］Oto T, Griffiths A, Levvey B, et al. A donor history of smoking affects early but not late outcome in lung transplantation. Transplantation, 2004, 78: 599-606.

［31］Lam T, Ho S, Hedley A, et al. Mortality and smoking in Hong Kong: case-control study of all adult deaths in 1998. BMJ, 2001, 323: 361.

［32］Ganesh SJ, Rogers CA, Banner NR, et al. Donor cause of death and mid-term survival in lung transplantation. J Heart Lung Transplant, 2005, 24: 1544-1549.

［33］Faropoulos K, Apostolakis E. Brain death and its influence on the lungs of the donor: how is it prevented? Transplant Proc, 2009, 41: 4114-4119.

［34］Ciccone AM, Stewart KC, Meyers BF, et al. Does donor cause of death affect the outcome of lung transplantation? J Thorac Cardiovasc Surg, 2002, 123: 429-435.

［35］Falk JL, Escowitz HE. Submersion injuries in children and adults. Semin Respir Crit Care Med, 2002, 23: 47-55.

［36］McNamee CJ, Modry DL, Lien D, et al. Drowned donor lung for bilateral lung transplantation. J Thorac Cardiovasc Surg, 2003, 126: 910-912.

［37］Miyoshi K, Oto T, Otani S, et al. Effect of donor pre-mortem hypoxia and hypotension on graft function and start of warm ischemia in donation after cardiac death lung transplantation. J Heart Lung Transplant, 2011, 30: 445-451.

［38］Whitson BA, Hertz MI, Kelly RF, et al. Use of donor lung after asphyxiation or drowning: effect on lung transplant recipients. Ann Thorac Surg, 2014, 98: 1145-1151.

［39］Xu DZ, Yan YP, Choi BC, et al. Risk factors and mechanism of transplacental transmission of hepatitis B virus: a case-control study. J Med Virol, 2002, 67: 20-26.

［40］Agnello V, Abel G. Localization of hepatitis C in cutaneous vasculitic lesions in patients with type Ⅱ cryoglobulinemia. Arthritis Rheum, 1997, 40: 2007-2015.

［41］Salvadori M, Rosso G, Carta P, et al. Donors positive for hepatitis B core antibodies in nonliver transplantations. Transplant Proc, 2011, 43: 277-279.

［42］Fagiuoli S, Minniti F, Pevere S. HBV and HVC infections in heart transplant recipients. J Heart Lung Transplant, 2001, 20: 718-724.

［43］Marelli D, Bresson J, Laks H. Hepatitis C-positive donors in heart transplantation. Am J Transplant, 2002, 2: 443-444.

［44］Delmonico FL. Cadaver donor screening for infectious agents in solid organ transplantation. Clin Infect Dis, 2000, 31: 781-786.

［45］Rosengard BR, Feng S, Alfrey EJ, et al. Report of the Crystal City meeting to maximize the use of organs recovered from the cadaver donor. Am J Transplant, 2002, 2: 701-711.

[46] Klatte T, Patard JJ, deMartino M, et al. Tumor size does not predict risk of metastatic disease or prognosis of small renal cell carcinomas. J Urol, 2008, 179: 1719-1726.

[47] Ison MG, Hager J, Blumberg E, et al. Donor-derived disease transmission events in the United States: data reviewed by the OPTN / UNOS Disease Transmission Advisory Committee. Am J Transplant, 2009, 9: 1929-1935.

[48] Ison MG, Nalesnik MA. An update on donor-derived disease transmission in organ transplantation. Am J Transplant, 2011, 11: 1123-1130.

[49] Buell, JF, Trofe J, Sethuraman G, et al. Donors with central nervous system malignancies: are they truly safe? Transplantation, 2003, 76: 340-343.

[50] Trulock EP. Lung transplantation. Am J Respir Crit Care Med, 1997, 155: 789-818.

[51] Fisher AJ, Donelly SC, Hirani N, et al. Enhanced pulmonary inflammation in organ donors following fatal non-traumatic brain injury. Lancet, 1999, 24: 353: 1412-1413.

[52] de Perrot M, Weder W, Patterson GA, et al. Strategies to increase limited donor resources. Eur Respir J, 2004, 23: 477-82.

[53] Wood KE, Coursin DB. Intensivists and organ donor management. Curr Opin Anesthesiol, 2007, 20: 97.

[54] Angel LF, Levine DJ, Restrepo MI, et al. Impact of a lung transplantation donor-management protocol on lung donation and recipient outcomes. Am J Respir Crit Care Med, 2006, 174: 710-716.

[55] Roche AM, James FM. Fluid therapy in organ transplantation. Curr Opin Organ Transplant, 2007, 12: 281-286.

[56] Abdelnour T, Rieke S. Relationship of hormonal resuscitation therapy and central venous pressure on increasing organs for transplant. J Heart Lung Transplant, 2009, 28: 480-485.

[57] Minambres E, Ballesteros MA, Rodriqo E, et al. Aggressive lung donor management increases graft procurement without increasing renal graft loss after transplantation. Clin Transplant, 2013, 27: 52-59.

[58] Protocolo de manejo del donante toracico: estrategias para mejorar el approvechamiento de organos. http: //www. ont. es/infesp/Paginas/Documentosde Consenso. aspx. Accessed 9 Oct 2014.

[59] Taniguchi S, Kitamura S, Kawachi K, et al. Effects of hormonal supplements on the maintenance of cardiac function in potential donor patients after cerebral death. Eur J Cardiothorac Surg, 1992, 6: 96-101, discussion 102.

[60] Rosendale JD, Kauffman HN, Mc Bride MA, et al. Hormonal resuscitation yields more transplanted hearts, with improved early function. Transplantation, 2003, 75: 1336-1341.

[61] Shah VR. Aggressive management of multiorgan donor. Transplant Proc, 2008, 40: 1087-1090.

[62] Venkateswaran RV, Patchell VB, Wilson IC, et al. Early donor management increases the retrieval of lungs for transplantation. Ann Thorac Surg, 2008, 85: 278-286.

[63] Rosendale JD, Kauffman HM, McBride MA, et al. Aggressive pharmacologic donor management results in more transplanted organs. Transplantation, 2003, 75: 482-487.

[64] Pennefather SH, Bullock RE, Mantle D, et al. Use of low dose arginine vasopressin to support brain-dead organ donors. Transplantation, 1995, 59: 58-62.

[65] Hing AJ, Hicks M, Garlick SR, et al. The effects of hormone resuscitation on cardiac function and

hemodynamics in a porcine brain-dead organ donor. Am J Transplant, 2007, 7: 809-817.

［66］Powner DJ, Biebuyck JC. Introduction to the interpretation of chest radiographs during donor care. Prog Transplant, 2005, 15: 240-248.

［67］Zafar F, Khan MS, Heinle JS, et al. Does donor arterial partial pressure of oxygen affect outcomes after lung transplantation? A review of more than 12,000 lung transplants. J Thorac Cardiovasc Surg, 143: 912-925.

［68］Bonde PN, Patel ND, Borja MC, et al. Impact of donor lung organisms on post-lung transplant pneumonia. J Heart Lung Transplant, 2007, 25: 99-105.

［69］Yusen RD, Christie JD, Edwards LB, et al. The Registry of the International Heart and Lung Society for Heart and Lung Transplantation: thirtieth adult lung and heart-lung transplant report-2013, focus theme: age. J Heart Lung Transplant, 2013, 32: 965-978.

第八章 无心跳捐献

◇ 一、引 言

移植肺数量不足是肺移植的一个主要问题。其主要原因是多器官供者的潜在可移植的肺数量少，而被转诊的需要肺移植的患者越来越多。患者企图寻求最后的机会来减轻他们的痛苦。

James Hardy是第一位实施肺移植手术的外科医生，也是第一位用心死亡捐献（donation after cardiac death，DCD）的肺进行移植的外科医生[1]。

在20世纪90年代，Thomas Egan等重新审视了用DCD的供肺的可能性，从而促使其他人重新研究移植器官的活力与热缺血和最佳保存的关系[2]。20世纪90年代后期到21世纪初，有实验证据表明，90分钟以上的热缺血时间（warm ischemic time，WIT）可能是极限，也证实局部冷却是原地保留DCD供肺的最好方法。逆向灌注对DCD供肺极为重要性，而体外评估是提高移植物质量的一种方法[3-8]。

1995年，荷兰马斯特里赫特举行了首次聚焦DCD的国际研讨会。这些DCD可以分为两大类：①不受控的心死亡捐献（uncontrolled donation after cardiac death，uDCD）（类别Ⅱ）]；②受控的心死亡捐献（controlled donation after cardiac death，cDCD）[等待心搏骤停（Ⅲ类）和心搏骤停的脑死亡捐献者（Ⅳ类）][9]。

最近，重症监护病房（intensive care unit，ICU）或其他重症监护场所中意外猝死的患者增加了另一个受控类别（Ⅴ）。

在本章中，我们总结了保存DCD供肺的方法和移植的结果。

◇ 二、不受控制的无心搏供者

2001年，Steen等从一位心脏复苏失败后的捐献者处获得供肺进行了肺移植，促使其他人也聚焦到这种来源的移植物上[10]。这种不受控制的情况是一个挑战，因为它依赖于广泛的医院急救网络及移植协调员的技巧和动机，使其在微妙的情况下获得器官捐赠的许可。因此，在Steen报告14年后，只有马德里的研究小组报道了持续进行uDCD供肺的肺移植[11]。

（一）供者维护和保存

uDCD项目包括一个多学科的医疗和外科团队，该团队在潜在捐献者到达后立即到场。这个团队包括外科医生、麻醉医生、灌注医生和护士。当然，医院外应急队伍也是必不可少的，他们可以提供高质量的基础和高级生命支持。

"急救"是从发现心搏骤停后开始的。急救单位在急救开始的15分钟内启动基础和高级生命支持操作。如果在实施高级心肺复苏（cardiopulmonary resuscitation，CPR）30分钟之后，自主循环还是没有恢复，那么患者应在接受高级CPR的同时被运送到急诊科。

若患者到达急诊科时已经死亡，那么应由非移植团队的ICU工作人员宣布死亡。死亡的宣告以心肺标准为基础，定义为在一定时期后不可逆或永久的呼吸和循环停止[12-13]。按照美国医学研究院建议，死亡的迹象为没有心音和脉搏，以及没有自主呼吸5分钟，排除体温过低、溺水、穿透性创伤或疑似中毒的情况[14]。

在宣告死亡后，移植团队需经当值法官许可保存器官后，才能获得血清样本、血液样本、人体测量数据和胸部X线片。

西班牙遵循自愿原则，但在uDCD的情况下，法律通常允许在获得家属同意或咨询死者生前声明的情况下保存器官。

这种情况可能引起与患者自主权利相关的争议。如果死者希望捐献器官，而延迟获得同意又导致器官损失而失去捐献的机会，那么死者的愿望可能被忽视。另外，如果个人不愿意捐献器官或者对其实施CPR已是徒劳的，那么持续实施CPR会使患者的尊严和自尊受到威胁。鉴于无法控制的情况，如果没有机会获得相关同意，那么西班牙法律允许急救医务人员继续实施CRP直到抵达医院[15]。

在获得对潜在供者保存器官的法定许可后，可以给予肝素（3～5mg/kg）以降低发生肺血栓栓塞的风险[16-19]，将冷（4℃）的Perfadex（瑞典乌普萨拉Medisan）通过胸腔引流注入两侧胸膜腔内，使肺温降至21℃以下[11,20-21]，并通过建立动脉-静脉模式体外膜肺氧合（venoarterial extracorporeal membrane oxygenation，VA ECMO）保存腹腔器官，插入超过膈肌的Fogarty导管以防止腹部液体进入胸腔[22-23]。

在这一点上，潜在捐献的标准同样适用于脑死亡捐献者，可接受的最高热缺血时间（从无循环直到有效的局部冷却）为90分钟（见表8.1）。一旦达到局部冷却，就可以获得知情同意。在此期间，将移植物冷却至21℃以下，移植物保持活力的时间（保存时间）最长可达240分钟[10-11,16]。

一旦获得同意，就可以开始获取器官和进行现场移植评估。将局部冷却保存溶液

表8.1　不受控制的、无心搏捐献者捐献肺的标准

序号	标准
1	年龄＜65岁
2	吸烟史＜20包年
3	供肺与受者大小合适
4	血型匹配
5	没有做过心肺手术
6	支气管镜或胸片检查未显示肺水肿、感染或吸入迹象，PaO_2/FiO_2＞400
7	局部冷却，目标胸膜温度＜21℃
8	时间序列 •心搏骤停后无接触期≤15分钟 •热缺血时间≤100分钟 •局部冷却总时间≤240分钟

从胸膜腔排出,开始给予100%氧气（$FiO_2=1.0$）和5cmH_2O的呼气末正压通气,从低潮气量,缓慢增加到5～7mL/kg[24-25]。支气管镜检查是为了排除胃内容物误吸、肺水肿或其他支气管内病变。

在手术暴露尸体肺之后,以与脑死亡供者相同的方式进行大体评估。通过肺动脉冲洗灌注,直至经过左心房的流出物清澈。接下来,将300mL供者血液通过系统,并对经过左心房和每个肺静脉的气体进行温度校正分析,目标是使氧分压大于400mmHg（见图8.1）[11,26]。最后,通过每个肺静脉逆行灌注200mL Perfadex[8],以清洗支气管脉管系统并改善移植物的保存状态。

基于严格的评估,包括供者特征、热缺血时间、大体外观、塌陷测试结果、冲洗灌注和气体交换情况,决定是否使用供肺进行移植。

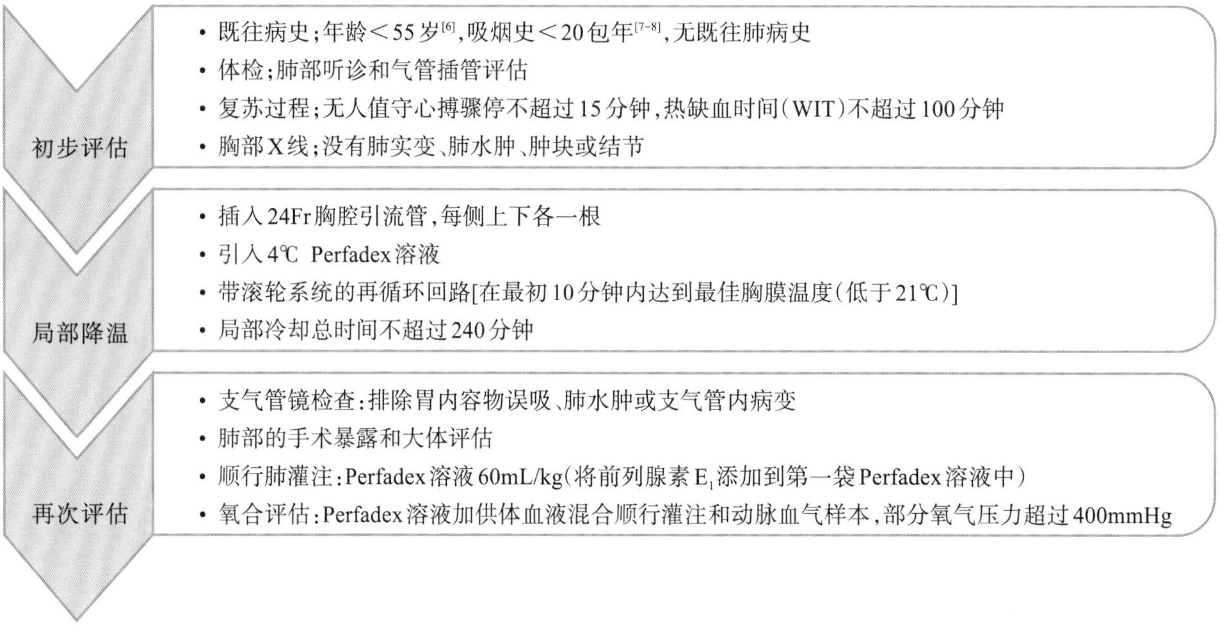

初步评估
- 既往病史:年龄＜55岁[6],吸烟史＜20包年[7-8],无既往肺病史
- 体检:肺部听诊和气管插管评估
- 复苏过程:无人值守心搏骤停不超过15分钟,热缺血时间（WIT）不超过100分钟
- 胸部X线:没有肺实变、肺水肿、肿块或结节

局部降温
- 插入24Fr胸腔引流管,每侧上下各一根
- 引入4℃ Perfadex溶液
- 带滚轮系统的再循环回路[在最初10分钟内达到最佳胸膜温度（低于21℃）]
- 局部冷却总时间不超过240分钟

再次评估
- 支气管镜检查:排除胃内容物误吸、肺水肿或支气管内病变
- 肺部的手术暴露和大体评估
- 顺行肺灌注:Perfadex溶液60mL/kg（将前列腺素E_1添加到第一袋Perfadex溶液中）
- 氧合评估:Perfadex溶液加供体血液混合顺行灌注和动脉血气样本,部分氧气压力超过400mmHg

图8.1 评估过程

（二）心脏死亡后体外肺灌注

常温体外肺灌注（*ex vivo* lung perfusion,EVLP）可以在移植前评估器官的活力。2001年,Lund大学医院的Steen等首次描述了EVLP在临床中的应用[10]。EVLP作为提供不同药物的平台,已经在大多数报告中得到测试和证实。本书第11章将对此进行详细阐述[24-25,27-28]。

一般而言,常温体外肺灌注包括逐步复温,血管流量增加至预估心排血量的预定百分比并达到正常体温,保护性肺通气,以及用高胶体渗透压的溶液消除肺实质水肿[29]。

各种技术、解决方案和设备用于实施常温体外肺灌注,如隆德（Lund）技术。不同于多伦多技术,在隆德技术下,其左心房开放,使用Steen溶液与红细胞的混合液,灌注流量与捐献者预测心排血量100%（而不是40%）相匹配[30]。

此外,越来越多的证据集中在应用常温体外肺灌注来评估和修复从DCD处获得的供肺。但这些供肺的临床利用率低,可能是由于这些DCD的损伤（如热缺血、缺氧、低血压和误吸）与脑死亡捐献者的损伤不同[29]。

从uDCD获得移植肺的初步临床经验显示,严重（3级）原发性移植物功能障碍（primary graft dysfunction,PGD）的发生率高[31],从而使得研究焦点集中在应用某些形式的常温体外肺灌注来重新评估和修复移植物。关于我们经验的详细讨论,可见本章的"结果"部分。

据此,在以下情况下,我们将常温体外肺灌注作为 uDCD 评估的一部分:

- 最佳 PaO_2 < 400mmHg。
- 通过胸部 X 线片或在获取器官过程中大体观察到有肺水肿的迹象。
- 在获取器官过程中,经评估,肺顺应性差。
- 捐献者有多个风险因素,包括年龄 > 65 岁、有误吸史、有严重吸烟史及预计长时间缺血。

◇ 三、受控的无心搏供者

受控的无心搏供者比未受控制的无心搏供者优点要多一些,包括能够安排时间、可以评估移植的可行性、可以选择更多的受控受者,并且可以与捐献者的亲属仔细沟通等。

(一)治疗的局限性

在不可逆转的临床情况下(特点是患者对治疗无反应,并且进展至脑死亡的概率不大),必须由 ICU 医务人员提出撤除维持生命的治疗(withdrawal of life-sustaining therapy,WLST)。最常见的病例来自灾难性和不可逆转的神经损伤,终末神经肌肉疾病,严重和不可逆转的脊髓损伤及终末期肺部疾病患者(终末期肺部疾病患者的肺显然不被考虑用于肺移植)。最近,比利时和荷兰等国家开始考虑安乐死后的器官捐献。这些捐献者被列入马斯特里赫特第三类(Maastricht Ⅲ)。

在决定撤除维持生命的治疗后,如果患者被认为是供肺的潜在捐献者,移植协调员会联系其家属并征求其同意。

(二)心脏死亡后潜在捐献者的选择标准

这些潜在捐献者的选择标准与脑死亡捐献者的选择标准相似[32-34]。

- 年龄 < 55 岁,但有些医学中心要求供者年龄应在 65 岁以下。
- PaO_2/FiO_2 ≥ 300。
- 吸烟史 < 20 包年。
- 胸部 X 线检查无明显异常。
- 经气管插管或支气管镜检查,没有发现脓性分泌物或误吸迹象。
- 近 2 年来,除脑肿瘤(除外多形性胶质母细胞瘤或星形细胞瘤)和皮肤肿瘤外,无其他恶性疾病。
- 既往无心脏或肺部手术史。

已经有一些算法被提出用于预测在撤除维持生命的治疗后 2 小时内潜在捐献者死亡的可能性[35-36]。

(三)对潜在捐献者的管理和监测

一旦决定器官捐献,撤除维持生命的治疗就会由 ICU 医务人员在手术室或 ICU 中执行。他们用常规的镇痛和镇静药物以确保患者感到舒适,直到心搏停止,并且密切监测以下变量。

- 有创动脉压(收缩压、舒张压和平均值)。
- 心率和心律。
- 呼吸频率。

- 氧饱和度。
- 利尿。

在心脏停搏前至多观察 2 小时,如果超过 2 小时,心脏仍未停搏,则应停止捐献,将患者送回 ICU。

关于宣告死亡的标准,目前尚存在一些争议。大多数方案不仅需要永久性或不可逆转循环和呼吸停止的间接证据,而且需要实施特定的诊断措施,如有创动脉监测或多普勒检查[37]。心电图(electrocardiography,ECG)是可取的,但不是必需的;但它的结果应当与临床观察到的循环停止一致。

大家所关注的另一个问题是无接触观察期的持续时间。根据当地的规定,该时间可以是 2～20 分钟[38-39]。这段时间的目的是检测自主复苏(动脉脉搏、呼吸努力或自发性肌肉活动)的迹象。大多数机构采取 5min 的无接触时间来确认死亡。在整个过程中,移植协调人员不能在场。

(四)缺血时间和濒死阶段

如前所述,大量的实验工作已经帮助确定了最大限度确保器官生存能力的热缺血时间为 60～90 分钟[2,5-6,40-41]。

对于热缺血时间,各地根据当地的规定各有不同的定义。美国移植外科医师学会(American Society of Transplant Surgeons,ASTS)的指南将热缺血时间定义为撤除维持生命的治疗与移植物冷灌注之间的时间。考虑到平均动脉压低于 60mmHg 后,其实就已形成真正的缺血性损伤,这些指南还定义了一个"真正的热缺血时间",即指严重缺血性损伤与冷灌注起始之间的时间间隔[38]。

在热缺血开始时,有些学者也考虑到了氧合作用。Oto 等发现,在收缩期动脉压低于 50mmHg、氧饱和度低于 85% 时,器官损伤就已经开始[42]。其他研究组认为热缺血时间是循环阻滞与冷灌注之间的时间[43-44]。这种缺乏共识的数据非常难以比较。但是,大多数研究组在撤除维持生命的治疗的临界时间点上达成一致,包括开始撤除维持生命的治疗、平均动脉压低于 60mmHg、收缩压低于 50mmHg、心搏停止、开始冷灌注等事件的时间点。因此,记录和发布这些变量可以帮助比较研究结果。国际心肺移植学会(International Society for Heart and Lung Transplantation,ISHLT)开始着手在国际上完成多中心注册登记。2013 年 4 月,该登记制度报告的这种移植早期和中期生存率结果与脑死亡捐献移植相当[45]。

另一个适用的概念是濒死阶段,该阶段被定义为撤除维持生命的治疗与宣告死亡之间的时期。本质上,濒死阶段是心肺不稳定的阶段,该阶段的时长似乎是影响移植物存活能力的关键。一些实验和临床试验研究已经表明,濒死阶段的时长与移植物存活力和功能负相关。Van de Wauwer 等开展的猪模型实验表明,无心搏捐献者的死亡模式也很重要。他们提出,与流血过多相比,低氧性心搏停止的肺移植物质量较差。有趣的是,Miyoshi 等在不同的动物模型中发现,氧合和通气管理可能比循环稳定性更重要[47]。2008 年 Snell 等的临床研究发现,在移植后,较长的热缺血时间与较低的 PaO_2/FiO_2 及移植后受者 ICU 滞留时间都相关[48]。相反,2012 年的研究却发现,在 72 位肺移植受者中,当热缺血时间少于 60 分钟时,这些参数之间的相关性是微弱的[49]。

总之,根据定义,大多数拟定的草案接受 60～90 分钟的热缺血时间。我们的研究认为,"真正的热缺血时间"在 60 分钟内是可以接受的(当平均动脉压低于 60mmHg 和低温保存时)。

(五)捐献者的评估和保存

如前所述,对捐献者的评估包括获得病史、动脉血气监测、胸部影像学检查、支气管镜检查和宣布死亡后的大体评估。

在撤除维持生命的治疗之前，大多数治疗方案中包含肝素的使用。虽然这是在宣布死亡之前唯一的干预措施，但是可能存在一些伦理问题。主要的伦理冲突是肝素使用后加速死亡与捐献可能性降低的风险之间的平衡[50]。在我们的方案中，患者可接受肝素的比为1000U/kg，但不同组间的用药剂量和时间也不尽相同[51]。

在心搏停止加上5分钟的无接触观察期后，参与撤除维持生命治疗过程的ICU医务人员通常会确定捐献者死亡；然后迅速再插管，重新开始通气，并将其转移至手术室；通过支气管镜检查，排除期间的误吸；同时，快速打开胸腔并通过肺动脉冲洗灌注。可供选择的冲洗液有多种，但是我们偏向于选用低钾葡聚糖产品。

如果捐献者符合移植标准，则开始对受者进行麻醉，并以标准方式获取移植器官。在任何时候都可以通过肺静脉逆行灌注，并且通常在后台进行[8,52]。

考虑到移植物的适宜性（扩展标准，边缘捐献者），如果可行，可以进行EVLP以评估移植物的存活力。

（六）受控的无心搏供者的体外肺灌注

体外肺灌注已成为重新评估、保存或恢复移植物活力的潜在有用工具，从而扩大了供者库。2012年，多伦多研究小组报告了50例体外肺灌注后的肺移植病例，其中22例的移植肺来自cDCD，其结果与无体外肺灌注的对照组相似[53]。考虑到发生原发性移植物功能障碍的可能性，他们主张在cDCD移植中应用体外肺灌注。在采取这个策略后，该研究小组已经将撤除维持生命的治疗与心搏停止之间的可接受时间增加至2小时。

而另一些研究组则发现，涉及cDCD的移植即使没有进行体外肺灌注，也能取得成功[20,49]。事实上，2013年4月在ISHLT DCD登记处报告的所有cDCD移植中，只有13%是在体外肺灌注评估后进行的[45]。体外肺灌注可能是可以提高供肺利用率的有价值的方法，特别是在使用扩展标准的供者时。

 四、结 果

（一）不受控的心死亡捐献

根据我们的经验，只有大约5%的潜在uDCD可以成为有效的供肺捐献者。未能捐献的主要原因包括缺乏家属知情同意、缺血时间延长及恶性肿瘤史。在从uDCD者中保存可能合适的器官之后却未实现移植的主要原因是胃内容物误吸、肺挫伤、胸外肿瘤和疑似肺栓塞。截至2014年5月，我们做了46例uDCD的肺移植手术，其中11例采取了体外肺灌注（4例应用了OCS便携式系统）（未发表的数据）。

在uDCD的肺移植中，3级原发性移植物功能障碍的发生率为37%，30天死亡率为16%，1年、3年和5年生存率分别为70%、62%和54%（见图8.2）[54]。多因素分析显示，与死亡率相关的临床因素有严重继发性肺动脉高压（severe secondary pulmonary hypertension，SSPH）和体外循环支持，而与受者诊断、人口统计学、急性排斥反应、保存方法或原发性移植物功能障碍相关的风险因素无关。

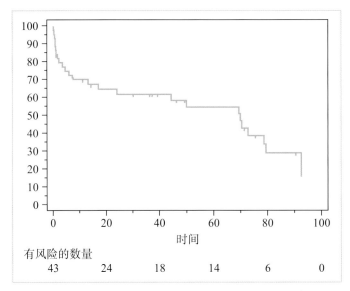

图 8.2 心脏死亡后的无控制捐献的 Kaplan-Meier 生存曲线

尽管希望通过体外肺灌注改善移植物功能并减少原发性移植物功能障碍的发生，但原发性移植物功能障碍似乎仍然是 uDCD 的一个主要问题。现有的体外肺灌注系统专注于肺部变干保存的解决方案，这是脑死亡以及在某些情况下 cDCD 后的关键因素。在 uDCD 中，主要的危害是热缺血导致的即刻细胞死亡和结构损伤，从而最终导致肺水肿。尽管体外肺灌注有优秀的提取血管外水分的表现，但是我们推测血管损伤会增加原发性移植物功能障碍发生的风险。3 年和 5 年的慢性同种异体移植排斥率分别为 23% 和 54%，与国际登记处报告的结果相当[55]。

（二）受控的心死亡捐献

目前，有 10 多个中心报告实施了 cDCD 的肺移植[20-21,42,44,48-49,51,53,56-65]，并且这些 cDCD 的肺移植占其平均移植量的 10% 左右。毫无疑问，这样的捐献者是最有希望增加供者库的来源。此类移植在早期和中期生存率方面同样优秀。

2011 年，Erasmus 等报告了 35 例 cDCD 肺移植的经验，并将结果与一组脑死亡捐献者的移植进行比较。结果发现，两者在原发性移植物功能障碍和生存期方面的表现相当[43]。澳大利亚有研究小组在 2012 年报告了 72 例 cDCD 肺移植，结果生存率非常高（第 1 年生存率为 97%，第 5 年生存率为 90%）；并且与脑死亡捐献者相比较，72 小时内原发性移植物功能障碍的发病率没有差异[49]。

克利夫兰的研究小组报道了 32 例 cDCD 肺移植，结果 30 天生存率为 97%，1 年生存率为 91%，2 年生存率为 91%，3 年和 4 年生存率都是 71%[21]。这与 Leuven 研究小组报告的结果相似[44]。

Zych 等[65]报道了 26 例 cDCD 肺移植，结果显示其移植物功能、生存期和慢性排斥反应等与同期的脑死亡捐献移植受者队列的结果相似。Cypel 等[45]发表了一项以 cDCD 为重点的合作研究项目，结果 9 个中心报告 30 天和 1 年的生存率分别为 97% 和 89%。

最近的一项 Meta 分析显示，DCD 和脑死亡捐献者的肺移植在早期死亡率、PGD 和慢性排斥方面无任何差异[66]。因此，该结果支持将 DCD 作为增加供者库的有效方法。

◇ 五、结　论

在考虑 uDCD 捐献者的供肺时，关键因素是热缺血继发的细胞损伤，因此，对这个问题的解决应该是努力的目标。体外肺灌注系统是研究可测参数最有价值的工具，以检测移植物是否有发生原发性移植物功能障碍的风险，以及寻找特定的治疗策略以修复持续损伤。

能证明 cDCD 可行性的证据越来越多，其临床结果良好，并且表现出可能克服肺源稀缺的巨大潜力。

◇ 参考文献

［1］Hardy JD, Webb WR, Dalton ML, et al. Homotransplantation in man. JAMA, 1963, 186: 1065-1074.

［2］Egan TM, Lambert CJ, Reddick R, et al. A strategy to increase the donor pool: use of cadaver lungs for transplantation. Ann Thorac Surg, 1991, 52: 1113-1121.

［3］Homatas J, Bryant L, Eiseman B. Time limits of cadaver lung viability. J Thorac Cardiovasc Surg, 1968, 56: 132-140.

［4］Loehe F, Mueller C, Annecke T, et al. Pulmonary graft function after long-term preservation of non-heart-beating donor lungs. Ann Thorac Surg, 2000, 69: 1556-1562.

［5］Greco R, Cordovilla G, Sanz E, et al. Warm ischemic time tolerance after ventilated non-heart-beating lung donation in piglets. Eur J Cardiothorac Surg, 1998, 14: 319-325.

［6］Van Raemdonck DE, Jannis NC, De Leyn PR, et al. Warm ischemic tolerance in collapsed pulmonary grafts is limited to 1 hour. Ann Surg, 1998, 228: 788-796.

［7］Rega FR, Jannis NC, Verleden GM, et al. Should we ventilate or cool the pulmonary graft inside the non-heart-beating donor? J Heart Lung Transplant, 2003, 22: 1226-1233.

［8］Van De Wauwer C, Neyrinck AP, Geudens N, et al. Retrograde flush following topical cooling is superior to preserve the non-heart-beating donor lung. Eur J Cardiothorac Surg, 2007, 31: 1125-1132.

［9］Kootstra G, Daemen JH, Oomen AP. Categories of non-heart-beating donors. Transplant Proc, 1995, 27: 2893-2894.

［10］Steen S, Sjöberg T, Pierre L, et al. Transplantation of lungs from a non-heart-beating donor. Lancet, 2001, 357: 825-829.

［11］Gomez-de-Antonio D, Campo-Canaveral JL, Crowley S, et al. Clinical lung transplantation from uncontrolled non-heart-beating donors revisited. J Heart Lung Transplant, 2012, 31: 349-353.

［12］Bernat JL, D'Alessandro AM, Port FK, et al. Report of a National Conference on Donation after cardiac death. Am J Transplant, 2006, 6: 281-291.

［13］Elgharably H, Shafii A, Mason D. Expanding the donor pool donation after cardiac death. Thorac Surg Clin, 2015, 25: 35-46.

［14］Ethics Committee, American College of Critical Care Medicine, Society of Critical Care Medicine. Recommendations for non-heart-beating organ donation. A position paper by the Ethics Committee, American College of Critical Care Medicine, Society of Critical Care Medicine. Crit Care Med, 2001,

29: 1826-1831.

[15]Real Decreto 2070/1999 del 30 de Diciembre. B. O. E. 4 de Enero de 2000. http: //www. boe. es/g/ es/bases_datos/webBOE. php.

[16]Okazaki M, Date H, Inokawa H, et al. Optimal time for post-mortem heparinization in canine lung transplantation with non-heart-beating donors. J Heart Lung Transplant, 2006, 25: 454-460.

[17]Akasaka S, Nishi H, Aoe M, et al. The effects of recombinant tissue-type plasminogen activator (rt-PA)on canine cadaver lung transplantation. Surg Today, 1999, 29: 747-754.

[18]Sugimoto R, Date H, Sugimoto S, et al. Post-mortem administration of urokinase in canine lung transplantation from non-heart-beating donors. J Heart Lung Transplant, 2006, 25: 1148-1153.

[19]Hayama M, Date H, Oto T, et al. Improved lung function by means of retrograde flush in canine lung transplantation with non-heart-beating donors. J Thorac Cardiovasc Surg, 2003, 125: 901-906.

[20]De Oliveira NC, Osaki S, Maloney JD, et al. Lung transplantation with donation after cardiac death donors: long-term follow-up in a single center. J Thorac Cardiovasc Surg, 2010, 139: 1306-1315.

[21]Mason DP, Brown CR, Murthy SC, et al. Growing single-center experience with lung transplantation using donation after cardiac death. Ann Thorac Surg, 2012, 94: 406-411, discussion 411-412.

[22] Brook NR, Waller JR, Nicholson ML. Non-heart-beating donation: current practice and future developments. Kidney Int, 2003, 63: 1516-1529.

[23]Mateos Rodríguez AA, Navalpotro Pascual JM, del Río Gallegos F. Lung transplant of extrahospitalary donor after cardiac death. Am J Emerg Med, 2013, 31: 710-711.

[24]Cypel M, Yeung JC, Hirayama S, et al. Technique for prolonged normothermic *ex vivo* lung perfusion. J Heart Lung Transplant, 2008, 27: 1319-1325.

[25]Cypel M, Rubacha M, Yeung J, et al. Normothermic *ex vivo* perfusion prevents lung injury compared to extended cold preservation for transplantation. Am J Transplant, 2009, 9: 2262-2269.

[26]Meneses JC, Gámez AP, Mariscal MA, et al. Comparative experimental study of pulmonary function evaluation in outpatient NHBLD among exsanguinating donors and sudden death donors. Paper presented at the 31st Annual Meeting and Scientific Sessions of the ISHLT, April 14, 2011, San Diego, California.

[27]Nakajima D, Chen F, Yamada T, et al. Reconditioning of lungs donated after circulatory death with normothermic *ex vivo* lung perfusion. J Heart Lung Transplant, 2012, 31: 187-193.

[28]Mulloy DP, Stone ML, Crosby IK, et al. *Ex vivo* rehabilitation of non-heart-beating donor lungs in preclinical porcine model: delayed perfusion results in superior lung function. J Thorac Cardiovasc Surg, 2012, 144: 1208-1215.

[29]Machuca TN, Cypel M. *Ex vivo* lung perfusion. J Thorac Dis, 2014, 6: 1054-1062.

[30]Machuca TN, Cypel M, Keshavjee S. Advances in lung preservation. Surg Clin North Am, 2013, 93: 1373-1394.

[31]Gomez-de-Antonio D, Campo-Cañaveral JL, Crowley S, et al. Clinical lung transplantation from uncontrolled non-heart-beating donors revisited. J Heart Lung Transplant, 2012, 31: 349-353.

[32]De Perrot M, Waddell TK, Shargall Y, et al. Impact of donors aged 60 years or more on outcome after lung transplantation: results of an 11 year single-center experience. J Thorac Cardiovasc Surg, 2006,

133: 525-531.

[33] Oto T, Griffiths AP, Levvey B, et al. A donor history of smoking affects early but not late outcomes in lung transplantation. Transplantation, 2004, 78: 599-606.

[34] Bonser RS, Taylor R, Collett D, et al. Effect of donor smoking on survival after lung transplantation: a cohort study of a prospective registry. Lancet, 2012, 380: 747-755.

[35] Lewis J, Peltier J, Nelson H, et al. Development of the University of Wisconsin donation after cardiac death evaluation tool. Prog Transplant, 2003, 13: 265-273.

[36] DeVita MA, Mori Brooks M, Zawistowski C, et al. Donors alter cardiac death: validation of identification criteria (DVIC) study for predictors of rapid death. Am J Transplant, 2008, 8: 432-444.

[37] The Organ and Tissue Authority. National Protocol for Donation after Cardiac Death. Canberra, Australia: The Organ and Tissue Authority, 2010.

[37a] Steinbrook R. Organ donation after cardiac death. N Engl J Med, 2007, 357: 209-213.

[38] Reich DJ, Mulligan DC, Abt PL, et al. ASTS recommended practice guidelines for controlled donation after cardiac death organ procurement and transplantation. Am J Transplant, 2009, 9: 2004-2011.

[39] Detry O, Le Dinh H, Noterdaeme T, et al. Categories of donation after cardiocirculatory death. Transplant Proc, 2012, 44: 1189-1195.

[40] Van Raemdonck DE, Jannis NC, Rega FR, et al. Extended preservation of ischemic pulmonary graft by postmortem alveolar expansion. Ann Thorac Surg, 1997, 64: 801-808.

[41] Kuang JQ, Raemdonck DE, Jannis NC, et al. Pulmonary cell death in warm ischemic rabbit lung is related to the alveolar oxygen reserve. J Heart Lung Transplant, 1998, 17: 406-414.

[42] Oto T, Levvey B, McEgan R, et al. A practical approach to clinical lung transplantation from a Maastricht Category III donor with cardiac death. J Heart Lung Transplant, 2007, 26: 196-299.

[43] Van De Wauwer C, Verschuuren EA, van der Bij W, et al. The use of non-heart-beating lung donors category III can increase the donor pool. Eur J Cardiothorac Surg, 2011, 39: e175-e280.

[44] De Vleeschauwer SI, Wauters S, Dupont LJ, et al. Medium-term outcome after lung transplantation is comparable between brain-dead and cardiac-dead donors. J Heart Lung Transplant, 2011, 30: 975-981.

[45] Cypel M, Levvey B, Van Raemdonck D, et al. Favorable outcomes of donation after cardiac death in lung transplantation: a multicenter study. J Heart Lung Transplant, 2013, 32: S15.

[46] Van de Wauwer C, Neyrinck AP, Geudens N, et al. The mode of death in the non-heart-beating donor has an impact on lung graft quality. Eur J Cardiothorac Surg, 2009, 36: 919-926.

[47] Miyoshi K, Oto T, Otani S, et al. Effect of donor premortem hypoxia and hypotension on graft function and start of warm ischemia in donation after cardiac death lung transplantation. J Heart Lung Transplant, 2011, 30: 445-451.

[48] Snell GI, Levvey BJ, Oto T, et al. Early lung transplantation success utilizing controlled donation after cardiac death donors. Am J Transplant, 2008, 8: 1282-1289.

[49] Levvey BJ, Harkess M, Hopkins P, et al. Excellent clinical outcomes from a national donation-after-determination-of-cardiac-death lung transplant collaborative. Am J Transplant, 2012, 12: 2406-2413.

[50] Oto T, Rabinov M, Griffiths AP, et al. Unexpected donor pulmonary embolism affects early outcomes after lung transplantation: a major mechanism of primary graft failure? J Thorac Cardiovasc Surg,

2005, 130: 1446.

［51］Erasmus ME, Verschuuren EA, Nijkamp DM, et al. Lung transplantation from nonheparinized category III non-heart-beating donors. A single-centre report. Transplantation, 2010, 89: 452-457.

［52］Varela A, Cordoba M, Serrano-Fiz S, et al. Early lung allograft function after retrograde and antegrade preservation. J Thorac Cardiovasc Surg, 1997, 114: 1119-1120.

［53］Cypel M, Yeung JC, Machuca T, et al. Experience with the first 50 *ex vivo* lung perfusions in clinical transplantation. J Thorac Cardiovasc Surg, 2012, 144: 1200-1206.

［54］Gómez de Antonio D. Non-heart-beating donors Maastricht Ⅱ. Spanish experience. Presented at the Fifth Annual Marie Lannelongue Alumni Day Meeting, May 2014, Paris, France.

［55］Yusen RD, Edwards LB, Kucheryavaya AY, et al. The registry of the International Society for Heart and Lung Transplantation: thirty-first adult lung and heart-lung transplant report-2014, focus theme: retransplantation. J Heart Lung Transplant, 2014, 33: 1009-1024.

［56］D'Alessandro AM, Fernandez LA, Chin LT, et al. Donation after cardiac death: the University of Wisconsin experience. Ann Transplant, 2004, 9: 68-71.

［57］Mason DP, Murthy SC, Gonzalez-Stawinski GV, et al. Early experience with lung transplantation using donors after cardiac death. J Heart Lung Transplant, 2008, 27: 561-563.

［58］Levvey BJ, Westall GP, Kotsimbos T, et al. Definitions of warm ischemic time when using controlled donation after cardiac death lung donors. Transplantation, 2008, 86: 1702-1706.

［59］De Vleeschauwer S, Van Raemdonck D, Vanaudenaerde B, et al. Early outcome after lung transplantation from non-heart-beating donors is comparable to heart-beating donors. J Heart Lung Transplant, 2009, 28: 380-387.

［60］Cypel M, Sato M, Yildirim E, et al. Initial experience with lung donation after cardiocirculatory death in Canada. J Heart Lung Transplant, 2009, 28: 753-758.

［61］Puri V, Scavuzzo M, Guthrie T, et al. Lung transplantation and donation after cardiac death: a single center experience. Ann Thorac Surg, 2009, 88: 1609-1614, discussion 1614-1615.

［62］McKellar SH, Durham LA 3rd, Scott JP. Successful lung transplant from donor after cardiac death: a potential solution to shortage of thoracic organs. Mayo Clin Proc, 2010, 85: 150-152.

［63］Wigfield CH, Love RB. Donation after cardiac death lung transplantation outcomes. Curr Opin Organ Transplant, 2011, 16: 462-468.

［64］Zych B, Popov AF, Simon AR, et al. *Ex vivo* evaluation of lungs from donation after cardiac death after recent cardiac surgery with cardiopulmonary bypass. Transplant Proc, 2011, 43: 4029-4031.

［65］Zych B, Popov AF, Amrani M, et al. Lungs from donation after circulatory death donors: an alternative source to brain-dead donors? Midterm results at a single institution. Eur J Cardiothorac Surg, 2012, 42: 542-549.

［66］Krutsinger D, Reed RM, Blevins A, et al. Lung transplantation from donation after cardiocirculatory death: a systematic review and meta-analysis. J Heart Lung Transplant, 2015, 34: 675-684.

第九章　供肺保存

在取出和植入之间,供肺的保存质量对于移植后的早中期结局至关重要。手术技术、灌注液的选择和器官缺血时间都会影响器官保存质量。令人振奋的是,一种新型的供肺保存模式——离体肺灌注(*ex vivo* lung perfusion,EVLP)可能可以提高供肺的保存质量。供肺保存不当可能导致缺血再灌注损伤,在肺移植中被称为原发性移植物功能障碍(primary graft dysfunction,PGD)。由于原发性移植物功能障碍的发生与远期慢性排斥反应相关,所以供肺的保存对肺移植的近期及远期结果均有影响。

◇ 一、原发性移植物功能障碍的病理机制

原发性移植物功能障碍是指在移植后72小时内发生的肺移植物功能障碍,与肺移植长期预后不良显著相关。其原发疾病曾被称为缺血再灌注损伤(ischemia-reperfusion injury,IRI),其特征包括非心源性肺水肿、肺实变(影像学提示)及缺氧。根据大多数报道,在肺移植患者中,严重的原发性移植物功能障碍的发生率为10%~20%[1]。

缺血再灌注损伤是由肺泡细胞损伤、活性氧释放及促炎细胞因子活化引起的[2]。多年来,对于肺移植后缺血再灌注损伤尚缺乏一个统一的能被广泛接受的定义,这也阻碍了在多中心研究及注册数据中对其危险因素的分析。2005年,基于同种异体移植物的氧合和影像学表现,原发性移植物功能障碍的标准定义被提出[3]。在简单但有效的定义被确定以后,关于原发性移植物功能障碍的各种影响因素也不断被发现。在多个医学中心的努力下,Diamond等发现了3级原发性移植物功能障碍的6项独立危险因素,包括供者吸烟史,受者超重,存在肺结节病,肺动脉高压,单肺移植及体外循环建立后移植[1]。Liu等研究发现,原发性移植物功能障碍的危险因素还包括女性、非裔美国人,以及特发性肺纤维化(idiopathic pulmonary fibrosis)、结节病(sarcoidosis)、特发性肺动脉高压(idiopathic pulmonary hypertension)等基础疾病[4]。就获取方式而言,原发性移植物功能障碍的独立危险因素有冷缺血时间延长、使用细胞内保存液等[5-6]。由于存在许多危险因素,尤其大多数为受者的危险因素,所以如果我们想给此类患者进行移植,那么降低原发性移植物功能障碍总体风险的策略要着重于优化供者器官获取和保存上。

◇ 二、供肺获取前的肺评估

在供肺获取过程中,对供肺的准确评估是很重要的。一般来说,支气管镜检查是为了评估支气管内的异常情况,如有无分泌物、出血以及偶然误吸的异物。据我们的经验,脑死亡供者即使只接受了短时的机械通气,也常会出现脓性分泌物。存在脓性支气管分泌物不代表就有严重的肺部感染。绝大多数供者的支气管内黏液可通过支气管镜吸除。若在初次支气管镜检查后再次出现脓性分泌物,则需要进一步宏观评估肺实质情况,并对支气管肺泡灌洗液(bronchoalveolar lavage,BAL)进行微生物分析。然而,即使供肺支气管肺泡灌洗液培养出现阳性结果,也不会导致受者术后出现感染[7]。

对供肺的宏观评估通常在正中切开胸骨并打开胸膜腔后进行。供者长期机械通气、低通气、仰卧位,通常会导致背侧肺不张;特别是双侧下叶,通常需要积极的肺复原措施。肺复原可能导致血流动力学不稳,这可能与通气压力增加、回心血量减少有关。因此,建议在进行肺复原之前,打开心包评估心功能。

通常情况下,打开胸腔进行彻底的肺复原可以增加气体交换,从而显著提高 PaO_2/FiO_2 比值。

对肺部进行进一步的视诊和触诊,可以帮助排除供肺潜在的恶性肿瘤。要评估肺实质的情况,需要检查其结构改变,如有无初始或已经形成的间质组织改变,或严重的炎性改变。如果在肺复原结束后,氧合仍持续受损,则需要对每个肺静脉进行血气分析,以便进一步评估器官功能,尤其是在考虑肺叶移植的情况下。

◇ 三、手术技巧

冷缺血可通过顺行灌注(简称顺灌)或逆行灌注(简称逆灌)灌注液而产生。顺灌可以经肺动脉插管进行;而逆灌则需将插管插入左心耳。理论上,逆灌的灌注液分布更均匀,从而能有效地到达肺动脉树和支气管动脉的灌注区域。此外,逆灌可清除肺血管床上常见的凝血块及隐匿性血栓[8]。猪体内实验显示,逆灌低钾葡聚糖(low potassium dexrtan,LPD)液可提高供肺术后早期氧合,降低机械通气的气道压力,改善肺顺应性[9-11]。此外,逆灌可改善猪模型术后肺表面活性剂的功能[12]。

然而,至今还没有临床试验对逆灌与顺灌进行优劣比较的前瞻性研究,这其中有部分原因是考虑到在器官获取过程中过高的左房灌注压可能会损伤心脏。有些肺移植中心采用联合灌注的方法,即首先通过肺动脉进行顺灌,然后在心脏获取后通过各个肺静脉进行逆灌[13]。

低温溶液灌洗肺时可引起肺动脉血管收缩,从而可能导致肺保存液分布不均。猪肺移植模型实验研究发现,在保存液中加入磷酸二酯酶-5抑制剂有利于改善移植后肺部微循环[14]。同样,在猪肺移植模型中,当在灌注液中加入前列腺素 E_2 时,可减轻原发性移植物功能障碍和表面活性物质功能障碍[15]。因此,常规操作是在冲洗前将硝酸甘油、前列腺素或类似的物质注入供体肺动脉或加至保存液[13]。

顺灌是在供者完全肝素化后,阻断上腔静脉,经肺动脉插管进行的。非常重要的一点是,肺动脉插管应与肺动脉瓣保持足够的距离,以确保在灌注时肺瓣膜功能完好且灌注液流动方向为顺灌。然而,插管部位还必须保证左右肺保存液能够平均分配,以避免单侧灌注引起的不均一灌注。在肺灌注前,结扎上腔静脉,切断下腔静脉;打开左心耳,行左房引流。在要同时获取心脏的情况下,需要在心脏停搏之前夹闭升主动脉,然后行肺灌注。在灌洗和随后的供肺取出过程中,需要持续行机械通气,直至夹闭气管。通过稍微打开气管夹进行萎陷试验,可以判断供肺有无存在气道阻塞的可能。关于冷缺血期间的最佳通气程度,目前尚未明确,然而,肺完全塌陷后可表现出更高的肺血管阻力,同时暗示保存液分布受损[16]。相反,肺过度膨胀可能会产生气压伤,从而导致严重的缺血再灌注损伤[17]。此外,空运过程中,由于海拔升高引起巨大的气压变化,可能会导致肺实质进一步扩张。动物模型实验研究发现,供肺的最佳通气状态为总肺容量的50%[18],通气压力为30cmH$_2$O[19]或潮气量的75%~100%[20];然而,由于这些实验设计采用了不同的灌注液和治疗方式,所以这些实验之间的可比性有限。由于肺体积在实践过程中难以准确测量,所以大多数移植中心喜欢对供肺行中等程度的膨胀。

◇ 四、冰上储存

在获取后,供肺被储存于三个无菌袋中,第一个袋子内装灌注液,第二个袋子装冷生理盐水,然后将供肺放入冰箱内,在运输途中,通常用冰块将温度保持在4℃(见图9.1)[21]。在大鼠肺移植模型中,供肺的最佳储存温度为10℃;但是,其他研究组无法对这个研究结果进行确认,并倾向于4℃储存。在临床实践中,确保精准的温度需要大量的仪器设备,故使用将温度设定在4℃的常规冰箱。

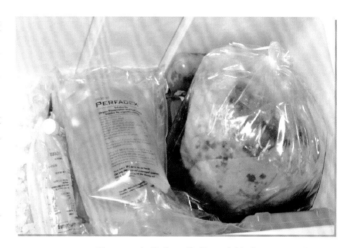

图9.1　冰箱中以待转运的供肺

◇ 五、保存液

理想的肺保存液的选择是近几十年来研究的重点方向。保存液在获取供肺后到植入后的再灌注回温期使用,保证低温器官处于良好的状态。器官保存液必须满足几个条件,其中有些条件很可能具有器官特异性。首先,供者器官必须均匀排血,以减少血管内血栓的形成。其次,必须保证细胞膜的完整性,以避免水肿的发生。此外,还需要建立低温状态,以减少细胞代谢。

在临床肺移植的早期,常规使用细胞内液型肺灌注液来保存供肺,如Euro-Collins(最初用于保存肾脏)或者Wisconsin液。而在肺移植过程中采用细胞外液型灌注液,如LPD液或Celsior液,供肺保存质量得以显著改善,这也显著降低了缺血再灌注损伤及原发性移植物功能障碍的发生率(见表9.1)。在动物实验中,使用细胞外液型保存液可使肺灌洗更加均匀,这可能得益于血管收缩更少。此外,用LPD液保存的肺移植物发生肺水肿的概率明显降低。这种效应被认为是低钾和额外添加葡聚糖和葡萄糖的结果[22]。Yamazaki等用肺灌注兔模型证实,LPD液优于Euro-Collins液体;用LPD保存的肺移植物具有更好的氧合和更适宜的湿/干比例[23]。此外,在使用人工肺灌洗系统的大鼠灌洗及再灌注模型中,使用细胞外液型肺灌洗液(如LPD液)比细胞内液型灌洗液(即Euro-Collins液和类似组成的液体)肺的气道阻力和肺顺应性表现更好[24]。对暴露于Euro-Collins液以及LPD液的成年大鼠Ⅱ型肺泡细胞模型的研究显示,低钾对肺上皮细胞具有保护作用。与暴露于Euro-Collins液的细胞相比,暴露于LPD液后的Ⅱ型肺泡细胞表现出更高的细胞内代谢活性[25]。

表9.1　最主要的供肺保存液的成分组成

	细胞内液型灌注液	细胞外液型灌注液		
	Euro-Colliws	LPD	Celsior	HTK
Na^+(mmol/L)	10	138	100	15
K^+(mmol/L)	108	6	15	9
Cl^-(mmol/L)	14	142	41.5	
Mg^{2+}(mmol/L)		0.8	13	4
Ca^{2+}(mmol/L)		0.3	0.25	0.015
葡萄糖(g/L)	35	5		
酮戊二酸/谷氨酸(mmol/L)				1
乳糖酸盐(mmol/L)			80	
右旋糖酐40(mmol/L)		50		
甘露醇(mmol/L)			60	30
羟乙基淀粉(g/L)				
SO_4^{2-}(mmol/L)	8	0.8		
HCO_3^-(mmol/L)	8	1		
PO_4^{3-}(mmol/L)	93	0.8		
组氨酸(mmol/L)			30	198
色氨酸(mmol/L)				2
氨丁三醇(mmol/L)		1		
谷氨酸(mmol/L)			20	
谷胱甘肽(mmol/L)			3	
pH	7.4	7.4	7.4	7.4
渗透压(mOsm/L)	452	335	320	310

在兔肺移植模型中,在移植后长达3天的时间内,用LPD液保存的供肺氧合显著优于用Euro-Collins液保存的供肺[26]。

几项回顾性研究比较了临床肺移植过程中用细胞内液型灌洗液与细胞外液型灌洗液的差异,其中大多数研究发现用细胞外液型灌注液可以改善和保护供肺,但是,尚无随机对照研究佐证。

自20世纪90年代起,LPD液被应用于临床肺移植。Mueller等的回顾性研究显示,与Euro-Collins液相比,用LPD液作保存液可使术后早期氧合明显好转;并且肺移植术后受者3个月与1年的生存率也有所改善[27]。Strueber等的回顾性研究除了发现用LPD液保存的供肺受者总体死亡率较低外,还发现这些受者的机械通气时间和ICU住院时间更短。此外,采用LPD液保存的供肺移植后早期的肺功能指标显著改善[28]。Fischer等的研究也证实了类似的发现,尽管LPD液组的总缺血时间显著长于Euro-Collins液组,但是LPD液组的供肺表现出更好的PaO_2/FiO_2比值[29]。另一项单中心研究比较了用Euro-Collins液($n=79$)、Papworth液($n=38$)和LPD液($n=40$)保存供肺的差异,未发现某种保存液明确优于其他种类,但是LPD液有预防中重度原发性移植物功能障碍的可能[30]。

正是基于这些研究结果，LPD液成为当今全球范围内供肺保存的"金标准"，而被大多数肺移植中心所采用。

Celsior液是另一种细胞外液型器官保存液，于1994年被首次引入临床。Celsior液含有甘露醇和乳糖酸盐等高渗性载体，可以防止细胞水肿和肺水肿的发生。此外，Celsior液含有谷胱甘肽。谷胱甘肽作为一种抗氧化剂，具有抑制氧自由基损伤的潜在作用。在猪模型中使用LPD液和LPD液加谷胱甘肽的研究发现，谷胱甘肽是改善缺血再灌注损伤的重要保存液成分[31]。动物实验证实，用Celsior液保存后的供肺功能优于用LPD液保存的。对不同离体大鼠肺灌注模型的研究发现，Celsior液比其他保存液表现出更好的氧合能力，并且由肺微血管通透性增加导致的缺血再灌注损伤的发生率更小，供肺的顺应性也更好[32-34]。对比性实验模型研究显示，若缺血时间长达4小时，则用Celsior液保存的大鼠供肺功能优于用LPD液保存的供肺[35]。有研究者通过小型猪肺缺血再灌注模型，比较了Euro-Collins液、组氨酸-色氨酸-酮戊二酸（histidine-tryptophan-ketoglutarate，HTK）和Celsior液的差异，结果显示Celsior液保存的供肺再灌注后氧合能力更高、肺血管阻力更低[36]。在Landrace猪肺移植模型中，与LPD液相比，用Celsior液将供肺低温保存24小时后，供肺的肺血管阻力指数更低，且中性粒细胞聚集更少[37]。最近，Celsior液已经在多个医学中心被用于临床；但尚无对Celsior液与其他供肺保存液进行比较的前瞻性临床试验。此外，德国Celsior液的制造商比LPD液制造商更早获得应用于肺移植的批文，这也是德国大多数医学中心使用Celsior液的原因。在法国，早前也是类似的情况。

关于低温肺灌洗液的冲洗量，临床上尚未有相关研究，大多数医学中心所采用的灌注量约为60mL/kg。正如Haverich等很早以前在狗模型中确认后所提出的，更高量和更高流速的灌洗可使肺均匀灌注，从而实现全部肺叶的平衡冷却[38]。

◇ 六、冷缺血时间

有些研究在几种动物模型中应用了冷缺血时间在24小时以上的供肺[39-41]。临床实践中罕见冷缺血时间超过10小时甚至12小时的情况，很多医学中心所能接受的冷缺血时间是6小时以下。有研究分析了1987—1997年UNOS的数据，发现总缺血时间超过7小时对早期受者的死亡率无影响。然而，若供者年龄较大（＞55岁），并且供肺冷缺血时间延长，则受者的死亡风险增加[42]。对27对单肺移植受者进行供者和受者因素分析，其中每对单肺移植受者分别使用同一供者捐献的单肺，并且在同一个医学中心接受肺移植，研究结果发现移植物缺血时间的长短对移植后预后没有影响[43]。20世纪90年代的一些研究发现，缺血时间长于4小时或5小时与术后氧合、机械通气时间及受者生存率无关[44-46]。更重要的是，缺血时间是ISHLT数据库监测的一个指标。截至2014年，已有近4万例肺移植患者数据被录入该数据库，供肺缺血时间与重要的临床终点（包括生存期）之间未见统计学意义上的联系[47]。该数据库分析的唯一局限是冷缺血时间超过8小时的病例并不多，因此，我们尚不能明确可接受的缺血时间的上限。

◇ 七、常温离体肺灌注

在过去10年间，离体肺灌注被用来评估扩大标准的供肺及心脏死亡供肺。离体肺灌注技术已经非常成功,并且相比于当前的标准处理方法——低温静态储存,常温离体肺灌注保存可取得相近或更好的效果[48]。将供肺保存在4℃非生理状态下,有损器官的完整性;而在体外常温下进行灌注和通气则可避免这种情况,从而获得更好的保存效果。最近,多种常温离体肺灌注的装置已被开发并应用于临床,包括 OCS Lung(TransMedics, Andover, Massachusetts)、Vivoline LS1(VivoLine Medical, Lund, Sweden)、肺辅助(Organ Assist, Groningen, the Netherlands)以及 XPS(XVIVO Perfusion AB, Göteborg, Sweden)[49]。所有的装置遵循一个共同的原则,即供肺在常温下进行灌注和通气。这些设备中仅 OCS Lung 一款是便携式的,专为保存供肺而设计[50]。在使用该设备时,冷缺血时间减少至从供者低温灌洗开始至供肺连接至设备上的时间,其通过肺动脉进行供肺灌注,通过气管进行通气,灌注液从左心房被动地引流至存储池。灌注液通常由富含红细胞的 Steen 液或 OCS 肺液组成,并添加包括抗菌药物在内的多种物质。供肺在连接至装置后,通过缓慢地升高灌注液的温度,使供肺回温。当温度回至34℃时开始通气,灌注流量控制在1.5L/min左右。应对供肺进行严密的监测,如持续监测肺动脉压和肺血管阻力。灌注停止时,用热交换器对灌注液进行冷却;或者用LPD液进行二次低温灌洗。2014年,一项大型多中心前瞻性随机对照试验对供肺保存的标准条件进行了研究(INSPIRE Trial NCT01630434),该研究比较了常温离体肺灌注与静态低温储存两种储存方法,评价的主要终点是在移植后72小时内发生原发性移植物功能障碍和院内死亡。该试验的中期报告显示,常温离体肺灌注的方法至少不劣于静态低温储存,且呈现出改善的趋势[51]。

◇ 参考文献

[1] Diamond JM, Lee JC, Kawut SM, et al. Clinical risk factors for primary graft dysfunction after lung transplantation. Am J Respir Crit Care Med, 2013, 187: 527-534.

[2] Suzuki Y, Cantu E, Christie JD. Primary graft dysfunction. Semin Respir Crit Care Med, 2013, 34: 305-319.

[3] Christie JD, Carby M, Bag R, et al. ISHLT working group on primary lung graft dysfunction. Report of the ISHLT working group on primary lung graft dysfunction. Part Ⅱ: Definition. A consensus statement of the International Society for Heart and Lung Transplantation. J Heart Lung Transplant, 2005, 24: 1454-1459.

[4] Liu Y, Su L, Jiang SJ. Recipient-related clinical risk factors for primary graft dysfunction after lung transplantation: a systematic review and meta-analysis. PLoS One, 2014, 9: e92773.

[5] Kuntz CL, Hadjiliadis D, Ahya VN, et al. Risk factors for early primary graft dysfunction after lung transplantation: a registry study. Clin Transplant, 2009, 23: 819-830.

[6] de Perrot M, Bonser RS, Dark J, et al. Report of the ISHLT working group on primary lung graft dysfunction. Part Ⅲ: donor-related risk factors and markers. J Heart Lung Transplant, 2005, 24: 1460-1467.

[7] Mattner F, Kola A, Fischer S, et al. Impact of bacterial and fungal donor organ contamination in lung, heart-lung, heart, and liver transplantation. Infection, 2008, 36: 207-212.

[8] Ware LB, Fang X, Wang Y, et al. High prevalence of pulmonary arterial thrombi in donor lungs rejected for transplantation. J Heart Lung Transplant, 2005, 24: 1650-1656.

[9] Kofidis T, Strüber M, Warnecke G, et al. Antegrade versus retrograde perfusion of the donor lung:

impact on the early reperfusion phase. Transplant, 2003, 16: 801-805.

［10］Wittwer T, Franke U, Fehrenbach A, et al. Impact of retrograde graft preservation in Perfadex-based experimental lung transplantation. J Surg Res, 2004, 117: 239-248.

［11］Wittwer T, Franke UF, Fehrenbach A, et al. Experimental lung transplantation: impact of preservation solution and route of delivery. J Heart Lung Transplant, 2005, 24: 1081-1090.

［12］Strüber M, Hohlfeld JM, Kofidis T, et al. Surfactant function in lung transplantation after 24 hours of ischemia: advantage of retrograde flush perfusion for preservation. J Thorac Cardiovasc Surg, 2002, 123: 98-103.

［13］Van Raemdonck D, Neyrinck A, Verleden GM, et al. Lung donor selection and management. Proc Am Thorac Soc, 2009, 6: 28-38.

［14］Pizanis N, Heckmann J, Wendt D, et al. Improvement of pulmonary microcirculation after lung transplantation using phosphodiesterase-5 inhibitor modified preservation solution. Eur J Cardiothorac Surg, 2009, 35: 801-806.

［15］Gohrbandt B, Sommer SP, Fischer S, et al. Iloprost to improve surfactant function in porcine pulmonary grafts stored for twenty-four hours in low-potassium dextran solution. J Thorac Cardiovasc Surg, 2005, 129: 80-86.

［16］Baretti R, Bitu-Moreno J, Beyersdorf F, et al. Distribution of lung preservation solutions in parenchyma and airways: influence of atelectasis and route of delivery. J Heart Lung Transplant, 1995, 14: 80-91.

［17］Patel MR, Laubach VE, Tribble CG, et al. Hyperinflation during lung preservation and increased reperfusion injury. J Surg Res, 2005, 123: 134-138.

［18］DeCampos KN, Keshavjee S, Liu M, et al. Optimal inflation volume for hypothermic preservation of rat lungs. J Heart Lung Transplant, 1998, 17: 599-607.

［19］Puskas JD, Hirai T, Christie N, et al. Reliable thirty-hour lung preservation by donor lung hyperinflation. J Thorac Cardiovasc Surg, 1992, 104: 1075-1083.

［20］Tanaka Y, Shigemura N, Noda K, et al. Optimal lung inflation techniques in a rat lung transplantation model: a revisit. Thorac Cardiovasc Surg, 2014, 62: 427-433.

［21］Munneke AJ, Rakhorst G, Petersen AH, et al. Flush at room temperature followed by storage on ice creates the best lung graft preservation in rats. Transpl Int, 2013, 26: 751-760.

［22］Munshi L, Keshavjee S, Cypel M. Donor management and lung preservation for lung transplantation. Lancet Respir Med, 2013, 1: 318-328.

［23］Yamazaki F, Yokomise H, Keshavjee SH, et al. The superiority of an extracellular fluid solution over Euro-Collins solution for pulmonary preservation. Transplantation, 1990, 49: 690-694.

［24］Sasaki S, McCully JD, Alessandrini F, et al. Impact of initial flush potassium concentration on the adequacy of lung preservation. J Thorac Cardiovasc Surg, 1995, 109: 1090-1095, discussion 1095-1096.

［25］Maccherini M, Keshavjee SH, Slutsky AS, et al. The effect of low-potassium-dextran versus Euro-Collins solution for preservation of isolated type Ⅱ pneumocytes. Transplantation, 1991, 52: 621-626.

［26］Keshavjee SH, Yamazaki F, Cardoso PF, et al. A method for safe twelve-hour pulmonary preservation.

J Thorac Cardiovasc Surg, 1989, 98: 529-534.

[27] Müller C, Fürst H, Reichenspurner H, et al. Lung procurement by low-potassium dextran and the effect on preservation injury. Munich Lung Transplant Group. Transplantation, 1999, 68: 1139-1143.

[28] Strüber M, Wilhelmi M, Harringer W, et al. Flush perfusion with low potassium dextran solution improves early graft function in clinical lung transplantation. Eur J Cardiothorac Surg, 2001, 19: 190-194.

[29] Fischer S, Matte-Martyn A, De Perrot M, et al. Low-potassium dextran preservation solution improves lung function after human lung transplantation. J Thorac Cardiovasc Surg, 2001, 121: 594-596.

[30] Oto T, Griffiths AP, Rosenfeldt F, et al. Early outcomes comparing Perfadex, Euro-Collins, and Papworth solutions in lung transplantation. Ann Thorac Surg, 2006, 82: 1842-1848.

[31] Sommer SP, Gohrbandt B, Fischer S, et al. Glutathione improves the function of porcine pulmonary grafts stored for twenty-four hours in low-potassium dextran solution. J Thorac Cardiovasc Surg, 2005, 130: 864-869.

[32] Reignier J, Mazmanian M, Chapelier A, et al. Evaluation of a new preservation solution: Celsior in the isolated rat lung. Paris-Sud University Lung Transplantation Group. J Heart Lung Transplant, 1995, 14: 601-604.

[33] Roberts RF, Nishanian GP, Carey JN, et al. A comparison of the new preservation solution Celsior to Euro-Collins and University of Wisconsin solutions in lung reperfusion injury. Transplantation, 1999, 67: 152-155.

[34] Xiong L, Legagneux J, Wassef M, et al. Protective effects of Celsior in lung transplantation. J Heart Lung Transplant, 1999, 18: 320-327.

[35] Wittwer T, Wahlers T, Fehrenbach A, et al. Improvement of pulmonary preservation with Celsior and Perfadex: impact of storage time on early post-ischemic lung function. J Heart Lung Transplant, 1999, 18: 1198-1201.

[36] Warnecke G, Strüber M, Hohlfeld JM, et al. Pulmonary preservation with Bretscheider's HTK and Celsior solution in minipigs. Eur J Cardiothorac Surg, 2002, 21: 1073-1079.

[37] Sommer SP, Warnecke G, Hohlfeld JM, et al. Pulmonary preservation with LPD and Celsior solution in porcine lung transplantation after 24 h of cold ischemia. Eur J Cardiothorac Surg, 2004, 26: 151-157.

[38] Haverich A, Aziz S, Scott WC, et al. Improved lung preservation using Euro-Collins solution for flush-perfusion. Thorac Cardiovasc Surg, 1986, 34: 368-376.

[39] Yoshida O, Yamane M, Yamamoto S, et al. Impact of prolonged cold preservation on the graft function and gene expression levels in an experimental lung transplantation model. Surg Today, 2013, 43: 81-87.

[40] Dedeilias P, Koletsis E, Apostolakis E, et al. The effectiveness of an extracellular low-potassium solution in 24-hour lung graft preservation. Med Sci Monit, 2006, 12: BR355-BR361.

[41] Gohrbandt B, Fischer S, Warnecke G, et al. Glycine intravenous donor preconditioning is superior to glycine supplementation to low-potassium dextran flush preservation and improves graft function in a large animal lung transplantation model after 24 hours of cold ischemia. J Thorac Cardiovasc Surg,

2006, 131: 724-729.

［42］Novick RJ, Bennett LE, Meyer DM, et al. Influence of graft ischemic time and donor age on survival after lung transplantation. J Heart Lung Transplant, 1999, 18: 425-431.

［43］Sommers KE, Griffith BP, Hardesty RL, et al. Early lung allograft function in twin recipients from the same donor: Risk factor analysis. Ann Thorac Surg, 1996, 62: 784-790.

［44］Kshettry VR, Kroshus TJ, Burdine J, et al. Does donor organ ischemia over four hours affect long-term survival after lung transplantation? J Heart Lung Transplant, 1996, 15: 169-174.

［45］Winton TL, Miller JD, deHoyos A, et al. Graft function, airway healing, rejection, and survival in pulmonary transplantation are not affected by graft ischemia in excess of 5 hours. Transplant Proc, 1993, 25: 1649-1650.

［46］Glanville AR, Marshman D, Keogh A, et al. Outcome in paired recipients of single lung transplants from the same donor. J Heart Lung Transplant, 1995, 14: 878-882.

［47］Yusen RD, Christie JD, Edwards LB, et al. The Registry of the International Society for Heart and Lung Transplantation: thirtieth adult lung and heart-lung transplant report-2013. J Heart Lung Transplant, 2013, 32: 965-978.

［48］Cypel M, Yeung JC, Liu M, et al. Normothermic *ex vivo* lung perfusion in clinical lung transplantation. N Engl J Med, 2011, 364: 1431-1440.

［49］Van Raemdonck D, Neyrinck A, Cypel M, et al. *Ex-vivo* lung perfusion. Transpl Int, 2015, 28: 643-656.

［50］Warnecke G, Moradiellos J, Tudorache I, et al. Normothermic perfusion of donor lungs for preservation and assessment with the Organ Care System Lung before bilateral transplantation: a pilot study of 12 patients. Lancet, 2012, 380: 1851-1858.

［51］Warnecke G, Van Raemdonck D, Massard G, et al. The INSPIRE lung international trial evaluating the impact of portable *ex-vivo* perfusion using the organ care system（OCS）lung technology on routine lung transplant putcome. Presented at the 34th Annual Meeting of the International Society of Heart and Lung Transplantation. San Diego, CA, 2014.

第十章 供肺获取

供肺获取过程的最后一步,也是最关键的一步,就是评估供肺是否适合移植。评估需有条不紊地进行。与现场的器官获取团队及移植团队就需求进行清晰的沟通至关重要。及时共享信息,包括夹闭供者主动脉的预估时间和器官到达受者医院的预估时间,有利于为受者合理安排手术时间,以尽量减轻缺血负担。

◇ 一、供者的初步评估

对供者的初步评估从检查医疗记录开始,包括核对病史、病程、血液检查结果、脑死亡记录及器官捐献同意书;然后注意检查供者与受者的血型是否匹配;接下来核对胸部影像学检查结果,包括最近24小时内的胸部X线检查结果,以排除明显异常。在这个阶段,还需与麻醉人员讨论并制定液体管理方案,以期液体入量最小化,以保护供体肺[1],将中心静脉压维持在6~8mmHg并保持正常通气,直至手术结束。

纤维支气管镜检查可以帮助确认供肺的结构是否正常。支气管镜检查时常会发现供体肺有分泌物的积聚,需完全清除黏液,并收集样本进行微生物学检查。然后检查黏膜以排除感染,如果有红斑和脓性分泌物,那么即使充分吸除后,脓液仍会重新积聚。如果分泌物可较易被气管镜吸除,且下方为正常黏膜,则这种分泌物无特殊意义[2]。

呼吸机的潮气量设定在6~8mL/kg,呼气末正压(positive end-expiratory pressure)为5cmH$_2$O,FiO$_2$为1.0,以保护肺部免受传统建议的高潮气量导致的气压伤[3-5]。应在支气管镜检查后15~20min内抽取动脉血样本进行血气分析。同时检测呼气流量峰值和平均气道压力,以确认肺顺应性是否正常。

采用标准正中胸骨切开入路进入胸腔,充分打开胸膜腔,完成供体肺的初步评估。视诊排除肺气肿、肺实变和创伤。吸气结束时,将气管内插管从呼吸机上迅速撤离,若肺瞬间萎陷,则可确认肺顺应性正常[6]。在肺部排气时,触诊检查有无结节和肿块。对肺进行手工充气,至气道压约为20cmH$_2$O,直到肺不张完全消除后,接回呼吸机。评估结束后,将肺的可用性及预估的到达时间告知受者移植手术小组,以便安排接受肺移植的患者进行手术,确保将缺血时间控制在8小时及以下[7]。

肺移植的基本原理在早年成功的肺移植病例中已经有详细的描述[8-9]。然而,根据肺移植理论的发展及进步,我们做了一定的修改。

我们与心脏获取团队合作,从肺动脉位置进行主动脉环形剥离;将上腔静脉游离至恰好高出奇静脉的水平,并用0号线环绕;将下腔静脉从心包环形游离,并与心脏获取团队确认肺动脉插管位置、切开线及左心房引流的位置。

◇ 二、肺的插管和保存

在供者和受者团队准备手术时,将300U/kg的肝素经静脉注入供者体内[6]。在右肺动脉起始处的近端,用4-0单股线做荷包缝合并将套管插入肺动脉。我们更喜欢用6mm的Sarns Soft Flow主动脉套管或尖端可扩散的等效套管,以确保灌洗液均匀分布至两肺。

在插入套管后,将500μg前列腺素E_1加入10mL注射器,排气后注入插管旁的肺主动脉。前列腺素E_1可扩张肺血管网,从而改善灌洗,以预防移植物功能障碍[10]。第1升肺灌洗液中也加入500μg前列腺素E_1。

通常采用低钾葡聚糖液(Perfadex)来保存供体肺,因为低钾葡聚糖液有优异的保存效果[11-13]。低钾葡聚糖液的有效剂量为60mL/kg,灌注压为10~15mmHg(高通量,低压灌注)。将Perfadex袋悬挂于距供肺平面30cm以上的水平,以达到该压力,并可利用重力进行供体肺灌洗。灌洗液的理想温度为10℃,但大多数中心采取4~8℃的温度,以保证一定程度的临床安全性[14]。

临床通过结扎上腔静脉和从前部切开下腔静脉减轻右心负担。在下腔静脉开口内置入大功率吸引,夹闭主动脉,心脏开始停搏。通过切除左心耳的尖端,开始进行左心引流,并开始肺灌洗;或者通过在Sondergaard水平打开左心房,进行左心房引流(见图10.1)。将低温生理盐水置于胸腔及心脏周围,并在整个过程中继续通气,直至气管被阻断。通过低温Perfadex液灌洗并保持通气,使肺部均匀冷却。胸腔内的局部低温液体一般会被肺内的空气阻断而与深层结构隔绝。在灌洗过程中,不对心脏进行操作,但是需要密切监测,以防止心室扩张,因为心室扩张可能对心肺灌洗的质量产生不良影响。要监测从左心房流出的液体,因为在有效的灌注过程中,灌洗液应该变得澄清。

在将供体肺取出后,在手术台后侧的桌上用带充气球囊的14French心脏停搏逆灌导管开始逆灌。往每个肺静脉开口灌入250mL的Perfadex液,并监测肺动脉的流出液。持续灌注直至流出液变得澄清(见图10.2)。在逆灌过程中,常见从肺动脉排出中等或小的肺栓子[15]。逆灌应通过重力实现,以保证肺的低灌注压。在动物实验研究和临床研究中,逆灌对移植结局都表现出了积极的作用[16-18]。

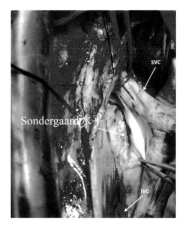

图10.1　在进入左心房前分离房间沟(Sondergaard水平)

注:IVC, inferior vena cava,下腔静脉;SVC, superior vena cava,上腔静脉。

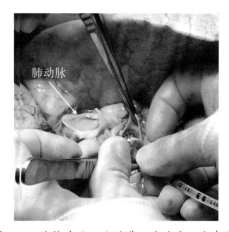

图10.2　肺静脉开口处逆灌。肺动脉回流清澈

◇ 三、切 除

在心肺灌洗液灌注完毕后，清理手术野。将右下肺静脉的下缘从下腔静脉周围的软组织分离开，以避免损伤右下肺静脉。在心包内环形切除下腔静脉。心尖向右肩抬起，以暴露左肺静脉的交汇点。在冠状窦和左侧肺静脉汇合处的中点使用 11 号刀片进入左心房（见图10.3）。这种方法为心脏和肺移植物留下了足量的左心房组织边缘。用剪刀将左心房切口向上延伸至左心耳的底部，将左心耳留在心脏移植物的那一侧，然后将切口向下延伸并跨过中线直到右侧肺静脉。右侧肺静脉孔的良好暴露对于在心脏和肺移植物上留下充足的组织以及指导切除至关重要。左心房袖口 4～5mm 的边缘足够用于受者进行吻合。之前在 Sondergaaard 水平的分离有助于该获取过程的实施（见图10.1）。接下来，切断左心房上方（顶部）完成左心房的切除。

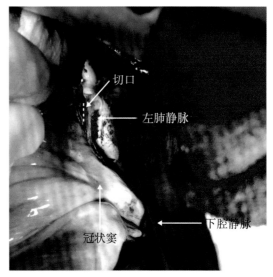

图 10.3 将供者心尖向右肩抬起后看到左侧肺静脉开口。虚线显示在静脉和冠状窦中线左房上的切口线

肺动脉在插管处前方（正好在分叉处下方）被切开，并且环周延伸切口，可以从内部清楚地显示动脉，以避免伤及分叉处的后壁或造成心脏或肺侧肺动脉不必要的缩短。在无名动脉起源处的基底部横切升主动脉，并在开始获取器官时系线处的近端横断上腔静脉。心脏移除后，将心包切开至两侧下肺韧带水平。注意避免在膈肌水平损伤下肺静脉的开口。将下肺韧带剥离至下肺静脉的下缘。此时，每侧肺内旋至胸膜腔外以暴露肺门后部，并且在肺门后侧切开纵隔胸膜（左侧为主动脉，右侧为食管的水平）直到肺尖。对右侧的解剖要非常小心，以分离食管与气管，同时避免对气管膜部造成损伤。

横断无名静脉，并在颈底水平前面暴露气管。环周游离气管，并套结扎带。通过气管表面触诊气管内插管，以确保吻合器在合适的位置。必要时，嘱咐麻醉人员将插管稍向外拉。我们用规格为 4.8mm 的 TA30 吻合钉围绕气管。用 50%FiO_2 人工鼓肺，以消除肺不张。轻微放气至肺总容量的一半，以防止转运过程中肺过度充气及气压伤[14]。此时，闭合吻合钉，并切割分开。从钉线中间离断气管，通过钝性分离和锐性游离一直向下，将气管游离至气管隆嵴处。在中线下方横断心包。锐性分离肺动脉上方剩余的软组织。当左肺动脉的上方被游离后，要注意避免损伤动脉韧带水平上的动脉。从胸腔内小心地取出供肺，并带到手术台后的桌上进行逆灌。逆灌的方法如前所述。为了最大限度地缩短热缺血时间，我们更倾向于将两只肺分开包装。在分叉水平处离断肺动脉，在左侧和右侧肺静脉交汇的中间离断左心房。暴露左主支气管，并用 4.8mm 吻合钉的 GIA60 吻合器在气管隆嵴水平离断。

将每只肺放入含有 1L 低温 Perfadex 液的无菌袋中，排气后将袋子系紧（见图10.4）。然后将第一个袋子依次放入另外两个袋中，每个袋内注满低温生理盐水并排空空气。在最后一个袋子上清晰地标明是哪一侧的肺，并将其放置在充满冰块的冰箱内，以便在转运过程中使器官的温度保持在 4～6℃。

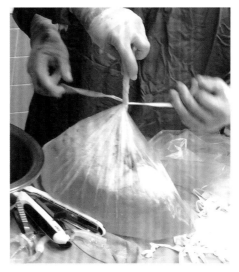

图 10.4 将供体肺放入充满 Perfadex 液的袋内

◇ 四、陷 阱

在供肺获取过程中,偶尔可能会伤及气管膜部,导致肺漏气。为避免这个问题,可将无菌气管插管插入撕裂部位下方的气管中,通过鼓起气囊进行密闭。之后,由助手使用 Ambu 袋(连接 50%FiO$_2$)对肺进行充气。一旦达到所需的充气水平,就用钛钉夹闭气管插管下方的气管以维持肺的充气状态。

◇ 五、心脏死亡供者捐献

关于心脏死亡捐献已在其他章节详细介绍,但是,与获取相关的几点在此仍值得一提。

在拔出气管插管前,应通过口胃管或鼻胃管彻底抽吸供者胃内容物,以降低误吸风险。

在供者拔管前通常给供者注射肝素。然而在一些机构,这一步骤可能不被允许,因为它被视为是一种可能加速捐献者死亡的干预措施。如果心脏死亡前不给予肝素,则可以在器官获取时将肝素直接注入肺动脉,并按摩心脏几次。动物实验表明,死亡前不使用肝素不会导致凝血或对移植物有负面作用[18-20]。关于器官获取过程的其他内容详见前文。

◇ 参考文献

[1] Tuttle-Newhall JE, Collins BH, Kuo PC, et al. Organ donation and treatment of the multi-organ donor. Curr Probl Surg, 2003, 40: 266-310.

[2] Botha P, Rostron AJ, Fisher AJ, et al. Current strategies in donor selection and management. Semin Thorac Cardiovasc Surg, 2008, 20: 143-151.

[3] Ventilation with lower tidal volumes as compared with traditional tidal volumes for acute lung injury and the acute respiratory distress syndrome. The Acute Respiratory Distress Syndrome Network. N Engl J Med, 2000, 342: 1301-1308.

［4］Determann RM, Royakkers A, Wolthuis EK, et al. Ventilation with lower tidal volumes as compared with conventional tidal volumes for patients without acute lung injury: a preventive randomized controlled trial. Crit Care, 2010, 14: R1.

［5］Mascia L, Pasero D, Slutsky AS, et al. Effect of a lung protective strategy for organ donors on eligibility and availability of lungs for transplantation: a randomized controlled trial. JAMA, 2010, 304: 2620-2627.

［6］Puri V, Patterson GA. Adult lung transplantation: Technical considerations. Semin Thorac Cardiovasc Surg, 2008, 20: 152-164.

［7］Hartwig MG, Davis RD. Surgical considerations in lung transplantation: transplant operation and early postoperative management. Respir Care Clin N Am, 2004, 10: 473-504.

［8］Sundaresan S, Trachiotis GD, Aoe M, et al. Donor lung procurement: assessment and operative technique. Ann Thorac Surg, 1993, 56: 1409-1413.

［9］Todd TR, Goldberg M, Koshal A, et al. Separate extraction of cardiac and pulmonary grafts from a single organ donor. Ann Thorac Surg, 1988, 46: 356-359.

［10］de Perrot M, Fischer S, Liu M, et al. Prostaglandin E_1 protects lung transplants from ischemia-reperfusion injury: a shift from pro- to anti-inflammatory cytokines. Transplantation, 2001, 72: 1505-1512.

［11］Ganesh JS, Rogers CA, Banner NR, et al. Does the method of lung preservation influence outcome after transplantation? An analysis of 681 consecutive procedures. J Thorac Cardiovasc Surg, 2007, 134: 1313-1321.

［12］Muller C, Furst H, Reichenspurner H, et al. Lung procurement by low-potassium dextran and the effect on preservation injury. Munich Lung Transplant Group. Transplantation, 1999, 68: 1139-1143.

［13］Wu M, Yang Q, Yim AP, et al. Cellular electrophysiologic and mechanical evidence of superior vascular protection in pulmonary microcirculation by Perfadex compared with Celsior. J Thorac Cardiovasc Surg, 2009, 137: 492-498.

［14］Munshi L, Keshavjee S, Cypel M. Donor management and lung preservation for lung transplantation. Lancet Respir Med, 2013, 1: 318-328.

［15］Oto T, Rabinov M, Griffiths AP, et al. Unexpected donor pulmonary embolism affects early outcomes after lung transplantation: a major mechanism of primary graft failure? J Thorac Cardiovasc Surg, 2005, 130: 1446.

［16］Novick RJ. Innovative techniques to enhance lung preservation. J Thorac Cardiovasc Surg, 2002, 123: 3-5.

［17］Sarsam MA, Yonan NA, Deiraniya AK, et al. Retrograde pulmonaryplegia for lung preservation in clinical transplantation: a new technique. J Heart Lung Transplant, 1993, 12: 494-498.

［18］Van De Wauwer C, Neyrinck AP, Rega FR, et al. Retrograde flush is more protective than heparin in the uncontrolled donation after circulatory death lung donor. J Surg Res, 2014, 187: 316-323.

［19］Erasmus ME, Fernhout MH, Elstrodt JM, et al. Normothermic *ex vivo* lung perfusion of non-heart-beating donor lungs in pigs: from pretransplant function analysis towards a 6-h machine preservation. Transpl Int, 2006, 19: 589-593.

［20］Keshava HB, Farver CF, Brown CR, et al. Timing of heparin and thrombus formation in donor lungs after cardiac death. Thorac Cardiovasc Surg, 2013, 61: 246-250.

第十一章 离体肺灌注

◇ 一、引 言

可用于肺移植的供体肺缺乏在很大程度上是由潜在供肺质量低导致的;供体肺缺乏是手术治疗终末期肺部疾病的限制因素之一。在过去,供体肺损伤常由脑死亡、肺炎、胃内容物吸入等引起的神经源性肺水肿或外伤原因造成,并导致高达80%的供体肺不可用[1]。目前,已经开发了很多不同的策略,以增加适于移植的供肺数量。心脏死亡后捐献和活体供肺叶捐献[2-5]的方法已经为供肺池增加了很多潜在的供者,而离体肺灌注(*ex vivo* lung perfusion,EVLP)能更有效地利用现有的供体肺,使曾经不能用的供肺的利用成为可能,从而扩大了可使用的供体肺范围。

常温离体肺灌注维持了离体供体肺的正常生理,使得供体肺的细胞代谢得以维持,并使移植之前的供体肺评估成为现实。常温离体肺灌注需要离体肺灌注系统和呼吸机的支持。

20世纪30年代,首次报道了离体器官在常温下的成功灌注[6]。在这一先驱性的工作之后,实验性离体器官灌注系统得到了发展,后来成为生理学研究的关键工具[7]。1970年,有文献报道了体外灌注评估肺功能的研究结果[8];1987年,文献首次报道将其应用于器官保存[9]。2001年,Steen等重新审视了将临床离体肺灌注技术作为心脏死亡供者(donation after cardiac death,DCD)的供体肺移植前评估工具的观点[10]。

本章着重介绍离体肺灌注技术,及其在临床中的应用和应用结果。

◇ 二、离体肺灌注的临床应用

(一)肺的功能评估

离体肺灌注极大地改善了供体肺的评估时间。若没有离体肺灌注,对供体肺的评估仅限于从供者脑死亡到取出的时间,其评估结果受到多种因素的影响,包括器官获取人员的经验和临床判断力,偏远地区医院对供者的治疗管理以及由捐献者脑死亡引起的持续性炎症过程和血流动力学不稳定性因素等。根据供者的临床参数难以判断供肺是否适合移植,即使建立相对保守的供体肺选择标准,原发性移植物功能障碍(primary graft dysfunction,PGD)的发生率也会高达20%[11-12]。另外,被判断为不可用的供体肺常常可能适合移植。

在离体肺灌注系统对供体肺做出评估,结果可能更可靠,原因如下:①可以在几小时内反复评估肺功能;②评估过程中预先设置的灌注和通气参数明确且恒定,脑死亡的相关效应不会对离体器官造成影响;③可以由移植外科医生与小组成员一起进行更详细的肺部评估。

供肺一旦到达移植中心,就应立即中断冷缺血保存,并将供体肺安装在离体肺灌注回路中,开始第一阶段的进一步再灌注、升温和再通气(见图11.1);然后,在稳态条件下,评估各种参数(如肺顺应性,气道压力,氧合,肺动脉和左心房压力,肺血管阻力),来判断供体肺是否适用于移植。在对供体肺功能和血流动力学做出评估后,肺的氧合能力可以通过测量流出肺的血液(肺静脉或左心房)和流入肺的血液(肺动脉)之间的PaO_2差异来确定。根据离体肺灌注系统设置的肺灌注、流量和通气参数,测量需要重复多次进行。在完成参数测量后,需对供体肺进行触诊以确定是否存在肺实质异常,并通过支气管镜检查评估气管内状态,同时获得影像学资料。

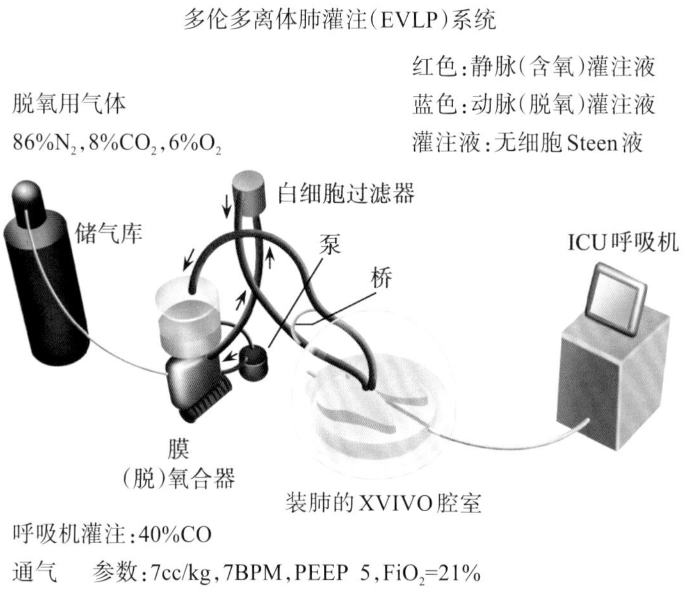

多伦多离体肺灌注(EVLP)系统

红色:静脉(含氧)灌注液
蓝色:动脉(脱氧)灌注液
灌注液:无细胞Steen液

脱氧用气体
86%N_2,8%CO_2,6%O_2

白细胞过滤器

储气库

泵

桥

ICU呼吸机

膜
(脱)氧合器

装肺的XVIVO腔室

呼吸机灌注:40%CO

通气　参数:7cc/kg,7BPM,PEEP 5,FiO_2=21%

图11.1　多伦多离体肺灌注系统的基本组成

供体肺是否适用于移植,取决于在离体肺灌注4~6小时后所测得的上述参数。至今,没有一个单独的参数可以用于判断移植物的适用性。根据多伦多离体肺灌注方案,以下情况的供肺不能用于移植:①在离体肺灌注4~6小时后,PaO_2/FiO_2低于400mmHg;②在离体肺灌注期间,肺动脉压、肺顺应性或气道压力峰值恶化超过15%。相反,以下情况的供体肺还能用于移植:①PaO_2/FiO_2高于400mmHg;②在离体肺灌注期间,肺动脉压和气道压力峰值稳定或略有降低,并且肺顺应性稳定或改善[13]。值得注意的是,在离体肺灌注期间,当两肺中的一个出现明显不同的表现时,以上标准会出现一些偏倚。在这种情况下,应该通过肺部影像学和支气管镜检查仔细评估,同时进行选择性肺静脉气体分析和负压平衡试验,并根据结果确定供体肺是否适用于移植。显然,在不明移植物损伤风险较高的情况下,使用离体肺灌注评估供肺十分重要,比如有些供肺不符合国际心肺移植学会(International Society for Heart and Lung Transplantation,ISHLT)的移植适应性标准或是在DCD下获得,进一步的移植物评估可以降低原发性移植物功能障碍的发生率,以及早期和晚期死亡率[14]。关于在可控的DCD中是否应常规应用离体肺灌注,目前尚有争议。实验研究表明,离体肺灌注至少可以在肺移植前明确 DCD 供体肺的质量和适用性[15-18]。然而,大多数移植中心仍然将离体肺灌注选择性地用于评估 DCD 供肺。

(二)再生、修复和移植准备

在常温离体肺灌注期间,供体肺保留的细胞代谢不仅仅可以为更多的功能测试提供条件,而且可以为治疗或修复常见供体肺损伤提供机会。

迄今为止,离体肺灌注已被证明有助于治疗临床典型的供体肺损伤,例如与脑死亡、肺不张和肺栓塞有关的神经源性肺水肿[19-20]。将来,离体肺灌注治疗的目标还包括继发于胃内容物吸入、细菌感染的肺炎。实验数据还表明,离体肺灌注也可能为移植后事件做准备,例如,缺血和血液再灌注,或调节受者对移植物的免疫应答[21-23]。

离体肺灌注可作为可以将药物置入其气管和肺血管内的一个治疗平台。其灌注液本身还具有治疗肺水肿的作用,这是由于灌注液中合适的胶体渗透压作用,使间质内的液体在离体肺灌注期间从供体肺中消除。充足的灌注和通气也能刺激肺泡液的清除。

已有临床和实验研究评估了将药物加入灌注液中的多种干预措施。这些药物包括抗感染药物[24]、抗炎药物(如类固醇或细胞因子清除剂)[25]、基因治疗药物[19]、抗氧化药物[26]、血管舒张剂、支气管扩张药[27]、表面活性剂[28-29]和纤溶药物[30]。

因为这些药物被应用于分离的器官而不是整个生物体,药物剂量仅受直接组织毒性的限制,而不受全身不良反应的影响,所以药物可以重复应用。然而,治疗方法及目标受离体肺灌注最大持续时间限制。例如,要解决细菌性肺炎,可能需要较长的离体抗感染治疗时间。

离体肺灌注除可以使用这些药物介导的治疗干预外,还可以实施肺内窥镜检查以清除支气管分泌物,在肺不张的情况下适当吸痰,从而改善移植物的功能及通气-灌注比。

最后,离体肺灌注还可以通过将一个滤器整合到系统中来实现透析功能,以去除供体肺中的炎性介质。

如上所述,离体肺灌注也可能被用于预防肺移植后的不良事件(如缺血再灌注损伤或排斥反应),但其临床资料有限[31]。离体肺灌注可能通过几种机制来降低原发性移植物功能障碍和慢性同种异体移植物功能障碍的发生概率,包括:"洗涤"供体肺,使其去除供者白细胞和细胞因子;通过主动治疗干预,对供体肺进行预处理。在肺损伤的情况下,对同种异体肺采用间充质干细胞移植治疗已引起人们的极大兴趣[32-34]。类似地,另一个颇有前景的方向是将外源基因治疗用于免疫制备移植物[19]。

(三)肺的保存

常温离体肺灌注可以使供体肺保存更长的时间。传统的冷冻保存方法,供体肺细胞代谢减少,肺对代谢底物的需求减少,总保存时间限制在12小时之内,但是大多数临床方案将保存时间限制在6～10小时[13,36-37]。对猪的实验研究表明,离体肺灌注的时间可以长达12小时,并且同时起到防止肺损伤的作用(相当于延长了冷保存时间)[38]。在离体肺灌注时,总保存时间包括第1次冷缺血保存时间(a first cold ischemic preservation time,CIT_1)、EVLP 常温保存时间和第2次冷缺血保存时间(a second cold ischemic preservation time,CIT_2)。据报告,长达25小时的总保存时间(包括5小时的常温保存时间)对于受者是安全的。有趣的是,离体肺灌注的临床应用显示,即使总共冷缺血保存时间(CIT_1＋CIT_2)长达20小时,对移植物功能和移植后结局也仍无明显影响[39]。然而,是否最好用持续常温 EVLP 长时间保存,或者是否可以简单地中断或恢复 EVLP 的冷缺血保存,仍有待商榷。

在未来,离体肺灌注可能有助于克服目前关于供肺保存时间的限制,例如从获取器官至器官到达移植中心的最大可接受的运送时间,或需要在非常有限的时间范围内进行移植,从而促进肺移植的进展。

◇ 三、肺灌注技术

(一)一般考虑

常温离体肺灌注的主要原理是维持肺组织代谢,因此需要对供体肺进行通气和灌注。在采用标准方式取得供体肺之后,将其4℃保存并运送到移植中心,然后安装在离体肺灌注回路中;或者,也可以在冷冲洗后,立即将供体肺安装于移动式离体肺灌注装置中再行运输。

离体肺灌注的灌注回路需要以下元件:在灌注期间能为供体肺提供保护环境的腔室,灌注液的驱动泵,储存灌注液的容器和管道,允许氧气和二氧化碳交换的气体交换膜,用于控制温度的热交换器,以及可持续去除白细胞的滤器。在将供体肺接入灌注回路时,首先应该用灌注溶液对系统进行灌注,然后将一个直形插管插入肺动脉,并将漏斗形插管缝合到心房。肺和灌注系统的闭合循环可以控制灌注期间肺动脉和左心房的压力。有时,一些灌注系统采用"开放"回路[40],灌注液通过肺动脉插管进入,回收液从开放的左心房流出,然后在器官下表面收集。这两个系统的灌注液都从肺部流入储存器,然后经过气体和热交换系统及白细胞滤器,再次进入肺。供体肺通气通常使用标准的单腔气管插管,并连接到重症监护室(intensive care unit,ICU)内标准的呼吸机上进行。

目前,许多专门的离体肺灌注设备已经被开发并且投入商业生产(见后文),替代了用体外生命支持系统组件装配的离体肺灌注回路。它们的潜在优势是装置简单,可以随时使用,同时减少了对人员的需求。其缺点是成本高昂,这尤其影响其在小型移植中心的应用,由于技术要求严格,因此难以通过改良原有的离体肺灌注来实现。

自从多伦多离体肺灌注技术的临床结果被报告之后[41],对其他两项离体肺灌注方案的研究也得以开展。下面将主要探讨这些方法的共同点和不同点。

(二)多伦多离体肺灌注技术

大多数文献所描述的病例结果基于多伦多的离体肺灌注技术,这被认为是迄今为止最好的评估方法[42-45]。在对供体肺完成肺动脉和左心房插管以及气管插管之后,可将其连接至灌注回路,并对血管系统进行排气。然后将肺以半充气状态连接到呼吸机。用含葡聚糖和白蛋白的细胞外液进行灌注,以实现最佳流变性能和高胶体渗透压(Steen Solution,XVIVO,Denver,Colorado),同时加入抗菌药物和类固醇。通过控制气体交换膜的二氧化碳供应来校正二氧化碳分压(pressure of carbon dioxide,PCO_2)。然后,缓慢启动灌注过程,使供肺逐渐升温,血流速度逐渐增加,当回路温度达到32℃时开始通气。呼吸频率为7次/分钟,潮气量为7mL/kg,呼气末正压(positive end-expiratory pressure,PEEP)为5cmH₂O,FiO_2为21%。在肺温达到37℃时,灌注流量可增加到供者心排血量的40%(该心排血量根据供者的理想体重计算)。将左心房压力设定在3~5mmHg,并根据肺的血管阻力和预设流量来监测肺动脉压力。临床上,离体肺灌注时间通常持续4~6小时,然后将供体肺冷却并保存在4℃环境中直到进行移植。

多伦多离体肺灌注技术需要如前所述的灌注系统组件,也可以使用市售的XPS装置(XVIVO

Perfusion，Göteborg，Sweden）。XPS装置包括前述灌注回路的所有组件、呼吸机、用于供气的储存器以及压力和流量控制单元。

（三）Lund离体肺灌注技术

在临床肺移植领域，Steen首次使用离体肺灌注技术来评估DCD的供体肺。在该研究中，他在离体灌注1小时内完成对Maastricht Ⅱ类供体肺的评估，并成功完成单肺移植手术[46]。与多伦多技术相比，Lund方案所使用的细胞灌注液是配有红细胞的Steen溶液，使得血细胞比容达到15%。其目的是使细胞灌注液更接近血液的特性，从而优化离体肺灌注期间的气体交换（因为血红蛋可结合氧气）。一个重要的区别是，Lund方案中的供体肺与回路并不完全相连，灌流液从左心房流出至一个塑料盘，然后再循环，因此，Lund离体肺灌注不需要行左心房插管。这样的开放式回路无法控制和维持生理性左心房压力。因此，参数会设置得更高：流量为100%心排血量，FiO_2为50%，呼吸频率为20次/分钟，潮气量为7mL/kg，PEEP值为$5cmH_2O$。

市售的Vivoline LS_1装置（Vivoline Medical，Lund，Sweden）就是根据Lund方案的原理设计的。它具有集成灌注回路但没有呼吸机，并且允许操作者设置和测量灌注液流量及温度，并监测肺动脉压力。

（四）器官维护系统（organ care system，OCS）

第三种离体肺灌注技术基于以下假设：在供体肺获取后，必须尽早开始离体肺灌注，以避免寒冷暴露。为此，开发了一种名为OCS肺（Organ Care System lung，TransMedics，Andover，Massachusetts）的可移动离体肺灌注装置。它允许在从采集中心到移植中心的运送过程中对供体肺进行离体肺灌注。OCS肺有两个特点：一是其系统的电池可以实现自主供电；二是其集成式滚压泵能使灌注液进行脉动式灌注。

OCS肺的灌注程序和通气设置与Lund方案非常相似，OCS肺也使用"开放"回路。系统所推荐使用的细胞灌注液包含高达25%血细胞比容的血液；但与Steen溶液不同的是，OCS肺的灌注液（Trans-Medics，Andover，Massachusetts）不含人白蛋白。OCS肺的设置参数如下：灌注速率为2.5L/min，肺动脉压设定在20mmHg以下，潮气量为6mL/kg，呼吸频率为10次/分钟，PEEP值为$5cmH_2O$。

该系统的潜在优点是其允许在冷冲洗后早期进行供肺采集，并且可以在运输过程中连续监测移植物功能。其缺点是系统在运输过程中较复杂，特别是在航空运输中，其成本远高于其他方案。研究表明，相比于即刻常温离体肺灌注的基本效益假设，在离体肺灌注之前进行冷缺血保存实际上可能有益于移植后的肺功能[47]，并且如果根据多伦多研究建议，在冷缺血保存之后再行4~5小时离体肺灌注，则之前的冷缺血保存时间可以从6小时延长到20小时，并且对临床肺移植术后短期疗效无明显影响[39]。

所有上述技术和概念的共同目的在于使潜在的供体肺处于受保护的环境中，使供体肺得以被保护、评估和修复而不受损伤。但到目前为止，尚无对这些不同方法进行比较的研究报道。

◇ 四、体外肺灌注的临床研究结果

（一）多伦多协议

自2001年Lund团队首次研究报道以来，至今已经有15个单中心和多中心临床研究发表了相关的评估临床离体肺灌注的报道，其中有8个中心分别报道了使用多伦多技术（多伦多[42]、维也纳[43]、巴黎[48]、纽卡斯尔[49]、哈特菲尔德[45,50]、马德里[51]、都灵[44]）或改良多伦多技术（米兰[52]）的研究结果，3个中心报道了使用Lund方案（Lund[40]，Göteborg[53]，Brisbane[54]）的结果，以及1份汉诺威和马德里使用OCS方法的报告[55]。

为了建立时间更长的无细胞灌注和闭合回路常温离体肺灌注技术，在大量的临床前期研究之后，多伦多大学于2011年和2012年发布了离体肺灌注技术的前瞻性非随机临床研究结果[41-42]。他们进行了58次离体肺灌注以评估和修复高风险的供体肺，并移植了其中的50个供肺（86%的利用率）。他们主要根据供体肺的生理功能（包括顺应性和气道压力）、氧合能力和肺血管阻力的改善情况，来选择适合移植的供肺。在离体肺灌注组，3级原发性移植物功能障碍发生率为2%；而在对照组（含253例常规移植），其发生率为9%（$P<0.14$）。未见与离体肺灌注有关的不良反应。两组间的其他结果（ICU停留、机械通气或住院时间）没有差异，30天死亡率分别为3.5%（对照组）和4%（离体肺灌注组），1年生存率分别为86%（对照组）和87%（离体肺灌注组）。

维也纳的Aigner等报道了对13例原先不被接受的供体肺采取多伦多离体肺灌注方案后的情况[43]。他们发现，4例创伤供肺在离体肺灌注中没有得到改善；其他9例供体肺在离体肺灌注后均被用于移植（无创伤的高风险肺使用率为100%，肺的总体使用率为69%），无3级原发性移植物功能障碍发生，无30天死亡。后续的所有研究结果与同期进行的119例常规移植相似。

2012年，有文献报道了基于多伦多离体肺灌注方案的Harefield经验，其中包括13例离体肺灌注的供肺。在13个边缘供体肺中，有6例在离体肺灌注平均140分钟内完成移植（46%），并且受者的短期生存良好（3个月生存率为100%），但其原发性移植物功能障碍的发生率未知[45]。

Turin等对11例原不适合移植的供肺实施了多伦多离体肺灌注方案，最终有8例供体肺用于移植（73%），再修复的供肺在72小时内未出现3级原发性移植物功能障碍；但在同期进行的28例传统移植中，原发性移植物功能障碍的发生率为25%（两组差异无统计学意义）[44]。

Dark等报道，在18例原来被认为无法立即移植的供体肺（4例单侧和14例双侧）中，只有7例供体肺（39%）在接受改良离体肺灌注技术后得以移植，有1例在72小时内出现了3级原发性移植物功能障碍，移植后受者的90天生存率为100%[49]。

巴黎的Sage团队（有32例离体肺灌注供肺移植）及马德里的Moradiellos团队（8例离体肺灌注供肺移植）报道了多伦多离体肺灌注方案的进一步成果[48,51]。两个团队的供体肺转换为可移植肺的比例分别为95%和50%，移植后72小时的原发性移植物功能障碍发生率分别为10%和0%，30天生存率分别为95%和100%。

从这些不同的研究（所涉及的离体肺灌注已超过150例）可以得出结论，多伦多离体肺灌注方案可以安全地评估和修复超出移植标准的供肺，并且转化率高达90%；维护后的供肺移植后，原发性移植物功能障碍的发生率与常规移植相似，甚至更低；早期的生存率和并发症的发生率也与常规移植相似。

（二）Lund协议

Steen被公认为是现代将离体肺灌注应用于临床肺移植的先驱。他开展了临床上首例DCD供体肺的移植手术，并用开放回路和细胞灌注液进行短期离体肺灌注[10]。同时，他也首先报道了用离体肺灌注进行原先不被接受用于移植的供肺的评估，进而实施移植[16]。在实验研究开发出Steen液（XVI-VO Perfusion，Sweden）后，这些病例被陆续报道。

2009年和2011年，Lund团队报道了6例涉及修复移植肺的肺移植手术经验，这些移植肺最初被认为不能用于移植[40,56]。经离体肺灌注后，原先不可移植的供肺转换为可移植供肺的比例为66%。原发性移植物功能障碍的发生率尚不明确。然而，其3个月生存率为100%，2年生存率为66%。其术后结局与同期接受常规移植的15例患者无显著的统计学差异。

Göteborg团队也对Lund方法进行了评估，并在2012年和2014年进行了报道[53]。其对11对供体肺进行了离体肺灌注，随后除两只单肺以外，所有肺均被认为是可移植的。在移植后72小时内，受者3级原发性移植物功能障碍的发生率为9%，并且相比于同一机构内同期的常规移植组，离体肺灌注组拔管和ICU停留时间的中位数明显更长，30天生存率为100%。

布里斯班的Hopkins等提供了有关Lund方法的其他信息。根据Lund方案，他们在离体灌注5例供体肺后，移植了其中的4例（利用率为80%），并且在移植后72小时内未发生原发性移植物功能障碍，30天生存率为100%[54]。

（三）器官维护系统（OCS）

据报道，可移动的OCS是一种安全且可行的移植物保存方法，可以用于保存符合移植标准的供体肺。一项针对该系统的临床研究已经报道，对12例符合移植标准的供体肺，实现在常温下从采集地点到移植中心的转运，而非在冷藏条件下[55]，并且，其短期临床结局与对照组相似。目前，该装置对受损移植物的修复能力尚未得到证明，但EXPAND试验正在对此进行研究[57]。

目前，若干个随机和非随机试验正在研究离体肺灌注的作用，尤其是市售的各种离体肺灌注装置。研究的主要终点是30天死亡率、原发性移植物功能障碍发生率和1年生存率。研究结果还未知。NOVEL试验是一项前瞻性非随机多中心试验，其研究的目的是比较标准供肺与超移植标准供肺（根据多伦多方案，这些超移植标准供肺用XPS离体肺灌注装置进行修复）移植后的临床结局[58]。DEVELOP-UK试验也是一项前瞻性非随机多中心试验，以评估Lund方案和Vivoline装置的作用[59]。INSPIRE和EXPAND试验用以评估OCS设备，前者比较静态保存与常温保存的标准供肺，后者研究OCS装置对超移植标准供肺的修复价值[57,60]。

◇ 五、结　论

离体肺灌注是克服供体肺短缺的重要手段。它可以通过不同手段提高供体肺的利用率。比如，常温离体肺灌注可以允许对供体肺进行更详细和准确的评估，并且可以修复或保存潜在的供肺。将来，它可能可以作为高级离体疗法的独特治疗平台，用于修复常见的供体肺损伤或预防移植后事件（如缺血再灌注损伤或排斥反应）。

◇ 参考文献

[1] Yeung JC, Cypel M, Waddell TK, et al. Update on donor assessment, resuscitation, and acceptance criteria, including novel techniques-non-heart-beating donor lung retrieval and *ex vivo* donor lung perfusion. Thorac Surg Clin, 2009, 19: 261-274.

[2] Date H. Update on living-donor lobar lung transplantation. Curr Opin Organ Transplant, 2011, 16: 453-457.

［3］Cypel M, Keshavjee S. Expanding lung donation: the use of uncontrolled non-heart beating donors. Eur J Cardiothorac Surg, 2013, 43: 419-420.

［4］Cypel M, Keshavjee S. Strategies for safe donor expansion: donor management, donations after cardiac death, *ex-vivo* lung perfusion. Curr Opin Organ Transplant, 2013, 18(5): 513-517.

［5］Cypel M, Sato M, Yildirim E, et al. Initial experience with lung donation after cardiocirculatory death in Canada. J Heart Lung Transplant, 2009, 28: 753-758.

［6］Carrel A, Lindbergh CA. The culture of whole organs. Science, 1935, 81: 621-623.

［7］Lochner W, Bartels H, Beer R, et al. Research on gas exchange in an isolated dog's lung lobe during blood perfusion. Pflugers Arch, 1957, 264: 294-305.

［8］Jirsch DW, Fisk RL, Couves CM. *Ex vivo* evaluation of stored lungs. Ann Thorac Surg, 1970, 10: 163-168.

［9］Hardesty RL, Griffith BP. Autoperfusion of the heart and lungs for preservation during distant procurement. J Thorac Cardiovasc Surg, 1987, 93: 11-18.

［10］Steen S, Sjoberg T, Pierre L, et al. Transplantation of lungs from a non-heart-beating donor. Lancet, 2001, 357: 825-829.

［11］Angel LF, Levine DJ, Restrepo MI, et al. Impact of a lung transplantation donor-management protocol on lung donation and recipient outcomes. Am J Respir Crit Care Med, 2006, 174: 710-716.

［12］Naik PM, Angel LF. Special issues in the management and selection of the donor for lung transplantation. Semin Immunopathol, 2011, 33: 201-210.

［13］Machuca TN, Cypel M, Keshavjee S. Advances in lung preservation. Surg Clin North Am, 2013, 93: 1373-1394.

［14］Gomez-de-Antonio D, Campo-Canaveral JL, Crowley S, et al. Clinical lung transplantation from uncontrolled non-heart-beating donors revisited. J Heart Lung Transplant, 2012, 31: 349-353.

［15］Snell GI, Oto T, Levvey B, et al. Evaluation of techniques for lung transplantation following donation after cardiac death. Ann Thorac Surg, 2006, 81: 2014-2019.

［16］Steen S, Liao Q, Wierup PN, et al. Transplantation of lungs from non-heart-beating donors after functional assessment *ex vivo*. Ann Thorac Surg, 2003, 76: 244-252, discussion 252.

［17］Neyrinck AP, Van De Wauwer C, Geudens N, et al. Comparative study of donor lung injury in heart-beating versus non-heart-beating donors. Eur J Cardiothorac Surg, 2006, 30: 628-636.

［18］Egan TM, Haithcock JA, Nicotra WA, et al. *Ex vivo* evaluation of human lungs for transplant suitability. Ann Thorac Surg, 2006, 81: 1205-1213.

［19］Cypel M, Liu M, Rubacha M, et al. Functional repair of human donor lungs by IL-10 gene therapy. Sci Transl Med, 2009, 1: 4ra9.

［20］Machuca TN, Hsin MK, Ott HC, et al. Injury-specific *ex vivo* treatment of the donor lung: pulmonary thrombolysis followed by successful lung transplantation. Am J Respir Crit Care Med, 2013, 188: 878-880.

［21］Ott HC, Clippinger B, Conrad C, et al. Regeneration and orthotopic transplantation of a bioartificial lung. Nat Med, 2010, 16: 927-933.

［22］Song JJ, Kim SS, Liu Z, et al. Enhanced *in vivo* function of bioartificial lungs in rats. Ann Thorac

Surg, 2011, 92: 998-1005, discussion 1006.

[23] Yeung JC, Wagnetz D, Cypel M, et al. *Ex vivo* adenoviral vector gene delivery results in decreased vector-associated inflammation pre- and post-lung transplantation in the pig. Mol Ther, 2012, 20: 1204-1211.

[24] Andreasson A, Karamanou DM, Perry JD, et al. The effect of *ex vivo* lung perfusion on microbial load in human donor lungs. J Heart Lung Transplant, 2014, 33: 910-916.

[25] Meers CM, Wauters S, Verbeken E, et al. Preemptive therapy with steroids but not macrolides improves gas exchange in caustic-injured donor lungs. J Surg Res, 2011, 170: e141-e148.

[26] Rega FR, Wuyts WA, Vanaudenaerde BM, et al. Nebulized N-acetyl cysteine protects the pulmonary graft inside the non-heart-beating donor. J Heart Lung Transplant, 2005, 24: 1369-1377.

[27] Valenza F, Rosso L, Coppola S, et al. Beta-adrenergic agonist infusion during extracorporeal lung perfusion: effects on glucose concentration in the perfusion fluid and on lung function. J Heart Lung Transplant, 2012, 31: 524-530.

[28] Inci I, Hillinger S, Arni S, et al. Reconditioning of an injured lung graft with intrabronchial surfactant instillation in an *ex vivo* lung perfusion system followed by transplantation. J Surg Res, 2013, 184: 1143-1149.

[29] Khalife-Hocquemiller T, Sage E, Dorfmuller P, et al. Exogenous surfactant attenuates lung injury from gastric-acid aspiration during *ex vivo* reconditioning in pigs. Transplantation, 2014, 97: 413-418.

[30] Inci I, Zhai W, Arni S, et al. Fibrinolytic treatment improves the quality of lungs retrieved from non-heart-beating donors. J Heart Lung Transplant, 2007, 26: 1054-1060.

[31] Fildes J, Regan S, Al-Aloul M, et al. Improved clinical outcome of patients transplanted with reconditioned donor lungs via EVLP compared to standard lung transplantation. Transpl Int, 2011, 2: 77.

[32] Gotts JE, Matthay MA. Mesenchymal stem cells and acute lung injury. Crit Care Clin, 2011, 27: 719-733.

[33] Lee JW, Fang X, Gupta N, et al. Allogeneic human mesenchymal stem cells for treatment of E. coli endotoxin-induced acute lung injury in the *ex vivo* perfused human lung. Proc Natl Acad Sci U S A, 2009, 106: 16357-16362.

[34] Van Raemdonck D, Neyrinck A, Rega F, et al. Machine perfusion in organ transplantation: a tool for ex-vivo graft conditioning with mesenchymal stem cells? Curr Opin Organ Transplant, 2013, 18: 24-33.

[35] Keshavjee SH, Yamazaki F, Cardoso PF, et al. A method for safe twelve-hour pulmonary preservation. J Thorac Cardiovasc Surg, 1989, 98: 529-534.

[36] Munshi L, Keshavjee S, Cypel M. Donor management and lung preservation for lung transplantation. Lancet Respir Med, 2013, 1: 318-328.

[37] Van Raemdonck D. Thoracic organs: current preservation technology and future prospects, part 1: lung. Curr Opin Organ Transplant, 2010, 15: 150-155.

[38] Cypel M, Rubacha M, Yeung J, et al. Normothermic *ex vivo* perfusion prevents lung injury compared to extended cold preservation for transplantation. Am J Transplant, 2009, 9: 2262-2269.

［39］Krueger T, Machuca T, Linacre V, et al. Impact of extended cold ischemic times on the outcome of clinical lung transplantation using *ex vivo* lung perfusion. J Heart Lung Transplant, 2014, 33(Suppl): S94.

［40］Ingemansson R, Eyjolfsson A, Mared L, et al. Clinical transplantation of initially rejected donor lungs after reconditioning *ex vivo*. Ann Thorac Surg, 2009, 87: 255-260.

［41］Cypel M, Yeung JC, Liu M, et al. Normothermic *ex vivo* lung perfusion in clinical lung transplantation. N Engl J Med, 2011, 364: 1431-1440.

［42］Cypel M, Yeung JC, Machuca T, et al. Experience with the first 50 *ex vivo* lung perfusions in clinical transplantation. J Thorac Cardiovasc Surg, 2012, 144: 1200-1206.

［43］Aigner C, Slama A, Hotzenecker K, et al. Clinical *ex vivo* lung perfusion-pushing the limits. Am J Transplant, 2012, 12: 1839-1847.

［44］Boffini M, Ricci D, Barbero C, et al. *Ex vivo* lung perfusion increases the pool of lung grafts: analysis of its potential and real impact on a lung transplant program. Transplant Proc, 2013, 45: 2624-2626.

［45］Zych B, Popov AF, Stavri G, et al. Early outcomes of bilateral sequential single lung transplantation after *ex-vivo* lung evaluation and reconditioning. J Heart Lung Transplant, 2012, 31: 274-281.

［46］Steen S, Ingemansson R, Eriksson L, et al. First human transplantation of a nonacceptable donor lung after reconditioning *ex vivo*. Ann Thorac Surg, 2007, 83: 2191-2194.

［47］Mulloy DP, Stone ML, Crosby IK, et al. *Ex vivo* rehabilitation of non-heart-beating donor lungs in preclinical porcine model: delayed perfusion results in superior lung function. J Thorac Cardiovasc Surg, 2012, 144: 1208-1215.

［48］Sage E, Mussot S, Trebbia G, et al. Lung transplantation from initially rejected donors after *ex vivo* lung reconditioning: the French experience. Eur J Cardiothorac Surg, 2014, 46: 794-799.

［49］Dark J, Karamanou DM, Clark SC, et al. Successful transplantation of unusable donor lungs using ex-vivo lung perfusion: the Newcastle experience. J Heart Lung Transplant, 2012, 31: 115.

［50］Garcia Saez D, Zych B, Mohite PN, et al. Transplantation of lungs after *ex vivo* reconditioning in a patient on semi-elective long-term veno-arterial extracorporeal life support. Eur J Cardiothorac Surg, 2014, 45: 389-390.

［51］Moradiellos F, Naranjo J, Córdoba M, et al. Clinical lung transplantation after *ex vivo* evaluation of uncontrolled non heart-beating donors lungs: initial experience. J Heart Lung Transplant, 2011, 30: S38.

［52］Valenza F, Rosso L, Gatti S, et al. Extracorporeal lung perfusion and ventilation to improve donor lung function and increase the number of organs available for transplantation. Transplant Proc, 2012, 44: 1826-1829.

［53］Wallinder A, Ricksten SE, Silverborn M, et al. Early results in transplantation of initially rejected donor lungs after *ex vivo* lung perfusion: a case-control study. Eur J Cardiothorac Surg, 2014, 45: 40-44, discussion 45.

［54］Hopkins P, Chambers D, Naidoo R, et al. Australia's experience with *ex-vivo* lung perfusion of highly marginal donors. J Heart Lung Transplant, 2013, 32: S154.

［55］Warnecke G, Moradiellos J, Tudorache I, et al. Normothermic perfusion of donor lungs for preservation and assessment with the Organ Care System lung before bilateral transplantation: a pilot study of 12 patients. Lancet, 2012, 380: 1851-1858.

[56] Lindstedt S, Hlebowicz J, Koul B, et al. Comparative outcome of double lung transplantation using conventional donor lungs and non-acceptable donor lungs reconditioned *ex vivo*. Interact Cardiovasc Thorac Surg, 2011, 12: 162-165.

[57] TransMedics. International EXPAND Lung Pivotal Trial (EXPANDLung). http: //www. clinicaltrials. gov/ct2/show/NCT01963780. 2013.

[58] XVIVO Perfusion, Novel Lung Trial: normothermic *ex vivo* lung perfusion (EVLP)as an assessment of extended/marginal donor lungs. http: //www. clinicaltrials. gov/ct2/show/NCT01365429. 2011.

[59] Newcastle upon Tyne Hospitals NHS Foundation Trust, DEVELOP-UK: a study of donor *ex-vivo* lung perfusion in United Kingdom lung transplantation. UKCRN Portfolio Database. http: //www. nets. nihr. ac. uk/projects/hta/108201. 2012. Accessed.

[60] TransMedics. International Randomized Study of the TransMedics Organ Care System (OCS Lung)for Lung Preservation and Transplantation (INSPIRE). http: //www. clinicaltrials. gov / ct2 / show / NCT01630434. 2011.

第三篇
受者管理及预后

第十二章 肺移植的体液免疫

◇ 一、敏感患者的移植前管理

肺移植物的抗人类白细胞抗原(human leukocyte antigen,HLA)抗体检测,对于诊断抗体介导的排斥反应(antibody-mediated rejection,AMR),并明确其病理生理过程至关重要。早期的许多肺移植研究已经证实,供-受者HLA错配会影响肺移植的临床预后[1-4]。此外,明确等待移植患者血液循环中是否存在抗HLA抗体,有助于选择合适的对受者没有敏感抗性的供者。

(一)抗HLA抗体的检测

抗HLA抗体的检测已经从基于细胞的检测方法,如补体依赖性细胞毒性(complement-dependent cytotoxicity,CDC)检测和流式细胞检测,发展到固相检测方法(如Luminex平台)。最近,关于抗HLA抗体和非抗HLA抗体的不同鉴定方法及其与移植相关性的共识指南也已经发表[5]。

1. 细胞检测

补体依赖性细胞毒性检测和流式细胞检测术均依赖于细胞靶标。补体依赖性细胞毒性检测可以确定受者血清是否可以裂解非自身T或B淋巴细胞。淋巴细胞收集自有局部代表性的群体,如在群体反应性抗体(panel-reactive antibody,PRA)检测的情况下或交叉配血试验的潜在肺供者。自身抗体的存在可造成交叉配血假阳性,而这可以通过加入二硫苏糖醇来避免。补体依赖性细胞毒性检测不能用于区分HLA Ⅰ类和Ⅱ类抗体,也不能用于区分HLA和非HLA抗体。

群体反应性抗体的读出结果用百分比表示(%PRA),是指加入患者血清后裂解细胞的比例。%PRA数值高表明患者高度致敏;一般来说,这意味着移植等待的时间将更长[6];并且,%PRA与移植后急性排斥反应的发生[7]及移植物存活时间下降有关[8-10],但后者在其他研究中并未得到证实[11-12]。PRA读数在不同实验室可能有不同结果,由于HLA的等位基因分布存在地区人群差异,基于不同供者的来源地人群数据,同一份受者标本,在不同的实验室会得出不同的结果,因此更推荐将校正的PRA(calculated PRA,cPRA)选为评价指标,它代表受者所对应的特定地区供者存在抗HLA抗体的百分比。在美国,这个数据可以通过美国器官获取与移植网络(Organ Procurement and Transplantation Network,OPTN)提供的cPRA计算器获得,其网址为http://optn.Transplant.Hrsa.gov。

流式细胞检测术具有更高的灵敏度，可以用于区分Ⅰ类和Ⅱ类抗HLA抗体。流式细胞仪检测在不同实验室可能有不同结果，难以标准化。添加链霉蛋白酶（Pronase）可以降低非特异性反应性背景。

细胞检测法是非常有效的抗HLA抗体筛查工具，其缺点在于无法实现对抗HLA抗体的定性或定量检测。

2. 固相检测

固相检测法（如Luminex检测）已被广泛应用于肺移植，以评估受者是否存在抗HLA抗体。Luminex平台由固定在固体微珠基质上的可溶解HLA分子组成。微珠涂覆有两种荧光染料，当被激光能量激发时，可以通过专用的Luminex流式细胞仪检测所得到的发射光。发射光的图案允许鉴定多达100种不同的微珠，每种微珠代表特定的HLA分子。因为记录到的平均荧光强度（mean fluorescence intensity，MFI）值不完全代表循环中抗HLA抗体的真实滴度，所以Luminex所测定的MFI的读数是半定量的。

不同Luminex试剂盒对同种致敏作用的特异性越来越高。混合抗原试剂盒的组成包括涂覆来自于不同个体的HLAⅠ类（HLA-A，-B和-C）和HLAⅡ类（HLA-DR，-DQ和-DP）抗原的磁珠，它可以定性检测抗HLAⅠ类或Ⅱ类抗体。这种混合抗原试剂盒的价格相对低，但不具有特异性。单抗原磁珠（single-antigen bead，SAB）可以对特定抗原进行定量检测，每个磁珠都涂覆了单一的HLAⅠ类或Ⅱ类等位基因。单抗原磁珠检测更为昂贵，仅在混合抗原试剂盒检测阳性时才进一步应用，用于精确鉴定哪个抗HLA抗体在供者器官中具有细胞毒性。

Luminex检测比补体依赖性细胞毒测定和流式细胞检测术更敏感，可以检测低水平的抗HLA抗体。尽管实验室之间的绝对临界值可能有所不同，但抗HLA抗体水平，即MFI通常可被分为三级，包括低度（MFI<2000）、中度（MFI 2000~5000）和高度（MFI>8000）。Luminex检测的结果是半定量的，然而，肺移植研究已经证明MFI与阳性交叉匹配结果和临床预后具有相关性[6]。

3. Luminex检测结果的诠释

MFI水平代表特定磁珠上被抗体结合的抗原的百分比。然而，不同磁珠的抗原密度通常不同，这意味着MFI不能代表真实的抗体滴度。在SAB测定中，HLA-cW、HLA-DQ和HLA-DP的每个磁珠均有固定的抗原密度。另外，一旦抗原被抗体完全中和，则达到了该磁珠的最大MFI，这意味着即使继续增加抗体，MFI也不会增加。稀释血清可以更准确地确定抗体滴度需要。IgM和补体C_1也会干扰抗原-抗体结合，需要进一步用低渗透析去除这些混杂因素[13]。特别是在最大MFI读数的情况下，为了评估降低抗体水平后脱敏治疗的效果，需要稀释和滴定抗体。然而，应注意的是，治疗药物，如静脉注射免疫球蛋白（intravenous immunoglobulin，IVIG）、抗胸腺细胞球蛋白、硼替佐米和补体C_5抑制剂依库珠单抗都可能会干扰Luminex检测的敏感性。固相检测（如Luminex）已经为我们阐明HLA的致敏作用提供了重大进展。未来的一个挑战是确保试剂、测定和数据分析的标准化，从而可以比较不同中心等待肺移植患者的HLA致敏情况。

4. C1q测定

在同种异体肺移植中，抗HLA供者特异性抗体（donor-specific antibody，DSA）与其同源HLA配体结合，可以触发潜在的不良免疫应答，导致同种异体移植物损伤和功能障碍。免疫反应能否放大取决于补体系统经典途径的活化。现已明确，不是所有的DSA都是补体结合抗体；具体地说，并非所有抗HLA抗体在与HLA分子结合后都可以激活补体系统。虽然关于非补体结合抗体在AMR中的作用仍然存在争议，但是不断进展的共识表明，它们不太可能是同种异体反应。C1q测定旨在通过鉴定只与C1q(经典补体途径的第一步)结合的抗体,来区分补体结合抗体和非补体结合抗体。C1q阳性的抗HLA DSA与心脏移植后的不良结果相关[14-15]。Loupy等的里程碑式研究显示,在肾移植术后,C1q阳性的DSA患者的移植失败率比C1q阴性者更高[16]。值得注意的是,根据C1q是否阳性对移植前患者进行分层,并不能预测不良预后。目前,尚需要肺移植的更多同类研究来证实上述结论。

(二)HLA表位

对供者HLA的致敏作用和抗HLA DSA的产生与移植排斥反应和移植生存率下降相关。抗HLA抗体可以识别HLA多肽的特异性片段或表位。这些独特的结构基序由其氨基酸序列定义,对任何一个HLA等位基因并没有特异性;而且,不同的HLA等位基因可能有相同的结构基序。针对血清学交叉反应组(cross-reactive epitope groups,CREG)特异性抗体,如A2-和B7-CREG的发现,人们首次提出了共有表位的存在。HLA表位的抗原性(与抗体的反应性)和免疫原性(诱导抗体反应的能力)决定了它们的临床相关性,这又由HLA表位与其相应抗体之间存在的结构关系或结合决定。HLA Matchmaker是一种基于结构的匹配程序,将每个HLA抗原解释为抗体-抗原结合位点上由其氨基酸组成的表位序列[17]。HLA Matchmaker可用于评估表面暴露的非自身氨基酸区,后者被称为eplet。第十六届国际组织相容性和免疫遗传学研讨会项目开发了一个基于网络的抗体定义的HLA表位注册表(http://epregistry.com.br)。迄今为止,已经为HLA-ABC、HLA-DR、HLA-DQ、HLA-DP和MICA[18-20]抗体指定了表位图。HLA Matchmaker可用于定义等待移植患者的致敏性,并可用于鉴定可接受表位错配的潜在供者[21]。

(三)非HLA抗体

虽然HLA抗原是主要的移植抗原,然而其他抗原(如供者或自体衍生的抗原)也可以导致对移植器官的抗体反应。它们包括自身抗原,如胶原蛋白、波形蛋白、血管紧张素受者、α微管蛋白,以及次要组织相容性抗原(如MICA和MICB)[22]。其与肺同种异体移植功能障碍的关联结果主要来自单中心研究,而这些研究多使用当地的研究工具。

已有研究证实,抗供肺Ⅴ型胶原蛋白[collagen type Ⅴ,col(Ⅴ)]和K-α₁微管蛋白(K-α₁-tubulin,Kα₁T)抗体,与原发性移植物功能障碍[23]和闭塞性细支气管炎综合征(bronchiolitis obliterans syndrome,BOS)[24]及抗HLA DSA有关。col(Ⅴ)和Kα₁T都是自身抗原,存在免疫耐受。肺移植后,机体对这些自身抗原的耐受性被破坏,导致出现自身免疫,这在慢性排斥反应患者中尤为明显。最近一项针对小鼠模型的研究已经证实,原位肺移植术后接种抗col(Ⅴ)和Kα₁T抗体可以导致col(Ⅴ)和Kα₁T特异性γ-干扰素T细胞浸润移植肺,及其他肺特异性自身抗原的表位扩散。这种针对自身抗原的自身免疫既先于经典T细胞免疫发生,又能诱导更经典的T细胞同种异体免疫,其病理改变为气道炎症和纤维化[25]。作者得出结论,要减少慢性排异,将来的治疗策略可能需要针对这些自身反应性抗体。

血管紧张素Ⅱ1型受者(angiotensin Ⅱ type 1 receptor,AT1R)介导其内源性血管紧张素Ⅱ配体的多种生理途径,包括动脉血压和盐水平衡[26]。AT1R抗体与血管重塑和高血压有关。在肾移植中,AT1R抗体参与非抗HLA DSA途径AMR[27]。AT1R抗体和HLA抗体可能具有协同作用,导致肾移植后发生排斥反应的速度加快[28]。有关心脏移植的类似研究证明,在发生移植血管病变的心脏移植者中,冠状动脉的AT1R表达有上调[29]。AT1R和内皮素-1型A受者的抗体可以诱导血管内皮活化[30]，这是发生移植血管病变的重要驱动因素。与肺移植相关的研究仅有两篇摘要报道，而且研究并未描述AT1R抗体升高与移植后12个月内的肺功能及排斥反应的关系。

至于AT1R抗体与闭塞性细支气管炎综合征、慢性血管排斥等慢性排斥反应的相关性，还需要进一步的研究。

（四）移植前免疫致敏性的评估

肺移植要取得最佳的临床预后，需要移植受者与合适的供肺相匹配。配对的核心是评估免疫相容性，特别是需要确定受者是否存在DSA。在等待肺移植时，可采用Luminex检测法筛查移植候选者是否存在抗HLA抗体。如果检测结果是阳性的，则进一步行Luminex SAB检测对抗体进行定性和定量。掌握所有移植候选者的抗HLA抗体谱，有助于选择可相容的供者（即供者的单倍体不含有配对受者的抗HLA DSA所拮抗的HLA等位基因）。

对多种抗HLA抗体高度敏感的受者，需要行CDC交叉配型试验来确保供者-受者的相容性。在该检测中，受者血清必须与供者的淋巴细胞进行对比分析，但是受器官移植时间和地理限制，这种检测往往难以进行。CDC交叉配型的替代选择是通过已知受者的抗HLA抗体谱进行"虚拟交叉匹配"。Luminex检测的MFI值大小虽然无法直接证实抗HLA抗体的细胞毒性，但是已基本可以做出推断[31]。因为已被识别的抗体似乎是不可接受的，供体肺不适用于移植受者，所以不需要进行CDC交叉匹配。许多研究已经证实，尽管虚拟交叉匹配不能完美替代CDC交叉配对，但其所能发挥的作用已经足够[32]。虚拟交叉匹配的前提是所有抗体有相同的同种异体反应性，但已发表的肾移植文献主要集中在与HLA-A、HLA-B、HLA-DR和HLA-DQ相关的AMR上，而较少强调抗HLA-Cw和HLA-DP抗体的损害作用[5]。肾移植的虚拟交叉匹配显示低MFI的抗体无明显临床意义，其中许多抗体不会引起CDC交叉配型阳性反应，也不会造成移植后不良的临床预后[33]。肺移植的类似研究还有待进行。

（五）推荐规范：移植前致敏

对于等待肺移植的敏感患者，其移植前治疗尚无共识性的规范。对心脏移植敏感患者的管理指南已经发布[34]。尽管将心脏移植文献的数据外推到肺移植有其局限性，但该指南确实为肺移植敏感患者的移植前治疗提供了有用的指导。关于抗体筛查的推荐频率，总结如下：

1. 对于非敏感的患者，每6个月筛查1次抗体。
2. 对于抗HLA DSA阳性的患者，每3个月筛查1次。
3. 在可能发生致敏事件（如输血）后，需反复筛查。
4. 在任何脱敏治疗后要反复筛查。

最近，有会议对移植中HLA和非HLA抗体检测和临床管理问题的共识进行了讨论[5]，对所有形式的实体器官移植进行了评估，并提出了以下建议：

1. 移植风险分层应基于抗体检测和交叉配血的结果。
2. 对抗体结果的解释应考虑既往致敏事件。
3. 为尽量降低致敏风险，应尽可能避免使用血液制品。
4. 鉴于AMR和移植物功能障碍的后续风险，应避免DSA。

（六）未来的研究方向和领域

移植学会抗体共识小组的成员还强调了以下未来的研究方向和研究差距，必须解决这些问题以优化对敏感患者的护理和管理。

1. C1q测定的应用。

2. 抗MICA、内皮细胞、AT1R抗体与其他非HLA靶标抗体的相关性。

3. 抗HLA-E表位抗体的作用。

4. 低滴度抗HLA DSA的临床长期后遗症。

5. 不同脱敏方案的随机对照研究。

6. 补体结合抗体和非补体结合抗体的不同作用。

（七）移植前脱敏

脱敏是指对高度致敏的个体进行的治疗性干预，目的是降低循环中抗HLA抗体的"负荷"，以便采用免疫相容的供肺进行肺移植。降低DSA水平的方法可以大致分为两类，一类为减少B细胞或浆细胞持续产生抗体，另一类为从循环中去除先前存在的抗体（详见表12.1）。在临床上，这两类方法通常联合使用。最常见的策略是基于应用IVIG、利妥昔单抗或两者的血浆置换术的方案。脱敏治疗的经验主要来自有关肾移植的文献报道；而关于其在肺移植中的疗效，只有少数的报道[35-37]。

表12.1 脱敏措施

脱敏措施		备注
去除循环DSA	血浆置换	通常为5或6个疗程，为期超过2周
	免疫吸附	不会消耗凝血因子
中和DSA	静脉注射免疫球蛋白	针对多种免疫途径
	依库珠单抗	抑制补体活化
防止DSA产生	利妥昔单抗	靶向B细胞的抗CD20抗体
	硼替佐米	靶向浆细胞的蛋白酶体抑制剂
	脾切除术	用于肺移植的经验有限

注：DSA，供者特异性抗体。

目前，仍然不能确定抗HLA DSA主要是由B细胞还是分化的浆细胞产生，但利妥昔单抗仅对前者有效。蛋白酶体抑制剂硼替佐米可导致浆细胞凋亡，并且对浆细胞有更强的选择性[38]。

IVIG具有减少B细胞数量、促进B细胞凋亡、抑制DSA-HLA结合及抑制补体激活等多种作用[39]。通常情况下，脱敏方案中所用的IVIG剂量（1g/kg）高于低丙种球蛋白血症患者的每月替代治疗的常规剂量（0.4g/kg）。

Appe等[36]描述了围移植期的一种移植物脱敏方案[36]，即给那些对第三方HLA抗原敏感的患者使用IVIG和体外免疫吸附。在移植前已经确认的35名敏感患者中，有12名在采用此方法后脱敏。在7名有Ⅰ类抗HLA抗体的患者中，脱敏导致6名患者（85.7%）抗体消除；而在3名有Ⅱ类抗HLA抗体的患者中，只有1名患者抗体被消除。相比于未接受脱敏治疗的敏感患者，接受脱敏治疗的敏感患者较少发生急性排斥反应和闭塞性细支气管炎。

两名等待肺移植的患者在接受IVIG、血浆置换、利妥昔单抗和硼替佐米联合脱敏治疗后，仅表现出抗 HLA 抗体水平短暂下降，随后又反弹至移植前的水平[40]。

在最近的一项研究中，Duke 肺移植小组报告的移植前脱敏结果令人深思[37]。有抗 HLA 抗体和 cPRA 值大于 80% 的潜在肺移植候选者可被认为脱敏成功。该方案进行了 26 天，包括静脉注射甲泼尼龙（50～100mg，4 次），血浆置换（7 个疗程），硼替佐米（皮下注射 1.3mg/m²，4 次），利妥昔单抗（静脉注射 375mg/m²，2 次），每月 IVIG（0.5g/kg）。敏感患者的移植等待时间更长，在 18 名开始脱敏治疗的患者中，只有 8 名完成了完整的方案。尽管脱敏方案的强度很高，但 PRA 或 cPRA 没有发生显著变化。在这 18 名敏感患者中，有 9 名随后接受了移植治疗，其 1 年生存率为 65%，该数字与对照组（未脱敏的敏感患者）相似。该小组得出结论，其侵袭性多模式脱敏方案没有显著降低移植前抗 HLA 抗体的水平。

（八）敏感患者移植手术的围手术期管理

很大一部分带有抗 HLA 抗体的等待移植患者即使在移植术前接受了脱敏治疗，对供者也会敏感。敏感患者在肺移植后，可能会因为超急性抗体介导的排斥反应造成移植肺迅速失去功能。然而，Duke 等却认为对敏感患者也可以成功进行移植手术，尽管这些患者的 1 年生存率会下降到 65%。我们医疗中心认为，如果要给敏感患者施行移植手术，那么必须在术前进行 T 细胞配型，并且结果必须是阴性的。而对敏感患者的进一步管理取决于受者体内已知的特异性抗体（DSA）的量级。肺移植受者若携带低水平（MFI＜5000）抗 HLA 特异性抗体，则接受标准的免疫三联疗法，即皮质激素、霉酚酸酯和他克莫司联合治疗；若携带高水平（MFI＞5000）抗 HLA 特异性抗体并且配型阴性，则除接受标准的免疫疗法外，还要在移植手术前 1 小时接受血浆置换，并在术后马上再接受 5 次血浆置换，隔日 1 次。

（九）结　论

对敏感患者进行肺移植，是一个巨大的挑战。敏感患者在肺移植前的等待时间更长，等待期死亡率更高，即使给予更强的免疫抑制，也更容易在移植后发生各种急慢性排斥反应。对敏感患者的术前评估已经由细胞毒性检测发展为固相法定性、定量地测定抗 HLA 抗体。对 DSA 激活补体系统的功能评估使对敏感患者的评估更加完善；分子工具和预测软件可用于测定可被抗体生成细胞所识别的明显的结构基序；表位匹配将优化供者与受者的相容度，以减少 AMR 的发生。总之，对敏感患者的管理更需要多学科协作，包括移植团队和本院 HLA 实验室。

◇ 二、抗体介导的排斥反应

1990 年，国际心肺移植学会（International Society of Heart and Lung Transplantation，ISHLT）第一次采用了肺移植排斥反应的评估系统，它的重点在于对细胞排斥途径的组织学解释，后者由 Peter Medawar 于 70 多年前首次提出[41]。其后，在 1996 年[42] 及 2007 年[43] 又做了细微的修正补充，我们现在将血管周围及单核细胞间质的渗出定义为经典的 T 细胞同种异体排斥反应。

体液的同种异体反应曾被认为更难阐明。在最初的两次 ISHLT 肺移植排斥反应专题研讨会上，肺 AMR 的组织病理学特征并未被提出，仅在肺移植排斥诊断的命名标准 2007 年修订版中被模糊提及。但 AMR 并不是一个新概念。1972 年，有人对肺移植后排斥反应肺泡表现进行了描述性研究，这些表现就是现在归于 AMR 的组织学特征[44]。而肾移植术后 AMR 的诊断原则早已被明确。肾脏

AMR Banff 分类法[45]的诊断标准如下：①循环中 DSA；②补体激活的免疫学证据（C4d 染色）；③组织病理学特征；④移植肾的功能障碍。下面，我们将重点评估各诊断工具在肺移植后 AMR 诊断中的实用性。

（一）Banff 分类法和抗体介导的肺移植排斥反应

1. 供者特异性抗体的定义

对移植肺的免疫反应是一种同种异型反应，主要针对供体肺的非自体 HLA。体液免疫途径包括激活 B 细胞和浆细胞分泌 DSA，导致补体系统被激活，最终导致组织病理学改变和移植器官功能障碍。很少有研究精确地指出促成同种异型反应的肺部抗原靶点。经典免疫学理论认为，经典的 I 型 HLA 表达普遍存在，经典的 II 型 HLA 表达只选择性地出现在抗原提呈细胞上。然而，临床也经常见到抗 I 型和 II 型 HLA 的 DSA 同时等量出现在患者体内，这提示经典的 II 型 HLA 在移植肺中的上升与肺损伤和慢性移植肺功能障碍（chronic lung allograft dysfunction，CLAD）有关[46-47]。

循环中 DSA 的存在并不一定意味着同种异体移植损伤。当 DSA 没有与其相应抗原结合时，仍可以在循环中有较高水平的表达。同样地，在循环系统，极低水平的 DSA 也可能意味着肺移植受者体内有潜在的损伤性抗体，从而增加活化补体及放大对移植肺产生免疫反应的可能性。

DSA 可通过固相法（如 Luminex）检测。MFI 并不真正代表循环中 DSA 的效价，但其在临床上已被广泛采用并替代同种抗体的"强度"。到目前为止，关于肺移植中 Luminex 检测的研究大多集中于 HLA 抗体与供者的临床相关性，但用 Luminex 法还可以检测是否存在其他移植相关抗体，如组织相容性抗原（如 MICA 和 MICB）和 AT1R。

DSA 本质上是无害的；而同种异体移植损伤的发生是它们在激活补体依赖性或非补体依赖性免疫途径中的作用。Luminex 平台标准修订、C1q 测定，可以检测结合补体的抗体[14]。关于补体 C1q 测定是否能像肾移植那样改善肺移植风险分级的问题还需要进一步的研究来确定[16]。

2. 补体激活的定义

C4d 染色阳性（或 C3d 染色阳性，或两者均阳性）提示补体激活，这历来是 AMR 的诊断重点。C4d 沉积可以在纤维支气管镜活检组织中，通过免疫荧光或免疫组织化学方法检测到。然而，关于 C4d 染色在 AMR 中的诊断价值仍在研究中[48]。最近一项研究表明，用病理学免疫荧光或免疫组织化学检测 C4d 的可重复性不高，并且两种方法的一致性不高[49]。C4d 在肺内通常是非特异性的，并且与原发性移植物功能障碍和移植肺感染有关[50]。虽然补体系统可以被抗体激活（经典途径），但它也可以通过暴露于细菌或甘露糖结合凝集素来激活，这两者都可能出现于肺移植中[51]。

我们现在也认识到，在非补体依赖性免疫途径中，AMR 会升高，但 C4d 不会沉积。通过自然杀伤（natural killer，NK）细胞和巨噬细胞上低水平 Fc 受者激活的 DSA，可以通过抗体依赖性细胞介导的细胞毒性裂解靶细胞。近期肾移植的研究也已经证实 AMR 中 NK 细胞激活的重要性。对 DSA 和 AMR 患者基因分析的结果，证明了 NK 细胞的选择性表达，而非 T 细胞转录[52]。考虑到所有这些因素，一方面，C4d 染色阳性可能提示 AMR 的诊断；另一方面，C4d 染色阴性也并不一定能排除 AMR 的诊断。因此，C4d 不再作为确诊 AMR 的基础，而是作为诊断的支持证据但不是确认的证据。

3. 抗体介导排斥反应的组织学特征

众所周知，AMR 的组织学特征非常难以定义。2007 年，修订组对肺排斥反应的诊断进行了修正，认为 AMR 是一种有争议的肺部疾病，但并没有对 AMR 的诊断标准达成共识。2012 年，ISHLT 病理委员会对肺 AMR 的形态学和免疫学标准作了综述[53]。虽然 AMR 很罕见，但其形成明显是"超急性排斥反应"，表现为敏感患者的原发性移植物功能障碍。这种排斥反应与肺泡间隔纤维蛋白血栓的组织学特征、肺泡隔壁纤维素样坏死及出血有关。临床上，AMR通常发生于移植后，并且需要与T细胞排斥反应和感染进行鉴别。造成AMR诊断困难的原因是，AMR的病理特征为非特异性，其中的损伤表现也包括感染、缺血再灌注损伤、药物反应和急性细胞排斥反应等。AMR的特点表现主要集中于毛细血管，包括嗜中性粒细胞性毛细血管炎和中性粒细胞附着。病理委员会强调了组织学诊断AMR的局限性，指出在DSA中，任何组织学异常都可能提示抗体介导的移植肺损伤。鉴于抽样误差的局限性，即使纤维支气管镜活检正常也不能排除AMR；并且在补体系统被激活时，AMR可能是微量免疫，而与组织学改变无关。

4. 移植物功能障碍

与肾移植不同的是[45]，目前关于同种异体肺移植后移植肺功能障碍特征还没有形成共识。移植肺功能障碍的症状、体征及检查结果都是非特异性的，这些症状在其他疾病的病理过程中也会出现，甚至在AMR的治疗中也会出现（比如类固醇肌病等）。AMR可能出现的症状包括呼吸困难、运动受限，或在严重病例中出现咯血；可能的肺部体征有肺部捻发音；肺功能检查提示有新发的限制性通气功能障碍，也可能存在弥漫性浸润或局灶性纤维化的影像学表现[54-55]。

突发（急性）AMR可能具有所有同种异体移植物功能障碍的特点。在其他Banff型DSA和MFI标准下[45]，以及对鉴别诊断的进一步探索和研究，也许可以说明AMR是存在的，并指出其潜在的复杂性和昂贵的治疗方法[56]。慢性迟发性AMR的特征可能是慢性呼吸困难和相对隐蔽的限制性肺功能障碍[54]。在这种情况下，肺组织学和DSA评估的效用很低，基本不可能以此来确诊慢性AMR。图12.1试图阐明AMR的不同阶段，及其与急性移植肺功能障碍（acute lung allograft dysfunction，ALAD）及慢性移植肺功能障碍"综合征"的关系[57-58]。在很多情况下，只有在回顾性分析AMR治疗的显著反应，或尸检后，或在再次移植后组织学检查后，才能明确诊断[55,59]。

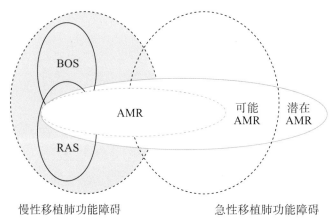

图12.1　抗体介导的排斥反应（AMR），及其与急性、慢性移植肺功能障碍的关系。BOS，bronchiolitis obliterans syndrome，闭塞性细支气管炎综合征；RAS，restrictive allograft syndrome，限制性移植器官综合征

（二）肺移植后抗体介导的排斥反应的证据

肺移植后的AMR仍较难定义。如前所述，肾移植AMR的Banff分类法无法直接用于肺移植。尽管AMR及对移植肺的负面影响不如移植肾和移植心脏明显，但是DSA对移植肺损伤的影响已经得到确认。最明显的例子是超急性排斥反应，在此期间，DSA导致移植肺损伤。许多研究表明，其临床病理学表现、各种治疗策略及预后结果与急性AMR一致[56,60-61]。此外，有新的研究证据表明，

急性和慢性移植肺功能障碍与 DSA 存在有关[56,60-67]。

在各种实体器官移植中,移植前 DSA 与移植器官的低生存率之间的关系早已被确认。如前所述,移植前 PRA、DSA 水平较高及 HLA 不匹配,提示肺移植受者预后不良;移植 5 年后,移植肺功能障碍的发生率为 70%[6,9,68]。

还有研究报道了移植后所检测到的抗 HLA 抗体的有害作用。肾移植后发生的急性和慢性 AMR 是血管反应;而肺移植中所检测到的抗 HLA 抗体与细胞排斥[66]、细支气管炎[67]有关。还有几项研究阐明了 DSA 的发展与闭塞性细支气管炎综合征的关系[10,67,69-70]。在随后的研究中,Hachem 等间接强调了这种关系[61]。在介入研究中,携带有 de novo DSA 的患者分别接受了 IVIG 联合利妥昔单抗治疗或单用丙种球蛋白治疗。经治疗后,相比于 DSA 显著减少的患者,闭塞性细支气管炎综合征更多地发生于 DSA 持续存在的患者。最近的研究证明,de novo DSA 是闭塞性细支气管炎综合征发生的独立危险因素。此外,de novo DSA 与闭塞性细支气管炎综合征发展加速、严重性及患者生存率低有关[33,64-65]。

然而,尽管越来越多的证据证明了 DSA 和抗体介导的移植肺功能障碍在闭塞性细支气管炎综合征发展中的作用,但很少有研究证明 AMR 与其他慢性移植肺功能障碍综合征的关系(包括限制性移植器官综合征和纤维蛋白源性迁延性肺炎)[71-72]。

(三)抗体介导的排斥反应的治疗

虽然 AMR 是肺移植的严重并发症,亟须治疗,但据肺移植病例报告和肾移植研究的新数据,其治疗策略发展缓慢。目前,尚无相关的随机对照试验研究可以用于指导肺移植。

对此,主要的预防途径是避免移植已知的 DSA 供者的 HLA 靶点[37,55]。在围手术期,DSA 的脱敏治疗采取的是血浆置换术、抗胸腺细胞球蛋白、IVIG 和吗替麦考酚酯的联合治疗方案,这些都在合理耐受范围内,并且似乎能成功减少肺移植早期排斥反应(包括 AMR)[73]。其他早期肺移植病例的治疗强度较低,疗效不太令人信服[37,56,61]。

对于 AMR,最常用的治疗方法是联合使用糖皮质激素、免疫球蛋白、血浆、抗胸腺细胞球蛋白与利妥昔单抗(B 细胞依赖型单克隆抗体)[37,56,60-61,74],并且产生了不同的结果。我们的方法是开始使用麦考酚酯,静脉注射糖皮质激素、丙种球蛋白;如果改善不明显或不能耐受,则使用血浆置换和利妥昔单抗[54-55]。许多肺移植数据表明,硼替佐米(一种诱导浆细胞凋亡的单克隆抗体)[75-76]、依库丽单抗(一种补体激活的单克隆抗体抑制剂)[77-78]的作用可能很小。治疗反应似乎与 DSA MFI 降低有一定的关系,但这并不普遍[55,60]。由于这些治疗很复杂,有明显的不良反应,并且价格昂贵(特别是单克隆抗体),所以临床上成功的证据很少。

(四)未来研究方向

对移植肺 AMR 的诊断和治疗是当前亟待解决的难题。一系列研究,包括术前对 DSA 和 C1q 的 Luminex 筛查、受者致敏风险的评估、围手术期 DSA 的监测与治疗,可为今后的多中心肺移植试验提供可靠的数据。肺的生理及异基因反应与肾脏截然不同,因此需要直接针对肺移植进行研究[48]。肾移植数据只能间接地为肺移植提示研究方向。抗原表位匹配(而不是抗原匹配)是必须研究的问题[17]。抗肺结构抗原的非 HLA 自然抗体,包括胶原蛋白(Ⅴ)和抗-α_1-微管蛋白,也应被视为移植肺纤维增生的潜在因素[74]。广谱 DSA 检测和 AMR 治疗药物价格昂贵,使得临床医生必须与厂家合作来解决这些问题。为此,建立强大的国际合作关系至关重要。确定慢性 AMR 何时发展为限制性移植肺综合征和慢性移植肺功能障碍综合征尤为重要[54,57-58]。

（五）总　结

呼吸系统 AMR 确实存在，且可能会导致移植前、后肺功能障碍。目前，AMR 的表现、表型和治疗反应性仍然较难确定。实际上，目前的发现和定义尚不一致，也不可靠，因此，保持开放性的思维很重要。通过探讨这些问题，并创造新的对抗肺移植排斥反应的模式，有可能取得重要的临床进展。

◇ 参考文献

［1］Harjula AL, Baldwin JC, Glanville AR, et al. Human leukocyte antigen compatibility in heart-lung transplantation. J Heart Lung Transplant, 1987, 6: 162-166.

［2］Schulman LL, Weinberg AD, McGregor CC, et al. Influence of donor and recipient HLA locus mismatching on development of obliterative bronchiolitis after lung transplantation. Am J Respir Crit Care Med, 2001, 163: 437-442.

［3］Chalermskulrat W, Neuringer IP, Schmitz JL, et al. Human leukocyte antigen mismatches predispose to the severity of bronchiolitis obliterans syndrome after lung transplantation. Chest, 2003, 123: 1825-1831.

［4］Quantz MA, Bennett LE, Meyer DM, et al. Does human leukocyte antigen matching influence the outcome of lung transplantation? An analysis of 3,549 lung transplantations. J Heart Lung Transplant, 2000, 19: 473-479.

［5］Tait BD, Susal C, Gebel HM, et al. Consensus guidelines on the testing and clinical management issues associated with HLA and non-HLA antibodies in transplantation. Transplantation, 2013, 95: 19-47.

［6］Kim M, Townsend KR, Wood IG, et al. Impact of pretransplant anti-HLA antibodies on outcomes in lung transplant candidates. Am J Respir Crit Care Med, 2014, 189: 1234-1239.

［7］Mangi AA, Mason DP, Nowicki ER, et al. Predictors of acute rejection after lung transplantation. Ann Thorac Surg, 2011, 91: 1754-1762.

［8］Lau CL, Palmer SM, Posther KE, et al. Influence of panel-reactive antibodies on posttransplant outcomes in lung transplant recipients. Ann Thorac Surg, 2000, 69: 1520-1524.

［9］Hadjiliadis D, Chaparro C, Reinsmoen NL, et al. Pre-transplant panel reactive antibody in lung transplant recipients is associated with significantly worse post-transplant survival in a multicenter study. J Heart Lung Transplant, 2005, 24(Suppl 7): S249-S254.

［10］Palmer SM, Davis RD, Hadjiliadis D, et al. Development of an antibody specific to major histocompatibility antigens detectable by flow cytometry after lung transplant is associated with bronchiolitis obliterans syndrome. Transplantation, 2002, 74: 799-804.

［11］Gammie JS, Pham SM, Colson YL, et al. Influence of panel-reactive antibody on survival and rejection after lung transplantation. J Heart Lung Transplant, 1997, 16: 408-415.

［12］Shah AS, Nwakanma L, Simpkins C, et al. Pretransplant panel reactive antibodies in human lung transplantation: an analysis of over 10,000 patients. Ann Thorac Surg, 2008, 85: 1919-1924.

［13］Zachary AA, Lucas DP, Detrick B, et al. Naturally occurring interference in Luminex assays for HLA-specific antibodies: characteristics and resolution. Hum Immunol, 2009, 70: 496-501.

[14] Zeevi A, Lunz J, Feingold B, et al. Persistent strong anti-HLA antibody at high titer is complement binding and associated with increased risk of antibody-mediated rejection in heart transplant recipients. J Heart Lung Transplant, 2013, 32: 98-105.

[15] Chin C, Chen G, Sequeria F, et al. Clinical usefulness of a novel C1q assay to detect immunoglobulin G antibodies capable of fixing complement in sensitized pediatric heart transplant patients. J Heart Lung Transplant, 2011, 30: 158-163.

[16] Loupy A, Lefaucheur C, Vernerey D, et al. Complement-binding anti-HLA antibodies and kidney-allograft survival. N Engl J Med, 2013, 369: 1215-1226.

[17] Duquesnoy RJ. Human leukocyte antigen epitope antigenicity and immunogenicity. Curr Opin Organ Transplant, 2014, 19: 428-435.

[18] Duquesnoy RJ, Marrari M, Mulder A, et al. First report on the antibody verification of HLA-ABC epitopes recorded in the website-based HLA epitope registry. Tissue antigens, 2014, 83: 391-400.

[19] Duquesnoy RJ, Marrari M, Tambur AR, et al. First report on the antibody verification of HLA-DR, HLA-DQ and HLA-DP epitopes recorded in the HLA Epitope Registry. Hum Immunol, 2014, 75: 1097-1103.

[20] Duquesnoy RJ, Mostecki J, Marrari M, et al. First report on the antibody verification of MICA epitopes recorded in the HLA epitope registry. Int J Immunogenet, 2014, 41: 370-377.

[21] Claas FH, Dankers MK, Oudshoorn M, et al. Differential immunogenicity of HLA mismatches in clinical transplantation. Transpl Immunol, 2005, 14: 187-191.

[22] Stastny P. Introduction: what we know about antibodies produced by transplant recipients against donor antigens not encoded by HLA genes. Hum Immunol, 2013, 74: 1421-1424.

[23] Iwata T, Philipovskiy A, Fisher AJ, et al. Anti-type V collagen humoral immunity in lung transplant primary graft dysfunction. J Immunol, 2008, 181: 5738-5747.

[24] Bharat A, Saini D, Steward N, et al. Antibodies to self-antigens predispose to primary lung allograft dysfunction and chronic rejection. Ann Thorac Surg, 2010, 90: 1094-1101.

[25] Subramanian V, Ramachandran S, Banan B, et al. Immune response to tissue-restricted self-antigens induces airway inflammation and fibrosis following murine lung transplantation. Am J Transplant, 2014, 14: 2359-2366.

[26] Dzau VJ, Bernstein K, Celermajer D, et al. The relevance of tissue angiotensin-converting enzyme: manifestations in mechanistic and endpoint data. Am J Cardiol, 2001, 88: 1L-20L.

[27] Reinsmoen NL, Lai CH, Heidecke H, et al. Anti-angiotensin type 1 receptor antibodies associated with antibody mediated rejection in donor HLA antibody negative patients. Transplantation, 2010, 90: 1473-1477.

[28] Kelsch R, Everding AS, Kuwertz-Broking E, et al. Accelerated kidney transplant rejection and hypertensive encephalopathy in a pediatric patient associated with antibodies against angiotensin type 1 receptor and HLA class II. Transplantation, 2011, 92: e57-e59.

[29] Yousufuddin M, Cook DJ, Starling RC, et al. Angiotensin II receptors from peritransplantation through first-year post-transplantation and the risk of transplant coronary artery disease. J Am Coll

Cardiol, 2004, 43: 1565-1573.

[30] Schneider MP, Boesen EI, Pollock DM. Contrasting actions of endothelin ET(A)and ET(B)receptors in cardiovascular disease. Annu Rev Pharmacol Toxicol, 2007, 47: 731-759.

[31] Reinsmoen NL, Lai CH, Vo A, et al. Acceptable donor-specific antibody levels allowing for successful deceased and living donor kidney transplantation after desensitization therapy. Transplantation, 2008, 86: 820-825.

[32] Stehlik J, Islam N, Hurst D, et al. Utility of virtual crossmatch in sensitized patients awaiting heart transplantation. J Heart Lung Transplant, 2009, 28: 1129-1134.

[33] Morath C, Opelz G, Zeier M, et al. Clinical relevance of HLA antibody monitoring after kidney transplantation. J Immunol Res, 2014, 2014: 845040. doi: 10. 1155/2014/845040.

[34] Kobashigawa J, Mehra M, West L, et al. Report from a consensus conference on the sensitized patient awaiting heart transplantation. J Heart Lung Transplant, 2009, 28: 213-225.

[35] Robinson JA. Apheresis in thoracic organ transplantation. Ther Apher, 1999, 3: 34-39.

[36] Appel JZ 3rd, Hartwig MG, Davis RD, et al. Utility of peritransplant and rescue intravenous immunoglobulin and extracorporeal immunoadsorption in lung transplant recipients sensitized to HLA antigens. Hum Immunol, 2005, 66: 378-386.

[37] Snyder LD, Gray AL, Reynolds JM, et al. Antibody desensitization therapy in highly sensitized lung transplant candidates. Am J Transplant, 2014, 14: 849-856.

[38] Sadaka B, Alloway RR, Shields AR, et al. Proteasome inhibition for antibody-mediated allograft rejection. Semin Hematol, 2012, 49: 263-269.

[39] Jordan SC, Toyoda M, Vo AA. Intravenous immunoglobulin a natural regulator of immunity and inflammation. Transplantation, 2009, 88: 1-6.

[40] Weston M, Rolfe M, Haddad T, et al. Desensitization protocol using bortezomib for highly sensitized patients awaiting heart or lung transplants. Clin Transplant, 2009: 393-399.

[41] Medawar PB. The behaviour and fate of skin autografts and skin homografts in rabbits: a report to the War Wounds Committee of the Medical Research Council. J Anat, 1944, 78(Pt 5): 176-199.

[42] Yousem SA, Berry GJ, Cagle PT, et al. Revision of the 1990 working formulation for the classification of pulmonary allograft rejection: lung rejection study group. J Heart Lung Transplant, 1996, 15: 1-15.

[43] Stewart S, Fishbein MC, Snell GI, et al. Revision of the 1996 working formulation for the standardization of nomenclature in the diagnosis of lung rejection. J Heart Lung Transplant, 2007, 26: 1229-1242.

[44] Veith FJ, Hagstrom JW. Alveolar manifestations of rejection: an important cause of the poor results with human lung transplantation. Ann Surg, 1972, 175: 336-348.

[45] Takemoto SK, Zeevi A, Feng S, et al. National conference to assess antibody-mediated rejection in solid organ transplantation. Am J Transplant, 2004, 4: 1033-1041.

[46] Nakayama A, Nagura H, Yokoi T, et al. Immunocytochemical observation of paraquat-induced alveolitis with special reference to class Ⅱ MHC antigens. Virchows Arch B Cell Pathol Incl Mol Pathol, 1992, 61: 389-396.

[47] Taylor PM, Rose ML, Yacoub M. Expression of class Ⅰ and class Ⅱ MHC antigens in normal and

transplanted human lung. Transplant Proc, 1989, 21: 451-452.

［48］Westall GP, Snell GI. Antibody-mediated rejection in lung transplantation: fable, spin, or fact? Transplantation, 2014, 98: 927-930.

［49］Roden AC, Maleszewski JJ, Yi ES, et al. Reproducibility of complement 4d deposition by immunofluorescence and immunohistochemistry in lung allograft biopsies. J Heart Lung Transplant, 2014, 33: 1223-1232.

［50］Westall GP, Snell GI, McLean C, et al. C3d and C4d deposition early after lung transplantation. J Heart Lung Transplant, 2008, 27: 722-728.

［51］Carroll KE, Dean MM, Heatley SL, et al. High levels of mannose-binding lectin are associated with poor outcomes after lung transplantation. Transplantation, 2011, 91: 1044-1049.

［52］Hidalgo LG, Sellares J, Sis B, et al. Interpreting NK cell transcripts versus T cell transcripts in renal transplant biopsies. Am J Transplant, 2012, 12: 1180-1191.

［53］Berry G, Burke M, Andersen C, et al. Pathology of pulmonary antibody-mediated rejection: 2012 update from the pathology council of the ISHLT. J Heart Lung Transplant, 2013, 32: 14-21.

［54］Fuller J, Paraskeva M, Thompson B, et al. A spirometric journey following lung transplantation. Respirol Case Rep, 2014, 2: 120-122.

［55］Otani S, Davis AK, Cantwell L, et al. Evolving experience of treating antibody-mediated rejection following lung transplantation. Transpl Immunol, 2014, 31: 75-80.

［56］Daoud AH, Betensley AD. Diagnosis and treatment of antibody mediated rejection in lung transplantation: a retrospective case series. Transpl Immunol, 2013, 28: 1-5.

［57］Snell GI, Paraskeva M, Westall GP. Managing bronchiolitis obliterans syndrome（BOS）and chronic lung allograft dysfunction（CLAD）in children: what does the future hold? Paediatr Drugs, 2013, 15: 281-289.

［58］Verleden GM, Raghu G, Meyer KC, et al. A new classification system for chronic lung allograft dysfunction. J Heart Lung Transplant, 2014, 33: 127-133.

［59］Martinu T, Howell DN, Davis RD, et al. Pathologic correlates of bronchiolitis obliterans syndrome in pulmonary retransplant recipients. Chest, 2006, 129: 1016-1023.

［60］Witt CA, Gaut JP, Yusen RD, et al. Acute antibody-mediated rejection after lung transplantation. J Heart Lung Transplant, 2013, 32: 1034-1040.

［61］Hachem RR, Yusen RD, Meyers BF, et al. Anti-human leukocyte antigen antibodies and preemptive antibody-directed therapy after lung transplantation. J Heart Lung Transplant, 2010, 29: 973-980.

［62］Lobo LJ, Aris RM, Schmitz J, et al. Donor-specific antibodies are associated with antibody-mediated rejection, acute cellular rejection, bronchiolitis obliterans syndrome, and cystic fibrosis after lung transplantation. J Heart Lung Transplant, 2013, 32: 70-77.

［63］Snyder LD, Wang Z, Chen DF, et al. Implications for human leukocyte antigen antibodies after lung transplantation: a 10-year experience in 441 patients. Chest, 2013, 144: 226-233.

［64］Safavi S, Robinson DR, Soresi S, et al. De novo donor HLA-specific antibodies predict development of bronchiolitis obliterans syndrome after lung transplantation. J Heart Lung Transplant, 2014, 33: 1273-1281.

［65］Morrell MR, Pilewski JM, Gries CJ, et al. De novo donor-specific HLA antibodies are associated with early and high-grade bronchiolitis obliterans syndrome and death after lung transplantation. J Heart Lung Transplant, 2014, 33: 1288-1294.

［66］Girnita AL, McCurry KR, Iacono AT, et al. HLA-specific antibodies are associated with high-grade and persistent-recurrent lung allograft acute rejection. J Heart Lung Transplant, 2004, 23: 1135-1141.

［67］Girnita AL, Duquesnoy R, Yousem SA, et al. HLA-specific antibodies are risk factors for lymphocytic bronchiolitis and chronic lung allograft dysfunction. Am J Transplant, 2005, 5: 131-138.

［68］Smith JD, Ibrahim MW, Newell H, et al. Pre-transplant donor HLA-specific antibodies: characteristics causing detrimental effects on survival after lung transplantation. J Heart Lung Transplant, 2014, 33: 1074-1082.

［69］Jaramillo A, Smith MA, Phelan D, et al. Temporal relationship between the development of anti-HLA antibodies and the development of bronchiolitis obliterans syndrome after lung transplantation. Transplant Proc, 1999, 31: 185-186.

［70］Smith MA, Sundaresan S, Mohanakumar T, et al. Effect of development of antibodies to HLA and cytomegalovirus mismatch on lung transplantation survival and development of bronchiolitis obliterans syndrome. J Thorac Cardiovasc Surg, 1998, 116: 812-820.

［71］Paraskeva M, McLean C, Ellis S, et al. Acute fibrinoid organizing pneumonia after lung transplantation. Am J Respir Crit Care Med, 2013, 187: 1360-1368.

［72］Sato M, Waddell TK, Wagnetz U, et al. Restrictive allograft syndrome (RAS): a novel form of chronic lung allograft dysfunction. J Heart Lung Transplant, 2011, 30: 735-742.

［73］Tinckam KJ, Keshavjee S, Chaparro C, et al. Survival in sensitized lung transplant recipients with perioperative desensitization. Am J Transplant, 2015, 15: 417-426.

［74］McManigle W, Pavlisko EN, Martinu T. Acute cellular and antibody-mediated allograft rejection. Semin Respir Crit Care Med, 2013, 34: 320-335.

［75］Baum C, Reichenspurner H, Deuse T. Bortezomib rescue therapy in a patient with recurrent antibody-mediated rejection after lung transplantation. J Heart Lung Transplant, 2013, 32: 1270-1271.

［76］Stuckey LJ, Kamoun M, Chan KM. Lung transplantation across donor-specific anti-human leukocyte antigen antibodies: utility of bortezomib therapy in early graft dysfunction. Ann Pharmacother, 2012, 46: e2.

［77］Commereuc M, Karras A, Amrein C, et al. Successful treatment of acute thrombotic microangiopathy by eculizumab after combined lung and kidney transplantation. Transplantation, 2013, 96: e58-e59.

［78］Dawson KL, Parulekar A, Seethamraju H. Treatment of hyperacute antibody-mediated lung allograft rejection with eculizumab. J Heart Lung Transplant, 2012, 31: 1325-1326.

［79］Snell GI, Westall GP, Paraskeva MA. Immunosuppression and allograft rejection following lung transplantation: evidence to date. Drugs, 2013, 73: 1793-1813.

第十三章　肺移植麻醉

◇ 一、引　言

第1例肺移植术实施于1963年;然而,直到20世纪80年代,得益于外科技术和免疫抑制方案的改进,肺移植逐步成为治疗终末期肺疾病的"金标准"。从那时起,报道的肺移植数量一直在稳步增加。2012年,在国际心肺移植学会(International Society for Heart and Lung Transplantation, ISHLT)注册登记的全球肺移植数量已经超过3800例[1]。

在过去的30年里,肺移植患者的生存率也逐步提高,近几年来,对肺移植患者的麻醉管理及其对患者预后的影响逐渐成为关注的热点[2-6]。参与肺移植的麻醉医师需要具有心胸手术麻醉的专业技能。这些技能着重于处理技术和生理问题,如达到完全的肺隔离和充分氧合,使用有创监测方法[如经食管超声心动图(transesophageal echocardiography,TEE)]和理解其结果,及管理心肺功能损伤。本章将围绕围手术期麻醉管理的相关问题展开阐述。

◇ 二、术前评估和诱导

关于肺移植患者的选择标准详见本书的其他章节。而对麻醉医生来说,非常重要的是他们必须认识到美国现有的器官分配基于优先分配系统,该分配系统主要评估等待移植患者的死亡风险和移植术后的生存率[7]。其结果是,虽然所有患者都可能因基础疾病而有一定程度的功能损害,但其低氧的程度和氧需求可以明显不同,从而影响围手术期管理。目前,肺移植老年患者数量明显增加,特别是在美国,2012年65岁以上的患者数占等待移植患者的26%;而在2004年,该数据仅为6%[8]。

肺移植患者可能有多种肺部基础疾病(见表13.1)。全球最常见的需要肺移植的疾病有特发性肺纤维化、慢

表13.1　2012年国际心肺移植学会的诊断分类

诊断	总数(3828例)
特发性肺纤维化	26.9%
肺气肿/慢性阻塞性肺病	25%
囊性纤维化	15.7%
α_1-抗胰蛋白酶缺乏	3%
原发性肺动脉高压	2.8%
再次移植或移植失败	1.5%
先天性心脏病	0.2%
其他	21.8%
未报	3.2%

来源:选自国际心肺移植学会网站:www.ishlt.org /. 2014年5月4日获取。

性阻塞性肺疾病(chronic obstructive pulmonary disease,COPD)和囊性纤维化;而原发性肺动脉高压等其他疾病也可能导致患者需要进行肺移植[1]。仔细考虑基础疾病的病理特点是非常重要的,因为它将决定外科手术的类型(单肺移植还是双肺移植)和术中的技术手段[如体外循环(cardiopulmonary bypass,CPB)];这些决定进而影响麻醉管理,如使用肺隔离技术和硬膜外麻醉。例如,特发性肺纤维化或慢性阻塞性肺疾病患者通常接受单肺移植(single-lung transplant,SLT);而肺囊性纤维化患者则需要接受双肺移植,因为原病肺会影响移植肺的功能。目前,多数双肺移植采取序贯双肺移植术式。

研究者和手术操作者认为,可以对所有肺移植患者考虑应用硬膜外麻醉,因为硬膜外麻醉可以改善术后镇痛效果和移植后的肺功能[2,9]。然而,硬膜外麻醉存在发生并发症的风险,包括硬膜外血肿,进而可造成永久性的神经系统损伤。此外,还需要仔细考虑使用体外循环(需用抗凝剂)的可能,及患者是否正在使用其他抗凝剂而影响胸部硬膜外麻醉实施[10]。

通常,从确定供者到开始手术,有足够的时间来回顾患者的病史,分析实验室检查结果和其他数据(包括肺功能测试和超声心动图),并为手术选择最佳时间。器官获取团队与外科医生、麻醉医生和受者所在地的工作人员间的沟通至关重要,有效的沟通可以缩短脏器缺血时间,并有利于确定麻醉诱导、手术切开方式和阻断的合适时间。

对于即将进行的手术,麻醉医生应就各个阶段的麻醉计划与患者及其家属进行沟通。供者所在医院手术室的使用情况和评估手术可行性的供肺支气管镜检查,可能影响等待时间的长短或手术是否取消。在此期间,结合之前提到的因素,也可以考虑实施硬膜外麻醉。在确认静脉通路安全后,如果没有近期实验室检查的结果,则应获得实验室检查样本,并对患者进行血型和交叉配血检测。

我们的做法是在术前无论如何要使患者镇静,即使他们正接受硬膜外麻醉。需氧量的增加、功能状态的下降和呼吸动力的减弱都可能导致静脉镇静的过度反应,从而引起缺氧或高碳酸血症。在诱导前放置动脉导管和实施胸段硬膜外穿刺时,我们使用局部麻醉药物,而不是镇静药物,同时详细告知患者这些操作如何实施,以尽量减少患者的不适。

患者在被送到手术室时,即实施美国麻醉医师协会(American Society Anesthesiologists,ASA)标准监测、面罩吸氧(预给氧)和动脉压监测。有报道显示,部分患者在全麻诱导后因为血流动力学不稳定而发生心搏骤停[11-12]。大部分患者会出现肺动脉高压和$PaCO_2$水平升高。麻醉诱导前或诱导时的潜在缺氧可触发肺血管阻力急剧增加,并导致右心衰竭。因此,在此期间,必须充分预给氧,并避免患者出现呼吸抑制和高碳酸血症。应特别重视气道评估,因为这类患者一般不能耐受由困难插管导致的长时间的呼吸暂停。应精心制定对潜在困难气道的应急方案,包括各种现成可用的气管导管。

我们使用的"心"式诱导法主要依赖麻醉镇痛剂(芬太尼或舒芬太尼)和苯二氮䓬类药物(咪达唑仑);根据患者的基础疾病和基础血流动力学情况,也可以使用依托咪酯。任何时候,都需要备好血管活性药物以维持血流动力学稳定和进行复苏,必要时可使用肌松药和迅速建立安全气道(关于气管内导管的选择,可见后续内容)。

通常在麻醉诱导后才进行中心静脉穿刺置管,因为大多数患者在清醒时不能耐受头低脚高位或完全仰卧位;然后,再放置肺动脉导管和TEE探头。TEE在肺移植中应用较多,它可以用于评估心室功能、容量状态,及手术吻合后从肺静脉流入左心房的血流[4],也可以用于诊断潜在的并发症,如空气栓塞和血栓形成[13-14]。

由于肺泡-动脉氧差（alveolar-arterial，A-a）较大往往预示双肺移植困难，并提示该手术可能从体外循环中获益，所以应在100%氧气机械通气后进行基础动脉血气分析。抗菌药物和免疫抑制剂也应开始应用。

◇ 三、术中管理

（一）通气策略

术中麻醉管理在很大程度上取决于患者的基础病理生理。例如，成人呼吸窘迫综合征患者的通气指南所指出的机械通气策略可适用于阻塞性肺疾病患者的肺移植手术[5]。这包括保持6~8mL/kg的潮气量、严密监测呼气末正压（positive end-expiratory pressure，PEEP）和实施肺泡复张术。

肺纤维化和肺顺应性低的患者有发生机械通气相关气压伤的风险。在这类胸科手术中，压力控制通气更可取，而不是容量控制通气。压力控制通气可以降低病变肺的气道压力[15-16]。然而，尽管压力控制通气可以降低气道压力，但目前唯一的一项随机对照试验比较了两种通气方式，结果发现在单肺通气时，压力控制通气并没有使氧合得到改善[17]。但该研究有其局限性——样本量相对较小，因此该领域还需要更多的研究探讨。

在给移植肺通气时，必须要非常注意。在最初供体肺复张时会有一段低顺应性的时期，但随着肺顺应性的增加，压力控制通气可能导致高于预期的潮气量。总之，机械通气的目标应该是在最小的气道压力下使肺通气保持血碳酸正常和避免低氧。在移植后，这种状态的保持特别重要，因为高气道压和高潮气量可能与支气管吻合口损伤有关。

在不涉及体外循环的患者中，单肺通气是非常必要的。有研究者应用左双腔气管导管（endotracheal tube，ETT），并认为其在肺移植中使用更方便[18]。即使右双腔气管导管放置正确，也会妨碍右上肺叶通气，因为右肺上叶气管开口位置通常存在很大变异。通过纤维支气管镜检查可以确定导管的合适位置。与封堵导管相比，双腔气管导管更便于有效吸引和应用持续气道正压通气（continuous positive airway pressure，CPAP）。然而，在术后，双腔气管导管通常需要更换成单腔气管导管，这可能不太容易操作，尤其是在初次插管困难的情况下。如果同时使用单腔气管导管和支气管封堵导管，那么封堵导管可以随时撤出，而不需要另外的喉镜检查。

单肺通气初期可导致明显的血流动力学不稳定。分流可加重缺氧、高碳酸血症和酸中毒，而所有这些因素都可能增加肺血管阻力，从而使右心室功能恶化。以上因素再加上通气肺的基础病理生理，使得维持充分的氧合极其挑战性。在单肺通气期间，对低氧的治疗策略包括非通气肺的CPAP应用（减少肺内分流）和通气肺的PEEP应用（改善肺不张），尽管这两种策略都有缺点。非通气肺的CPAP应用导致的肺膨胀可能影响手术切口的暴露。PEEP的潜在缺点包括静脉回流减少、低氧性肺血管收缩减弱、肺血管阻力升高导致的右心室张力增加及不必要的分流增加。因此，必须仔细谨慎地应用这些方法，以平衡氧合改善和不良反应最小化。

在完成供体肺移植吻合后，渐进性血流可以通过移植肺并使肺缓慢复张。快速大幅度的肺复张会导致肺水肿或气压伤[19]。在这个阶段，笔者所在的医院常让患者常规摄入吸入性一氧化氮（inhaled nitric oxide，iNO），因为iNO被证实可以降低肺动脉压而对全身血压无影响，从而在减轻右心室后负荷的同时维持心室灌注，并可能避免应用体外循环[20-21]。但是，对于iNO的常规应用是有争议的。一项涉及30例双肺移植患者的随机对照研究没有显示iNO可以减轻血管外肺水肿或改善气体交换[22]。但值得注意的是,这只是小样本量且只限于双肺移植的一个研究结果。目前,还没有随机对照研究显示 iNO 可降低发病率(拔管时间、ICU 停留时间或住院时间)或死亡率[23]。在该领域,还需要更多的研究来确定 iNO 对该患者群体的益处。

(二)血流动力学管理

肺移植手术过程中,患者经常会发生血流动力学不稳定的情况。通常,肺移植患者的左心室功能正常保留,但其右心室功能可能减弱,特别是在后负荷增加的时期。输注多巴胺和多巴酚丁胺可增加患者右心室收缩力,也可能使全身血压升高。患者不易耐受低血压,低血压可能因灌注不足而继发右心室功能恶化,尤其是右心室压力高的患者。在现存左心室功能的基础上,输注血管收缩剂(如去甲肾上腺素或苯肾上腺素)可增加全身血管阻力并升高血压。磷酸二酯酶抑制剂在降低肺血管阻力的同时也可以产生正性肌力作用,然而其降低全身血管阻力的作用可能限制其应用。

在术中切除病肺时,肺动脉夹闭可增加肺内分流,但也有增加右心室后负荷的作用。TEE 的使用可以帮助确定患者右心室是否能耐受肺动脉夹闭。如果在这段时间,患者的心脏血流动力学表现不令人满意,就应该考虑启动体外循环。

低血压也可能是由保存液、缺血供体肺的代谢产物进入循环和空气进入冠状动脉导致的。鉴于右冠状动脉的解剖位置关系,空气更容易进入右冠状动脉,这可能进一步损害右心室功能。这时常常需要应用血管活性药来维持足够的灌注压。

除保护性肺通气策略外,文献通常提出限制液体有利于降低肺部并发症[24]。中心静脉压升高与患者机械通气时间延长和死亡率增高相关[25]。最近的回顾性研究发现,术中增加胶体输注量会加重早期移植肺功能障碍,降低拔管率[3]。然而,限制性输液策略可导致低血压,因此需要仔细地平衡液体输注与血管收缩剂或正性肌力药物的使用,以达到理想的器官灌注压。

如果需要实施序贯双肺移植术,那么非常重要的是对第一个移植肺做好评估,以排除在切除另一个病变肺时可能存在的影响移植肺充分通气和灌注的技术问题。这包括使用 TEE 评估肺动脉和静脉的血流,以确定有无狭窄[5]。通过支气管镜检查,还可以发现支气管吻合的潜在扭结。

(三)使用体外循环

关于体外循环在肺移植中的使用,目前尚存在争议[26-32]。支持应用体外循环的研究者认为,应用体外循环可使血流动力学保持稳定,避免单肺通气(对某些患者来说,存在技术难度,并且在生理上难以耐受),并且可以提供一个安全可控的再灌注时期[32]。反对常规使用体外循环的研究者认为,体外循环与术后机械通气时间延长、输血量增加、肺水肿增加及早期移植肺功能障碍的发生有关[28,31]。最近一些针对慢性阻塞性肺疾病患者的研究表明,应用体外循环可以提高患者的生存率,并且并无不良后果[29-30]。但我们必须要认识到,目前在肺移植中应用体外循环的研究尚缺乏随机性和对照性。现有的大多数文献报道的是小型回顾性研究,患者的基础病理生理和疾病的严重程度存在差异,使得研究结果难以广泛应用于当前的临床实践中。总而言之,关于体外循环是否是早期移植物功能障碍的独立危险因素,尚有争议。

接受者外循环治疗的患者对麻醉管理的需求是不同的。如果患者从一开始就应用体外循环,那么不需要常规进行单肺通气。然而,我院仍对接受体外循环的患者普遍使用双腔气管插管。如果出现肺出血等并发症,则需要用双腔气管插管进行肺隔离,进行单肺通气;而接受单腔气管导管插管的患者受气道出血影响,很难建立单肺通气。此外,体外循环会影响术前硬膜外麻醉的实施(见前文）。然而，即使不是从一开始就计划应用体外循环，负责体外循环的医疗团队也应该随时待命，因为当麻醉医生发现患者血流动力学不稳定（如右心力衰竭）时，需要立即准备开始体外循环。

（四）麻醉药物维持

一些多中心肺移植麻醉维持方案已经发表[5,24,33]。大多数研究者使用大量苯二氮䓬类药物和麻醉镇痛药（所谓的心脏诱导和麻醉维持）。Miles 等[4]在一系列肺移植患者中应用异丙酚静脉注射或吸入麻醉药作为麻醉维持；而 Raffin 等[24]主张不使用吸入麻醉药，因为吸入麻醉药会减少单肺通气时缺氧肺血管的收缩，并且这可能与移植肺再灌注损伤有关。使用大剂量麻醉镇痛药的好处是其可以减弱手术引起的交感应激反应，并避免吸入麻醉药对心肌的抑制作用。

对接受者外循环的患者，麻醉医生需要考虑体外循环相关麻醉镇痛药的药代动力学。在开始体外循环后，所有麻醉药物的血药浓度降低了[34]。另外，肺本身是麻醉镇痛药的"第一关"，在肺切除和移植肺再灌注时，麻醉镇痛药的血药浓度降低，这时要注意发生患者术中知晓的可能。同时，该时期也容易发生血流动力学不稳定的情况，患者也可能不能耐受吸入性麻醉药和丙泊酚剂量的增加。这时，麻醉医生应重新计算麻醉镇痛药的剂量，并滴定应用可耐受的苯二氮䓬类药物和麻醉镇痛药。

我们医院所使用的麻醉药主要是麻醉镇痛药和苯二氮䓬类药物，并根据患者血流动力学滴定吸入麻醉药的剂量。术中通常不使用异丙酚，但在患者运送到 ICU 时可以采取低剂量输注的方式 $[20\sim50\mu g/(kg \cdot min)]$ 进行镇静。如果在术前已经放置硬膜外导管，那么可以根据患者血流动力学状态应用硬膜外麻醉。如果患者发生低血压，那么在血流动力学稳定后硬膜外给药。我们医院通常在术后咨询急性疼痛管理团队后，才开始应用硬膜外麻醉。硬膜外麻醉与早期拔管和术后镇痛的改善相关，通常保留硬膜外导管直至患者拔除胸部引流管[5]。

◇ 四、术后管理

肺移植患者在 ICU 住院期间的管理问题详见本书的其他章节。即刻术后护理是从手术室开始的。手术结束后，麻醉医生需要从以下几个方面对患者进行护理。

1. 用单腔气管导管替换双腔气管导管（如果已放置双腔气管导管）。
2. 维持麻醉以便用支气管镜检查移植肺。
3. 做好将患者转送去 ICU 的准备工作。
4. 向 ICU 团队告知护理要点。

在用单腔气管导管替换双腔气管导管时，麻醉医生应考虑最初插管时的气管条件、插管时所遇到的困难、术中容量管理及患者抗凝治疗状态。如果最初的插管条件很好、术中限制输液（降低口咽水肿的风险）且患者尚未使用抗凝药物，那么通常选择直接喉镜插管。然而，如果这些因素中的任何一个因素不理想，则使用气道交换导管比较合适。在用气道交换导管时要小心，因为它可以导致创伤和支气管吻合损伤[35]。最后的选择才是保留双腔气管导管，直至水肿、抗凝状态等得以纠正。因为 ICU 护理团队可能不熟悉双腔气管导管，所以应仔细教导并告诉他们双腔气管导管与单腔气管导管的差别。

在手术结束后，给患者保留气管插管，以方便进行支气管镜检查和 ICU 术后护理。笔者所采用的操作通常是维持患者麻醉状态（包括使用肌松药）以便进行支气管镜检查，然后输注小剂量异丙酚以转送患者。拔管前,拮抗肌松药的使用至关重要,可以在手术室或ICU终止镇静之前使用。

重症患者转入或转出ICU可能发生很多不良事件;建议为患者提供与ICU或手术室相同的监护和护理管理[36]。转运途中必不可少的监测项目包括心电图、血压监测及脉搏血氧饱和度。此外,麻醉医生必须准备好紧急气道装置和急救复苏药物。最后,转运团队成员间的协作是确保安全转运的关键,这包括外科医生与呼吸治疗师之间的沟通,特别对于正在使用一氧化氮的患者。

最后,在与ICU团队(包括护士、助理医师、重症监护医生)交班时,要详细告知术中事件和患者现在的血流动力学状态。不完整的术后交班可能导致严重的不良后果[37]。交班列表或计划可以降低护理团队之间不完整交班的风险。麻醉医生应将以下情况告知ICU团队:术中液体管理,所有血管活性药的效果,抗菌药物使用状态,免疫抑制方案及肌松药使用状态。对呼吸机的设置应使用肺保护性策略,以达到降低气道压力并维持氧合的目标。如果已放置硬膜外导管或计划于术后放置,则应讨论急性镇痛方案。在将患者转交给ICU团队时,麻醉医生应在交班签字前记录其血流动力学状态。

◇ 五、总　结

未来,随着技术和药理学进步结合供者和受者标准的放宽,越来越多的患者可从肺移植中获得新生。从帮助协调麻醉诱导的最佳时机、减少器官缺血时间,到安全地指导患者接受具有心理、生理和血流动力学挑战性的手术,麻醉医生有着至关重要的作用,这对于患者达到良好预后是至关重要的。

◇ 参考文献

[1] International Society for Heart and Lung Transplantation. Organization Web site. http://www. ishlt. org. Accessed May 24, 2014.

[2] Baez B, Castillo M. Anesthetic considerations for lung transplantation. Semin Cardiothorac Vasc Anesth, 2008, 12: 22-127.

[3] McIlroy DR, Pilcer DV, Snell GI. Does anaesthetic management affect early outcomes after lung transplant? An exploratory analysis. Br J Anaesth, 2009, 102: 506-514.

[4] Myles PS, Snell GI, Westall GP. Lung transplantation. Curr Opin Anaesthesiol, 2007, 20: 21-26.

[5] Miranda A, Zink R, McSweeney M. Anesthesia for lung transplantation. Semin Cardiothorac Vasc Anesth, 2005, 9: 205-212.

[6] Singh H, Bossard RF. Perioperative anaesthetic considerations for patients undergoing lung transplantation. Can J Anaesth, 1997, 44: 284-299.

[7] Egan TM, Murray S, Bustami RT, et al. Development of the new lung allocation system in the United States. Am J Transplant, 2006, 6: 1212-1227.

[8] Valapour M, Paulson K, Smith JM, et al. OPTN/SRTR 2011 annual data report: lung. Am J Transplant, 2013, 13: 149-177.

[9] Ballantyne JC, Carr DB, deFerranti S, et al. The comparative effects of postoperative analgesic therapies on pulmonary outcome: cumulative meta-analyses of randomized, controlled trials. Anesth Analg, 1998,

86: 598-612.

［10］Chaney MA. Intrathecal and epidural anesthesia and analgesia for cardiac surgery. Anesth Analg, 2006, 102: 45-64.

［11］Horan BF, Cutfield GR, Davies IM. Problems in the management of the airway during anesthesia for bilateral sequential lung transplantation performed without cardiopulmonary bypass. J Cardiothorac Vasc Anesth, 1996, 10: 387-390.

［12］Myles PS, Hall JL, Berry CB, et al. Primary pulmonary hypertension: prolonged cardiac arrest and successful resuscitation following induction of anesthesia for heart lung transplantation. J Cardiothorac Vasc Anesth, 1994, 8: 678-681.

［13］Huang YC, Cheng YJ, Lin YH, et al. Graft failure caused by pulmonary venous obstruction diagnosed by intraoperative transesophageal echocardiography during lung transplantation. Anesth Analg, 2000, 91: 558-560.

［14］Cywinski JB, Wallace L, Parker BM. Pulmonary vein thrombosis after sequential double-lung transplantation. J Cardiothorac Vasc Anesth, 2005, 19: 225-227.

［15］Schilling T, Kozian A, Huth C, et al. The pulmonary immune effects of mechanical ventilation in patients undergoing thoracic surgery. Anesth Analg, 2005, 101: 957-965.

［16］Michelet P, D'Journo XB, Roch A, et al. Protective ventilation influences systemic inflammation after esophagectomy: a randomized controlled study. Anesthesiology, 2006, 105: 911-919.

［17］Unzueta MC, Casas JI, Moral VM. Pressure-controlled versus volume-controlled ventilation during one-lung ventilation for thoracic surgery. Anesth Analg, 2007, 104: 1029-1033.

［18］Gelzinis T, Firestone L. Anesthesia for lung transplantation. In: Thys DM, Hillel Z, Schwartz AJ, eds. Cardiothoracic Anesthesiology. New York: McGraw-Hill, 2001.

［19］Trachiotis GD, Vricella LA, Aaron BL, et al. As originally published in 1988: reexpansion pulmonary edema. Updated in 1997. Ann Thorac Surg, 1997, 63: 1206-1207.

［20］Rocca GD, Coccia C, Pugliese F, et al. Intraoperative inhaled nitric oxide during anesthesia for lung transplant. Transplant Proc, 1997, 29: 3362-3366.

［21］Ardehali A, Laks H, Levine M, et al. A prospective trial of inhaled nitric oxide in clinical lung transplantation. Transplantation, 2001, 72: 112-115.

［22］Perrin G, Roch A, Michelet P, et al. Inhaled nitric oxide does not prevent pulmonary edema after lung transplantation measured by lung water content: a randomized clinical study. Chest, 2006, 29: 1024-1030.

［23］Tavare AN, Tsakok T. Does prophylactic inhaled nitric oxide reduce morbidity and mortality after lung transplantation? Interact Cardiovasc Thorac Surg, 2011, 13: 516-520.

［24］Raffin L, Michel-Cherqui M, Sperandio M, et al. Anesthesia for bilateral lung transplantation without cardiopulmonary bypass: initial experience and review of intraoperative problems. J Cardiothorac Vasc Anesth, 1992, 6: 409-417.

［25］Pilcher DV, Snell GI, Scheinkestel CD, et al. A high central venous pressure is associated with prolonged mechanical ventilation and increased mortality following lung transplantation. J Thoracic Cardiovasc Surg, 2005, 129: 912-918.

［26］Myles PS. Pulmonary transplantation. In: Kaplan JA, Slinger P, eds. Thoracic Anesthesia. Philadelphia, PA: Elsevier Science, 2003: 295-314.

［27］Guillén RV, Briones FR, Marín PM, et al. Lung graft dysfunction in the early postoperative period after lung and heart lung transplantation. Transplant Proc, 2005, 37: 3994-3995.

［28］Dalibon N, Geffroy A, Moutafis M, et al. Use of cardiopulmonary bypass for lung transplantation: a 10-year experience. J Cardiothorac Vasc Anesth, 2006, 20: 668-672.

［29］De Boer WJ, Hepkema BG, Loef BG, et al. Survival benefit of cardiopulmonary bypass support in bilateral lung transplantation for emphysema patients. Transplantation, 2002, 73: 1621-1627.

［30］Szeto WY, Kreisel D, Karakousis GC, et al. Cardiopulmonary bypass for bilateral sequential lung transplantation in patients with chronic obstructive pulmonary disease without adverse effect on lung function or clinical outcome. J Thorac Cardiovasc Surg, 2002, 124: 241-249.

［31］McRae K. Con: lung transplantation should not be routinely performed with cardiopulmonary bypass. J Cardiothorac Vasc Anesth, 2000, 14: 746-750.

［32］Marczin N, Royston D, Yacoub M. Pro: Lung transplantation should be routinely performed with cardiopulmonary bypass. J Cardiothorac Vasc Anesth, 2000, 14: 739-745.

［33］Myles PS, Weeks AM, Buckland MR, et al. Anesthesia for bilateral sequential lung transplantation: experience of 64 cases. J Cardiothorac Vasc Anesth, 1997, 11: 177-183.

［34］Stoelting RK. Pharmacology and Physiology in Anesthetic Practice, 3rd ed. Philadelphia: Lippincott-Raven, 1999.

［35］Thomas V, Neustein SM. Tracheal laceration after the use of an airway exchange catheter for double-lumen tube placement. J Cardiothorac Vasc Anesth, 2007, 21: 718-719.

［36］Braxton CC, Reilly PM, Schwab CW. The traveling intensive care unit patient: road trips. Surg Clin North Am, 2000, 80: 949-956.

［37］Nagpal K, Arora S, Abboudi M, et al. Postoperative handover: problems, pitfalls and prevention of error. Ann Surg, 2010, 252: 171-176.

第十四章 机械通气和体外膜肺氧合（ECMO）： 肺移植的桥梁

◇ 一、引 言

肺移植是一种公认的治疗终末期肺部疾病的方法。自 2005 年实施移植肺分配评分后，采用机械通气、体外膜肺氧合（extracorporeal membrane oxygenation，ECMO）或两者结合作移植过渡的病例逐渐增多。机械通气和 ECMO 能够帮助等待肺移植的患者成功等待至移植手术，但其占用资源较多且病死率仍较高。移植患者选择的方法、ECMO 回路及术后护理的改进，使得在移植前为清醒的且能走动的患者行 ECMO 支持成为可能。采取机械通气和 ECMO 的方法可以帮助等待移植的患者平安过渡至肺移植手术阶段，并且这种应用呈增长趋势。对于等待供肺的危重患者来说，这可能是唯一的救治方法。

◇ 二、机械通气（非侵入和侵入）：肺移植的桥梁

在移植前对等待肺移植患者行机械通气的方法被广泛认可。无创正压机械通气（noninvasive positive pressure ventilation，NPPV）是一种较为常用的通气方式，可作为急性呼吸失代偿的等待肺移植患者的过渡治疗方案（即使患者已接受最好的药物治疗方案）[1]。对于患有慢性阻塞性肺疾病的成年等待肺移植患者和囊性纤维化（cystic fibrosis，CF）的年轻等待移植患者，无创正压通气已被成功用来控制急性高碳酸血症和应对不能耐受气管内插管的情况[1-2]。虽然无创正压通气的方法至今仍在应用，但患者对其耐受性并不总是很好，尤其是焦虑或不配合的患者。此外，气道畅通性不能维持、气道分泌物过多和血流动力学不稳定的患者，无创正压机械通气仍为禁忌应用的方法。

在早期的肺移植经验中，有创机械通气（气管内插管）被认为是移植的绝对或强烈的禁忌证[2]。在 20 世纪 90 年代初期，移植前机械通气被认为与呼吸肌无力和院内感染的高发病率及患者死亡率相关[3-4]。在那个年代，那些要有创机械通气的肺移植候选者在等待供肺时被除名是常见的做法[1]。

然而，多个中心报道了对接受机械通气的等待肺移植患者成功地进行了移植手术。1994 年，Flume 等报告了 7 例接受双肺移植的患者（6 例为囊性纤维化患者，1 例为急性肺损伤患者），他们年龄在 15～30 岁，在移植前接受 7～115 天的机械通气治疗并成功过渡到肺移植手术。他们没有发现

与机械通气相关的早期感染或死亡。只有移植前接受了115天机械通气治疗的那例患者需要在移植后将通气时间延长至27天[4]。威斯康星大学的Bartz等比较了机械通气后接受双肺移植术的囊性纤维化患者（机械通气组，8例）和未接受机械通气的囊性纤维化患者（对照组，24例）的预后。尽管机械通气组患者（移植前接受机械通气治疗的患者）术后支持时间显著延长（11天；而对照组为4天），但两组出院时间、1年生存期或1年后用力呼气量无显著性差异[5]。最近，Elizur等报道了18例囊性纤维化并接受肺移植前机械通气的患儿的结果（截至2007年的情况）。结果显示，移植前已接受机械通气的患儿，移植后插管时间和重症监护室滞留时间较长，且短期生存率（1年生存率）低于对照组患儿（移植前未接受机械通气的年龄匹配的患儿）[6]。由于样本量小和选择偏倚的限制，所以我们很难从这些文献和单中心报告中得出结论。因为在肺移植前行机械通气的危险性很高，所以尽管越来越多的证据表明该方法是可行的并且不是绝对禁忌，但仍然没有普遍实行。

学者们通过分析美国器官资源共享网络（United Network for Organ Sharing，UNOS）肺移植数据库的数据，来进一步评估美国经验中的肺移植术前行机械通气的相关风险。Mason等回顾分析了美国1987—2008年在肺移植术前行机械通气的肺移植手术的结果，他们发现在15934例原发性肺移植（586例在移植前接受机械通气）患者中，机械通气患者的未校正生存率低于未行机械通气的患者（1个月时，分别为83%和93%；12个月时，分别为62%和79%；24个月时，分别为57%和70%）[7]，移植后生存年限有持续下降的趋势且倾向于考虑机械通气支持。然而，对于接受肺移植前机械通气并且术后早期存活下来的患者，其长期生存率高于肺移植前未接受机械通气的患者。因为移植前需要机械通气支持的患者，术后仍然有一定的生存率，在许多情况下，移植是这些患者存活的唯一选择。作者指出，在决定是否对机械通气患者进行肺移植时，需要考虑的是如下的问题：对于极有可能发生早期并发症的患者，肺移植的治疗目标是否能最大限度地提高患者的生存率？它是否使尽可能多的患者获得尽可能高的生存获益？[7]

鉴于该领域尚存在争议，所以在目前的肺移植临床实践中，仍将移植前行机械通气支持作为相对而非绝对的禁忌证。

◇ 三、ECMO：肺移植的桥梁

（一）历史和背景

据报道，将ECMO作为过渡至肺移植的方法可追溯到20世纪70年代，当时，在ECMO的支持下，Veith对创伤后呼吸衰竭的患者实施了双肺移植手术[8]。虽然该患者在术后第10天死亡，但该临床实践证实了ECMO作为肺移植的过渡治疗方法的可行性。20世纪80年代，多伦多研究团队曾在同一位患者肺移植前用了2次ECMO作为抢救过渡手段。这是一位百草枯中毒患者，31岁，尽管实施了机械通气，但仍存在难治性呼吸衰竭，故给予患者首次ECMO支持，然后过渡至行右侧单肺移植手术[9]。随后，在手术后不到1周时间，患者因呼吸衰竭（由于肌肉内残存的百草枯重新进入血液循环导致的）再次启用ECMO，直到19天后成功完成左肺移植手术。虽然该患者于术后3个月死于与气管头臂干动脉瘘相关的脑血管意外，但该病例确定了ECMO作为过渡至肺移植的抢救方法的可行性[9]。

在20世纪90年代初，德国Hannover研究小组报告了几例运用ECMO成功过渡到肺移植的案例。Jurmann等报道了2名应用ECMO抢救早期出现移植肺功能障碍的对机械通气无反应的肺移植受者[10]。第1名患者是一位46岁的女性，其因肺纤维化接受单侧右肺移植，11天后，患者发生难治性移植肺功能障碍。于是，她接受了8小时的静脉动脉体外膜肺氧合(venoarterial extracorporeal membrane oxygenation，VA-ECMO)支持，并在成功紧急实施右肺再移植手术后终止VA-ECMO支持。该患者于3个月后出院，移植后1年，患者生存状况良好。第2名患者是一位患有肺纤维化的32岁女性，其在右侧单肺移植后立即发生难治性移植肺功能障碍及血流动力学损害。于是，患者在术中就开始接受了VA-ECMO支持，并持续了232小时，直至紧急行右肺再移植手术。该患者术后发生了多种并发症，但仍存活了约5个月。尽管这些报道的病例数很少，但可以看出，ECMO可以在患者病情不利的情况下帮助他们过渡至紧急实施再移植手术的阶段，为取得积极的预后提供了可能。

此后不久，Jurmann和Hannover研究小组又报道了另外3例应用ECMO过渡到初次肺移植手术(非再移植手术)的病例[11]。第1例病例为一名19岁的男性，其因钝性创伤发生难治性肺出血和呼吸衰竭；在ECMO支持5天后，成功接受双肺移植手术；患者出院后返回工作岗位。第2例病例为一名43岁的女性，其患有闭塞性肺动脉内膜炎，她接受了肝肾移植联合治疗；在ECMO支持2周内，成功过渡至接受左侧单肺移植手术，并且生存状况良好(移植后至少生存1年)。第3例病例为一名32岁的男性，其在创伤和疑似败血症后发生多器官衰竭；在ECMO支持6天后，成功过渡到移植手术，但是在试图行单侧左肺移植手术进行抢救时死亡。这一系列病例虽然也很少，但已进一步证明ECMO可作为患者过渡到肺移植的支持方法，并且初次紧急(与抢救)行肺移植手术结果良好。

Diaz-Guzman等较好地总结了ECMO用于过渡到肺移植手术的其他早期经验[12]。

(二)ECMO治疗的发展

在20世纪90年代，ECMO主要用作肺移植手术后移植器官衰竭的治疗方法，很少用作过渡到肺移植的方法。根据UNOS数据，1990—2000年，只有22例患者在ECMO支持下等待至肺移植[12]。阻碍ECMO临床应用的因素包括以下几个方面：①膜的性能和持久性；②膜血浆渗漏；③早期滚轴泵的性能；④与全身抗凝相关的出血[12-13]。最近，具有聚甲基戊烯(polymethylpentene，PMP)膜的ECMO氧合器(Maquet Quadrox)已经取代了老旧的硅胶或聚丙烯膜氧合器。PMP不仅有优异的气体交换性能，而且可以使ECMO支持持续几周而不会发生血浆渗漏或需要更换膜的情况。此外，新的离心泵发生溶血的可能性低于旧的滚轴设计。同时，肝素结合管道的使用也减少对积极抗凝的需求[12-14]。

在21世纪初，CESAR试验的结果也进一步验证了ECMO是一种有效的临床治疗方法[15]。CESAR试验表明，与单独应用传统呼吸机治疗相比，用以ECMO为中心的方法治疗急性呼吸窘迫综合征(acute respiratory distress syndrome，ARDS)患者在6个月时具有更大的生存优势。虽然该项试验没有涉及移植患者，但是它确立了ECMO治疗呼吸衰竭成年患者的效果，并且改变了人们对ECMO的认知，ECMO不再被视为结果是消极的救治方法，而被作为有效的可用于治疗严重呼吸系统疾病的方法。由此，ECMO在成年等待移植患者过渡至肺移植手术中的应用和在治疗急性呼吸窘迫综合征中应用的重视程度同时提高，也就不足为奇了。

(三)ECMO作为过渡至移植的方法：患者选择

将ECMO作为肺移植前的过渡疗法的临床经验有限，目前尚无注册的或随机临床试验来明确可应用ECMO的等待肺移植患者的理想特征。然而，意见共识表明，在等待肺移植患者中，可用

ECMO过渡到肺移植的患者有以下几点特征:①年龄较小;②无多器官衰竭;③无全身感染或败血症;④ECMO支持之前和期间的营养状况良好[12-14]。有争议的地方包括以下几点:①应用ECMO的等待肺移植患者的年龄上限;②移植前持续ECMO支持的"可接受"持续时间;③启动ECMO支持的理想时机[12-14]。一名24岁有严重ARDS的男性患者为了成功完成肺移植,应用ECMO支持107天;该患者在移植后共存活了351天,后因肺炎死亡[16]。

在实践中,在移植前是否使用ECMO、移植前使用ECMO支持的患者选择和年龄标准以及启动ECMO支持的时机等方面,各移植中心之间存在显著性差异。2013年,有一项研究针对美国33个肺移植团队的文献报道进行分析。结果显示,有18个团队报道将ECMO作为过渡至肺移植的方法[17];有15个团队报道称,年龄大于65岁是移植前ECMO支持的禁忌证;而12个团队(包括患者数量最大的5个团队)认为没有年龄禁忌。大多数团队(17/33)认为仅在机械通气失败或即将失败的情况下才启用ECMO[17]。

(四)ECMO作为过渡至肺移植治疗方法的模式

根据患者的需要,ECMO可以分为两种模式:静脉静脉体外膜氧合(venovenous extracorporeal membrane oxygenation,VV-ECMO)或静脉动脉体外膜氧合(VA-ECMO)。在VV-ECMO模式下,患者的脱氧静脉血通过ECMO回路泵出,再将氧合后的血液输送回静脉;而在VA-ECMO模式下,则是将氧合后的血液输送回中心或外周动脉。如果单纯为了减轻肺移植前的高碳酸血症和缺氧状态,特别是在自体心脏功能被保留的情况下,可能VV-ECMO就已足够。然而,对于终末期肺部疾病伴严重肺动脉高压的患者,尤其是伴有严重的右心室功能不全的患者,可能需要实施VA-ECMO才能实现足够的外周氧输送[13,18]。

最常见的VV-ECMO外周插管是通过股静脉插管,返回至对侧股静脉、颈内静脉或一侧锁骨下静脉。而VA-ECMO最常见的回路是静脉血从股静脉或颈静脉出来,然后动脉血返回至股动脉或锁骨下动脉[18]。移植前ECMO中心插管的模式包括:右心房-肺动脉插管的VV-ECMO,肺动脉-左心房插管的VA-ECMO,以及简单的右心房-主动脉插管的VA-ECMO。对于合并严重肺动脉高压的缺氧患者,VV-ECMO并行房间隔造口术可作为VA-ECMO的替代治疗方案[19]。

(五)动态ECMO

近期ECMO治疗的一个重要转变是,ECMO不再仅用于镇静制动的患者,还可以应用于清醒状态下等待肺肺移植的患者,从而避免插管、允许拔管并允许患者活动[12-14]。以前,仅在机械通气失败或即将失败时,才将ECMO作为过渡至肺移植的方法;以前的ECMO插管策略仅涉及股动静脉插管且要求制动,从而需要持续插管和镇静[18]。如今,ECMO在清醒、拔管和活动的患者中均可使用,从而避免了插管和镇静的后遗症,包括:膈肌和骨骼肌功能失调,不能积极参与物理治疗,不能口服药物等。从2000年开始,有一些病例报告报道了上半身插管策略,实现了非卧床患者清醒状态的短期VV-ECMO和VA-ECMO支持治疗[12-14,20-22]。

2009年,美国食品药品监督管理局(Food and Drug Administration,FDA)批准了Wang和Zwischenberger医生共同开发的Avalon双腔插管(double-lumen cannula,DLC)[23],使得VV-ECMO插管中的动态VV-ECMO设计获得了重要进展。Avalon插管在一根导管中有两个套管腔,从而实现从单个静脉进入进行VV-ECMO治疗[12]。在透视或经食管超声心动图引导下,经皮将插管插入上半身静脉中。Avalon双腔插管套管将含氧血液回流腔端口与三尖瓣对准,简化了VV-ECMO,使得患者仅上半身有插管，从而允许患者拔管、活动以及行走[21-22]。

对于需要采取 VA-ECMO 的患者，过渡到移植期间的上半身插管策略是通过右颈内静脉插管，将血液引流至 ECMO 回路，再经锁骨下动脉回流[18,20]。与股动脉回流相比，该策略可实现最佳脑血氧饱和度。插管的可能并发症（除出血外）有上肢缺血（动脉插管远端的上肢供血不良导致）和上肢高灌注（可通过斜切，并适当地将插管缝合到锁骨下动脉进行预防）。但是，即使这样，有时也会出现暂时性上肢神经鞘炎，这可能是由在腋动脉通路或长时间的 ECMO 支持治疗期间臂丛神经受损而引起的。

对儿童肺移植术前行可活动 ECMO 的经验比成年人的更为有限。但 Hayes 等报告了 2 例等待肺移植的青少年病例，他们接受 VV-ECMO 联合气管切开术，并且患者可成功活动[24]。气管切开术允许间歇性机械通气和物理治疗，从而在移植前长达 23 天的 ECMO 支持期间避免镇静和肌松治疗。在移植前 ECMO 支持期间，与气管切开术相关的唯一不良事件是自限性出血，但可以通过手术治疗纠正[24]。

（六）ECMO 作为肺移植的过渡手段：近期临床结果

在一项基于 UNOS 数据的研究中，Mason 等报告了 1987—2008 年在移植前接受 ECMO 支持的美国肺移植患者的结果[7]。在 15934 例初次肺移植接受者中，有 51 例（0.3%）接受了移植前 ECMO 支持。接受 ECMO 支持患者的未校正生存率低于未接受 ECMO 支持的患者（在 1 个月时，分别为 72% 和 93%；在 12 个月时，分别为 50% 和 79%；在 24 个月时，分别为 45% 和 70%）；而在倾向匹配后，患者生存率持续降低。然而，在高风险的早期阶段过后，移植前接受 ECMO 支持患者的生存率与未行 ECMO 支持患者的相似（与移植前接受机械通气支持患者的生存率也相似）。

在美国，2000—2010 年以及 2010 年之后，应用 ECMO 过渡至肺移植的病例数量明显增加[12]，尤其在移植数量多的中心。因此，多个单中心经验（主要在 2008 年后）报告显示，在应用 ECMO 后，患者的短期和中期生存率结果令人鼓舞。Shafi 等回顾性分析了 2008—2011 年克利夫兰诊所团队的 19 例移植前行 ECMO 支持的病例[25]。经 ECMO 支持（74%）的 14 例患者成功接受了肺移植，并且 1 年和 3 年的生存率分别为 75% 和 63%。其中，移植手术结果最好的是经 VV-ECMO 过渡至肺移植的间质性肺疾病患者。哥伦比亚大学（纽约）报道了 2007 年 7 月至 2012 年 4 月的 13 例接受 ECMO 支持的等待移植患者[26]。其中，有 10 例成功接受了肺移植，ECMO 支持的中位时间为 6 天（其中 3 例术前恢复较好并撤除 ECMO）；术后 2 年随访，这些患者都存活。匹兹堡团队报告，1991—2010 年 17 例接受肺移植的患者在术前接受 ECMO 支持（特别是 2005 年后的 12 例患者），ECMO 支持平均持续时间仅为 3.2 天（比其他大多数报告更短）[27]。经 ECMO 支持的肺移植患者的 30 天、1 年和 3 年生存率分别为 81%、74% 和 65%，而对照组分别为 93%、78% 和 62%。Hoopes 等报道了两家机构（加利福尼亚大学旧金山分校和肯塔基大学）的 31 名经 ECMO 支持的肺移植患者（19 名门诊患者）的结果，其 1 年、3 年和 5 年的生存率分别为 93%、80% 和 66%[28]。

美国的前述令人鼓舞的结果也发生在了国际上的其他地区。多伦多的 Cypel 等报道，10 例（自 2010 年）经 ECMO 支持成功进行肺移植的患者（包括 4 例无泵膜支持）的 1 年生存率为 70%[29]。Fuehner 等报道，26 例经 ECMO 支持成功进行肺移植患者的 1 年生存率为 80%[30]。维也纳 Lang 等指出，1998—2011 年经 ECMO 支持完成肺移植的 34 例患者的 1 年和 3 年生存率均为 60%[31]。值得注意的是，经 ECMO 支持完成肺移植的患者在存活过 3 个月后，其 1 年、3 年和 5 年的生存率与同期非经 ECMO 支持的肺移植患者相似。

最近,瑞典的Dellgren等报道称,2005—2013年,在16例经ECMO支持的患者中,12例成功接受了肺移植,且其中有9例(9/12,75%)在肺移植后1年内仍存活[32]。意大利的Crotti等指出,25例经ECMO支持成功完成肺移植患者的1年生存率为76%(17/25),其死亡风险的高低与ECMO支持持续时间的长短相关(ECMO支持的风险比率为每天1.06)[33]。综合来看,国际上的这些报告进一步支持了美国各研究团队的调查结果。虽然这些单中心报告的样本量较小,但它们共同表明,将ECMO作为过渡至肺移植的治疗方法可以收到良好的短期结果。

(七)体外肺支持与介入性肺辅助装置作为肺移植桥梁

无泵Novalung介入肺辅助(interventional lung assist, iLA)装置应在动静脉配合(无泵)中放置PMP膜,通过简单的弥散来辅助气体交换[12]。在欧洲和加拿大,iLA已经被成功地用作ECMO的体外肺支持替代物[29-30];但在美国尚未获得FDA批准。因为iLA装置是无泵的,所以对高碳酸血症呼吸衰竭患者的效果最好[12]。通过iLA装置的血流取决于患者的心脏功能和自然血压(动静脉)梯度;同时,其气体交换是通过低电阻膜的简单扩散完成的。与ECMO相比,iLA装置具有无泵、结构更紧凑等优点。

在国际上,iLA装置既可用作ARDS患者肺部恢复的过渡治疗手段,也可用作肺移植的过渡治疗手段[29-30,34-36]。其主要的不良反应有出血及动脉插管的并发症[36]。尽管由于股静脉插管,患者不能走动,但许多使用iLA装置的患者能够拔除气管插管。对于等待肺移植的高碳酸血症呼吸衰竭患者,Novalung iLA装置将帮助患者过渡至肺移植阶段,并且降低患者移植后的死亡率。美国FDA对iLA应用的审批尚在进行中。

◇ 四、结 论

在目前供体肺分配的时代,机械通气、ECMO或两者结合不仅可作为过渡至肺移植的可行的方法,而且其应用越来越普遍。经机械通气或ECMO过渡至肺移植的患者,尽管其早期发病率和死亡率有所增加,但是他们通常没有其他生存选择,并且经过术后早期阶段后,患者的生存率与未经机械通气或ECMO支持的患者相当。经机械通气和ECMO过渡至肺移植的患者,早期临床结果得到改善,这也反映了患者选择、移植前护理、移植后护理以及ECMO治疗方案的改进。

目前,器官捐献者和医疗保健资源有限,需要进一步的长期研究,并开发适当的注册管理机构,来确定能从移植前机械通气和ECMO支持中获得最大收益的肺移植患者。

◇ 参考文献

[1] O'Brien G, Criner GJ. Mechanical ventilation as a bridge to lung transplantation. J Heart Lung Transplant, 1999, 18: 255-265.

[2] Hodson ME, Madden BP, Steven MH, et al. Non-invasive mechanical ventilation for cystic fibrosis patients-a potential bridge to transplantation. Eur Respir J, 1991, 4: 524-527.

[3] Vermeijden JW, Zijlstra JG, Erasmus ME, et al. Lung transplantation for ventilation-dependent respiratory failure. J Heart Lung Transplant, 2009, 28: 347-351.

[4] Flume PA, Egan TM, Westerman JH, et al. Lung transplantation for mechanically ventilated patients. J

Heart Lung Transplant, 1994, 13: 15-21.

[5]Bartz RR, Love RB, Leverson GE, et al. Pre-transplant mechanical ventilation and outcome in patients with cystic fibrosis. J Heart Lung Transplant, 2003, 22: 433-438.

[6]Elizur A, Sweet SC, Huddleston CB, et al. Pre-transplant mechanical ventilation increases short-term morbidity and mortality in pediatric patients with cystic fibrosis. J Heart Lung Transplant, 2007, 26: 127-131.

[7]Mason DP, Thuita L, Nowicki E, et al. Should lung transplantation be performed for patients on mechanical respiratory support? The US experience. J Thorac Cardiovasc Surg, 2010, 139: 765-773.

[8]Veith FJ. Lung transplantation. Transplant Proc, 1977, 9: 203-208.

[9]Toronto Lung Transplant Group. Sequential bilateral lung transplantation for Paraquat poisoning. A case report. J Thorac Cardiovasc Surg, 1985, 89: 734-742.

[10]Jurmann MJ, Haverich A, Demertzis S, et al. Extracorporeal membrane oxygenation as a bridge to lung transplantation. Eur J Cardiothorac Surg, 1991, 5: 94-98.

[11]Jurmann MJ, Schaefers HJ, Demertzis S, et al. Emergency lung transplantation after extracorporeal membrane oxygenation. ASAIO J, 1993, 39: M448-M452.

[12]Diaz-Guzman ED, Hoopes CW, Zwischenberger JB. The evolution of extracorporeal life support as a bridge to lung transplantation. ASAIO J, 2013, 59: 3-10.

[13]Javidfar J, Bacchetta M. Bridge to lung transplantation with extracorporeal membrane oxygenation support. Curr Opin Organ Transplant, 2012, 17: 496-502.

[14]Strueber M. Bridges to lung transplantation. Curr Opin Organ Transplant, 2011, 16: 458-461.

[15]Peek GJ, Mugford M, Tiruvoipati R, et al. Efficacy and economic assessment of conventional ventilatory support versus extracorporeal membrane oxygenation for severe adult respiratory failure (CESAR): a multicentre randomised controlled trial. Lancet, 2009, 374: 1351-1363.

[16]Iacono A, Groves S, Garcia J, et al. Lung transplantation following 107 days of extracorporeal membrane oxygenation. Eur J Cardiothorac Surg, 2010, 37: 969-971.

[17]Fidul R, McCurry KR, Budev MM, et al. Extracorporeal membrane oxygenation (ECMO)practices for bridging to lung transplantation in North America: a multi-center survey. J Heart Lung Transplant, 2014, 33: S246-S247.

[18]Stulak JM, Dearani JA, Burkhart HM, et al. ECMO cannulation controversies and complications. Semin Cardiothorac Vasc Anesth, 2009, 13: 176-182.

[19]Hoopes CW, Gurley JC, Zwischenberger JB, et al. Mechanical support for pulmonary venoocclusive disease: combined atrial septostomy and venovenous extracorporeal membrane oxygenation. Semin Thorac Cardiovasc Surg, 2012, 24: 232-234.

[20]Mangi A, Mason D, Yun J, et al. Bridge to lung transplantation using short-term ambulatory extracorporeal membrane oxygenation. J Thorac Cardiovasc Surg, 2010, 40: 713-715.

[21]Garcia J, Iacono A, Kon ZN, et al. Ambulatory ECMO: a new approach for bridge to lung transplantation. J Thorac Cardiovasc Surg, 2010, 139: e137-e139.

[22]Turner DA, Cheifetz IM, Rehder KJ, et al. Active rehabilitation and physical therapy during extracorporeal membrane oxygenation while awaiting lung transplantation: a practical approach. Crit

Care Med, 2011, 39: 2593-2598.

［23］Wang D, Zhou X, Liu X, et al. Wang-Zwische double lumen cannula-toward a percutaneous and ambulatory paracorporeal artificial lung. ASAIO J, 2008: 54, 606-611.

［24］Hayes D, Galantowicz M, Preston JJ, et al. Tracheostomy in adolescent patients bridged to lung transplantation with ambulatory venovenous extracorporeal membrane oxygenation. J Artif Organs, 2014, 17: 103-105.

［25］Shafii A, Mason DP, Brown C, et al. Growing experience with extracorporeal membrane oxygenation as a bridge to lung transplantation. ASAIO J, 2012, 58: 526-529.

［26］Javidfar J, Brodie D, Iribarne A, et al. Extracorporeal membrane oxygenation as a bridge to lung transplantation and recovery. J Thorac Cardiovasc Surg, 2012, 144: 716-721.

［27］Bermudez CA, Rocha RV, Zaldonis D, et al. Extracorporeal membrane oxygenation as a bridge to lung transplant: Midterm outcomes. Ann Thorac Surg, 2011, 92: 1226-1232.

［28］Hoopes CW, Kukreja J, Golden J, et al. Extracorporeal membrane oxygenation as a bridge to pulmonary transplantation. J Thorac Cardiovasc Surg, 2013, 145: 862-867.

［29］Cypel M, Waddell TK, de Parrot M, et al. Safety and efficacy of the Novalung interventional lung assist（iLA）device as a bridge to lung transplantation. J Heart Lung Transplantm, 2010, 29（Suppl 2）: 588.

［30］Fuehner T, Kuehn C, Hadem J, et al. Extracorporeal membrane oxygenation in awake patients as bridge to lung transplantation. Am J Respir Crit Care Med, 2012, 185: 763-768.

［31］Lang G, Taghavi S, Aigner C, et al. Primary lung transplantation after bridge with extracorporeal membrane oxygenation: a plea for a shift in our paradigms for indications. Transplantation, 2012, 93: 729-736.

［32］Dellgren G, Riise GC, Sward K, et al. Extracorporeal membrane oxygenation as a bridge to lung transplantation: a long-term study. Eur J Cardiothorac Surg, 2015, 47: 95-100.

［33］Crotti S, Iotti GA, Lissoni A, et al. Organ allocation waiting time during extracorporeal bridge to lung transplant affects outcomes. Chest 2013, 144: 1018-1025.

［34］Christie JD, Edwards LB, Aurora P, et al. Registry of the International Society for Heart and Lung Transplantation: twenty-fifth official adult lung and heart / lung transplantation report-2008. J Heart Lung Transplant, 2008: 27: 957-969.

［35］Fischer S, Hoeper MM, Tomaszek S, et al. Bridge to lung transplantation with the extracorporeal membrane ventilator Novalung in the veno-venous mode: the initial Hannover experience. ASAIO J, 2007, 53: 168-170.

［36］Flörchinger B, Philipp A, Klose A, et al. Pumpless extracorporeal lung assist: a 10 year institutional experience. Ann Thorac Surg, 2008, 86: 410-417.

第十五章 单肺移植技术

◇ 一、引 言

对于大多数终末期肺部疾病(end-stage lung disease,ESLD)患者,肺移植仍然是生存的唯一希望。目前,阻碍肺移植发展的原因仍然是可用供者器官的短缺、原发性移植物功能障碍、术后排斥反应及感染。近10来年,肺移植围手术期管理取得了巨大的进步,包括手术技术的进步和重症监护水平的提高。虽然双肺移植和单肺移植都是ESLD患者的可选治疗方案,但是单肺移植通常更实用,因为它只需要一个合适的移植肺[1]。本章将介绍单肺移植的历史、技术及其疗效。

◇ 二、历 史

胸科移植技术始于芝加哥大学的实验室,Alexis Carrel在那里率先在犬科动物体内进行血管吻合和原位心脏移植的尝试[2]。1963年,Hardy博士在密西西比大学进行了首次人体肺移植尝试[3]。直到环孢素和体外循环技术的引入,对ESLD患者实施肺移植手术才变得安全可行。改良的气管-双侧序贯式支气管吻合技术使得单肺移植成为可能。1983年,Joel Cooper博士在多伦多总院完成了首例患者术后生存时间延长的单肺移植手术[4]。此后,随着移植技术的进步、免疫抑制药物的使用和围手术期护理水平的提高,单肺移植成为一些ESLD患者的常规治疗方法。

◇ 三、单肺移植的适应证

单肺移植主要用于非化脓性ESLD患者。在没有原发性或继发性肺动脉高压的情况下,采用单肺移植方案是可行的。慢性阻塞性肺疾病、α_1抗胰蛋白酶缺乏性肺病或特发性肺纤维化(idiopathic pulmonary fibrosis,IPF)的患者在评估可能加重的条件下,都可以接受单肺移植手术。在考虑肺移植时,必须在个体基础上遵循特定疾病的指导原则[5]。单肺移植有多个优点,包括:另一侧供体肺可提供给另一位移植受者,可以缩短受者等待供肺的时间,缩短手术时间,术后康复快,并且有可能降低等待肺移植患者的死亡风险。

在单肺移植手术期间,如果出现了严重的移植物功能障碍,那么患者对侧的自身肺可以临时提供部分肺功能支持。虽然一些双肺移植的提倡者列举了一系列双肺移植的优点,包括使受者长期生存获益,以及前面提到过的能够降低原发性移植物损伤和闭塞性细支气管炎的发生率等优点,但是双肺移植的进行必须在受者等待时间内与移植器官的匹配相适应[6-7]。单肺移植可以提高等待肺移植患者的生存率,例如特发性肺纤维化患者,特别是那些没有继发性肺动脉高压的特发性肺纤维化患者[8-9]。在美国,这些患者受益于移植器官分配评分的引入[10]。此外,最近的临床数据表明,相比于单肺移植,60岁以上的慢性阻塞性肺疾病患者接受双肺移植几乎没有优势[11-12]。因此,肺移植策略必须个体化,并且需要考虑每位肺移植受者的肺部基础疾病、年龄和相关并发症等其他因素。单肺移植可以利用一侧供体肺不佳的捐献供者,从而在一定程度上扩大了供体肺选择的标准,增加供体肺捐献者数量。

随着供肺保存、移植手术等关键技术的发展以及离体肺灌注技术的出现,移植供体肺将进一步发挥潜力,肺移植的治疗方案也将不断发展。一些移植中心提出了活体肺移植和肺叶游离后移植的手术方案,但这些治疗方法仅限于相对少见的病例,本章不作重点阐述(具体可见第18章)。总之,单肺移植应被认为可用于部分ESLD患者,并且其短期及长期疗效良好。

◇ 四、技 术

(一)供肺切除术

关于供肺的选择和获取,请分别见本书第7章和第10章。在供体肺评估期间,通常需要进行支气管镜检查,以评估气管情况、及时吸除气道内分泌物,并检查有无气管解剖变异。供体肺的获取常与其他器官的获取同时进行。供体肺通常从正中胸骨切开后整体获取,并首先评估其是否存在创伤、感染、肿瘤或其他实质性疾病,以判断其是否适合移植。每个供体肺获取后,要评估肺的静态顺应性和氧合情况,可行选择性肺静脉血气检测以区分可用的单肺[13]。

(二)单肺移植的术前准备

在供肺被证实适合于移植后,移植受者将被送入手术室内准备接受肺移植手术。推荐对移植受者联合胸段硬膜外麻醉,除非预计患者需要体外循环支持和系统抗凝;全身麻醉后,患者行双腔管气管插管并通过纤维支气管镜检查确定插管的位置;放置Swan-Ganz导管并留置动脉和静脉通路;同时还插入经食管超声心动图(transesophageal echocardiography,TEE)探头。在前外侧开胸手术中,患者应取侧卧位;如果计划做乳房下小切口,则患者应取半侧卧位。手术时应在患者腋下垫毛巾,以防止臂丛神经受伤;同时应在患者下半身放置一个体温调节装置(Bair Hugger)。暴露患者胸部、腹部和腹股沟,并用消毒液消毒上述区域,以无菌方式铺巾。如果需要通过股动静脉插管进行体外循环支持,那么可预先留置股动脉置管。

1. 切 口

单肺移植的胸部切口有很多种选择,包括后外侧切口、胸前乳头下切口或前外侧切口,这些切口保留所有大肌肉或切开部分肌肉。我们首选的是乳头下的前外侧切口,这种切口需要切开胸大肌但保留背阔肌。对于胸腔大小正常或胸腔较大的患者,如阻塞性气道疾病患者,可选择保留肌肉的胸前乳头下切口。对于胸腔较小的患者,如严重特发性肺纤维化患者,可选择前外侧切口,这种切口分离部分背阔肌但保留前锯肌。理想的切口位置应在肺门的上方,一般不低于第5肋间隙进入胸膜腔。在单肺移植过程中,对依赖性单肺通气和术中相关分流情况的掌握是非常重要的。

2. 受者病肺切除

肺移植受者的病肺切除与供肺的获取手术需要同时准备,但是需要供肺顺利到达受者手术室后,受者的病肺才可被切除下来。病肺切除术中对于胸壁和肺之间的粘连,可以用电灼术治疗,并需小心地分离病肺肺门以预防患者膈神经损伤。膈神经损伤可能发生于分离下肺韧带、解剖肺门血管以及放置血管阻断钳的过程中,过度牵拉也易造成膈神经损伤。右侧膈神经由于邻近肺门而较易受损。另外,术中还需要小心保护迷走神经束。在解剖左肺动脉主干时,需要特别注意左侧喉返神经发出并包围动脉导管的位置,以避免损伤喉返神经。提高神经保护意识有助于避免神经功能性或者永久性的损伤。

应尽可能将肺动脉和静脉与周围组织游离并套线。应尽量保留主支气管周围组织,以保持气管血液供应。对于有明显淋巴结病变的患者,这个步骤尤其重要,因为需要保持丰富的动脉血液供应。术中良好的止血是必需的。然后,沿上肺静脉和下肺静脉向外打开心包,充分暴露左心房,以备在行左房袖式吻合时放置阻断钳。重要的是要认识到肺静脉的前后分布,以及由心室扩大导致心脏旋转而造成的重新定位;尤其可能影响左侧吻合,使得该区域在术中难以充分暴露。

在供体肺到达手术室后,给移植受者静脉输注5000U肝素。如果肺动脉导管在同侧肺动脉内可触及,则需要及时撤出。在充分肝素化后,用切割闭合器在肺门内将肺静脉和动脉切割离断,并应尽可能保留较长的长度以备血管缝合。在隆突水平用电刀游离主支气管。一旦病肺被切除,就应锐性分离主支气管,气管残端保留不超过2~3个软骨环,并且右边通常要比左边短。同时与麻醉医生沟通确定双腔插管左侧导管末端的位置。使用电凝或金属夹闭合支气管动脉,以严密止血。在这个阶段尤其要注意淋巴结血供,避免后期由于移植肺植入后阻挡而造成止血困难。研究已证明支气管动脉吻合术的可行性。然而,虽然理念新颖,但由于支气管动脉缝合会大大延长手术时间,且获益并不明确,所以大多数移植中心不常规施行[14]。

3. 移植供体肺准备

供体肺在到达后即进行植入前准备阶段,包括去除过多的中间组织,分离肺主动脉、左房袖和主支气管周围的组织。如果供肺主动脉未经充分游离,在移植物原位吻合时则会影响最终长度。对肺血管床进行植入前第2次逆行冲洗是可行的,因为在供体肺获取期间进行逆灌冲洗可以排出供体肺内残留的血液和血管内的残留物,如果这些残留物未被冲出,则移植受者发生血栓形成或栓塞的风险可能增加。打开主支气管,供体肺在顺应性正常的情况下会放气,同时收集气道内分泌物做病原学检测。用刀片切开支气管时,从上叶支气管的根部起保留不超过2个软骨环。最近有综述报告称,将供肺主支气管修剪到叶支气管分叉处可获得优异的肺移植效果,并可降低并发症的发生率[15]。

4. 异体肺移植

将供体肺以正常朝向放入手术区域,位置靠近受者背侧。这个位置对于所需进行的3次吻合是最稳妥的。首先端-端吻合主支气管,通常使用两种单独的缝合技术进行支气管吻合。支气管膜部用4-0可吸收缝线Maxon或聚二氧烷(polydioxanone,PDS)线进行连续缝合,而软骨部分用间断的"8"字缝合固定(见图15.1)。连续缝合气管膜部及软骨的方法在文献中也有报道,并且效果相当。当两侧支气管都相当柔韧时,这种缝合技术是最适用的[16]。当供者和受者之间的气管尺寸差异明显时,可以用"套管缝合"法。在这种情况下,要确保膜部对准并且尺寸匹配,尤其要避免管腔变形。

在完成支气管缝合后,可以用细支气管镜检查确定术中气管腔内吻合口的完整性。

在肺移植手术中,很少用到支气管成形术。在供体肺存在异常支气管的情况下,有时会需要将气管残端进行分离和重建。有报道发现1例此类病例,其供体肺尖段支气管从主支气管发出,手术者采取的手术方式是用袖带从主支气管切下异常的段支气管,然后将其并入支气管残端进行缝合[17]。

随后进行肺静脉吻合。在左心房缝合距离足够又不影响左心房充盈的情况下,用血管钳阻断血流,切开静脉残端之间的心房壁隔,形成椭圆形的"心房袖口"。然后,用一根双头4-0聚丙烯缝线进行连续缝合,将供者左房袖口以端-端吻合的方式缝合到受者心房袖口(见图15.2)。当供者"袖口"不够时,可以用各种增强方法来弥补这种不足[18-19](详见第16章)。

最后,准备进行肺动脉吻合。肺动脉吻合通常要在最后完成,因为它是三种吻合中最精细的一种。在暴露受限的情况下,肺动脉吻合也可以在支气管吻合之后进行。在决定血管适当大小后,切除多余的肺动脉,以防止吻合中动脉发生任何扭结或产生张力。这一步在右肺移植中特别重要,因为供者的右肺动脉可能会预留较长。以端-端吻合的方式,用双头5-0聚丙烯缝线将供肺动脉连续缝合到受者肺动脉(见图15.3)。有时,受者肺动脉直径会比供肺动脉大,在这种大小不匹配的情况下,可将受者来源于主肺动脉的下肺动脉干与供体肺主动脉进行端端吻合。有时这可能需要切开动脉,延长吻合口以适应吻合口的大小。术中动脉尺寸的匹配性需要逐步调整,以降低动脉后方出血的风险,在没有完全向前提起供体肺的情况下,后方出血点很难暴露,并且这还会对新的吻合口造成相当大的张力。这时,可以用血管吻合器

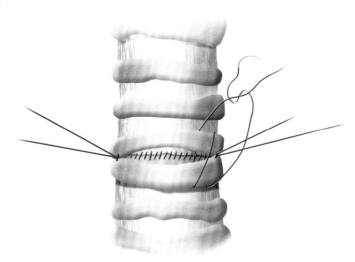

图 15.1　对于气管软骨部分,我们通常用可吸收的单丝缝线(4-0 Maxon缝线)作"8"字缝合;对于膜部,则用连续缝合的方法

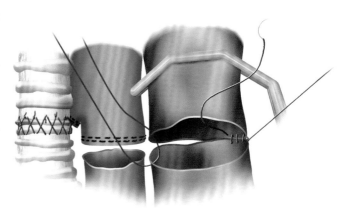

图 15.2　利用左房袖完成肺静脉吻合(4-0聚丙烯缝线)

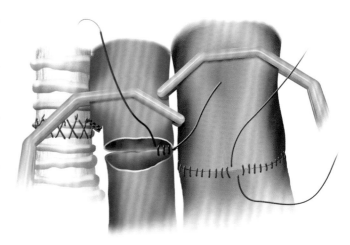

图 15.3　肺动脉采用端-端吻合,在受者肺动脉过粗时,可采用相对粗的肺动脉下干与供体肺主动脉进行端端吻合(5-0聚丙烯缝线)

来配合缝合线,并在再灌注期间允许血管完全再扩张。应该绝对避免血管狭窄,因为它会对同种异体移植物的短期和长期预后产生不利影响。

供肺血管在开放再灌注前,需静脉注射500mg甲泼尼龙(Solu-Medrol);在最后一次吻合时,最好请麻醉医生完成注射。在准备再灌注时,可在供肺动脉吻合口的远心端放置血管钳,以排出血凝块、空气和碎屑。受者应被置于头低脚高位,部分松开血管钳以允许缓慢冲洗,使得肺灌洗液能够从左心房袖吻合口处排出。在通过经食管超声心动图检查来观察左心房时,移除左房阻断钳并固定吻合口。通过缓慢释放动脉阻断钳几分钟,来控制再灌注水平,此时受者若出现低血压,则应根据需要及时纠正,包括补充血容量或使用血管活性药物。为减轻急性再灌注损伤所造成的严重副作用,有研究者提倡在几分钟内完成新移植肺的低压再灌注[20]。在吻合完成后,应仔细检查胸腔内的止血情况。在用经食管超声心动图监测左心房的同时,要观察供体肺的外观和充气情况;同时进行"漏气实验",即将带支气管的移植肺浸入生理盐水中并观察有无气泡。将冲洗液排尽,并将胸管放置于胸顶后方;如果需要,可再放置一根胸导管。一旦达到稳定的血流动力学状态并且氧合良好,就用间断的1-0 Dexon缝合线来拉拢肋骨。筋膜和皮肤可用2-0 Dexon和4-0 Dexon缝合线或其他类似缝合线进行缝合。然后,患者恢复仰卧位,将双腔气管插管更换为单腔插管,用纤维支气管镜检查支气管吻合口,同时清除支气管内存在的血块或分泌物。

5. 用于单肺移植的体外循环

在单肺移植期间很少需要进行体外循环支持。在理想情况下,如果需要股动静脉置管,则应在同侧腹股沟处铺巾准备无菌区域。在右侧单肺移植时,可经胸部插管入主动脉和右心房,较少用到股动静脉插管;而在左侧单肺移植时,如果需要体外循环,那么腹股沟是股动静脉插管的最佳位置。我们的经验是,在所有的肺移植手术中都需要有一名体外循环医生随时待命。在大多数情况下,单肺移植如果需要心肺支持,那么部分旁路分流就已经足够了,很少需要全流量支持。

6. 单肺移植的难点和注意点

在供体肺获取期间,在供体肺的上肺静脉和下肺静脉汇合处保留一个足够长度的左心房袖口是非常关键的。由于操作失误或者同时行心脏获取,供体肺可能出现左心房袖不足的情况。在这种情况下,可以用供者心包或替代的非血栓形成材料制成角撑板形式的"新的心房袖口"。这个袖口也可以用5-0聚丙烯缝合线连续缝合两条分开的肺静脉边缘制成。供者心包也可以修剪缝合以匹配受者的左心房(见第16章)。也有报道描述了其他更复杂的有良好效果的供者静脉重建方法[18-19]。在再灌注期后,可用经食管超声心动图探头检查肺静脉回流情况,这对识别导致手术后严重移植物功能障碍的静脉阻塞是至关重要的。

供体肺偶尔也会有先天性肺静脉异常。例如,供体肺的右上叶肺静脉可以吻合至上腔静脉或无名静脉。正常供体肺的下肺静脉可以单独吻合到受者的下肺静脉,供体肺的上肺静脉与受者的上肺静脉也可以借用供者的一段髂静脉或自体心包的导管相互吻合[17]。

特发性肺纤维化患者由于胸廓塌陷、粘连严重,所以可造成移植肺大小不匹配。选择使用较小的移植肺可能有助于解决此问题。一般预计肺容量在20%以内[21]。此外,通过使用胸腔内胸管固定或者关胸时使用肋骨闭合器可有效避免早期术后肺不张。移植肺不张必须尽量避免,物理治疗和早期肺复张是关键。

◇ 五、结　果

单肺移植的优点有手术时间较短,很少使用体外循环及可最大限度地利用供体肺等。供体肺资源短缺是患者等待移植时间变长和肺移植手术量少的主要原因。移植外科医生需要熟悉单肺移植技术,并将其提供给精心挑选的患者。国际心肺移植学会(International Society for Heart and Lung Transplantation, ISHLT)登记资料数据显示,单肺移植后患者的中位生存时间为4.6年,而双肺移植后患者的中位生存时间为6.9年,其原因可能与双肺移植受者亚组的生存优势有关[22]。这组数据未经过校正,因此必须在去除选择偏倚和其他混杂因素的背景下分析数据。单肺移植后的指标及结果因时间的变化而变化,这具体取决于供肺的可用性、等待肺移植名单上患者的类型以及供者和受者的选择匹配过程。在关于单肺移植和双肺移植后结果的随机性前瞻性比较研究中,必须考虑个体患者的临床价值。根据ISHLT和单中心经验的数据,并且随着重症监护、免疫抑制和手术技术的改进,单肺移植现在是ESLD患者的可行性选择[8-9,23]。

◇ 六、结　论

对于ESLD患者来说,单肺移植是有效和经济的移植治疗方法。其可以通过保留肌肉的胸廓切口,在较短的手术时间内以最小创伤的方式实现。而供体肺静脉吻合的难点和其他技术上的困难可以通过各种血管重建方法来克服。在许多ESLD患者中,单肺移植可产生与双肺移植相当的疗效和生存效益,是在供体肺稀缺的情况下最大限度地提高供体肺利用率的极好手段。

◇ 参考文献

[1] Christie JD, Edwards LB, Aurora P, et al. Registry of the International Society for Heart and Lung Transplantation: twenty-fifth official adult lung and heart/lung transplantation report-2008. J Heart Lung Transplant, 2008, 27: 957-969.

[2] Akerman J. Alexis Carrel: Nobel Prize for physiology and medicine, 1912. By Professor Jules Akerman, member of the Medical Nobel Committee. Transplant Proc, 1987, 19(4 Suppl 5): 9-11.

[3] Hardy JD, Eraslan S, Webb WR. Transplantation of the lung. Ann Surg, 1964, 60: 440-448.

[4] Unilateral lung transplantation for pulmonary fibrosis. Toronto Lung Transplant Group. N Engl J Med, 1986, 314: 1140-1145.

[5] DeMeo DL, Ginns LC. Lung transplantation at the turn of the century. Annu Rev Med, 2001, 52: 185-201.

[6] Bavaria JE, Kotloff R, Palevsky H, et al. Bilateral versus single lung transplantation for chronic obstructive pulmonary disease. J Thorac Cardiovasc Surg, 1997, 113: 520-527, discussion 528.

[7] Gammie JS, Keenan RJ, Pham SM, et al. Single-versus double-lung transplantation for pulmonary hypertension. J Thorac Cardiovasc Surg, 1998, 115: 397-402, discussion 402-403.

[8] Mason DP, Brizzio ME, Alster JM, et al. Lung transplantation for idiopathic pulmonary fibrosis. Ann Thorac Surg, 2007, 84: 1121-1128.

［9］Meyers BF, Lynch JP, Trulock EP, et al. Single versus bilateral lung transplantation for idiopathic pulmonary fibrosis: a ten-year institutional experience. J Thorac Cardiovasc Surg, 2000, 120: 99-107.

［10］McCurry KR, Shearon TH, Edwards LB, et al. Lung transplantation in the United States, 1998-2007. Am J Transplant, 2009, 9: 942-958.

［11］Thabut G, Christie JD, Ravaud P, et al. Survival after bilateral versus single lung transplantation for patients with chronic obstructive pulmonary disease: a retrospective analysis of registry data. Lancet, 2008, 371: 744-751.

［12］Nwakanma LU, Simpkins CE, Williams JA, et al. Impact of bilateral versus single lung transplantation on survival in recipients 60 years of age and older: analysis of United Network for Organ Sharing database. J Thorac Cardiovasc Surg, 2007, 133: 541-547.

［13］Botha, P, Trivedi D, Searl CP, et al. Differential pulmonary vein gases predict primary graft dysfunction. Ann Thorac Surg, 2006, 82: 1998-2002.

［14］Norgaard MA, Olsen PS, Svendsen UG, et al. Revascularization of the bronchial arteries in lung transplantation: an overview. Ann Thorac Surg, 1996, 62: 1215-1221.

［15］FitzSullivan E, Gries CJ, Phelan P, et al. Reduction in airway complications after lung transplantation with novel anastomotic technique. Ann Thorac Surg, 2010, 92: 309-315.

［16］Aigner C, Jaksch P, Seebacher G, et al. Single running suture-the new standard technique for bronchial anastomoses in lung transplantation. Eur J Cardiothorac Surg, 2003, 23: 488-493.

［17］Schmidt F, McGiffin DC, Zorn G, et al. Management of congenital abnormalities of the donor lung. Ann Thorac Surg, 2001, 72: 935-937.

［18］Casula RP, Stoica SC, Wallwork J, et al. Pulmonary vein augmentation for single lung transplantation. Ann Thorac Surg, 2001, 71: 1373-1374.

［19］Oto T, Rabinov M, Negri J, et al. Techniques of reconstruction for inadequate donor left atrial cuff in lung transplantation. Ann Thorac Surg, 2006, 81: 1199-1204.

［20］Sakamoto T, Yamashita C, Okada M. Efficacy of initial controlled perfusion pressure for ischemia-reperfusion injury in a 24-hour preserved lung. Ann Thorac Cardiovasc Surg, 1999, 5: 21-26.

［21］Barnard JB, Davies O, Curry P, et al. Size matching in lung transplantation: an evidence-based review. J Heart Lung Transplant, 2013, 32: 849-860.

［22］Yusen RD, Christie JD, Edwards LB, et al. The Registry of the International Society for Heart and Lung Transplantation: thirtieth adult lung and heart-lung transplant report-2013, focus theme: age. J Heart Lung Transplant, 2013, 32: 965-978.

［23］Taghavi S, Jayarajan SN, Komaroff E, et al. Single-lung transplantation can be performed with acceptable outcomes using selected donors with heavy smoking history. J Heart Lung Transplant, 2013, 32: 1005-1012.

第十六章 序贯式双肺移植技术

虽然早在1983年,肺移植就首次被成功应用于终末期肺部疾病的治疗,但直到20世纪80年代后期,双肺移植才开始逐步应用于临床。之后,这种理想的手术方式也开始逐渐发展[1-3]。本章概述了序贯式双肺移植的相关临床技术要点,总结了既往的经验教训,并介绍了避免可能出现的问题的方法。

◇ 一、准备和决策

(一)双肺移植的选择

关于单肺移植或序贯式双肺移植的选择原则已在其他章节进行了讨论。一般来说,化脓性肺部疾病患者,特别是囊性纤维化和支气管扩张患者,需要接受双肺移植以去除感染源,并预防移植供体肺的感染[3]。肺气肿患者采用单肺或双肺移植均能获得较好的预后[4-5]。选择单肺移植需要充分考虑患者的年龄、肺的大小和基础疾病情况;而双肺移植适合那些年龄更小、肺源匹配程度更高、供体肺大小更合适的患者。在华盛顿大学肺移植中心,序贯式双肺移植手术已被应用于大多数终末期肺部疾病患者。

(二)体外循环的术前决策

患者在接受肺移植术前,应由移植外科医生、麻醉医生和体外循环医生根据患者肺动脉导管、动脉血气分析和经食管超声心动图(transesophageal echocardiography,TEE)结果,共同评估是否应用体外循环。在某些情况下,患者的一些严重临床表现可以决定是否需要尽早应用体外循环。患者应用体外循环的指征有血流动力学不稳定,单侧肺无法充分氧合或通气,单侧肺动脉阻断时肺动脉压显著增加,及右心室功能恶化等[3]。对每例双肺移植患者,都必须做好随时实施体外循环的准备。为减少围手术期出血,应在全身肝素化和体外循环开始之前尽可能地完成病肺解剖游离和胸腔内止血。

(三)序贯移植顺序

根据定量通气灌注扫描(quantitative ventilation-perfusion scan,V/Q扫描)的结果,决定序贯式双

肺移植的顺序[3]。对通气和灌注贡献较少的肺应首先切除，以增加单肺通气的可能性。在一侧病肺切除和新肺植入期间，需要依赖对侧自体肺替代更多功能，以尽可能避免体外循环的应用。此外，如果双肺移植发生意外事件，那么先将相对严重的病肺移植替换掉会更加有利。

◇ 二、关键步骤

（一）麻醉和手术室安排

在肺移植手术过程中，心胸外科专科麻醉医生具有双腔气管插管、纤维支气管镜以及 TEE 检查和操作经验，发挥着关键作用[6]。因为需要随时准备进行体外循环和全身肝素化[6-7]，所以术中留置硬膜外导管以及术后镇痛很重要。有需要时，在术中血流动力学稳定、体外循环相关凝血紊乱纠正后，可以早期留置硬膜外导管以实现镇痛。

在麻醉诱导后，根据支气管镜检查的需要对患者行气管插管。对肺囊性纤维化、活动性肺部感染或有任何其他类型感染性肺部疾病的肺移植患者，最初应放置一个粗的单腔插管，以便于支气管镜探查并彻底清除气道内分泌物[8]。肺气肿、限制性肺病或肺动脉高压患者，通常很少需要行支气管镜检查，可以在开始时就使用标准的左侧双腔插管。

在手术过程中，放置肺动脉漂浮导管，行桡动脉和股动脉穿刺置管，建立中央静脉通路[8-9]。初始评估时可应用 TEE 进行探查，并在整个手术过程中在原位保留 TEE 进行评估[10]。术中尤其应注意评估右心室功能，以确定是否需要实施体外循环；术中还可用于识别其他任何心内分流，评估动脉和静脉吻合情况，检查空气残留，并可协助撤除体外循环。

尽可能减少静脉液体的输入有助于减少术后呼吸功能不全的发生，为此，可以根据需要使用血管加压药，以避免输入过多的液体，但同时仍需注意维持末梢循环灌注[6]。在排除血管吻合或手术操作问题后，麻醉医生除应用各种血管活性药物和肌松药物外，还可以应用一氧化氮和前列腺素来控制肺动脉高压和难治性缺氧[7]。

患者取仰卧位，并且双臂抬起。留置带有温度探头的导尿管，以便监测尿量和膀胱温度。使用加热毯以维持患者正常体温。若实施体外循环，则需要采用适当的方法维持体温。

（二）切口选择和初步游离

双肺移植有三种基本的切口选择：切断胸骨的双侧前外侧胸廓切口，不切断胸骨的双侧前外侧胸廓切口和胸骨正中切口。

序贯式双肺移植的首选切口是不切断胸骨的双侧前外侧胸廓切口。据文献报道，这是一种既可以充分暴露手术视野，又可以避免损伤胸骨而影响愈合的安全的方法[11]。研究发现，这种方法可以最大限度地减小手术创伤，有利于术后肺功能的恢复，并预防开胸相关的其他并发症[12]。在这种切口下，皮肤切口应沿着乳房下缘从胸骨侧边缘到腋前线。由于这类切口的横向长度较长，所以在术前准备和铺巾时应注意患者手臂包裹和手术床的无菌性隔离，还可以用丝线将乳房组织牵引到手术区域的上部以利暴露。在切开皮肤后，分离胸大肌，从双侧第4肋间进胸。识别双侧内乳动脉，并结扎、游离。可以局部切开胸骨旁第4肋软骨的边缘，使肋骨向上移，以避免内乳血管束张力过大，从而保护内乳动脉[7]。向后方切开肋间肌直到竖脊肌旁，并逐层打开胸腔。

这种切口的一种改良形式为蛤壳式切口，即在连接双侧前外切口的水平将胸骨横向切断。这种横断胸骨的方法可以充分暴露胸腔,以便在术中进行心脏插管,实现体外循环。在给心脏肥大或胸腔特别小的病例进行手术时,这种切口可以充分暴露肺门结构[7]。但是它也有缺点,其缺点是需同时切断内乳动脉,在关胸时需要缝合胸骨,并且可能导致更严重的术后胸骨相关的并发症[11]。

双肺移植的第三种切口选择是胸骨正中切口。这种切口可以充分暴露心包内结构。对于乳房较大的患者,胸骨正中切口可能比前外侧切口更有优势。回顾性分析表明,相比于其他两种切口,接受胸骨正中切口患者的伤口并发症更少[13]。

(三)移植供体肺准备

供体肺获取流程详见本书第10章。为了讨论双肺移植的技术问题,我们将在器官整体到达手术室的前提下,按照公认的标准化流程获取供肺[14-16]。在冰浴中进行两侧肺分离,并切除供者食管和主动脉,分离心包。在左肺静脉和右肺静脉之间仔细分离左心房。在主肺动脉分叉处分离肺动脉,用15号尖头刀片在靠近隆突位置切断左主支气管,保留右主支气管隆突。

修剪供体肺的支气管,尽量保留支气管旁组织,在供体肺上叶支气管开口下方一个软骨环处切断主支气管。研究表明,缩短供者支气管长度并且将支气管吻合到隆突水平可以降低供体肺气管残端发生缺血的风险,减少移植后气道并发症[17]。左肺动脉和右肺动脉也应被修剪到第一个尖前支分叉处。

(四)体外循环

在术前仔细评估移植受者的情况,有选择地使用体外循环,并在手术开始前进行第二次评估。体外循环适用于不能放置双腔气管插管的儿童、同期进行心脏手术以及合并严重肺动脉高压的大多数患者[6-7]。如果存在上述适应证,则可以在修剪供肺之后、原有病肺切除之前实施体外循环。在肺移植手术过程中,如果患者出现血流动力学不稳定、肺动脉高压、低氧血症或高二氧化碳血症,也可以进行体外循环[3]。有时,左侧肺门暴露不足也被作为体外循环的独立指征;然而已有报道提示,可以使用心脏吸引固定装置来并抬升心脏位置,以改善左肺门结构的暴露情况,这种技术使得肺移植手术可以在没有体外循环的情况下继续进行[18]。

(五)移　植

在切除移植受者的一侧病肺之前,应该完成供体肺的修剪准备工作。所有粘连松解、止血和双侧肺门的游离也应提前进行,以便迅速切除对侧病肺,并最大限度地缩短单侧肺承受整个心脏输出负荷的时间[3,7]。如前所述,应首先移除功能较差的病肺,以提高单侧肺通气的耐受性。

对胸腔较小(例如肺纤维化)的患者,可以通过将牵引线缝合到膈肌腱膜并穿过胸管孔牵拉膈肌的方式,改善胸腔内的暴露情况[7]。由于患者在全身肝素化后,非常容易出现轻度出血的情况,因此在粘连松解和游离过程中,不能过分强调精细止血[6]。然后,游离下肺韧带,解剖肺门结构,并注意保护膈神经和迷走神经。在肺动脉和肺静脉第一分支之外游离肺动脉和肺静脉,以确保预留出可用于吻合的长度。一般来说,可以在血管的近心端用切割器离断血管,在远心端则采用结扎的方法。右肺动脉应该在超过尖前支约1cm处被切断;左肺动脉应该游离到上叶第二支动脉分叉之外[7]。除可以优化肺动脉长度以便动脉吻合外,还可以缩小移植受者肺动脉开口使供者受者动脉相匹配[6]。此外,受者肺动脉的第一分支可以作为动脉吻合时判断血管对位的解剖标志。

同样地,肺静脉也应该游离到第二分支处。在分离支气管周围组织时,需要非常小心,以免造成支气管动脉出血。将主支气管游离到上叶开口的近端[6,19]。在切除病肺后,应充分检查胸腔内的止血情况。

将受者的肺门结构依次准备好,以备与供肺相吻合。用 Duval 钳夹住原病肺的肺动脉残端,切断游离中间部分的血管以增加可用于吻合的血管长度,然后血管在吻合后均匀回缩;同样,用 Duval 钳夹住肺静脉,打开肺静脉周围的心包;然后在支气管残端放一根 0 号牵引线,以便于吻合。

(六)吻合和再灌注

供肺与受者的吻合先从支气管开始,其次是肺动脉,然后是肺静脉。供肺被置于胸腔内的冰泥上,并用冷的冰垫覆盖。

在开始进行支气管吻合之前,需要麻醉医生将细吸痰管置入受者同侧气道,用于内部吸引,以保持气道内清洁[6]。经过多次改良,我们目前的做法是用 2 根 4-0 聚丙烯(polydioxanone)缝合线连续缝合支气管行端端吻合[3,20]。吻合先从支气管的膜部开始,然后用第 2 根缝线缝合气道的软骨部分,这样可以防止在拉紧时产生荷包效应。如果供者和受者支气管大小不匹配,那么先以连续缝合方式完成膜部吻合,然后用 3-0 缝合线间断缝合软骨部分[6],最后缝合支气管旁组织覆盖支气管吻合口的前方近肺血管处[6,19]。

用血管钳阻断受者肺动脉近端。切除钉线,修剪受者和供肺动脉,以尽量减少血管扭转和扭结。用 5-0 聚丙烯线连续缝合肺动脉行端端吻合[3,6]。

在进行肺静脉吻合前,需要先打开静脉周围的心包组织。用 Satinsky 钳在左心房的中间阻断,切除静脉切割闭合钉,并切开两个肺静脉残端之间的心房肌桥,形成单个肺静脉孔[3]。用 4-0 聚丙烯缝合线进行连续外翻缝合,使供体肺与受者左房内膜相贴,以避免吻合口心房组织突向内侧引起血栓[7]。

在肺静脉缝线打结之前需要排气,术侧鼓肺,打开肺动脉血管钳,待气体完全排出之后松开左心房阻断钳。收紧静脉缝合线打结后,移除所有血管钳。

在确保血流动力学稳定,氧合和通气情况充分之后,重复所有上述步骤。

(七)关胸前准备

在闭合胸腔前仔细确认止血情况。如果已经使用体外循环,则应根据标准流程进行脱机和拔管。在闭合胸腔前评估患者闭合胸腔的稳定性和适当性。

如果出现原发性移植物功能障碍的任何表现,如有明显的缺氧、肺水肿、肺动脉压升高或肺顺应性差,则应立即分析和排查可能的原因[19]。必须立即发现和纠正导致静脉回流受阻的机械性问题和吻合方面的问题。用 TEE 检查肺静脉血流是否通畅,排除吻合口扭转,也可以通过直接测量吻合口压力来判断。

虽然术后不常规进行肺灌注的定量扫描,但是我们可以选择性地应用一些简单的评估肺灌注缺陷的方法。事实上,如果怀疑有明显的问题,则应在将患者转送到重症监护病房(intensive care unit, ICU)前就在手术室内完成肺灌注扫描。不是所有引起移植物功能障碍的原因都能轻易地得到纠正。例如肺功能障碍可能是由循环内抗移植物抗体产生的体液免疫损伤引起的。如果不能发现可逆性原因,对原发性移植物功能障碍的处理在很大程度上就需要支持性的替代治疗。静脉-静脉体外膜肺氧合(venovenous extracorporeal membrane oxygenation, VV-ECMO)应用的早期指征有严重的肺水肿和氧需要量过大[19]。临时应用 ECMO 能使受损的肺复苏,有助于避免继发于气压伤和高 FiO_2 的损害[19]。

(八)关 胸

一旦确定患者情况稳定,可以关胸,就可以去除膈肌牵引线。每侧胸腔应放置2根24F~28F的引流管:一根放置在胸顶,另一根放置在横膈膜位置。去除乳房牵引线。如果行胸骨横断术,那么可进行两次"8"字缝合。使用牢固的可吸收缝线进行"8"字缝合并重新拉拢肋骨[3,6]。胸壁的肌肉用1号可吸收缝线缝合,然后使用2-0和4-0可吸收缝线分别缝合真皮层和皮内层。

应该注意的是,由于肺移植后有凝血功能障碍、血流动力学不稳或供体肺体积超大等,所以延迟关胸也是可行并且可接受的一种选择[21]。当预计在24~48小时需要进行清洗和关胸时,我们可以选择延迟关胸策略。暂时关闭胸腔的方法包括适当地包裹胸部,并用尼龙缝合线或大型黏性敷料闭合皮肤。

(九)气管镜

关胸后,需要将双腔气管插管更换为单腔气管插管。由手术组医生进行纤维支气管镜检查,初步评估气管吻合口情况,同时清除气管内血液和分泌物[3,6]。

◇ 三、转运至监护室

患者通常在带气管插管的状态下被转送至重症监护室,术后对肺移植受者的护理重点集中于通气和血流动力学支持,并在充分评估脱机指征后可考虑脱机[22]。关于术后早期护理和重症监护室管理详见本书第25章。

◇ 四、潜在的并发症和问题

(一)原发性肺气肿

对于肺气肿患者,最重要的是在整个术前准备过程(如诱导和穿刺)中以及肺切除期间避免病肺的过度膨胀。如果患者在开胸前发生低血压,则应立即停止正压通气,使胸腔内压力恢复正常。

(二)原发感染性肺部疾病

如前所述,对于任何拟行肺移植手术的感染性肺部疾病患者,关键的一步是术前通过单腔气管插管应用成年人支气管镜。尽量彻底地清除气道内的脓性分泌物,有利于减少术中对体外循环的需求。对供体肺和受者气道内的分泌物样品进行培养,以帮助指导术后选择合适的抗菌药物。

(三)供体肺损伤或功能异常

若器官捐献者的心脏和双肺都整体获取用于移植,则应尽量平均地分割左心房袖带。然而,在某些情况下,不正确的分离可能会导致供体肺出现左心房袖带不足或肺静脉干损伤。在短袖口的情况下,我们倾向于将受者静脉分别吻合到相应的供者静脉残端,并保持左心房袖口完整[6],或者将受者的上、下肺静脉缝合形成一个共同的开口,再与供者心房袖口吻合(见图16.1)[23]。另一种方法是在左侧对供肺静脉与受者左心耳进行吻合[24]。在供体肺左心房袖缺失的极端情况下,甚至可以使用供者心包(见图16.2)、上腔静脉或肺动脉进行重建[25-26]。

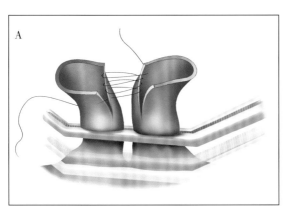

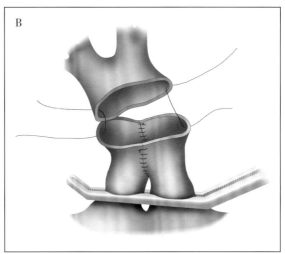

图16.1 当受者左心房袖口特别是左侧过短时,可以先将两个静脉残端合并成一个开口(图A),再与供肺的左心房袖式吻合(图B)

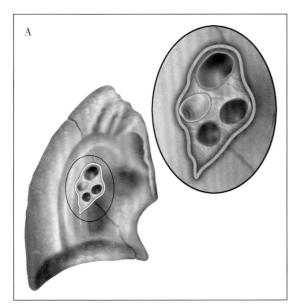

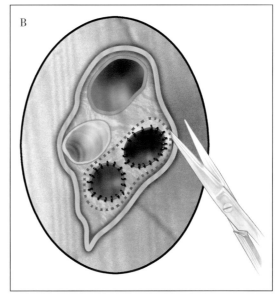

图16.2 供肺左心房袖口不理想时的重建。(图A)上、下肺静脉已经完全分离。(图B)心包开孔后与每根肺静脉缝合,并将心包外缘修剪重建成左心房袖

右下肺静脉部是供体肺获取过程中最容易受伤的部位,因为它位于下腔静脉和左心房之间[14]。对于单纯撕裂性肺静脉损伤,我们建议进行修复,包括对裂孔远端小静脉分支的识别和缝合[6]。

供肺动脉的技术性损伤通常少见,在游离上腔静脉和主动脉的过程中,更可能损伤右肺动脉。然而,由于右肺动脉明显长于左肺动脉,所以受损的部分通常可以被修剪掉[14]。对于右肺动脉远心端或主干以及罕见的左肺动脉损伤,可以用5-0缝线修补或用额外的供者腔静脉、奇静脉或肺动脉进行修补[6]。

在供肺中可偶见先天性解剖结构异常。针对这些异常解剖结构,移植手术组必须准备好处理方法。对于有异常肺静脉回流的供体肺,可以用自体心包和供者髂静脉重建肺静脉,并使之回流到心房袖或受者肺静脉[14,27]。在左侧肺静脉异常的情况下,可以将肺静脉与受者左心耳直接吻合,但处

理过程中应注意避免在夹持期间对心脏回旋支动脉造成损伤[28]。

在供肺中也可见供体肺气管异常，包括直接从气管发出的上叶肺段或肺叶支气管。我们发现，因为存在旁路支气管代偿，所以可以直接将异常开口的肺段支气管缝闭，再进行标准的移植气管缝合[6]。也有关于异常段支气管再植的报道[27]。然而，如果涉及供体肺整个上叶支气管开口到气管的情况，那么可以将异常开口的上叶支气管缝合到中间支气管；或者可以用改良方法将供体肺上叶支气管直接缝合到受者的支气管上（见图16.3）[29]。

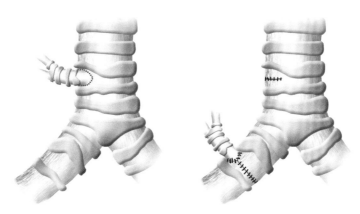

图16.3　对出现异常段支气管开口的右上叶支气管进行缝合重建

（四）供体肺不匹配

如果在移植前发现供体肺过大，那么可以行肺叶切除术（详见第18章）。如果在移植后才发现供体肺太大，那么可以用切割闭合器在左侧舌段或右中叶上行楔形切除。在我们的经验以及其他报道中，这些策略被证实有明显的优势[30]。

（五）围手术期出血

大量失血可能与病肺感染或者移植前接受过胸膜固定造成的胸腔严重粘连有关，体外循环所需的肝素化也可能加重出血。失血量过多可能导致需要大量输血，而大量的体液复苏液和血液制品的输入对受者血流动力学的稳定性和肺功能存在持续的影响。然而，这些问题通常是可以避免的。在体外循环开始前和患者凝血问题被积极矫正之前，必须密切关注手术可造成的所有出血。应暴露并仔细检查胸壁和膈肌表面的出血点。在持续出血的情况下，可以采取如前所述的延迟关胸方法。

（六）肺动脉或静脉吻合问题

血管吻合的问题可能包括持续肺动脉高压、不明原因低氧血症、肺水肿及术中TEE发现异常等。如上所述，肺灌注扫描可以于术后在ICU甚至在手术室中进行，以排除任何与肺血流相关的问题。也可以通过比较术中双侧肺血管吻合口的压力或术后进行血管造影来发现问题。如果确定存在上述血管问题，那么必须及时进行手术矫正。

（七）支气管吻合不满意

移植后可以在手术室内行支气管镜检查，以确定支气管吻合口质量。如果发现吻合口对齐不良或者气管狭窄,则应立即进行处理。这些问题仅通过支气管镜检查并不能改善,并且应该在离开手术室前就予以修复。

(八)原发性移植物功能障碍

术后48小时内 PaO_2/FiO_2 下降,胸部 X 线检查出现全肺浸润性改变可以提示原发性移植物功能障碍。一般来说,处理策略包括积极的心肺支持、呼气末正压通气、利尿、吸入一氧化氮、雾化吸入前列环素等。如果患者治疗效果不佳,则需要予以 ECMO 支持或再次移植。相关的治疗策略已在第14章中进行了详细讨论,避免原发性移植物功能障碍的关键措施还包括以下几个方面:确保没有供体肺感染、误吸或挫伤;注意适当的冷缺血保护策略;在器官获取期间和器官获取后,应限制肺部过度膨胀;实施最佳的肺保存策略;与器官获取团队准确沟通,进行快速的操作,从而最大限度地缩短缺血时间。

◇ 五、结　果

近25年来,肺移植已经取得了重大进展,肺移植受者术后1年生存率已经与心脏和肝脏移植的相当[19]。根据华盛顿大学肺移植中心的统计结果,多数肺移植患者接受了双肺移植手术[8,31]。1988—2012年,他们共完成了1251例肺移植手术(包括1216例首次肺移植手术和35例再次肺移植手术),其中双肺移植1038例(约占83.0%)[7]。数据表明,在前13年内,该中心肺移植患者院内死亡率为6.2%;其中,1995—2000年,其肺移植患者院内死亡率已经下降到了3.9%[7,31]。术后,患者肺功能恢复非常理想,肺活量测定和6分钟步行试验结果均得到显著改善[7]。

序贯式双肺移植是治疗终末期肺部疾病患者的理想选择。多年来,技术的改进已经使肺移植手术得到了优化。同时,免疫抑制、器官保护和重症监护方面也得到了同步发展[6,32]。边缘供体肺的使用、DCD 捐献和离体肺灌注修复增加了供体肺的来源。未来的研究工作将继续着重于术后慢性排斥反应的处理[7,22,32-34]。器官获取、保存、免疫抑制和术后护理无疑将得到持续的发展和改进,因此,进行应该以发展的眼光来看待肺移植,不能过于依赖现有的经验和技术。

◇ 参考文献

[1] Cooper JD. The evolution of techniques and indications for lung transplantation. Ann Surg, 1990, 212: 249-255, discussion 255-256.

[2] Cooper JD, Pearson FG, Patterson GA, et al. Technique of successful lung transplantation in humans. J Thorac Cardiovasc Surg, 1987, 93: 173-181.

[3] Meyers BF, Patterson GA. Bilateral lung transplantation. Oper Tech Thorac Cardiovasc Surg, 1999, 4: 162-175.

[4] Patterson GA, Maurer JR, Williams TJ, et al. Comparison of outcomes of double and single lung transplantation for obstructive lung disease. The Toronto Lung Transplant Group. J Thorac Cardiovasc Surg, 1991, 101: 623-631, discussion 631-632.

[5] Sundaresan RS, Shiraishi Y, Trulock EP, et al. Single or bilateral lung transplantation for emphysema? J Thorac Cardiovasc Surg, 1996, 112: 1485-1494, discussion 1494-1495.

［6］Puri V, Patterson GA. Adult lung transplantation: technical considerations. Semin Thorac Cardiovasc Surg, 2008, 20: 152-164.

［7］Brown L, Puri V, Patterson GA. Lung Transplantation. In: Sellke F, del Nido P, Swanson S, eds. Sabiston and Spencer Surgery of the Chest. 9th ed. St. Louis: Elsevier, 2015.

［8］Meyers BF, Lynch J, Trulock EP, et al. Lung transplantation: a decade of experience. Ann Surg, 1999, 230: 362-370, discussion 370-371.

［9］Triantafillou A. Anesthetic considerations. In: Patterson GA, ed. Lung transplantation: Current Topics in General Thoracic Surgery. Amsterdam: Elsevier Science, 1995.

［10］Serra E, Feltracco P, Barbieri S, et al. Transesophageal echocardiography during lung transplantation. Transplant Proc, 2007, 39: 1981-1982.

［11］Meyers BF, Sundaresan RS, Guthrie T, et al. Bilateral sequential lung transplantation without sternal division eliminates posttransplantation sternal complications. J Thorac Cardiovasc Surg, 1999, 117: 358-364.

［12］Taghavi S, Bîrsan T, Seitelberger R, et al. Initial experience with two sequential anterolateral thoracotomies for bilateral lung transplantation. Ann Thorac Surg, 1999, 67: 1440-1443.

［13］Macchiarini P, Ladurie FL, Cerrina J, et al. Clamshell or sternotomy for double lung or heart-lung transplantation? Eur J Cardiothorac Surg, 1999, 15: 333-339.

［14］Parekh K, Patterson GA. Technical considerations in adult lung transplantation. Semin Thorac Cardiovasc Surg, 2004, 16: 322-332.

［15］Pasque MK. Standardizing thoracic organ procurement for transplantation. J Thorac Cardiovasc Surg, 2010, 139: 13-17.

［16］de Perrot M, Keshavjee S. Lung preservation. Semin Thorac Cardiovasc Surg, 2004, 16: 300-308.

［17］van Berkel V, Guthrie TJ, Puri V, et al. Impact of anastomotic techniques on airway complications after lung transplant. Ann Thorac Surg, 2011, 92: 316-320, discussion 320-311.

［18］Lau CL, Hoganson DM, Meyers BF, et al. Use of an apical heart suction device for exposure in lung transplantation. Ann Thorac Surg, 2006, 81: 1524-1525.

［19］Davis RD. Bilateral sequential lung transplantation. Oper Tech Thorac Cardiovasc Surg, 2007, 12: 57-72.

［20］Aigner C, Jaksch P, Seebacher G, et al. Single running suture-the new standard technique for bronchial anastomoses in lung transplantation. Eur J Cardiothorac Surg, 2003, 23: 488-493.

［21］Shigemura N, Orhan Y, Bhama JK, et al. Delayed chest closure after lung transplantation: techniques, outcomes, and strategies. J Heart Lung Transplant, 2014, 33: 741-748.

［22］Yeung JC, Keshavjee S. Overview of clinical lung transplantation. Cold Spring Harb Perspect Med, 2014, 4: a015628.

［23］Robert JH, Murith N, de Perrot M, et al. Lung transplantation: how to perform the venous anastomosis when clamping is too distal. Ann Thorac Surg, 2000, 70: 2164-2165.

［24］Massad MG, Sirois C, Tripathy S, et al. Pulmonary venous drainage into the left atrial appendage facilitates transplantation of the left lung with difficult exposure. Ann Thorac Surg, 2001, 71: 1046-1047.

［25］Casula RP, Stoica SC, Wallwork J, et al. Pulmonary vein augmentation for single lung transplantation. Ann Thorac Surg, 2001, 71: 1373-1374.

［26］Oto T, Rabinov M, Negri J, et al. Techniques of reconstruction for inadequate donor left atrial cuff in lung transplantation. Ann Thorac Surg, 2006, 81: 1199-1204.

［27］Schmidt F, McGiffin DC, Zorn G, et al. Management of congenital abnormalities of the donor lung. Ann Thorac Surg, 2001, 72: 935-937.

［28］Khasati NH, MacHaal A, Thekkudan J, et al. An aberrant donor pulmonary vein during lung transplant: a surgical challenge. Ann Thorac Surg, 2005, 79: 330-331.

［29］Sekine Y, Fischer S, de Perrot M, et al. Bilateral lung transplantation using a donor with a tracheal right upper lobe bronchus. Ann Thorac Surg, 2002, 73: 308-310.

［30］Noirclerc M, Shennib H, Giudicelli R, et al. Size matching in lung transplantation. J Heart Lung Transplant, 1992, 11: S203-S208.

［31］Cassivi SD, Meyers BF, Battafarano RJ, et al. Thirteen-year experience in lung transplantation for emphysema. Ann Thorac Surg, 2002, 74: 1663-1669, discussion 1669-1670.

［32］Machuca TN, Cypel M, Keshavjee S. Advances in lung preservation. Surg Clin North Am, 2013, 93: 1373-1394.

［33］Steen S, Sjoberg T, Pierre L, et al. Transplantation of lungs from a non-heart-beating donor. Lancet, 2001, 357: 825-829.

［34］Venuta F, Diso D, Anile M, et al. Evolving techniques and perspectives in lung transplantation. Transplant Proc, 2005, 37: 2682-2683.

第十七章 心肺移植技术

◇ 一、引 言

1981年3月9日,美国斯坦福大学 Bruce Reitz 和 Norman Shumway 首次实施了心肺联合移植手术[1],受者是一名43岁的原发性肺动脉高压女性患者。当时,心肺联合整体移植被认为是治疗终末期肺部疾病的唯一选择[2]。由于支气管吻合问题,单独肺移植失败了[3]。在接下来的几年内,全球各地心肺联合移植手术大量开展,用于治疗终末期肺部疾病,例如慢性阻塞性肺疾病[4]、囊性纤维化[5]、肺纤维化等。对于某些特殊案例,比如心脏功能正常但需要肺移植的患者建议实施多米诺移植[6]。心脏随后被移植到仅需要接受心脏移植的受者中[4]。20世纪90年代,单肺移植或者双肺移植被证明是有效且安全的方法后,治疗原则发生了改变[3]。现在,心肺整体移植仅被应用于同时患有严重心脏病和终末期肺部疾病的患者。这些患者可能包括有一种疾病(如结节病或肺动脉高压[7])并且这种疾病已经破坏心脏和肺部的患者,终末期心脏病(如缺血性疾病)患者以及终末期肺部疾病(如慢性阻塞性肺疾病)患者。另外,先天性心脏病患者艾森曼格综合征(Eisenmenger syndrome)进展时,最终可能需要心肺联合移植[8]。由解剖结构复杂,Kartagener综合征患者也常需要采取心肺联合移植手术。序贯式双肺移植已经成功地应用于这些情况[9]。

◇ 二、术前评估

在我们的机构中,等待移植的受者都需要常规接受心脏病学和肺部疾病的评估,并且需要通过移植手术的评估。常规的检查包括心脏移植手术相关的左心导管、右心导管、超声心动图、胸部计算机断层扫描(computed tomography,CT)等。肺移植手术的其他检查内容还包括6分钟步行试验、肺功能检查和灌注通气扫描。

我们会比较关注曾经有过多次胸部手术史的患者,如分流术、导管结扎术或多次瓣膜置换术。对于有心外畸形、可能使血管吻合复杂化的异常情况或导致大量胸壁出血的情况,应仔细研究其CT检查结果。

检查胸外器官的功能,并进行心理社会评估,以确保移植手术能获得长期效果。

◇ 三、供者管理

对心肺联合移植供者的管理需遵循胸部脏器管理方案。液体应限制在必要的最低限度,并且采用标准的评估方式对心脏功能进行评估。与其他所有肺供者一样,对心肺联合移植供肺功能的评估也是基于氧合水平、胸部X线检查和呼吸机参数。供者心肺体积不应超过移植受者,而供者心肺体积较小在心肺移植中是可以接受的。

供者移植前需获取的检测结果包括支气管镜检查结果、放射学检查结果、标准实验室检测结果以及左肺静脉和右肺静脉的血气分析结果[10]。

◇ 四、手 术

(一)供者手术

选择无菌正中切口打开胸腔,充分打开心包,检查心脏有无挫伤、钙化或局部壁运动异常。完全打开两侧胸膜腔,并从胸腔中将肺提起来仔细检查,以尽可能多地观察肺的背部。

分离主动脉、肺动脉和上腔静脉。在上腔静脉周围放置一根牢固的线。用4-0聚丙烯(Prolene)缝合线在主动脉和肺动脉上包线缝合。在给予肝素后,对主动脉和肺动脉进行插管并注入灌注液。将前列腺素液注入肺动脉,阻断上腔静脉,开放下腔静脉,横断主动脉,开始灌注,并在左心耳上开口。心脏上放冰,两侧胸腔都用冰水充分填塞。呼吸机保持低潮气量。注意避免因输注大量肺保存液而致左心室过度膨胀。如果肺部溶液仍在灌注而心脏灌注已完成,则需持续冷却心脏表面。通常应在灌注保存液的同时切开双侧胸膜。

灌注完成后,停止通气,切开游离主动脉弓。切开头臂干,直视气管。沿纵隔切开心包,分离胸膜与左侧降主动脉和右侧脊柱结构。然后拉回气管内导管,肺膨胀至中度膨胀水平。气管用3条缝合线缝合结扎并离断,一条朝向头侧,两条朝向心肺侧。然后切断残留组织取出心肺,并将其带到其他手术台进行处理。

在新手术台上,通过打开的左心耳将插管插入肺静脉;逆行灌注1~2L肺保存液。用镊子打开最初放置灌注套管的肺动脉的开口,以排出被洗出的血块。接下来,将获取的心肺器官放入装有生理盐水的塑料袋中。另外准备两个装有冷生理盐水的袋子,用于包装分别获取的心肺器官。

(二)受者手术

1.受者体位和麻醉

受者取仰卧位,采用单腔气管插管,以行标准的心内直视手术。患者准备,铺巾,准备行心脏移植手术。沿胸骨中线打开胸腔。打开心包膜和两个胸膜腔。检查肺部有无粘连,并进行横行切开。使肺动脉完全游离于主动脉。在心包出口处识别肺静脉,沿肺静脉周围小心切开心包,注意不要损伤膈神经。在解剖结构清楚可视后给予肝素,并通过升主动脉插管和上、下腔静脉单独插管建立体外循环。在上、下腔静脉附近套带(见图17.1)。我们通常用CO_2充气术野,以防止空气栓塞。

2. 受者原心、肺切除

阻断主动脉,切除心脏。外科医生再次检查肺,同时确保神经没有受损。将1根套带放在残留心包的周围,有助于视野暴露。切除全部肺动脉。接下来,检查空心包膜,检查左侧和右侧主支气管至隆突。检查所有出血的原因并止血,同时夹闭支气管动脉的分支。在左侧操作时,注意避免损伤降主动脉及其分支以及喉返神经。从右侧切开气管隆突(见图17.2)。尽管后纵隔的止血非常重要,但我们仍应尽量保留尽可能多的周围组织,以便后续对气管吻合口的充分覆盖。还要注意保留迷走神经(因此,我们在术中不会向受者胸腔内不放入任何冰块)[11]。

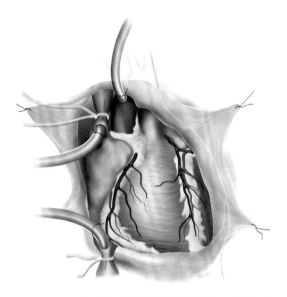
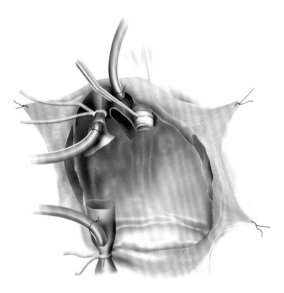

图17.1 心肺联合移植的暴露和插管。升主动脉插管,上、下腔静脉插管;在体外循环开始后,阻断上、下腔静脉

图17.2 在切除受者原有心脏和肺脏后,保留前后纵隔的神经。在心包的左侧和右侧形成一个大窗口以便将供肺放入胸膜腔内

3. 植入供者器官

从转运箱和塑料袋中取出获取的心肺器官。在植入前,外科医生再次检查供者器官。供者左心耳用4-0 Prolene缝合线缝合;气管缩短到大约2~3个气管环上方,抽出肺内气体;然后将获取的心肺器官移到术野并放入胸腔;抬高心包桥和膈神经,通过间隙将移植肺置入左、右胸膜腔内(见图17.3)。注意,肺不能扭转。

气管用3-0聚二噁烷酮缝合线(polydioxanone suture,PDS)吻合。膜部采取连续缝合的方法,软骨部采取间断缝合的方法(见图17.4)。周围的脂肪组织有时候需要单独缝合至气管吻合口。接下来,用超长3-0 Prolene缝合线将右心房连接到剩余的受者右心房上(见图17.5);或者可以用4-0 Prolene缝合线创建双腔吻合,这是我们目前首选的方法。最后,用4-0 Prolene缝合线连续吻合主动脉(见图17.6)。肺血管内排气,给予激素,去除扎带,小心地排出心脏内所有的残留空气。移除主动脉阻断钳。此时,可以在肺动脉插管部位插入排气口。

再灌注后,撤除体外循环。在心房和心室上放置临时起搏线。受者在使用鱼精蛋白止血后,插入胸管,将两根管插入每个胸膜腔,将一个或两个管插入纵隔。在用常规方法关闭胸腔之前,需要再次检查胸腔后侧的止血情况。血液将在胸部深处汇集,在标准检查期间可能会忽视出血情况。再次重申,后纵隔和胸壁的良好止血对于手术的成功是绝对必要的。良好的止血可能是非常具有挑战性的,特别是在再次手术或有慢性炎症的情况下。心肺联合移植后,大量的血液和液体替代方案可导致心肺功能的严重损害,因此应尽可能减少应用。

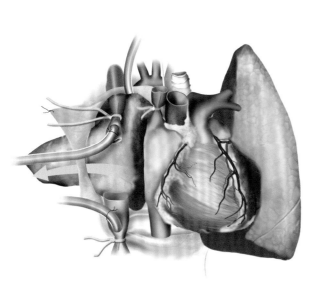

窗体底端

图 17.3 右肺在右心房下方滑动,通过心包窗进入右胸膜腔

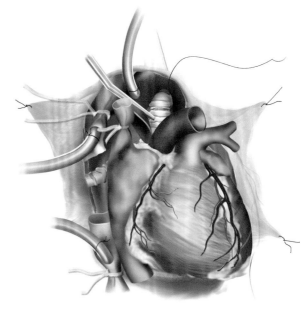

图 17.4 用 3-0 聚二噁烷酮缝合线吻合气管。连续缝合气管的背侧(膜部),间断缝合气管的前侧(软骨部)

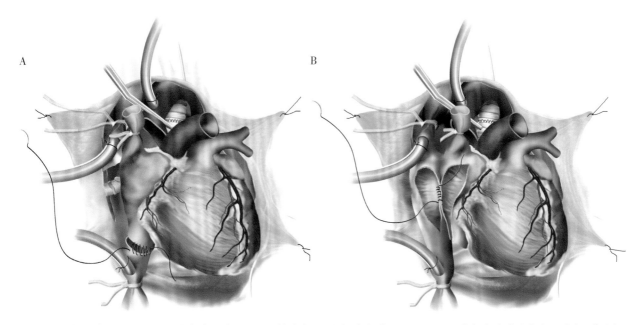

图 17.5 (图 A)用 4-0 Prolene 缝合线吻合上、下腔静脉(双腔法);(图 B)用 3-0 Prolene 缝合线连续缝合右心房(双房法)

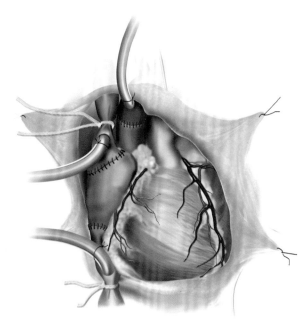

图17.6　用4-0 Prolene缝合线连续吻合主动脉。在完成主动脉吻合之前，心脏需要广泛地排气

◇ 五、术后管理

肺移植指南指出应对移植患者进行术后管理[3,12-13]。支气管镜检查是在移植手术结束时或在患者到达重症监护病房后进行的。一些患者由于肺再灌注和心脏缺血的影响，右心功能障碍可能发生进展[14]。在肺移植中，我们扩大应用吸入一氧化氮，并限制液体的入量。肺移植后应行免疫抑制治疗[13-14]。根据肺功能检查结果监测排斥反应情况，必要时行肺活检[15-16]。

◇ 参考文献

［1］Reitz BA, Wallwork JL, Hunt SA, et al. Heart-lung transplantation: successful therapy for patients with pulmonary vascular disease. N Engl J Med, 1982, 306: 557-564.

［2］Reitz BA. The first successful combined heart-lung transplantation. J Thorac Cardiovasc Surg, 2011, 141: 867-869.

［3］Loebe M. Lung transplantation. Curr Opin Organ Transplant, 2014, 19: 453-454.

［4］Khaghani A, Banner N, Ozdogan E, et al. Medium-term results of combined heart and lung transplantation for emphysema. J Heart Lung Transplant, 1991, 10: 15-21.

［5］Madden BP, Hodson ME, Tsang V, et al. Intermediate-term results of heart-lung transplantation for cystic fibrosis. Lancet, 1992, 339: 1583-1587.

［6］Yacoub MH, Banner NR, Khaghani A, et al. Heart-lung transplantation for cystic fibrosis and subsequent domino heart transplantation. J Heart Transplant, 1990, 9: 459-466.

［7］O'Meara N, Clarke R, Gearty G, et al. Primary pulmonary hypertension: treatment with heart-lung transplantation. Ir Med J, 1987, 80: 174-175.

［8］Yusen RD, Edwards LB, Kucheryavaya AY, et al. The registry of the International Society for Heart and

Lung Transplantation: thirty-first adult lung and heart-lung transplant report-2014, focus theme: retransplantation. International Society for Heart and Lung Transplantation. J Heart Lung Transplant, 2014, 33: 1009-1024.

［9］Deuse T, Reitz BA. Heart-lung transplantation in situs inversus totalis. Ann Thorac Surg, 2009, 88: 1002-1003.

［10］Loebe M. Multiple-organ transplantation from a single donor. Tex Heart Inst J, 2011, 38: 555-558.

［11］Naik-Mathuria B, Jamous F, Noon GP, et al. Severe gastroparesis causing splenic rupture: a unique, early complication after heart-lung transplantation. Tex Heart Inst J, 2006, 33: 508-511.

［12］Deuse T, Sista R, Weill D, et al. Review of heart-lung transplantation at Stanford. Ann Thorac Surg, 2010, 90: 329-337.

［13］Bolman RM 3rd, Shumway SJ, Estrin JA, et al. Lung and heart-lung transplantation. Evolution and new applications. Ann Surg, 1991, 214: 456-468.

［14］Huddleston CB, Richey SR. Heart-lung transplantation. J Thorac Dis, 2014, 6: 1150-1158.

［15］McGregor CG, Baldwin JC, Jamieson SW, et al. Isolated pulmonary rejection after combined heart-lung transplantation. J Thorac Cardiovasc Surg, 1985, 90: 623-626.

［16］Wahlers T, Khaghani A, Martin M, et al. Frequency of acute heart and lung rejection after heart-lung transplantation. Transplant Proc, 1987, 19: 3537-3538.

第十八章 活体捐献的肺叶移植

◇ 一、引　言

Starnes等推荐采取活体供肺叶移植(living donor lobar lung transplantation, LDLLT),作为身体状况下降和预期寿命有限患者的替代治疗方式。活体供者单肺叶移植最开始使用单一供者,并取得了成功[1]。然而,随后的报道显示单肺叶移植的结果并不理想。因此,Starnes团队发展了双侧活体供肺叶移植,即由两位健康的捐献者分别捐献右侧或左侧的下叶(见图18.1)[2-3]。因为双侧活体供肺叶移植只移植两个肺叶,所以似乎更适合于儿童和小个子的成年患者。而Starnes团队所治疗的病例几乎全部是囊性纤维化患者[3]。现在,大家一致认为只要供者受者尺寸匹配,活体供肺叶移植就能用于限制性、阻塞性、感染性和高血压性肺病的儿童和成年患者[4-6]。

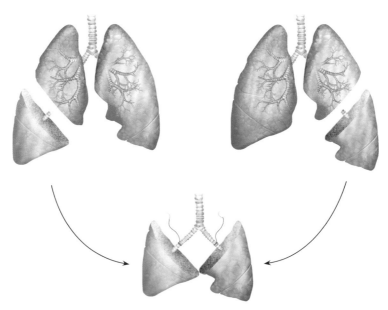

图18.1　双侧活体供肺叶移植。来自两个健康供者的右侧和左侧下叶肺分别被植入单一受者中,代替移植受者的整个右肺和左肺

虽然活体供肺叶移植开始于美国，但由于在尸体供肺紧急分配系统中美国器官获取和移植网络的变化，美国活体供肺叶移植的数量已经逐渐减少。近几年，活体供肺叶移植的报道绝大多数来自日本。在日本，等待尸体供体肺的时间为 2 年以上[7]。除日本的经验外，尚有极少数关于活体供肺叶移植的报道，主要来自于英国[8]、巴西[9]和中国[10]。双侧活体供肺叶移植的效果与常规尸体供肺移植（cadaveric lung transplantation，CLT）的效果一样好，或者前者的效果比后者更好。

◇ 二、受者选择

活体供肺叶移植的候选受者应该患有进行性的肺部疾病，并且年龄小于 65 岁。所有受者应符合常规尸体供体肺移植的标准。一方面，由于供肺叶切除可能发生严重的并发症，所以活体供肺叶移植应仅用于等不及尸体供体肺的危重患者。另一方面，如果等待移植的患者病情过度严重，那么对两位健康捐献者分别行肺叶切除术是不合理的。根据我们在活体供肺叶移植方面的经验，所有受者为氧依赖型，59% 的患者卧床，11% 的患者在移植时由呼吸机支持。关于是否可以将活体供肺叶移植应用于已经接受呼吸机支持或需要再移植的患者，目前尚存在争议。St.Louis 团队报道称，再移植行活体供肺叶移植的生存率优于常规尸体供肺移植[11]。接受活体供肺叶移植治疗患者的围手术期死亡率仅为 7.7%；而接受常规尸体供肺移植治疗的患者，围手术期死亡率为 42.3%。Okayama[12]、Fukuoka[13] 和 Kyoto[14-15] 大学均报告已成功地将活体供肺叶移植用于呼吸机依赖的患者。我们对呼吸机支持时间长达 7 个月的 9 名患者成功地实施了活体供肺叶移植。南加利福尼亚大学（University of Southern California，USC）团队报道称，在 123 例活体供肺叶移植患者中，术前需要呼吸机支持患者的预后要差些，并且再移植患者的死亡风险更高[16]。Okayama 团队报告称在两名接受者外膜肺氧合（extracorporeal membrane oxygenation，ECMO）支持的患者中成功进行了活体供肺叶移植[17]。两名患者均在术前应用了 2 天 ECMO 支持作为连接至活体供肺叶移植的桥梁，并且在移植后立刻成功脱离了体外循环（cardiopulmonary bypass，CPB）。

在美国，囊性纤维化是活体供肺叶移植最常见的指征，因为在手术过程中，只有两个肺叶被移植，并且囊性纤维化患者通常个体较小。在日本，活体供肺叶移植适应证的诊断分布是非常独特的，且囊性纤维化是一种非常罕见的疾病。我们认为活体供肺叶移植的适应证包括各种肺部疾病，如高血压，及限制性、阻塞性和感染性肺部疾病。在我们的经验中，活体供肺叶移植的三种主要适应证是间质性肺炎、闭塞性细支气管炎综合征（bronchiolitis obliterans syndrome，BOS）和肺动脉高压。大多数间质性肺病患者曾接受过全身性皮质类固醇治疗，大多数闭塞性细支气管炎综合征患者曾接受过造血干细胞移植（hematopoietic stem cell transplantation，HSCT），特发性肺动脉高压患者曾接受过高剂量依前列醇治疗。

◇ 三、供者选择

京都大学活体肺叶供肺的资格标准见表 18.1。虽然直系家庭成员（三代亲属或配偶）是我们机构中唯一的器官捐献者，但日本以外的机构已经接受了大量非直系亲属和不相关的个人作为器官捐献者[16]。禁止从一个捐献者中提取多个肺叶。

表18.1　活体肺叶捐献的资格标准(京都大学)

类别	身体标准
医疗标准	年龄20~60岁
	ABO血型与受者相容
	三代血缘亲属或配偶
	没有重大疾病史
	近期没有病毒感染
	超声心动图或心电图无明显异常
	计算机断层扫描无同侧肺部病变
	动脉氧压≥80mmHg(室内空气)
	FVC/FEV$_1$≥85%的预计值
	此前无同侧胸外科手术史
	无吸烟现病史
社会和道德标准	精神科医生证明没有精神障碍
	没有伦理问题或对捐献者动机的担忧

潜在捐献者应该在主观意愿、没有强制性的前提下,经医学和心理评估均适合捐献的情况下进行捐献,应充分了解捐献者的风险和利益,并充分了解受者的风险和利益以及替代治疗方法。在我们的机构中,潜在的捐献者至少需要接受3次面谈,他们可以多次提出问题,并重新考虑是否决定捐献。

术前准备包括前后位和左侧位胸部X线检查,胸部高分辨率计算机断层扫描(computed tomography,CT)(最大吸气和呼气),肺功能检查,动脉血气分析,心电图和多普勒心动图。用三维多重CT血管造影术来确定肺动脉和静脉的解剖结构(见图18.2)[18]。通过高分辨率CT仔细评估肺裂的完整性。尽管供者选择不需要进行HLA匹配,但是有必要行前瞻性交叉配型以排除抗HLA抗体的存在。

当发现两个合适的供者时,个头相对较大且肺活量较好的供者捐献右下叶;另一个供者则捐献左下叶。

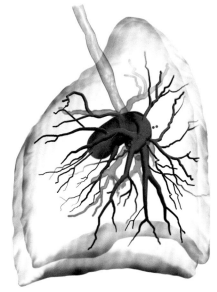

图18.2　左侧供者的三维计算机断层扫描血管造影。红色虚线显示了计划切割肺动脉的斜线,以保留舌段分支

◇ 四、尺寸匹配

在活体供肺叶移植中,供者与受者之间的尺寸匹配很重要。由于活体供肺叶移植仅使用两个肺叶,所以供肺不可避免是过小的。供肺过小可能导致肺动脉高压,从而导致供体肺水肿[19]。胸膜空间问题可能增加肺脓肿的发生风险。过度扩张的供肺可能因早期的小气道闭塞而导致阻塞性生理改变[20]。另一方面,成年人的下叶肺对儿童来说可能太大了。供者过大可能导致气道阻力升高、肺不张和胸部闭合时的血流动力学不稳等[21]。

（一）功能尺寸匹配

对于怎么确定"功能大小匹配"的问题,我们应用用力肺活量(forced vital capacity,FVC)这一指标来评价[22]。我们提出了一个算法,即以测量到的供肺用力肺活量和被植入的肺段数量为基础,来估算用力肺活量[5]。

假设右下叶由5段肺段组成,左下叶由4段肺段组成,整个肺共19段,应用以下公式计算两个供者的总用力肺活量。

两个供者的总用力肺活量＝(右侧供者测量的用力肺活量×5/19)＋(左侧供者测量的用力肺活量×4/19)。

如果两个供者的总用力肺活量超过受者预测用力肺活量的45%(计算依据受着身高、年龄和性别),那么无论受者的诊断区别如何,我们只考虑移植肺尺寸差距。

两个供者的总用力肺活量/受者预测用力肺活量＞0.45。

研究显示,接受活体供肺叶移植后6个月,在移植受者中测量到的平均用力肺活量与用力肺活量估计值相关,而与受者预测的用力肺活量无显著相关性[22]。结果表明,决定受者用力肺活量的是植入肺组织的数量,而不是受者的其他相关因素(如受者诊断等)。

（二）解剖尺寸匹配

对于怎么确定"解剖尺寸匹配"的问题,我们对供者和受者的肺采取三维CT(three-diemnsional CT,3D-CT)体积测量的方法,在最大吸气结束后的单次呼吸暂停期间,通过多排CT扫描仪获得CT扫描图像[18,23]。关于解剖尺寸匹配的上限和下限,目前尚未确定。我们已经认可较大范围的供者下叶与受者胸腔之间的体积比。我们发现,当该体积比在40%～160%时,受者具有很好的适应供肺体积大小的能力。

◇ 五、外科技术

双侧活体供肺叶移植需要两个团队,包括一个手术团队和一个备用手术台(供者)的团队。两个团队需要相互沟通,以尽量缩短缺血时间。受者和右侧肺叶捐献者同时被带到手术室;30分钟后,将左侧肺叶捐献者送至手术室。

（一）供肺叶切除

最常见的供肺叶切除手术包括来自较大供者的右下叶切除术和来自较小供者的左下叶切除术。在供者全身麻醉诱导后,用左侧双腔气管内插管,并行支气管镜检查,以确定下肺叶切除术是否可行。手术过程中,需保留足够长度的供者支气管用于闭合供者支气管,并且在受者内进行支气管吻合也需要留有足够长度的支气管。供者处于侧卧位,并且通过第5肋间隙行后外侧胸廓切口。肺裂利用线性缝合装置形成。环形围绕下肺静脉切开心包。在肺裂中进行解剖,将肺动脉分离到下肺,并将肺动脉的解剖结构定义为右侧供者的中叶动脉分支和左侧供者中的舌段动脉分支。如果中叶动脉和舌动脉的分支较小,则将其结扎并离断。如果这些分支足够大,则可利用自体心包补片,行动脉成形术[24]。

静脉应用前列腺素 E_1,使收缩压降低10～20mmHg,同时使用5000U肝素和500mg甲基泼尼松龙。将血管夹固定在适当的位置后,按顺序分离肺静脉、肺动脉和支气管。用5-0聚丙烯缝合线连续缝合封闭血管残端。支气管用4-0聚丙烯缝合线间断封闭,并用心包脂肪组织包埋支气管残端。

在备用手术台上,顺行和逆行灌注肺叶,使保存溶液的袋子高出桌子约50cm。在灌注期间,肺叶予以室内空气机械通气。

(二)供体肺植入手术

受者麻醉并插管,儿童选择单腔气管插管,成年人选择左侧双腔气管内插管。采用"蛤壳式"切口,通过第4肋间进入受者两个胸腔。在胸骨切口水平横切,瞄准胸骨锯45°并切向中点,以促进术后胸骨适应性改变。

为减少失血,在肝素化之前,应尽可能多地解剖胸膜和肺门。升主动脉和右心房在肝素化后插管,建立标准体外循环。在双侧肺切除后,解剖游离肺门,为后续的植入做准备;并用含有抗菌药物的温生理盐水冲洗胸腔。

首先植入右下叶,然后植入左下叶。依次吻合支气管、肺静脉和肺动脉。支气管吻合开始采用适用于膜部的4-0聚二噁烷酮缝合线,软骨部用简单的间断缝合或连续缝合。当支气管尺寸相同时,我们应用端对端吻合术;而当支气管尺寸差异明显时,则采用伸缩技术。除接受高剂量类固醇治疗的患者外,其余患者不用支气管包裹。供者下肺静脉与受者上肺静脉之间采用6-0聚丙烯缝合线连续缝合,完成静脉吻合。以6-0聚丙烯缝合线端-端连续缝合的方式完成肺动脉吻合。

在完成双侧供肺植入之前,静脉内注射0.5～1g甲泼尼龙,并以起始20ppm给予吸入一氧化氮。在患者两肺再灌注和通气后,逐渐撤除体外循环。

在行活体供肺叶移植时,受者心肺支持的替代策略为通过股动脉和静脉提供的ECMO支持。ECMO允许使用较少的肝素,这似乎可以减少围手术期出血[25]。当发现广泛的胸膜粘连时,该策略特别有用。激活的凝血时间保持在约200s。自2012年以来,我们在大多数活体供肺叶移植手术中使用了ECMO,而不是体外循环。

◇ 六、在活体供肺叶移植时,尺寸不匹配情况下的处理策略

(一)移植物尺寸过大

对于儿童来说,成人的肺下叶仍可能过大。使用超大的移植物可能导致胸部闭合后发生高通气阻力,致使肺不张和血流动力学不稳[21]。为了克服这些问题,我们开发了几种技术,包括在对侧肺切除或不切除的情况下进行单侧肺叶移植手术,延迟胸部闭合,缩小移植物尺寸等。

对小的移植受者,可以选择单侧活体供肺叶移植。我们回顾性分析了在日本3个肺移植中心接受单侧活体供肺叶移植的14例危重患者[26],他们的3年和5年生存率分别为70%和56%。这14例患者的生存率明显低于同期接受双侧活体供肺叶移植的78例患者。对于生命垂危的危重症患者,单侧活体供肺叶移植也是一种可接受的选择;但是如果能找到两个活体捐献者,那么双侧活体供肺叶移植似乎是更好的选择。

我们报道了一名8岁女孩在呼吸机的支持下成功地同时接受了右下叶移植和左肺切除术[15]。由其母亲捐赠的移植肺估计比女孩右胸腔大200%。

据报道,在死亡供者来源的双肺移植术后,延迟胸腔闭合是安全的。这种技术也可以应用于活

体供肺叶移植[27]。随着肺水肿的改善，超大的移植物体积在等待期间预计会缩小；并且由于活体供肺叶移植后，受者心脏后负荷减小，所以受者右心的尺寸预计也会缩小。

我们报道了对超大移植物的另一种策略——在备用手术台上缩小供肺的尺寸。一名15岁的闭塞性细支气管炎综合征男孩就用这种策略成功地接受了双侧活体供肺叶移植，术中切除了由他父亲捐献的超大右下叶的背段[18]。

(二)移植肺尺寸过小

当移植肺尺寸太小时，有限量的血管床可能导致肺动脉高压，从而导致肺水肿[19]。胸腔内残留死腔容易导致术后出血、持续漏气和脓胸等并发症的发生。此外，移植肺的恶性过度通气可能导致活体供肺叶移植后呼吸动力学不足或血流动力学崩溃[20]。

我们报告了一例成功的活体供肺叶移植案例，其通过保留双侧原肺上叶来解决供肺与受者胸腔之间尺寸严重不匹配的问题[28]。该移植受者是一名44岁的闭塞性细支气管炎综合征男性患者，他的身高比他的捐献者（他的妹妹和妻子）高17cm。在肺功能大小匹配上，移植肺所预计的用力肺活量仅为受者预计用力肺活量的45.7%。在解剖尺寸的匹配上，供者移植肺与受者右侧肺的体积比仅为22%，与左侧的体积比为36%，因此，对本例患者采取保留原先肺上叶的方法，从而为小移植肺提供了合适的胸腔。这种处理方法的前提是受者保留的肺叶没有感染，并且叶间裂发育较好、胸膜粘连最少。考虑到这些因素，空间占位性非感染性疾病（如闭塞性细支气管炎综合征）将是该手术方式理想的适应证。另外，肺纤维化、肺动脉高压、肺气肿和淋巴管平滑肌瘤病也可能是该手术方式的指征。

◇ 七、术后管理

患者术后至少需要保持气管插管3天，以保证所植入肺叶的最佳扩张。我们用压力控制通气，并保持最大通气压力低于25cmH₂O。在插管期间，每隔12小时进行一次纤维支气管镜检查以评估供者气道黏膜活力并吸除任何残留的分泌物，同时应尽快开始开展床旁术后肺部康复。

术后免疫抑制采取三药联合的治疗方案。联合治疗的三种药物包括环孢素（cyclosporine，CSA）或他克莫司、霉酚酸酯（mycophenolate mofetil，MMF）和皮质类固醇，而不采用诱导细胞毒性的治疗方法。对感染性肺部疾病、儿科和接受类固醇治疗的患者，应选择环孢素、霉酚酸酯和类固醇联合治疗方案；对其他患者，应选择他克莫司、霉酚酸酯和类固醇联合治疗方案。除在前3天给予125mg甲泼尼龙外，所有免疫抑制剂均通过鼻导管插至近端空肠给予。由于环孢素和他克莫司的谷浓度往往低于目标水平，所以应仔细监测每日血清肌酐水平。

我们根据不经支气管活检的放射影像学检查结果和临床表现，判断移植物急性排斥反应，因为如果在活体供肺叶移植后行经支气管肺活检，那么发生术后气胸和出血的风险较高。由于两侧肺叶是由不同供者捐献的，所以常见术后单侧的急性排斥反应。早期急性排斥反应的临床表现有呼吸困难、低热、白细胞计数升高、低氧血症，以及胸部X线片和CT扫描可见的弥漫性间质浸润。建议给予500mg甲泼尼龙的试验推注剂量，仔细监测各种临床症状。如果确实存在急性排斥反应，则给予推注剂量的甲泼尼龙（2次/d）。如果急性排斥反应发生3次以上，则应用他克莫司代替环孢素。

◇ 八、活体供者的预后

成功的活体供肺叶移植在很大程度上取决于良好的活体供者。根据我们的经验，所有活体供者都能恢复到以前的生活方式，没有任何限制。然而，活体供者的长期预后还没有得到很好的监测，因为目前一般只对他们监测1年时间。将来需要有更多的研究来了解活体供者的长期预后。

（一）活体供者的围手术期并发症

先前有文献报道活体供者在肺叶切除术后并发症发病率较高，但尚无关于围手术期死亡率的报道[29-30]。根据并发症的定义，其发病率从20%到60%不等。常见的并发症有胸腔积液、支气管瘘、出血、心律失常等。温哥华论坛肺组织（Vancouver Forum Lung Group）2006年从全球约550名活体供者中总结出经验[31]，认为约5%的并发症需要手术或经支气管镜介入治疗。

与标准肺叶切除术相比，活体供体肺切除术后的并发症发病率相对较高，可能是因为存在以下三点技术差异。①环绕下肺静脉的心包切口有增加发生心律失常和心包炎的风险。②右下叶支气管斜横断有增加发生支气管瘘和狭窄的风险。③肝素的使用有增加发生围手术期出血的风险。

（二）活体供者的心理预后

马萨诸塞州总医院（Massachusetts General Hospital，MGH）报道，活体供者在捐献后的身体和情感健康基本令人满意[32]。活体供者报告了对捐献的积极感受；然而，他们希望得到移植小组和受者更多的认可和感激。Okayama小组报告称，活体供者的平均生活质量比一般人群好[33]。然而，受者的预后不良对活体供者的心理健康有很大的影响。有趣的是，两位配对的活体供者之间的心理健康评分存在显著的相关性。我们的一项前瞻性研究显示，活体供者术后与健康相关的生活质量降低，并出现呼吸困难的情况[34]。

（三）活体供者的肺功能

马萨诸塞州总医院研究小组报告称，活体供者的平均用力肺活量下降16%±3%[32]。活体供者术后的用力肺活量高于术前预测值。我们前瞻性评估活体供肺叶切除后3、6和12个月的肺功能，在肺叶切除后第1年，活体供者的用力肺活量和FEV_1值稳步回升至术前值的90%[35]。

◇ 九、活体供肺叶移植受者的预后

目前，只有3个研究小组总结了活体供肺叶移植受者的结果。2004年，USC组报道了其10年的移植经验，这些经验基于123例活体供肺叶移植受者的结果，其中包括39名儿童受者[16]。在该组的系列报告中，受者死亡的危险因素包括再移植和机械通气。他们术后1、3、5年生存率分别为70%、54%和45%。St. Louis基于38例活体供肺叶移植儿童受者的数据，也报道了相似的结果[36]。冈山大学的研究团队报道，在1~98个月的随访中，43例接受活体供肺叶移植患者的5年生存率为87.6%[37]。

截至2014年8月，笔者积累了96例实施肺叶移植的经验。这其中，冈山大学有47例，京都大学有49例；女性患者有64例，男性患者有32例；其年龄范围为6~64岁（平均年龄为33.3岁）；儿童患者

24例,成年患者72例。这些活体供肺叶移植受者移植前的诊断见表18.2。活体供肺叶移植可用于各种疾病患者,包括限制性、阻塞性、血管性和传染性肺部疾病患者。而其主要的适应证为间质性肺炎、闭塞性细支气管炎综合征和肺动脉高压。这96例患者在移植术前的病情都很严重,均需吸氧治疗,其中有57例(59%)患者卧床,有11例(11%)需要用呼吸机支持。

　　这其中,82例患者实施了双侧活体供肺叶移植,14例体型较小的患者实施了单侧活体供肺叶移植。有6例患者发生了早期死亡,院内死亡率约为6.3%。患者早期死亡的原因如下:2例为移植物过小导致移植功能障碍,2例发生感染,1例发生急性排斥反应,1例发生心力衰竭。在后续1~190个月的随访期内,有12例患者发生晚期死亡。患者晚期死亡的原因如下:4例发生闭塞性细支气管炎综合征,3例发生移植后淋巴增殖性疾病,2例为恶病质,1例为脑炎,另外2例死亡原因不明。患者移植后的5年和10年生存率分别为83%和76.5%(见图18.3)。

表18.2　96例活体供肺叶移植受者的移植前诊断

诊断	数量
间质性肺炎	36
闭塞性细支气管炎综合征	24
肺动脉高压	21
支气管扩张	6
淋巴管平滑肌瘤病	4
再次肺移植	2
囊性纤维化	1
肺气肿	1
嗜酸性肉芽肿	1
合计	96

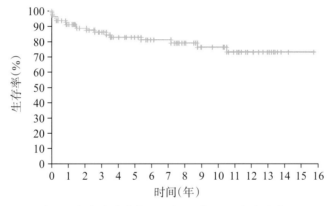

图18.3　活体肺叶移植后患者生存率(n=96)。5年和10年生存率分别为83%和76.5%

　　关于患者的肺功能在双侧肺叶移植后是否能得到长期改善,临床预后是否良好的问题,最近得到了明确。USC研究小组报道,接受活体供肺叶移植后存活超过3个月的成年受者,其长期肺功能和运动能力与接受双侧常规尸体肺移植的受者相当[38]。在我们的活体供肺叶移植受者中,我们也观察到类似的结果。在活体供肺叶移植后36个月,受者最终的用力肺活量达到两供肺叶预计用力肺活量(根据供者用力肺活量和植入肺段的数量进行预估)的123%[39]。

　　在等待肺移植的患者中,间质性肺炎患者是等待尸体捐献者中死亡率最高的。间质性肺炎属于限制性肺疾病,患者的胸腔较小,我们认为这对肺叶移植是有益的[40]。有2例患者的间质性肺炎与皮肌炎有关[41]。我们为接受全身皮质类固醇治疗(强的松的剂量高达50mg/d)的患者实施肺移植手术,结果所有患者的支气管吻合口愈合均良好。各种因素,如供者支气管短,对小移植物注入高的血流量,保存完好的肺实质使缺血时间较短等,都可能有助于给供者支气管提供更好的氧气供给,从而使活体供肺叶移植后支气管愈合良好。这些数据均支持进展期的特发性间质性肺炎、胶原病相关的间质性肺炎患者选择接受活体供肺叶移植。

Yamane 等[42]报道了在 24 例闭塞性细支气管炎综合征合并或不合并肺纤维化的患者中，21 例患者在造血干细胞移植（用于治疗白血病等造血系统疾病）后接受了活体供肺叶移植。尽管造血干细胞移植在临床上取得了巨大的进展，但慢性、渐进性和不可逆转的肺部并发症（如肺结核和肺纤维化）仍然是患者死亡的一个重要原因。值得注意的是，有报告描述了对数例患者在造血干细胞移植后行活体供肺叶移植，并且他们所获得的造血干细胞和肺叶来自同一活体供者[43]，这对受者的免疫是有利的。日本也有一个医疗组总结了他们治疗 19 例造血干细胞移植后行活体供肺叶移植患者的经验[44]。

我们观察了 21 例肺动脉高压患者，在这 21 例患者中，15 例为特发性肺动脉高压（idiopathic pulmonary arterial hypertension，IPAH）患者，3 例为肺静脉闭塞病患者，2 例为艾森曼格综合征患者，1 例为肺毛细血管瘤病患者。15 例特发性肺动脉高压患者，除 1 例外，其余均采用大剂量静脉注射依前列醇及给予肌力支持治疗。大部分患者的 WHO 分级为 Ⅳ 级，并且卧床不起。我们肯定会担心肺动脉高压是否会发生进展，因为只植入了两个肺叶，而这两个肺叶需要承受患者的整个心排血量。2001 年，我们首次报道了对特发性肺动脉高压成年患者成功地进行活体供肺叶移植[45]。虽然移植的肺组织数量有限，但在活体供肺叶移植后，受者肺动脉压很快降到几乎正常的水平，这表明成年的两个肺叶可以耐受肺动脉高压、肺静脉闭塞病、肺毛细血管瘤病及艾森曼格综合征（包括特发性肺动脉高压）成年和儿童患者的心排血量[46-47]。胸部 X 线检查显示，在活体供肺叶移植后，因右心室后负荷下降，所以胸部 X 线检查结果显示受者心肺功能改善非常明显（见图 18.4）。

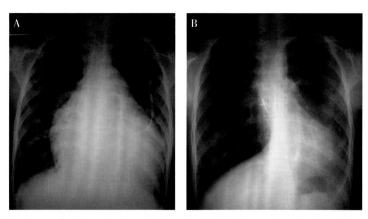

图 18.4　特发性肺动脉高压患者的胸部 X 线检查结果。（图 A）移植前，心脏显著扩大。（图 B）在双侧活体供肺叶移植 2 个月后，一个好的扩大的肺叶充满胸腔，因此几乎没有留下死腔，无心脏扩大

◇ 十、与尸体肺移植的比较

活体供肺叶移植和常规尸体肺移植（CLT）的优点和缺点见表 18.3。一般来说，活体供肺叶移植的缺血时间比常规尸体肺移植短得多。根据我们的经验，右侧移植肺的缺血时间平均为（151±5）分钟，而左侧移植肺的缺血时间平均为（121±4）分钟。虽然活体供肺叶移植只移植了两个肺叶，但发生原发性移植物功能障碍的概率似乎更低。我们认为，移植物"虽然尺寸较小但功能完美"，这是肺叶移植的一大优势。

表 18.3　活体供肺叶移植与常规尸体肺移植的比较

指标	活体供肺叶移植	常规尸体肺移植
等待时间	短	长
进度	可控	不可控
缺血时间	短	长
移植物尺寸	小	大
原发性移植物功能障碍	罕见	10%～20%
来源于移植物的感染	罕见	频繁
需要的医疗组	3	2
支气管并发症发生率	罕见	5%
慢性排斥反应	常为单侧性	死亡的主要原因

最近,有经验的移植中心报道了常规尸体肺移植支气管并发症的发病率约为5%。常规尸体肺移植的禁忌证包括移植前正在接受大剂量全身皮质类固醇治疗,因为它可能增加发生气管并发症的风险;但是,移植前接受低剂量皮质类固醇激素治疗(泼尼松剂量≤20mg/d)的患者可以接受此类移植手术。我们已经将正在接受大剂量皮质类固醇治疗的患者(泼尼松剂量高达50mg/d)作为活体供肺叶移植的候选受者。在已实施手术的178个支气管吻合口中,171个(96%)支气管吻合良好[48]。各种因素,如供者支气管短,移植物小但血流量较高,肺实质保存完好且缺血时间短等,可能有助于给支气管提供更好的氧气供应,从而使活体供肺叶移植术后支气管吻合良好。

闭塞性细支气管炎综合征一直是常规尸体肺移植的主要并发症。USC医疗组认为,活体供肺叶移植闭塞性细支气管炎综合征的发病率较低,尤其在儿童患者。该医疗组还表示,活体供肺叶移植的移植肺缺血时间短,这可能是闭塞性细支气管炎综合征发生率低的原因。在我们中心最初的40名活体供肺叶移植受者中,有10名(25%)发生了闭塞性细支气管炎综合征,其存活时间均在6个月以上。有趣的是,在这10名患者中,有7名患者出现的是单侧闭塞性细支气管炎综合征,其FEV_1值在9个月内停止下降。从长期效果来看,从两个不同的供者获得两个肺叶似乎是有益的,因为在单侧出现闭塞性细支气管炎综合征时,对侧肺往往不受影响而成为功能储备。

◇ 参考文献

[1] Starnes VA, Lewiston NJ, Luikart H, et al. Current trends in lung transplantation: lobar transplantation and expanded use of single lungs. J Thorac Cardiovasc Surg, 1992, 104: 1060-1068.

[2] Starnes VA, Barr ML, Cohen RG. Lobar transplantation: indications, technique, and outcome. J Thorac Cardiovasc Surg, 1994, 108: 403-411.

[3] Starnes VA, Barr ML, Cohen RG, et al. Living-donor lobar lung transplantation experience: intermediate results. J Thorac Cardiovasc Surg, 1996, 112: 1284-1291.

[4] Starnes VA, Barr ML, Schenkel FA, et al. Experience with living-donor lobar lung transplantation for indications other than cystic fibrosis. J Thorac Cardiovasc Surg, 1997, 114: 917-921.

[5] Date H, Aoe M, Nagahiro I, et al. Living-donor lobar lung transplantation for various lung diseases. J Thorac Cardiovasc Surg, 2003, 126: 476-481.

［6］Date H, Aoe M, Sano Y, et al. Improved survival after living-donor lobar lung transplantation. J Thorac Cardiovasc Surg, 2004, 128, 933-940.

［7］Sato M, Okada Y, Oto T, et al. The Japanese Society of Lung and Heart-Lung Transplantation. Registry of the Japanese Society of Lung and Heart-Lung Transplantation: official Japanese lung transplantation report, 2014. Gen Thorac Cardiovasc Surg, 2014, 62: 594-601.

［8］Camargo SM, Camargo Jde J, Schio SM, et al. Complications related to lobectomy in living lobar lung transplant donors. J Bras Pneumol, 2008, 34: 256-263.

［9］Chen QK, Jiang GN, Ding JA, et al. First successful bilateral living-donor lobar lung transplantation in China. Chin Med J（Engl）, 2010, 123: 1477-1478.

［10］Mohite PN, Popov AF, Yacoub MH, et al. Live related donor lobar lung transplantation recipients surviving well over a decade: still an option in times of advanced donor management. J Cardiothorac Surg, 2013, 8: 37-41.

［11］Kozower BD, Sweet SC, de la Morena M, et al. Living donor lobar grafts improve lung retransplantation survival. J Thorac Cardiovasc Surg, 2006, 131: 1142-1147.

［12］Toyooka S, Yamane M, Oto T, et al. Favorable outcomes after living-donor lobar lung transplantation in ventilator-dependent patients. Surg Today, 2008, 38: 1078-1082.

［13］Shiraishi T, Hiratsuka M, Munakata M, et al. Living-donor single-lobe lung transplantation for bronchiolitis obliterans in a 4-year-old boy. J Thorac Cardiovasc Surg, 2007, 134: 1092-1093.

［14］Shoji T, Bando T, Fujinaga T, et al. Living-donor single-lobe lung transplant in a 6-year-old girl after 7-month mechanical ventilator support. J Thorac Cardiovasc Surg, 2010, 139: e112-e113.

［15］Sonobe M, Bando T, Kusuki S, et al. Living-donor, single-lobe lung transplantation and simultaneous contralateral pneumonectomy in a child. J Heart Lung Transplant, 2011, 30: 471-474.

［16］Starnes VA, Bowdish ME, Woo MS, et al. A decade of living lobar lung transplantation. Recipient outcomes. J Thorac Cardiovasc Surg, 2004, 127: 114-122.

［17］Miyoshi K, Oto T, Okazaki M, et al. Extracorporeal membrane oxygenation bridging to living-donor lobar lung transplantation. Ann Thorac Surg, 2009, 88: e56-e57.

［18］Chen F, Fujinaga T, Shoji T, et al. Perioperative assessment of oversized lobar graft downsizing in living-donor lobar lung transplantation using three-dimensional computed tomographic volumetry. Transpl Int, 2010, 23: e41-e44.

［19］Fujita T, Date H, Ueda K, et al. Experimental study on size matching in a canine living-donor lobar lung transplant model. J Thorac Cardiovasc Surg, 2002, 123: 104-109.

［20］Haddy SM, Bremner RM, Moore-Jefferies EW, et al. Hyperinflation resulting in hemodynamic collapse following living donor lobar transplantation. Anesthesiology, 2002, 97: 1315-1317.

［21］Oto T, Date H, Ueda K, et al. Experimental study of oversized grafts in a canine living-donor lobar lung transplantation model. J Heart Lung Transplant, 2001, 20: 1325-1330.

［22］Date H, Aoe M, Nagahiro I, et al. How to predict forced vital capacity after living-donor lobar-lung transplantation. J Heart Lung Transplant, 2004, 23: 547-551.

［23］Chen F, Kubo T, Shoji T, et al. Comparison of pulmonary function test and computed tomography volumetry in living lung donors. J Heart Lung Transplant, 2011, 30: 572-575.

［24］Chen F, Miwa S, Bando T, et al. Pulmonary arterioplasty for the remaining arterial stump of the donor and the arterial cuff of the donor graft in living-donor lobar lung transplantation. Eur J Cardiovasc Surg, 2012, 42: e138-e139.

［25］Ius F, Kuehn C, Tudorache I, et al. Lung transplantation on cardiopulmonary support: Venoarterial extracorporeal membrane oxygenation outperformed cardiopulmonary bypass. J Thorac Cardiovasc Surg, 2012, 144: 1510-1516.

［26］Date H, Shiraishi T, Sugimoto S, et al. Outcome of living-donor lobar lung transplantation using a single donor. J Thorac Cardiovasc Surg, 2012, 144: 710-715.

［27］Chen F, Matsukawa S, Ishii H, et al. Delayed chest closure assessed by transesophageal echocardiogram in single-lobe lung transplantation. Ann Thorac Surg, 2011, 92: 2254-2257.

［28］Fujinaga T, Bando T, Nakajima D, et al. Living-donor lobar lung transplantation with sparing of bilateral native upper lobes: a novel strategy. J Heart Lung Transplant, 2011, 30: 351-353.

［29］Bowdish ME, Barr ML, Schenkel FA, et al. A decade of living lobar lung transplantation. Perioperative complications after 253 donor lobectomies. Am J Transplant, 2004, 4: 1283-1288.

［30］Yusem RD, Hong BA, Messersmith EE, et al. Morbidity and mortality of live lung donation: Results from the RELIVE study. Am J Transplant, 2014, 14: 1846-1852.

［31］Barr ML, Belghiti J, Villamil FG, et al. A report of the Vancouver Forum on the care of the live organ donor. Lung, liver, pancreas, and intestine data and medical guidelines. Transplantation, 2006, 81: 1373-1385.

［32］Prager LM, Wain JC, Roberts DH, et al. Medical and psychologic outcome of living lobar lung transplant donors. J Heart Lung Transplant, 2006, 25: 1206-1212.

［33］Nishioka M, Yokoyama C, Iwasaki M, et al. Donor quality of life in living-donor lobar lung transplantation. J Heart Lung Transplant, 2011, 30: 1348-1351.

［34］Chen F, Oga T, Sakai H, et al. A prospective study analyzing one-year multidimensional outcomes in living lung transplant donors. Am J Transplant, 2013, 13: 3003-3009.

［35］Chen F, Fujinaga T, Shoji T, et al. Outcomes and pulmonary function in living lobar lung transplant donors. Transpl Int, 2012, 25: 153-157.

［36］Sweet SC. Pediatric living donor lobar lung transplantation. Pediatr Transplant, 2006, 10: 861-868.

［37］Date H, Yamane M, Toyooka S, et al. Current status and potential of living-donor lobar lung transplantation. Front Biosci, 2008, 13: 1433-1439.

［38］Bowdish ME, Pessotto R, Barbers RG, et al. Long-term pulmonary function after living-donor lobar lung transplantation in adults. Ann Thorac Surg, 2005, 79: 418-425.

［39］Yamane M, Date H, Okazaki M, et al. Long-term improvement in pulmonary function after living-donor lobar lung transplantation. J Heart Lung Transplant, 2007, 26, 687-692.

［40］Date H, Tanimoto Y, Yamadori I, et al. A new treatment strategy for advanced idiopathic interstitial pneumonia: living-donor lobar lung transplantation. Chest, 2005, 128, 1364-1370.

［41］Shoji T, Bando T, Fujinaga T, et al. Living-donor lobar lung transplantation for interstitial pneumonia associated with dermatomyositis. Transpl Int, 2010, 23: e10-e11.

［42］Yamane M, Sano Y, Toyooka S, et al. Living-donor lobar lung transplantation for pulmonary complications after hematopoietic stem cell transplantation. Transplantation, 2008, 86: 1767-1770.

[43] Oshima K, Kikuchi A, Mochizuki S, et al. Living-donor single lobe lung transplantation for bronchiolitis obliterans from mother to child following previous allogeneic hematopoietic stem cell transplantation from the same donor. Int J Hematol, 2009, 90: 540-542.

[44] Chen F, Yamane M, Inoue M, et al. Less maintenance immunosuppression in lung transplantation following hematopoietic stem cell transplantation from the same living donor. Am J Transplant, 2011, 11: 1509-1516.

[45] Date H, Nagahiro I, Aoe M, et al. Living-donor lobar lung transplantation for primary pulmonary hypertension in an adult. J Thorac Cardiovasc Surg, 2001, 122: 817-818.

[46] Date H, Kusano KF, Matsubara H, et al. Living-donor lobar lung transplantation for pulmonary arterial hypertension after failure of epoprostenol therapy. J Am Coll Cardiol, 2007, 50, 523-527.

[47] Aokage K, Date H, Okazaki M, et al. Living-donor lobar lung transplantation and closure of atrial septal defect for adult Eisenmenger's syndrome. J Heart Lung Transplant, 2009, 28: 1107-1109.

[48] Toyooka S, Yamane M, Oto T, et al. Bronchial healing after living-donor lobar lung transplantation. Surg Today, 2009, 39: 938-943.

[49] Shinya T, Sato S, Kato K, et al. Assessment of mean transit time in the engrafted lung with 133Xe lung ventilation scintigraphy improves diagnosis of bronchiolitis obliterans syndrome in living-donor lobar lung transplant recipients. Ann Nucl Med, 2008, 22: 31-39.

第十九章 再次肺移植和胸外科术后肺移植技术

在外科中,最大的两个决定是:什么时候不需要手术,什么时候需要再次手术。这两种决定取决于长期的个人经验和经历。

John A. Odell

◇ 一、引　言

本章主要讨论再次肺移植,以及胸外科术后进行肺移植的技术问题。需要再次肺移植的患者数量逐渐增加,并且许多正在考虑肺移植的患者既往也多有胸部手术史。本章不讨论再次肺移植的伦理问题,及反对再次肺移植的相关意见。这其中,功利主义的观点认为器官分配应该优先考虑平等主义,即应该提供给有需要的人以平等的机会,而其中许多观点受移植个体态度的影响。例如,许多人认为已经接受过肺移植的患者已经获得过机会,现在要为其他人提供供肺了;而另一些人认为,我们不能将移植器官的失败归咎于患者,即使需要再次移植,也必须履行继续治疗的承诺。

在本章中,较简单且争议较少的部分是在胸部手术后进行肺移植。伦理问题不是决定此类患者是否能够进行肺移植的关键;但不应该轻视胸前瘢痕的存在。肺移植医生应仔细检查患者之前胸部手术的手术记录,评估影像结果,并预见可能影响手术顺利与否的因素。

◇ 二、再次移植

(一)数　据

随着早期原发性移植物功能障碍发生率的改善,肺移植术后患者的长期预后有所改善;然而,再次肺移植患者的生存率仍然与初次肺移植不匹配。发生移植器官衰竭,导致可能需要再次移植最主要的原因是闭塞性细支气管炎综合征(bronchiolitis obliterans syndrome,BOS),其他原因还有原发性移植物功能障碍、气道并发症及技术问题[1]。

国际心肺移植学会回顾性分析了数据库中肺移植患者的预后,对再次肺移植的必要性提出了疑问[2]。他们回顾分析了47647名肺移植患者的信息，其中3.9%的患者接受了再次肺移植手术。约半数接受再次肺移植手术的患者距离初次肺移植的时间不到3年，并且近25%的患者是在初次肺移植后1年内就接受了再次肺移植手术。回顾性分析的结果提示，再次肺移植患者的生存率显著低于初次肺移植患者(1年生存率分别为43%和80%)。

数据显示，再次肺移植患者的生存率较低，早期死亡率较高。他们的中位生存时间为2.5年；存活时间超过1年的患者，其生存期为6.3年。队列显示了不同时期的再次肺移植对结果的影响。近年来，随着术后护理管理技术的改进，再次肺移植患者的生存结果有所改善。无移植的间隔时间仍然是影响预后的重要指标；移植间隔时间超过5年的再次肺移植的效果与初次肺移植相当。再次肺移植的危险因素包括单肺移植、移植后期的治疗、女性、受者年龄小、捐献者年长以及受者身高较高等。

受长期使用免疫抑制剂的影响，再次肺移植后并发症的发生率仍然是研究的关注点。初次肺移植和再次肺移植后，排斥反应的第1年发生率相似，并且两组中都有约50%的患者会发生闭塞性细支气管炎综合征。再次肺移植后，患者高血压和肾功能不全的发生率较初次肺移植高；然而，两种手术后的患者糖尿病、高脂血症的发生率基本相似。

正是基于这些数据，关于再次肺移植手术的争议和反对意见一直存在。然而，数据表明，在特定患者人群中进行再次肺移植确实有可接受的远期预后。

Hannover胸腔移植组回顾了其行再次肺移植的经验，并将其结果与初次肺移植的结果进行了比较，在614例肺移植受者中，有54例为再次肺移植受者，其中34例为慢性移植物功能障碍患者[3]。再次肺移植患者发生闭塞性细支气管炎综合征的早期和远期生存率，与接受初次肺移植而发生闭塞性细支气管炎综合征的患者相似。更重要的是，在再次肺移植和初次肺移植两组患者中，未发生闭塞性细支气管炎综合征患者的生存率也是相似的。Vienna研究团队也注意到了类似的结果，他们所记录到的30天、1年和5年生存率与Hannover胸腔移植组报告的类似[4]。他们的结论是，闭塞性细支气管炎综合征患者如果不存在肺移植的医学禁忌证，可以进行再次肺移植手术，并有希望获得可接受的远期生存预后。

（二）早期需要再次肺移植的患者

移植后急性移植物功能障碍是非常凶险的，其治疗选择还有体外支持和机械通气，备选方案还有再次肺移植。Aigner等回顾了他们用再次肺移植手术治疗移植物功能障碍的经验。移植时间平均为(26±27)天[4]。其30天、1年和5年生存率分别为52.2%、34.8%和29%。但随着时间的推移，原发性移植物功能障碍患者也没有因此得到较好的治疗获益(对比2001年之前和2002年之后的移植后数据)，效果仍然很差。

（三）危重的移植患者

1996年，根据再次肺移植登记处的数据进行的一项回顾性分析结果显示，术前患者的活动状况和移植中心的手术量是预测患者生存率的指标[5]。最近，一项研究回顾性分析了注册系统内的230例患者，发现与低生存率预后有关的两个因素是患者无法活动[$OR=1.93(1.31\sim2.83)$；$P<0.001$]和术前机械通气[$OR=0.53(0.37\sim0.74)$；$P<0.001$]，而与中心手术数量无关。在最近的研究中发现，另外两个因素，移植时间间隔(>2年)和不同时期的影响，有助于改善术后移植的效果，这可能反映了初次移植术后护理的改善。该研究证实了我们的怀疑：准备接受再次肺移植手术的危重患者若由呼吸机支持，且无法活动，则其再次肺移植手术的预后非常差[6]。

（四）我们的经验

在过去的5年里，我们在梅奥诊所进行了22次再次肺移植手术。再次肺移植患者的中位年龄为59岁，肺平均分配指数为42。再次肺移植的最常见适应证是闭塞性细支气管炎综合征（n＝15），次要指征是原发性移植物功能障碍（n＝3）和其他疾病（n＝4）。在这22例接受再次肺移植手术的患者中，有20例接受了再次双肺移植。我们的结果与目前文献报道的结果相似，并且患者3年生存率为53%。

◇ 三、再次肺移植的技术问题

再次肺移植前应仔细检查以前的手术记录，了解之前的手术入路和移植过程中遇到的问题；还应详细了解移植前后的过程；仔细考虑抽取胸腔积液的方式，以及可能已经进展的并发症（例如支气管内置入支架）。CT和灌注扫描可能可以提示在再次肺移植时可能遇到的困难。

我们的经验是，尽可能选择标准的后外侧切口作为手术入路，而不选择前外侧切口，因为通过后外侧切口可以更好地进入肺门结构，而再次手术分离肺门的困难程度是可以预估到的。应首先对较困难的一侧施行手术，这样可以在移植肺转运的同时完成大部分解剖，从而缩短另一侧移植肺的缺血时间。同样地，如果患者第一次做的是单肺移植手术，而后要进行再次肺移植手术，并且要进行的是双肺移植，那么要先对第二次手术的一侧进行手术。大多数闭塞性细支气管炎综合征患者能耐受单侧肺通气。如果两侧的肺灌注相似，那么我们倾向于首先完成右肺的所有手术，因为这样做可以方便地进行体外循环的中心插管；并且因为右膈神经的解剖位置使其更容易受到损害，所以需要仔细解剖相关区域。在对左侧肺施行移植手术时，必须对腹股沟区进行消毒铺巾以备必要时的外周插管。在完成一侧肺移植后，患者被转向对侧，也要做类似的后外侧开胸手术。如果患者需要心肺支持，那么我们可以做一个蛤壳切口。

由于移植肺通常附着于以前的手术切口上，所以切开肋骨或进入下一个肋间隙也许可以避免粘连。然而，免疫抑制治疗通常限制了胸膜水平的炎症改变。因为肋膈隐窝常有粘连，会限制胸腔的大小，所以需要"松解"。这些粘连不附着于肺，如果不注意，很可能遗漏。肺门解剖则是一个更大的挑战。肺动脉和支气管常常粘连在一起，以前用过止血药可能改变该区域的解剖结构。对该区域的分离可以有两种方法。第一种：如果在环绕肺门部血管分离时遇到困难，那么外科医生应该毫不犹豫地采取心包内入路的方法；在右侧，肺动脉可以被包绕在上腔静脉与主动脉之间。第二种：心肺转流术，它可以帮助血管减压，防止解剖过程中出现无法控制的出血。

在移植肺被送入手术室后切除患者的病肺。一旦支气管被打开，支气管支架就很容易被去除。支气管通常会被修剪至健康的组织，以前的缝合线也应被去除。

肺动脉被修剪至以前的缝合线的位置（这个增厚的区域看起来更强壮并且倾向于持续张开，从而使吻合更容易）。肺静脉通常存在多余的组织而需要适当地修剪。在开始吻合前，应非常仔细地止血。这个手术步骤很关键，因为在移植完成后，肺门后方的出血将很难暴露。因此，在完成吻合并且取出阻断钳后，以及肺膨胀之前，应再次非常仔细地止血。

单肺移植后的再次移植

再次肺移植另一种可能的情况是单肺移植术后的再次移植。单肺移植失败的常见原因包括自体病肺过度膨胀,从而影响到移植肺,以及发生慢性移植物功能障碍。在这种情况下,我们尚不清楚是应该同时替换自体肺和移植肺,还是只换自体肺或移植肺。如果慢性移植物功能障碍是由感染引起的,那么可能需要进行双肺再次移植,并需要根据灌注扫描和复杂的解剖情况来决定先切除哪侧肺。

移植前应回顾初次行单肺移植的原因,明确是开胸手术、胸膜粘连还是其他原因。在自体病肺过度膨胀的情况下,应用移植肺替换自体病肺,并且在供肺氧合不理想的情况下准备好体外循环。泰国的一个小型回顾性研究包括了3例再次单肺移植手术。在对1例肺气肿合并自体肺过度膨胀病例的治疗中,术者选择将自体肺替换掉。在另外两个病例中,由于之前对侧肺实施了移植手术,所以他们选择将移植肺替换掉[7]。

有多种策略针对单肺移植后的再次移植。在选择再次移植的策略时,需注意两点:首先,患者的年龄比第一次移植时大,并且可能存在其他并发症;其次,对于大多数患者来说,接受双肺移植具有更好的生存优势。据美国器官资源共享网络(United Network for Organ Sharing,UNOS)数据统计,2005—2010年共有390例再次移植的病例,其单肺移植后的手术方式不同[8]。在这组数据中,46例患者接受了同侧再次肺移植手术,54例患者接受了对侧再次肺移植手术,70例患者接受了双肺移植手术。Aigner也基于46例病例,报道再次移植可使用一系列不同的移植策略。这两项研究都证明了再次移植策略的不一致性(不同于我们自己的移植经验),当然,这只是针对手术策略的考虑,而不是针对患者预后的考虑。我们的做法是,如果可能,尽可能选择双侧再次肺移植。

◇ 四、胸外科术后的肺移植

以下报告没有涉及肺活检的患者。因为大多数手术采取电视胸腔镜(video-assisted thoracoscopic,VATS)或小切口开胸手术,所以在手术过程中较少进行肺活检。

肺减容术后的肺移植

肺减容术(lung volume reduction surgery,LVRS)后进行肺移植的情况经常发生。对肺气肿患者的肺减容术可采取胸骨正中切口行开胸手术或胸腔镜手术。漏气是肺减容术的主要并发症,为了减少漏气,几乎每个医学中心都会采取预防措施。如果肺减容术采取胸骨正中切口,粘连带往往位于内侧与纵隔面;如果通过胸腔镜的方法进行,粘连带常位于胸壁。在某些情况下,医生会进行胸膜剥脱术、胸腔覆盖或胸膜固定术,以减少漏气的发生。

肺减容术后再行肺移植手术并不困难,但在解剖过程中应注意以下两个方面。首先,如果术中高浓度吸氧,那么就应该谨慎应用透热疗法,因为对于严重肺气肿患者,松解粘连会增加发生漏气和导致着火的风险。其次,应注意解剖有粘连的区域,尤其靠近纵隔的区域,因为此处膈神经容易受损。在这种情况下,我们的方法是把粘连部分留在纵隔面。一般来说,肺的主要问题是肺气肿而不是出血;事实上,肺塌陷后,解剖会容易些。

据文献提示,相关风险是多因素的。Pittsburgh的一份研究报告显示,在肺移植前接受肺减容术的患者中,术后发生出血而需要重新开胸探查以及发生肾脏功能障碍而需要透析治疗的概率更高。

而肺移植前接受肺减容术患者的 5 年生存率与仅接受肺移植的患者无显著性差异,分别为 59.7% 和 66.2%。在多因素分析中,死亡率的重要预测因素($P<0.05$)包括年龄在 65 岁以上、长时间体外循环及严重肺动脉高压等。作者的结论是,虽然对等待移植的患者实施肺减容术可作为实施肺移植手术前的一种过渡手段,但是若不成功,反而可能造成并发症发生率升高及肺移植术后肺功能的降低,因此,不应将肺减容术作为所有等待肺移植患者的移植前过渡手段[9]。

来自 Seattle 的最大的一个研究比较了肺减容术后行肺移植治疗慢性阻塞性肺部疾病(chronic obstructive pulmonary disease,COPD)和单独肺移植的效果。结果,相比于单独肺移植,在肺减容术后行肺移植的患者手术时间较长(平均为 4.4 小时;5.6 小时;$P=0.020$),住院时间也较长(平均值为 17.6 天;29.1 天;$P=0.005$)。两种手术方式患者的 30 天死亡率和主要并发症发生率相似。相比于单独肺移植[中位数为 96 个月;95% 可信区间(CI),82～106 个月;$P=0.008$],肺减容术后肺移植患者的生存率较低[中位数为 49 个月;95% CI,16～85 个月]。如果将联合手术处理的综合获益定义为从肺减容术过渡到移植的时间(55 个月)加上移植后存活的时间(49 个月),总共 104 个月,那么可以与这两种手术单独分别进行的效果相当[10]。

(二)肺叶切除术后的肺移植

在肺移植前行肺叶切除术通常用于治疗炎症性肺疾病(如囊性纤维化或纤毛不动综合征)。在这些情况下,下肺叶通常由于引流受损而被切除。此外,肺叶切除术还常用于治疗肺癌,而这是肺移植的禁忌证之一。通常,肺叶切除术在肺功能恶化之前几年就已经实施了,因为没有人会在肺功能极其有限的情况下再进行肺叶切除。这段潜伏期通常会导致患者胸腔变小、肋骨变拥挤及膈肌抬高。移植手术时,通常要求先对灌注较小的一侧进行肺移植,但在肺叶切除后,胸腔变小会使手术过程复杂化。第一个问题是,移植肺的尺寸需要通过楔形切除或肺叶切除来严格匹配。第二个问题是,需要决定首先进行哪一侧的肺移植手术。如果外科医生在肺叶切除侧进行肺移植手术,那么移植肺可能受压而发生膨胀不全;如果缩小移植肺的尺寸,那么在移植对侧肺时,移植肺则需要处理氧合问题。如果先对无肺叶切除的一侧进行肺移植,那么在肺移植时,剩余肺的氧合能力可能不足。在具体手术时,这些决定往往很困难,并且受具体情况的影响。

这些情况的最终结果是,体外循环支持的可能性更大。在体外循环中,最常用的简单切口是蛤壳式切口;同时,它也是推荐的切口方式,除非外科医生有足够的信心不需要体外循环。

既往肺切除手术所导致的粘连程度和潜在感染会有所不同。既往肺叶切除术可导致膈肌上升,横向部分与胸壁粘连;纵隔以相似的方式变化,在心包和前胸壁之间形成粘连。重要的是,这些适应性粘连必须被松解,使胸腔恢复至相对大的尺寸。幸运的是,这些粘连很容易通过手指沿着肋膈角的深处分离。在移植肺之前,外科医生应该仔细地止血,因为在肺移植后,小胸腔内的出血是非常难处理的。

有时,我们并没有在肺叶切除一侧缩小移植肺的大小,而患者胸腔的适应性扩张和纵隔向中心位置移位的速度非常惊人。这种方法的缺点是,在胸腔发生适应性调节之前,患者常见肺不张,并且需要更长时间的呼气末正压机械通气(见图 19.1～图 19.3)。

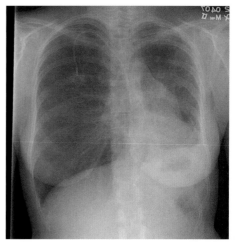

图 19.1　纤毛不动综合征患者左下叶切除术后、肺移植前的胸部 X 线片

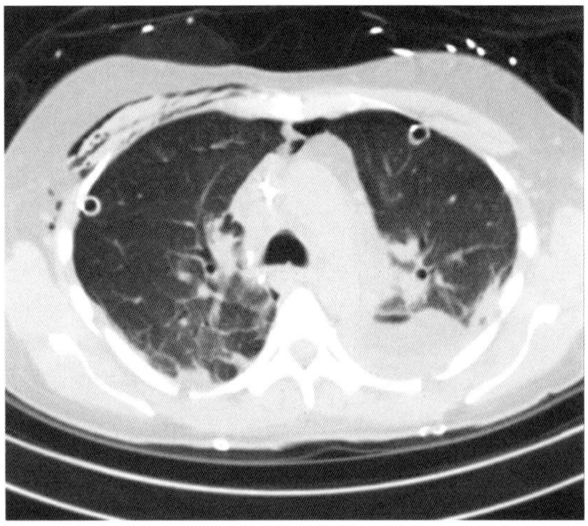

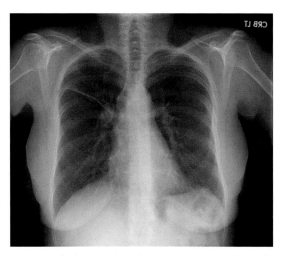

图 19.2 纤毛不动综合征患者双肺移植术后左下叶切除术。注意纵隔已经移至中心位置

图 19.3 患者双肺移植术后左下叶切除 6 年胸部 X 线片。注意纵隔已经移至中心位置

(三)全肺切除术后的肺移植

全肺切除术后肺移植的原因与肺叶切除术后肺移植的原因相似。全肺切除术通常是针对肺部有炎症的情况进行的治疗。然而,我们也已经为腺癌患者做了此类手术(患者在单肺移植后至今已经存活了 10 年)。其他人也报道过对 9 名患者实施过类似的手术(其中 2 例既往经历了全肺切除术)[11]。

该手术的主要问题很明显:是需要进行双肺移植手术还是单肺移植手术。双肺移植手术和单肺移植手术两种情况都已有报道[12-15]。然而,据我们了解,全肺切除术后的双肺移植手术只见 1 例病例报道[15]。该病例只从供肺上切了右上肺叶进行移植,以适应移植受者右侧较小的胸腔。

可能只有在右全肺切除术后,才可进行全肺切除术后的双肺移植手术。因为在左全肺切除的情况下,支气管残端会很短,很难进入主动脉肺窗。既往左全肺切除术后的肺移植手术,理论上需要克服气管吻合的难题。据我们所知,尚未有关于这种情况的报道。

全肺切除术后再行单肺移植手术的风险很大。2009 年,Le Pimpec-Barthes 回顾分析了欧洲不同移植中心的 14 例患者[14]。14 例患者院内死亡率为 29%(4 例),有 2 例患者死于围手术期的纵隔移位。非囊性纤维化支气管扩张患儿行全肺切除术后的肺移植结果较好[14]。这组病例均有严重的纵隔移位,其中 2 例有肺切除术后的脓胸(1 例有瘘管),2 例需要呼吸机支持并且其中有 1 例疑有全肺切除术后综合征。所有患者术后均有肺水肿。Sakiyalak 和 Vigneswaran 报道,有一名患者在肺移植后出现全肺切除术后综合征[13]。

从上述经验可见,严重的纵隔移位是手术难度增大和患者死亡的危险因素。体外循环的插管非常困难,股静脉引流是次选。常见由吻合口拉伸引起的全肺切除术后综合征。在我们有限的经验中,我们的患者没有发生并发症或出现手术困难的情况;但我们患者的纵隔均处于中心位置。对于发生严重纵隔移位的患者,我们建议采取蛤壳式切口,在全肺切除术中放置组织扩张器,使纵隔移到中心位置,以促进体外循环的插管,并有可能降低全肺切除术后综合征的发生率。

有 2 个将对侧的供肺移植到移植受者体内的病例报告[16-17]。在 1 份报告中,患者先接受了右全肺切除术,而在供者手术中发现,原本预期的左侧单肺不能使用[16]。于是,术者将左供体肺翻转,使后表面朝前面;并通过支气管吻合术,将供者支气管的膜部缝合到受者的软骨环上;调节肺动脉的长度,使其长度适合进行吻合,并且静脉吻合也不存在问题。

(四)心脏手术后的肺移植

心脏手术后肺移植的相关困难包括体外循环中心插管困难,避免对旁路移植物的损伤,右肺静脉周围瘢痕问题(如果曾行左心室排气或二尖瓣手术)等。这些困难都是可以克服的。

在冠状动脉搭桥手术后,蛤壳式切口的问题并不那么令人担忧。在分割前,先对胸骨周围进行初始的有限解剖,而且在小心操作的条件下,移植物不太可能受损。通过冠状动脉CT血管造影检查,可以确定旁路移植物的位置。应注意靠近肺静脉的移植物。

关于移植肺的乳内动脉移植物与肺的粘连问题,可以采取的一种方法是将肺黏附在移植肺的乳内动脉移植物上,并简单地将肺的一小部分附着在移植物的背面[18]。这种方法可以减少对移植物和膈神经的损伤。

◇ 参考文献

[1] Warnecke G, Haverich A. Lung re-transplantation: review. Curr Opin Organ Transplant, 2012, 17: 485-489.

[2] Yusen RD, Edwards LB, Kucheryavaya AY, et al. The registry of the International Society for Heart and Lung Transplantation: thirty-first adult lung and heart-lung transplant report-2014, focus theme: retransplantation. J Heart Lung Transplant, 2014, 33: 1009-1024.

[3] Strueber M, Fischer S, Gottlieb J, et al. Long-term outcome after pulmonary retransplantation. J Thorac Cardiovasc Surg, 2006, 132: 407-412.

[4] Aigner C, Jaksch P, Taghavi S, et al. Pulmonary retransplantation: is it worth the effort? A long-term analysis of 46 cases. J Heart Lung Transplant, 2008, 27: 60-65.

[5] Novick RJ, Stitt LW, Al-Kattan K, et al. Pulmonary retransplantation: predictors of graft function and survival in 230 patients. Pulmonary Retransplant Registry. Ann Thorac Surg, 1998, 65: 227-234.

[6] Kawut SM, Lederer DJ, Keshavjee S, et al. Outcomes after lung retransplantation in the modern era. Am J Respir Crit Care Med, 2008, 177: 114-120.

[7] Sakornpant P, Kasemsarn C, Yottasurodom C. Retransplantation after single lung transplantation. Transplant Proc, 2008, 40: 2617-2619.

[8] Kilic A, Beaty CA, Merlo CA, et al. Functional status is highly predictive of outcomes after redo lung transplantation: an analysis of 390 cases in the modern era. Ann Thorac Surg, 2013, 96: 1804-1811, discussion 1811.

[9] Shigemura N, Gilbert S, Bhama JK, et al. Lung transplantation after lung volume reduction surgery. Transplantation, 2013, 96: 421-425.

[10] Backhus L, Sargent J, Cheng A, et al. Outcomes in lung transplantation after previous lung volume reduction surgery in a contemporary cohort. J Thorac Cardiovasc Surg, 2014, 147: 1678-1683. e1.

[11] Samano MN, Waisberg DR, Villiger LE, et al. Bilateral lung transplantation in asymmetric thorax: case reports. Transplant Proc, 2008, 40: 872-874.

［12］Zorn GL Jr, McGiffin DC, Young KR Jr, et al. Pulmonary transplantation for advanced bronchioloalveolar carcinoma. J Thorac Cardiovasc Surg, 2003, 125: 45-48.

［13］Sakiyalak P, Vigneswaran WT. Postpneumonectomy syndrome in single lung transplantation recipient following previous pneumonectomy. Ann Thorac Surg, 2003, 75: 1023-1025.

［14］Le Pimpec-Barthes F, Thomas PA, Bonnette P, et al. Single-lung transplantation in patients with previous contralateral pneumonectomy: technical aspects and results. Eur J Cardiothorac Surg, 2009, 36: 927-932.

［15］Ris HB, Krueger T, Gonzalez M, et al. Successful bilateral lung transplantation after previous pneumonectomy. Ann Thorac Surg, 2011, 91: 1302-1304.

［16］Couetil JP, Argyriadis PG, Tolan MJ, et al. Contralateral lung transplantation: a left lung implanted in the right thorax. Ann Thorac Surg, 2001, 72: 933-935.

［17］Chen JY, Zheng MF, Jing ZH, et al. Case report: a left donor lung implanted in the recipient's right thorax for the therapy of pulmonary fibrosis. Transplant Proc, 2006, 38: 1535-1537.

［18］Halkos ME, Sherman AJ, Miller JI Jr. Preservation of the lima pedicle after cardiac surgery in left upper lobectomy. Ann Thorac Surg, 2003, 76: 280-281.

第二十章 特发性肺纤维化的肺移植

◇ 一、引 言

特发性肺纤维化（idiopathic pulmonary fibrosis，IPF）是一种导致氧依赖、重度残疾和死亡的弥漫性实质性疾病，患者诊断后的中位生存时间为3～5年。尽管可以通过一些药物治疗延缓该侵袭性疾病的进展，但是药物治疗常常失败，所以肺移植仍然是此类患者延长生存时间、改善生活质量的唯一选择[1]。术前优化对提高患者术后获益至关重要，并需要内、外科医生共同努力。本章主要阐述特发性肺纤维化的病理生理学基础、特发性肺纤维化后肺移植手术的注意事项，以及肺移植后预期的短期和长期结局。

◇ 二、自然史和诊断

特发性肺纤维化是间质性肺病（interstitial lung disease，ILD）最常见的类型，其组织学特征与普通型间质性肺炎（usual interstitial pneumonia，UIP）一致。它可导致慢性和进行性的肺实质破坏，并最终导致近40%的患者死于呼吸衰竭[2-3]。在该病进程的最后阶段，肺动脉高压和伴随的右心衰竭（肺源性心脏病）可导致氧疗无效的难治性低氧血症，并且因为功能不全的右心室前负荷依赖，所以可能导致利尿药物治疗管理复杂化。

特发性肺纤维化的发病率估计为（7～16）/10万，并且随着年龄的增长而增加[4-5]，这可能与肺功能随着年龄的增长而下降有关。大多数病例是偶发的，临床表现为进行性劳力性呼吸困难，常伴干咳。其他更细微的体格检查结果包括杵状指和双肺底细湿啰音，可见于约50%的患者[6]。由于许多其他肺部病症也具有类似的症状，所以准确的诊断对于主要治疗策略的制定至关重要。在所有间质性肺病中，特发性肺纤维化患者的占比为20%～50%[6-7]。其他类型间质性肺病的治疗方式各不相同，但预后一般良好。对于治疗和预后计划，准确的诊断是必需的。

美国胸科协会（American Thoracic Society，ATS）2013年的共识声明中阐述了对疑似特发性肺纤维化的评估诊断流程。该声明重新明确了高分辨率计算机断层（computed tomography，CT）扫描（普通型间质性肺炎、疑似间质性肺炎及非间质性肺炎）和肺活检（普通型间质性肺炎、疑似间质性肺炎、高度疑诊间质性肺炎和非间质性肺炎)的诊断标准,以反映它们与确诊的关系[2]。首先,应排除可识别的其他肺部疾病(如结缔组织病或过敏性肺炎等),因为它们与普通型间质性肺炎有一些相似的特征。若患者有特发性肺纤维化的典型影像学特征,如胸膜下和基底部有网状结构、蜂窝结构,且有支气管扩张(无与普通型间质性肺炎不一致的特征),则不需要肺活检来明确诊断。有研究证实了该说法,认为专家结合 CT 和临床特征诊断特发性肺纤维化的准确率约为 80%(通过随后的肺活检证实)[8]。

然而,对于影像学表现不典型的患者,肺活检可以帮助明确诊断,并且可以在等待移植病例中进行。采取胸部小切口或胸腔镜辅助的方法,可以从受影响的不同肺段中收集活检样本。通过支气管镜活检,可以帮助确诊间质性肺病的某些类型,例如过敏性肺炎、结节病或机化性肺炎;然而,对于其他类型间质性肺病(包括特发性肺纤维化或非特异性间质性肺炎等),仅凭支气管镜活检结果尚不能确诊。特发性肺纤维化患者的组织学检查表现为与正常组织相邻的区域出现"蜂窝样变性"的斑片状胸膜下纤维化[9]。

与特发性肺纤维化进展相关的典型生理学改变包括在肺功能检查时发现肺顺应性、一氧化碳弥散量(diffusion capacity for carbon monoxide,DL_{CO})、用力肺活量(forced vital capacity,FVC)和肺总量(total lung capacity,TLC)的下降。该病的病理特征是肺纤维化,肺顺应性下降导致第 1 秒用力呼气量和用力肺活量比值(FEV_1/FVC)相对正常,但在合并阻塞性肺部疾病(例如肺纤维化合并肺气肿)时,FEV_1/FVC 可能受限制性和阻塞性的影响而降低。当合并肺纤维化和肺气肿时,患者肺活量也可能呈现假性正常,伴随弥散功能的重度降低。因此,治疗时可以在连续监测的基础上对治疗的反应做出评估,并考虑是否进行肺移植[10]。

◇ 三、肺移植适应证和桥接策略

确诊为特发性肺纤维化的患者有较高的死亡风险,因此应尽快将其转交给移植中心进行评估,甚至在所有可用的医疗方案用尽之前就可以计划进行移植[11]。由于目前所执行的肺移植器官分配评分模型优先考虑更加虚弱的患者,所以以特发性肺纤维化为适应证的肺移植比例从 2000 年的 15% 上升到 2009 年的 37%(见图 20.1)。

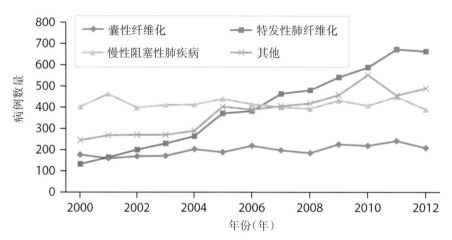

图 20.1 2000 年以来的肺移植适应证。在过去的 10 年中,特发性肺纤维化患者进行肺移植的数量逐渐增加。基于美国器官获取与移植网络移植标准的分析和研究文件(至 2013 年 8 月)。CF,cystic fibrosis,囊性纤维化;COPD, chronic obstructive pulmonary disease,慢性阻塞性肺疾病;IPF, idiopathic pulmonary fibrosis,特发性肺纤维化

（一）肺移植适应证

患者的准确选择对于确保可接受的结果至关重要。目前，特发性肺纤维化患者进行肺移植的指征包括确诊和具有以下任何临床特征。

1. 一氧化碳弥散量小于预计值的39%。

2. 6个月内用力肺活量下降超过10%。

3. 6分钟步行试验中血氧饱和度降至88%以下。

4. 高分辨率CT扫描显示疾病进展（蜂窝状）[12-13]。

若直至满足上述标准再推荐进行肺移植，是不合理的。虽然早期的研究结果表明，对肺功能下降患者进行肺移植的预后较差，但最近的数据表明，肺功能相对正常的患者接受移植后的预后也表现不良[13]。因此，预测哪些患者能从肺移植中获益最大是十分复杂的。

尽管肺移植的结局优于单纯的药物治疗，但也存在移植的禁忌证，具体如下。

1. 存在近2年内确诊的恶性肿瘤（除某些皮肤肿瘤外）。

2. 存在活动性肺外感染，如人免疫缺陷综合征或未经治疗的丙型肝炎。

3. 存在肺外器官的重度功能障碍（对于不能进行血运重建或介入治疗的冠心病患者以及具有左室功能障碍的患者，可考虑实施心肺移植）。

4. 存在限制手术暴露的胸部畸形。

5. 存在难治的精神状态，缺乏可靠的社会关系。

6. 有医疗依从性差的记录。

7. 近6个月内有药物滥用史。

（二）机械通气和体外膜肺氧合

在对病情恶化的患者进行肺移植前，必须考虑几个重要的辅助治疗。大多数终末期特发性肺纤维化患者在家中就吸氧以维持其肺功能的基线水平；而在急性失代偿的情况下，往往还需要采取更积极的措施。已经有几项研究探讨了机械通气和体外膜肺氧合（extracorporeal membrane oxygenation，ECMO）在这种情况中的应用[14-15]。

ECMO以静脉-动脉或静脉-静脉转流置管的形式（取决于是否伴随心功能障碍或严重的肺动脉高压）用于支持肺移植候选患者，直到找到合适的供者[16-17]。但一些小型机构研究结果表明，利用ECMO桥接至肺移植的患者，短期生存率较低[17]，但患者若存活过1年，往往能够获得可接受的长期生存效果。因此，患者选择对于降低手术死亡率并确保更好的结果至关重要[16,18]。对急性呼吸衰竭和急性短暂性恶化的鉴别诊断，可能对于该现象的了解是很重要的。尽管后者可能在重回基线功能或等待器官的过程中对短期ECMO有更好的反应，但前者很有可能进展至不同的临床结局。成功的ECMO后肺移植桥接策略应该是在患者接受机械支持时进行积极的身体康复治疗[19]。

肺移植前行机械通气似乎会导致对终末期特发性肺纤维化患者的生存不利[14]。在应用ECMO时，明确机械通气支持的原因至关重要，因为由此可以预测患者在移植前后恢复的可能性。然而，对于移植分配评分较高并已经在等待移植名单中的危重症患者，不必将机械通气作为排除肺移植的标准。

对于特发性肺纤维化患者，用ECMO支持桥接至肺移植手术的方法是合法的，尽管其工作强度高且风险高。目前，美国优先考虑为经ECMO支持的患者实施器官移植。相信未来的研究将会更好地明确该病患者桥接期间有效的医疗管理，以及与可接受结果相关的患者特定因素。

◇ 四、移植注意事项

（一）单肺移植与双肺移植

对特发性肺纤维化患者进行单肺移植还是双肺移植的问题，目前仍然存在争议。一项长期随访良好的早期纵向研究结果表明，双肺移植患者没有获得明显的肺功能优势（根据6分钟步行距离或第1秒用力呼气量评估结果）或生存优势[20]。事实上，对美国器官资源共享网络（United Network for Organ Sharing，UNOS）数据的大量回顾性分析发现，年龄大于60岁的特发性肺纤维化患者应该接受单肺移植。双肺移植相关的围手术期高死亡率可能与移植技术复杂和移植物缺血时间延长有关[21]。

然而，最近的研究趋势更倾向于双肺移植[22]。双肺移植得到了单一移植中心研究以及大数据研究结果的支持。他们认为单肺移植是特发性肺纤维化患者死亡的独立预测因素[23-24]。此外，双肺移植对移植分配评分较高的危重症患者更有益[25]。单一移植中心的一项研究结果表明，双肺移植患者发生闭塞性细支气管炎综合征的概率较低[26]。其他数据显示，即使最终发生了闭塞性细支气管炎综合征，双肺移植发生闭塞性细支气管炎综合征的病程也较单肺移植的短，程度也较轻[27]。

然而，要进行双肺移植，所需要等待的时间更长，因此，在患者等待的过程中，一些移植中心实际上更倾向于实施单肺移植，以最大限度地减少患者死亡或疾病进展[28]。目前，我们的院内诊疗水平已有很大程度的提高，即使在肺动脉高压的情况下也可以应付，等有器官可用时可以再进行单肺移植或双肺移植。

（二）尺寸匹配

在肺移植中，供肺与受者尺寸是否匹配是移植时要考虑的一个重要因素[29]。由于特发性肺纤维化患者的胸腔容积明显减小，所以要寻找大小适当的捐献者可能并不容易。有一些方法可以用于确定合适的供肺尺寸[30]。鉴于胸腔的限制，相对于单肺移植来说，最佳的受者和供肺尺寸匹配与双肺移植的关系更大。供肺尺寸太大所造成的后果可能是灾难性的，但即使尺寸不匹配，我们也可以采取一些手术方法（如肺减容术和肺叶移植）来解决，这样使得几乎所有尺寸的供者器官都可以用于移植。然而，使用尺寸较小的供肺也可能造成长期的问题。供肺与受者的尺寸匹配可以形成更高的预测总肺活量（predicted total lung capacity，pTLC）比值（即供肺的预测总肺活量与受者的预测总肺活量的比值），这与改善患者的生存率息息相关[29]。该研究在对单肺移植和双肺移植进行分层分析后发现，双肺移植患者的获益更大[29]。

◇ 五、术中策略

（一）序贯式双肺移植

对患者进行麻醉诱导后，尽可能采取双腔气管插管。血压检测通常通过股动脉和桡动脉进行，并在必要时为气囊泵放置或ECMO插管提供通路。通过第4或第5肋间隙，经双侧前外侧切口行胸廓切开术进入胸腔。这种蛤壳式切口手术的替代方法包括胸骨正中切开术、双侧后外侧胸廓切开术和保留胸骨的双侧前外侧胸廓切开术。在清理胸骨后的纵隔粘连后，分离出上下肺静脉和肺动脉。一旦供肺到达手术室，就将灌注较差的原病肺（根据术前的通气-灌注扫描）从胸腔中取出。

将受者的肺血管剥离至心包以简化吻合。首先，通过套叠或端对端技术，对气道进行连续或间断缝合。应先吻合肺动脉，后吻合肺静脉；随后，用室内空气给移植肺充气，并允许其在10～15分钟缓慢复灌（见图20.2）。然后，以相同的方式移植另一侧肺。然而，在特发性肺纤维化患者中，由于心脏的位置在左边，所以左侧病肺的剥离更具有挑战性。为了增加暴露并使心脏的不稳定性最

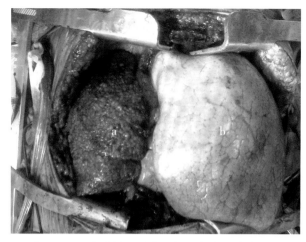

图20.2　双肺移植。图中a为原病肺，b为移植肺

小化，心包可以被完全切开到右心室而左心室居中放置。为了维持心血管的稳定性，可能需要先进行左肺移植手术，或应用体外循环或ECMO。在双侧肺复灌以及患者情况稳定后，可以插入胸腔导管并逐层关闭切口。最后，应用支气管检查，确认吻合口的完整性，并确定是否存在气管阻塞或肺叶扭转的情况。

（二）体外循环

尽管患者在肺移植期间不都需要体外循环，但单肺切除后发生血流动力学不稳或难治性低氧血症的患者可能需要体外循环支持。研究显示肺动脉高压在特发性肺纤维化患者中很常见，并且是肺移植术中需要体外循环支持的主要危险因素[31]。有些规则指出，将在所有双肺移植过程中应用体外循环作为标准操作。有时，单肺移植也需要体外循环或者ECMO支持，并且，应在手术前确定插管方式。我们的实践经验是在体外循环支持的同时保持血供和采取中央插管。此外，我们还在移植后进行改良超滤。尽管体外循环增加了患者发生出血和原发性移植物功能障碍的风险，但原发性移植物功能障碍的发生比例仍低于10%。

（三）同期手术

最近的研究已经表明，在肺移植时，需要心脏手术的患者与不需要心脏手术的患者的并发症发生率和死亡率基本相当[32]。非体外循环下的冠状动脉旁路移植术容易实施，但心肺同期手术通常需要体外循环支持。如果患者需要扩大心脏重建，那么就应该考虑心肺联合移植手术。

◇ 六、术后注意事项

（一）围手术期管理

对肺移植患者的术后管理需要平衡同种异体移植物保护和全身灌注之间的关系。移植肺对早期组织水肿和损伤很敏感，这些因素会导致移植肺顺应性降低。避免这些损伤的方法包括在围手术期间维持较低的中心静脉压和积极利尿，同时应用血管加压药物以维持血流动力学的稳定性。在我们医院，机械通气采取压力控制模式，呼气末正压为$8cmH_2O$，目标潮气量为$8mL/kg$。这些参数

可能可以根据供体肺的大小和受者的胸壁顺应性进行适当调整。此外，将吸入氧浓度（fraction of inspired oxygen，FiO₂）降至最低，并且我们还会大量使用吸入性一氧化氮。只要受者能耐受，通常可以让受者维持吸入室内空气，并且我们相信这样可以降低原发性移植物功能障碍的发生率。

血流动力学的稳定性主要通过给予肾上腺素和正确的补液来维持。一旦患者情况稳定，就可以进行硬膜外导管插管以控制疼痛，并脱离呼吸机。随着移植肺功能的逐步改善，大多数受者的机械通气参数可以很快地切换至最小值（压力支持为 5cmH₂O 的，呼气末正压为 5cmH₂O）。由于特发性肺纤维化患者的胸壁力量常常较弱，所以可能需要比其他患者多用 24～48 小时才能成功拔管。在拔出气管插管之前，需要常规进行支气管镜检查。对于需要长时间机械通气的患者，我们会于早期行气管切开术。为了评估移植受者在肺移植后咽部功能障碍的程度，所有移植受者在开始进食之前均应接受可视荧光镜吞咽检查[33]。早期功能锻炼、营养支持和肾脏保护对于避免移植术后并发症的发生和患者死亡是十分重要的。

（二）并发症

术后感染是肺移植术后最常见的并发症，这与严重并发症的发生率和患者的死亡率密切相关[34]。15.2% 的特发性肺纤维化患者术后会发生败血症，占移植受者 6 个月死亡率的 60%[35]。

急性排斥反应是肺移植术后另一个常见的并发症。在接受肺移植的所有患者中，大约 36% 的患者在移植后第 1 年至少发生过一次急性排斥反应[36]。绝大多数病例的急性排斥反应由细胞性排异引起，并需要支气管镜活检确诊。对体液排斥反应的治疗包括应用高剂量激素、血浆置换、抗 CD-20 抗体（利妥昔单抗）和静脉注射免疫球蛋白。急性排斥反应的反复发作可能增加移植肺发生闭塞性细支气管炎综合征的风险，其在移植后 10 年内的发生率达到了 74%[36]。

不幸的是，闭塞性细支气管炎综合征是决定患者长期预后的主要因素，特发性肺纤维化患者术后似乎更可能发生闭塞性细支气管炎综合征。造成这种相关性的原因可能是它与原发性移植物功能障碍有关，而 10%～25% 的移植受者可发生原发性移植物功能障碍[37-39]。

（三）远期疗效

相比于许多其他终末期肺部疾病患者，特发性肺纤维化患者接受肺移植治疗后的生存情况更差（见图 20.3）。这个差异存在的原因还没有完全清楚；然而，疾病进程的几个阶段似乎都对移植术后患者死亡率产生了负性影响。特发性肺纤维化患者往往年龄较大，并且合并症的发生率也更高，如肥胖、高血压和高脂血症。即使在肺移植术后，其胸壁生理学的永久性改变也会导致肺部功能的退化。此外，特发性肺纤维化是一个不断进展的过程，这个过程在单肺移植后是显而易见的，因为在单肺移植后，对侧原生肺的肺功能遭受了进一步下降[40-41]。原生肺发生恶性肿瘤和感染的风险甚至也增加了。

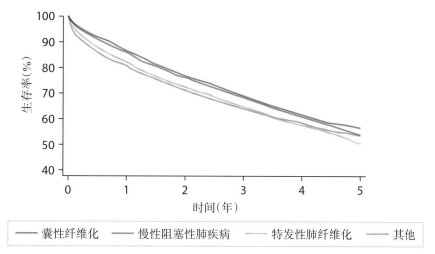

图 20.3　肺部疾病的 5 年生存分析。与肺移植的其他适应证相比，特发性肺纤维化患者的生存率最低。基于美国器官获取与移植网络移植标准的分析和研究文件（至 2013 年 8 月）。CF, cystic fibrosis，囊性纤维化；COPD, chronic obstructive pulmonary disease，慢性阻塞性肺疾病；IPF, idiopathic pulmonary fibrosis，特发性肺纤维化

◇　七、结 论

　　肺移植为特发性肺纤维化患者提供了一个可行的选择，与现有的药物治疗相比，肺移植患者能够获得更好的生活和生存质量。应在疾病进程早期就将特发性肺纤维化患者转诊至移植中心，以优化其治疗方案和进行肺移植评估。对于特发性肺纤维化患者，其术前和术后处理中均有特殊且复杂的挑战。纤维化肺病也成为越来越常见的肺移植指征，并且需要更多的努力来改善预后。

◇　参考文献

［1］Elicker BM, Golden JA, Ordovas KG, et al. Progression of native lung fibrosis in lung transplant recipients with idiopathic pulmonary fibrosis. Respir Med, 2010, 104: 426-433.

［2］Raghu G, Collard HR, Egan JJ, et al. An official ATS/ERS/JRS/ALAT statement: idiopathic pulmonary fibrosis: evidence-based guidelines for diagnosis and management. Am J Respir Crit Care Med, 2011, 183: 788-824.

［3］Navaratnam V, Fleming KM, West J, et al. The rising incidence of idiopathic pulmonary fibrosis in the U. K. Thorax, 2011, 66: 462-467.

［4］Fernandez Perez ER, Daniels CE, Schroeder DR, et al. Incidence, prevalence, and clinical course of idiopathic pulmonary fibrosis: a population-based study. Chest, 2010, 137: 129-137.

［5］Raghu G, Weycker D, Edelsberg J, et al. Incidence and prevalence of idiopathic pulmonary fibrosis. Am J Respir Crit Care Med, 2006, 174: 810-816.

［6］Nalysnyk L, Cid-Ruzafa J, Rotella P, et al. Incidence and prevalence of idiopathic pulmonary fibrosis: review of the literature. Eur Respir Rev, 2012, 21: 355-361.

［7］Coultas DB, Zumwalt RE, Black WC, et al. The epidemiology of interstitial lung diseases. Am J Respir Crit Care Med, 1994, 150: 967-972.

［8］American Thoracic Society/European Respiratory Society International Multidisciplinary Consensus Classification of the Idiopathic Interstitial Pneumonias. This joint statement of the American Thoracic Society（ATS）, and the European Respiratory Society（ERS）was adopted by the ATS board of directors, June 2001, and by the ERS Executive Committee, June 2001. Am J Respir Crit Care Med, 2002, 65: 277-304.

［9］Cool CD, Groshong SD, Rai PR, et al. Fibroblast foci are not discrete sites of lung injury or repair: the fibroblast reticulum. Am J Respir Crit Care Med, 2006, 174: 654-658.

［10］Crystal RG, Fulmer JD, Roberts WC, et al. Idiopathic pulmonary fibrosis. Clinical, histologic, radiographic, physiologic, scintigraphic, cytologic, and biochemical aspects. Ann Intern Med, 1976, 85: 769-788.

［11］Steinman TI, Becker BN, Frost AE, et al. Guidelines for the referral and management of patients eligible for solid organ transplantation. Transplantation, 2001, 71: 1189-1204.

［12］Flaherty KR, Travis WD, Colby TV, et al. Histopathologic variability in usual and nonspecific interstitial pneumonias. Am J Respir Crit Care Med, 2001, 164: 1722-1727.

［13］Orens JB, Estenne M, Arcasoy S, et al. International guidelines for the selection of lung transplant candidates: 2006 update-a consensus report from the Pulmonary Scientific Council of the International Society for Heart and Lung Transplantation. J Heart Lung Transplant, 2006, 25: 745-755.

［14］Stern JB, Mal H, Groussard O, et al. Prognosis of patients with advanced idiopathic pulmonary fibrosis requiring mechanical ventilation for acute respiratory failure. Chest, 2001, 120: 213-219.

［15］Kim DS, Park JH, Park BK, et al. Acute exacerbation of idiopathic pulmonary fibrosis: frequency and clinical features. Eur Respir J, 2006, 27: 143-150.

［16］Javidfar J, Brodie D, Iribarne A, et al. Extracorporeal membrane oxygenation as a bridge to lung transplantation and recovery. J Thorac Cardiovasc Surg, 2012, 144: 716-721.

［17］Bittner HB, Lehmann S, Rastan A, et al. Outcome of extracorporeal membrane oxygenation as a bridge to lung transplantation and graft recovery. Ann Thorac Surg, 2012, 94: 942-949, author reply 949-950.

［18］Camboni D, Philipp A, Lubnow M, et al. Support time-dependent outcome analysis for veno-venous extracorporeal membrane oxygenation. Eur J Cardiothorac Surg, 2011, 40: 1341-1346, discussion 1346-1347.

［19］Hoopes CW, Kukreja J, Golden J, et al. Extracorporeal membrane oxygenation as a bridge to pulmonary transplantation. J Thorac Cardiovasc Surg, 2013, 145: 862-867, discussion 867-868.

［20］Meyers BF, Lynch JP, Trulock EP, et al. Single versus bilateral lung transplantation for idiopathic pulmonary fibrosis: a ten-year institutional experience. J Thorac Cardiovasc Surg, 2000, 120: 99-107.

［21］Meyer DM, Edwards LB, Torres F, et al. Impact of recipient age and procedure type on survival after lung transplantation for pulmonary fibrosis. Ann Thorac Surg, 2005, 79: 950-957, discussion 957-958.

［22］Taylor DO, Edwards LB, Boucek MM, et al. Registry of the International Society for Heart and Lung Transplantation: twenty-second official adult heart transplant report—2005. J Heart Lung Transplant, 2005, 24: 945-955.

［23］Weiss ES, Allen JG, Merlo CA, et al. Survival after single versus bilateral lung transplantation for high-risk patients with pulmonary fibrosis. Ann Thorac Surg, 2009, 88: 1616-1625, discussion 1625-1626.

[24] Mason DP, Brizzio ME, Alster JM, et al. Lung transplantation for idiopathic pulmonary fibrosis. Ann Thorac Surg, 2007, 84: 1121-1128.

[25] Russo MJ, Iribarne A, Hong KN, et al. High lung allocation score is associated with increased morbidity and mortality following transplantation. Chest, 2010, 137: 651-657.

[26] Neurohr C, Huppmann P, Thum D, et al. Potential functional and survival benefit of double over single lung transplantation for selected patients with idiopathic pulmonary fibrosis. Transpl Int, 2010, 23: 887-896.

[27] Lama VN, Murray S, Lonigro RJ, et al. Course of FEV_1 after onset of bronchiolitis obliterans syndrome in lung transplant recipients. Am J Respir Crit Care Med, 2007, 175: 1192-1198.

[28] Nathan SD, Shlobin OA, Ahmad S, et al. Comparison of wait times and mortality for idiopathic pulmonary fibrosis patients listed for single or bilateral lung transplantation. J Heart Lung Transplant, 2010, 29: 1165-1171.

[29] Eberlein M, Reed RM, Bolukbas S, et al. Lung size mismatch and survival after single and bilateral lung transplantation. Ann Thorac Surg, 2013, 96: 457-463.

[30] Mason DP, Batizy LH, Wu J, et al. Matching donor to recipient in lung transplantation: how much does size matter? J Thorac Cardiovasc Surg, 2009, 137: 1234-1240.

[31] Fang A, Studer S, Kawut SM, et al. Elevated pulmonary artery pressure is a risk factor for primary graft dysfunction following lung transplantation for idiopathic pulmonary fibrosis. Chest, 2011, 139: 782-787.

[32] Parekh K, Meyers BF, Patterson GA, et al. Outcome of lung transplantation for patients requiring concomitant cardiac surgery. J Thorac Cardiovasc Surg, 2005, 130: 859-863.

[33] Atkins BZ, Petersen RP, Daneshmand MA, et al. Impact of oropharyngeal dysphagia on long-term outcomes of lung transplantation. Ann Thorac Surg, 2010, 90: 1622-1628.

[34] Vicente R, Morales P, Ramos F, et al. Perioperative complications of lung transplantation in patients with emphysema and fibrosis: experience from 1992—2002. Transplant Proc, 2006, 38: 2560-2562.

[35] de Perrot M, Chaparro C, McRae K, et al. Twenty-year experience of lung transplantation at a single center: influence of recipient diagnosis on long-term survival. J Thorac Cardiovasc Surg, 2004, 127: 1493-1501.

[36] Christie JD, Edwards LB, Aurora P, et al. The Registry of the International Society for Heart and Lung Transplantation: twenty-sixth official adult lung and heart-lung transplantation report-2009. J Heart Lung Transplant, 2009, 28: 1031-1049.

[37] Barr ML, Kawut SM, Whelan TP, et al. Report of the ISHLT Working Group on Primary Lung Graft Dysfunction part IV: recipient-related risk factors and markers. J Heart Lung Transplant, 2005, 24: 1468-1482.

[38] Lee JC, Christie JD, Keshavjee S. Primary graft dysfunction: definition, risk factors, short- and long-term outcomes. Semin Respir Crit Care Med, 2010, 31: 161-171.

[39] Diamond JM, Lee JC, Kawut SM, et al. Clinical risk factors for primary graft dysfunction after lung

transplantation. Am J Respir Crit Care Med, 2013, 187: 527-534.

[40] Lok SS, Smith E, Doran HM, et al. Idiopathic pulmonary fibrosis and cyclosporine: a lesson from single-lung transplantation. Chest, 1998, 114: 1478-1481.

[41] Wahidi MM, Ravenel J, Palmer SM, et al. Progression of idiopathic pulmonary fibrosis in native lungs after single lung transplantation. Chest, 2002, 121: 2072-2076.

第二十一章 肺气肿和α₁-抗胰蛋白酶缺乏症的肺移植

◇ 一、引 言

慢性阻塞性肺疾病(chronic obstructive pulmonary disease，COPD)，包括肺气肿，是成年人需要肺移植的最常见疾病[1]。慢性阻塞性肺疾病和α_1-抗胰蛋白酶缺乏症(α_1-antitrypsin deficiency，α_1-ATD)患者占全球所有肺移植患者的40%[1]。尽管自2012年6月以来，全球已经进行了1.4万多例肺移植手术，但关于肺气肿患者病程中合适移植时机的选择、应该使用的手术类型以及患者术后生活质量的问题依然存在[1-2]。

◇ 二、历史层面

第一次因肺气肿进行肺移植的手术是在1972年进行的，但患者没有获得长期生存预后[3]。随后开展的单肺移植由于原生肺过度充气、吻合方式、排斥反应和感染等问题而变得复杂[3-5]。

环孢素作为一种有效的免疫抑制剂成功应用于肺移植手术后，移植协会对此进行了许多研究。1988年，基于在移植领域的大量研究基础，多伦多综合医院的Patterson等首次对一名同时有肺气肿和α_1-抗胰蛋白酶缺乏症的患者实施了双肺联合移植手术[6]。随后，该医疗团队报道了另外6例成功实施肺移植的病例[7]。

据报道，单肺移植(single-lung transplantation，SLT)也被认为是成功的，尽管单肺移植会因固有肺过度通气而引起并发症[8-9]。1990年，华盛顿大学的Pasque等报道了序贯双肺移植的技术细节，序贯双肺移植取代了双肺联合移植手术[10]。

◇ 三、受者选择

肺移植的主要目的是为患者提供生存获益，提高其生活质量，适用于有终末期肺部疾病以及药物治疗失败或无有效药物治疗的患者[11]。

肺移植的两个主要挑战是受者的选择和移植时间的安排，以确保受者的最大获益和稀缺器官的合理分配[3]。尽管大多数移植中心采用的策略是被广泛认可的国际心肺移植学会(International Society for Heart and Lung Transplantation,ISHLT)的指南,但不同的移植中心在实际临床工作中仍然存在差异[3,11-12]。

由于大多数肺气肿患者可以长期生存,所以要决定应该将哪些患者列入肺移植名单很困难[3]。与其他类型的大手术一样,肺移植手术也不可避免会发生并发症甚至患者死亡的情况。所选择的移植受者的预期生存时间至少应与未接受肺移植手术者相当,这是非常重要的[3]。最近的国际心肺移植学会登记数据显示,存活时间超过1年的肺气肿患者,中位生存时间为6.9年;α_1-抗胰蛋白酶缺乏症患者中位生存时间为8.7年[1]。Vestbo 和 Nishimura 等[13-14]研究显示,此类患者5年内肺功能少量降低。

第1秒用力呼气量(first second of respiration,FEV$_1$)通常被认为是评估肺气肿患者的一个明确的生存预测指标[3]。然而,有报道称,在FEV$_1$小于预测值30%的患者中,其2年生存率是不同的(44%~90%)[3,15-18]。此外,Seersholm 等报道,当FEV$_1$为预测值的15%时,α_1-抗胰蛋白酶缺乏症患者的2年生存率为50%[19]。然而,气道阻塞的严重程度并不是影响肺气肿自然进程的唯一因素。其他影响因素还包括患者年龄、低氧血症、高碳酸血症、肺动脉高压、低体重指数(body mass index,BMI)、运动能力弱、呼吸困难程度重及肺气肿的严重程度[2-3,13,20-21]。

然而,这些因素单独预测患者预后的能力有限。为了克服这种限制,Celli 等将其中的一些因素纳入一个多维评分系统,以预测肺气肿患者的生存情况[22]。他们将其命名为BODE评分。BODE评分包括以下4个可能预测肺气肿患者死亡风险的因素:体重指数(B:body mass index,BMI),通过FEV$_1$预测的气流阻塞(O:airflow obstruction),呼吸困难评分(D:dyspnea score),通过6分钟步行试验(6-minute walk test,6MWT)测出的运动能力(E:exercise capacity)[22]。BODE评分的得分范围为0~10分,得分越高,患者死亡风险就越高[2,22]。例如,BODE评分在7~10(最高四分位数)的患者,3年和4年的死亡风险分别为50%和80%[22]。由于BODE评分在该数值范围内患者的生存率低于肺移植后患者的生存率,所以对BODE评分在该数值范围内的患者应该考虑肺移植[3]。在BODE评分较不严重的患者中,除非存在其他的在BODE评分中没有体现的抑制因素(如肺动脉高压),否则可能可以等待移植[3]。Martinez 等[23]发现,患者BODE评分在6~24个月内增加1分以上,则死亡风险加倍。2006年出版的国际心肺移植学会指南将BODE评分纳入了评价肺气肿患者是否应被列入肺移植名单的评分标准[11]。对于BODE评分高于5分的患者,建议转诊[11-22]。国际心肺移植学会指南建议,BODE评分在7~10分或至少有以下一种情况的患者,应被列入移植候选者名单:①有因急性高碳酸血症加重而住院治疗的病史(PCO$_2$>50mmHg);②存在肺动脉高压或氧疗无效的肺源性心脏病;③FEV$_1$小于20%,且一氧化碳弥散量(diffusing capacity for carbon monoxide,DL$_{CO}$)小于20%或存在均匀分布的肺气肿[11]。

指南也建议不符合上述标准的患者早期转诊,因为它可以使移植小组发现并解决未来可能影响患者移植条件的因素,比如持续吸烟、极端体重或体重超标、功能状态不佳、重度骨质疏松症、过度使用皮质类固醇激素和合并冠心病[2]。

肺移植是一种围手术期并发症发生风险和死亡率都极高的复杂的手术治疗方法。国际心肺移植学会指南报道的肺移植绝对禁忌证如下[11]。①过去2年内有恶性肿瘤(除外皮肤鳞状细胞癌和基底细胞肿瘤)。②存在其他重要器官(如心脏、肝脏或肾脏)不可治疗的晚期功能障碍。③存在无法治愈的慢性肺外感染,包括慢性活动性乙型肝炎病毒、丙型肝炎病毒和人免疫缺陷病毒等感染。④存在明显的胸壁或脊柱畸形。⑤病案记录显示存在不依从、无法完成治疗的情况,或无法完成随访。⑥存在不能配合治疗或服从药物治疗的精神或心理疾病。⑦缺乏一致或可靠的社会支持系统。⑧过去6个月内存在物质（如酒精、烟草或镇静剂）成瘾情况或成瘾情况活跃。

国际心肺移植学会指南报道的相对禁忌证如下[11]。①年龄在65岁以上。老年患者的生存率较低，最有可能与合并症有关，因此受者的年龄应该是肺移植的一个筛选因素。②存在危险的或不稳定的临床情况，例如休克、需要呼吸机或体外膜肺氧合（extracorporeal membrane oxygenation，ECMO）治疗。③患者康复潜力较差，功能状况严重受限。④存在高耐药或高毒力的细菌、真菌或分枝杆菌定植。⑤患者体重指数超过30kg/m²。⑥存在重度或有症状的骨质疏松症[24]。在等待移植的患者中，仔细选择并排除机械通气支持的急性或慢性器官功能障碍者，并且能够积极地进行有意义的康复治疗，则移植可能会成功。在移植前还应积极治疗其他未造成终末期器官损伤的情况，如糖尿病、高血压、消化性溃疡或胃食管反流。冠心病患者可以在移植前接受介入治疗，或在移植手术的同时接受冠状动脉搭桥手术[25]。

◇　四、作为肺移植桥梁的 ECMO 和其他人工肺装置

许多终末期肺部疾病患者，即使给予最大限度的通气支持，仍会出现难治性高碳酸血症或低氧血症。因此，在有可用的匹配的供体肺之前，体外生命支持是他们唯一的生存机会[26]。在过去10年中，肺移植效果的提高、患者选择的改善、对呼吸机相关肺损伤了解的增多以及人工肺装置技术的改进等，都使得患者成功过渡至接受肺移植手术成为可能[26-27]。尽管经验有限，但 ECMO 已不再是肺移植的禁忌证，通过 ECMO 桥接至肺移植患者的1年和2年生存率与术前没有 ECMO 支持的肺移植患者相当[27-29]。

◇　五、作为肺移植桥梁的肺减容手术

对于晚期肺气肿患者，肺减容术（lung volume reduction surgery，LVRS）是一种成功的姑息治疗手术方法[30]。在过去的几年内，尽管肺减容术的经验有所增加，但当肺气肿的分布不均匀，并且不同移植中心的选择程序不一时，患者的选择仍然有很大的争议[31-35]。基于 Brantigan[36] 的早期研究和 Cooper 等[37] 的综述，对肺减容术的建议是，将其作为破坏最严重的无功能组织的非解剖性切除术，使肺容积减小20%～30%。在20世纪90年代，他们开始通过适当的视频辅助胸腔镜实施肺减容术。

肺减容术可以显著改善患者的肺功能和生活质量，并且在术后3～6个月的效果最佳。美国国家肺气肿治疗试验（National Emphysema Treatment Trial，NETT）研究小组发现，相比于接受药物治疗组，肺减容术治疗组患者的肺功能改善情况更好，特别是以上肺叶肺气肿为主和基线运动能力较好的患者，改善效果优于非上肺叶肺气肿和低基线运动能力的患者[38-40]。

我们的研究小组已经在异质和均质肺气肿患者中观察到相关症状和功能改善。患者手术后3～6个月，功能改善最大；随后，会下降到术前水平[41]。在异质肺气肿患者组，FEV_1 从27%增加到45%；而均质肺气肿患者组，FEV_1 从27%增加到35%；并且显著改善水平可以分别保持3年和2年。肺减容术后3个月，肺总量（total lung capacity，TLC）从（7.77±1.5）L 降至（7.14±1.4）L，残气量（residual volume，RV）从（0.31±1.3）L 降至（4.15±1.07）L（$P < 0.001$），从而导致均质肺气肿患者组 RV/TCL 比值从 0.68±0.07 降至 0.58±0.08（$P < 0.001$），异质肺气肿患者组 RV/TCL 比值从 0.67±0.09

降至 0.52 ± 0.11（$P < 0.001$）[42]。最近的一项研究结果表明,对于选定的即将进行肺移植的终末期肺气肿患者,肺减容术可以缓解其症状,改善其肺功能和生活质量,使患者的移植手术可推迟 4~5 年的时间。此外,肺减容术对肺移植的预后没有不利影响,并且也不影响患者的移植候选资格[43]。

肺减容术对 α_1-抗胰蛋白酶缺乏症患者的治疗效果比吸烟相关性肺气肿患者差些。根据我们的经验所得出的结论是,对于有晚期肺气肿症状的严重过度通气患者,只要他们的 FEV_1 和 DL_{co} 值不低于预测值的 20%,CT 扫描显示没有肺损失,并且肺切除容积显著,就可以给他们推荐肺减容术[41-43]。

◇ 六、手术方法

肺气肿患者肺移植手术选择有单肺移植（single lung transplantation, SLT）、双肺移植（bilateral lung transplantation, BLT）和心肺移植（但极少在有重大心脏病理病变的情况下实施）。对于继发性肺动脉高压患者,可以在没有心脏功能失代偿的情况下进行双肺移植[3,44-46]。据报道,肺动脉高压患者甚至可以接受单肺移植治疗,而不会增加原发性移植物功能障碍（primary graft dysfunction, PGD）的发生率,同时可以改善移植后早期的肺动脉血流动力学情况[45-46]。

单肺移植手术可以通过前外侧或后外侧胸廓切口进行。双肺移植手术最初通过蛤壳式切口进行（双侧经胸切开术）[3]。在许多移植中心,蛤壳式切口已经被不用横向切开胸骨的双侧前外侧胸廓切口所取代[47-49]。

◇ 七、进程选择

根据最新的国际心肺移植学会登记报告,双肺移植受者的中位生存时间为 6.9 年,而单肺移植受者的中位生存时间为 4.6 年[1]。在移植后活过 1 年的受者中,双肺移植受者的中位生存时间增加至 9.6 年,单肺移植受者的中位生存时间可达到 6.5 年[1]。

此外,根据国际心肺移植协会登记报告,1995 年 1 月至 2012 年 6 月,共对 12602 例肺气肿患者和 2182 例 α_1-抗胰蛋白酶缺乏症患者实施了 14784 例肺移植手术[1]。这其中,单肺移植占 49.8%,双肺移植占 33%。1997—2001 年,只有约 28% 的肺气肿患者接受了双肺移植手术。从 2013 年开始,双肺移植的比例稳步上升;到 2011 年,达到了 72%[1]。

在 Stevens 等[50]发表了对 2 例原发性肺气肿患者实施单肺移植后的通气和灌注分布半定量分析结果后,许多移植中心开始关注肺气肿患者单肺移植所导致的严重通气-灌注失衡和移植失败的问题。据他们的文献报道,同种异体移植肺中倾向于灌注增多,而高顺应性的气肿肺在通气方面占优势,从而导致原生肺进行性过度充气和发生严重的气体交换异常[50]。然而,这些病例其实还涉及移植肺损伤,这可能导致报道的结果存在偏差[50]。尽管有此报道,但是在 20 世纪 90 年代初,外科医生已开始实施单肺移植手术,并且手术结果良好[51-52]。如果移植肺功能正常,那么通气和灌注同时出现增多[2]。

大多数移植中心首选双肺移植,因为原生肺过度通气可能是单肺移植效果较差的原因[52-53]。然而,单肺移植的特点是总的缺血和手术时间较短,因此其围手术期的并发症发生率和死亡率均较低[54]。单肺移植的支持者还强调,它可以减少供者器官短缺问题,降低等待移植名单中患者的发病率和死亡率[54]。

在一项回顾性研究中，Sundaresan 等[55]报道了肺气肿患者接受肺移植的结果。该结果显示，双肺移植受者的并发症发病率和死亡率与单肺移植受者相当。在这些病例中，医院内总死亡率为 6.2%[55]。双肺移植受者组和单肺移植受者组在住院时间、重症监护室停留时间或机械通气持续时间方面都没有差异。然而，双肺移植受者的 5 年生存率为 53%，而单肺移植受者的 5 年生存率为 41%[55]。在另一项研究中，Cassivi 等[56]报道双肺移植受者的 5 年生存率为 66.7%，单肺移植受者的 5 年生存率为 44.9%。西班牙的 Delgado 等也报道了相似的 5 年累计生存率：排除术前死亡率，总生存率为 54%，单肺移植生存率为 59%，双肺移植生存率为 56%。闭塞性细支气管炎综合征（bronchiolitis obliterans syndrome，BOS）的发生率在单肺移植后为 34%，在双肺移植后为 42%。单肺移植组与双肺移植组的急性排斥反应发生率和围手术期并发症发生率也相当[57]。

Thabut 等[58]通过分析国际心肺移植学会登记的数据，来比较肺气肿患者单肺移植和双肺移植后的生存情况。他们分析了 1987—2006 年共 9883 例肺气肿患者的数据，其中 3525 例（35.7%）接受双肺移植，6358 例（64.3%）接受单肺移植。这些肺气肿患者在接受双肺移植或单肺移植后总的中位生存时间为 5.0 年[95% 置信区间（confidence interval，CI）＝4.8～5.2 年]。肺气肿患者接受双肺移植的比例从 1993 年的 21.6%（467 例中有 101 例）增加到 2006 年的 56.2%（614 例中有 345 例）。双肺移植受者的中位生存时间为 6.4 年（6.02～6.88 年），比单肺移植（4.6 年）长（$P<0.0001$）。接受单肺移植和双肺移植治疗的患者在移植前的特征不同，但无论用何种方法来调整基线差异，双肺移植受者的生存期都比单肺移植受者长：通过协方差分析得出的风险比（HR）为 0.83（0.78～0.92），而基于倾向性匹配的风险比为 0.89（0.80～0.97）。然而，相比于单肺移植，双肺移植对 60 岁及以上的患者几乎没有增加的获益（HR＝0.95；CI＝0.81～1.13）。因此，Thabut 等[58]得出结论，肺气肿患者（特别是 60 岁以下的患者）接受双肺移植手术后的生存时间长于单肺移植。

Meyer 等[59]分析了 2260 例接受肺移植的肺气肿患者情况，其中 1835 例接受单肺移植，425 例接受双肺移植，这些患者均于 1991 年 1 月至 1997 年 12 月在国际心肺移植学会/美国器官资源共享网络（United Network for Organ Sharing，UNOS）胸部登记处登记。对于 50 岁以下的患者，单肺移植术后 30 天、1 年和 5 年生存率分别为 93.6%、80.2% 和 43.6%，而双肺移植术后 30 天、1 年和 5 年生存率分别为 94.9%、84.7% 和 68.2%；对于 50～60 岁的患者，单肺移植后 30 天、1 年和 5 年生存率分别为 93.5%、79.4% 和 39.8%，而双肺移植后 30 天、1 年和 5 年生存率分别为 93.0%、79.7% 和 60.5%；对于 60 岁以上的患者，单肺移植后 30 天、1 年和 5 年生存率分别为 93.0%、72.9% 和 36.4%，双肺移植后 1 年和 5 年生存率分别为 77.8% 和 66.0%。多因素分析显示，年龄在 40～57 岁的患者单肺移植的死亡风险较双肺移植高。因此，Meyer 等得出结论，单肺移植可能为终末期呼吸衰竭患者提供可接受的早期生存率。然而，长期生存数据支持 60 岁以下患者接受双肺移植，因为 60 岁以下的患者接受双肺移植后有显著的生存优势[59]。另一项多中心研究也得出了双肺移植较单肺移植更具优势的结论[60]。结合上述研究可以得出结论，双肺移植的短期结果与单肺移植相当，但双肺移植的中期和长期效果优于单肺移植[61]。

除了如前所述的生存优势外，其他事实也支持对肺气肿患者实施双肺移植手术[61]。据报道，5%～15% 的单肺移植患者发生原生肺过度通气，通常需要实施独立的肺部通气或肺减容术[62-65]。10%～20% 的患者可发生原生肺的肺炎，其并发症发生率达到 20%[66-67]。2%～3% 患者的原生肺发展至肺癌[68-69]。

另一方面，据 Hadjiliadis 和 Angel 报道，如果肺气肿肺移植患者发生严重的原发性移植物功能障碍，那么单肺移植可能有用[61]。这些患者可能仍有一个尚有功能的过度通气的肺，以支撑到原发性移植物功能障碍的问题得到解决[61]。

◇ 八、功能恢复

肺移植能显著改善肺气肿患者的大多数生理参数[70]，比如：FEV_1和用力肺活量升高，肺总量和残气量趋于正常；患者氧气需求消失，二氧化碳水平恢复正常[70]；6分钟步行试验的距离也显著改善[51,55-56,71-72]。慢性阻塞性肺疾病患者经单肺移植和双肺移植后，肺功能明显改善；正如预期的那样，双肺移植患者的肺功能改善更为明显。在单肺移植后，FEV_1通常提高到预测值的40%～60%；而双肺移植后，FEV_1通常提高到预测值的80%以上[55,72-73]。

尽管6分钟步行试验所测出的距离存在差异，但研究并未证实单肺移植受者和双肺移植受者的日常体能活动存在差异[74-75]。此外，部分研究根据年龄校正后的最大氧耗参数来评估肺移植后患者的活动能力，发现单肺移植和双肺移植也是相当的[76-77]。

一些研究者也关注到了操作类型对闭塞性细支气管炎综合征发展的影响，但这些研究还未能发现单肺移植受者与双肺移植受者之间闭塞性细支气管炎综合征发生率的差异[51,55,72]。然而，Hadjili-adis等[78]的一项研究发现，双肺移植受者术后3年和5年的闭塞性细支气管炎综合征发生率降低。他们还报道了双肺移植受者确诊闭塞性细支气管炎综合征后的生存率增高，而这种差异可归因于双肺移植使得肺储备增加[78]。

◇ 九、生活质量

肺气肿患者经肺移植后，生活质量得到了明显改善。虽然还没有前瞻性试验对同一组患者移植前后的情况进行纵向评估[70]，但横向研究显示其变化非常显著[75,79]。另一项生存分析研究显示，尽管肺气肿患者移植后的生存率可能较低，但其经生存质量调整的生存时间优于移植前[80]。

◇ 十、并发症

肺移植并发症可以发生于肺移植手术后的几天或几周内。为降低手术并发症的发生率和患者的死亡率，可以采取的策略是对肺移植患者保持临床监测和密切随访[81]。肺移植后的主要并发症可包括三个方面：①手术并发症；②免疫性并发症；③免疫抑制药物的不良反应。这也同样适用于肺气肿肺移植患者。在这里，我们重点讨论肺移植后的手术并发症及其处理。肺移植后的血管并发症多由吻合技术不完善所致。吻合口瘘通常在手术期间就可以被纠正。肺静脉并发症通常发生于术后早期，表现为单侧肺水肿和呼吸衰竭，它们可能是由吻合口狭窄或血栓形成引起的。利用血栓、心包脂肪或用于覆盖支气管吻合口的网膜瓣对吻合口产生的外部压迫也会影响静脉回流[81]。肺动脉吻合口狭窄可造成持续性肺动脉高压和不明原因的低氧血症。这个问题可以通过核素灌注扫描来检测。核素灌注扫描检测可见这类单肺移植受者血流不足，双肺移植受者血流分布不均[81]。经食管超声心动图对检测肺动脉吻合口狭窄（尤其右侧吻合口狭窄）也有价值。肺动脉造影可用作确诊性检查，并有助于显示解剖细节。其治疗方案包括非侵入性方法，如球囊扩张、支架植入和开放修补术[82-83]。

(一)气道并发症

在所有实体器官移植中,肺移植具有独特性,因为在肺移植期间,全身动脉供血通常不能恢复。因此,吻合口并发症的发生主要归因于供者支气管的缺血[84]。与气管吻合不良相关的其他影响因素还有排斥反应[85]、大量免疫抑制剂治疗[86]、侵袭性感染[87]及器官保存不当[84]等。肺移植术后吻合口问题的发生率已经从1983年前的80%[88]下降到目前的2.6%[89-90]。据报道,支气管缺血是发生气管并发症的重要危险因素[91]。供者支气管的生存能力最初取决于从肺动脉分出的低压逆行侧支,因为在供肺获取期间,其支气管动脉循环丧失[85]。目前已有一些技术被提出来用于保护支气管吻合口,其中包括使供者支气管尽可能短并且在吻合时包裹血管蒂[84],对供者支气管动脉直接进行血运重建[92],在获取供体肺时直接进行顺行和逆行冲洗灌注[93]。在急性排斥反应发作期间,肺血管阻力增加和肺旁路血液供应减少,移植肺微循环可能会因此受到明显的损害[94]。

我们坚信,手术技巧对于支气管吻合口的成功愈合是至关重要的[95-96]。不同移植中心可能有不同的吻合手术方式。最常用的有针对膜部的端对端吻合,针对软骨部分的间断缝合,以及单独缝合的端对端吻合[97-99]。有些移植中心报道,由于气管并发症的发生率较高,所以可以将吻合技术从伸缩式改为端对端缝合[100-101]。也有人从手术开始就采取伸缩式或改良的伸缩方式对吻合口进行吻合,并发症的发生率也相对较低[91,100]。实际上,在大多数研究中,伸缩式手术被证明是气道并发症的独立危险因素[90,97,100]。我们自1992年确立技术方案以来,没有进行修改。此外,我们认为,在保持支气管周围组织完整的前提下,支气管吻合术的关键步骤是将供者支气管切除到肺叶隆突的同一斜裂水平[95-96]。

在肺移植术后早期,常见胸膜腔并发症。一些移植中心的早期经验显示,心肺联合双肺移植术后需要再次手术的术后出血率约为25%。潜在的肺部疾病通常导致紧密的胸膜粘连,这可能导致受者在肺切除术中发生出血。在一些移植病例中,体外循环(cardiopulmonary bypass,CPB)的应用也可增加抗凝引起的出血。

(二)原发性移植物功能障碍

原发性移植物功能障碍是急性肺损伤的一种形式,其伴随着肺移植相关的一系列事件,包括供者的脑死亡、肺缺血、供者组织保存、移植以及在受者中进行供者组织复灌[101]。原发性移植物功能障碍通常发生于肺移植后72小时内,其特征表现为氧合不良、肺顺应性低、间质或肺泡水肿、肺血管阻力增加以及可见的肺浸润和急性肺泡损伤(病理分析显示弥漫性肺泡损伤)[102]。原发性移植物功能障碍会影响10%~25%的肺移植受者,并且是影响移植后早期死亡率的主要原因[102-108]。相比于没有发生原发性移植物功能障碍的患者,有严重原发性移植物功能障碍的患者的30天死亡率高8倍以上。

原发性移植物功能障碍的发病机制十分复杂。在原发性移植物功能障碍的发展过程中,缺血-再灌注过程中所产生的活性氧起了重要作用[101],活性氧会对肺内皮和上皮细胞产生的直接损伤;此外,相关的影响因素还有炎症级联反应被触发,黏附分子水平被上调,及促进肺损伤的促凝血因子增加等[109-111]。尽管在供肺获取过程中存在风险因素[112],例如长期机械通气、吸入性肺炎、肺部感染、创伤、脑死亡后的血流动力学不稳定,这些因素与原发性移植物功能障碍之间也存在理论上的关联,但尚无证据显示这些因素与原发性移植物功能障碍的发展有关。研究显示,受者因素,如年龄、性别、种族、体重、潜在的肝肾损伤、心脏病、糖尿病和术前药物(类固醇、强心剂)的使用等,与原发性移植物功能障碍的发生风险增加并无直接相关性[113]。

此外,现有研究也尚未显示既往胸部手术史或移植前机械通气史与原发性移植物功能障碍的发生直接相关。关于原发性移植物功能障碍与体外循环之间的关联,也尚存争议。一项对无肺动脉高压的肺移植受者的研究发现,体外循环的应用预示着更糟的早期结果和早期死亡的发生[114]。然而,也有其他研究者认为,体外循环的使用不是原发性移植物功能障碍的独立危险因素,并且在不是因肺动脉高压或其他因素而决定使用体外循环时,患者有相似的早期结果[103,115]。对原发性移植物功能障碍患者的治疗主要是支持性的,治疗策略包括低张通气预防气压伤,避免过量补液(阴性液体平衡),进行肺血管扩张(应用前列腺素、吸入性一氧化氮)[116-121]、ECMO[122-123],应用表面活性物质[124-125],及紧急再次移植。其他有希望的试验性治疗策略还包括给予 N-乙酰半胱氨酸、p38 和 c-jun 激酶抑制剂[126-128]。

◇ 十一、苏黎世的经验

从 1992 年 11 月至 2013 年 8 月,苏黎世大学医院共为 108 例肺气肿患者实施了肺移植手术,其中,慢性阻塞性肺疾病受者 77 例,α1-抗胰蛋白酶缺乏症受者 31 例。受者的中位年龄为 56.6 岁(年龄范围为 31~68 岁),其 30 天死亡率为 3.7%。慢性阻塞性肺疾病受者的 1 年和 5 年生存率(91% 和 70%)与 α1-抗胰蛋白酶缺乏症受者(84% 和 72%)相当($P=0.87$,对数秩检验)。

60 岁以下受者的 1 年和 5 年生存率(91% 和 79%)明显优于 60 岁以上受者(84% 和 54%；$P=0.05$,对数秩检验)。自 2007 年以来,60 岁以下受者的 1 年和 5 年生存率分别为 96% 和 92%,60 岁以上受者的 1 年和 5 年生存率分别为 86% 和 44%($P=0.04$,对数秩检验)。在单因素分析中,在移植过程中应用 ECMO 或体外循环、移植名单中的等待时间、性别、缩减尺寸、BMI 和慢性阻塞性肺疾病或 α1-抗胰蛋白酶缺乏症的诊断对受者生存率无显著影响；而移植受者的年龄(≥60 岁)是危险因素(HR=2.1,95%CI=1.09~4.09,$P=0.02$)。在多因素分析(Cox 回归反向推理)中,单肺移植是患者死亡率的独立危险因素(HR=0.04,95%CI=0.01~0.2)。

◇ 参考文献

[1] Yusen RD, Christie JD, Edwards LB, et al. International Society for Heart and Lung Transplantation. The registry of the International Society for Heart and Lung Transplantation: thirtieth adult lung and heart-lung transplant report-2013, focus theme: age. J Heart Lung Transplant, 2013, 32: 965-978.

[2] Shah RJ, Kotloff RM. Lung transplantation for obstructive lung diseases. Semin Respir Crit Care Med, 2013, 34: 288-296.

[3] Patel N, Criner GJ. Transplantation in chronic obstructive pulmonary disease. COPD, 2006, 3: 149-162.

[4] Veith FJ, Koerner SK, Attai LA, et al. Single-lung transplantation in emphysema. Lancet, 1972, 1: 1138-1139.

[5] Veith FJ, Koerner SK, Siegelman SS, et al. Single lung transplantation in experimental and human emphysema. Ann Surg, 1973, 178: 463-476.

[6] Patterson GA, Cooper JD, Goldman B, et al. Technique of successful clinical double-lung transplantation. Ann Thorac Surg, 1988, 45: 626-633.

［7］Cooper JD, Patterson GA, Grossman R, et al. Double-lung transplant for advanced chronic obstructive lung disease. Am Rev Respir Dis, 1989, 139: 303-307.

［8］Mal H, Andreassian B, Pamela F, et al. Unilateral lung transplantation in end-stage pulmonary emphysema. Am Rev Respir Dis, 1989, 140: 797-802.

［9］Trulock EP, Egan TM, Kouchoukos NT, et al. Single lung transplantation for severe chronic obstructive pulmonary disease. Washington University Lung Transplant Group. Chest, 1989, 96: 738-742.

［10］Pasque MK, Cooper JD, Kaiser LR, et al. Improved technique for bilateral lung transplantation: rationale and initial clinical experience. Ann Thorac Surg, 1990, 49: 785-791.

［11］Orens JB, Estenne M, Arcasoy S, et al. International guidelines for the selection of lung transplant candidates: 2006 update-a consensus report from the Pulmonary Scientific Council of the International Society for Heart and Lung Transplantation. J Heart Lung Transplant, 2006, 25: 745-755.

［12］American Thoracic Society. International guidelines for the selection of lung transplant candidates. Am J Respir Crit Care Med, 1998, 158: 335-339.

［13］Vestbo J, Edwards LD, Scanlon PD, et al. Changes in forced expiratory volume in 1 second over time in COPD. N Engl J Med, 2011, 365: 1184-1192.

［14］Nishimura M, Makita H, Nagai K, et al. Annual change in pulmonary function and clinical phenotype in chronic obstructive pulmonary disease. Am J Respir Crit Care Med, 2012, 185: 44-52.

［15］Anthonisen NR. Prognosis in chronic obstructive pulmonary disease: results from multicenter clinical trials. Am Rev Respir Dis, 1989, 140: S95-S99.

［16］Renzetti AD Jr, McClement JH, Litt BD. The Veterans administration cooperative study of pulmonary function. 3. Mortality in relation to respiratory function in chronic obstructive pulmonary disease. Am J Med, 1966, 41: 115-129.

［17］Boushy SF, Thompson HK Jr, North LB, et al. Prognosis in chronic obstructive pulmonary disease. Am Rev Respir Dis, 1973, 108: 1373-1383.

［18］Hodgkin JE. Prognosis in chronic obstructive pulmonary disease. Clin Chest Med, 1990, 11: 555-569.

［19］Seersholm N, Kok-Jensen A, Dirksen A. Survival of patients with severe alpha 1-antitrypsin deficiency with special reference to non-index cases. Thorax, 1994, 49: 695-698.

［20］Martinez FJ, Kotloff R. Prognostication in chronic obstructive pulmonary disease: implications for lung transplantation. Semin Respir Crit Care Med, 2001, 22: 489-498.

［21］Traver GA, Cline MG, Burrows B. Predictors of mortality in chronic obstructive pulmonary disease: a 15-year follow-up study. Am Rev Respir Dis, 1979, 119: 895-902.

［22］Celli BR, Cote CG, Marin JM, et al. The body-mass index, airflow obstruction, dyspnea, and exercise capacity index in chronic obstructive pulmonary disease. N Engl J Med, 2004, 350: 1005-1012.

［23］Martinez FJ, Han MK, Andrei AC, et al. National Emphysema Treatment Trial Research Group. Longitudinal change in the BODE index predicts mortality in severe emphysema. Am J Respir Crit Care Med, 2008, 178: 491-499.

［24］Kanasky WF Jr, Anton SD, Rodrigue JR, et al. Impact of body weight on long-term survival after lung transplantation. Chest, 2002, 121: 401-406.

［25］Parekh K, Meyers BF, Patterson GA, et al. Outcome of lung transplantation for patients requiring concomitant cardiac surgery. J Thorac Cardiovasc Surg, 2005, 130: 859-863.

［26］Marcello C, Keshavjee S. Extracorporeal life support as a bridge to lung transplantation. Clin Chest Med, 2011, 32: 245-251.

［27］Toyoda Y, Bhama JK, Shigemura N, et al. Efficacy of extracorporeal membrane oxygenation as a bridge to lung transplantation. J Thorac Cardiovasc Surg, 2013, 145: 1065-1970, discussion 1070-1071.

［28］Lafarge M, Mordant P, Thabut G, et al. Experience of extracorporeal membrane oxygenation as a bridge to lung transplantation in France. J Heart Lung Transplant, 2013, 32: 905-913.

［29］Fuehner T, Kuehn C, Hadem J, et al. Extracorporeal membrane oxygenation in awake patients as bridge to lung transplantation. Am J Respir Crit Care Med, 2012, 185: 763-768.

［30］Weder W, Thurnheer R, Stammberger U, et al. Radiologic emphysema morphology is associated with outcome after surgical lung volume reduction. Ann Thorac Surg, 1997, 64: 313-319, discussion 319-320.

［31］Criner GJ, Cordova FC, Furukawa F, et al. Prospective randomized trial comparing bilateral lung volume reduction surgery to pulmonary rehabilitation in severe chronic obstructive pulmonary disease. Am J Respir Crit Care Med, 1999, 160: 2018-2027.

［32］Fujimoto T, Teschler H, Hillejan L, et al. Long-term results of lung volume reduction surgery. Eur J Cardiothorac Surg, 2002, 21: 483-488.

［33］Ciccone AM, Meyers BF, Guthrie TJ, et al. Long-term outcome of bilateral lung volume reduction in 250 consecutive patients with emphysema. J Thorac Cardiovasc Surg, 2003, 125: 513-525.

［34］Pompeo E, Marino M, Nofroni I, et al. Reduction pneumoplasty versus respiratory rehabilitation in severe emphysema: a randomized study. Pulmonary Emphysema Research Group. Ann Thorac Surg, 2000, 70: 948-953.

［35］Weder W, Tutic M, Bloch KE. Lung volume reduction surgery in nonheterogeneous emphysema. Thorac Surg Clin, 2009, 19: 193-199.

［36］Brantigan OC, Kress MB, Mueller EA. The surgical approach to pulmonary emphysema. 1961. Chest, 2009, 136(Suppl 5): e30.

［37］Cooper JD, Patterson GA, Sundaresen RS, et al. Results of 150 consecutive bilateral lung volume reduction procedures in patients with severe emphysema. J Thorac Cardiovasc Surg, 1996, 112: 1319-1330.

［38］National Emphysema Treatment Trial Research Group. Patients at high risk of death after lung-volume-reduction surgery. N Engl J Med, 2001, 345: 1075-1083.

［39］National Emphysema Treatment Trial Research Group. A randomized trial comparing lung-volume-reduction surgery with medical therapy for severe emphysema. N Engl J Med, 2003, 348: 2059-2073.

［40］Naunheim KS, Wood DE, Mohsenifar Z, et al. Long-term follow-up of patients receiving lung-volume-reduction surgery versus medical therapy for severe emphysema by the National Emphysema Treatment Trial Research Group. Ann Thorac Surg, 2006, 82: 431-443.

［41］Bloch KE, Georgescu CL, Russi EW, et al. Gain and subsequent loss of lung function after lung volume reduction surgery in cases of severe emphysema with different morphologic patterns. J Thorac

Cardiovasc Surg, 2002, 23: 845-854.

［42］Weder W, Tutic M, Lardinois D, et al. Persistent benefit from lung volume reduction surgery in patients with homogeneous emphysema. Ann Thorac Surg, 2009, 87: 229-236, discussion 236-237.

［43］Tutic M, Lardinois D, Imfeld S, et al. Lung-volume reduction surgery as an alternative or bridging procedure to lung transplantation. Ann Thorac Surg, 2006, 82: 208-213.

［44］Marinelli WA, Hertz MI, Shumway SJ, et al. Single lung transplantation for severe emphysema. J Heart Lung Transpl, 1992, 11: 577-582, discussion 582-583.

［45］Bjortuft O, Simonsen S, Geiran OR, et al. Pulmonary haemodynamics after single-lung transplantation for end-stage pulmonary parenchymal disease. Eur Respir J, 1996, 9: 2007-2011.

［46］Boujoukos AJ, Martich GD, Vega JD, et al. Reperfusion injury in single-lung transplant recipients with pulmonary hypertension and emphysema. J Heart Lung Transplant, 1997, 16: 439-448.

［47］Kaiser LR, Pasque MK, Trulock EP, et al. Bilateral sequential lung transplantation: the procedure of choice for double-lung replacement. Ann Thorac Surg, 1991, 52: 438-445, discussion 445-446.

［48］Taghavi S, Bîrsan T, Seitelberger R, et al. Initial experience with two sequential anterolateral thoracotomies for bilateral lung transplantation. Ann Thorac Surg, 1999, 67: 1440-1443.

［49］Meyers BF, Sundaresan RS, Guthrie T, et al. Bilateral sequential lung transplantation without sternal division eliminates posttransplantation sternal complications. J Thorac Cardiovasc Surg, 1999, 117: 358-364.

［50］Stevens PM, Johnson PC, Bell RL, et al. Regional ventilation and perfusion after lung transplantation in patients with emphysema. N Engl J Med, 1970, 282: 245-249.

［51］Levine SM, Anzueto A, Peters JI, et al. Medium term functional results of single-lung transplantation for end stage obstructive lung disease. Am J Respir Crit Care Med, 1994, 150: 398-402.

［52］Mal H, Brugière O, Sleiman C, et al. Morbidity and mortality related to the native lung in single lung transplantation for emphysema. J Heart Lung Transplant, 2000, 19: 220-223.

［53］Venuta F, Boehler A, Rendina EA, et al. Complications in the native lung after single lung transplantation. Eur J Cardiothorac Surg, 1999, 16: 54-58.

［54］Aziz F, Penupolu S, Xu X, et al. Lung transplant in end-staged chronic obstructive pulmonary disease（COPD）patients: a concise review. J Thorac Dis, 2010, 2: 111-116.

［55］Sundaresan RS, Shiraishi Y, Trulock EP, et al. Single or bilateral lung transplantation for emphysema? J Thorac Cardiovasc Surg, 1996, 112: 1485-1494.

［56］Cassivi SD, Meyers BF, Battafarano RJ, et al. Thirteen-year experience in lung transplantation for emphysema. Ann Thorac Surg, 2002, 74: 1663-1639.

［57］Delgado M, Borro JM, De La Torre MM, et al. Lung transplantation as the first choice in emphysema. Transplant Proc, 2009, 41: 2207-2209.

［58］Thabut G, Christie JD, Ravaud P, et al. Survival after bilateral versus single lung transplantation for patients with chronic obstructive pulmonary disease: a retrospective analysis of registry data. Lancet, 2008, 371: 744-751.

［59］Meyer DM, Bennett LE, Novick RJ, et al. Single vs bilateral, sequential lung transplantation for end-stage emphysema: influence of recipient age on survival and secondary end-points. J Heart Lung

Transplant, 2001, 20: 935-941.

[60] Hadjiliadis D, Chaparro C, Gutierrez C, et al. Impact of lung transplant operation on bronchiolitis obliterans syndrome in patients with chronic obstructive pulmonary disease. Am J Transplant, 2006, 6: 183-189.

[61] Hadjiliadis D, Angel LF. Controversies in lung transplantation: are two lungs better than one? Semin Respir Crit Care Med, 2006, 27: 561-566.

[62] Weill D, Torres F, Hodges TN, et al. Acute native lung hyperinflation is not associated with poor outcomes after single lung transplant for emphysema. J Heart Lung Transplant, 1999, 18: 1080-1087

[63] Malchow SC, McAdams HP, Palmer SM, et al. Does hyperexpansion of the native lung adversely affect outcome after single lung transplantation for emphysema? Preliminary findings. Acad Radiol, 1998, 5: 688-693

[64] Moy ML, Loring SH, Ingenito EP, et al. Causes of allograft dysfunction after single lung transplantation for emphysema: extrinsic restriction versus intrinsic obstruction. Brigham and Women's Hospital Lung Transplantation Group. J Heart Lung Transplant, 1999, 18: 986-993.

[65] Mal H, Brugiere O, Sleiman C, et al. Morbidity and mortality related to the native lung in single lung transplantation for emphysema. J Heart Lung Transplant, 2000, 19: 220-223.

[66] Hadjiliadis D, Ahya VN, Christie JD, et al. Early results of lung transplantation after implementation of the new lung allocation score. J Heart Lung Transplant, 2006, 25: 1167-1170.

[67] McAdams HP, Erasmus JJ, Palmer SM. Complications (excluding hyperinflation) involving the native lung after single-lung transplantation: incidence, radiologic features, and clinical importance. Radiology, 2001, 218: 233-241.

[68] Collins J, Kazerooni EA, Lacomis J, et al. Bronchogenic carcinoma after lung transplantation: frequency, clinical characteristics, and imaging findings. Radiology, 2002, 224: 131-138.

[69] von Boehmer L, Draenert A, Jungraithmayr W, et al. Immunosuppression and lung cancer of donor origin after bilateral lung transplantation. Lung Cancer, 2012, 76: 118-122.

[70] Mora JI, Hadjiliadis D. Lung volume reduction surgery and lung transplantation in chronic obstructive pulmonary disease. Int J Chron Obstruct Pulmon Dis, 2008, 3: 629-635.

[71] Bavaria JE, Kotloff R, Palevsky H, et al. Bilateral vs single lung transplantation for chronic obstructive pulmonary disease. J Thorac Cardiovasc Surg, 1997, 113: 520-522.

[72] Pochettino A, Kotloff RM, Rosengard BR, et al. Bilateral versus single lung transplantation for chronic obstructive pulmonary disease: intermediate-term results. Ann Thorac Surg, 2000, 70: 1813-1818.

[73] Gaissert HA, Trulock EP, Cooper JD, et al. Comparison of early functional results after volume reduction or lung transplantation for chronic obstructive pulmonary disease. J Thorac Cardiovasc Surg, 1996, 111: 296-306.

[74] Bossenbroek L, ten Hacken NH, van der Bij W, et al. Cross-sectional assessment of daily physical activity in chronic obstructive pulmonary disease lung transplant patients. J Heart Lung Transplant, 2009, 28: 149-155.

[75] Gerbase MW, Spiliopoulos A, Rochat T, et al. Health-related quality of life following single or bilateral lung transplantation: a 7-year comparison to functional outcome. Chest, 2005, 128: 1371-378.

[76] Levy RD, Ernst P, Levine SM, et al. Exercise performance after lung transplantation. J Heart Lung Transplant, 1993, 12: 27-33.

[77] Williams TJ, Patterson GA, McClean PA, et al. Maximal exercise testing in single and double lung transplant recipients. Am Rev Respir Dis, 1992, 145: 101-105.

[78] Hadjiliadis D, Davis RD, Palmer SM. Is transplant operation important in determining posttransplant risk of bronchiolitis obliterans syndrome in lung transplant recipients? Chest, 2002, 122: 1168-1175.

[79] Anyanwu AC, McGuire A, Rogers CA, et al. Assessment of quality of life in lung transplantation using a simple generic tool. Thorax, 2001, 56: 218-222.

[80] Singer LG, Gould MK, Glidden DV, et al. Effect of lung transplantation on quality-adjusted survival in emphysema. J Heart Lung Transplant, 2002, 21: 154S.

[81] Inci I, Weder W. Managing surgical complications. In: Vignesvaran WT, Garrity ER Jr, eds. Lung Transplantation. London: Informa Healthcare, 2010.

[82] Clark SC, Levine AJ, Hasan A, et al. Vascular complications of lung transplantation. Ann Thorac Surg, 1996, 61: 1079-1082.

[83] Fadel BM, Abdulbaki K, Nambiar V, et al. Dual thrombosis of the pulmonary arterial and venous anastomotic sites after single lung transplantation: role of transesophageal echocardiography in diagnosis and management. J Am Soc Echocardiogr, 2007, 20: 438. e9-e12.

[84] Shennib H, Massard G. Airway complications in lung transplantation. Ann Thorac Surg, 1994, 57: 506-511.

[85] Takao M, Katayama Y, Onoda K, et al. Significance of bronchial mucosal blood flow for the monitoring of acute rejection in lung transplantation. J Heart Lung Transplant, 1991, 10: 956-967.

[86] Lima O, Cooper JD, Peters WJ, et al. Effects of methylprednisolone and azathioprine on bronchial healing following lung autotransplantation. J Thorac Cardiovasc Surg, 1981, 82: 211-215.

[87] Kshettry VR, Kroshus TJ, Hertz MI, et al. Early and late complications after lung transplantation: incidence and management. Ann Thorac Surg, 1997, 63: 1576-1583.

[88] Wildevuur CRH, Benfield JR. A review of 23 human lung transplants by 20 surgeons. Ann Thorac Surg, 1970, 9: 489-515.

[89] Ruttmann E, Ulmer H, Marchese M, et al. Evaluation of factors damaging the bronchial wall in lung transplantation. J Heart Lung Transplant, 2005, 24: 275-281.

[90] Van De Wauwer C, Van Raemdonck D, Verleden GM, et al. Risk factors for airway complications within the first year after lung transplantation. Eur J Cardiothorac Surg, 2007, 31: 703-701.

[91] Alvarez A, Algar J, Santos F, et al. Airway complications after lung transplantation: a review of 151 anastomoses. Eur J Cardiothorac Surg, 2001, 19: 381-387.

[92] Baudet EM, Dromer C, Dubrez J, et al. Intermediate-term results after en bloc double-lung transplantation with bronchial arterial revascularization. J Thorac Cardiovasc Surg, 1996, 112: 1292-1300.

[93] Alvarez A, Salvatierra A, Lama R, et al. Preservation with a retrograde second flushing of Eurocollins in clinical lung transplantation. Transplant Proc, 1999, 31: 1088-1090.

[94] Calhoon JH, Grover FL, Gibbons WJ, et al. Single lung transplantation. Alternative indications and

technique. J Thorac Cardiovasc Surg, 1991, 101: 816.

［95］Weder W, Inci I, Korom S, et al. Airway complications after lung transplantation: risk factors, prevention and outcome. Eur J Cardiothorac Surg, 2009, 35: 293-298.

［96］Inci I, Weder W. Airway complications after lung transplantation can be avoided without bronchial artery revascularization. Curr Opin Organ Transplant, 2010, 15: 578-681.

［97］Date H, Trulock EP, Arcidi JM, et al. Improved airway healing after lung transplantation. An analysis of 348 bronchial anastomoses. J Thorac Cardiovasc Surg, 1995, 110: 1424-1432.

［98］Schmid RA, Boehler A, Speich R, et al. Bronchial anastomotic complications following lung transplantation: still a major cause of morbidity? Eur Respir J, 1997, 10: 2872-2875.

［99］Herrera JM, McNeil KD, Higgins RS, et al. Airway complications after lung transplantation: treatment and long-term outcome. Ann Thorac Surg, 2001, 71: 989-999.

［100］Murthy SC, Blackstone EH, Gildea TR, et al. Impact of anastomotic airway complications after lung transplantation. Ann Thorac Surg, 2007, 84: 401-409.

［101］Lee JC, Christie JD. Primary graft dysfunction. Proc Am Thorac Soc, 2009, 6: 39-46.

［102］Christie JD, Carby M, Bag R, et al. Report of the ISHLT working group on primary lung graft dysfunction: part II. Definition. J Heart Lung Transplant, 2005, 24: 1454-1459.

［103］Christie JD, Bavaria JE, Palevsky HI, et al. Primary graft failure following lung transplantation. Chest, 1998, 114: 51-60.

［104］King RC, Binns OA, Rodriguez F, et al. Reperfusion injury significantly impacts clinical outcome after pulmonary transplantation. Ann Thorac Surg, 2000, 69: 1681-1685.

［105］Christie JD, Kotloff RM, Pochettino A, et al. Clinical risk factors for primary graft failure following lung transplantation. Chest, 2003, 124: 1232-1241.

［106］Arcasoy SM, Kotloff RM. Lung transplantation. N Engl J Med, 1999, 340: 1081-1091.

［107］Christie JD, Sager JS, Kimmel SE, et al. Impact of primary graft failure on outcomes following lung transplantation. Chest, 2005, 127: 161-165.

［108］Arcasoy SM, Fisher A, Hachem RR, et al. Report of the ISHLT working group on primary lung graft dysfunction: part V. Predictors and outcomes. J Heart Lung Transplant, 2005, 24: 1483-1488.

［109］Christie JD, Kotloff RM, Ahya VN, et al. The effect of primary graft dysfunction on survival after lung transplantation. Am J Respir Crit Care Med, 2005, 171: 1312-1316.

［110］Christie JD, Van Raemdonck D, de Perrot M, et al. Report of the ISHLT working group on primary lung graft dysfunction: part Ⅰ. Introduction and methods. J Heart Lung Transplant, 2005, 24: 1451-1453.

［111］Miotla JM, Jeffery PK, Hellewell PG. Platelet-activating factor plays a pivotal role in the induction of experimental lung injury. Am J Respir Cell Mol Biol, 1998, 18: 197-204.

［112］Serrick C, Adoumie R, Giaid A, et al. The early release of interleukin-2, tumor necrosis factor-alpha and interferon-gamma after ischemia reperfusion injury in the lung allograft. Transplantation, 1994, 58: 1158-1162.

［113］Moreno I, Vicente R, Ramos F, et al. Determination of interleukin-6 in lung transplantation: association with primary graft dysfunction. Transplant Proc, 2007, 39: 2425-2426.

［114］de Perrot M, Bonser RS, Dark J, et al. Report of the ISHLT working group on primary lung graft dysfunction: part Ⅲ. Donor-related risk factors and markers. J Heart Lung Transplant, 2005, 24: 1460-1467.

［115］Barr ML, Kawut SM, Whelan TP, et al. Report of the ISHLT working group on primary lung graft dysfunction: part Ⅳ. Recipient-related risk factors and markers. J Heart Lung Transplant, 2005, 24: 1468-1482.

［116］Szeto WY, Kreisel D, Karakousis GC, et al. Cardiopulmonary bypass for bilateral sequential lung transplantation in patients with chronic obstructive pulmonary disease without adverse effect on lung function or clinical outcome. J Thorac Cardiovasc Surg, 2002, 124: 241-249.

［117］Shargall Y, Guenther G, Ahya VN, et al. Report of the ISHLT working group on primary lung graft dysfunction: part Ⅵ. Treatment. J Heart Lung Transplant, 2005, 24: 1489-1500.

［118］Adatia I, Lillehei C, Arnold JH, et al. Inhaled nitric oxide in the treatment of postoperative graft dysfunction after lung transplantation. Ann Thorac Surg, 1994, 57: 1311-1318.

［119］Date H, Triantafillou AN, Trulock EP, et al. Inhaled nitric oxide reduces human lung allograft dysfunction. J Thorac Cardiovasc Surg, 1996, 111: 913-919.

［120］Macdonald P, Mundy J, Rogers P, et al. Successful treatment of life-threatening acute reperfusion injury after lung transplantation with inhaled nitric oxide. J Thorac Cardiovasc Surg, 1995, 110: 861-863.

［121］Fiser SM, Kron IL, McLendon Long S, et al. Early intervention after severe oxygenation index elevation improves survival following lung transplantation. J Heart Lung Transplant, 2001, 20: 631-636.

［122］Meyers BF, Sundt TM III, Henry S. Selective use of extracorporeal membrane oxygenation is warranted after lung transplantation. J Thorac Cardiovasc Surg, 2000, 120: 20-26.

［123］Smedira NG, Moazami N, Golding CM, et al. Clinical experience with 202 adults receiving extracorporeal membrane oxygenation for cardiac failure: survival at five years. J Thorac Cardiovasc Surg, 2001, 122: 92-102.

［124］Kermeen FD, McNeil KD, Fraser JF, et al. Resolution of severe ischemia-reperfusion injury post-lung transplantation after administration of endobronchial surfactant. J Heart Lung Transplant, 2007, 26: 850-856.

［125］Amital A, Shitrit D, Raviv Y, et al. The use of surfactant in lung transplantation. Transplantation, 2008, 86: 1554-1559.

［126］Inci I, Zhai W, Arni S, et al. N-Acetylcysteine attenuates lung ischemia-reperfusion injury after lung transplantation. Ann Thorac Surg, 2007, 84: 240-246.

［127］Chamogeorgakis TP, Kostopanagiotou GG, Kalimeris CA, et al. Effect of N-acetyl-l-cysteine on lung ischaemia reperfusion injury in a porcine experimental model. ANZ J Surg, 2008, 78: 72-77.

［128］Wolf PS, Merry HE, Farivar AS, et al. Stress-activated protein kinase inhibition to ameliorate lung ischemia reperfusion injury. J Thorac Cardiovasc Surg, 2008, 135: 656-665.

第二十二章 肺移植在囊性纤维化和支气管扩张中的应用

◇ 一、引 言

囊性纤维化（cystic fibrosis,CF）和支气管扩张症的等待移植受者是肺移植的重大挑战。囊性纤维化和支气管扩张受者的肺部往往细菌负荷巨大,而且通常是耐药菌,并且同时存在上呼吸道持续感染。既往手术史,无论是胸膜固定术还是肺叶切除术,都可能增加炎性胸膜粘连的发生。最后,囊性纤维化患者合并糖尿病、营养吸收不良和肝功能障碍等非肺部的基础疾病,以及支气管扩张患者合并免疫缺陷等,都可能影响患者移植后的效果。对这些患者进行肺移植是最具挑战性的,但这些患者也是肺移植治疗最有获益的。

（一）囊性纤维化

囊性纤维化是白种人中最常见的致死性疾病。在北欧和西欧,大约每3000人中就有1人罹患囊性纤维化,与美国白种人的发病率相似。囊性纤维化发病率最高的国家是爱尔兰共和国,大约为1/1400。相比之下,拉丁美洲人的囊性纤维化发病率为1/4000～1/1万,非洲裔美国人的发病率为1/1.5万～1/2万,日本人的发病率仅为1/35万[1]。

一方面,囊性纤维化患者的肺部处于感染-损伤的循环中,并逐渐进展至支气管扩张和慢性肺损伤。多达98%的儿童在3岁以前可以经培养阳性或血清学证据诊断为铜绿假单胞菌感染。至少80%的囊性纤维化患者死于呼吸衰竭。

另一方面,近几十年来,囊性纤维化患者的生存时间得到显著改善。在21世纪的前10年,美国囊性纤维化患者的预期寿命从31岁提高到37岁。有人认为,在英国出生的患有囊性纤维化的儿童的预期寿命至少为50岁[2]。这些变化的结果之一是,既往囊性纤维化患者接受肺移植的大多为儿童或青少年,但现在我们更多的是对囊性纤维化成年患者进行肺移植,甚至有40多岁和50多岁的患者。我们甚至可以想象,囊性纤维化患者未来可能出现对于移植来说"年龄太大了"的现象！

此外,未来的状况可能发生巨大的变化。随着快速简便的产前诊断变得越来越普及,细胞层面的修改在未来可能逐渐实现。尽管直接基因插入的结果令人失望,但是像ivacaftor这样的药物对一小部分有特异性和罕见突变的患者是非常有效的，并且有望在不远的将来开辟有效逆转细胞问题的前景[3]。

囊性纤维化是一种异质性疾病，其部分病因是编码囊性纤维化跨膜传导调节（cystic fibrosis transmembrane conductance regulator，CFTR）蛋白的基因发生突变。但即使发生相同的基因突变，例如 F508del 发生于 2/3 的欧洲人中，其疾病的严重程度也有很大的不同。造成这种不同的因素有很多，其中包括护理质量，同时也包括该基因与其他基因多态性的相互作用。

正如可能影响年轻人的致命型呼吸道疾病一样，囊性纤维化多年来占据移植前诊断的很大一部分比例。国际心肺移植学会（International Society for Heart and Lung Transplantation，ISHLT）注册处的一份报告显示，在 1995—2013 年登记的近 5 万例肺移植患者中，囊性纤维化患者占全部肺移植的 16%，占双肺移植的 24%[4]。在所有心肺移植患者中，有 14% 为囊性纤维化患者。在 20 世纪 90 年代中期，心肺移植患者在移植手术中的占比高达 20%。而现在，只有少数人进行心肺移植手术。

儿科患者的情况则不同。70% 的 11~17 岁肺移植受者为囊性纤维化患者。对囊性纤维化患者进行肺移植的优势在欧洲最明显，大约 75% 的 18 岁以下青少年和儿童的肺移植手术是针对囊性纤维化的[5]。

这种跨大西洋的差异在成年人中也可以观察到（考虑到不同的人群分布，这也是在预料之中的）。在最新的美国器官获取与移植网络/移植受者科学注册表（Organ Procurement and Transplantation Network/Scientific Registry of Transplant Recipients，OPTN/SRTR）报告中，囊性纤维化被归为"免疫缺陷病症"，在 2013 年美国实施的近 2000 例肺移植中仅占 14%[6]。

（二）支气管扩张症

囊性纤维化尽管具有异质性，但仍是一个单一诊断。相比之下，支气管扩张症，或更正确、复杂的描述应为非囊性纤维化支气管扩张症，包括了一系列的肺部感染状态。支气管扩张症适用于描述经高分辨率 CT 扫描可见的气道扩张、反复感染和咳痰的情况，并且在老年人中更常见。一半以上患者的支气管扩张症是由肺损伤性感染（如肺炎、麻疹、结核病或过敏性支气管肺曲霉病等）发展而来的，但在这些情况下，疾病往往具有自限性，很少需要肺移植。一些肺移植候选者的支气管扩张症可能与其他肺部病理学变化相关（例如肺气肿），并且决定了疾病的严重程度。大多数支气管扩张症的移植患者有免疫缺陷或有一种归为原发性纤毛运动障碍的先天性疾病[7]。

支气管扩张症患者肺移植的病例数量远少于囊性纤维化患者肺移植的病例数量。因此，在国际心肺移植学会登记中，非囊性纤维化支气管扩张症患者仅占所有肺移植的 2.7%，占双肺移植的 4%[4]。涉及免疫缺陷或原发性纤毛运动障碍的肺移植病例数并未单独记录。

实际上，支气管扩张症患者移植手术中的许多技术或手术问题与囊性纤维化患者的相同，包括炎症性粘连和脓性分泌物溢出。与原发性纤毛运动障碍相关的疾病（如 Kartagener 综合征）虽有自己特定的问题，但这些问题也容易解决。

支气管扩张症的疾病进展与囊性纤维化不同，预后指标也不尽相同。然而，最重要的区别在于除呼吸道以外的基础疾病。因此，免疫缺陷若严重到足以引起终末期肺功能衰竭，则会造成移植后的一系列其他问题。

◇ 二、患者选择

国际心肺移植学会最近更新了有关肺移植候选者选择的共识性文件(上一次版本更新在2006年)[8]。该共识文件内容包括可接受肺移植的一般因素以及转诊和入选移植候选者名单的具体情况。它是基于全球各地的专业知识并且尽可能地涵盖了所有选择领域的共识文件,并且探讨了入选移植候选者名单的一般条件和特定的囊性纤维化患者。

该文件除了讨论肺移植的适应证外,还充分讨论了一些相关禁忌证的证据。本章后续还详细讨论了术前广泛耐药或高度耐药菌定植的患者(尤其囊性纤维化患者)的治疗。

将患者转诊到移植中心的详细标准见框22.1。在做好患者评估后,再用非常明确的标准来确定等待移植时间(见框22.2)。

框22.1 转诊时机

▶ FEV₁已经下降到预计值的30%;或者疾病晚期患者尽管已经接受最佳治疗(特别是女性患者),但FEV₁仍然急剧下降;或者感染非结核性分枝杆菌或洋葱伯克霍尔德菌复合物(有或没有糖尿病)。

▶ 步行6分钟距离<400米。

▶ 在没有急性缺氧的情况下,发生肺动脉高压(通过心脏超声心动图测量的收缩期PAP>35mmHg或通过右心导管测量的平均PAP>25mmHg)。

▶ 与以下任何急性加重频率增加相关的病情进展:
  • 需要无创通气的急性呼吸衰竭发作;
  • 细菌耐药增加和急性加重后临床恢复不良;
  • 补充营养后营养状况仍不断恶化;
  • 气胸。

▶ 支气管栓塞后仍有危及生命的咯血

框22.2 进入移植名单时机

▶ 慢性呼吸衰竭:
  • 单独缺氧(PaO_2<8kPa或<60mmHg);
  • 伴有高碳酸血症($PaCO_2$>6.6kPa或>50mmHg)。

▶ 长期无创通气治疗。

▶ 肺动脉高压。

▶ 频繁住院。

▶ 肺功能迅速下降。

▶ 世界卫生组织功能分级Ⅳ级

注:FEV_1,forced expiratory volume in the first second of respiration,呼吸第1秒的呼气量;PAP,pulmonary arterial pressure,肺动脉压。

◇ 三、选择期间的特殊考虑

移植前定植

1. 曲霉菌

令人担忧的一个问题是广泛耐药和多重耐药菌在潜在受者中的定植。定植菌的存在主要会引起两种情况:一种情况是在移植时,定植菌溢出到胸膜间隙或进入新移植的肺中;后一种情况可能发生在移植过程中两个气管没有严格隔离时,或可能在移植后从气管或鼻窦中获得这些定植菌。

许多潜在的严重感染可以通过精心制定的预防性治疗方案避免,或尽可能使其发生率降至最低。例如,移植前曲霉菌定植是非常常见的,但侵袭性曲霉病却很少见。在手术时,在气管特别是支气管吻合部位的曲霉菌培养阳性是侵袭性曲霉病定植的危险因素。移植前对这些患者的识别至关重要,这样可以对他们集中给予预防性抗真菌治疗。虽然这样做也不能完全避免后续再出现真菌感染问题,但还是可以在很大程度上预防患者死亡或严重气道问题的发生[9]。

曲霉菌培养阳性的移植受者的另一个问题是发现含有空腔的曲霉菌球(见图22.1)。在移除这些肺时,必须格外注意,避免曲霉菌溢出,并需警惕移植后期出现真菌性肺脓肿的风险。

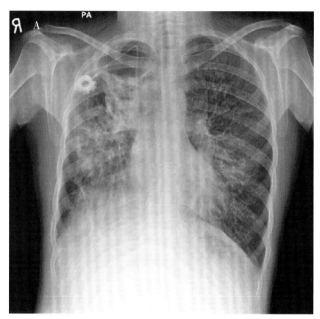
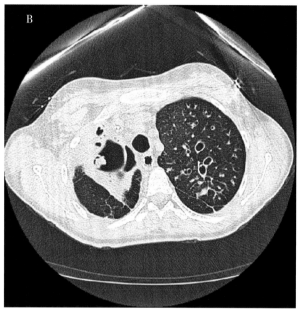

图22.1　(图A)囊性纤维化患者顶端腔的胸部平片。(图B)同一患者的CT扫描显示含空腔的曲霉菌球

2. 伯克霍尔德菌

最有争议的领域之一是伯克霍尔德菌复合体(B.complex,BCC)携带者的移植。伯克霍尔德菌复合体在潜在的移植受者中携带率很高,所以囊性纤维化患者可接受肺移植的机会也因此有所减少。伯克霍尔德菌(Burkholderia cenocepacia)曾被称为基因型Ⅲ,现在已经被确定是造成患者移植后生存率下降的真正问题所在。杜克大学的一项研究表明,携带非洋葱BCC的移植受者与不携带BCC的移植受者,接受肺移植后的1年生存率相同,但是携带洋葱BCC的移植受者的1年生存率低至29%[10]。

我们的团队也得到了相同的结果。在216例患者中,22例在移植前感染BCC,其中12例为洋葱伯克霍尔德菌感染。非洋葱BCC感染患者的死亡率与不携带BCC的患者相同。而感染洋葱伯克霍尔德菌组患者的1年死亡率为75%,9例中有8例死于脓毒血症和BCC菌血症[11]。

因此,我们不再接受伯克霍尔德菌定植的患者,许多移植中心(但不是所有的移植中心)也是这样做的。值得称赞的是,接受这些患者的医疗团队在积极推进新方法的研究,并在框架内对患者进行治疗[8]。

3. 脓肿分枝杆菌

脓肿分枝杆菌(又称龟分枝杆菌)是与疾病更快速进展有关的另一种病原菌,并且这种细菌感染可见于越来越多的患者。对于这些移植候选者的可接受性,目前尚未达成共识,但是有许多病例可见术后多次复发,典型的表现有胸壁包块和持续的伤口破坏。目前,仅有一个系列病例的报道,因此,很少有证据可以作为治疗建议的依据。对脓肿分枝杆菌感染的移植候选者的建议是,在移植前进行充分的治疗;也有可能根除感染,但这可能需要2年的时间。移植前病情持续进展应被视为移植的禁忌证,不应该对不接受感染治疗的患者实施肺移植手术[8]。近期有相关的文献对囊性纤维化患者非结核分枝杆菌的各个方面进行了系统综述[13]。

◇ 四、既往手术史和胸腔不对称

高达20%的囊性纤维化患者会发生气胸，这也是一个突出的问题。气胸也是预后不良的标志，可能会引起呼吸衰竭。而肺切除术现在很少应用于囊性纤维化患者，所以它对疾病的影响很小，并且现在已经有更好的方法可用于控制大咯血。虽然这类患者还是能遇到，但是他们的肺切除术通常是在多年前进行的。肺切除手术可能更常见于非囊性纤维化支气管扩张症患者，并且这些肺切除手术可能是在非囊性纤维化支气管扩张症被广泛认识之前就进行的。

早期的研究报道表明，既往有手术史的患者手术相关风险并没有增加，但这无疑存在报告偏倚[14]。我们的研究分析了囊性纤维化患者接受气胸胸膜固定术的相关具体问题，结果发现其出血更多、手术时间更长，但对生存没有影响[15]。尽管可以通过胸片或CT扫描确定是否有胸膜增厚的情况，但是我们发现仅根据影像学表现并不能准确地预测手术的困难程度。关于囊性纤维化受者的另一个具体报告也得出了相同的结论[16]。

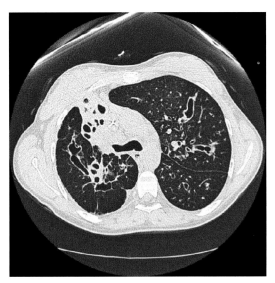

图22.2　中度胸腔不对称，这种情况最好通过右侧供体肺叶切除术以及在左侧移植过大的单肺来解决

最近有一项大样本研究报告指出，老龄和长期旁路支持是患者死亡的危险因素[17]。我们的结论是，无论将来是否考虑肺移植，都应该用最有效的方法对气胸进行治疗，建议尽可能避免胸膜切除术。

如果患者已经接受了肺切除术或长期存在肺不张，那么双侧胸腔的尺寸差异可能很大。在短期的肺体积减小期间，纵隔会偏移，因此可以采用标准的肺大小测量方法。然而，如果肺大小尺寸存在较大的差异，那么应利用解剖学方法尽量适宜地减小供肺：可能需要行肺叶切除术，使供肺能适应"小"的胸腔（见图22.2）。

在双侧胸腔大小差异很大的情况下，将任何类型的供肺移植入胸腔可能都有困难，并且肺门旋转的问题可能加重这种困难（见图22.3）。对此，我们曾对几例患者在一侧行肺切除术后，立即对另一侧实施单肺移植手术[18]。对此，一个主要的要求就是在容积较小一侧肺功能有限的情况下，使患者在最初的肺叶切除术过程中保持稳定。

远期结局较好的也是很久以前接受过肺切除术的患者。对此，也有一系列的病例报道[19]。该系列病例报道从不同的移植中心纳入了14例随访了18年的病例。结果显示，预后最好的是非囊性纤维化支气管扩张症患者和儿童时期行肺切除术的患者。手术时必须特别注意旁路插管策略和切口位置的选择。

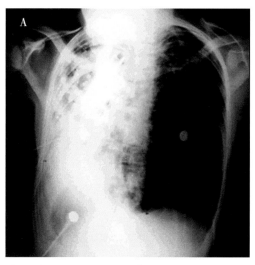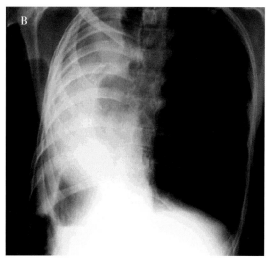

图 22.3 （图 A）胸片提示右侧胸廓严重缩小，纵隔严重偏移。患者同步行右肺切除术及左侧单肺移植术。（图 B）该患者的术后晚期胸片，纵隔进一步偏移，右侧胸腔闭塞

◇ 五、手术方式演变

最初，大家普遍认为囊性纤维化和支气管扩张症的等待肺移植患者需要移除两个肺，这对于移植候选者来说是一个挑战。首次成功的肺移植手术是由多伦多的研究小组于 1985 年报告的，这是首例成功地对没有感染的肺纤维化患者进行的单肺移植手术。在当时，只有心肺联合移植手术实施双肺移除，而囊性纤维化患者是欧美地区早期双肺移植的代表[20-21]。在多伦多地区，用这种手术方式治疗支气管扩张症患者的经验也促进了整体双肺移植的发展。

双肺移植被证明发展到了一个"死胡同"，但它确实证明了移除心脏（如心肺移植）不是必需的甚至是不利的。将囊性纤维化患者的健康心脏移植到心脏受者中，再给囊性纤维化患者实施心肺联合移植手术，这种方法有"多米诺骨牌"的效应[21]。它虽然实现了供者器官的有效利用，但是又面临着外科手术和伦理的困难。当然，囊性纤维化患者接受了去神经同种异体移植心脏，心肺移植又至少可以保证气道愈合。尽管如此，在整体双肺移植技术面临困境之后，肺移植外科技术从法国最初应用的双支气管入路逐渐发展到由 Kaiser 和 Pasque 等首次描述并经 St. Louis 发展的序贯双肺或单肺移植的手术技术[22]。

◇ 六、当前手术方式

现行的标准方法是通过蛤壳式切口进行序贯双肺或单肺移植。通过蛤壳式切口，可以很好地进入整个胸膜腔（见图 22.4）。序贯单肺移植是指移除一侧肺，随后植入第 1 个肺；然后移除另一侧肺，再植入第 2 个肺。

A

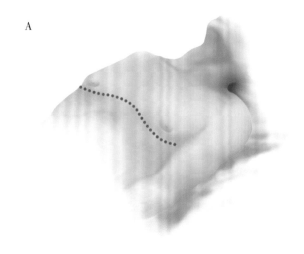

B

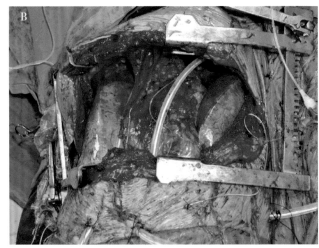

图 22.4　蛤壳式切口可以很好地进入整个胸膜腔

　　除年龄较小的青少年和儿童外,所有移植受者均采用左侧双腔气管插管,同时应用标准监测与经食管超声心动图。经食管超声心动图允许在单肺麻醉期间监测右心室,可以在肺再灌注后预警潜在的空气栓塞,并可以在完成肺移植后确认肺静脉的血流通畅性。

　　蛤壳式切口应在第 5 肋间,从而可以直接进入肺门。如果没有应用体外循环,有些医生更愿意保留未手术侧胸膜的完整性。一个主要的问题是另一侧肺可能发生意外的肺实质漏气。

　　如前文所述,囊性纤维化患者的肺移植手术可在没有体外循环支持的情况下进行。然而,心肺机(heart-lung machine)在某些情况下是必不可少的(例如在大叶移植期间)。自 1991 年以来,笔者所在的医学中心一直在使用心肺机,它可以使所有患者获益[23]。本中心所开发的方法包括移除双肺、切除气管和即时再灌注。在植入第 2 个肺时,第 1 个被植入的肺在胸腔内保持冷却状态,并避免复灌。有关体外循环的优点总结见表 22.1。

表 22.1　体外循环的优点

序号	优点
1	使用单腔气管插管,这可以更容易清除黏稠分泌物,特别是在年龄较小的患者中
2	完全隔离气道,从而可以应用抗菌药物进行气管灌洗
3	避免从原生肺到新移植肺的交叉污染风险
4	即时压力控制的两肺再灌注,避免单侧肺被灌注所有的肺血流量

　　这种手术方式的缺点在于有发生潜在出血的风险更大而需要使用凝血剂,以及原发性移植物功能障碍的发生风险显著增加[24]。待凝血功能异常被逆转时,硬膜外导管通常需要延长置管 24小时。

　　对于肺移植手术中需要支持治疗的患者,替代完全常规的心肺分流术的方案是应用闭合的体外膜肺氧合,后者的优点有肝素的给药剂量较低,血液创伤和炎性细胞因子活化较少。对此,虽然尚缺少严格的对比,但目前已可见此种替代方案有出血量少、肺损伤少以及移植受者在重症监护室的停留时间更短等表现[25]。

　　无论是否应用体外循环,肺移植手术的基本步骤都是相同的,包括解除胸膜粘连,结扎和分离血管等。在合并感染性肺部疾病的情况下,我们的习惯是在移除原位肺之前先将支气管缝合。在移除原位肺的过程中必须非常小心,注意避免分泌物外溢,并必须尽快将要移除的原位肺完全地从患者胸部取出。

在原位肺移除和移植手术完成后,用广谱有效的抗菌药物灌洗胸膜空间,可能可以降低胸膜间隙感染和脓胸的发生风险。我们发现,抗菌药物 Taurolin 在这种情况下特别有效[26]。

手术过程必须非常小心,避免损伤迷走神经。我们将支气管相对远端分开,并从后壁剥离迷走神经,同时避免在其附近使用电刀,并保持神经远离缝合线。肺门内通常有大量炎性肿大的淋巴结和大的供血支气管动脉。因此,注意加强止血也是至关重要的。

支气管通常是首先吻合的,注意供者支气管应尽量短些:因为供者支气管的供血依赖于肺内的血供通道,所以所保留的供者支气管应尽可能靠近肺实质。我们使用单丝不可吸收缝合线,但也有些医生使用编织的可吸收材料。缝合线的选择可能无关紧要,只要坚持尽量保护周围组织和保留较短的供者支气管的原则就可以[27]。

供肺动脉和受者左心房端对端吻合之后,通常应用顺行的方法经开放静脉吻合术进行移植肺的排气。应使用翻转缝合术,努力在心房连接处实现内膜-内膜缝合。再灌注时的压力应适度。有证据表明,在初次通气时,使用空气是较好的选择[24]。

通过将胸骨边缘连接在一起实现手术切口的闭合;之后,在肋周进行进一步缝合。疼痛控制可能是这种巨大切口的特殊问题。为了控制疼痛,几乎必须使用硬膜外导管或双侧椎旁插管来连续输送局部麻醉药物。

◇ 七、肺叶移植

许多囊性纤维化和支气管扩张症患者的肺小于人体的平均水平。肺的体积小也是许多注册管理机构等待肺移植名单上患者死亡的危险因素[6]。对此,治疗的方法之一是移植较小的肺。减容可以通过非解剖性的方法进行,但是对供肺直接进行解剖性肺叶切除的预后似乎最好。该观点得到了许多有说服力的研究结果的支持。而且根据一些肺移植经验丰富的团队的研究,减容肺移植的预后与全尺寸肺移植是相同的[28]。我们已经发现,如果想成功进行双侧肺叶移植,那么供者的肺体积应该是受者肺体积的2倍。

为了解决较小的受者无法获得供体肺的问题,有些地区开展了活体供肺移植。但这种移植涉及重大伦理问题[29],并且手术具有一定的挑战性。洛杉矶的一个移植团队已经积累了所有年龄组活体供者移植的最丰富的经验[30]。尽管供者发病率一般很低,但活体供肺移植受者的1年生存率比接受常规尸体移植的患者要差些。Sweet 曾在2006年报道了美国儿童活体肺移植的丰富经验[31],但其实自2005年肺分配评分引入美国后,活体肺移植手术已基本停止。而在日本,活体肺移植手术仍在继续开展,并且效果非常好[32],但这些移植均不是在囊性纤维化患者中进行的。

◇ 八、肝肺联合移植

囊性纤维化相关性肝病是囊性纤维化患者的第三大死因,常见于肺移植候选者。根据目前的选择标准,囊性纤维化相关性肝病患者即使肝功能检查结果异常,但只要具备良好的综合条件,其预后就同于一般囊性纤维化患者。门静脉高压的存在,即使是已知的静脉曲张,也不是禁忌证,我们只要保证综合条件良好即可。

有一部分移植候选者尽管尚未达到肝移植阶段,但身体功能很差,无法在肝功能失代偿的状态下获得肺移植后的生存。在这种情况下,在完成肺移植后立即进行同一供者的肝移植能取得令人满意的结果[33]。然而，这种移植的效果不如标准移植(尽管可供比较的病例数量很少)，并且联合移植手术的理由也遭到质疑[34]。

我们只对风险相对低的受者进行了肝肺联合移植手术，并取得了可喜的结果，但肝肺联合移植也并不能防止急性排斥反应。

◇ 九、支气管扩张的特殊情况

只有一个移植中心报告了关于非囊性纤维化支气管扩张症的移植大样本研究[35]。许多非囊性纤维化支气管扩张症患者会被诊断为特发性的或者与儿童期感染有关。因此，移植的考虑与囊性纤维化相似。

少数患者有低丙种球蛋白血症的基础疾病。由于这种疾病可以通过常规补充免疫球蛋白进行治疗，所以这些患者完全可以接受肺移植手术。在我们有限的经验中，这些患者术后感染的情况与其他肺移植患者并无不同。

最后，大多数系列研究涉及少数纤毛运动障碍(纤毛发育不良综合征)患者。关于 Kartagener 综合征(包括内脏转位和可能存在的心脏缺陷)患者的移植，虽然仍然只是零星报道，但是经验已经比较成熟[36]。早期的研究主要采取心肺联合移植[37]，因为这类患者可能同时合并难以修复的心脏缺陷。然而，双肺移植涉及将供肺移植入合适的胸腔，并有可能完全矫正解剖上的"肺门"[38]。

一系列非常罕见的大气道问题，如 Williams-Campbell[39] 和 Mounier-Kuhn[40] 综合征，涉及可能导致气管塌陷和反复感染的软骨缺损，已经可以通过肺移植成功治疗，但必须个性化制定相关临床决策。特别值得注意的是，持续气管塌陷是肺移植的禁忌证，因为肺移植无法解决持续气管塌陷问题。

◇ 十、结 果

接受肺移植的囊性纤维化患者尽管有手术和感染性疾病的许多相关问题，但他们仍有最佳的长期生存前景。据国际心肺移植学会登记，无论在需要移植时的具体诊断是什么，他们都有最佳的5年和10年预后[4]。患囊性纤维化的移植受者相对较年轻，并且服药依从性强。对于任何不良合并症，也都已经预知。

我们自己的相关病例研究发表于2008年[41]，纳入了176名患者(我们现在有250多名患者)，他们的中位生存时间在10年以上(见图22.5)，截至目前，生存时间大于11年。

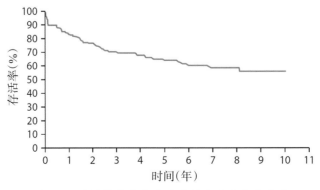

图 22.5 囊性纤维化患者肺移植术后晚期生存率

尽管对于囊性纤维化患儿肺移植的总体获益曾经不太明确[42]，但具有丰富经验的一些中心后来做了42项相关研究，已经证明对囊性纤维化患儿实施肺移植手术具有极好的疗效。维也纳的一个移植团队也报道，近年来囊性纤维化肺移植受者的5年生存率可以达到70%[43]。

◇ 十一、结　论

对于肺移植来说，囊性纤维化和非囊性纤维化支气管扩张症是最具挑战性的，但患者同时也往往能获得最满意的治疗效果。目前，虽然尚有病例选择问题和技术难题，但其术后具有最佳的长期预后。未来，随着普通护理水平的提升，老年人口将增加，有的患者也许永远不会需要移植了。然而，目前它们仍然是肺移植的核心。

◇ 参考文献

[1] O'Sullivan BP, Freedman SD. Cystic fibrosis. Lancet, 2009, 373: 1891-1904.

[2] Dodge JA, Lewis PA, Stanton M, et al. Cystic fibrosis mortality and survival in the UK: 1947—2003. Eur Respir J, 2007, 29: 522-526.

[3] Massie J, Castellani C, Grody WW. Carrier screening for cystic fibrosis in the new era of medications that restore CFTR function. Lancet, 2014, 383: 923-925.

[4] Yusen RD, Edwards LB, Kucheryavaya AY, et al. The registry of the International Society for Heart and Lung Transplantation: thirty-first adult lung and heart-lung transplant report-2014, focus theme: retransplantation. J Heart Lung Transplant, 2014, 33: 1009-1024.

[5] Benden C, Goldfarb SB, Edwards LB, et al. The Registry of the International Society for Heart and Lung Transplantation: seventeenth official pediatric lung and heart-lung transplantation report-2014, focus theme: retransplantation. J Heart Lung Transplant, 2014, 33: 1025-1033.

[6] Valapour M, Skeans MA, Heubner BM, et al. OPTN/SRTR 2012 annual data report: lung. Am J Transplant, 2014, 14(Suppl 1): 139-165.

[7] McDonnell MJ, Ward C, Lordan JL, et al. Non-cystic fibrosis bronchiectasis. QJM, 2013, 106: 709-715.

[8] Weill D, Benden C, Corris PA, et al. A consensus document for the selection of lung transplant candidates: 2014-an update from the Pulmonary Transplantation Council of the International Society for Heart and Lung Transplantation. J Heart Lung Transplant, 2015, 34: 1-15.

[9] Luong ML, Chaparro C, Stephenson A, et al. Pretransplant Aspergillus colonization of cystic fibrosis patients and the incidence of post-lung transplant invasive aspergillosis. Transplantation, 2014, 97: 351-357.

[10] Alexander BD Petzold EW, Reller LB, et al. Survival after lung transplantation of cystic fibrosis patients infected with Burkholderia cepacia complex. Am J Transplant, 2008, 8: 1025-1030.

[11] De Soyza A, Meachery G, Hester KL, et al. Lung transplantation for patients with cystic fibrosis and Burkholderia cepacia complex infection: a single-center experience. J Heart Lung Transplant, 2010, 29: 1395-1404.

[12] Lobo LJ Chang LC, Esther CR Jr. Lung transplant outcomes in cystic fibrosis patients with pre-

operative mycobacterium abscessus respiratory infections. Clin Transplant, 25: 1447-1455.

[13] Qvist T, Pressler T, Hoiby N, et al. Shifting paradigms of nontuberculous mycobacteria in cystic fibrosis. Respir Res, 2014, 15: 41.

[14] Dusmet M, Winton TL, Kesten S, et al. Previous intrapleural procedures do not adversely affect lung transplantation. J Heart Lung Transplant, 1996, 15: 249-254.

[15] Curtis HJ, Bourke SJ, Dark JH, et al. Lung transplantation outcome in cystic fibrosis patients with previous pneumothorax. J Heart Lung Transplant, 2005, 24: 865-869.

[16] Rolla M, Anile M, Venuta F, et al. Lung transplantation for cystic fibrosis after thoracic surgical procedures. Transplant Proc, 2011, 43: 1162-1163.

[17] Shiegmura N, Bhama J, Gries CJ, et al. Lung transplantation in patients wih prior cardiothoracic surgical procedures. Am J Transplant, 2012, 12: 1249-1255.

[18] Forty J, Hasan A, Gould FK, et al. Single lung transplantation with simultaneous contralateral pneumonectomy for cystic fibrosis. J Heart Lung Transplant, 1994, 13: 727-730.

[19] Le Pimpec-Barthes F, Thomas PA, Bonnette P, et al. Single-lung transplantation in patients with previous contralateral pneumonectomy: technical aspects and results. Eur J Cardiothorac Surg, 2009, 36: 927-932.

[20] Frist WH, Fox MD, Campbell PW, et al. Cystic fibrosis treated with heart-lung transplantation: North American results. Transplant Proc, 1991, 23: 1205-1206.

[21] Yacoub MH BN, Khaghani A, et al. Heart lung transplantation for cystic fibrosis and subsequent domino heart transplantation. J Heart Transplant, 1990, 9: 459-467.

[22] Kaiser LR, Pasque MK, Trulock EP, et al. Bilateral sequential lung transplantation: the procedure of choice for double-lung replacement. Ann Thorac Surg, 1991, 52: 438-445, discussion 445-446.

[23] Hasan A, Corris PA, Healy M, et al. Bilateral sequential lung transplantation for end stage septic lung disease. Thorax, 1995, 50: 565-566.

[24] Diamond JM, Lee JC, Kawut SM, et al. Clinical risk factors for primary graft dysfunction after lung transplantation. Am J Respir Crit Care Med, 2013, 187: 527-534.

[25] Machuca TN, Collaud S, Mercier O, et al. Outcomes of intraoperative ECMO versus cardiopulmonary bypass for lung transplantation. J Thorac Cardiovasc Surg, 2015, 149: 1152-1157.

[26] Perry JD, Riley G, Johnston S, et al. Activity of disinfectants against gram-negative bacilli isolated from patients undergoing lung transplantation for cystic fibrosis. J Heart Lung Transplant, 2002, 21: 1230-1231.

[27] Colquhoun IW, Gascoigne AD, Au J, et al. Airway complications after pulmonary transplantation. Ann Thorac Surg, 1994, 57: 141-145.

[28] Mitilian D, Sage E, Puyo P, et al. Techniques and results of lobar lung transplantations. Eur J Cardiothorac Surg, 2014, 45: 365-369, discussion 369-370.

[29] Wells WJ, Barr ML. The ethics of living donor lung transplantation. Thorac Surg Clin, 2005, 15: 519-525.

[30] Barr ML, Schenkel FA, Bowdish ME, et al. Living donor lobar lung transplantation: Current status and future directions. Transplant Proc, 2005, 37: 3983-3986.

［31］Sweet S. Paediatric living donor lobar lung transplantation. Pediatr Transplant, 2006, 10: 861-868.

［32］Date H, Sato M, Aoyama A, et al. Living-donor lobar lung transplantation provides similar survival to cadaveric lung transplantation even for very ill patients. Eur J Cardiothorac Surg, 2014, 47: 967-973.

［33］Barshes NR, DiBardino DJ, McKenzie ED, et al. Combined lung and liver transplantation: the United States experience. Transplantation, 2005, 80: 1161-1167.

［34］Wolf JH, Sulewski ME, Cassuto JR, et al. Simultaneous thoracic and abdominal transplantation: can we justify two organs for one recipient? Am J Transplant, 2013, 13: 1806-1816.

［35］Beirne PA, Banner NR, Khaghani A, et al. Lung transplantation for non-cystic fibrosis bronchiectasis: a 13 year experience. J Heart Lung Transplant, 2005, 24: 1530-1535.

［36］Tkebuchava T, Niederhauser U, Weder W, et al. Kartagener's syndrome: clinical presentation and cardiosurgical aspects. Ann Thorac Surg, 1996, 62: 1474-1479.

［37］Rabago G, Copeland JG 3rd, Rosapepe F, et al. Heart-lung transplantation in situs inversus. Ann Thorac Surg, 1996, 62: 296-298.

［38］Sidney Filho LA, Machuca TN, Camargo Jde J, et al. Lung transplantation without the use of cardiopulmonary bypass in a patient with Kartagener syndrome. J Bras Pneumol, 2012, 38: 806-809.

［39］Burguete SR, Levine SM, Restrepo MI, et al. Lung transplantation for Williams-Campbell syndrome with a probable familial association. Respir Care, 2012, 57: 1505-1508.

［40］Eberlein M, Geist LJ, Mullan BF, et al. Long-term success after bilateral lung transplantation for Mounier-Kuhn syndrome: a physiological description. Ann Am Thorac Soc, 2013, 10: 534-537.

［41］Meachery G, De Soyza A, Nicholson A. Outcomes of lung transplantation for cystic fibrosis in a large UK cohort. Thorax, 2008, 63: 725-731.

［42］Liou TG, Cahill BC. Pediatric lung transplantation for cystic fibrosis. Transplantation, 2008, 86: 636-637.

［43］Gruber S, Eiwegger T, Nachbaur E, et al. Lung transplantation in children and young adults: a 20-year single-center experience. Eur Respir J, 2012, 40: 462-469.

第二十三章 肺动脉高压的肺移植

◇ 一、引 言

肺动脉高压(pulmonary hypertension,PH)本身并非一种独立的疾病,而是机体因下游血流阻力增加而做出的适应性改变所导致的医学状态。它的定义是:在静息状态下,通过右心导管测量肺动脉压(pulmonary arterial pressure,PAP)$\geqslant$25mmHg[1]。如果不对肺动脉高压进行有效控制,那么可引起继发性右心衰竭,导致不良预后,甚至威胁患者生命。

由于肺动脉高压的早期症状(包括乏力、劳力性呼吸困难)不具有特异性,所以诊断通常会延迟。随着疾病进展,患者右心室障碍的症状和体征会逐渐出现,例如心绞痛、劳累后晕厥、腹水及外周水肿。

根据病理生理机制、临床表现和治疗方式,世界卫生组织(World Health Organization,WHO)将肺动脉高压分为5类,并于2013年进行了进一步更新,详见表23.1[2-3]。以前根据有无明确病因做出的原发性和继发性的分类方法将不再沿用。

表 23.1 肺动脉高压的 WHO 分类

1. 动脉性肺动脉高压
1.1 特发性动脉性肺动脉高压
1.2 遗传性动脉性肺动脉高压
1.2.1 BMPR2
1.2.2 ALK1. ENG. SMAD9. CAV1. KCNK3
1.2.3 其他未知基因
1.3 药物和毒物所致的动脉性肺动脉高压
1.4 与其他疾病相关的动脉性肺动脉高压
1.4.1 结缔组织病相关的动脉性肺动脉高压
1.4.2 HIV 感染相关的动脉性肺动脉高压

续表

1.4.3 门脉高压相关的动脉性肺动脉高压
1.4.4 先天性心脏病相关的动脉性肺动脉高压
1.4.5 血吸虫相关的动脉性肺动脉高压
1′. 肺静脉闭塞病和(或)肺毛细血管瘤样增生症
1″. 新生儿持续性肺动脉高压
2. 左心疾病导致的肺动脉高压
2.1 左室舒张功能不全
2.2 左室收缩功能不全
2.3 心脏瓣膜病
2.4 先天性或获得性左心流入/流出道梗阻和先天性心肌病
3. 肺部疾病和(或)低氧所致肺动脉高压
3.1 慢性阻塞性肺病
3.2 间质性肺病
3.3 其他限制性与阻塞性通气功能障碍并存的肺部疾病
3.4 睡眠呼吸障碍
3.5 肺泡低通气
3.6 长期处于高原环境
3.7 肺发育异常
4. 慢性血栓栓塞性肺动脉高压
5. 多种未明机制所致的肺动脉高压
5.1 血液系统疾病:慢性溶血性贫血,骨髓增生异常,脾切除
5.2 系统性疾病:结节病,肺朗格汉斯细胞组织细胞增生症,淋巴管平滑肌瘤病
5.3 代谢性疾病:糖原累积症,戈谢病,甲状腺疾病
5.4 其他:肿瘤阻塞,纤维化性纵隔炎,慢性肾功能不全,节段性肺动脉高压

来源：Simonneau G, Gatzoulis MA, Adatia I, et al. Updated clinical classification of pulmonary hypertension. J Am Coll Cardiol, 2013, 62（Suppl 25）：D34-D41.

注：ALK-1, activin receptor-like kinas,激活素受者样激酶 1；BMPR2, bone morphogenic protein receptor type Ⅱ,骨形成蛋白受者 2；CAV1, caveolin-1,小凹蛋白 1；ENG, endoglin,内皮因子；HIV, human immunodeficiency virus,艾滋病病毒；KCNK3, potassium channel subfamily K member 3,钾通道亚家族 K 成员 3；PAH, pulmonary arterial hypertension,动脉性肺动脉高压；SMAD9, mothers against decapentaplegic homolog 9*。

　　在考虑患者可能存在肺动脉高压时,应进行相应的检查来确定诊断及明确相应的病因。欧洲心脏病学会和欧洲呼吸学会在最新指南中推荐了肺动脉高压的诊治流程（见图 23.1）[1]。

---

*SMAD9暂无中文译名。

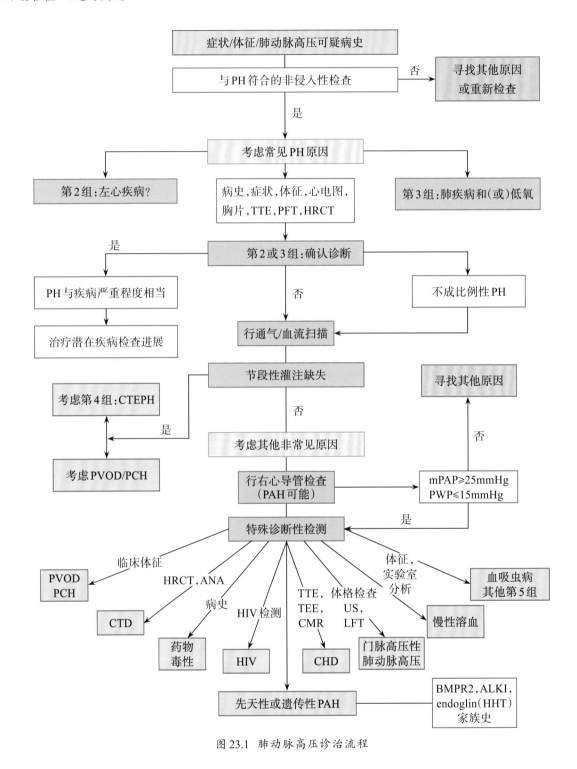

图 23.1 肺动脉高压诊治流程

◇ 二、肺动脉高压患者的治疗

(一)基线评估

基线评估是指根据患者的活动能力及血流动力学情况,来评估肺动脉高压患者的疾病严重程度,为后续疾病进展过程中评估治疗反应提供基线数值。因此,基线评估至关重要。患者活动能力的损害严重程度可通过WHO功能状态分级（见表23.2）及6分钟行走试验来判断。肺循环的血流动力学指标最早是通过超声心动图来评估的，如今主要通过右心导管来确定。

表23.2　肺动脉高压的WHO功能状态分级

分级	描述
I	无症状的肺动脉高压
II	日常活动中有症状的肺动脉高压
III	轻于日常活动时有症状的肺动脉高压
IV	无力从事日常活动，安静状态下存在症状，出现右心衰竭的体征

来源：Adapted from Rich S. Primary pulmonary hypertension: executive summary. Evian, France: World Health Organization, 1998.

注：肺动脉高压症状包括乏力、呼吸困难、胸痛和晕厥。

（二）药物治疗

肺动脉高压初期主要的治疗方法是药物治疗。对于WHO分类中第2～5类肺动脉高压，主要针对潜在病因进行治疗。对于持续性肺动脉高压或WHO分类中的第1类肺动脉高压即动脉性肺动脉高压（pulmonary arterial hypertension，PAH），则需考虑特异性治疗。动脉性肺动脉高压的治疗针对的是真正的肺动脉高压。可用的治疗药物包括前列环素类（如依前列醇、曲罗尼尔和伊洛前列素）、内皮素受者拮抗剂（如波生坦、安贝生坦和马西替坦）、磷酸二酯酶-5抑制剂（如西地那非和他达拉非）、可溶性鸟苷酸环化酶刺激剂（如利奥西呱），偶尔也使用钙通道阻滞剂（如硝苯地平和地尔硫䓬）。在单药治疗失败的情况下，通常采用联合用药治疗的方式，即联合应用两种具有不同作用机制的药物。

（三）右向左分流的创建

房间隔造口术和波茨分流术（Potts shunt）是对肺动脉高压患者的姑息性手术治疗方法。房间隔造口术通过沟通左右心房建立从右向左的分流。这种方法尽管使得患者的外周血氧饱和度降低了，但其心排血量增加了，因此对终末器官的氧输送也增加了。与房间隔造口术不同，波茨分流术是将左肺动脉连接到降主动脉，从而将低氧血症限制在下半身[4-5]。尤其对于肺动脉高压的儿科患者，波茨分流术能极大地缓解其上半身的低氧血症症状。

（四）移　植

移植能够改善终末期肺病患者的生存期和生活质量。当WHO分类中第1、3、4和5类肺动脉高压患者对药物治疗无反应时，需考虑肺移植[2]。由于第1类肺动脉高压患者的移植手术最具有挑战性，所以本章重点介绍对这部分患者的手术治疗方法。

因缺乏有效的药物治疗，所以对于有肺静脉闭塞病和肺毛细血管瘤样增生症的第1类肺动脉高压患者，应在确诊后尽快转诊进行肺移植评估[1]。关于第3类肺动脉高压（继发于肺部疾病、缺氧或两者兼有的肺动脉高压）或第5类肺动脉高压（由未明确的多因素机制所致的肺动脉高压），将在本书的其他部分讨论。转诊时机及移植指征遵循主要潜在疾病的标准。原则上，对第4类肺动脉高压（慢性血栓栓塞性肺动脉高压）患者也可以进行肺移植，但鉴于目前肺动脉内膜切除术已取得成功，此类患者已很少接受肺移植[6]。因此,对所有新诊断的肺动脉高压患者都应进行通气灌注扫描。如果存在不匹配的灌注不足,则应由有经验的手术中心来确定肺动脉内膜切除术的可行性。

◇ 三、动脉性肺动脉高压

WHO 分类将第 1 类肺动脉高压定义为动脉性肺动脉高压(pulmonary arterial hypertension, PAH)。动脉性肺动脉高压可以是特发性的、遗传性的,或者由药物或毒素引起,或者与结缔组织病、人类免疫缺陷病毒(human immunodeficiency virus, HIV)感染、门静脉高压、先天性心脏病或血吸虫病相关。关于第 1 类动脉性肺动脉高压手术的内容详见后续章节。目前,对与 HIV 或血吸虫病相关的动脉性肺动脉高压患者,不建议进行肺移植。

对大多数类型的动脉性肺动脉高压患者的药物治疗包括针对肺动脉高压的高级治疗。近年来,由于药物治疗的巨大进展,所以被转诊到移植中心的患者数量明显减少[6]。然而,动脉性肺动脉高压患者即使接受药物治疗,其病情也仍常常发生进展,因此,肺移植或心肺联合移植依然是药物治疗反应不佳患者的治疗选择之一。多伦多肺移植项目的一项研究涉及近 3000 名患者,其中有 11% 为动脉性肺动脉高压患者[7]。其最常见的肺移植适应证是特发性肺动脉高压,其次是结缔组织病相关的动脉性肺动脉高压和先天性心脏病相关的动脉性肺动脉高压。

(一)动脉性肺动脉高压的生物学、病理学及生理学

动脉性肺动脉高压的发生可能是环境因素和肺血管疾病的遗传倾向共同作用的结果。环境因素包括获得性遗传突变、病毒感染(包括 HIV)、慢性炎症(结缔组织病)、药物(食欲抑制剂)摄入以及肺循环血流动力学变化(先天性的全身-肺分流)等。目前,已经发现以下基因编码突变与动脉性肺动脉高压发生过程有关:骨形成蛋白受者 2(bone morphogenetic protein receptor type Ⅱ, BMPR2)、激活素受者样激酶 1(activin receptor-like kinase 1, ALK1)、5-羟色胺转运体(5-hydroxytryptamine transporter, 5HTT)、内皮因子(endoglin, ENG)、SMAD9、小凹蛋白 1(caveolin-1, CAV1)和钾通道亚家族 K 成员 3(potassium channel subfamily K member 3, KCNK3)[8-14]。遗传倾向和环境暴露因素可能共同导致肺内微环境的失调,进而导致促有丝分裂因子和抗有丝分裂因子、血管收缩因子(内皮素)和血管舒张因子(一氧化氮、前列环素)之间效应的失衡[15]。实际上,已有一些研究发现[16-21],动脉性肺动脉高压患者中内皮素产生增加,一氧化氮及前列环素产生减少。随后,发生血管收缩及血管重塑,进而导致肺血管阻力(pulmonary vascular resistance, PVR)的增加和肺动脉高压的形成。

根据血流动力学的"欧姆定律",用以下公式可以很好地表达肺血管阻力与肺动脉高压之间的关系:

$$血压变化 = 血流 \times 血管阻力$$

在特发性和遗传性动脉性肺动脉高压以及结缔组织病、人类免疫缺陷病毒感染或艾森曼格综合征(Eisenmenger syndrome)相关的动脉性肺动脉高压患者中肺动脉高压的形成是由肺血管阻力的增加所导致的。而在门静脉高压或先天性心脏病相关的动脉性肺动脉高压患者中,肺动脉高压则是由肺血流量的增加(至少最开始是这个原因)所导致的。这两类患者肺血流量的增加分别是由门脉-全身分流和全身-肺分流所致的。

(二)特发性和遗传性动脉性肺动脉高压

特发性动脉性肺动脉高压占所有动脉性肺动脉高压的 39%,是最常见的类型[22]。特发性动脉

性肺动脉高压的诊断是一种排除性诊断,只有在没有风险因素或家族史证据的情况下才能被诊断[1]。不同性别和年龄的患者均可能患病,但30~60岁妇女的患病风险更高[22]。基于国家注册局统计数据的一项分析显示,特发性动脉性肺动脉高压患者与遗传性动脉性肺动脉高压患者之间并没有可以鉴别的特征性指标。在血流动力学方面,这两类患者的特点相似;但在运动耐力方面,遗传性动脉性肺动脉高压患者的运动耐力相对更好[23]。

研究显示,在高达80%的遗传性动脉性肺动脉高压患者中可检测到BMPR2(TGF-β信号通路的成员之一)的遗传突变[23],该基因为不完全外显的常染色体显性遗传[8]。而在有些遗传性动脉性肺动脉高压患者中则不存在BMPR2突变。在与遗传性出血性毛细血管扩张症或Osler-Weber-Rendu综合征相关的动脉性肺动脉高压患者中,有学者发现了ALK1(TGF-β超家族的Ⅰ型受者)和ENG基因突变[24]。

(三)药物及毒物所致的动脉性肺动脉高压

很多药物对动脉性肺动脉高压的发生发展过程有重要的影响。欧洲心脏病学会和欧洲呼吸学会对肺动脉高压的最新诊治指南对不同药物和毒素促进动脉性肺动脉高压发展的风险进行了分层(见表23.3)[1]。值得注意的是,即使停用食欲抑制剂,动脉性肺动脉高压患者的病情也极少可逆转,依然建议对这部分患者进行肺移植。

表23.3　导致肺动脉高压的药物和毒物的风险分级

风险分级	药物和毒物
肯定会	• 阿米雷司
	• 芬氟拉明
	• 右旋芬氟拉明
	• 有毒菜籽油
	• 苯氟雷司
很可能会	• 可卡因
	• 苯丙醇胺
	• 圣约翰草
	• 化疗药物
	• 选择性5-羟色胺再摄取抑制剂
	• 培高利特
可能会	• 安非他明
	• L-色氨酸
	• 甲基苯丙胺
不会	• 口服避孕药
	• 雌激素
	• 吸烟

来源:Galie N, Hoeper MM, Humbert M, et al. Guidelines for the diagnosis and treatment of pulmonary hypertension: The Task Force for the Diagnosis and Treatment of Pulmonary Hypertension of the European Society of Cardiology(ESC)and the European Respiratory Society(ERS), endorsed by the International Society of Heart and Lung Transplantation(ISHLT). Eur Heart J, 2009, 30: 2493-2537.

（四）先天性心脏病相关的动脉性肺动脉高压

最常见的先天性心脏缺陷是先天性全身-肺分流（或左向右分流），包括房间隔缺损、室间隔缺损、房室间隔缺损和动脉导管未闭。如果未能修补或者延迟修补，左向右分流将导致肺循环的慢性容量和压力过载，继而形成剪切应力损伤血管内皮。内皮功能障碍激活血管重塑的过程，最终导致肺血管阻力增加和肺动脉高压的发展。当肺血管阻力达到甚至超过全身血管阻力时，分流的方向会发生逆转，变为肺-全身分流（或右向左分流）。与这种分流相关的症状与体征，被称为艾森曼格综合征。

（五）门静脉高压相关的动脉性肺动脉高压

与门静脉高压相关的动脉性肺动脉高压，被称为门脉性肺动脉高压（portopulmonary hypertension，POPAH）。门脉性肺动脉高压通常与肝硬化有关，但也不排除可引起门静脉高压的其他原因。门脉性肺动脉高压在门静脉高压患者中较为罕见，发生率约为6%[25]。

虽然肝移植相关的死亡率与肺动脉高压的严重程度有关，但肝移植一般不能逆转门脉性肺动脉高压[26-27]，因此，针对药物治疗不能改善门脉性肺动脉高压的患者则应考虑肝肺联合移植。

（六）结缔组织病相关的动脉性肺动脉高压

硬皮病（或系统性硬化症）是与动脉性肺动脉高压最为紧密相关的结缔组织疾病。7%～12%的硬皮病患者同时存在动脉性肺动脉高压[28-29]。此外，系统性红斑狼疮、混合性结缔组织病、类风湿性关节炎、干燥综合征和皮肌炎也都可能与动脉性肺动脉高压相关。

结缔组织病（尤其硬皮病）患者在肺部病变发展至终末期时可考虑进行肺移植。然而，由于结缔组织病常累及多个系统，故患者其余受累系统的功能也将影响其接受肺移植的可行性。因此，把握这部分患者肺移植的适应证十分重要。

◇ 四、转诊和列入等待肺移植名单的时机

由于我们难以预测患者右心室的顺应力和等待移植手术所需要的时间，所以动脉性肺动脉高压患者等待肺移植时机的确定仍然具有挑战性。一般来说，在接受了最大剂量药物治疗的情况下，心功能分级仍在III～IV级的患者应被列入等待肺移植名单。在静脉注射前列环素后，仍有顽固性右心室衰竭、肺静脉闭塞病或肺毛细血管瘤样增生症的患者，也应被列入等待肺移植名单。

移植前评估的转诊时间在不同移植中心有不同。然而，由于预测患者对药物治疗反应的临床过程可能遇到困难，所以推荐早期进行转诊评估。早期转诊为患者和移植中心提供了充分的时间以回顾评估过程并发现潜在的问题。多伦多的经验建议，在患者需要静脉应用前列环素治疗时，就应转诊进行肺移植。如果患者对静脉应用前列环素反应良好，那么不会被列入等待肺移植名单。然而，如果患者对静脉应用前列环素治疗的反应不如预期，那么早期转诊就可以为该患者尽快被列入等待肺移植名单赢得时间。此外，因为患者已经熟知移植这条选择路径，所以早期转诊也使我们能在紧急情况下应用体外生命支持（extracorporeal life support，ECLS）。

◇ 五、肺移植的过渡

由于动脉性肺动脉高压患者被列入等待肺移植名单的最佳时机难以确定,所以动脉性肺动脉高压患者在等待肺移植期间的死亡率极高(约为20%)。自2005年起,由于在美国实施的肺移植器官分配评分缺乏对右心室衰竭严重程度的特异性指标的评估,所以在等待肺移植名单上的特发性动脉性肺动脉高压患者的死亡率一直居高不下[30]。因此,为动脉性肺动脉高压患者提供体肺移植前的过渡选择尤为重要。在过去几年中,体外生命支持的应用已经大大降低了等待肺移植名单上的动脉性肺动脉高压患者的死亡率。

(一)房间隔球囊造口术

房间隔球囊造口术通过创建心房间的右向左分流,在降低右心压力的同时也增加了左心室的前负荷和心排血量[31]。但这种治疗方式对失代偿性右心衰竭的患者是非常危险的。因此,自2006年开始,我们机构将体外生命支持作为动脉性肺动脉高压和顽固性心衰患者在肺移植前的过渡治疗,并且已经基本弃用了房间隔球囊造口术[32]。

(二)体外生命支持

对肺动脉高压患者的体外生命支持旨在不影响氧合的情况下,维持患者的心脏功能。因此,静脉动脉体外膜肺氧合(venoarterial extracorporeal membrane oxygenation,VA-ECMO)和肺动脉左心房(pulmonary artery-left atrium,PA-LA)无泵体外肺辅助装置已被成功应用于肺动脉高压患者的体外生命支持[33]。通常来说,一旦建立了体外生命支持,患者就可以停用强心剂和特异性肺动脉高压治疗药物,但同时,患者需要应用肝素抗凝,并将活化凝血时间(activated clotting time,ACT)控制在160~200秒。

VA-ECMO作为心肺间的一条并联管道,能改善患者的血流动力学和气体交换功能。插管通常在局部麻醉下进行,并且一般选择股动静脉,而较少选择颈内静脉和腋动脉。流入和流出的套管通过一条由离心泵驱动的涂覆肝素的管道相连接。

在连接肺动脉和左心房时,肺动脉左心房无泵体外肺辅助装置仅作为一个无泵的并联管道发挥作用。它可以减轻右心室负荷,在改善血液氧合的同时去除血液中的二氧化碳,并通过增加左心室充盈来增加心排血量。从创伤性来看,VA-ECMO优于肺动脉左心房无泵体外肺辅助装置,因为前者只需在局部麻醉下通过股动静脉插管,而后者需要在全麻和胸骨切开术下进行。将流出套管插入主动脉干,将流入套管通过右上肺静脉插入左心房。不需要泵,因为右心室收缩驱动血液流入回路。

关于这两种体外生命支持模式的选择,各移植中心有不同的专业看法。两种模式各自的优缺点见表23.4[33]。体外生命支持的应用大大改变了在肺移植过渡期的肺动脉高压患者的命运。根据我们的经验,在常规应用体外生命支持后,等待肺移植名单上的特发性动脉性肺动脉高压患者的死亡率从应用体外生命支持前(1998—2005年)的22%下降到常规应用体外生命支持后(2006—2010年)的0%,然而两个时期肺移植后患者的生存率相似[32]。

表23.4　两种体外生命支持模式的特点

特点	VA-ECMO	PA-LA ECMO
优点	• 局部麻醉 • 快速、安全 • 移植后可维持	• 无泵 • 长期过渡 • 允许移动
缺点	• 动脉并发症 • 不允许移动(除颈内静脉和腋动脉外)	• 全身麻醉 • 需行胸骨切开 • 要求左室功能正常
适应证	• 成人受者 • 预期等待时间较短 • 紧急状况下	• 儿童受者 • 预期等待时间较长

来源：Granton J, Mercier O, De Perrot M, et al. Management of severe pulmonary arterial hypertension. Semin Respir Crit Care Med, 2013, 34:700-713.

注：VA-ECMO, venoarterial extracorporeal membrane oxygenation, 静脉动脉体外膜肺氧合; PA-LA, pulmonary artery-left atrium extracorporeal membrane oxygenation, 肺动脉-左心房体外膜肺氧合。

◇ 六、移　植

单肺移植(single-lung transplantation, SLT)、双肺移植(bilateral lung transplantation, BLT)和心肺联合移植(heart-lung transplantation, HLT)均被用于治疗终末期肺动脉高压。与双肺移植或心肺联合移植相比，单肺移植由于移植早期和后期预后不良而基本被弃用。目前，肺动脉高压患者最常用的移植方式为双肺移植。国际心肺移植学会注册处的最新报告显示，1995年1月至2012年6月，对特发性动脉性肺动脉高压患者共进行了87例单肺移植、1073例双肺移植和890例心肺联合移植手术，分别占全部成年单肺移植的0.6%、双肺移植的4.6%和心肺移植的27.5%[34]。

根据器官的可获得性和临床经验，各移植中心双肺移植或心肺联合移植的适应证有所差别。在我们中心，对于那些经心脏超声检查确定有严重左心室功能障碍(左室射血分数低于40%)的患者，或者实施双肺移植有技术局限(比如有复杂的不可纠正的心脏缺陷)的患者，我们考虑实施心肺联合移植[7]。所有患者即使存在严重的右心室衰竭，也均可接受双肺移植，因为患者的右心室功能在接受双肺移植后可以成功恢复。然而，双肺移植和心肺联合移植之间的选择并不简单和明确。这是因为在对严重右心室衰竭患者因心排血量减少而进行心超检查时，左心室功能可能会被高估。

关于移植的技术细节，许多文献已有详细描述[35-36]。这里我们重点提到，对肺动脉高压患者的肺移植常规上是在体外循环或VA-ECMO支持下进行的。心肺联合移植通过蛤壳式切口或胸骨切开进行。根据我们的经验，对于预期存在胸膜粘连、后纵隔大支气管血管出血或两者兼有可能发生的患者，可以选择蛤壳式切口。

◇ 七、术后管理

除了解决患者的潜在疾病外，移植后早期护理的重点在于关注对患者的心肺管理、防止排斥反应以及预防和治疗感染。对肺动脉高压患者的术后管理需要考虑一些重要的潜在病理生理并发症。一是患者液体不足，右心室肥大伴右心室流出道梗阻；二是由严重的术前右心室衰竭引起的液体超负荷;三是由肺血管系统引起的心排血量骤然增加而导致的左心室功能障碍。这三种潜在的并发症都增加了患者术后发生严重原发性移植物功能障碍(primary graft dysfunction,PGD)的风险。一般来说,原发性移植物功能障碍是动脉性肺动脉高压患者进行双肺移植后面临的主要问题。然而,随着对动脉性肺动脉高压的病理生理学的不断了解,移植后的护理已得到了实质性的改善[7]。多伦多肺移植项目的一项最新报告比较了两个不同时期动脉性肺动脉高压患者肺移植术后30天死亡率,结果发现该术后30天死亡率已从1997—2004年的24%下降到了2005—2010年的6%。

在非肺动脉高压原因接受肺移植的患者中,有少数可在手术室或术后几小时内拔管。但是对于因肺动脉高压而接受肺移植的患者,镇静和通气支持通常至少需维持48~72小时。这个过程旨在稳定血流动力学,改善气体交换,同时使手术及体外循环后的全身炎症反应慢慢消退。此时,液体管理至关重要,因为:液体过多会增加发生肺水肿的风险;而液体过少,则会导致肥大的右心室的流出道发生塌陷。仔细的术中止血对患者术后液体管理也极为重要,尤其对那些既往有手术史的患者(例如先天性心脏病患者)。移植后的48~72小时,在患者全身炎症反应已经消退、毛细血管渗漏减少后,细胞间液会重新分布到血管腔隙,并可能导致肺水肿的发生。因此,在24小时内实现高达3~5L的负液体平衡至关重要。动脉性肺动脉高压和严重的右心室衰竭患者体内通常有10~15L的液体过载;而在肺移植后2~3天,这些液体将被动员起来。对这部分患者,建议用利尿剂或超滤来维持3~4天的高达10~15L(取决于患者的肾功能)的负液体平衡。

(一)右心功能

肺动脉高压患者移植术后的疗程通常由右心功能决定。肺移植后,患者的肺动脉压立即下降,右心室负荷减轻,心排血量增加。一项前瞻性研究评估了术前收缩期肺动脉压高于75mmHg的一组肺动脉高压患者在手术室中移植前后的状态,发现患者的平均肺动脉压从(76±14)mmHg显著降低至(31±11)mmHg,心脏指数从(2.1±1.4)L/(min·m²)增加至(2.6±0.6)L/(min·m²)[37]。

尽管肺移植后,患者的右心室后负荷立即下降,但仍有许多改变右心室心排血量的因素可能引发患者右心室衰竭甚至死亡。这些因素包括但不局限于因右心室前负荷增加所导致的液体过载、原发性移植物功能障碍、肺水肿、抗体介导的排斥反应和右心室后负荷增加导致的肺不张。此外,肺炎、脓毒血症和心律失常(特别是房性心律失常)也可能降低患者右心室功能,从而导致右心室衰竭的发生。因此,并发症的早期防治及右心室功能的监测对于降低肺动脉高压患者移植术后并发症的发生率和患者的死亡率至关重要。

(二)原发性移植物功能障碍

原发性移植物功能障碍一般指在移植后72小时内发生的肺损伤。其特征是有严重的低氧血症和肺水肿的影像学证据。原发性移植物功能障碍的病理生理学尚未完全明确。但已有研究表明,供者本身以及移植肺的获取、保存和移植过程中的多个因素均可影响原发性移植物功能障碍的发生。

一些研究发现,肺动脉高压是原发性移植物功能障碍发生的危险因素[38-41]。另一项研究表明,在收缩期肺动脉压高于60mmHg的患者中,原发性移植物功能障碍的发生风险随着收缩期肺动脉压的增加而增加[42]。原发性移植物功能障碍是一种排除性诊断,需要与其他原因引起的肺水肿、肺炎和肺不张进行鉴别诊断。

(三)非原发性移植物功能障碍引起的肺水肿

1. 心房袖口狭窄

肺水肿在很少情况下是由心房袖狭窄等技术问题引起的。这个并发症往往发生在移除肺动脉夹的再灌注时刻。在出现单侧肺水肿时,需要考虑心房袖口狭窄的可能性,并可经食管超声心动图检查或术中测量肺静脉和左心房的压力进行确诊。对于该并发症,唯一可行的治疗方法是在发现异常后尽快拆除原先的吻合口,并进行重新吻合。

2. 左心室功能不全

慢性肺动脉高压患者可能发生继发于左心室功能障碍的肺水肿。肺动脉高压患者通常右心室增大,压迫室间隔左移,导致左心室充盈压下降,引发左心室功能障碍[33-34]。在慢性发展的基础上,左心室充盈压的下降还会导致左心室的萎缩。在移植后,当心脏指数随着肺血管阻力的下降而增加时,萎缩的左心室可能不堪重负,发生左心室衰竭,从而导致肺水肿。支持治疗的方法包括适当的液体管理、给予正性肌力药物和机械通气。经食管超声心动图检查可对患者的胸腔容量状况和心脏功能进行良好的评估。

3. 抗体介导的排斥反应

当患者发生与同种异体移植物功能障碍和供者特异性抗体存在相关的再灌注后大面积肺水肿时,需考虑抗体介导的排斥反应的诊断。根据移植肺再灌注后发生肺水肿的时间,抗体介导的排斥反应可分为超急性(24小时内)和急性(24小时后)抗体介导的排斥反应。在我们中心,对供者特异性抗体进行常规术前筛查,并在术中进行血浆置换,这在一定程度上降低了术后抗体介导的排斥反应的发生率。

◇ 八、移植后的结局

移植能够改善终末期肺病患者的生活质量和生存状况。

(一)肺移植

肺移植患者的生存获益因适应证不同而各异。根据国际心肺移植学会注册处的最新数据,特发性动脉性肺动脉高压患者接受肺移植后的3个月生存率为78%,低于囊性纤维化患者(90%)、慢性阻塞性肺疾病患者(90%)和间质性肺病患者(85%)[34]。然而,其长期生存率则优于大多数有其他基础疾病的患者。特发性动脉性肺动脉高压患者肺移植后的10年生存率为36%,而囊性纤维化、慢性阻塞性肺疾病和间质性肺病患者肺移植后的10年生存率则分别为44%、25%和23%[34]。特发性动脉性肺动脉高压患者的早期死亡率较高,这与特发性动脉性肺动脉高压疾病本身的特征有关,包括术前的右心室功能障碍、术中常规使用体外循环以及具有更高的原发性移植物功能障碍发生的风险等[30]。

(二)心肺联合移植

心肺联合移植受者的早期死亡率高于双肺移植,但长期获益与双肺移植相似。一项纳入了1986—2008年219例肺动脉高压患者的大型研究发现,心肺联合移植和双肺移植术后的患者住院死亡率分别为21.7%和14.9%($P=0.24$)[43]。心肺联合移植患者的死亡率较高可能与手术的技术难度有关。一项研究比较分析了移植术后患者30天内死亡的主要原因,发现"技术性"原因占心肺联合移植患者死亡原因的21.9%;而在双肺移植患者中,该比例仅为11%[34]。心肺联合移植患者的长期生存获益是良好的:心肺联合移植的1年、5年、10年和15年生存率分别为70%,50%,39%和26%;而双肺移植则分别为79%,52%,43%和30%[43]。

◇ 九、结　论

因肺动脉高压可影响右心室功能,所以肺动脉高压患者是需要特别考虑进行肺移植的人群之一。适当的转诊时机和体外生命支持的应用有助于降低等待肺移植名单上的肺动脉高压患者的死亡率;并且,肺移植和及时的术后管理应在专门的中心进行,以降低肺动脉高压患者术后的并发症发病率和死亡率。

◇ 参考文献

[1] Galie N, Hoeper MM, Humbert M, et al. Guidelines for the diagnosis and treatment of pulmonary hypertension: the task force for the diagnosis and treatment of pulmonary hypertension of the European Society of Cardiology (ESC) and the European Respiratory Society (ERS), endorsed by the International Society of Heart and Lung Transplantation (ISHLT). Eur Heart J, 2009, 30: 2493-2537.

[2] Simonneau G, Robbins IM, Beghetti M, et al. Updated clinical classification of pulmonary hypertension. J Am Coll Cardiol, 2009, 54(Suppl 1): S43-S54.

[3] Simonneau G, Gatzoulis MA, Adatia I, et al. Updated clinical classification of pulmonary hypertension. J Am Coll Cardiol, 2013, 62(Suppl 25): D34-D41.

[4] Esch JJ, Shah PB, Cockrill BA, et al. Transcatheter Potts shunt creation in patients with severe pulmonary arterial hypertension: initial clinical experience. J Heart Lung Transplant, 2013, 32: 381-387.

[5] Bhamra-Ariza P, Keogh AM, Muller DW. Percutaneous interventional therapies for the treatment of patients with severe pulmonary hypertension. J Am Coll Cardiol, 2014, 63: 611-618.

[6] Keogh AM, Mayer E, Benza RL, et al. Interventional and surgical modalities of treatment in pulmonary hypertension. J Am Coll Cardiol 2009, 54(Suppl 1): S67-S77.

[7] de Perrot M, Granton JT, McRae K, et al. Outcome of patients with pulmonary arterial hypertension referred for lung transplantation: a 14-year single-center experience. J Thorac Cardiovasc Surg, 2012, 143: 910-918.

[8] International PPH Consortium, Lane KB, Machado RD, et al. Heterozygous germline mutations in BMPR2, encoding a TGF-beta receptor, cause familial primary pulmonary hypertension. Nat Genet, 2000, 26: 81-84.

[9] Harrison RE, Flanagan JA, Sankelo M, et al. Molecular and functional analysis identifies ALK-1 as the predominant cause of pulmonary hypertension related to hereditary haemorrhagic telangiectasia. J Med Genet, 2003, 40: 865-871.

[10] Marcos E, Fadel E, Sanchez O, et al. Serotonin-induced smooth muscle hyperplasia in various forms of human pulmonary hypertension. Circ Res, 2004, 94: 1263-1270.

［11］McAllister KA, Grogg KM, Johnson DW, et al. Endoglin, a TGF-beta binding protein of endothelial cells, is the gene for hereditary haemorrhagic telangiectasia type 1. Nat Genet, 1994, 8: 345-351.

［12］Austin ED, Ma L, LeDuc C, et al. Whole exome sequencing to identify a novel gene（caveolin-1）associated with human pulmonary arterial hypertension. Circ Cardiovasc Genet, 2012, 5: 336-343.

［13］Nasim MT, Ogo T, Ahmed M, et al. Molecular genetic characterization of SMAD signaling molecules in pulmonary arterial hypertension. Hum Mutat, 2011, 32: 1385-1389.

［14］Ma L, Roman-Campos D, Austin ED, et al. A novel channelopathy in pulmonary arterial hypertension. N Engl J Med, 2013, 369: 351-361.

［15］Humbert M, Morrell NW, Archer SL, et al. Cellular and molecular pathobiology of pulmonary arterial hypertension. J Am Coll Cardiol, 2004, 43（Suppl 12）: 13S-24S.

［16］Christman BW, McPherson CD, Newman JH, et al. An imbalance between the excretion of thromboxane and prostacyclin metabolites in pulmonary hypertension. N Engl J Med, 1992, 327: 70-75.

［17］Giaid A, Saleh D. Reduced expression of endothelial nitric oxide synthase in the lungs of patients with pulmonary hypertension. N Engl J Med, 1995, 333: 214-221.

［18］Giaid A, Yanagisawa M, Langleben D, et al. Expression of endothelin-1 in the lungs of patients with pulmonary hypertension. N Engl J Med, 1993, 328: 1732-1739.

［19］Archer SL, Djaballah K, Humbert M, et al. Nitric oxide deficiency in fenfluramine - and dexfenfluramine-induced pulmonary hypertension. Am J Respir Crit Care Med, 1998, 158: 1061-1067.

［20］Tuder RM, Cool CD, Geraci MW, et al. Prostacyclin synthase expression is decreased in lungs from patients with severe pulmonary hypertension. Am J Respir Crit Care Med, 1999, 159: 1925-1932.

［21］Bauer M, Wilkens H, Langer F, et al. Selective upregulation of endothelin B receptor gene expression in severe pulmonary hypertension. Circulation, 2002, 105: 1034-1036.

［22］Humbert M, Sitbon O, Chaouat A, et al. Pulmonary arterial hypertension in France: results from a national registry. Am J Respir Crit Care Med, 2006, 173: 1023-1030.

［23］Fessel JP, Loyd JE, Austin ED. The genetics of pulmonary arterial hypertension in the post-BMPR2 era. Pulm Circ, 2011, 1: 305-319.

［24］Faughnan ME, Granton JT, Young LH. The pulmonary vascular complications of hereditary haemorrhagic telangiectasia. Eur Respir J, 2009, 33: 1186-1194.

［25］Krowka MJ, Swanson KL, Frantz RP, et al. Portopulmonary hypertension: results from a 10-year screening algorithm. Hepatology, 2006, 44: 1502-1510.

［26］Le Pavec J, Souza R, Herve P, et al. Portopulmonary hypertension: survival and prognostic factors. Am J Respir Crit Care Med, 2008, 178: 637-643.

［27］Krowka MJ, Plevak DJ, Findlay JY, et al. Pulmonary hemodynamics and perioperative cardiopulmonary-related mortality in patients with portopulmonary hypertension undergoing liver transplantation. Liver Transpl, 2000, 6: 443-450.

［28］Hachulla E, Gressin V, Guillevin L, et al. Early detection of pulmonary arterial hypertension in systemic sclerosis: a French nationwide prospective multicenter study. Arthritis Rheum, 2005, 52: 3792-3800.

［29］Mukerjee D, St George D, Coleiro B, et al. Prevalence and outcome in systemic sclerosis associated pulmonary arterial hypertension: application of a registry approach. Ann Rheum Dis, 2003, 62: 1088-1093.

［30］Lordan JL, Corris PA. Pulmonary arterial hypertension and lung transplantation. Expert Rev Respir Med, 2011, 5: 441-454.

［31］Galie N, Corris PA, Frost A, et al. Updated treatment algorithm of pulmonary arterial hypertension. J Am Coll Cardiol, 2013, 62(Suppl 25): D60-D72.

［32］de Perrot M, Granton JT, McRae K, et al. Impact of extracorporeal life support on outcome in patients with idiopathic pulmonary arterial hypertension awaiting lung transplantation. J Heart Lung Transplant, 2011, 30: 997-1002.

［33］Granton J, Mercier O, De Perrot M. Management of severe pulmonary arterial hypertension. Semin Respir Crit Care Med, 2013, 34: 700-713.

［34］Yusen RD, Christie JD, Edwards LB, et al. The registry of the International Society for Heart and Lung Transplantation: thirtieth adult lung and heart-lung transplant report-2013, focus theme: age. J Heart Lung Transplant, 2013, 32: 965-978.

［35］Boasquevisque CH, Yildirim E, Waddel TK, et al. Surgical techniques: lung transplant and lung volume reduction. Proc Am Thorac Soc, 2009, 6: 66-78.

［36］Vouhe PR, Dartevelle PG. Heart-lung transplantation. Technical modifications that may improve the early outcome. J Thorac Cardiovasc Surg, 1989, 97: 906-910.

［37］Katz WE, Gasior TA, Quinlan JJ, et al. Immediate effects of lung transplantation on right ventricular morphology and function in patients with variable degrees of pulmonary hypertension. J Am Coll Cardiol, 1996, 27: 384-391.

［38］Whitson BA, Nath DS, Johnson AC, et al. Risk factors for primary graft dysfunction after lung transplantation. J Thorac Cardiovasc Surg, 2006, 131: 73-80.

［39］Boujoukos AJ, Martich GD, Vega JD, et al. Reperfusion injury in single-lung transplant recipients with pulmonary hypertension and emphysema. J Heart Lung Transplant, 1997, 16: 439-448.

［40］King RC, Binns OA, Rodriguez F, et al. Reperfusion injury significantly impacts clinical outcome after pulmonary transplantation. Ann Thorac Surg, 2000, 69: 1681-1685.

［41］Christie JD, Kotloff RM, Pochettino A, et al. Clinical risk factors for primary graft failure following lung transplantation. Chest, 2003, 124: 1232-1241.

［42］Kuntz CL, Hadjiliadis D, Ahya VN, et al. Risk factors for early primary graft dysfunction after lung transplantation: a registry study. Clin Tansplant, 2009, 23: 819-830.

［43］Fadel E, Mercier O, Mussot S, et al. Long-term outcome of double-lung and heart-lung transplantation for pulmonary hypertension: a comparative retrospective study of 219 patients. Eur J Cardiothorac Surg, 2010, 38: 277-284.

第二十四章　肺移植在结缔组织病中的应用

　　结缔组织病(connective tissue disorder,CTD),又称胶原血管病,是指一组具有异质性的、以免疫介导的终末器官功能障碍为特征的全身性自身免疫性疾病。结缔组织病包括系统性硬化症(硬皮病)、类风湿性关节炎、系统性红斑狼疮、原发性Sjögren综合征、多发性肌炎和皮肌炎、混合结缔组织病和未分化结缔组织病等。目前,已经有关于上述每种疾病诊断标准的共识[1-2]。这些异质性疾病的一个共同特征是自身免疫介导的器官损伤,肺是其中一个常见的受累器官[3]。肺部包括实质、胸膜、气道、血管系统及其组合。所有结缔组织病都有发展至间质性肺病(interstitial lung disease,ILD)的风险。然而,间质性肺病在系统性硬化症和类风湿性关节炎患者中的发病率更高[4]。许多患者表现为亚临床形式的间质性肺病,其虽然在高分辨率计算机断层扫描(high-resolution computed tomography,HRCT)中显而易见,但可能仍然有几十年的无症状期。与结缔组织病相关的间质性肺病的预后通常优于具有同等严重程度的特发性间质性肺炎[5]。目前,关于哪些与结缔组织病相关的肺部疾病患者应该接受治疗尚不明确,也没有数据支持对结缔组织病和无症状或轻度间质性肺病患者可进行任何类型的免疫抑制治疗。在遇到更严重的间质性肺病或有症状患者时,要决定是否开始免疫抑制治疗通常需要考虑以下因素:肺部疾病的严重程度,进展速度,潜在结缔组织病和肺外疾病活动,患者的年龄和合并疾病情况以及相关反应(根据影像学检查进行评估)。虽然这些因素可能反映了相关专家意见和指南中的建议,但目前仍少有或根本没有关于何时以及如何治疗结缔组织病和晚期或症状性间质性肺病患者的有力依据[6]。但是,有关系统性硬化症患者的数据是个例外。系统性硬化症患者数量在结缔组织病中占有相当大的比例,我们也将在本章中进行进一步的讨论。结缔组织病难治性终末期间质性肺病患者可以考虑进行肺移植。鉴于该疾病的系统性质和所呈现的疾病晚期特征(以衰弱和明显免疫抑制为特征),这类患者曾经被认为不是肺移植的良好候选者。后来,随着肺移植预后的改善和肺外疾病的成功治疗,肺移植也被越来越多地应用于符合肺移植标准的结缔组织病患者。肺移植在结缔组织病病例中应用的数据大多来自系统性硬化症患者,因此,本章重点介绍系统性硬化症患者的肺移植。

◇ 一、系统性硬化症(硬皮病)和肺移植

　　硬皮病(scleroderma)是一个希腊词,意思是"硬皮肤"。硬皮病或系统性硬化症是以内皮细胞和

成纤维细胞功能障碍,导致胶原沉积过多和组织纤维化为特征的全身性自身免疫性疾病。根据皮肤受累的程度,可分为两类,即弥漫性皮肤硬化和局限性皮肤硬化。顾名思义,系统性硬化症可能涉及任何器官,包括肺、胃肠道、肾脏、心脏以及皮肤。系统性硬化症对肺部的损害可能是由直接纤维化引起的,这又导致间质性肺病可能伴有或不伴有肺动脉高压。此外,系统性硬化症还可以通过导致胃食管反流和吸入、感染、胸壁受累或可能的心脏受累而间接影响肺部。虽然90%以上的系统性硬化症患者经HRCT证实有实质性间质性肺病[7],但是只有1/4的系统性硬化症患者在诊断后3年内会表现出有显著临床特征的实质性肺部疾病。正如预期的那样,这些患者在肺功能检查中表现出用力肺活量和一氧化碳弥散能力的下降。

除肺实质受累外,系统性硬化症患者还可能发生肺动脉高压。其肺动脉高压的发生率在13%~35%[8-9]。一些大型研究也将不同类型的肺血管扩张剂对系统性硬化症和肺动脉高压患者的治疗效果作为研究的一部分进行了研究。这些研究虽然没有明确肺血管扩张剂是否可以影响这类患者的生存获益,但许多研究已表明肺血管扩张剂可以改善患者的运动耐力。

◇ 二、治疗选择

目前,临床上对严重的系统性硬化症间质性肺病患者的治疗是有限的。尽管类固醇曾被用于治疗系统性硬化症间质性肺病,但其实从未有研究证明其对系统性硬化症的有效性。事实上,有数据表明,较高剂量的类固醇可能与硬皮病肾脏危象有关[10-11]。霉酚酸酯在间质性肺病患者中的治疗应用也越来越多,但也没有强有力的证据证明霉酚酸酯的疗效[12]。一项关于硬皮病肺部疾病患者的研究表明,有急性肺部症状的患者口服环磷酰胺1年可使其症状改善,并且使皮肤增厚状况减轻[13]。一般来说,根据患者的耐受性和治疗反应,对进行性或症状性间质性肺病的全身性系统性硬化症患者,我们通常应用霉酚酸酯或环磷酰胺或两者联合治疗。相关的肺动脉高压可以通过合用肺血管扩张剂进行治疗,进而达到改善症状的目的。如果即使采取最佳的治疗方案,患者的肺功能仍然逐渐降低或症状持续恶化,那么可以考虑肺移植。

与其他结缔组织病一样,系统性硬化症(例如肾脏危象)患者也因为系统性质以及有发生胃食管反流疾病和误吸的风险,而被认为不是肺移植的良好候选者。事实上,许多肺移植中心已经将系统性硬化症和显著胃食管反流、食管气管炎或两者合并的患者排除在移植的适应证之外。然而,过去10年的几个研究报道显示,一些特定的系统性硬化症患者可以接受肺移植手术,并且其预后也较可观。

◇ 三、胃肠道疾病

胃食管运动障碍几乎存在于所有的系统性硬化症患者中[6]。间质性肺病患者食管运动障碍发生率较高,并且食管括约肌松弛,反流发作频率较高。此外,胃食管反流发作程度与间质性肺病的进展之间存在一定的相关性(肺—一氧化碳弥散能力下降)[14]。

肺移植后胃食管反流与慢性同种异体移植物功能障碍之间的关联也逐渐被认识。虽然尚有争议,但一些报告显示,存在胃食管反流的患者(不是系统性硬化症患者)接受肺移植和抗反流手术可降低慢性同种异体移植物功能障碍的发生率[15]。抗反流手术在系统性硬化症患者中的应用没有得到很好的研究,因为手术可能对该患者群体食管运动能力产生不利的影响[16]。有报告结果显示,虽然对几例系统性硬化症患者施行不完全的回流手术（如部分 Nissen 胃底折叠术或不同的 Collis 胃成形术）可以降低误吸的风险，但是其吞咽困难的发生率也随之增高[17-20]。抗反流手术对系统性硬化症相关的症状性胃食管反流疾病患者的作用尚未明确。

鉴于系统性硬化症患者几乎普遍存在胃食管反流，许多移植中心已将该患者群体排除在肺移植的适应证之外。在过去几十年间，有几项研究显示，一些特定的系统性硬化症和胃食管运动障碍患者可以接受肺移植，并获得满意的预后[21-22]。这些报告中没有明确描述何种程度的胃食管侵犯可作为排除肺移植的标准。然而，积累的数据表明，该患者群体的胃食管疾病不一定会导致肺移植后患者的生存期缩短。普遍的共识是，一些特定的系统性硬化症患者可以安全地接受肺移植手术。每个移植中心可能需要制定自己的标准（如果有的话），并根据相关胃食管疾病的严重程度来排除不能等待肺移植的系统性硬化症患者。在加州大学洛杉矶分校（UCLA），对所有潜在的等待肺移植患者都进行双探针 pH 监测、食管测压、食管造影或内窥镜检查和胃排空试验。经过最佳的药物治疗（高剂量 H_2 受者拮抗剂治疗）和生活方式改变后仍存在胃食管反流症状（即有吸入的记录）的患者被认为不是肺移植的良好候选者。肺移植的禁忌证还包括食管狭窄，食管或贲门失弛缓症，胃排空异常（90 分钟时清除率少于 25%）等。

四、肺移植选择标准

在较有经验的移植中心，一些特定的系统性硬化症相关间质性肺病（见表 24.1）患者可以作为肺移植候选者。潜在的移植候选者必须符合每个移植中心肺移植的一般标准，如年龄、其他器官功能和心理社会支持。另外，由于系统性硬化症是一种全身性疾病，所以移植的必要条件是确保没有其他任何活动性的器官受累（即没有活动性贫血，肌酐清除率大于 50mL/min，在

表 24.1　UCLA 系统性硬化症患者的肺移植标准

序号	标准
1	• 符合 UCLA 肺移植入选的一般标准
2	• 没有活动性贫血
3	• 肌酐清除率大于 50mL/min
4	• 在过去 5 年内没有出现过肾脏危象
5	• 没有误吸

过去 5 年内没有出现过肾脏危象）。该观点不包括胃肠道受累的程度，因为几乎每个系统性硬化症患者的胃肠道都存在不同程度的受累。是否可以将胃食管运动障碍和反流疾病的程度作为排除肺移植的标准，这仍是一个具有争议的问题。不同的移植中心，排除的标准也不尽相同（见前文）。

五、列入等待肺移植名单的时机

目前，尚没有明确的指南指出系统性硬化症、间质性肺病或肺动脉高压患者何时可以列入等待肺移植名单。对于其他疾病患者，肺移植仍然是最后一个选择，只有在其他所有治疗都已经无效之后才能考虑肺移植。对有广泛肺部病变（HRCT 证实累及超过 20% 的肺）、检查显示肺功能明显下降、药物治疗失败、症状得不到改善、氧依赖和预期寿命不到 2 年的系统性硬化症患者，可以进行肺移植。具有系统性硬化症和继发性肺动脉高压的患者若用最佳血管扩张剂治疗后仍然有症状，则可以作为肺移植候选者。

◇ 六、手术注意事项

系统性硬化症患者可以接受单肺移植还是双肺移植,取决于患者初始评估的年龄和相关肺动脉高压等因素。一项回顾性分析显示,21 名系统性硬化症患者单肺移植的 1 年生存率为 61.9%,16 名双肺移植的 1 年生存率为 75%[23]。另有研究报道称,15 名患者双肺移植的 1 年生存率为 93%[22]。根据现有资料,单肺移植和双肺移植均是合理的策略,取决于患者因素和机构偏好。在 UCLA,我们赞成对大多数系统性硬化症患者进行双肺移植。

系统性硬化症的肺移植候选者的围手术期护理有几个独特的地方。尽管许多方面可能反映了不同机构有自己的偏向,但他们可能可以为其他移植中心对该患者群体实施肺移植提供一些指导。由于雷诺现象,我们不放置桡动脉线;相反,我们倾向于在股动脉进行监测。因为此类患者口腔开口小和可能存在食管狭窄等,经食管插入探针可能会有困难,所以我们经常用儿科探针进行术中监测。此外,为了确保没有食管狭窄,所有肺移植候选者在被列为移植受者之前都必须接受食管造影检查、内窥镜检查或同时做这两种检查。要使该患者群体获得可靠的氧饱和度通常是具有挑战性的,因为这些患者的皮肤一般很厚。而我们又必须在皮肤、脸部和耳叶上放置几个监护仪,以便在整个手术过程中获得可靠的氧饱和度监测数据。这类患者的肺移植手术方式可以与其他任何肺移植患者类似,但应特别注意对肺下叶韧带的解剖,由于许多系统性硬化症患者有食管扩张,所以在手术期间可能无意中会损伤这部分食管。系统性硬化症患者的胸腔小且硬,从而使肺移植手术在技术上更具有挑战性。由于免疫抑制的系统性硬化症的肺移植受者有"像橡胶似的"皮肤,所以发生伤口并发症的风险更高。为了尽量降低发生吸入性肺炎的风险,预防措施的实施(如床头抬高)仍然是围手术期护理的重要组成部分。

移植后,所有患者的医治都需要由肺科医师、风湿病专家和其他顾问组成的多学科团队完成。我们通常应用血管紧张素转换酶抑制剂或血管紧张素受者阻断剂,以降低"硬皮病肾脏危象"的发生率。

◇ 七、预 后

过去 20 多年的几项研究已经阐述了系统性硬化症患者肺移植的短期和长期预后。2000 年,Rosas 等应用队列研究比较了 9 名系统性硬化症患者与同时进行肺移植的其他疾病患者的短期预后。结果显示,两组患者的 4 年生存率、急性排斥反应发生率和感染率均相似[23]。双中心团队经验分析发现,高度选择的系统性硬化症患者的生存率,与特发性肺纤维化或肺动脉高压的患者接受肺移植后生存率相似[24]。UCLA 的一项研究报道了 14 名系统性硬化症患者(系统性硬化症患者组)和 38 名特发性肺纤维化患者(对照组)接受肺移植的预后比较[22]。两组患者肺移植手术后的 1 年死亡率分别为 6.6% 和 13.0%($P=0.62$)。系统性硬化症患者组急性细胞性排斥反应的发生率显著高于对照组。然而,1 年随访时,两组闭塞性细支气管炎综合征(bronchiolitis obliterans syndrome,BOS)的发生率和感染率相似。

Sottile 等报道了 23 例肺移植的系统性硬化症患者,他们将该病例组与对照组进行了比较[21]。两组之间的 1 年和 5 年生存率以及闭塞性细支气管炎综合征的发生率都相似。在病例组中,急性细胞性排斥反应的发生率较低。有意思的是,食管功能障碍(定义为 DeMeester 评分高于 14 分或超过轻度食管运动障碍)与预后较差没有直接的关系。

Depasquale等最近对美国器官资源共享网络(the United Network for Organ Sharing,UNOS)注册患者进行了大样本的队列研究,比较分析了系统性硬化患者与其他疾病患者接受肺移植的情况[25]。系统性硬化症(n=149)和非系统性硬化症(n=20128)患者的特征和危险因素见表24.2。系统性硬化症患者的平均肺动脉压较高,更易受感染,肺移植分配评分较高,更有可能接受双肺移植。有意思的是,随着时间的推移,系统性硬化症患者接受肺移植的百分比显著增加。有系统性硬化症和无系统性硬化症的两组患者接受肺移植后的1个月、1年和5年生存率相似(见图24.1)。系统性硬化症患者的5年生存率与其他疾病的患者也相似(见图24.2)。

表24.2　硬皮病和非硬皮病肺移植受者的一般特征比较

受者特征	系统性硬化症患者(n=149)	非系统性硬化症患者(n=20128)
年龄(平均值±SD,岁)	51±10	52±13
性别[男性(%)]	67(45%)	10881(54%)
糖尿病	5(3%)	2334(13%)
血肌酐(平均值±SD,mg/dL)	0.9±0.3	0.9±0.9
肺动脉压力(平均值±SD,mmHg)	33±12	27±12
群体反应性抗体≥20%[例(%)]	149(100%)	11582(58%)
进入名单的时间[例(%)] 1990—1994年 1995—1999年 2000—2004年 2005—2010年	0(0%) 0(0%) 12(8%) 135(91%)	2805(14%) 4251(21%) 4450(22%) 8622(43%)
移植时的生命支持	24(16.1%)	1210(6.0%)
肺移植分配评分	47±12	45±16
双肺移植[例(%)]	111(74.5%)	10687(53%)

资料来源：DePasquale EC, Ross D, Ardehali A. Lung Transplantation in Scleroderma. Abstract presented at the 34th Annual Meeting of the International Society for Heart and Lung Transplantation, April 11, 2014, San Diego, California.

注：SD,标准差。

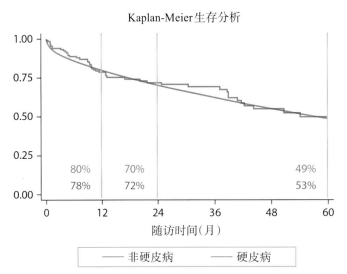

图24.1　接受肺移植的硬皮病或非硬皮病患者Kaplan-Meier生存曲线

来源：DePasquale EC, Ross D, Ardehali A. Lung Transplantation in Scleroderma. Abstract presented at the 34th Annual Meeting of the International Society for Heart and Lung Transplantation, April 11, 2014, San Diego, California.

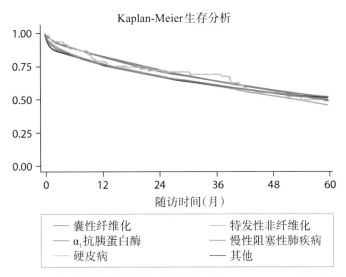

图24.2　接受肺移植治疗的不同疾病患者的Kaplan-Meier生存曲线

来源：DePasquale EC, Ross D, Ardehali A. Lung Transplantation in Scleroderma. Abstract presented at the 34th Annual Meeting of the International Society for Heart and Lung Transplantation, April 11, 2014, San Diego, California.

　　系统性硬化症患者肺移植后的主要死亡原因是感染（26%）。有或没有系统性硬化症的肺移植受者的死亡原因分析见表24.3。该报告以及其他已发表的研究表明，特定的系统性硬化症患者肺移植后的5年预后与其他肺移植受者相似。

表24.3　有或没有系统性硬化症的肺移植受者移植后5年死亡原因分析

死亡原因	死亡总数（$P=0.453$）	
	系统性硬化症（$n=49$）	非系统性硬化症（$n=11340$）
移植肺衰竭	2（4%）	652（6%）
排斥反应	2（4%）	1544（14%）
感染	13（27%）	2609（23%）
心血管疾病	5（10%）	642（6%）
恶病质	4（8%）	853（8%）
多脏器衰竭	2（4%）	576（5%）
闭塞性细支气管炎综合征	0（0%）	348（3%）
呼吸衰竭	6（12%）	1273（11%）
其他	15（31%）	2843（25%）

来源：DePasquale EC, Ross D, Ardehali A. Lung Transplantation in Scleroderma. Abstract presented at the 34th Annual Meeting of the International Society for Heart and Lung Transplantation, April 11, 2014, San Diego, California.

◇ 八、未来的方向

　　肺受累仍然是结缔组织病患者死亡的主要原因，更具体地说，是系统性硬化症患者的主要死亡原因。肺移植是符合肺移植一般标准并具有非活动性肺外疾病的特定患者的一种可行的选择。在经最佳药物治疗和生活方式改变之后仍有误吸的患者，可能不是肺移植的良好候选者。最近的报道已经证明,特定的系统性硬化症患者可以接受肺移植,并获得满意的 1 年和 5 年生存率,从而进一步证明为这些患者提供体肺移植的机会是合理的。而对肺移植选择标准的进一步完善和对移植后胃肠并发症的最佳处理,可能可以进一步改善系统性硬化症患者肺移植的预后。

◇ 参考文献

[1] Masi AT. Subcommittee for Scleroderma Criteria of the American Rheumatism Association Diagnostic and Therapeutic Criteria Committee. Preliminary criteria for the classification of systemic sclerosis (scleroderma). Arthritis Rheum, 1980, 23: 581-590.

[2] Aletaha D, Neogi T, Silman AJ, et al. Rheumatoid arthritis classification criteria: an American College of Rheumatology/European League Against Rheumatism collaborative initiative. Arthritis Rheum, 2010, 62: 2569-2581.

[3] Vij R, Strek ME. Diagnosis and treatment of connective tissue disease-associated interstitial lung disease. Chest, 2013, 143: 814-824.

[4] Fischer A, du Bois R. Interstitial lung disease in connective tissue disorders. Lancet, 2012, 380: 689-698.

[5] Park JH, Kim DS, Park IN, et al. Prognosis of fibrotic interstitial pneumonia: Idiopathic versus collagen vascular disease-related subtypes. Am J Respir Crit Care Med, 2007, 175: 705-711.

[6] Solomon JJ, Olson AL, Fischer A, et al. Scleroderma lung disease. Eur Respir Rev, 2013, 22: 6-19.

[7] Schurawitzki H, Stiglbauer R, Graninger W, et al. Interstitial lung disease in progressive systemic sclerosis: high-resolution CT versus radiography. Radiology, 1990, 176: 755-759.

[8] Battle RW, Davitt MA, Cooper SM, et al. Prevalence of pulmonary hypertension in limited and diffuse scleroderma. Chest, 1996, 110: 1515-1519.

[9] MacGregor AJ, Canavan R, Knight C, et al. Pulmonary hypertension in systemic sclerosis: risk factors for progression and consequences for survival. Rheumatology (Oxford), 2001, 40: 453-459.

[10] Steen VD, Medsger TA Jr. Case-control study of corticosteroids and other drugs that either precipitate or protect from the development of scleroderma renal crisis. Arthritis Rheum, 1998, 41: 1613-1619.

[11] Teixeira L, Mouthon L, Mahr A, et al. Mortality and risk factors of scleroderma renal crisis, a French retrospective study of 50 patients. Ann Rheum Dis, 2008, 67: 110-116.

[12] Tzouvelekis A, Galanopoulos N, Bouros E, et al. Effect and safety of mycophenolate mofetil or sodium in systemic sclerosis-associated interstitial lung disease: a meta-analysis. Pulm Med, 2012, 2012: 143637. DOI: 10. 1155/2012/146637.

[13] Tashkin DP, Elashoff R, Clements PJ, et al. Cyclophosphamide versus placebo in scleroderma lung disease. N Engl J Med, 2006, 354: 2655-2666.

[14] Marie I, Dominique S, Levesque H, et al. Esophageal involvement and pulmonary manifestations in systemic sclerosis. Arthritis Rheum, 2001, 45: 346-354.

[15] Cantu E 3rd, Appel JZ 3rd, Hartwig MG. J. Maxwell Chamberlain Memorial Paper. Early fundoplication prevents chronic allograft dysfunction in patients with gastroesophageal reflux disease. Ann Thorac Surg, 2004, 78: 1142-1151.

［16］Gasper WJ, Sweet MP, Golden JA, et al. Lung transplantation in patients with connective tissue disorders and esophageal dysmotility. Dis Esophagus, 2008, 21: 2150-2655.

［17］Henderson RD, Pearson FG. Surgical management of esophageal scleroderma. J Thorac Cardiovasc Surg, 1973, 66: 686-692.

［18］Orringer MB, Orringer JS, Dabich L, et al. Combined Collis gastroplasty: fundoplication operations for scleroderma reflux esophagitis. Surgery, 1981, 90: 624-630.

［19］Poirier NC, Taillefar R, Topart P, et al. Antireflux operations in patients with scleroderma. Ann Thorac Surg, 1994, 58: 66-72.

［20］Mansour KA, Malone CE. Surgery for scleroderma of the esophagus: a 12-year experience. Ann Thorac Surg, 1988, 46: 513-514.

［21］Sottile PD, Iturbe D, Katsumoto TR, et al. Outcomes in systemic sclerosis-related lung disease after lung transplantation. Transplantation, 2013, 95: 975-980.

［22］Saggar R, Khanna D, Furst DE, et al. Systemic sclerosis and bilateral lung transplantation: a single centre experience. Eur Respir J, 2010, 36: 893-900.

［23］Rosas V, Conte JV, Yang SC, et al. Lung transplantation and systemic sclerosis. Ann Transplant, 2000, 5: 38-43.

［24］Schachna L, Medsger TA Jr, Dauber JH, et al. Lung transplantation in scleroderma compared with idiopathic pulmonary fibrosis and idiopathic pulmonary arterial hypertension. Arthritis Rheum, 2006, 54: 3954-3961.

［25］DePasquale EC, Ross D, Ardehali A. Lung Transplantation in Scleroderma. Abstract presented at the 34th Annual Meeting of the International Society for Heart and Lung Transplantation, April 11, 2014, San Diego, CA.

第二十五章 肺移植术后重症监护管理

◇ 一、引 言

对于那些难以用标准内科治疗和外科治疗的终末期肺病和肺血管疾病患者,肺移植是为其提供生存获益和改善生活质量的一种最佳选择。

国际心肺移植学会注册处的第30次报告指出,2011年共有132个移植中心进行了3640例成年肺移植手术[1]。1988—1995年,肺移植受者的3个月生存率为81%,1年生存率为70%;而2004—2011年,肺移植受者的3个月和1年生存率分别为90%和81%。肺移植生存率的提高很大程度上归功于对术后早期并发症的更好识别和管理,以及在器官保存、手术技术、免疫抑制的管理、预防措施及感染性并发症治疗等方面的改善[2]。

肺供者严重短缺等问题导致了肺移植受者在重症监护病房(intensive care unit,ICU)治疗的复杂性增加。理想的供者需满足以下条件:年轻(年龄<55岁),有足够的氧合指数($PaO_2/FiO_2 > 300$),吸烟程度轻(吸烟史<20包年),胸片无浸润病灶。然而,只有不到20%的多器官捐献者符合以上的供者标准。而肺移植需求的增加,导致需要用扩展标准的供者,比如年龄偏大、有严重的吸烟史、胸片有一定程度的肺不张或渗出性病灶的供者。尽管有研究显示用边缘或扩展标准供者的预后与理想的供者相同[3-4]。但另一些研究显示,扩展标准的供者会使移植受者的病情复杂化、ICU滞留时间延长、住院时间延长、肺功能降低[5],并可能使早期死亡率增高[6]。

目前,增加捐献供肺池的策略可能影响ICU的护理工作。这些策略包括使用心脏死亡后捐献供者[7-8]和离体肺灌注技术,尽管其报道的生存预后与使用脑死亡供者是相似的[9]。随着肺移植经验的增加,那些年龄较大或有伴随疾病的边缘等待肺移植患者也倾向于进行肺移植[10]。机械通气曾被认为是肺移植的禁忌证,但对于进展至呼吸衰竭并需要机械通气的终末期肺病患者,肺移植是其最好的生存机会。需要机械通气的等待肺移植患者所获得的肺分配评分最高,也最有可能接受肺移植。报道称,他们接受肺移植后的1年和2年生存率分别为62%和57%[7]。目前,越来越多的患者在接受机械通气支持的同时接受肺移植。此外,越来越多的进行性呼吸衰竭患者在静脉静脉体外膜肺氧合(venovenous extracorporeal membrane oxygenation,VV-ECMO)或静脉动脉体外膜肺氧合

（venoarterial extracorporeal membrane oxygenation，VA-ECMO）的支持下接受肺移植手术[11]。本章的主要目的是探讨 ICU 内肺移植患者的管理问题，包括合并的其他潜在疾病的诊断，及移植后出现的危及生命的多种并发症的治疗问题等。

◇ 二、从手术室到达 ICU

为确保 ICU 内的最佳护理，心胸外科医生、麻醉医生、重症监护医生和肺移植专科医生之间的沟通是至关重要的。医生们需要明确提供关键的和相关的信息。表 25.1 总结了器官捐献者、移植受者和术中事件的相关信息，这些信息将在很大程度上影响移植受者的手术预后。肺移植后原发性移植物功能障碍（primary graft dysfunction，PGD）与多种临床因素有关。与器官捐献者相关的风险因素包括但不限于年龄（＞45 岁）、种族（非裔美国人）、性别（女性）、吸烟史（＞20 包年）、长时间机械通气、肺炎、吸引术、多次输血、头部创伤和血流动力学不稳定等。受者相关的风险因素包括肥胖、特发性肺动脉高压、继发性肺动脉高压、特发性肺动脉纤维化和结节病。术中风险因素包括单

表 25.1　从手术室到达 ICU：ICU 管理的相关信息

信息类别	详情
供者信息：年龄，性别，死因，种族	标准供者：年龄＜55 岁，ABO 血型一致，X 线片显示清晰，PEEP＝5cmH$_2$O 时 PaO$_2$/FiO$_2$＞300，吸烟史＜20 包年，无胸部创伤，无抽吸，无脓痰，支气管镜检查阴性。 扩展供者（按哪个标准？）：年龄，长时间吸烟史，肺挫伤，肺不张，肺浸润性病灶，肺部病史（哮喘），长时间机械通气，脓性分泌物或感染。 供者类型：心脏死亡后的供者或离体肺灌注后的供者
受者信息	临床诊断：移植适应证。 特点：年龄，性别，种族，移植前肺功能，移植前肺动脉压，体重指数，移植前机械通气情况，移植前 ECMO 情况。
术中信息	手术类型：单肺、双肺或心肺联合移植。 手术方式：胸骨切开术，后路开胸术，蚌壳式切口，关胸。 心肺转流：转流时间。 缺血时间：＜330 分钟或＞330 分钟。
术中免疫抑制	术中诱导治疗管理和给药时间：类固醇，钙调神经磷酸酶抑制剂，嘌呤拮抗剂等。 术中预防性抗生素使用和给药时间。 血液制品和静脉液体的管理和凝血障碍的管理：晶体，胶体，红细胞，新鲜冷冻血浆，血小板，冷沉淀，出入量。 血管扩张剂治疗肺动脉高压：前列环素，吸入一氧化氮，硝酸甘油，其他。 血管收缩剂治疗：肾上腺素，去甲肾上腺素，去氧肾上腺素（新福林），血管加压素，其他。 正性肌力药物治疗：多巴胺，多巴酚丁胺，米力农等。 到达 ICU 时的疼痛控制和镇静：异丙酚，咪达唑仑，芬太尼，氢吗啡酮，吗啡。 技术问题：自体肺的移出，移植肺的移入，支气管或血管吻合的困难，再灌注问题，再灌注后的通气和氧合，膈神经的损伤，同种异体移植物大小的匹配，供肺减容，移植后关胸与开胸
术后信息	气道控制（单腔或双腔管）。 胸管引流（胸管脱出，漏气）。 从手术室转运到 ICU 期间的问题

注：ECMO，extracorporeal membrane oxygenation，体外膜肺氧合；ICU，intensive care unit，重症监护室；OR，operating room，手术室；PEEP，positive end-expiratory pressure，呼气末正压。

肺移植、缺血时间延长、使用体外循环和输血[12]。缺血时间大于330min与患者死亡率增加有关[13]。为确保肺移植患者在ICU内获得最佳的术后护理,外科医生需要给ICU提供以下信息:胸膜粘连情况,病肺移出时的困难,支气管或血管吻合时的技术难题,供肺体积缩小的需求,血流动力学的稳定性,引流管的状态,器官植入后是否可以关闭胸腔,及患者在转运过程中的稳定性等。

◇ 三、初始管理

移植患者在到达ICU时,仍处于镇静、镇痛、插管并机械通气的状态[通常使用压力控制(positive end-expiratory pressure,PEEP)模式,或低压力控制和高FiO_2的小潮气量控制模式]。待患者状态允许时,可以撤除机械通气。在患者到达ICU时,肺动脉导管和动脉管路、胸腔引流管、导尿管通常已经在位,用以全面监测气体交换、血流动力学、胸腔引流液出量和尿量。在患者到达ICU后,对其进行全面的体格检查,评估其血流动力学参数,并评估其周围循环和灌注情况。而对其气管插管位置的评估,对中心静脉导管、动脉导管和胸腔引流管的正确处置,以及对引流量和导尿量的记录,都是至关重要的。患者通常处于低体温状态,需要强制空气加温装置维持体温。并抽取患者动脉和静脉血样本用于监测其动脉血气、血常规、凝血功能、肝肾功能和乳酸水平。

因为服用大剂量的皮质激素,所以患者术后常见高血糖。可以静脉注射给予胰岛素,使其血糖水平正常化。让患者床头抬高30°角,可避免中心静脉导管相关脓毒症和呼吸机相关性肺炎,并且静脉注射质子泵抑制剂以最大限度减少胃酸反流。

在我们的流程中,床边心电图、便携式胸部X线检查和肺部超声评估可以一起进行(参见超声部分)。

(一)初始免疫抑制

在移植手术术前和术中,就已经开始免疫抑制治疗。大多数的治疗方案包括术中使用甲泼尼龙(10mg/kg),术前或术中使用或不使用钙调神经磷酸酶抑制剂(他克莫司或环孢素)以及嘌呤和嘧啶合成抑制剂(霉酚酸酯或硫唑嘌呤)。根据各移植中心的方案,患者可以接受诱导疗法,以减少T细胞对移植器官的初始免疫应答。淋巴细胞消耗可以通过使用多克隆抗体[如抗胸腺细胞球蛋白(即复宁)或抗白细胞介素-2(interleukin-2,IL-2)受体的人源化单克隆抗体]来实现,而IL-2受体抗体能抑制IL-2介导的T细胞增殖和分化(巴利昔单抗和达克珠单抗)。其他药物包括人源化单克隆补体固定抗-CD52抗体,这些抗体几乎存在于所有淋巴细胞中。其中一种药物是阿仑单抗,其能诱导长期的淋巴细胞减少(T细胞和B细胞)。但是,诱导治疗因为有长期的风险,如机会性感染和移植后淋巴增生性疾病的发生增加,所以也是有争议的[14]。另外,可以选择对有高排斥风险的患者进行诱导治疗,如对群体反应性抗体(panel-reactive antibody,PRA)敏感的人群、非裔美国人等。然而,我们团队更倾向于对那些有高感染风险和衰弱老年患者避免实施诱导治疗。

在ICU中继续进行三联免疫抑制治疗,包括糖皮质激素联合钙调神经磷酸酶抑制剂以及嘌呤和嘧啶合成抑制剂[15]。甲泼尼龙的初始剂量为2mg/kg,每12小时静脉给药一次,持续48小时,然后以每12小时减量0.5mg/kg的速度逐渐减小剂量。此外,患者以0.05~0.1mg/(kg·d)的初始剂量静脉输注他克莫司,或者舌下含服他克莫司,每12小时1~2mg,直到可以口服给药。调整剂量使血清药物谷浓度达到8~15ng/mL。如果使用环孢素,则初始剂量为静脉输注2~3mg/(kg·d);转换到口服后,则按3~5mg/kg每12小时给药一次,达到250~350ng/mL的谷浓度水平,给药后2小时血清药物浓度达到900~1200ng/mL(C2水平)。最常见的是第三种免疫抑制剂,霉酚酸酯,500~1000mg,每天静脉注射2次，并在可能的情况下切换至口服途径；或者也可以每天应用硫唑嘌呤，1～2mg/kg，静脉注射或口服。在肺移植后的早期阶段，应避免应用新型免疫抑制剂例（如西罗莫司），因为其可抑制成纤维细胞的增殖能力，导致伤口愈合不良，并且可能使患者早期吻合口容易裂开而造成致命的后果[16]。我们还需要监测和管理患者在诱导治疗后可能出现的与免疫抑制治疗相关的多种不良反应（例如诱导治疗后的细胞因子释放综合征和肺水肿，其表现与原发性移植物功能障碍非常相似，表现为非心源性肺水肿、肺泡浸润和低氧血症）。其他不良事件包括白细胞减少、血小板减少症和机会性感染易感性增加。他克莫司或环孢素还可能造成神经毒性（局灶性神经功能缺陷、精神混乱、震颤和可逆性后部脑病综合征）、肾功能障碍和肾毒性。霉酚酸和硫唑嘌呤可能造成明显的骨髓抑制、胃肠道异常或肝毒性。

（二）初次感染预防

肺仍然是最常见的首次感染部位。其易感因素包括移植后持续暴露于环境，气管缺血和去神经支配阻碍正常纤毛运动导致黏液清除机制受损，术后疼痛和镇静导致的咳嗽反射减弱，免疫抑制导致的免疫减弱。预防性抗菌方案可减少急性感染的发生。在最初的72小时，采取广谱抗生素方案进行预防性治疗。在我们中心，初始的预防性抗菌方案包括应用头孢吡肟、甲硝唑和万古霉素。随后根据初始培养物的结果进行抗微生物治疗。慢性感染（支气管扩张、囊性纤维化）患者基于移植前获得的痰培养结果接受预防性抗菌治疗。最常见的抗真菌性预防方案包括吸入两性霉素或者联用伊曲康唑。最近，已经有抗真菌性预防方案应用了伏立康唑，以尽量减少侵袭性曲霉病感染的风险[17]。巨细胞病毒（cytomegalovirus，CMV）是血清阳性肺移植供者或受者的主要相关病原体之一。预防性抗病毒治疗可以显著降低巨细胞病毒病和巨细胞病毒感染的发生率。其预防措施包括静脉滴注更昔洛韦，然后口服更昔洛韦[18]。对巨细胞病毒血清阴性供者和受者，则预防性应用阿昔洛韦。在患者可耐受口服药物磺胺甲噁唑和甲氧苄啶的情况下，就可以开始进行预防性抗肺孢子菌治疗，该方法同样可以预防李斯特菌、弓形虫和诺卡氏菌等感染。

（三）影像学检查

床边胸片检查被用于确认气管插管、中心静脉导管、引流管和鼻胃管放置后的位置。检查肺部图像以确定是否存在肺泡浸润以及气体影（如气胸、纵隔气肿或皮下气肿），以及寻找肺挫伤、肺不张或者两者合并存在的证据。胸膜腔的图像用于检查胸腔出血和胸腔积液，而膈膜的图像检查出现位置异常提示膈肌麻痹。对于接受单肺移植，特别是原先有慢性阻塞性肺疾病（chronic obstructive pulmonary disease，COPD）的患者，应特别注意评估纵隔结构向移植侧移位后是否发生原位肺的过度膨胀。在特殊情况下，进行非增强造影的胸部计算机断层扫描（computed tomography，CT），以进一步确定胸膜或纵隔结构，并检查是否存在血胸、术后出血或可能的吻合开裂。在怀疑术后肺栓塞、肺动脉狭窄吻合或肺静脉阻塞等情况下，可用增强CT检查以确认。床边灌注肺扫描用于确定肺动脉狭窄时可能发生的任何局部灌注缺陷，这时可能需要额外进行肺血管造影等补充检查。

（四）支气管镜检查

早期用支气管镜检查原气道，并评估手术前气管插管对支气管黏膜的损伤程度。检查吻合口结构以评估气道的完整性和通畅性，并排除吻合口开裂。检查远端气道，进行支气管肺泡灌洗，获得培养液，并抽吸气道血块和分泌物，避免发生术后肺不张。

四、血流动力学与气体交换评估与管理

对肺移植受者的 ICU 管理在很大程度上取决于他们的血流动力学和气体交换情况。对肺移植受者评估和管理的系统性方法是将监测混合静脉血氧饱和度（venous saturation, SvO_2）作为组织低灌注和低氧血症的生理指标（见图 25.1）[19]。

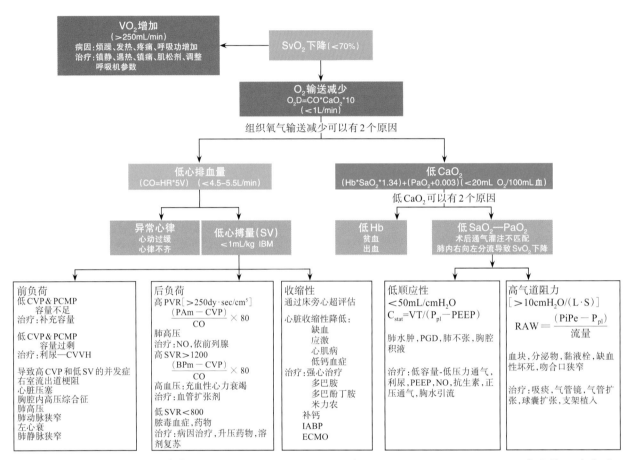

图 25.1　肺移植后血流动力学监测。BPm, beats per minute, 心率；CHF, congestive heart failure, 充血性心力衰竭；CO, cardiac output, 心排血量；C_{stat}, static compliance, 静态顺应性；CVP, central venous pressure, 中心静脉压；CVVH, continuous veno-venous hemofiltration, 连续静脉静脉血液滤过；HR, heart rate, 心率；ECHO, echocardiography, 超声心动图；ECMO, extracorporeal membrane oxygenation, 体外膜肺氧合；Hb, hemoglobin, 血红蛋白；IABP, intra-aortic balloon pump, 主动脉内球囊泵；IBW, ideal body weight, 理想体重；LV, left ventricular, 左心室；NO, nitrous oxide, 一氧化二氮；PA_m, mean pulmonary arterial pressure, 平均肺动脉压；PA, pulmonary artery, 肺动脉；PCWP, pulmonary capillary wedge pressure, 肺毛细血管楔压；PEEP, positive end-expiratory pressure, 呼气末正压；PGD, Primary graft dysfunction, 原发性移植物功能障碍；P_{ip}, peak inspiratory pressure, 吸气峰值压力；P_{pl}, plateau pressur, 平台压力；PVR, pulmonary vascular resistance, 肺血管阻力；RAW, resistance airway, 气道阻力；RV, right ventricular, 右心室；SV, stroke volume, 每搏输出量；SVR, systemic vascular resistance, 全身血管阻力；VT, ventricular tachycardia, 室性心动过速

肺移植受者 SvO_2 下降，提示应立即寻找并纠正引起组织低灌注和低氧血症的所有可能的原因。重症患者 SvO_2 下降的两种主要生理原因是导致氧消耗增加（oxygen consumption, VO_2）的因素和导致组织氧传递（oxygen delivery, O_2D）减少的因素。

(一)耗氧量增加

在肺移植受者,导致 VO₂ 增加的移植后因素通常包括发热、躁动和疼痛,以及呼吸功的增加。

1. 发热

肺移植受者常见发热。应通过标本培养和其他所有可能的临床原因的检查,积极寻找导致发热的原因。除针对特定的发热原因进行病因治疗外,还可以通过静脉或口服应用对乙酰氨基酚及应用物理降温方法进行对症治疗。

2. 躁动和疼痛

首先,患者需要采取输注短效镇静剂(异丙酚和咪达唑仑)的方案。随着呼吸状况的改善,患者可以逐渐停药。疼痛控制是必不可少的,因为患者必须停止使用机械通气,并能够通过咳嗽和深呼吸来清除分泌物,并能耐受早期活动。这些方案中包括阿片样物质(芬太尼或氢吗啡酮静脉输注)或患者自控镇痛输注泵的应用。单独或与麻醉剂联合输注局部麻醉剂(布比卡因)的硬膜外镇痛有助于患者脱离机械通气,同时避免全身麻醉的不良影响[20]。其他治疗方法包括在切口上方和下方外用利多卡因贴剂和静脉注射对乙酰氨基酚。非甾体抗炎药和环氧合酶-2 抑制剂因为有可能损害肾功能,所以应避免使用。

3. 呼吸功的增加(机械通气)

对肺移植患者,采取压力控制或压力支持模式通气,以最低的 PEEP 和 FiO_2,使 $SaO_2 > 90\%$,$PaO_2 > 60mmHg$,保持低压[吸气末正压(plateau airway pressure,P_{pl})$< 35mmHg$]和低潮气量(tidal volume,Vt)($6 \sim 8mL/kg$),以尽量减少气压伤的发生。大多数无原发性移植物功能障碍或其他术后并发症的患者可以在移植后 72 小时内脱机;他们可以从全呼吸机控制过渡到压力或容量同步间歇指令通气,转为持续气道正压通气加压力支持通气,并最终脱机拔管。无创通气可以减轻 ICU 肌病、呼吸肌无力或膈肌功能障碍患者的呼吸做功。对于不能耐受早期拔管,或由于高碳酸血症或缺氧性呼吸衰竭而需要重新插管的患者,可以考虑早期行经皮气管切开术。患有慢性阻塞性肺疾病的单肺移植受者可能需要特定的呼吸机模式来减少自体肺过度通气,比如采用低呼吸频率,将吸呼时间比调整为 1:4 或更长,从而延长呼气时间。监测内源性 PEEP 有助于避免过度通气和胸部填塞。预防术后肺不张的方法包括积极的胸部治疗,使用呼吸训练器,及时行支气管镜检查以去除浓稠分泌物和坏死物。

(二)氧气输送量减少

组织中的 O_2D 取决于每分钟有多少血液流入组织[心排血量(cardiac output,CO)],血液中含有多少氧[动脉氧含量(arterial oxygen content,CaO_2)],计算公式为 $O_2D = CO \times CaO_2 \times 10$。在静息状态下,心肺系统每分钟向组织递送大约 1L 的 O_2。可能发生 O_2D 减少的原因有两个:CO 或 CaO_2 减少或不适当。CO 的计算公式为 CO=心率×每搏输出量(stroke volume,SV)(正常范围为 $4 \sim 6L/min$),$CaO_2 =$(血红蛋白水平×SaO_2/100×1.34)+(PaO_2×0.0031)(正常范围为 $18 \sim 20mL\ O_2$/100mL 血液)。

1. 心排血量减少和心脏并发症管理

对于给定的生理需求,心排血量不足的原因可能有两个:心律异常或每搏输出量不足。

(1)心律

肺移植受者的心律异常见于房性心律失常,包括心房扑动、心房颤动和其他组织类型的房性心动过速,常于移植后发生。将包绕肺静脉的供体左房袖吻合到受体左房后壁,会使得供体肺静脉电隔离。然而,残留的受者肺静脉组织可能持续作为左心房吻合的一部分,这可能又会导致电解质回流[21]。房性心律失常的治疗包括对血流动力学不稳定患者的直流电复律,抗心律失常药物(β受体阻滞剂或胺碘酮)的应用和包括使用房室结阻断剂的心律控制策略。

（2）每搏输出量

每搏输出量(SV)是指每次搏动期间从心室腔射出的血液量。SV($<$1mL/kg理想体重)下降可能是由前负荷不足、后负荷不足或收缩力下降所致的。

①前负荷

前负荷也就是心脏舒张末期的心室壁张力的反应。其影响因素包括心室和心包的顺应性,心肌厚度和产生舒张末期充盈压的舒张末期容积,临床上通常通过测量右心中心静脉压(central venous pressure,CVP)和左心的肺毛细血管楔压(pulmonary capillary wedge pressure,PCWP)来获得。低SV、CVP和PCWP的患者通常血容量损失较多,提示临床需要予以液体复苏。复苏的液体有晶体、胶体和血液制品。肺移植后,患者应避免液体超负荷。因为移植后,肺容易发生水肿,从而形成非心源性肺水肿。而液体超负荷通常导致PCWP和CVP升高。对于这些患者,可以通过利尿(呋塞米、布美他尼、乙酰唑胺等)实现液体负平衡,以尽量减少肺水肿,同时保持足够的心排血量以提供正常的SvO_2。这些患者若出现血容量不足、组织低灌注和使用钙调神经磷酸酶抑制剂及其他肾毒性药物,会继发肾功能衰竭。对这类患者的管理包括要达到最佳容量状态,并在必要时进行短暂的连续VV血液滤过和透析,以恢复肾功能。关于是补液还是利尿,不应仅仅基于CVP或PCWP监测,因为除血容量外的其他临床因素也可能改变舒张末期压力。术者应对患者进行临床评估、复查胸片和行床边超声心动图检查,以进一步补充血流动力学参数,从而做出关于血容量管理的最佳决策。

移植后并发症,除容量高负荷之外,还有以高CVP和低SV为特点的右心室流出道梗阻、胸腔或者心脏压塞、胸筋膜室综合征、肺动脉高压、肺动脉吻合处狭窄、肺栓塞、左心衰以及肺静脉狭窄或者栓塞等。

a.右心室流出道梗阻:常常发生在既往因长期原发性或者继发性肺动脉高压导致右心室肥厚的移植受者,是因肺血管阻力(pulmonary vascular resistance,PVR)突然正常化以及移植后右心室舒张末容积减少而导致的。在右心室肥厚的情况下,肺移植受者发生右心室流出道梗阻,它与前负荷减少以及影响肌肉收缩的治疗方案的运用有关。若怀疑有这种情况,则可采用床旁超声心动图检查来观察是否存在右心室流出道收缩末期闭塞的现象。可以连续监测CVP、右心室收缩压和肺动脉收缩压(pulmonary arterial pressure,PAP),以及通过肺动脉导管从肺动脉到右心室的撤退过程连续监测CVP、右心收缩期压力。从右心室到肺动脉的压力梯度差大于25mmHg,而这与血流动力学不稳定、心动过速以及低血压有关。这些均提示右心室流出道梗阻的诊断。若出现右心室流出道梗阻,则需要进行液体置换。我们已经通过运用肺动脉导管末端进行容量治疗,成功地预加载左心室流出道的前负荷。β受者阻滞剂的使用可以减慢患者心率,从而实现舒张期的充分充盈。但应避免使用正性肌力药物,因正性肌力药物会加重这种情况[22]。

b.胸腔或者心脏压塞:导致胸腔或者心脏压塞的原因有肺水肿逐渐加重,肺体积增大,胸腔或者纵隔出血压迫左、右心室,组织水肿,外源性或内源性PEEP增加,胸腔内压增高导致左、右心舒张功能衰竭以及全心舒张功能衰竭。胸腔或者心脏压塞还可能与移植后的其他并发症有关,比如张力性心包、大量胸腔积液[23-24]。血流动力学管理以及床边心超检查显示中心压力升高、中心舒张压(CVP、肺动脉舒张压以及PCWP)均等、全身性低血压、心动过速以及奇脉的表现(证明吸气相心室收缩压下降10mmHg以上)。床边超声可能显示右心房舒张功能衰竭、右心室舒张功能衰竭,或者两者并存,伴或者不伴随左心衰竭以及心包内渗出物。临床上在识别这些症状后需要立即处理,措施包括心包或者胸腔穿刺,或者立即开胸,缩小肺体积,积极治疗容量过负荷以及水肿。难治性患者可能需要 ECMO 支持[25]。

　　c.胸筋膜室综合征:通常发生于需要延长手术干预的患者,常常出现于凝血功能障碍、需要输注大量血液制品时。胸筋膜室综合征会导致肺顺应性降低(继发于肺水肿增加、肺体积过大、胸腔内出血或者以上情况同时出现),纵隔压力增加,从而导致心脏受压、血流动力学衰竭。临床表现有气道压高、低血压、灌注差、酸中毒加重以及低氧血症等。这些表现可能在关胸当即或者几小时后出现。在识别胸筋膜室综合征后,需要立即进行外科干预,如开胸或者延迟关胸(见图25.2)。

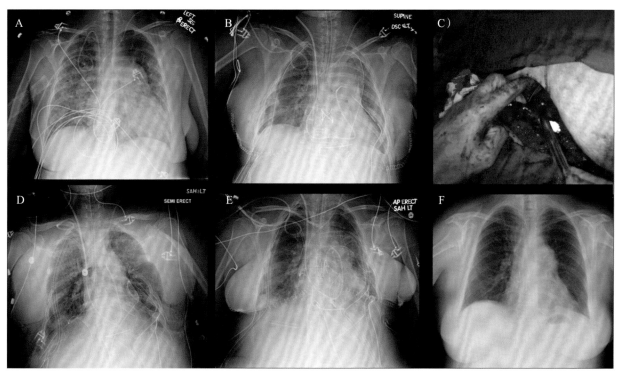

图 25.2　胸筋膜室综合征。(图 A)32 岁女性患者,既往有原发性肺动脉高压病史及抗 PR3 抗体阳性,有严重肺动脉高压(平均肺动脉压力,68mmHg)以及低氧血症(动脉血气分析:pH＝7.14,PaCO₂＝48～64mmHg,最大氧含量 15 LXO₂)。该患者已经接受吸入一氧化氮治疗,并在等待双肺移植前接受波生坦、他达拉非以及静脉注射曲前列素治疗。(图 B)该患者在手术室中输注大量血液制品后接受了体外循环支持治疗,并在移植术后转至 ICU。尽管接受了液体复苏以及正性肌力药物,但该患者仍然表现血流动力学不稳定,收缩压 75mmHg。胸片提示手术后改变,上纵隔增宽[动脉血气分析提示 pH＝7.14,PaCO₂＝46～64mmHg,FiO₂＝1.0,压力控制情况下呼气末正压(PEEP)＝10cmH₂O]。该患者情况突然恶化,PvO₂＝19mmHg,SvO₂＝36%,SaO₂＝77%,肺容积下降。床旁超声心动图提示右心室增大伴有功能下降。诊断考虑胸筋膜室综合征。(图 C)在 ICU 内,将患者的手术切口重新打开,胸腔打开。患者血流动力学立即得到显著改善,SaO₂升到 100%,SvO₂升高到 45%。该患者病情稳定并被送回手术室,并从两侧胸腔内取出大量血凝块。出血的源头在多个区域,但主要在左侧肺门部。患者的出血得到了控制,离开手术室时胸腔呈开放状态,以无菌敷料覆盖,转回 ICU 病房。(图 D)胸部 X 线片提示手术后改变,图像中显示了呈打开状态的胸腔。纵隔结构正常,肺复张。(图 E)72 小时之后,该患者重返手术室进行手术切口缝合,过程中并未出现血流动力学及呼吸功能损害。该患者需要气管切开并接受更长时间的机械通气。她在移植术后 30 天出院。(图 F)该患者双肺移植术后1 年的胸部 X 线片表现

　　d.肺动脉高压:在肺移植术后常常发生手术并发症,包括中心静脉压升高,持续肺动脉高压(平

均肺动脉压＞25mmHg）而PCWP正常，以及跨肺压差（平均PAP-PCWP）高于15mmHg；而在单肺移植患者，移植后并发症有体外循环导致的副作用、持续低氧血症、酸中毒或者移植侧PDG与自体肺病PVR持续升高。首选的初始治疗包括吸入包含有一氧化氮（inhaled nitric oxide，iNO）或者前列环素的血管舒张剂[26]。

e.肺动脉吻合口狭窄。肺动脉吻合口狭窄的症状与移植后持续肺动脉高压的症状相似。可以提示该诊断的线索有术中血管吻合困难，较小的供体肺与较大的受者之间的大小不匹配，对吸入型血管舒张剂的治疗反应差，以及肺动脉导管显示PAP远端与近端之间有显著的压力差。其诊断基础是CT血管造影显示肺动脉狭窄，肺灌注扫描显示局部区域低灌注或者无灌注。这类患者的临床症状可能很明显，包括早期的右心衰竭表现。其处理方案包括肺血管造影［显示梯度的增加（超过15～20mmHg）］以及置入血管支架。很少需要外科修复；在肺移植受者，罕见严重的吻合口并发症（发生率＜2%）[27]。

f.肺栓塞：可能在肺移植术后早期出现，导致全身性低血压、肺动脉高压、右心室功能障碍以及CVP升高相关的气体交换急剧恶化。在没有其他急性并发症可以解释这些症状的情况下，应考虑肺动脉栓塞的可能，并应进一步行心脏超声检查（排除心室腔内血栓形成）、多普勒超声检查（评估上下肢血管）以及CT血管造影。血栓性栓子的来源包括上下肢深静脉血栓（尤其在移植前接受机械通气的危重症患者）、心脏内血栓（心律失常患者），及肺动脉狭窄吻合或者来自供肺的意外栓塞[28]。对肺栓塞的治疗是具有挑战性的，因为在肺移植术后早期禁忌充分抗凝和抗血栓治疗。因此，可行的治疗选择是在患者接受者外循环时行开放性手术取栓[29]。

g.左心功能衰竭：肺移植术后，极少见左心功能衰竭的病例，因为在肺移植前要对受者进行筛查，以排除严重的左心功能不全患者。在低氧血症、快室率心律失常或者多脏器功能衰竭之后，可能发生短暂的左心功能不全（压力性心肌病）。其治疗方案主要是管理导致左心功能不全的主要因素。

h.肺静脉血栓形成或者狭窄：是罕见的、严重的，并且常常是致命性的并发症。其往往发生在肺移植后的即刻，并伴有持续的肺水肿和肺静脉吻合口狭窄。其血流动力学症状包括PCWP增高（尽管左心房压力将减小且超声心动图显示左心室高动力性容量缺乏），PAPI以及CVP增加而SV降低，并有严重的动脉及混合静脉低氧血症，出现全身性低血压以及代谢性酸中毒。经食管超声心动图以及CT血管造影检查可以确认诊断。积极的支持治疗以及开胸探查术，包括修补吻合口狭窄或者紧急再次移植，可能可以挽救患者的生命（见图25.3）[30]。

②后负荷

后负荷代表心脏收缩初始的心肌壁压力。在心脏收缩期，与心肌壁压力相关的主要因素是右心的肺血管阻力（pulmonary vascular resistance，PVR）以及左心的体循环血管阻力（systemic vascular resistance，SVR）。

PVR＝80×（平均PAP－PCWP）/CO［正常值＜250dynes/（sec•cm⁵）］

SVR＝80×（平均动脉压－CVP）/CO［正常值＝800～1200dynes/（sec•cm⁵））］。

对移植术后因肺动脉高压以及PVR升高而导致SV异常的患者，血管扩张治疗方案可能是有益的，比如吸入一氧化氮，系统性应用肺血管舒张剂（如前列环素或者曲前列环素）、磷酸二酯酶抑制剂（如西地那非）或者联合治疗。对SV异常或者SVR增加的患者，系统性血管舒张治疗可能是有益的，比如应用肼屈嗪、硝普钠、钙通道阻滞剂等。对SV下降、SVR下降、收缩压（systemic pressure，SP）下降的患者，应该评估其他影响因素，比如菌血症、药物副作用等，并进行相应的治疗。在处理导致血管阻力下降的因素的同时,血管加压药物(比如去甲肾上腺素、肾上腺素、去氧肾上腺素、血管加压素或者多巴胺)的应用可以使患者获益。

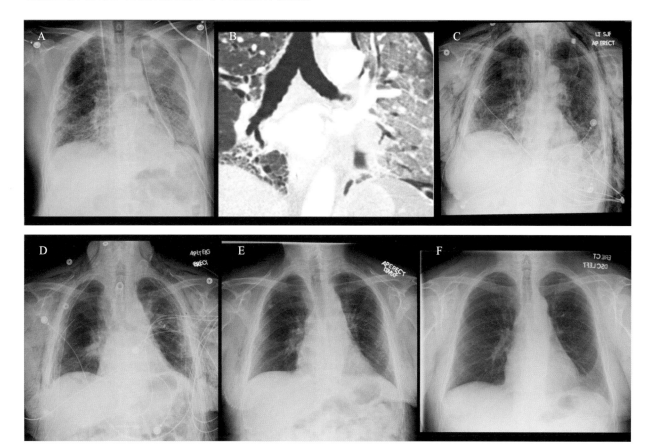

图 25.3　肺静脉吻合口狭窄。(图 A)58 岁男性患者胸片显示自身左肺间质性改变(与原发性肺纤维化的表现相吻合)以及左侧移植单肺的肺水肿。该患者具有中等程度的肺动脉高压及肺毛细血管楔压升高(18～20mmHg),临床表现不稳定。吸气相患者表现严重且持续的肺水肿。机械通气状态下(PEEP＝12cmH$_2$O,FiO$_2$ 100%),他的动脉血气分析结果:pH＝7.28,PaCO$_2$＝37～74mmHg。受者肺静脉小,外科医生记录肺吻合术:分别打开肺静脉并缝合以提供一个更大的开口进行肺吻合,将供肺与上述两根静脉吻合。(图 B)CT 血管造影显示左肺上叶及下叶肺静脉吻合口处有严重的狭窄灶,这些静脉是外科建议通向受者左心的共同血管。手术后纵隔的其他表现包括少量纵隔气肿、左侧大量气胸。左侧移植肺存在广泛的稠密的实变影。经食管超声心动图也显示与肺静脉吻合口狭窄一致的表现。该患者接受了机械通气及吸入一氧化氮,并被列入等待双肺移植的名单。(图 C)X 线片显示患者在高 PEEP的呼吸支持下出现双侧气胸及广泛皮下气肿,并接受气管切开术。该患者呈持续低氧状态,伴随氧合指数低于100。(图 D)在最初的左侧单肺移植术后第 23 天,该患者接受了双肺移植术。(图 E)双肺移植后第 7 天,拔出气切套管的胸部 X 线片。在再次双肺移植后第 7 天、最初左肺单肺移植后第 30 天,该患者出院。(图 F)患者移植术后 1 年胸部 X 线片表现

③收缩力

心肌收缩的能力取决于肌肉的血流以及氧气供给是否充足。许多临床状况可以改变移植后的心脏收缩力,包括代谢性或呼吸性酸中毒、低氧血症、低血压和电解质紊乱(如低钙血症)。在 SV 异常时,可造成 SvO$_2$ 下降;在怀疑心肌收缩力变差时,可以采用床旁超声心动图评估血流动力学特征,以助于明确诊断。如果明确心肌收缩力减弱,则可以应用正性肌力药(如多巴酚丁胺、多巴胺、米力农)来优化 CO,同时纠正导致心肌功能障碍的主要诱因。如果要使电解质紊乱、液体量消耗和代谢

性酸中毒都得到纠正,那么给予正性肌力药应该是最有效的。对于药物治疗无效的患者,可能需要暂时予以主动脉内球囊反搏或VA-ECMO支持。

2.动脉氧含量减少

动脉血氧含量(CaO_2)($18\sim20mL$ $O_2/100mL$ 或更少)降低将导致外周组织氧耗减少,从而导致SvO_2降低。导致CaO_2降低的原因有两个,即血红蛋白水平下降及SaO_2降低。

(1)低血红蛋白

低血红蛋白与两个因素有关,即贫血和术后出血。

①贫血

在移植前,肺移植受者因身体虚弱往往存在贫血。而对于移植后的贫血,必须明确贫血的原因并进行有针对性的治疗。

②术后出血

术后出血是肺移植的常见并发症。肺移植的术后监测内容包括生命体征、临床评估、床旁拍片、血红蛋白(连续检测)、血细胞比容和凝血功能分析等。对于胸腔引流管显示持续活动性出血(250mL/h)的患者,可能需要开胸探查以清除血凝块,并明确活动性出血的来源。由于胸腔引流管可能被阻塞或位于不能有效引流的位置,所以胸腔引流管引流不畅不应阻碍ICU医师对活动性出血可能性的考虑。有活动性出血的患者会有相应的临床表现和血容量减少的血流动力学异常表现,比如CVP、肺动脉楔压和SvO_2下降等;并有低血压和脉压异常的改变(与血容量减少相一致),以及由SV降低(预负荷减少)导致的SvO_2下降和CaO_2下降。除床旁拍片外,必要时,胸部CT能更好地显示血液和血块积聚在一起并逐渐增大的胸膜高密度影。对于这样的患者,需积极地给予血液制品(如新鲜的冷冻血浆、血小板、冷沉淀物和其他产品),积极纠正术后凝血功能障碍。在纠正凝血功能障碍时(或之后),必须进行胸部探查以排出积聚的血液和血凝块,辨别出血来源,控制活动性出血,并更换胸腔引流管。

血液并发症。移植手术患者需要输注大量的红细胞,因此需要频繁地监测凝血酶原时间、部分凝血活酶时间、纤维蛋白原和血小板水平。此外,还应按医生指示输注新鲜冷冻血浆、冷沉淀物和血小板,以预防输血而诱发的凝血病。输注大量的红细胞可能引起代谢性碱中毒;而血液制品中的柠檬酸盐可能造成柠檬酸盐毒性,进而导致低钙血症。监测游离钙和静脉注射氯化钙可预防或治疗低钙血症(如心肌功能障碍和低血压)的并发症。在输注血液制品的过程中,容量超负荷可能引起肺水肿,或者可能诱发输血相关的急性肺损伤,该损伤与肺微血管系统白细胞相关联,随后可通过输入预先制备的抗白细胞抗体激活这些白细胞。这些并发症将导致新的急性肺损伤模式,即输注血液制品后产生的非心源性肺水肿,因此需要予以进一步的机械通气支持[31]。

(2)低SaO_2和PaO_2以及肺相关并发症

我们对术后低氧血症进行了系统性回顾,在排除卵圆孔未闭引起的心内右向左分流引起的低氧血症后,分析其原因可能是通气-灌注不匹配或肺内右至左分流导致的SvO_2降低,探索缺氧性呼吸衰竭的生理原因可能有肺静态顺应性降低和气道阻力增加两种。

①肺静态顺应性降低

呼吸系统整体顺应性的测量方法通常是用V_t除以在吸气结束时(吸气保持)在气道开口处测量的P_{pl}与PEEP之间的差,即$V_t/(P_{pl}-PEEP)$。总的PEEP应用于有内源性PEEP的患者。肺顺应性降低($<50mL/cmH_2O$)常发生于肺实质和肺泡有病变的患者,包括容量过负荷、心源性或非心源性肺水肿、间质性肺炎等患者,以及导致术后肺不张或肺实变的所有临床情况。

可导致肺顺应性下降的肺部并发症包括原发性移植物功能障碍、肺炎、肺水肿、肺不张（可能继发于由胸膜并发症引起的肺组织外源性压迫）、膈肌功能障碍及其他术后并发症。

原发性移植物功能障碍是在肺移植后72h内发生的严重的急性缺血再灌注损伤，PGD会导致非心源性肺水肿，它的临床表现与成人呼吸窘迫综合征类似。严重（3级）原发性移植物功能障碍患者的特征表现有胸片上显示弥漫性肺泡浸润，以及氧合指数 PaO_2/FiO_2 低于200的难治性低氧血症。如果排除其他原因（如心源性肺水肿、肺炎、急性排斥反应或肺静脉出血阻塞等功能障碍），则可以确诊为原发性移植物功能障碍。如果能进行组织学检查，组织学可表现为弥漫性肺泡损伤[32-33]。严重的原发性移植物功能障碍与患者发病率、死亡率增加以及发生闭塞性细支气管炎综合征的风险呈正相关。治疗在很大程度上是支持性的，与急性呼吸窘迫综合征（acute respiratory distress syndrome，ARDS）的治疗相似，包括：保护性低通气（6mL/kg理想体重）和呼吸机低压力支持，以预防气压伤；使用PEEP进行呼气末肺泡保护；避免容量超负荷以及使用利尿剂，减轻肺泡毛细血管的渗漏；可使用iNO；通过支气管镜经支气管内给予外源性表面活性剂。对难治性患者，可考虑ECMO支持[32]。

a.肺炎的诊断基于胸部X线片肺部病变的浸润、发热、白细胞增多及支气管肺泡灌洗获取的脓性分泌物的阳性培养结果。管理包括支持治疗措施、机械通气和针对阳性培养结果的抗菌治疗。

b.肺水肿不仅仅由原发性移植物功能障碍引起，也可以由容量过负荷、左心衰竭或者肺静脉吻合引起。如其他章节所讨论的，治疗应针对每种临床情况遵循个体化原则。

c.肺不张是指由肺组织塌陷导致的肺容积的缺失。由于术后疼痛导致患者吸气能力弱，咳嗽不足，痰液或血凝块阻塞支气管，进而可能导致肺组织出现塌陷。肺移植受者黏液纤毛清除能力受损，吻合口和远端气道的缺血性坏死又产生黏稠的分泌物。治疗包括充分镇痛、胸部物理治疗、吸痰和治疗性支气管镜检查。表面活性物质可以增加肺泡表面张力，当其功能受损时，可使肺泡塌陷，进而导致肺不张。所以，支气管镜注射外源性表面活性物质可有助于改善术后肺不张。压迫性肺不张可能由其他原因导致，如胸膜并发症或膈肌功能障碍。

导致压迫性肺不张的胸膜并发症，包括持续存在的胸腔积液、血胸、气胸和乳糜胸。应采用胸腔引流管持续引流，直到移植肺显示完全复张，胸腔引流量小于100mL/d。胸腔出血更多见，通常由外科手术期间胸膜损伤引起，常见于需要体外循环支持的患者。对于胸腔出血多的患者，需要进行手术探查，清除胸腔内血液，纠正出血原因，从而使肺再复张。

乳糜胸是一种罕见并发症，可导致胸膜间隙淋巴液积聚。引流液外观呈乳白色、甘油三酯水平高（＞110mg/dL）以及存在乳糜微粒，即可明确诊断。乳糜胸是由于手术损伤胸导管或其分支，且渗漏到胸膜腔中形成的。因为乳糜从扩张或撕裂的纵隔淋巴管或者经膈肌的乳糜漏腹水中渗漏，所以移植患者出现乳糜胸后更容易进展至淋巴管平滑肌瘤病。乳糜胸大量渗漏会引起免疫抑制增强、电解质紊乱和营养不良。其管理包括延长引流时间，肠外营养支持，静脉输注奥曲肽，胸导管结扎，胸膜腹膜或胸膜分流[34-35]。

导致肺不张的其他并发症包括膈肌功能障碍或麻痹，发生于15%～30%的肺移植受者，主要由机械创伤、牵拉损伤或低温损伤引起。既往行胸外科手术或有复杂纵隔病变的患者更容易发生膈肌功能障碍或麻痹。透视时可见膈肌抬高，自主呼吸时有膈肌矛盾运动征，并且患者不能从正压通气中成功脱机，因此需要经皮气管切开和延长呼吸机支持。单侧膈肌麻痹可以通过外科手术治疗。在某些情况下，随着时间的延长以及物理和呼吸治疗等，膈肌功能逐渐恢复[36]。移植肺压迫性肺不张的另一个原因是单肺移植的慢性阻塞性肺疾病受者自体肺过度通气。如果对这种机械通气患者不能提供足够的呼气流量,则会发生进行性的过度通气,导致纵隔移位,外压移植肺。治疗包括双腔气管插管,两肺独立控制通气,患侧肺的呼吸机设置,延长呼气时间,最小的 PEEP 和低 Vt;而移植侧应有高的 PEEP 和保护性通气管理。双腔气管插管使得分泌物清除变得更加困难。在我们的方案中,对于独立肺通气难治的病例,可对患侧肺进行肺减容手术,以促进移植肺的复张。

②增加的气道阻力和气道并发症

气道阻力的计算公式为吸气峰值压(peak inspiratory pressure,PIP)减去吸气末 P_{pl} 的差值除以气流流量:气道阻力＝(PIP－P_{pl})/流量[正常范围为≤10cmH$_2$O/(L·s)]。气道阻力[＞10 cmH$_2$O/(L·s)]增加的原因包括患者气管插管阻塞或气切套管阻塞,分泌物增多,黏液堵塞,吻合口狭窄或远端气道中的血凝块形成等。移植后发生的气道并发症包括气道末端缺血性坏死、气道裂开和支气管狭窄[37]。

a.缺血性坏死。在供肺的获取过程中,支气管已没有动脉循环支持并且侧支循环尚未重建。微血管重建将在移植后的几周发生。在支气管循环重建之前,移植肺的支气管血供依赖于氧合不良的肺动脉低压逆行血流。低血压、低心排血量、低氧血症等因素都会加重缺血性坏死,产生黏稠坏死物,需要行支气管镜下彻底吸痰、清创,直到缺血坏死物被彻底清除。

b.气道裂开。所有移植受者都可发生一定程度的缺血性坏死。有些患者会进展至部分或完全裂开,但完全裂开还是很罕见的。气道裂开患者表现为呼吸困难、机械通气脱机失败、气胸、纵隔气肿和皮下气肿。CT检查显示支气管壁缺损和吻合口周围出现气体。对小裂口(直径＜4mm),可以保守治疗,主要为应用抗生素和临时放置非包覆自膨式金属支架,后者可以促进肉芽组织的生长,帮助裂口愈合。对更大的缺口,则可以行开放手术修复,用肌肉或心包填补缺损。部分病例则可能需要重新移植。

c.支气管狭窄。气道狭窄病变可继发于缺血性坏死、气道裂口愈合以及早期支气管感染等。狭窄病变可能位于支气管吻合口或远端支气管的水平。支气管狭窄是肺移植的常见并发症,但在移植后早期很少出现。其严重程度从轻度、无症状病变,到几乎完全闭塞并伴有严重的气道功能障碍。若发生支气管狭窄,可首先采取气囊支气管成形术,将气道直径扩张到6～15mm。对于气球扩张难以治疗的严重病变,也可用其他各种手段处理,如冷冻治疗、近距离放射治疗、等离子体凝固或激光治疗,以备短期放置可移除的硅胶支架或长期放置非包覆自膨式金属支架。

◇ 五、肺移植相关的其他并发症

(一)神经系统并发症

肺移植术后1个月内最常见的神经系统相关并发症主要有:代谢性脑病,后逆转性脑病综合征(posterior reversible encephalopathy syndrome,PRES),包括嗜酸性粒细胞增多和全身症状在内的药物反应,院内细菌感染,钙调神经磷酸酶抑制剂毒性,围手术期脑卒中和缺氧性脑病。

梅奥诊所肺移植登记网(1998－2008年)提供了迄今为止最大的回顾性研究数据,结果表明,肺移植后神经系统并发症与移植受者的高死亡风险之间存在高度相关性(风险比＝7.2,95％置信区间＝3.5～14.6,P＜0.001)。其中,31％的病例存在严重的神经系统并发症。术后早期神经功能缺失的主要原因是脑病、卒中和癫痫发作;常见的原因还包括围手术期无氧或缺氧性脑病,败血症,代谢性脑病和药物不良反应(特别是环孢素和他克莫司)等。在该研究中,只有高龄和双肺移植被确定为神经系统并发症的高危因素[38]。在罕见的情况下,空气栓塞也会引起肺移植后围手术期卒中[39]。西罗莫司也被认为可引起脑病。肺移植后患者若出现急性精神混乱状态、局灶性神经功能缺损、意识障碍等神经系统并发症特征性表现,则需要神经重症监护专家或神经病学家进行评估。需要仔细回顾病史,对病灶部位进行重点检查;脑部CT和增强MRI可有助于更好地发现围手术期脑病的原因。此外,PRES是与环孢素或他克莫司的不良反应有关的一种临床综合征,其特征表现为后颞、顶叶和枕叶的皮质下白质T_2加权和FLAIR高信号,这些高信号提示血管性水肿,临床症状包括意识紊乱、高血压、癫痫发作和头痛。识别PRES对患者的预后至关重要,因为PRES往往是可逆的,但又可引起卒中和癫痫发作。如明确是环孢素或他克莫司相关的PRES,则西罗莫司和霉酚酸酯是有效的替代药物[40-41]。

早期高氨血症和相关的昏迷是肺移植术后潜在的致命的并发症。高氨血症的典型特征性表现有脑部病变、躁动、癫痫发作和昏迷。其病理生理机制仍不清楚。治疗主要是支持性的,推荐高热量摄入。对于继发性高氨血症昏迷患者,合理的干预措施有:停止含氮物质摄入、增加热量摄入从而抑制分解代谢,使用耗氮剂(如苯甲酸钠或苯乙酸钠),血液透析以清除脑部氨及谷氨酰胺。积极治疗对于改善预后至关重要,因为其存在明显的不可逆时间点,在这个时间点之后,所有的降血氨治疗都会无效。

(二)胃肠道并发症

胃肠道并发症是肺移植术后第二常见的紧急状况。据报道,胃肠道并发症的患病率和死亡率较高,分别为3.2%~43%和0~26%[42-45]。此外,Lahon等报道,无体外循环的肺移植受者的术后早期严重消化道并发症发生率为7.4%,其直接死亡率为19%。其主要的危险因素是高龄和双肺移植。

术后早期的消化道并发症可分为手术相关的和非手术相关的并发症。非手术相关的常见的胃肠道并发症有胃轻瘫、胃食管反流、吞咽困难、肠梗阻、轻度胃肠道出血及胰腺炎等。在有体外循环支持的肺移植患者中,胰腺炎可能比较常见。然而,大部分这些病例是无症状的或有亚临床表现,通常只表现为血清脂肪酶水平升高,或血清淀粉酶水平升高,或两者皆升高。

肺移植术后肠梗阻与气管拔管、气道保护及口服免疫抑制剂等医疗决策直接相关。这种并发症是多因素的,而其治疗仍是支持治疗[46-47],包括以下几点。①凝血功能障碍纠正后,硬膜外镇痛相较阿片类药物静脉镇痛是有价值的选择。②纠正低镁血症及低钾血症,有益于肠道蠕动。③避免使用可引起肠梗阻的药物,如钙通道阻滞剂。④除那些经腹部增强CT证实囊性纤维化所致远端阻塞综合征的患者外,可以每天使用轻泻药。若以上措施的效果都欠佳,可考虑肠切开术解除粪便梗阻。

并发消化道反流的移植受者,发生误吸、闭塞性细支气管炎及排斥反应的风险都会增加[48]。有两种措施被过于强调,即应用十二指肠或空肠内营养,及避免使用胃管[49]。抑制反流的另一种措施是应用促胃肠动力药和质子泵抑制剂。对于个别病例,已建议外科干预控制反流[50-51]。拔管后评估吞咽功能是预防误吸的常用方法,并且这种方法可以提高肺移植受者的生存率[52]。

外科胃肠道的并发症相对少见(发生率为17%),但如需紧急干预往往预示着死亡率较高。这些并发症包括结肠或憩室穿孔及阑尾炎,其症状可能被免疫抑制治疗及术后阿片类药物镇痛所掩盖。在最早一篇的相关文章中报道,激素疗法出现结肠穿孔的死亡率达到70%[53]。因此,当患者有脓毒症表现而腹部检查无特异发现时,应高度警惕。中毒性巨结肠是难辨梭菌相关的另一种并发症,需要剖腹探查[54]。

◇ 六、肺移植术后的超声评估

在恢复期，超声可以提供无创、快速且准确的诊断信息。目标导向经胸心脏超声比常规心超更适合反映ICU重症患者的病情动态变化特点[55]。我们发现联合经胸心超和肺部超声对早期评估肺移植患者休克和急性呼吸衰竭是非常有用的。

（一）肺移植术后目标导向心超

用于重症患者的床旁超声心动图评估方案有两种[56]（见图25.4A）。

一种是生命支持中的目标导向心脏超声评估（focused echocardiographic evaluation in life support，FEEL）方案。心超可以区分"真""假"无脉电活动（pulseless electrical activity，PEA）。在假的无脉电活动中，尽管心电提示无脉节律，心超却提示存在协调的心脏收缩。此外，在围手术期，及时识别并处理心脏压塞、血容量不足、肺栓塞及严重的左或右心室功能不全这四种可治疗的引起心脏停搏的病因，可能可以救命（见图25.4B）[57-59]。

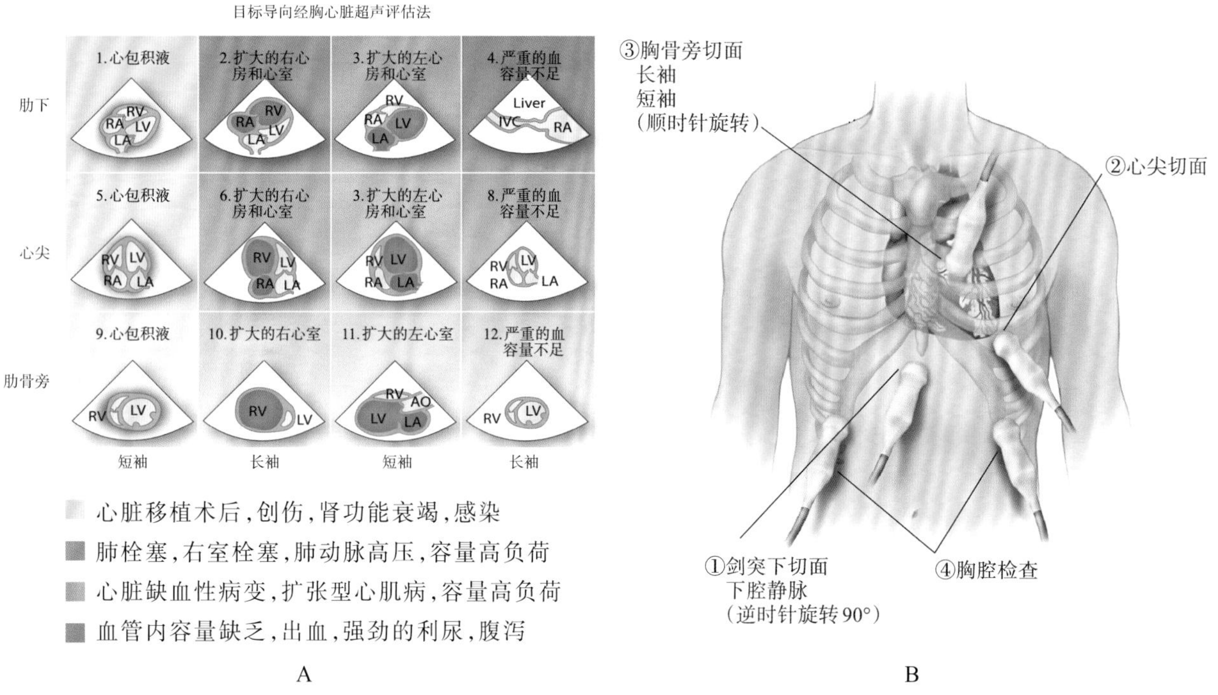

图 25.4　超声检查。（图A）目标导向经胸心脏超声评估法。（图B）超声心动图切面：①剑突下切面；②心尖切面；③胸骨旁切面；④胸腔检查

另一种是目标导向经胸心脏超声评估（focused assessment with transthoracic echocardiography，FATE）方案。目标导向经胸心超是现场即时定性超声的一种形式；它是无创的，且可在床旁完成（见表25.2）。FATE方案至少包括定性评估左右心室功能、血管容量及胸腔积液或积血（见图25.4B），是围手术期重症监护评估的重要补充。然而，目标导向心超不能替代由心脏专科医生进行的综合的心脏超声检查，尤其当需要定量分析时。FATE检查主要是为了更好地评估休克、低血压及胸膜病理的状态（见图25.4B）。

表 25.2　经胸廓心超的专项评估流程操作方法

视角	传感器位置	探头定向大致标志	深度	实用建议
剑突下	剑突下 2~3cm 或右上象限(如有胸管在位)	3 点钟	15~25cm	患者取仰卧位,手持探头顶部,倾角 10°~40°
剑突下下腔静脉	从先前视角,逆时针旋转探头 90°	12 点钟	16~24cm	保持右房与下腔静脉连接处于屏幕上;确保下腔静脉向右房的移行带可见
心尖	找搏动最强的点;也可由腋前线指向乳头	3 点钟	14~18cm	操作轻柔,保证与肋骨接触合适
胸骨旁长轴	第 3~4 肋间	11 点钟	12~20cm(如胸腔或心包积液可达 24cm)	理想的检查体位是左侧卧位
胸骨旁短轴	顺时针方向从胸骨旁长轴视角旋转 90°	2 点钟	12~16cm	摆动探头: 主动脉瓣水平:探头轻微朝向患者右肩。 二尖瓣水平:探头垂直于胸壁。 乳头肌水平:保持探头略微向下指向左侧肋腹

· 低容量状态(下腔静脉直径及扩张度)。

· 心肌功能不全(定性评估右心室及左心室功能)。

· 心包积液或心脏压塞。

· 肺栓塞(右心室急性功能不全)。

· 胸腔积液(或积血)和气胸[60]。

正确实施 FATE 方案的步骤包括:获取图像,识别正常心脏解剖,了解病理状态的基本知识,并结合临床表现。在紧急情况下,首先应检查剑突下切面(见图 25.4A)。在剑突下切面检查时,患者取仰卧位;而在胸骨旁切面及心尖切面检查时,患者取左侧卧位更合适。

评估容量状态。评估容量状态主要是利用下腔静脉在超声下可见,以测量下腔静脉扩张指数(接受机械通气的患者)。操作方法是在剑突下切面,从 3 点钟方向开始逆时针方向旋转 90° 至 12 点钟方向。

$$下腔静脉扩张指数 = \frac{吸气末下腔静脉最大宽度 - 呼气末下腔静脉最小宽度}{呼气末下腔静脉最小宽度} \times 100\%$$

扩张指数大于 18%,表明患者具有液体反应性,其阳性预测值为 93%,阴性预测值为 92%。接受检查的患者需镇静良好甚至肌松,其机械通气的潮气量在 8~10mL/kg,且心律为窦性心律。假阴性结果定义为潮气量小于 8mg/kg。若机械通气患者自主呼吸强烈,则建议行被动抬腿试验[61-62]。

最后,对于剑突下切面下腔静脉显示欠佳的机械通气病例,使用脉冲多普勒检测左室流出道随呼吸出现的流速(V_{peak})变异,这是评估容量状态的一项有价值的技术。流速变异($V_{\Delta peak}$)大于 12% 预示具有容量反应性,其敏感性为 100%,特异性为 89%[63-64]。

$$V_{\Delta peak} = 100 \times \frac{(V_{peak_{max}} - V_{peak_{min}})}{(V_{peak_{max}} + V_{peak_{min}})/2}$$

(二)肺移植术后肺部超声

肺部超声可以检测出较多需要立即处理的潜在危及生命的临床情况,如急性肺水肿、较大的血胸、气胸和肺萎陷,并对肺移植术后临床决策有巨大的影响(见图25.5A和B)[65-66]。下面简要阐述肺部超声的临床应用。

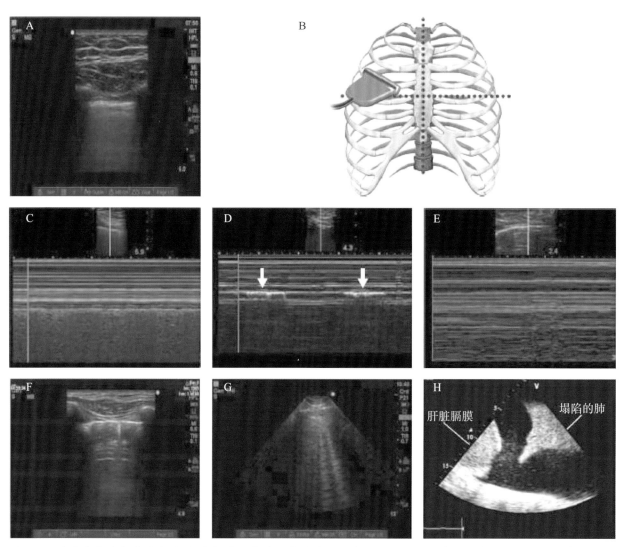

图25.5 围手术期肺超声检查结果。(图A)正常肺和胸膜滑动用线性探头显现。最大深度为6cm。(图B)在四个胸壁象限中进行探查操作。超声检查包括每个象限。(图C)通过使用线性探头和M模式,可以观察正常的肺和胸膜的滑动。(图D)肺点和部分气胸的M模式显示(颗粒状正常图案与箭头和水平气胸图案的混合)。(图E)条码征和气胸。(图F)用相控阵传感器表示正常的A线,这些线条具有水平方向。(图G)用相控阵传感器表示异常B线,这些线条具有垂直方向。(图H)大量右侧胸腔积液的超声图像。在图中标记肝脏-膈肌和塌陷的肺

1. 第一步:应用线阵超声探头进行肺部超声检查,识别正常及异常肺征象

(1)评估有气胸及肺萎陷临床表现的患者

检查的第一步(肺及胸膜滑动)是应用高频线阵探头(7.5~12MHz)。其对接近探头的组织结构有较高的分辨率。因此,专项肺部超声最常见的应用之一是评估可疑气胸的患者。

(2)技术

如上所述,当患者取仰卧位时,可将前胸壁分为四个象限(见图25.5B和表25.3)[67-68a]。

表25.3　围手术期肺超声技术

探头	传感器位置	探头定向大致标志	深度	有用的建议
线阵探头	前胸壁的四个前象限中的任何一个。 确保与两个肋骨良好接触(屏幕监视器两侧的肋骨阴影,即蝙蝠征可见)	12点钟	6cm	将探头从侧面(当作笔)保持与前胸壁成90°角(垂直),患者处于仰卧位或半卧位。 诊断: •气胸 •肺不张 •胸前积液——胸腔穿刺定位
相控阵探头	前胸壁的四个前象限中的任何一个。 确保与两个肋骨的良好接触(屏幕监视器两侧的肋骨阴影,即蝙蝠征仍然可见,但不太明显)	12点钟	12~14cm	将传感器从侧面(当作笔)保持与前胸壁成90°角(垂直),患者处于仰卧位。 诊断: •肺泡间质性肺综合征 •肺不张 •胸腔积液——被动肺不张
图像不清时: • 排除是否存在皮下气肿或覆盖障碍物(辅料、心电监护贴片等)。 • 核实使用正确的探头,重新定位患者,使用更多凝胶				

（3）肺滑动征

肺及壁胸膜之间的滑动被称为肺滑动征。这种征象可有助于排除气胸。然而,肺滑动征缺失并不能确诊气胸,因为一些临床情况,如既往胸腔手术或严重 ARDS 所致的粘连,也可导致肺滑动征难以检测到(见图 25.5A)[68]。此时,需 M 型超声检查对正常肺滑动征进行补充评估。M 型超声所获得的复合图像,包括静态胸壁、动态胸膜运动及肺实质,正常肺滑动征表现为颗粒状的模式,与沙滩外观类似,被称为海岸征;而肺滑动征缺失的表现与正常海岸征不同,被称为条码征(见图 25.5C 和 E)[69]。

（4）肺点

对于部分气胸诊断,肺点是一个有用的征象。此外,肺点指示了正常滑动与无滑移的过渡点。使用 M 型超声(时间运动模式)可以帮助识别肺点。其对气胸的特异度是非常高的(98%~100%)。然而,所有象限的检查必须延伸到侧胸壁区域,以排除气胸。

（5）肺搏动

肺搏动是诊断肺萎陷(不张)的有用信号。完全肺不张促使在胸膜线处 M 型超声波束与心脏搏动的相互作用。肺搏动的特征表现有:M 型超声检查在胸膜线上出现心脏搏动,及实时二维超声检查无肺滑动的特征表现[70](见图 25.5D)。

2. 第二步:使用相控阵探头的肺部聚焦超声检查正常和异常体征及模式的技术和识别

（1）A 线的临床意义

检查的第二步(肺实质检查)应使用相控阵探(2.5~4MHz)进行。在正常情况下,A 线构成正常肺的基本伪像。它们被描绘为与胸膜线平行的水平伪像,可以是皮肤与胸膜线之间距离的倍数(见图 25.5F)。气胸时,肺滑动征不存在,A 线可以存在,知晓这一点很重要。

（2）B线的临床意义和肺泡间质综合征

肺超声检查最有用的应用之一是对急性间质性肺水肿的早期检测。此外，肺泡间质综合征的其他原因有 ARDS、肺炎和慢性间质性肺病。因此，连续应用有助于确定患者与其潜在病理状况相关的变化[71-72]。肺泡间质综合征的超声表现是出现 B 线或"肺彗星征"（见图 25.5G）[73-74]。这些线提示肺间质的弥漫性累及，以及肺泡空间和小叶间隔的增厚。肺泡间质综合征表现为一种高回声、基于楔形的信号，信号从肺壁界面成扇形散开，并且在胸膜下水平分开的距离大于 7mm。在一次纵向扫描中，必须至少识别出两个肋骨之间 3 个"肺彗星征"（见图 25.5G）。一个重要的提示是，B 线通常可以存在于胸部的特定区域（在前腋下和第 5 肋间下方）。

诊断肺泡间质综合征的"金标准"是胸部 CT，并且其与肺部超声的高度可比性已经得到证明（灵敏度为 87%～97%，特异度为 87%～96%）[75-76]。

（3）超声评估患者胸腔积液征象

使用相控阵探头可以可靠地识别胸腔积液。相控阵探头可达到足够的穿透力和图像深度，以评估肝脏或脾脏（左侧）、膈肌和肺底。通常，在肺底和膈肌之间存在少量的液体（显示为"低回声"图像）（见图 25.5H）[77-78]。然而，当液体积聚更加显著时，低回声成像更加明显，塌陷的肺下叶呈现高回声结构（见图 25.5H）。可以注意到，被动（压缩）的肺不张是由胸腔积液引起的。

通过肺超声检查，可以对胸腔积液进行定性和定量的准确评估。事实上，有证据表明，超声检查在这方面的敏感性和特异性比胸部 X 线高。

胸腔积液量可以用 Balik 提出的公式进行估算：

$$V(mL) = 20 \times Sep(mm)$$

其中，V 是胸腔积液的体积，而 Sep 是两个胸膜层之间的距离。

为了获得更好的表面分辨率和辅助胸腔穿刺，可应用线性探头超声引导胸腔穿刺术[77-78]。

（4）局限性

局限性：①皮下气肿可阻止超声波束到达更深的结构（胸膜）。②肥胖患者难以评估。③以前的胸部手术可影响评估。

总之，肺超声检查在围手术期患者中不断发展，提高了对肺和胸膜疾病的诊断。因为超声波设备在围手术期的普遍实用性和使用点，应该鼓励重症监护医师掌握肺超声技能和知识，以便为患者提供更好的治疗。

◇ 七、肺移植后体外肺膜生命支持

原发性移植物功能障碍影响了 30% 以上的肺移植患者，其严重症状（包括难治性低氧血症）是肺移植后 ECMO 支持的主要指征。事实上，ECMO 被认为是一种合理的且可能挽救生命的治疗选择，适用于常规支持治疗无效的原发性移植物功能障碍患者。应用 ECMO 的最有利的临床环境可能是单独发生原发性移植物功能障碍，而不存在感染或主要并发症。Bermudez 等研究报道，肺移植术后第 1 周，肺移植术后 ECMO 支持的比率为 7.6%[79]。

尽管 ECMO 有上述的支持作用，但是关于在肺移植后何时使用 ECMO 的统一标准尚不存在，目前临床通常在 PIP 大于 35cmH$_2$O、FiO$_2$ 大于 0.6 以及任何涉及严重肺水肿的情况下应用 ECMO[80]。有的文献报道鼓励对肺移植术后原发性移植物功能障碍患者早期应用 ECMO 支持，并认为 ECMO 是 PGD 患者恢复的过渡治疗，但这还需要进一步的调查研究，以便在围手术期更好地应用于肺移植,并确定其成本效益[81]。原发性移植物功能障碍晚期启用ECMO(肺移植术后大约24～36小时)的患者,预后往往较差,死亡率更高(甚至接近100%),尤其移植后7天才启动ECMO支持的患者。因此,ECMO支持不应被视为"挽救性"治疗,而应尽早(肺移植术后24小时内)启动ECMO支持,以改善预后。

最近的调查研究证实,原发性移植物功能障碍患者接受ECMO支持后,可改善预后,30天和1年的生存率分别为82%和64%[80]。

ECMO也可作为再移植的过渡治疗,这实际上可能是延长ECMO支持超过4～7天的唯一指征,因为长期持续应用ECMO的大多数移植患者无法生存[82]。在两次不同的研究中,移植后存活者的ECMO平均持续使用时间分别为2.8天和5.0天[83]。此外,有些研究者认为,在肺移植后出现原发性移植物功能障碍临床表现的情况下,ECMO持续14天以上是徒劳的[79]。另外有专家提议,对于原发性移植物功能障碍发生风险较高的患者,应将ECMO预防性应用于移植开始时,比如"氧合指数"大于30(氧合指数＝平均气道压力×PaO_2/FiO_2)的患者[82]。在最近的文献中,Diamond等明确了3级原发性移植物功能障碍的危险因素。这种风险因素分析有助于改善严重原发性移植物功能障碍的治疗方案[84]。对于肺移植后原发性移植物功能障碍,VV-ECMO是首选的治疗方式。与VA-ECMO相比,VV-ECMO有两个主要缺点:冠状动脉氧合受损和右心室超负荷[85]。此外,如果患者同时处于休克状态,则VA-ECMO支持可以提供更好的氧输送(oxygen delivery,O_2D)(见表25.4)[86]。

一般来说,当担心VA-ECMO存在完全抗凝的出血风险,或神经系统并发症的风险时,VV-ECMO似乎是更好的选择。然而,当发生严重的心室功能障碍或难治性休克时,VA-ECMO可以更好地维持血流动力学的稳定性。Bermudez等报告了与VA-ECMO相关的一些潜在缺点,包括支气管动脉血流量的限制和缺氧性肺血管收缩增加[79]。VV-ECMO和VA-ECMO的临床比较见表25.4。

对于需要ECMO更长时间支持作为移植过渡治疗的患者,用于VV-ECMO的单次气管插管有潜在的有益的作用[87]。VV-ECMO支持期间机械呼吸机支持的合理水平(包括机械呼吸机支持的肺保护和休息水平):PIP均为20～25cmH_2O,PEEP为10cmH_2O,FiO_2小于0.30。ECMO支持期间,关于呼吸机其他通气模式的数据,证据尚不足[80]。

表25.4　VV-ECMO和VA-ECMO支持之间的生理差异

因素	VV-ECMO	VA-ECMO
氧输送	可接受的PaO_2	E较好的PaO_2
PaO_2范围	45～80mmHg	80～150mmHg
血流	脉动	脉压较窄
肺血流	不受影响	减少
冠脉血流	不受影响	减少
氧合作用限制	再循环	心脏射血恢复
心脏效应	温和的改善	减少前负荷,增加后负荷
混合静脉血氧饱和度	根据定义很高	在恢复本地心脏功能的情况下可以减少(<70%)

注:VA-ECMO,venoarterial extracorporeal membrane oxygenation,静脉-动脉体外膜肺氧合;VV-ECMO,venovenous extracorporeal membrane oxygenation,静脉体外膜肺氧合。

在肺移植术后早期(48～72h)ECMO治疗期间,最常见的并发症是凝血功能障碍和出血。多器官系统功能衰竭仍然是造成移植患者死亡的主要原因[80,85]。

　　匹兹堡大学的研究团队已经发表了基于过去15年的对早期原发性移植物功能障碍进行ECMO支持的治疗经验。此研究队列的1年和5年生存率分别为40%和25%。然而,接受ECMO支持的原发性移植物功能障碍患者的生存率与未接受ECMO支持的患者(1年和5年生存率分别为53.8%和46.2%)相似[79]。

◇ 参考文献

[1] Yusen RD, Christie JD, Edwards LB, et al. The registry of the International Society for Heart and Lung Transplantation: thirtieth adult lung and heart-lung transplant report-2013, focus theme: age. J Heart Lung Transplant, 2013, 32: 965-978.

[2] Lee JC, Diamond JM, Christie JD. Critical care management of the lung transplant recipient. Curr Respir Care Rep, 2012, 1: 168-176.

[3] Sundaresan S, Semenkovich J, Ochoa L, et al. Successful outcome of lung transplantation is not compromised by the use of marginal donor lungs. J Thorac Cardiovasc Surg, 1995, 109: 1075-1079, discussion 1079-1080.

[4] Bhorade SM, Vigneswaran W, McCabe MA, et al. Liberalization of donor criteria may expand the donor pool without adverse consequence in lung transplantation. J Heart Lung Transplant, 2000, 19: 1199-1204.

[5] Kawut SM, Reyentovich A, Wilt JS, et al. Outcomes of extended donor lung recipients after lung transplantation. Transplantation, 2005, 79: 310-316.

[6] Pierre AF, Sekine Y, Hutcheon MA, et al. Marginal donor lungs: a reassessment. J Thorac Cardiovasc Surg, 2002, 123: 421-427, discussion, 427-428.

[7] Mason DP, Thuita L, Alster JM, et al. Should lung transplantation be performed using donation after cardiac death? The United States experience. J Thorac Cardiovasc Surg, 2008, 136: 1061-1066.

[8] De Oliveira NC, Osaki S, Maloney JD, et al. Lung transplantation with donation after cardiac death donors: long-term follow-up in a single center. J Thorac Cardiovasc Surg, 2010, 139: 1306-1315.

[9] Cypel M, Yeung JC, Machuca T, et al. Experience with the first 50 ex vivo lung perfusions in clinical transplantation. J Thorac Cardiovasc Surg, 2012, 144: 1200-1206.

[10] Pierre AF, Keshavjee S. Lung transplantation: donor and recipient critical care aspects. Curr Opin Crit Care, 2005, 11: 339-344.

[11] Hammainen P, Schersten H, Lemstrom K, et al. Usefulness of extracorporeal membrane oxygenation as a bridge to lung transplantation: a descriptive study. J Heart Lung Transplant, 2011, 30: 103-107.

[12] Suzuki Y, Cantu E, Christie JD. Primary graft dysfunction. Semin Respir Crit Care Med, 2013, 34: 305-319.

[13] Thabut G, Mal H, Cerrina J, et al. Graft ischemic time and outcome of lung transplantation: a multicenter analysis. Am J Respir Crit Care Med, 2005, 171: 786-791.

[14] Hachem RR, Edwards LB, Yusen RD, et al. The impact of induction on survival after lung transplantation: an analysis of the International Society for Heart and Lung Transplantation Registry. Clin Transplant, 2008, 22: 603-608.

[15] Bhorade SM, Stern E. Immunosuppression for lung transplantation. Proc Am Thorac Soc, 2009, 6:

47-53.

［16］King-Biggs MB, Dunitz JM, Park SJ, et al. Airway anastomotic dehiscence associated with use of sirolimus immediately after lung transplantation. Transplantation, 2003, 75: 1437-1443.

［17］Husain S, Paterson DL, Studer S, et al. Voriconazole prophylaxis in lung transplant recipients. Am J Transplant, 2006, 6: 3008-3016.

［18］Zamora MR, Nicolls MR, Hodges TN, et al. Following universal prophylaxis with intravenous ganciclovir and cytomegalovirus immune globulin, valganciclovir is safe and effective for prevention of CMV infection following lung transplantation. Am J Transplant, 2004, 4: 1635-1642.

［19］Antonelli M, Levy M, Andrews PJ, et al. Hemodynamic monitoring in shock and implications for management. International Consensus Conference, Paris, France, 27-28 April 2006. Intensive Care Med, 2007, 33: 575-590.

［20］Rosenberg AL, Rao M, Benedict PE. Anesthetic implications for lung transplantation. Anesthesiol Clin North Am, 2004, 22: 767-788.

［21］See VY, Roberts-Thomson KC, Stevenson WG, et al. Atrial arrhythmias after lung transplantation: epidemiology, mechanisms at electrophysiology study, and outcomes. Circ Arrhythm Electrophysiol, 2009, 2: 504-510.

［22］Denault AY, Chaput M, Couture P, et al. Dynamic right ventricular outflow tract obstruction in cardiac surgery. J Thorac Cardiovasc Surg, 2006, 132: 43-49.

［23］Lasocki S, Castier Y, Geffroy A, et al. Early cardiac tamponade due to tension pneumopericardium after bilateral lung transplantation. J Heart Lung Transplant, 2007, 26: 1069-1071.

［24］Kaplan LM, Epstein SK, Schwartz SL, et al. Clinical, echocardiographic, and hemodynamic evidence of cardiac tamponade caused by large pleural effusions. Am J Respir Crit Care Med, 1995, 151: 904-908.

［25］Denault A, Ferraro P, Couture P, et al. Transesophageal echocardiography monitoring in the intensive care department: the management of hemodynamic instability secondary to thoracic tamponade after single lung transplantation. J Am Soc Echocardiogr, 2003, 16: 688-692.

［26］Khan TA, Schnickel G, Ross D, et al. A prospective, randomized, crossover pilot study of inhaled nitric oxide versus inhaled prostacyclin in heart transplant and lung transplant recipients. J Thorac Cardiovasc Surg, 2009, 138: 1417-1424.

［27］Clark SC, Levine AJ, Hasan A, et al. Vascular complications of lung transplantation. Ann Thorac Surg, 1996, 61: 1079-1082.

［28］Oto T, Rabinov M, Griffiths AP, et al. Unexpected donor pulmonary embolism affects early outcomes after lung transplantation: a major mechanism of primary graft failure? J Thorac Cardiovasc Surg, 2005, 130: 1446.

［29］Yalamanchili K, Fleisher AG, Lehrman SG, et al. Open pulmonary embolectomy for treatment of major pulmonary embolism. Ann Thorac Surg, 2004, 77: 819-823, discussion 823.

［30］Schulman LL, Anandarangam T, Leibowitz DW, et al. Four-year prospective study of pulmonary venous thrombosis after lung transplantation. J Am Soc Echocardiogr, 2001, 14: 806-812.

［31］Bux J, Sachs UJ. The pathogenesis of transfusion-related acute lung injury（TRALI）. Br J Haematol,

2007, 136: 788-799.

[32] Christie JD, Sager JS, Kimmel SE, et al. Impact of primary graft failure on outcomes following lung transplantation. Chest, 2005, 127: 161-165.

[33] Lee JC, Christie JD, Keshavjee S. Primary graft dysfunction: definition, risk factors, short- and long-term outcomes. Semin Respir Crit Care Med, 2010, 31: 161-171.

[34] Ferrer J, Roldan J, Roman A, et al. Acute and chronic pleural complications in lung transplantation. J Heart Lung Transplant, 2003, 22: 1217-1225.

[35] Fremont RD, Milstone AP, Light RW, et al. Chylothoraces after lung transplantation for lymphangioleiomyomatosis: review of the literature and utilization of a pleurovenous shunt. J Heart Lung Transplant, 2007, 26: 953-955.

[36] Mogayzel PJ Jr, Colombani PM, Crawford TO, et al. Bilateral diaphragm paralysis following lung transplantation and cardiac surgery in a 17-year-old. J Heart Lung Transplant, 2002, 21: 710-712.

[37] Santacruz JF, Mehta AC. Airway complications and management after lung transplantation: ischemia, dehiscence, and stenosis. Proc Am Thorac Soc, 2009, 6: 79-93.

[38] Mateen FJ, Dierkhising RA, Rabinstein AA, et al. Neurological complications following adult lung transplantation. Am J Transplant, 2010, 10: 908-914.

[39] Erasmus DB, Alvarez F, Keller CA. Fatal arterial gas embolism in an adult 1 year after bilateral sequential lung transplantation. J Heart Lung Transplant, 2008, 27: 692-694.

[40] Pruitt AA, Graus F, Rosenfeld MR. Neurological complications of solid organ transplantation. Neurohospitalist, 2013, 3: 152-166.

[41] Sharma P, Eesa M, Scott JN. Toxic and acquired metabolic encephalopathies: MRI appearance. AJR Am J Roentgenol, 2009, 193: 879-886.

[42] Lahon B, Mordant P, Thabut G, et al. Early severe digestive complications after lung transplantation. Eur J Cardiothorac Surg, 2011, 40: 1419-1424.

[43] Goldberg HJ, Hertz MI, Ricciardi R, et al. Colon and rectal complications after heart and lung transplantation. J Am Coll Surg, 2006, 202: 55-61.

[44] Fuehner T, Welte T, Simon A, Gottlieb J. Complications after lung transplantation. part 1: intensive medical and pneumologic complications. Dtsch Med Wochenschr, 2008, 133: 782-786.

[45] Gautam A. Gastrointestinal complications following transplantation. Surg Clin North Am, 2006, 86: 1195-1206, vii.

[46] Vather R, O'Grady G, Bissett IP, et al. Postoperative ileus: mechanisms and future directions for research. Clin Exp Pharmacol Physiol, 2014, 41: 358-370.

[47] Vather R, Trivedi S, Bissett I. Defining postoperative ileus: results of a systematic review and global survey. J Gastrointest Surg, 2013, 17: 962-972.

[48] Leal S, Sacanell J, Riera J, et al. Early postoperative management of lung transplantation. Minerva Anestesiol, 2014, 80: 1234-1245.

[49] Kaltenbach T, Crockett S, Gerson LB. Are lifestyle measures effective in patients with gastroesophageal reflux disease? An evidence-based approach. Arch Intern Med, 2006, 166: 965-971.

[50] Castor JM, Wood RK, Muir AJ, et al. Gastroesophageal reflux and altered motility in lung transplant

rejection. Neurogastroenterol Motil, 2010, 22: 841-850.

[51] Robertson AG, Ward C, Pearson JP, et al. Lung transplantation, gastroesophageal reflux, and fundoplication. Ann Thorac Surg, 2010, 89: 653-660.

[52] Atkins BZ, Petersen RP, Daneshmand MA, et al. Impact of oropharyngeal dysphagia on long-term outcomes of lung transplantation. Ann Thorac Surg, 2010, 90: 1622-1628.

[53] Miller CB, Malaisrie SC, Patel J, et al. Intraabdominal complications after lung transplantation. J Am Coll Surg, 2006, 203: 653-660.

[54] Paul S, Escareno CE, Clancy K, et al. Gastrointestinal complications after lung transplantation. J Heart Lung Transplant, 2009, 28: 475-479.

[55] Faris JG, Veltman MG, Royse C. Focused transthoracic echocardiography in the perioperative period. Anaesth Intensive Care, 2011, 39: 306-307, author reply 307-308.

[56] Breitkreutz R, Walcher F, Seeger FH. Focused echocardiographic evaluation in resuscitation management: concept of an advanced life support-conformed algorithm. Crit Care Med, 2007, 35 (Suppl 5): S150-S161.

[57] Breitkreutz R, Price S, Steiger HV, et al. Focused echocardiographic evaluation in life support and peri-resuscitation of emergency patients: a prospective trial. Resuscitation, 2010, 81: 1527-1533.

[58] Prosen G, Krizmaric M, Zavrsnik J, et al. Impact of modified treatment in echocardiographically confirmed pseudo-pulseless electrical activity in out-of-hospital cardiac arrest patients with constant end-tidal carbon dioxide pressure during compression pauses. J Int Med Res, 2010, 38: 1458-1467.

[59] Grmec S, Prosen G. Continuous capnography and focused echocardiographic evaluation during resuscitation-additional criteria for cessation of treatment out-of-hospital-cardiac arrest. Resuscitation, 2010, 81: 1731, author reply 1732.

[60] Saito Y, Donohue A, Attai S, et al. The syndrome of cardiac tamponade with "small" pericardial effusion. Echocardiography, 2008, 25: 321-327.

[61] Barbier C, Loubieres Y, Schmit C, et al. Respiratory changes in inferior vena cava diameter are helpful in predicting fluid responsiveness in ventilated septic patients. Intensive Care Med, 2004, 30: 1740-1746.

[62] Preau S, Saulnier F, Dewavrin F, et al. Passive leg raising is predictive of fluid responsiveness in spontaneously breathing patients with severe sepsis or acute pancreatitis. Crit Care Med, 2010, 38: 819-825.

[63] Lamia B, Ochagavia A, Monnet X, et al. Echocardiographic prediction of volume responsiveness in critically ill patients with spontaneously breathing activity. Intensive Care Med, 2007, 33: 1125-1132.

[64] Teboul JL, Monnet X. Prediction of volume responsiveness in critically ill patients with spontaneous breathing activity. Curr Opin Crit Care, 2008, 14: 334-339.

[65] Stefanidis K, Dimopoulos S, Nanas S. Basic principles and current applications of lung ultrasonography in the intensive care unit. Respirology, 2011, 16: 249-256.

[66] Xirouchaki N, Kondili E, Prinianakis G, et al. Impact of lung ultrasound on clinical decision making in critically ill patients. Intensive Care Med, 2014, 40: 57-65.

[67] Uchiyama H, Soejima Y, Taketomi A, et al. Successful adult-to-adult living donor liver transplantation

in a patient with moderate to severe portopulmonary hypertension. Liver Transpl, 2006, 12: 481-484.

[68] Ueda K, Ahmed W, Ross AF. Intraoperative pneumothorax identified with transthoracic ultrasound. Anesthesiology, 2011, 115: 653-655.

[69] 68a. Lichtenstein DA, Mezière GA, Lagoueyte JF, et al. A-lines and B-lines: lung ultrasound as a bedside tool for predicting pulmonary artery occlusion pressure in the critically ill. Chest, 2009, 136 (4): 1014-1020. DOI: 10. 1378/chest. 09-0001.

[70] Lichtenstein DA, Menu Y. A bedside ultrasound sign ruling out pneumothorax in the critically ill. Lung sliding. Chest, 1995, 108: 1345-1348.

[71] Lichtenstein DA, Lascols N, Prin S, et al. The "lung pulse": an early ultrasound sign of complete atelectasis. Intensive Care Med, 2003, 29: 2187-2192.

[72] Volpicelli G, Mussa A, Garofalo G, et al. Bedside lung ultrasound in the assessment of alveolar-interstitial syndrome. Am J Emerg Med, 2006, 24: 689-696.

[73] Copetti R, Soldati G, Copetti P. Chest sonography: a useful tool to differentiate acute cardiogenic pulmonary edema from acute respiratory distress syndrome. Cardiovasc Ultrasound, 2008, 6: 16.

[74] Picano E, Frassi F, Agricola E, et al. Ultrasound lung comets: a clinically useful sign of extravascular lung water. J Am Soc Echocardiogr, 2006, 19: 356-363.

[75] Agricola E, Bove T, Oppizzi M, et al. "Ultrasound comet-tail images": a marker of pulmonary edema: a comparative study with wedge pressure and extravascular lung water. Chest, 2005, 127: 1690-1695.

[76] Xirouchaki N, Magkanas E, Vaporidi K, et al. Lung ultrasound in critically ill patients: comparison with bedside chest radiography. Intensive Care Med, 2011, 37: 1488-1493.

[77] Peris A, Tutino L, Zagli G, et al. The use of point-of-care bedside lung ultrasound significantly reduces the number of radiographs and computed tomography scans in critically ill patients. Anesth Analg, 2010, 111: 687-692.

[78] Balik M, Plasil P, Waldauf P, et al. Ultrasound estimation of volume of pleural fluid in mechanically ventilated patients. Intensive Care Med, 2006, 32: 318-321.

[79] Havelock T, Teoh R, Laws D, Gleeson F. Pleural procedures and thoracic ultrasound: British Thoracic Society Pleural Disease Guideline 2010. Thorax, 2010, 65(Suppl 2): ii61-ii76.

[80] Bermudez CA, Adusumilli PS, McCurry KR, et al. Extracorporeal membrane oxygenation for primary graft dysfunction after lung transplantation: long-term survival. Ann Thorac Surg, 2009, 87: 854-860.

[81] Hartwig MG, Walczak R, Lin SS, et al. Improved survival but marginal allograft function in patients treated with extracorporeal membrane oxygenation after lung transplantation. Ann Thorac Surg, 2012, 93: 366-371.

[82] Wigfield CH, Lindsey JD, Steffens TG, et al. Early institution of extracorporeal membrane oxygenation for primary graft dysfunction after lung transplantation improves outcome. J Heart Lung Transplant, 2007, 26: 331-338.

[83] Shargall Y, Guenther G, Ahya VN, et al. Report of the ISHLT Working Group on Primary Lung Graft Dysfunction part VI: treatment. J Heart Lung Transplant, 2005, 24: 1489-1500.

[84] Dahlberg PS, Prekker ME, Herrington CS, et al. Medium-term results of extracorporeal membrane oxygenation for severe acute lung injury after lung transplantation. J Heart Lung Transplant, 2004, 23:

979-984.

[85] Diamond JM, Lee JC, Kawut SM, et al. Clinical risk factors for primary graft dysfunction after lung transplantation. Am J Respir Crit Care Med, 2013, 187: 527-534.

[86] Heard ML, Davis J, Fontenberry JD. Principles and practice of venovenous and venoarterial extracorporeal membrane oxygenation. In: Short BL, Williams L, eds. ECMO Specialist Training Manual, 3rd ed. Ann Arbor, MI: ELSO, 2010: 59-75.

[87] Sidebotham D, McGeorge A, McGuinness S, et al. Extracorporeal membrane oxygenation for treating severe cardiac and respiratory disease in adults: part 1-overview of extracorporeal membrane oxygenation. J Cardiothorac Vasc Anesth, 2009, 23: 886-892.

[88] Bermudez CA, Rocha RV, Sappington PL, et al. Initial experience with single cannulation for venovenous extracorporeal oxygenation in adults. Ann Thorac Surg, 2010, 90: 991-995.

第二十六章 原发性移植物功能障碍

◇ 一、引 言

原发性移植物功能障碍(primary graft dysfunction,PGD)是肺移植术后的常见并发症,发生在移植术后72小时内,并且其严重程度不同。PGD的发生率为10%～30%,并且其中发生3级PGD的受者在肺移植后30天、90天和1年的死亡率较高[1-10]。另外,PGD的发生也与机体短期及长期的功能较差有关,并且会增加发生慢性移植物功能障碍的风险。PGD的临床特征包括无明显诱因的氧合受损、肺水肿及弥漫性肺部浸润的影像学表现等。本章总结了PGD的相关危险因素、流行病学、病理生理学,以及分子和遗传因素。

◇ 二、定义及临床特点

PGD可以通过多种方式导致移植肺损伤,是移植后早期呼吸衰竭的主要原因,也是影响肺移植患者发病率和死亡率的主要方面[4-5]。PGD表现为轻度至重度的肺损伤,伴随氧合受损、肺顺应性下降和不明原因的弥漫性肺实质阴影[1, 3, 9-15]。PGD与其他类型的急性呼吸窘迫综合征(acute respiratory distress syndrome,ARDS)的临床和病理特征相似[2]。PGD的其他临床表现有肺内分流和肺血管阻力升高等[13]。

PGD曾被认为是早期移植物功能障碍,原发性移植物衰竭,移植后ARDS,缺血再灌注损伤,再植入反应和水肿,再灌注水肿和非心源性肺水肿[13, 16]。过去由于缺乏标准化的分类方法,所以临床和研究工作不一致[17-18]。2005年,国际心肺移植学会(International Society for Heart and Lung Transplantation,ISHLT)制定了与ARDS相似的PGD标准化分类和分级方案。ISHLT关于PGD的定义是在移植后72小时内,基于动脉氧分压与吸入氧浓度的比值(PaO_2/FiO_2),并有与肺水肿一致的肺部浸润的影像学表现(见表26.1)[13]。2005年以后进行的关于PGD临床预后及严重程度的生物标志物的研究,已经证明了ISHLT 2005年对PGD定义的有效性[19-20]。该定义已被研究者广泛用于研究PGD的危险因素和治疗方法。然而,为了进一步完善该定义,提高其应用价值,已有学者提出部分修改意见(见表26.2)[13, 21-26]。

PGD目前的定义是可行的,因为它考虑了PGD的症状,但没有考虑PGD的异质性[13]。最近对

1255例肺移植受者的研究表明，在3级PGD肺移植受者中可能存在不同的损伤类型[27]，不同的PGD类型与不同的死亡风险和已知危险因素有关[27]。因此，进一步完善ISHLT 2005年对PGD的定义，将症状与PGD类型结合起来，对PGD重新定义，有利于进一步改善对肺移植受者的风险分层，制定针对PGD的治疗干预措施，并更好地理解PGD的发生机制。

表 26.1　ISHLT 原发性移植物功能障碍分级

$T_0,T_{24},T48,T_{72}{}^a$分级	胸部影像浸润伴肺水肿表现 ^{b}	$PaO_2/FiO_2{}^c$	特殊例外
0：无PGD	（－）	任意值	鼻导管吸氧或者$FiO_2<0.3$
1：轻度PGD	（＋）	＞300	
2：中度PGD	（＋）	200～300	接受ECMO治疗或者吸入NO，$FiO_2>0.5$
3：重度PGD	（＋）	＜200	
排除标准：心源性肺水肿，肺炎和误吸，超急性排异，肺静脉吻合口梗阻			

来源：摘自Christie JD, Carby M, Bag R, et al. Report of the ISHLT Working Group on Primary Lung Graft Dysfunction part Ⅱ: Definition. A consensus statement of the International Society for Heart and Lung Transplantation. J Heart Lung Transplant, 2005, 24: 1454-1459.

注解：ECMO, extracorporeal membrane oxygenation support, 体外膜肺氧合；FiO_2, fraction of inspired oxygen, 吸入性氧浓度；ICU, intensive care unit, 重症监护室；ISHLT, International Society of Heart Lung Transplantation, 国际心肺移植学会；MV, mechanical ventilator, 机械通气；NO, nitric oxide, 一氧化氮；PaO_2, partial arterial oxygen pressure, 动脉血氧分压（mmHg）；PGD, primary graft dysfunction, 原发性移植物功能障碍。

a. 评估时间点：T_0（再灌注或者前往监护室开始0～6小时），T_{24}，T_{48}，T_{72}。

b. 无肺部影像学浸润的患者不被归类为PGD。

c. 机械通气时血气分析检测较为理想（FiO_2 1.0，呼气末正压，5cmH_2O）

表 26.2　2005 年 ISHLT 原发性移植物功能障碍分类修订

项目	ISHLT PGD指南	修改建议
时间点定义	T_0, T_{24}, T_{48}, T_{72}	增加T_6和T_{12}
血气分析结果	采用最差的P/F比值	采用最接近时间点的P/F比值
去除动脉管路，无可获取的P/F比值	无建议	无建议
移植类型	相同处理	将单肺移植与双肺移植区分开
双肺移植单侧浸润病变	无建议	双侧出现浸润病变才考虑
拔管患者	$FiO_2≥0.3$：无建议 $FiO_2<0.3$（或鼻导管支持）：根据胸部影像结果分为0或1级	包括所有需要正压通气的拔管患者（根据影像结果分为0或1级）
通气模式和设定	根据$FiO_2=1.0$并且PEEP＝5cmH_2O时P/F比值	附加模式和通气状态
临床上排除病理被遗漏	无建议	无建议
排除病理在相同时间点存在	无建议	无建议
观察者间对胸部影像的阅片可靠性	无建议	不一致性可以通过培训改善
心排血量的变化	无建议	无建议

来源：参考自参考文献13，21-26。

注解：ISHLT, International Society of Heart Lung Transplantation, 国际心肺移植学会；PGD, primary graft dysfunction, 原发性移植物功能障碍；P/F比值, ratio of PaO_2（arterial oxygen tension, mm Hg）/FiO_2（fraction of inspired oxygen），PaO_2/FiO_2；PEEP, positive end-expiratory pressure, 呼气末正压。

◇ 三、临床危险因素

许多有关PGD临床危险因素的研究受到了样本量小、单中心设计和不同PGD表型的限制。尽管已有更大规模的多中心研究报道,但这些研究也受限于供受者治疗和临床管理差异[10, 17-18, 28]。然而,即使有这些局限性,也仍然可以确认部分临床危险因素,包括供者危险因素、受者危险因素和手术危险因素等(见表26.3)[1, 5, 10, 17-18, 28-29]。

表26.3　原发性移植物功能障碍的临床危险因素

范畴	PGD危险因素
供者固有因素	年龄＞45岁
	年龄＜21岁
	非裔美国人种
	女性
	吸烟史＞20包年或＞10包年
供者获得性因素	机械通气时间过长
	误吸
	头部创伤
	脑死亡后血流动力学不稳定
受者因素	**体重指数＞25kg/m² (肥胖)**
	女性
	原发性肺动脉高压
	继发性肺动脉高压
	原发性肺纤维化
	肉瘤病
	手术时肺动脉压增高
手术因素	**单肺移植**
	缺血时间过长
	心肺转流
	血液制品输注量＞1L
	再灌注时 FiO₂≥0.4
	使用细胞内(高钾)灌注液(Euro-Collins)

来源:参考自参考文献1,5,17,18,28,29。加粗字体表示该变量经过多中心验证。

注解:PGD,primary graft dysfunction,原发性移植物功能障碍;FiO_2,fraction of inspired oxygen,吸入氧浓度。

(一)供者危险因素

供者相关危险因素包括固有危险因素和获得性危险因素。PGD的供者固有危险因素包括高龄、女性、非裔美国人和吸烟史[1, 5, 17, 28-29]。另外,Oto等进行的一项研究指出,若供者有肺栓塞,那么受者术后发生PGD的风险增加[30]。供者获得性危险因素包括与其死因相关的原发性和继发性损伤。已确定的与PGD发展相关的危险因素包括脑死亡前(例如创伤)或其后获得的危险因素(如机械通气时间较长、误吸和血流动力学不稳定等)[1, 5, 17, 28-29]。尽管在获取供体肺时这些获得性危险因素已无法更改,但通过更好地匹配供者与受者,可能可以减轻某些供者获得性危险因素的影响。此外,离体肺灌注(ex vivo lung perfusion,EVLP)作为一种新型技术,已经在供体肺的评估和修复上展示出了很好的前景,并可能修复由供者相关危险因素引起的部分肺损伤(见第12章)。

关于有吸烟史的供体肺的使用问题,仍然是目前关注和争议的主要焦点之一[31]。一项由1255名受试者参与的多中心研究发现,吸烟史是供者的主要危险因素,与严重PGD的发生有关,使PGD的发生风险增加5%[28]。该数据与英国接受吸烟者供体肺导致受者死亡率升高的结果一致[32-33]。然而,最近有一项由232例肺移植受者参与的单中心研究提示,供者有吸烟史与无吸烟史的术后生存率相当[34];以前的其他研究也显示,使用吸烟者的供体肺并没有导致严重的不良后果[35-37]。而出现这种不一致研究结果的原因可能是吸烟史采集不准确。因此,非常有必要改进吸烟史的确定方法(如生化测量)。

(二)受者危险因素

与PGD发展相关的受者因素包括体重指数增加,特发性肺纤维化,结节病,原发性肺动脉高压和肺动脉压升高等[1, 5, 10, 18, 28-29]。这些因素与PGD风险升高之间的潜在机制还没有完全明确。当前的研究重点在于理解PGD发生的病理生理学特点。这些问题的阐明可能可以帮助明确新的治疗策略以降低发生PGD的风险。例如,尽管在移植前不可能改变对患者的诊断,但是进一步认识为何某些个体容易罹患特定的疾病(如结节病),可能可以在移植前对受者进行靶向治疗以降低发生PGD的风险。

(三)手术危险因素

PGD的外科手术相关的独立危险因素包括单肺移植,供者、受者大小不匹配,大量输注红细胞,体外循环和再灌注期间高FiO_2[1, 5, 17-18, 28-29, 38]。众所周知,在观察性研究中,要明确治疗因素的因果关系是很难的,如血液制品的输注和FiO_2,因为很多治疗指征可能被未捕捉到的手术因素掩盖了。然而,红细胞输注和缺氧可能增加肺损伤的假设也具有生物学合理性[39-42]。PGD的上述多种手术危险因素,如再灌注期间FiO_2较高,也是可以改变的。因此,这些因素对PGD发生风险的影响可用于指导和改善术中管理。

◇ 四、短期和长期预后

在ISHLT 2005年共识发表之前,由于缺少标准化的定义,而对严重性的定义又较宽泛,所以导致PGD的发生率差异较大。在将PGD定义为类似于ARDS(3级PGD)的研究报道中,PGD的发生率在10%~25%,30天死亡率接近50%[3, 5, 12, 43-44]。最近一项采用共识定义的研究表明,移植后48小时或72小时的3级PGD可导致受者90天和1年的死亡率分别增加18%和23%[28]。另外,即使在已经存活1年的PGD幸存者中,长期生存率下降也与PGD综合征的严重程度有关[4]。

PGD除与受者较高的死亡率相关外,还与短期不良结局显著相关,包括通气支持时间延长,重症监护病房和住院时间延长,以及医疗费用增加[2]。早期PGD幸存者的长期预后包括肺功能下降及发生闭塞性细支气管炎综合征(bronchiolitis obliterans syndrome,BOS)的风险增加。BOS是移植物长期存活的障碍，也是移植1年后移植受者的主要死亡原因[45-46]。最初，有关PGD与BOS之间关系的研究结果也是互相矛盾的[47-51]。然而，最近的研究表明，即使中等级别的PGD也存在较高的BOS发生风险，并且随着PGD严重性的增加，BOS的发生风险也相应增加[46, 52-54]。Daud等通过涉及334名肺移植受者的回顾性队列研究，证明在移植后24～48小时内发生PGD可导致BOS的风险增加（相对危险度＝1.73～2.53）[54]。此外，这种关联与急性排斥反应、淋巴细胞性细支气管炎和社区获得性呼吸道病毒感染无关[54]。后来的研究结果也表明，PGD的严重程度与BOS发生率在所有时间点直接相关；这种相关性与BOS的其他潜在危险因素无关[46]。PGD与BOS产生关联的潜在机制目前尚未阐明，亟待进一步研究。此后的其他研究表明，移植后早期炎症不仅与PGD相关，还促进了同种异体免疫和BOS的发生[57]。最终证明，移植肺的自身免疫与肺特异性抗原有关[55-56]。移植后释放的促炎介质可能在先天性和适应性免疫应答中发挥作用，促进供者特异性同种异体免疫，而使移植受者发生慢性同种异体肺移植排斥反应。因此，预防PGD不仅对移植后早期预后有影响，而且对长期预后也有影响。

◇ 五、发病机制

肺移植手术的许多方面可能导致PGD，如供者和受者在器官获取时的基本情况，脑死亡后供者体内稳态变化，供体肺摘除，器官转运过程中冷缺血时间，术中器官再灌注，以及遗传决定因素可能改变供肺的损伤反应和移植后的修复机制等[1, 14]。PGD可能最先在供者中已经发生，而最终在受者中表现出来。在供者中可同时发生直接（肺炎、误吸、挫伤）和间接（创伤、败血症、输血、脑死亡）肺损伤[58-59]，并可能导致器官不适合移植[60]。移植后发生PGD也能反映供者器官可能存在损伤，这样的供体肺即使没有用于移植，本身也可能进展到临床ARDS阶段[60]。

动物实验表明，缺血再灌注损伤存在双相反应，包括早期反应和晚期反应。残留于供体肺中的供者细胞介导早期反应；而在受者中，宿主反应细胞（包括单核细胞、T细胞和嗜中性粒细胞）流入后介导晚期反应[61-62]。缺血后流经移植肺内皮的回流血液产生剪应力，引发内皮细胞表型的转变，导致活性氧的生成，使炎性细胞黏附和迁移，凝血和血管通透性增加[63]。同样地，供体肺中残留的中性粒细胞非依赖性[62,68]肺泡巨噬细胞和淋巴细胞在初始1～2小时内的肺缺血再灌注损伤中发挥作用[14, 61, 64-67]。随后，受者单核细胞、嗜中性粒细胞和淋巴细胞在肺损伤部位募集和活化并进一步加重肺损伤[14, 69-70]。进一步研究表明，下游作用包括补体路径的激活[71-72]、中性粒细胞外捕获[73]和活化的中性粒细胞释放血小板活化因子[74-77]。

近年来的研究突出了先天免疫系统在PGD发展中的重要性[78-79]。供者脑死亡，缺血和再灌注期间的组织损伤所引起的无菌炎症可能导致炎症小体形成。供肺中细菌和病毒病原体的危险相关分子标记（danger-associated molecular pattern，DAMP）和病原体相关分子标记（pathogen-associated molecular pattern，PAMP）的识别[80-81]，线粒体功能障碍和损伤[82-83]，细胞凋亡产物[83-84]等，可通过产生白细胞介素-1β（interleukin-1β，IL-1β）而放大炎症反应。最近，作为国家过敏和传染病研究所（National Institute of Allergy and Infectious Disease，NIAID）器官移植研究临床试验的一部分，在肺移植后1小时内发生PGD（临床诊断）的移植肺的灌洗液中，核苷酸结合寡聚化结构域样受者炎性体通路和toll样受者通路的表达均有上调[85]。

一些个体对肺抗原的体液免疫应答也很重要。对142例肺移植受者的研究显示，在移植前存在针对特异性自身抗原（K-α_1-微管蛋白，V型胶原和I型胶原蛋白）抗体的患者，发生PGD的风险比无相应抗体的患者更高(相对危险度＝3.09)[55]。此外,抗体阳性组被发现促炎性介质水平升高,产生抗人白细胞抗原Ⅱ型同种抗体,其BOS发生率较抗体阴性组更高,从而表明这些个体中PGD与BOS的发生之间可能存在联系[55, 57, 86-87]。

◇ 六、人体分子生物学标记

在临床PGD患者中,已检测到数个生物标志物及基因变异。通过确定这些生物标志物的先期基础细胞和动物研究[1],研究人员明确了其病理生理机制。目前,PGD的潜在标记包括:肺泡上皮细胞和内皮损伤的生物标志物,黏附分子,细胞因子和趋化因子,血栓形成和纤维蛋白溶解受损的标志物,血管渗透性和细胞增殖的标志物,稳态和免疫的标志物等(见表26.4)[7, 8, 87-109]。

表26.4　人类原发性移植肺功能障碍的生物标志物

生物标志物	角色
Il-1β	炎症细胞因子[96]
sRAGE	上皮细胞损伤标志物[107]
CC16	克拉拉细胞引起的上皮损伤标志物[107]
蛋白质C	抗凝剂[92]
ICAM-1	肺组织内黏附分子[74]
IL-6,IL-8,TNF-α	炎症细胞因子[97, 99, 107]
胶原蛋白Ⅴ	自身抗原并且影响特定的IL-17依赖的细胞自身免疫[87]
Th17	产生IL-17,与特定的自身免疫性疾病有关联[87]
SP-D	控制肺部免疫的亲水聚合物[58]
IPF患者中的PTX3	炎症反应的产物[7, 98, 102, 103]
内皮素-1	控制血管多孔性的血管收缩蛋白[90, 91, 104, 108]
MCP-1	召集单核细胞、记忆T细胞、自然杀伤细胞应对肺损伤[94, 106, 109]
P-选择素	募集中性粒细胞至内皮层的血小板黏附分子[93, 100]
PAI-1	抑制纤维蛋白溶解[92, 105]
IL-17	Th17产生的炎症细胞因子[87]
VEGF-A,VEGF-B	血管多孔性调节和血管生成[88, 101]
IL-10	抗炎细胞因子[99]
瘦素	调节脂肪组织数量并导致肺纤维化的炎症细胞因子[8]
IPF患者中的血管生成素-2	促进更高内皮通透性的标志物[95]
男性雌二醇水平	女性性激素[89]

来源:参考自参考文献7,8,87-109。

注解:CC16,serum Clara cell protein 16,血清克拉拉细胞蛋白质16;ICAM-1,intercellular adhesion molecule 1,细胞间黏附因子1;IL,interleukin,白介素;IPF,idiopathic pulmonary fibrosis,特发性肺纤维化;MCP-1,monocyte chemotactic protein-1,单核细胞趋化蛋白质-1;PAI-1,plasminogen activator inhibitor 1,血纤维蛋白溶酶原活化抑制剂1;PTX3,pentraxin 3,穿透素3;SP-D,surfactant protein D,表面活性蛋白质D;sRAGE,soluble receptor for advanced glycation end products,糖基化终产物的可溶性受者;Th17,helper T cells,辅助T细胞;TNF,tumor necrosis factor,肿瘤坏死因子;VEGF,vascular endothelial growth factor,血管内皮生长因子。

几种血浆生物标志物与并发 PGD 高度相关，提示 PGD 过程可能激活了这些通路。这些生物标志物包括但不限于晚期糖基化终产物（soluble receptors for advanced glycation end products，sRAGE）、克拉拉（club，Clara）细胞分泌蛋白（cell secretory protein，CC16）、纤溶酶原激活物抑制剂-1（plasminogen activator inhibitor-1，PAI-1）、蛋白质 C、细胞间黏附分子 1（intercellular adhesion molecule-1，ICAM-1）和长穿透素 3（long pentraxin-3，PTX3）等[6-7, 74, 92, 110]。最近，联合生物标志物评估显示，sRAGE 和 PAI-1 可有助于鉴别临床 PGD，因此可作为特征性定量测定[105]。肺活检研究也被证明可用于显示人体发病途径，例如研究发现内皮素-1 表达与受者 PGD 发展相关[104]。但在术前预测 PGD 方面，至今未见有效的生物标志物。在移植前没有被诊断为特发性肺纤维化的移植受者中，术前 CC16 水平似乎与 PGD 的发生相关[107]，表明某些移植受者对上皮损伤的反应程度，可能使他们在移植前就已是 PGD 的易感人群[107]。

◇ 七、预防措施

目前，对 PGD 的预防策略包括改善供者选择和供者受者匹配，术前更好地维护和管理供者和受者，并基于已经明确的 PGD 危险因素实施改进手术和再灌注技术[14, 17-18, 111-112]。最佳器官保存技术需要增加肺缺血耐受时间，并确保移植后肺功能达到最佳状态。Oto 等的研究已经表明，相比于 Euro-Collins 或 Papworth 保存溶液，Perfadex 能降低移植后 48 小时发生 2 级和 3 级 PGD 的风险[133]。同样地，恰当的再灌注技术对预防肺损伤也是至关重要的。Barr 等提出，移植缺血期后再灌注的主要问题之一是嗜中性粒细胞迁移和毛细血管堵塞[18]。在加利福尼亚大学洛杉矶分校（University of California at Los Angeles，UCLA）Schnickel 等进行的一项研究中，对 100 名肺移植受者采取去白细胞再灌注方法，结果，移植后 48 小时的严重 PGD 发生率为 2%[114]。

其他减少 PGD 发展的药物包括减少内源性细胞保护的介质（如一氧化氮、前列腺素、表面活性剂、内皮源性松弛因子和腺苷等）的药物，抑制促炎性介质（血小板活化因子的活性氧分子）的药物，抑制中性粒细胞来源介质释放[如活性氧抑制剂、肿瘤坏死因子 α（tumor necrosis factor α，TNF-α）、IL-1β、蛋白酶、黏附分子、补体级联和细胞因子等]的药物[1, 14, 112, 115]。然而，目前只有几个小样本量的随机试验[1]，并且这些小样本量试验的结果还不一致。因此，未来还有必要进行进一步的研究[116-122]。

◇ 八、治 疗

PGD 的治疗策略在很大程度上是支持治疗，并且受到 ARDS 治疗策略的影响。主要治疗方法包括保护性通气，避免过量液体，必要时使用吸入性一氧化氮（inhaled nitric oxide，iNO）、前列腺素 E$_1$ 和体外膜肺氧合（extracorporeal membrane oxygenation，ECMO）[112]。对于无其他器官损伤的经过高度选择的移植受者，再次移植也是一种治疗选择，但是结果并不乐观，其 30 天、1 年和 5 年生存率分别为 52.2%，34.8% 和 29.0%[123]。

关于 iNO 对治疗术后 PGD 和难治性低氧血症的有效性，之前几项动物研究和临床研究的结果令人鼓舞[124-127]。然而，随后的临床试验未能证明在再灌注阶段使用 iNO 对于减少 PGD 的发生，改善氧合和肺水肿情况，降低 30 天死亡率，缩短重症监护病房的停留时间或插管时间有显著效果[119, 128-129]。尽管 iNO 在预防和治疗 PGD 方面的效果和机制尚未明确，但其对难治性低氧血症和肺动脉高压患者的治疗效果还是可以接受的[112]。如果严重 PGD 患者对常规治疗没有反应,那么 ECMO 支持可以作为维持足够的氧合和气体交换的抢救措施[112, 130-132],并且可以在肺功能恢复时避免过度通气[133-135]。有研究报道显示,2001—2009 年 28 例接受 ECMO 支持的严重 PGD 患者,术后 30 天、1 年和 5 年生存率分别为 82%,64% 和 49%[133]。尽管由于静脉-静脉、静脉-动脉 ECMO 技术的进步,经 ECMO 支持的 PGD 患者的总体生存率已经较前有所提高,但未来将对 ECMO 在移植前和移植过程中的应用开展研究,可能使 ECMO 在某些高危患者中的应用发生改变。

◇ 九、扩展供肺池背景下的原发性移植物功能障碍

肺移植可以成功用于治疗终末期肺部疾病,但其应用因供者来源缺乏而受限。合适的肺捐献者人数与等待肺移植名单上的患者人数之间的巨大差距导致等待肺移植名单上的许多潜在的移植受者死亡或被移除[136]。近年来,肺捐献者数量保持相对不变,而等待肺移植名单上的患者人数继续呈上升趋势[137]。随着肺移植技术和患者选择标准的成熟,移植界逐渐放宽了供者选择标准,开始使用超标准的供者来扩大供体肺池。使用超标准供者的大多数研究表明,其 PGD、BOS 的发生率、早期(移植肺的任何疾病)发病率和死亡率与标准供体肺是相当的[35-37, 111, 138-145]。

各大肺移植中心仍在通过进一步放宽供者选择标准来扩展供体肺池。然而,在不增加 PGD 风险和严重程度的前提下,供者选择标准具体可以放宽到何种程度,目前尚不清楚。

增加肺利用率和扩大供体肺池的其他策略包括使用心脏死亡后供者捐献的器官(donation after cardiocirculatory death,DCD)以及使用离体肺灌注技术(EVLP)[137]。目前,大多数肺源来自脑死亡供者;然而,在美国,只有 20% 的此类捐献者能提供可用于移植的满意供体肺[143]。尽管有研究报道称使用脑死亡供体肺与心脏死亡供体肺移植的临床结果相当[146-149],但仍然只有小部分团队使用 DCD 来源的供体肺。之前关于 DCD 来源供体肺预后的很多研究因为样本量小而受到限制[150-153]。Levvey 等最近发表了一项多中心协作研究结果,该研究共纳入 174 例 DCD 来源的肺移植病例。在移植后 24 小时,其严重 PGD 的发生率为 8.5%;1 年和 5 年生存率分别为 97% 和 90%[154]。另外,将 DCD 来源的供体肺用于移植,可以使适合肺移植的供体肺增加 28%[154]。但是,由于低血压[155]、热缺血时间[156-158]、误吸的风险,以及供体肺可靠性不可预测的风险增加,所以研究者们使用 DCD 来源的供肺来增加供体肺池的热情也已经减弱。然而,肺的离体评估和修复可以在移植前对心跳供者的供肺进行额外检查,并且因此可能对于扩大供肺池(包括 DCD 供者的使用)也是至关重要的(参见第 8 章)。

◇ 十、总 结

PGD 对肺移植术后短期和长期的预后仍然有重要影响。它几乎占移植后第 90 天内死亡原因的 1/3[159]。从长期来看,PGD 幸存者也仍然面临较高的发展至 BOS 的风险和死亡风险。更好地了解 PGD 的临床和分子危险因素以及 PGD 的潜在病理生理机制,将有助于我们开发潜在治疗药物,更好地匹配移植供者和受者。要进一步研究和认识 PGD 综合征,可能需要进一步改进 PGD 的定义和分级标准,以提高研究结果的可靠性和准确性。最后,扩大供肺池的策略增加了 DCD 来源的供肺和 EVLP 方法的使用,因此还必须不断地重新评估其对 PGD 的影响。

◇ 参考文献

［1］Lee JC, Christie JD. Primary graft dysfunction. Clin Chest Med, 2011, 32: 279-293.

［2］Arcasoy SM, Fisher A, Hachem RR, et al. Report of the ISHLT Working Group on Primary Lung Graft Dysfunction part V: predictors and outcomes. J Heart Lung Transplant, 2005, 24: 1483-1488.

［3］Christie JD, Bavaria JE, Palevsky HI, et al. Primary graft failure following lung transplantation. Chest, 1998, 114: 51-60.

［4］Christie JD, Kotloff RM, Ahya VN, et al. The effect of primary graft dysfunction on survival after lung transplantation. Am J Respir Crit Care Med, 2005, 171: 1312-1316.

［5］Christie JD, Kotloff RM, Pochettino A, et al. Clinical risk factors for primary graft failure following lung transplantation. Chest, 2003, 124: 1232-1241.

［6］Diamond JM, Kawut SM, Lederer DJ, et al. Elevated plasma Clara cell secretory protein concentration is associated with high-grade primary graft dysfunction. Am J Transplant, 2011, 11: 561-567.

［7］Diamond JM, Lederer DJ, Kawut SM, et al. Elevated plasma long pentraxin-3 levels and primary graft dysfunction after lung transplantation for idiopathic pulmonary fibrosis. Am J Transplant, 2011, 11: 2517-2522.

［8］Lederer DJ, Kawut SM, Wickersham N, et al. Obesity and primary graft dysfunction after lung transplantation: The Lung Transplant Outcomes Group Obesity Study. Am J Respir Crit Care Med, 2011, 184: 1055-1061.

［9］Lee JC, Christie JD. Primary graft dysfunction. Proc Am Thorac Soc, 2009, 6: 39-46.

［10］Diamond JM, Lee JC, Kawut SM, et al. Clinical risk factors for primary graft dysfunction after lung transplantation. Am J Respir Crit Care Med, 2013, 187: 527-534.

［11］Lee JC, Christie JD, Keshavjee S. Primary graft dysfunction: definition, risk factors, short- and long-term outcomes. Semin Respir Crit Care Med, 2010, 31: 161-171.

［12］Christie JD, Van Raemdonck D, de Perrot M, et al. Report of the ISHLT Working Group on Primary Lung Graft Dysfunction part I: introduction and methods. J Heart Lung Transplant, 2005, 24: 1451-1453.

［13］Christie JD, Carby M, Bag R, et al. Report of the ISHLT Working Group on Primary Lung Graft Dysfunction part II: Definition. A consensus statement of the International Society for Heart and Lung Transplantation. J Heart Lung Transplant, 2005, 24: 1454-1459.

［14］de Perrot M, Liu M, Waddell TK, et al. Ischemia-reperfusion-induced lung injury. Am J Respir Crit Care Med, 2003, 167: 490-511.

［15］Trulock EP. Lung transplantation. Am J Respir Crit Care Med, 1997, 155: 789-818.

［16］de Perrot M LM, Waddell TK, Keshavjee S. Ischemia-reperfusion-induced lung injury. Am J Respir Crit Care Med, 2003, 167: 490-511.

［17］de Perrot M, Bonser RS, Dark J, et al. Report of the ISHLT Working Group on Primary Lung Graft Dysfunction part III: donor-related risk factors and markers. J Heart Lung Transplant, 2005, 24: 1460-1467.

［18］Barr ML, Kawut SM, Whelan TP, et al. Report of the ISHLT Working Group on Primary Lung Graft Dysfunction part IV: recipient-related risk factors and markers. J Heart Lung Transplant 2005, 24: 1468-1482.

［19］Christie JD, Bellamy S, Ware LB, et al. Construct validity of the definition of primary graft dysfunction after lung transplantation. J Heart Lung Transplant, 2010, 29: 1231-1239.

［20］Prekker ME, Nath DS, Walker AR, et al. Validation of the proposed International Society for Heart and Lung Transplantation grading system for primary graft dysfunction after lung transplantation. J Heart Lung Transplant, 2006, 25: 371-378.

［21］Christie J, Keshavjee S, Orens J, et al. Potential refinements of the International Society for Heart and Lung Transplantation primary graft dysfunction grading system. J Heart Lung Transplant, 2008, 27: 138.

［22］Meade MO, Cook RJ, Guyatt GH, et al. Interobserver variation in interpreting chest radiographs for the diagnosis of acute respiratory distress syndrome. Am J Respir Crit Care Med, 2000, 161: 85-90.

［23］Oto T, Griffiths AP, Levvey BJ, et al. Definitions of primary graft dysfunction after lung transplantation: Differences between bilateral and single lung transplantation. J Thorac Cardiovasc Surg, 2006, 132: 140-147.

［24］Oto T, Griffiths AP, Levvey BJ, et al. Unilateral radiographic abnormalities after bilateral lung transplantation: exclusion from the definition of primary graft dysfunction? J Thorac Cardiovasc Surg, 2006, 132: 1441-1446.

［25］Oto T, Levvey BJ, Snell GI. Potential refinements of the International Society for Heart and Lung Transplantation primary graft dysfunction grading system. J Heart Lung Transplant, 2007, 26: 431-436.

［26］Prekker ME, Herrington CS, Hertz MI, et al. Early Trends in Pao2/fraction of inspired oxygen ratio predict outcome in lung transplant recipients with severe primary graft dysfunction. Chest, 2007, 132: 991-997.

［27］Shah RJ, Diamond JM, Cantu E, et al. Latent class analysis identifies distinct phenotypes of primary graft dysfunction after lung transplantation. Chest, 2013, 144: 616-622.

［28］Diamond JM, Lee JC, Kawut SM, et al. Clinical risk factors for primary graft dysfunction after lung transplantation. Am J Respir Crit Care Med, 2013, 187: 527-534.

［29］Kuntz CL, Hadjiliadis D, Ahya VN, et al. Risk factors for early primary graft dysfunction after lung transplantation: a registry study. Clin Transplant, 2009, 23: 819-830.

［30］Oto T, Excell L, Griffiths AP, et al. The implications of pulmonary embolism in a multiorgan donor for subsequent pulmonary, renal, and cardiac transplantation. J Heart Lung Transplant, 2008, 27: 78-85.

［31］Cystic fibrosis woman died with smoker's donor lungs. BBC News. December 18, 2012.

［32］Bonser RS, Taylor R, Collett D, et al. Effect of donor smoking on survival after lung transplantation: a cohort study of a prospective registry. Lancet, 2012, 380: 747-755.

［33］Cypel M, Keshavjee S. Expansion of the donor lung pool: use of lungs from smokers. Lancet, 2012, 380: 709-711.

［34］Sabashnikov A, Patil NP, Mohite PN, et al. Influence of donor smoking on midterm outcomes after lung transplantation. Ann Thorac Surg, 2014, 97: 1015-1021.

［35］Bhorade SM, Vigneswaran W, McCabe MA, et al. Liberalization of donor criteria may expand the donor pool without adverse consequence in lung transplantation. J Heart Lung Transplant, 2000, 19: 1199-1204.

［36］Gabbay E, Williams TJ, Griffiths AP, et al. Maximizing the utilization of donor organs offered for lung transplantation. Am J Respir Crit Care Med, 1999, 160: 265-271.

［37］Sundaresan S, Semenkovich J, Ochoa L, et al. Successful outcome of lung transplantation is not compromised by the use of marginal donor lungs. J Thorac Cardiovasc Surg, 1995, 109: 1075-1079, discussion 1079-1080.

［38］Eberlein M, Reed RM, Bolukbas S, et al. Lung size mismatch and primary graft dysfunction after bilateral lung transplantation. J Heart Lung Transplant, 2015, 34: 233-240.

［39］Bhandari V, Choo-Wing R, Lee CG, et al. Hyperoxia causes angiopoietin 2-mediated acute lung injury and necrotic cell death. Nat Med, 2006, 12: 1286-1293.

［40］Kozower BD, Christofidou-Solomidou M, Sweitzer TD, et al. Immunotargeting of catalase to the pulmonary endothelium alleviates oxidative stress and reduces acute lung transplantation injury. Nat Biotechnol, 2003, 21: 392-398.

［41］Christie JD, Shah CV, Kawut SM, et al. Plasma levels of receptor for advanced glycation end products, blood transfusion, and risk of primary graft dysfunction. Am J Respir Crit Care Med, 2009, 180: 1010-1015.

［42］Qing DY, Conegliano D, Shashaty MG, et al. Red blood cells induce necroptosis of lung endothelial cells and increase susceptibility to lung inflammation. Am J Respir Crit Care Med, 2014, 190: 1243-1254.

［43］Fiser SM, Cope JT, Kron IL, et al. Aerosolized prostacyclin（epoprostenol）as an alternative to inhaled nitric oxide for patients with reperfusion injury after lung transplantation. J Thorac Cardiovasc Surg, 2001, 121: 981-982.

［44］King RC, Binns OA, Rodriguez F, et al. Reperfusion injury significantly impacts clinical outcome after pulmonary transplantation. Ann Thorac Surg, 2000, 69: 1681-1685.

［45］Christie JD, Edwards LB, Kucheryavaya AY, et al. The registry of the International Society for Heart and Lung Transplantation: twenty-ninth adult lung and heart-lung transplant report-2012. J Heart Lung Transplant, 2012, 31: 1073-1086.

［46］Huang HJ, Yusen RD, Meyers BF, et al. Late primary graft dysfunction after lung transplantation and bronchiolitis obliterans syndrome. Am J Transplant, 2008, 8: 2454-2462.

［47］Khalifah AP, Hachem RR, Chakinala MM, et al. Minimal acute rejection after lung transplantation: a risk for bronchiolitis obliterans syndrome. Am J Transplant, 2005, 5: 2022-2030.

［48］Hachem RR, Khalifah AP, Chakinala MM, et al. The significance of a single episode of minimal acute rejection after lung transplantation. Transplantation, 2005, 80: 1406-1413.

［49］Fisher AJ, Wardle J, Dark JH, et al. Non-immune acute graft injury after lung transplantation and the risk of subsequent bronchiolitis obliterans syndrome（BOS）. J Heart Lung Transplant, 2002, 21: 1206-1212.

[50] Fiser SM, Tribble CG, Long SM, et al. Ischemia-reperfusion injury after lung transplantation increases risk of late bronchiolitis obliterans syndrome. Ann Thorac Surg, 2002, 73: 1041-1047, discussion 1047-1048.

[51] Girgis RE, Tu I, Berry GJ, et al. Risk factors for the development of obliterative bronchiolitis after lung transplantation. J Heart Lung Transplant, 1996, 15: 1200-1208.

[52] Kreisel D, Krupnick AS, Puri V, et al. Short- and long-term outcomes of 1000 adult lung transplant recipients at a single center. J Thorac Cardiovasc Surg, 2011, 141: 215-222.

[53] Whitson BA, Prekker ME, Herrington CS, et al. Primary graft dysfunction and long-term pulmonary function after lung transplantation. J Heart Lung Transplant 2007, 26: 1004-1011.

[54] Daud SA, Yusen RD, Meyers BF, et al. Impact of immediate primary lung allograft dysfunction on bronchiolitis obliterans syndrome. Am J Respir Crit Care Med, 2007, 175: 507-513.

[55] Bharat A, Saini D, Steward N, et al. Antibodies to self-antigens predispose to primary lung allograft dysfunction and chronic rejection. Ann Thorac Surg, 2010, 90: 1094-1101.

[56] Hachem RR, Tiriveedhi V, Patterson GA, et al. Antibodies to K-alpha 1 tubulin and collagen V are associated with chronic rejection after lung transplantation. Am J Transplant, 2012, 12: 2164-2171.

[57] Bharat A, Narayanan K, Street T, et al. Early posttransplant inflammation promotes the development of alloimmunity and chronic human lung allograft rejection. Transplantation, 2007, 83: 150-158.

[58] Matute-Bello G, Frevert CW, Martin TR. Animal models of acute lung injury. Am J Physiol Lung Cell Mol Physiol, 2008, 295: L379-L399.

[59] Ware LB. Pathophysiology of acute lung injury and the acute respiratory distress syndrome. Semin Respir Crit Care Med, 2006, 27: 337-349.

[60] Wilkes DS, Egan TM, Reynolds HY. Lung transplantation: opportunities for research and clinical advancement. Am J Respir Crit Care Med, 2005, 172: 944-955.

[61] Fiser SM, Tribble CG, Long SM, et al. Lung transplant reperfusion injury involves pulmonary macrophages and circulating leukocytes in a biphasic response. J Thorac Cardiovasc Surg, 2001, 121: 1069-1075.

[62] Eppinger MJ, Jones ML, Deeb GM, et al. Pattern of injury and the role of neutrophils in reperfusion injury of rat lung. J Surg Res, 1995, 58: 713-718.

[63] Chatterjee S, Nieman GF, Christie JD, et al. Shear stress-related mechanosignaling with lung ischemia: Lessons from basic research can inform lung transplantation. Am J Physiol Lung Cell Mol Physiol, 2014, 307: L668-L680.

[64] Naidu BV, Krishnadasan B, Farivar AS, et al. Early activation of the alveolar macrophage is critical to the development of lung ischemia-reperfusion injury. J Thorac Cardiovasc Surg, 2003, 126: 200-207.

[65] Yang Z, Sharma AK, Linden J, et al. CD4＋ T lymphocytes mediate acute pulmonary ischemia-reperfusion injury. J Thorac Cardiovasc Surg, 2009, 137: 695-702, discussion 702.

[66] van der Kaaij NP, Kluin J, Haitsma JJ, et al. Ischemia of the lung causes extensive long-term pulmonary injury: an experimental study. Respir Res, 2008, 9: 28.

[67] Sharma AK, LaPar DJ, Zhao Y, et al. Natural killer T cell-derived IL-17 mediates lung ischemia-reperfusion injury. Am J Respir Crit Care Med, 2012, 183: 1539-1549.

［68］Johnston LK, Rims CR, Gill SE, et al. Pulmonary macrophage subpopulations in the induction and resolution of acute lung injury. Am J Respir Cell Mol Biol, 2012, 47: 417-426.

［69］Kreisel D, Nava RG, Li W, et al. *In vivo* two-photon imaging reveals monocyte-dependent neutrophil extravasation during pulmonary inflammation. Proc Natl Acad Sci U S A, 2010, 107: 18073-18078.

［70］Spahn JH, Kreisel D. Monocytes in sterile inflammation: Recruitment and functional consequences. Arch Immunol Ther Exp（Warsz）, 2014, 62: 187-194.

［71］Frank MM. Complement in the pathophysiology of human disease. N Engl J Med, 1987, 316: 1525-1530.

［72］Shah RJ, Emtiazjoo AM, Diamond JM, et al. Plasma complement levels are associated with primary graft dysfunction and mortality after lung transplantation. Am J Respir Crit Care Med, 2014, 189: 1564-1567.

［73］Sayah DM, Mallavia B, Liu F, et al. Neutrophil extracellular traps are pathogenic in primary graft dysfunction after lung transplantation. Am J Respir Crit Care Med, 2015, 191: 455-463.

［74］Covarrubias M, Ware LB, Kawut SM, et al. Plasma intercellular adhesion molecule-1 and von Willebrand factor in primary graft dysfunction after lung transplantation. Am J Transplant, 2007, 7: 2573-2578.

［75］Miotla JM, Jeffery PK, Hellewell PG. Platelet-activating factor plays a pivotal role in the induction of experimental lung injury. Am J Respir Crit Care Mol Biol, 1998, 18: 197-204.

［76］Moreno I, Vicente R, Ramos F, et al. Determination of interleukin-6 in lung transplantation: association with primary graft dysfunction. Transplant Proc, 2007, 39: 2425-2426.

［77］Serrick C, Adoumie R, Giaid A, et al. The early release of interleukin-2, tumor necrosis factor-alpha and interferon-gamma after ischemia reperfusion injury in the lung allograft. Transplantation, 1994, 58: 1158-1162.

［78］Kreisel D, Goldstein DR. Innate immunity and organ transplantation: focus on lung transplantation. Transpl Int, 2013, 26: 2-10.

［79］Spahn JH, Li W, Kreisel D. Innate immune cells in transplantation. Curr Opin Organ Transplant, 2014, 19: 14-19.

［80］Dowling JK, O'Neill LA. Biochemical regulation of the inflammasome. Crit Rev Biochem Mol Bio, 2012, 47: 424-443.

［81］Lamkanfi M, Dixit VM. Modulation of inflammasome pathways by bacterial and viral pathogens. J Immunol, 2011, 187: 597-602.

［82］Zhou R, Tardivel A, Thorens B, et al. Thioredoxin-interacting protein links oxidative stress to inflammasome activation. Nat Immunol, 2010, 11: 136-140.

［83］Nakahira K, Haspel JA, Rathinam VA, et al. Autophagy proteins regulate innate immune responses by inhibiting the release of mitochondrial DNA mediated by the NALP3 inflammasome. Nat Immunol, 2011, 12: 222-230.

［84］Iyer SS, Pulskens WP, Sadler JJ, et al. Necrotic cells trigger a sterile inflammatory response through the Nlrp3 inflammasome. Proc Natl Acad Sci U S A, 2009, 106: 20388-20393.

［85］Cantu E, Lederer DJ, Meyer K, et al. Gene set enrichment analysis identifies key innate immune pathways in primary graft dysfunction after lung transplantation. Am J Transplant, 2013, 13: 1898–1904.

[86] Bharat A, Kuo E, Steward N, et al. Immunological link between primary graft dysfunction and chronic lung allograft rejection. Ann Thorac Surg, 2008, 86: 189–195, discussion 196–197.

[87] Burlingham WJ, Love RB, Jankowska-Gan E, et al. IL-17-dependent cellular immunity to collagen type V predisposes to obliterative bronchiolitis in human lung transplants. J Clin Invest, 2007, 117: 3498–3506.

[88] Abraham D, Taghavi S, Riml P, et al. VEGF-A and –C but not –B mediate increased vascular permeability in preserved lung grafts. Transplantation, 2002, 73: 1703–1706.

[89] Bastarache JA, Diamond JM, Kawut SM, et al. Postoperative estradiol levels associate with development of primary graft dysfunction in lung transplantation patients. Gend Med, 2012, 9: 154–165.

[90] Chalmers GW, Little SA, Patel KR, et al. Endothelin-1-induced bronchoconstriction in asthma. Am J Respir Crit Care Med, 1997, 156: 382–388.

[91] Chalmers GW, MacLeod KJ, Thomson LJ, et al. Sputum cellular and cytokine responses to inhaled endothelin-1 in asthma. Clin Exp Allergy, 1999, 29: 1526–1531.

[92] Christie JD, Robinson N, Ware LB, et al. Association of protein C and type 1 plasminogen activator inhibitor with primary graft dysfunction. Am J Respir Crit Care Med, 2007, 175: 69–74.

[93] Colombat M, Castier Y, Leseche G, et al. Early expression of adhesion molecules after lung transplantation: evidence for a role of aggregated P-selectin-positive platelets in human primary graft failure. J Heart Lung Transpl, 2004, 23: 1087–1092.

[94] Deshmane SL, Kremlev S, Amini S, et al. Monocyte chemoattractant protein-1 (MCP-1): an overview. J Interferon Cytokine Res, 2009, 29: 313–326.

[95] Diamond JM, Porteous MK, Cantu E, et al. Elevated plasma angiopoietin-2 levels and primary graft dysfunction after lung transplantation. PloS One, 2012, 7: e51932.

[96] Dolinay T, Kim YS, Howrylak J, et al. Inflammasome-regulated cytokines are critical mediators of acute lung injury. Am J Respir Crit Care Med, 2012, 185: 1225–1234.

[97] Fisher AJ, Donnelly SC, Hirani N, et al. Elevated levels of interleukin-8 in donor lungs is associated with early graft failure after lung transplantation. Am J Respir Crit Care Med, 2001, 163: 259–265.

[98] Han B, Haitsma JJ, Zhang Y, et al. Long pentraxin PTX3 deficiency worsens LPS-induced acute lung injury. Intensive Care Med, 2011, 37: 334–342.

[99] Kaneda H, Waddell TK, de Perrot M, et al. Pre-implantation multiple cytokine mRNA expression analysis of donor lung grafts predicts survival after lung transplantation in humans. Am J Transplant, 2006, 6: 544–551.

[100] Kawut SM, Okun J, Shimbo D, et al. Soluble P-selectin and the risk of primary graft dysfunction after lung transplantation. Chest, 2009, 136: 237–244.

[101] Krenn K, Klepetko W, Taghavi S, et al. Recipient vascular endothelial growth factor serum levels predict primary lung graft dysfunction. Am J Transplant, 2007, 7: 700–706.

[102] Mauri T, Coppadoro A, Bellani G, et al. Pentraxin 3 in acute respiratory distress syndrome: an early

marker of severity. Crit Care Med, 2008, 36: 2302–2308.

［103］Peri G, Introna M, Corradi D, et al. PTX3, a prototypical long pentraxin, is an early indicator of acute myocardial infarction in humans. Circulation, 2000, 102: 636–641.

［104］Salama M, Andrukhova O, Hoda MA, et al. Concomitant endothelin–1 overexpression in lung transplant donors and recipients predicts primary graft dysfunction. Am J Transplant, 2010, 10: 628–636.

［105］Shah RJ, Bellamy SL, Localio AR, et al. A panel of lung injury biomarkers enhances the definition of primary graft dysfunction（PGD）after lung transplantation. J Heart Lung Transplant, 2012, 31: 942–949.

［106］Shah RJ, Diamond JM, Lederer DJ, et al. Plasma monocyte chemotactic protein–1 levels at 24 hours are a biomarker of primary graft dysfunction after lung transplantation. Transl Res, 2012, 160: 435–442.

［107］Shah RJ, Wickersham N, Lederer DJ, et al. Preoperative plasma club（Clara）cell secretory protein levels are associated with primary graft dysfunction after lung transplantation. Am J Transplant, 2014, 14: 446–452.

［108］Sirois MG, Filep JG, Rousseau A, et al. Endothelin–1 enhances vascular permeability in conscious rats: Role of thromboxane A2. Eur J Pharmacol, 1992, 214: 119–125.

［109］Yoshimura T, Yuhki N, Moore SK, et al. Human monocyte chemoattractant protein–1（MCP–1）. Full-length cDNA cloning, expression in mitogen–stimulated blood mononuclear leukocytes, and sequence similarity to mouse competence gene JE. FEBS Let, 1989, 244: 487–493.

［110］Christie JD, Shah CV, Kawut SM, et al. Plasma levels of receptor for advanced glycation end products, blood transfusion, and risk of primary graft dysfunction. Am J Respir Crit Care Med, 2009, 180: 1010–1015.

［111］Van Raemdonck D, Neyrinck A, Verleden GM, et al. Lung donor selection and management. Proc Am Thorac Soc, 2009, 6: 28–38.

［112］Shargall Y, Guenther G, Ahya VN, et al. Report of the ISHLT Working Group on Primary Lung Graft Dysfunction part VI: treatment. J Heart Lung Transplant, 2005, 24: 1489–1500.

［113］Oto T, Griffiths AP, Rosenfeldt F, et al. Early outcomes comparing Perfadex, Euro–Collins, and Papworth solutions in lung transplantation. Ann Thorac Surg, 2006, 82: 1842–1848.

［114］Schnickel GT, Ross DJ, Beygui R, et al. Modified reperfusion in clinical lung transplantation: The results of 100 consecutive cases. J Thorac Cardiovasc Surg, 2006, 131: 218–223.

［115］de Perrot M, Keshavjee S. Lung preservation. Semin Thorac Cardiovasc Surg, 2004, 16: 300–308.

［116］Herrington CS, Prekker ME, Arrington AK, et al. A randomized, placebo–controlled trial of aprotinin to reduce primary graft dysfunction following lung transplantation. Clin Transplant, 2011, 25: 90–96.

［117］Moreno I, Vicente R, Mir A, et al. Effects of inhaled nitric oxide on primary graft dysfunction in lung transplantation. Transplant Proc, 2009, 41: 2210–2212.

［118］Struber M, Fischer S, Niedermeyer J, et al. Effects of exogenous surfactant instillation in clinical lung transplantation: a prospective, randomized trial. J Thorac Cardiovasc Surg, 2007, 133: 1620–1625.

［119］Botha P, Jeyakanthan M, Rao JN, et al. Inhaled nitric oxide for modulation of ischemia–reperfusion injury in lung transplantation. J Heart Lung Transplant, 2007, 26: 1199-1205.

［120］Keshavjee S, Davis RD, Zamora MR, et al. A randomized, placebo-controlled trial of complement inhibition in ischemia-reperfusion injury after lung transplantation in human beings. J Thorac Cardiovasc Surg, 2005, 129: 423-428.

［121］Meade MO, Granton JT, Matte-Martyn A, et al. A randomized trial of inhaled nitric oxide to prevent ischemia-reperfusion injury after lung transplantation. Am J Respir Crit Care Med, 2003, 167: 1483-1489.

［122］Wittwer T, Grote M, Oppelt P, et al. Impact of PAF antagonist BN 52021（Ginkolide B）on post-ischemic graft function in clinical lung transplantation. J Heart Lung Transplant, 2001, 20: 358-363.

［123］Aigner C, Jaksch P, Taghavi S, et al. Pulmonary retransplantation: is it worth the effort? A long-term analysis of 46 cases. J Heart Lung Transplant, 2008, 27: 60-65.

［124］Struber M, Harringer W, Ernst M, et al. Inhaled nitric oxide as a prophylactic treatment against reperfusion injury of the lung. Thorac Cardiov Surg, 1999, 47: 179-182.

［125］Date H, Triantafillou AN, Trulock EP, et al. Inhaled nitric oxide reduces human lung allograft dysfunction. J Thorac Cardiovasc Sururg, 1996, 111: 913-919.

［126］Macdonald P, Mundy J, Rogers P, et al. Successful treatment of life-threatening acute reperfusion injury after lung transplantation with inhaled nitric oxide. J Thorac Cardiovasc Surg, 1995, 110: 861-863.

［127］Adatia I, Lillehei C, Arnold JH, et al. Inhaled nitric oxide in the treatment of postoperative graft dysfunction after lung transplantation. Ann Thorac Surg, 1994, 57: 1311-1318.

［128］Perrin G, Roch A, Michelet P, et al. Inhaled nitric oxide does not prevent pulmonary edema after lung transplantation measured by lung water content: a randomized clinical study. Chest, 2006, 129: 1024-1030.

［129］Meade M, Granton JT, Matte-Martyn A, et al. A randomized trial of inhaled nitric oxide to prevent reperfusion injury following lung transplantation. J Heart Lung Transplant, 2001, 20: 254-255.

［130］Bermudez CA, Adusumilli PS, McCurry KR, et al. Extracorporeal membrane oxygenation for primary graft dysfunction after lung transplantation: long-term survival. Ann Thorac Surg, 2009, 87: 854-860.

［131］Fischer S, Bohn D, Rycus P, et al. Extracorporeal membrane oxygenation for primary graft dysfunction after lung transplantation: analysis of the Extracorporeal Life Support Organization （ELSO）registry. J Heart Lung Transplant, 2007, 26: 472-477.

［132］Dahlberg PS, Prekker ME, Herrington CS, et al. Medium-term results of extracorporeal membrane oxygenation for severe acute lung injury after lung transplantation. J Heart Lung Transplant, 2004, 23: 979-984.

［133］Hartwig MG, Walczak R, Lin SS, et al. Improved survival but marginal allograft function in patients treated with extracorporeal membrane oxygenation after lung transplantation. Ann Thorac Surg, 2012, 93: 366-371.

［134］Fiser SM, Kron IL, Long SM, et al. Early intervention after severe oxygenation index elevation improves survival following lung transplantation. J Heart Lung Transplant, 2001, 20: 631-636.

［135］Meyers BF, Sundt TM, Henry S, et al. Selective use of extracorporeal membrane oxygenation is warranted after lung transplantation. J Thorac Cardiovasc Surg, 2000, 120: 20-28.

[136] Naik PM, Angel LF. Special issues in the management and selection of the donor for lung transplantation. Semin Immunopathol, 2011, 33: 201-210.

[137] Cypel M, Keshavjee S. Strategies for safe donor expansion: Donor management, donations after cardiac death, *ex-vivo* lung perfusion. Curr Opin Organ Transplant, 2013, 18: 513-517.

[138] Aigner C, Winkler G, Jaksch P, et al. Extended donor criteria for lung transplantation-a clinical reality. Eur J Cardiothorac Surg, 2005, 27: 757-761.

[139] Botha P, Trivedi D, Weir CJ, et al. Extended donor criteria in lung transplantation: impact on organ allocation. J Thorac Cardiovasc Surg, 2006, 131: 1154-1160.

[140] Kron IL, Tribble CG, Kern JA, et al. Successful transplantation of marginally acceptable thoracic organs. Ann Surg, 1993, 217: 518-522, discussion 522-524.

[141] Lardinois D, Banysch M, Korom S, et al. Extended donor lungs: eleven years experience in a consecutive series. Eur J Cardiothorac Surg, 2005, 27: 762-767.

[142] Meers C, Van Raemdonck D, Verleden GM, et al. The number of lung transplants can be safely doubled using extended criteria donors, a single-center review. Transpl Int, 2010, 23: 628-635.

[143] Moreno P, Alvarez A, Santos F, et al. Extended recipients but not extended donors are associated with poor outcomes following lung transplantation. Eur J Cardiothorac Surg, 2014, 45: 1040-1047.

[144] Pierre AF, Sekine Y, Hutcheon MA, et al. Marginal donor lungs: a reassessment. J Thorac Cardiovasc Surg, 2002, 123: 421-427, discussion, 427-428.

[145] Straznicka M, Follette DM, Eisner MD, et al. Aggressive management of lung donors classified as unacceptable: excellent recipient survival one year after transplantation. J Thorac Cardiovasc Surg, 2002, 124: 250-258.

[146] Love RB. Perspectives on lung transplantation and donation-after-determination-of-cardiac-death donors. Am J Transplant, 2012, 12: 2271-2272.

[147] Wigfield CH, Love RB. Donation after cardiac death lung transplantation outcomes. Curr Opin Organ Transplant, 2011, 16: 462-468.

[148] De Oliveira NC, Osaki S, Maloney JD, et al. Lung transplantation with donation after cardiac death donors: Long-term follow-up in a single center. J Thorac Cardiovasc Surg, 2010, 139: 1306-1315.

[149] Mason DP, Thuita L, Alster JM, et al. Should lung transplantation be performed using donation after cardiac death? The United States experience. J Thorac Cardiovasc Surg, 2008, 136: 1061-1066.

[150] Snell GI, Levvey BJ, Oto T, et al. Early lung transplantation success utilizing controlled donation after cardiac death donors. Am J Transplant, 2008, 8: 1282-1289.

[151] Mason DP, Murthy SC, Gonzalez-Stawinski GV, et al. Early experience with lung transplantation using donors after cardiac death. J Heart Lung Transplant, 2008, 27: 561-563.

[152] Oto T, Levvey B, McEgan R, et al. A practical approach to clinical lung transplantation from a Maastricht Category III donor with cardiac death. J Heart Lung Transplant, 2007, 26: 196-199.

[153] de Antonio DG, Marcos R, Laporta R, et al. Results of clinical lung transplant from uncontrolled non-heart-beating donors. J Heart Lung Transplant, 2007, 26: 529-534.

[154] Levvey BJ, Harkess M, Hopkins P, et al. Excellent clinical outcomes from a national donation-after-

determination-of-cardiac-death lung transplant collaborative. Am J Transplant, 2012, 12: 2406-2413.

[155] Mauney MC, Cope JT, Binns OA, et al. Non-heart-beating donors: a model of thoracic allograft injury. Ann Thorac Surg, 1996, 62: 54-61, discussion 61-62.

[156] Snell GI, Oto T, Levvey B, et al. Evaluation of techniques for lung transplantation following donation after cardiac death. Ann Thorac Surg, 2006, 81: 2014-2019.

[157] Van Raemdonck DE, Rega FR, Neyrinck AP, et al. Non-heart-beating donors. Semin Thorac Cardiovasc Surg, 2004, 16: 309-321.

[158] Egan TM. Non-heart-beating donors in thoracic transplantation. J Heart Lung Transplant, 2004, 23: 3-10.

[159] Christie JD, Edwards LB, Kucheryavaya AY, et al. The registry of the International Society for Heart and Lung Transplantation: twenty-seventh official adult lung and heart-lung transplant report-2010. J Heart Lung Transplant, 2010, 29: 1104-1118.

第二十七章 手术并发症的处理

◇ 一、引 言

肺移植从器官获取到植入包括多个复杂的步骤,每个步骤都有出现并发症的可能。并且这些并发症从术中至术后几周甚或数月的任何时间都有可能发生(见表27.1)。

表27.1 肺移植术后手术并发症

并发症	并发症
1.血管并发症	5.术后出血
吻合口出血	血胸
吻合口狭窄	纵隔积血,心包积血
非吻合口梗阻	胸壁血肿
扭转	6.胸膜腔并发症
血栓形成和肺栓塞	气胸
血管腔外压迫	胸膜渗出
2.气道并发症	积脓
裂开	乳糜胸
狭窄	7.供受者肺大小不匹配
瘘	8.非移植肺出现并发症
支气管内肉芽肿	9.其他
支气管内感染	原发性移植物功能障碍
支气管软化	肺疝
3.漏气	手术部位感染
4.膈神经损伤和膈肌麻痹	切口裂开
	体外循环相关并发症

移植后的并发症可以分为手术并发症和非手术并发症两大类。非手术并发症包括内科和免疫相关并发症,如免疫抑制药物的副作用。本章重点介绍手术并发症的预防与治疗。

根据国际心肺移植学会登记年度报告,在2013年的43428例肺移植受者中,确定由技术原因导致的死亡在术后第1个月为11%;在30d至1年,降至3.4%;1年后,降至0.9%[1]。

◇ 二、血管并发症

在每个肺移植植入期间,首先进行支气管吻合,然后进行两个主要血管的吻合。供者左心房袖口与受者肺静脉汇合口形成肺静脉吻合口,而供者主肺动脉则与受者同侧主肺动脉或同等尺寸的大分支吻合。静脉和动脉吻合均可引起并发症,但几乎所有这些并发症都可以通过适当的手术技术进行预防。

血管并发症可以大致分为以下几类:吻合口漏;吻合口狭窄;非吻合口狭窄(如血管内血栓、过长、扭结、外腔阻塞)。

(一)吻合口漏

吻合口渗漏(渗血)通常在术中即可发现,并且通常可以通过水平褥式或8字缝合加固薄弱区来处理。肺移植受者由于长期存在慢性疾病和使用类固醇,所以血管组织(特别是肺动脉)非常脆弱,处理不当可能影响吻合口的完整性。对此,我们通常会保留一部分捐献者心包膜用于加固吻合口,从而避免在免疫缺陷受者中使用非生物性材料(例如黏合剂)而发生污染或者异物感染的风险。缝合修补时,保持血管钳松弛使血管处于膨胀状态,可减少因缝合后壁而导致梗阻的风险。然而,当出血量较大而影响手术视野时,可能需要重新使用血管钳以改善手术视野暴露。根据我们的经验,很少需要改变整个吻合口来控制出血。

吻合口出血也可能不明显而不能被即刻发现,也可能会延迟出现,并伴随胸管内大量血性引流液,或患者有失血性休克的症状。胸部X线片可能显示一侧或两侧胸部不透明化加重。有条件的,可将床旁超声作为胸膜腔实时评估的有效工具[2-3]。

术后出血的管理基于患者出血量的多少、血流动力学状态、对复苏的反应、凝血情况及肺压缩程度。对于有显著出血或血流动力学不稳定的患者,急诊剖胸探查控制出血和排出胸腔积血是确保患者和移植物存活的必要措施。对于轻微出血或间歇性出血的患者,要做出是否再剖胸探查的决定也是具有很大挑战性的,因为再次手术本身也有风险。在再剖胸探查时,首选双腔管肺隔离,但也并不总是可行的,因为患者呼吸和血流动力学不稳定,所以再识别或修复出血来源也非常困难。在这种情况下,我们经常采取的通气策略是间歇性呼吸暂停,有时也需要体外循环,以方便手术探查和修补。

(二)吻合口狭窄

吻合口狭窄是罕见的并发症,其在肺移植受者中的发生率低于5%[4-5]。尽管肺静脉或肺动脉均可能出现狭窄,但是肺静脉狭窄的后果常更加严重。

密切注意手术细节可以显著降低发生血管狭窄的风险,因为这主要是技术问题[6]。进行血管吻合时,供者和受者血管腔的尺寸匹配很重要。有些技术可用来解决尺寸严重不匹配的问题,包括去除较大血管多余的边缘,通过刮擦扩大偏小的血管,心包补片血管成形术,或者将两个小血管整形成共同开口[6-9]。将供者血管修剪至靠近肺叶分支处,会导致缝合时开口狭窄的风险[6]。在单次连续缝合时,为了避免荷包效应,不应将缝合线拉得过紧。在大多数情况下,荷包效应不足以引起血管问题;然而,如果因尺寸不匹配或缝合不正确而导致内腔已经变窄,则可能会导致狭窄。

在移植肺再灌注后不久,严重的静脉狭窄可能就会导致肺充血水肿,从而导致心肺功能不稳定。移植肺可能看起来很暗淡,失去弹性,变得沉重而坚硬。在中度至轻度静脉狭窄的情况下,可能延迟数小时或数天才能发现肺充血水肿,此时受累的肺叶或全肺在影像上呈现持续性不透明化和肺水肿的临床症状[6]。有一位严重静脉狭窄患者,除泡沫分泌物外,胸管还引流出大量干净胸水(＞1000mL/d)(见图27.1)。肺动脉狭窄可能与持续性肺动脉高压、低氧血症、呼吸机脱机失败有关。另外,吻合口狭窄引起的湍流模式可导致血栓形成(见图27.2)。

原发性移植物功能障碍的临床表现可能与静脉狭窄相似[10]。对于吻合口是否通畅的问题需要通过经食管超声心动图(transesophageal echocardiography, TEE)检查确认[11]。狭窄程度也可以通过TEE测量吻合口的压力梯度来评估[11-12]。TEE可以与术中直视相结合,较好地评估术中血管吻合口情况;但对于左下肺静脉的吻合口,TEE由于无法获得良好的视野,所以不能进行评估[12]。目前,非侵入性计算机断层扫描(computed tomography, CT)肺血管造影被广泛用于血管梗阻的诊断[4]。传统的肺动脉造影可以同时用于诊断和治疗,但是属于侵入性操作[5]。通气灌注扫描可显示肺部的灌注缺陷(见图27.2)[5-6, 13]。

快速对血管狭窄进行处理,才能使移植物存活,并最终使移植受者存活[4, 11]。若在术中检测到血管狭窄,应及时处理;若在术后检测到动脉狭窄,常常可以采取经皮血管成形术和支架置入来矫正[14-16]。静脉狭窄难以用非手术手段处理,经常需要急诊外科手术修复[11]。在术中怀疑静脉梗阻时,应立即采取以下步骤:全身使用肝素,肺动脉钳夹阻止流入,并停止受影响肺的通气;在肺排空良好后,以及修正吻合之前,夹闭静脉。一些病例报告描述了经皮治疗静脉狭窄,并取得了不同程度的效果[5,17-19]。

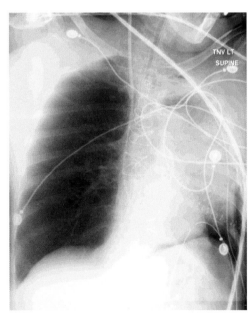

图27.1 左侧单肺移植后由于静脉严重狭窄导致左肺水肿实变

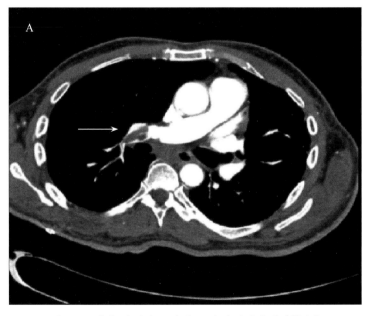

图27.2 (图A)吻合口狭窄远端肺动脉栓塞(箭头)

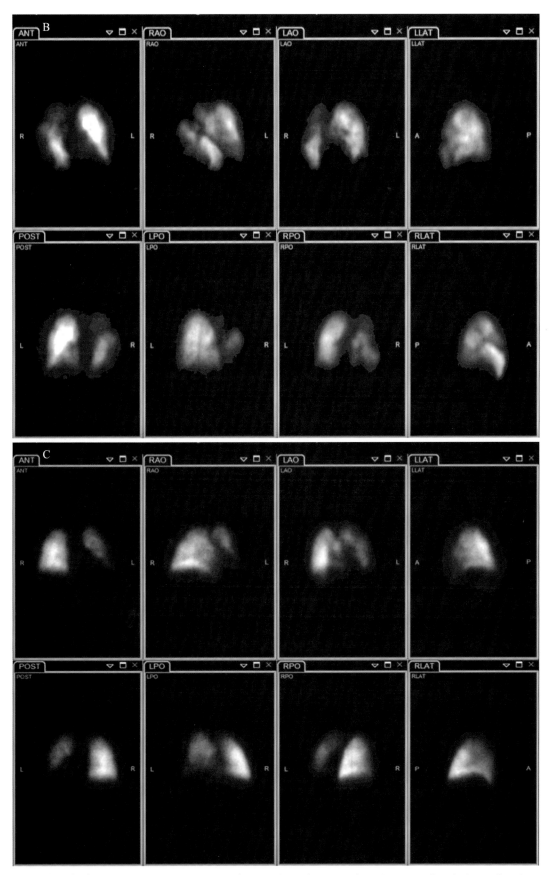

图27.2　(图B)初步灌注扫描显示右肺流入道显著缺损。(图C)使用肝素和华法林治疗4个月后,灌注扫描显示右肺重建正常的灌注

（三）非吻合口狭窄

非吻合口狭窄可能是由多余肺血管扭转、管腔外压迫或者腔内血栓形成引起的[6]。因为在吻合时，血管处于塌陷状态，肺放气缩小，所以需要有良好的判断，才能确定血管的长度，保证在达到最佳血流且没有过度张力的情况下，血管又不至于过长。此时，非常重要的一点是，确保再灌注和肺复张后血管不扭曲。另外，相邻的血管可能被管腔外大血块压迫；或者被止血材料压迫，如用于吻合口止血的纤维素基纱布（如 Nuknit，Surgicel）；甚至被软组织压迫，如包裹在支气管周围的多余心包脂肪（见图 27.3）[20-21]。如上所述，一旦怀疑血流不足，就应彻底检查和处理。

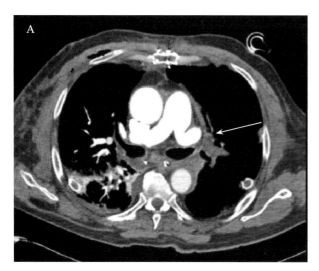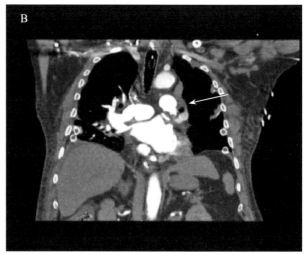

图 27.3　CT 肺血管造影横截面（图 A）和冠状面（图 B）显示双肺移植术后左肺动脉截断（箭头）。手术探查显示动脉和支气管之间纤维止血纱布过度填充而导致压迫血管

管腔内血栓形成也可导致肺血流异常。虽然这种情况很少见，但这些残留血栓可能引起肺动脉栓塞，导致不同程度的肺梗死，甚至导致整个移植肺功能丧失，必须要留意[22]。由灌注不足或冲洗技术不佳导致的残留血栓可以在移植肺再灌注时清除。除灌注和冲洗技术的标准化外，还应在后台准备过程中仔细检查供肺静脉和动脉血栓。如果检查发现血凝块，则可以用 Fogarty[23] 或吸引导管[24] 除去，并用肺保护灌注液重复肺顺行和逆行冲洗[22, 25]。

一项前瞻性 TEE 研究表明，术后早期肺静脉血栓形成率高达 15%，导致前 90 天死亡率达 38%[12]。其他类似研究报道，静脉吻合口血栓发生率在 9%～29%，相关死亡率高达 67%[26-27]。众所周知，肺静脉血栓形成的后果是全身栓塞引起的同种异体移植物衰竭。若 TEE 显示有狭窄的证据，那么应对中等或大血栓进行系统性抗血栓治疗[12]。但全身抗凝又可造成高出血风险。因此，对于血栓较小、肺静脉峰值流速轻微升高者，可以继续观察[12]。而对于需要初始治疗的血栓，通常需要终身予以抗凝剂（如华法林）治疗。当血栓引起严重静脉梗阻时，可能需要手术取出血凝块并修正吻合口，但是这样做的患者死亡率非常高[11]。

◇　三、气道并发症

正常肺组织的血液有两个主要来源，即肺循环和全身血液循环。在器官移植中，肺移植是较特殊的，因为其全身动脉血液供应（即支气管动脉）在移植期间通常不能恢复，所以供者支气管的生存能力最初取决于逆行低压的肺动脉侧支循环[28]。移植后,供者支气管普遍存在缺血,但通常不严重。全层缺血可导致早期或晚期术后气道并发症(早期,如吻合口开裂;晚期,如狭窄)。与许多其他手术并发症一样,定义的缺乏导致对气道并发症发生率认识的缺乏。有文献报道,需要干预的吻合口并发症发生率大约在7%~18%[28-30]。

气道并发症主要有六种类型,包括支气管开裂、支气管瘘、支气管狭窄(最常见的类型)、支气管内肉芽肿、支气管软化和支气管感染[28]。前两种类型在术后早期出现,其他类型通常在术后第1个月后变得明显。已有学者提出了移植后气道并发症的不同分类方法,但未被普遍接受[31-34]。法国专家组基于气道的内窥镜表现提出了最新的分类方法[35]。

目前,已经有研究确定了多种影响支气管愈合和增加气道并发症风险的术前和术后风险因素,但学界内对此仍有争议。这些术前风险因素包括肺部感染,供者受者大小不匹配(包括受者身高较高的情况),供者机械通气时间过长[28-29]。而影响支气管愈合的因素包括强烈的免疫抑制治疗、侵袭性感染、器官保护不足、严重的再灌注水肿、机械通气时间过长(>7天)和早期排斥反应[29, 36-37]。近年来,气道并发症的发生率有所下降,这得益于更好的患者选择、肺保存和手术技术的改善、术后护理和免疫抑制的应用[28]。

除适当的患者选择和匹配之外,精湛的手术技术对于降低吻合口缺血的程度是至关重要的[6]。应避免对供体肺支气管周围组织的过度修剪。类似地,与肿瘤手术不同,支气管和肺门周围的淋巴结在受者肺切除时不需要大规模切除。由于淋巴结高度血管化,广泛的淋巴结清扫可能不仅会损害支气管血供,而且会增加围手术期出血的风险。我们的做法是尽可能地避免剥离供者和受者支气管,并且只暴露出软骨来进行吻合。我们常规将供者支气管切除至第二(叶)隆突上方大约一或两个软骨环,因为这可缩短有缺血风险的支气管的长度[38]。

为了改善支气管愈合效果,已经尝试了不同的吻合技术。其中,最常用的两种支气管重技术是套叠吻合术和直接端端吻合术,有时也对此进行改良。多项研究表明,套叠吻合术的气道并发症发生率更高[39-41],因此许多手术团队逐渐放弃了该技术[6, 41]。

由于早年肺移植术后支气管坏死崩裂的发生率很高(>80%),所以各种技术被提出来增加吻合口血供,包括用带蒂的大网膜瓣包绕支气管和支气管动脉重建。但是,由于其技术复杂,并且气道并发症的发生率后来也下降了,所以现已不再被常规使用[6, 42-44]。有些机构仍倾向于使用某些类型的血管化皮瓣,如肋间肌肉或心包包绕吻合口[45]。我们并不认为这在初始吻合过程中是至关重要的[46],但是如果该位置正好有供者心包,我们采用的方法是将其松散地包裹在吻合口附近,用3-0可吸收缝线将其固定到支气管周围组织。

(一)开　裂

在移植后行支气管镜检查时,几乎总是可以看到吻合口周围黏膜坏死,但通常是部分厚度的坏死,并且常可自行修复[30-40]。吻合口全层坏死的发生率为1.5%~10%,并导致不同程度的开裂,这明显增加了发生胸腔污染的风险,并随后导致脓胸、菌血症和患者死亡[39-41]。根据影像学上延迟出现的气胸或胸管漏气表现,应怀疑吻合口裂开,并及时用支气管镜检查。对于检查支气管吻合口开裂,胸部高分辨率CT是非常敏感的,可以显示支气管周围或肺门处管腔外气体、气液积聚,支气管壁失去连续性(见图27.4)[47-48]。较小的支气管壁缺损(缺损直径≤4mm)可以表现出非常好的自发愈合能力;而对于较大的开裂,则难以预测结果[49]。目前,对大多数气道开裂的治疗选择是,在支气管镜下放置自扩张金属或硅胶支架,以促进肉芽组织生长[50-52]。但是,难治性或不适合放置支架的较大气道破裂往往难以处理,因为在切除和重建后可能仍然存在吻合口血供受损等危险因素。对此,用血管化的带蒂皮瓣(如肋间肌肉、心包脂肪或心包)包裹在气管周围,对于增加血供、确保组织修复是很关键的[53]。在没有上述皮瓣的情况下,可以考虑用带蒂的大网膜代替。一些报道描述了用袖状切除术成功处理移植后气道裂开的病例[53]。

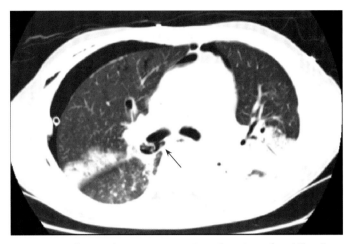

图27.4　高分辨率CT提示右侧支气管吻合口裂开(箭头)

(二)瘘

支气管开裂可能导致形成将气道连接到胸膜间隙或相邻结构(如血管、纵隔甚至心脏)的瘘管[54-56]。幸运的是,这些并发症非常罕见。支气管血管瘘通常表现为患者突然出现大量咯血,而在这之前可能会有少量血痰,被称为"预兆性出血"。支气管动脉瘘会导致气体栓塞[55]。对于间歇性轻度咯血,常用的检查技术包括支气管镜检查和肺血管造影。大量咯血是急诊手术的指征[57-58],需要立即行气管插管、支气管镜检查并隔离受影响的肺。患者应取患侧卧位(受影响的肺保持朝下的体位),防止血液流入对侧肺部,有时可能需要体外循环来稳定患者并为暴露瘘口争取更多的时间。

对无血管结构瘘口的处理方式取决于瘘口的大小、患者的症状和临床状况。其治疗的目标是稳定患者,消除持续的感染,防止对侧肺的交叉感染,确认并永久闭合瘘口。治疗的选择范围从保守的内镜治疗[30, 59-61],使用抗生素和胸腔闭式引流,到复杂的手术[62](包括 Eloesser 窗、改良的 Clagett 手术方法甚至肺叶切除[54]或全肺切除[57])。对于没有明显感染或脓肿的小瘘口,可以在切除瘘管后直接在支气管侧关闭;而大瘘口可能需要广泛切除并重建(这不在本章讨论范围内)。不管支气管瘘的尺寸如何,手术修复应使用血供良好的软组织瓣。

(三)狭　窄

狭窄是最常见的移植后气道并发症。约8.3%～32%的吻合口发生狭窄[33, 37, 39, 50, 53],这是严重缺血的迟发性后果。狭窄的术前受者危险因素包括男性、限制性肺疾病、移植前需住院;而早期排斥反应是移植后的显著危险因素[37]。已经报道的狭窄有许多种不同的形式,而多数(占比＞85%)涉及吻合口。在少数情况下(2.5%～3%)可能发生非吻合性节段狭窄(见图27.5)[63],而其中最常受累的气道是中间支气管[64-65]。狭窄发展的平均时间范围为2～10个月[36, 63]。一秒用力呼气容积(the first second of respirattion,FEV$_1$)减小与狭窄有关,这反过来又预示术后生存率较低[34]。对于气道狭窄,目前最常用的处理手段是支气管镜下扩张治疗(不一定使用气道支架)[50-51, 61]。

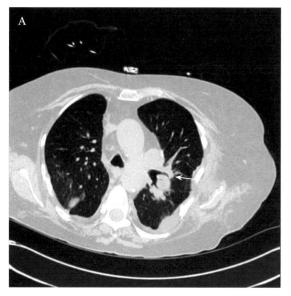
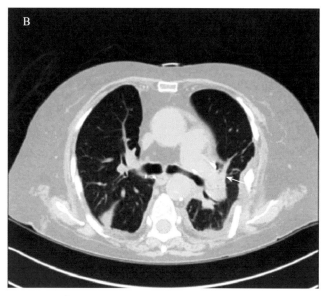

图27.5 图A:双肺移植术后1个月CT显示左肺下叶和舌段支气管非吻合口节段性狭窄(箭头),下叶肺不张。图B:同一患者的CT显示狭窄(箭头)和肺不张进展,最终需要行肺叶切除术

◇ 四、膈神经损伤和膈肌麻痹

膈神经离肺门很近,在肺门解剖过程中受损伤的风险高,可能是直接损伤,也可能是热损伤[66]。因此,识别和保护膈神经应该是肺移植手术的标准程序之一。在严重胸腔内粘连患者(无论是既往肺部疾病所致,还是手术所致),膈神经可能不易被识别,其在走行的任何部位都有可能被切断或损伤。

膈神经损伤可能导致暂时或永久的膈肌麻痹(见图27.6)[66]。在术后早期,往往难以确定损伤的严重程度;要确定其严重程度,往往需要更长的时间。虽然其长期的不良影响不一定明显,但膈肌麻痹会导致机械通气时间和重症监护室停留时间延长[67-68]。在怀疑膈神经损伤时,可以通过荧光透视或超声检查进行吸气试验来评估,以显示膈肌麻痹情况[68]。对于严重的永久性麻痹,可以考虑膈肌折叠手术;然而,尚未有数据显示早期膈肌修复能改善长期预后。

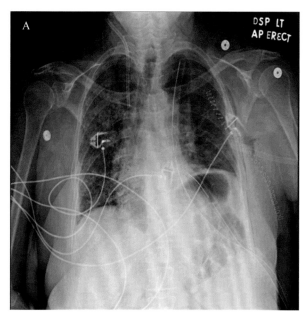
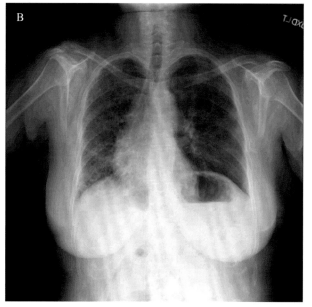

图27.6 移植术后左半膈肌麻痹(图A),4个月后完全缓解(图B)

◇ 五、漏　气

众所周知，漏气是肺部手术（包括肺移植）术后常见的并发症。其可能的原因是支气管吻合口或者肺实质需要分离粘连（特别是在供体肺获取过程中）。在肺再灌注时，我们常规使用Valsalva方法来检查支气管吻合口的完整性，具体方法为将气管浸入生理盐水或无菌水中，并使其压力达到30cmH$_2$O。对于表面明显的肺实质撕裂，可以用4-0 Prolene线缝合修补或者楔形切除破裂的区域。在肺移植过程中，即使非常小心，关胸后仍可能见不同程度的漏气。大多数漏气可以通过胸导管引流的非手术方法治疗，并且常可自行好转[69]。对于延迟出现漏气的情况，应怀疑支气管裂开，必须如前所述进一步检查。而持续或大量的漏气与死亡率增加有关，可能需要剖胸探查和修复[70-71]。

◇ 六、术后出血

据报道，肺移植术后出血的发生率为9%～18%。多项研究表明，术后出血是肺移植术后发病率和死亡率的主要预测因素[70, 72]，但这些研究并没有对吻合口出血和其他来源的出血进行区分。胸膜腔可能是最常见的出血部位，但血液也可能积聚在皮下或肌肉下方等其他胸膜外间隙（见图27.7）以及纵隔。体外循环和广泛的胸膜粘连可增加术后出血的风险[73-74]。关胸前彻底检查术野并止血，可以有助于降低术后血肿的发生率。我们发现，对于广泛的胸膜粘连分离后壁胸膜持续性、弥漫性出血，氩气刀是有效的止血工具。

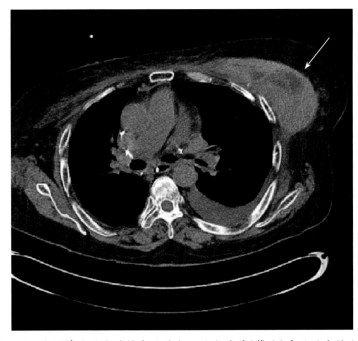

图27.7　左侧单肺再次移植术后胸大肌后方胸壁（箭头）广泛迟发性血肿

我们在早期积极进行手术探查和排除血肿及血胸。血块残留容易引发感染，导致伤口化脓积脓。中度至重度的血胸会使移植肺扩张严重受限，并导致肺损伤。并且，胸壁血肿减压延迟，可能进一步导致皮肤压迫性坏死和伤口裂开。在存在明显皮肤缺血的情况下，我们切除所有不能存活的皮肤，并且不立即行一期闭合，而是选择用间歇性真空辅助敷料予以延迟闭合[75-76]。

◇ 七、胸膜腔并发症

22%的肺移植患者会出现持续性胸膜腔并发症或需要干预治疗[69]。肺移植的胸膜腔并发症有脓胸、胸腔积液、气胸和较不常见的乳糜胸等。

在尝试治疗术后气胸时，必须牢记这种可能性：当供肺小于受者胸腔时，移植肺可能不会立即填满整个胸腔，从而在胸部X线片上显示气胸征象。对于无明显肺损伤的小的非扩张性气胸，可以观察随访。对于有症状或者大于等于5%半胸容量的气胸，我们通过在超声或CT引导下经皮放置12F或更大的猪尾导管来治疗：将该导管连接到水封瓶，用胸管的标准处理方法进行管理。

肺移植的术前评估尚不能预测脓胸的风险[69]。对胸腔积液的处理需要根据积液量多少及复杂程度而定。对于没有感染或肺部压迫迹象的少量胸腔积液，可以先观察随访[69]。对于大量非分隔性的胸腔积液，可以经皮导管或胸管引流。在积液分隔的情况下，我们经常通过胸管或猪尾导管注入组织纤溶酶原激活剂与脱氧核糖核酸酶（阿法链道酶）来帮助降解分隔[77-78]。该方案也可用于疑似脓胸但没有脓毒症症状的患者，尽管在这种情况下，我们的手术治疗门槛较低。我们通常用胸腔镜进行探查和冲洗；但是对于稠密和更复杂的胸腔积液，可能需要开胸手术。在肺移植术后1年后，80%以上的患者胸膜腔可能出现异常；若患者无症状，则不需要干预[70]。

◇ 八、供者受者大小不匹配

肺移植经常会遇到供者受者大小不匹配的情况。这种情况大多是供肺大于受者胸腔，常见于：女性受者和男性供者；纤维化肺病患者（胸腔小）；受者接受过肺叶切除术；由于肺内在病变导致肺叶或全肺收缩（如特发性肺纤维化或囊性纤维化）等[79]。偶尔也会出现供肺小于受者胸腔的情况，如受者有长期肺气肿病史。有研究发现，与移植物偏大相比，移植物偏小的术后并发症更多[80-81]；但也有大型研究认为，供者受者大小不匹配对术后患者生存或肺功能的影响较小[82]。

当处理供者受者大小不匹配的问题时，可能需要去除一部分健康的功能良好的肺组织，但同时手术的成功又依赖于尽可能多地保留有功能的肺组织。在供肺较大而需要减容时，通常切除供者右肺中叶、舌叶或者同时切除两者就足够了[83-84]。这样的切除术通常容易进行，并且漏气通常由于胸膜附着，可以很容易处理。有些外科医生可能采取上叶楔形切除以进行肺减容，或者在供体肺后台准备时行解剖性肺叶切除[84-85]。

尽管上述措施可以用来处理体积偏大的供肺，但是仍然有时不可能实施一期胸腔闭合。在这种情况下，还可能发生体外循环时间过长、大量液体复苏引起的肺水肿和严重的原发性移植物功能障碍[86-87]，若尝试关胸，可能会因胸膜腔内压增高而影响血流动力学和导致肺受损。因此，无论是否使用胸部牵开器，都需要保持胸部开放，使用密封无菌敷料，并保持足够的胸腔引流，这样可以在数天后关闭胸部[86-87]。

◇ 九、非移植肺的并发症

尽管在非感染性肺病患者中，单肺移植与双肺移植在肺功能、生存、并发症方面的差异很小，但移植医生需要注意发生于非移植肺的特殊并发症。比如，在肺气肿患者，与吸烟史相关的癌症可能发生于非移植肺[88]。

另外一个不容易被注意到的问题是,如果患者的对侧(非移植)肺患肺气肿,那么优势通气可能导致非移植肺过度扩张、纵隔移位和移植肺受压。相反,病肺毛细血管床减少会导致移植肺优势灌注。这种情况下,我们可能需要对非移植肺行肺减容术甚至肺叶切除术[89]。

在特发性肺纤维化行单肺移植后长期存活的患者中,我们注意到非移植肺显著收缩,并出现持续的、难以忍受的咳嗽,最终导致需要将非移植肺切除[90]。

◇ 十、其他并发症

肺移植的其他并发症还包括手术部位感染、伤口开裂、胸骨开裂[91]、肺疝[92-93]及体外循环相关的并发症[74, 94]。

手术部位感染(包括脓胸)仅发生于约5%的肺移植患者,并没有普遍存在于有合并症和使用免疫抑制剂的移植患者[95]。然而,这些感染一旦出现,将导致住院时间延长,住院期间死亡率增加,长期生存率降低,1年死亡率报道为35%(即使排除脓胸以外)[95]。

在我们早期的肺移植中,注意到在开胸切口部位有肺疝和肋骨分离。这些情况可能是伤口延迟愈合和使用可吸收缝线关胸的结果。但是现在已经没有这个问题了,因为我们用永久性的肋骨旁缝合来拉近肋骨。

◇ 十一、小　结

在过去十几年间,尽管肺移植领域已经取得了重大进展,但是手术并发症在移植物存活和患者生存中仍然有着决定性的影响。大多数移植相关的手术并发症可以通过了解危险因素、仔细选择移植受者以及在手术的每个步骤中实施标准化的外科技术来预防。

◇ 参考文献

[1]Yusen RD, Christie JD, Edwards LB, et al. The registry of the International Society for Heart and Lung Transplantation: thirtieth adult lung and heart-lung transplant report-2013, focus theme: age. J Heart Lung Transplant, 2013, 32: 965-978.

[2]McEwan K, Thompson P. Ultrasound to detect haemothorax after chest injury. Emerg Med J, 2007, 24: 581-582.

[3]Saranteas T, Santaitidis E, Valtzoglou V, et al. Emergency lung ultrasound examination for the diagnosis of massive-clotted haemothorax in two cardiac surgery patients. Anaesth Intensive Care, 2012, 40: 564-565.

[4]Siddique A, Bose AK, Ozalp F, et al. Vascular anastomotic complications in lung transplantation: a single institution's experience. Interact Cardiovasc Thorac Surg, 2013, 17: 625-631.

[5]Clark SC, Levine AJ, Hasan A, et al. Vascular complications of lung transplantation. Ann Thorac Surg, 1996, 61: 1079-1082.

[6]Griffith BP, Magee MJ, Gonzalez IF, et al. Anastomotic pitfalls in lung transplantation. J Thorac Cardiovasc Surg, 1994, 107: 743-753, discussion 753-754.

［7］Belli EV, Landolfo K, Thomas M, et al. Partial anomalous pulmonary venous return in a lung transplant recipient. Ann Thorac Surg, 2013, 95: 1104-1106.

［8］Oto T, Rabinov M, Negri J, et al. Techniques of reconstruction for inadequate donor left atrial cuff in lung transplantation. Ann Thorac Surg, 2006, 81: 1199-1204.

［9］Bhama JK, Bansal A, Shigemura N, et al. Reconstruction technique for a short recipient left atrial cuff during lung transplantation. Eur J Cardiothorac Surg, 2014, 45: 1106-1107.

［10］Liguori C, Schulman LL, Weslow RG, et al. Late pulmonary venous complications after lung transplantation. J Am Soc Echocardiogr, 1997, 10: 763-767.

［11］Gonzalez-Fernandez C, Gonzalez-Castro A, Rodriguez-Borregan JC, et al. Pulmonary venous obstruction after lung transplantation. Diagnostic advantages of transesophageal echocardiography. Clin Transplant, 2009, 23: 975-980.

［12］Schulman LL, Anandarangam T, Leibowitz DW, et al. Four-year prospective study of pulmonary venous thrombosis after lung transplantation. J Am Soc Echocardiogr, 2001, 14: 806-812.

［13］Kroshus TJ, Kshettry VR, Hertz MI, Bolman RM 3rd. Deep venous thrombosis and pulmonary embolism after lung transplantation. J Thorac Cardiovasc Surg, 1995, 110: 540-544.

［14］Grubstein A, Atar E, Litvin S, et al. Angioplasty using covered stents in five patients with symptomatic pulmonary artery stenosis after single-lung transplantation. Cardiovasc Intervent Radiol, 2014, 37: 686-690.

［15］Berger H, Steiner W, Schmidt D, et al. Stent-angioplasty of an anastomotic stenosis of the pulmonary artery after lung transplantation. Eur J Cardiothorac Surg, 1994, 8: 103-105.

［16］Chen F, Tazaki J, Shibata T, et al. Stent angioplasty for a kink in the pulmonary artery anastomosis soon after living-donor lobar lung transplantation. Ann Thorac Surg, 2011, 92: e105-e106.

［17］Loyalka P, Cevik C, Nathan S, et al. Percutaneous stenting to treat pulmonary vein stenosis after single-lung transplantation. Tex Heart Inst J, 2012, 39: 560-564.

［18］Mohamed Mydin MI, Calvert PA, Jenkins DP, et al. Percutaneous dilatation of right inferior pulmonary vein stenosis following single-lung transplant. Interact Cardiovasc Thorac Surg, 2012, 15: 314-316.

［19］Pazos-Lopez P, Pineiro-Portela M, Bouzas-Mosquera A, et al. Images in cardiovascular disease. Pulmonary vein stenosis after lung transplantation successfully treated with stent implantation. Circulation, 2010, 122: 2745-2747.

［20］Teis A, Camara ML, Ferrer E, Romero-Ferrer B. Critical stenosis of pulmonary homograft induced by Surgicel in Ross procedure. Asian Cardiovasc Thorac Ann, 2010, 18: 382-383.

［21］Eto K, Matsumoto M, Kubo Y, et al. Superior vena cava syndrome caused by a swollen absorbable haemostat after repair of ischaemic mitral regurgitation. J Cardiothorac Surg, 2014, 9: 1.

［22］Oto T, Rabinov M, Griffiths AP, et al. Unexpected donor pulmonary embolism affects early outcomes after lung transplantation: a major mechanism of primary graft failure? J Thorac Cardiovasc Surg, 2005, 130: 1446.

［23］Nguyen DQ, Salerno CT, Bolman M 3rd, et al. Pulmonary thromboembolectomy of donor lungs prior to lung transplantation. Ann Thorac Surg, 1999, 67: 1787-1789.

［24］Shihata M, Ghorpade N, Lien D, et al. *Ex vivo* bilateral pulmonary embolectomy for donor lungs prior to transplantation. Ann Thorac Surg, 2008, 85: 2110-2112.

[25] de Perrot M, Keshavjee S. Lung preservation. Semin Thorac Cardiovasc Surg, 2004, 16: 300-308.

[26] Leibowitz DW, Smith CR, Michler RE, et al. Incidence of pulmonary vein complications after lung transplantation: a prospective transesophageal echocardiographic study. J Am Coll Cardiol, 1994, 24: 671-675.

[27] McIlroy DR, Sesto AC, Buckland MR. Pulmonary vein thrombosis, lung transplantation, and intraoperative transesophageal echocardiography. J Cardiothorac Vasc Anesth, 2006, 20: 712-715.

[28] Santacruz JF, Mehta AC. Airway complications and management after lung transplantation: ischemia, dehiscence, and stenosis. Proc Am Thorac Soc, 2009, 6: 79-93.

[29] Van De Wauwer C, Van Raemdonck D, Verleden GM, et al. Risk factors for airway complications within the first year after lung transplantation. Eur J Cardiothorac Surg, 2007, 31: 703-710.

[30] Alvarez A, Algar J, Santos F, et al. Airway complications after lung transplantation: A review of 151 anastomoses. Eur J Cardiothorac Surg, 2001, 19: 381-387.

[31] Shennib H, Massard G. Airway complications in lung transplantation. Ann Thorac Surg 1994, 57: 506-511.

[32] Couraud L, Nashef SA, Nicolini P, et al. Classification of airway anastomotic healing. Eur J Cardiothorac Surg, 1992, 6: 496-497.

[33] Thistlethwaite PA, Yung G, Kemp A, et al. Airway stenoses after lung transplantation: Incidence, management, and outcome. J Thorac Cardiovasc Surg, 2008, 136: 1569-1575.

[34] Chhajed PN, Tamm M, Glanville AR. Role of flexible bronchoscopy in lung transplantation. Semin Respir Crit Care Med, 2004, 25: 413-423.

[35] Dutau H, Vandemoortele T, Laroumagne S, et al. A new endoscopic standardized grading system for macroscopic central airway complications following lung transplantation: the MDS classification. Eur J Cardiothorac Surg, 2014, 45: e33-e38.

[36] Kshettry VR, Kroshus TJ, Hertz MI, et al. Early and late airway complications after lung transplantation: Incidence and management. Ann Thorac Surg, 1997, 63: 1576-1583.

[37] Castleberry AW, Worni M, Kuchibhatla M, et al. A comparative analysis of bronchial stricture after lung transplantation in recipients with and without early acute rejection. Ann Thorac Surg, 2013, 96: 1008-1017, discussion 1017-1018.

[38] Mulligan MS. Endoscopic management of airway complications after lung transplantation. Chest Surg Clin N Am, 2001, 11: 907-915.

[39] Garfein ES, McGregor CC, Galantowicz ME, et al. Deleterious effects of telescoped bronchial anastomosis in single and bilateral lung transplantation. Ann Transplant, 2000, 5: 5-11.

[40] Murthy SC, Blackstone EH, Gildea TR, et al. Impact of anastomotic airway complications after lung transplantation. Ann Thorac Surg, 2007, 84: 401-409, 409 e401-e404.

[41] Garfein ES, Ginsberg ME, Gorenstein L, et al. Superiority of end-to-end versus telescoped bronchial anastomosis in single lung transplantation for pulmonary emphysema. J Thorac Cardiovasc Surg, 2001, 121: 149-154.

[42] Calhoon JH, Grover FL, Gibbons WJ, et al. Single lung transplantation. Alternative indications and

technique. J Thorac Cardiovasc Surg, 1991, 101: 816-824, discussion 824-825.

［43］Miller JD, DeHoyos A. An evaluation of the role of omentopexy and of early perioperative corticosteroid administration in clinical lung transplantation. The University of Toronto and Washington University Lung Transplant Programs. J Thorac Cardiovasc Surg, 1993, 105: 247-252.

［44］Inci I, Weder W. Airway complications after lung transplantation can be avoided without bronchial artery revascularization. Curr Opin Organ Transplant, 2010, 15: 578-581.

［45］Emery RW, Arom KV, Von Rueden T, et al. Use of the pericardial fat pad in pulmonary transplantation. J Card Surg, 1990, 5: 145-148.

［46］Khaghani A, Tadjkarimi S, al-Kattan K, et al. Wrapping the anastomosis with omentum or an internal mammary artery pedicle does not improve bronchial healing after single lung transplantation: results of a randomized clinical trial. J Heart Lung Transplant, 1994, 13: 767-773.

［47］Garg K, Zamora MR, Tuder R, et al. Lung transplantation: indications, donor and recipient selection, and imaging of complications. Radiographics, 1996, 16: 355-367.

［48］Semenkovich JW, Glazer HS, Anderson DC, et al. Bronchial dehiscence in lung transplantation: CT evaluation. Radiology, 1995, 194: 205-208.

［49］Schlueter FJ, Semenkovich JW, Glazer HS, et al. Bronchial dehiscence after lung transplantation: correlation of CT findings with clinical outcome. Radiology, 1996, 199: 849-854.

［50］Saad CP, Ghamande SA, Minai OA, et al. The role of self-expandable metallic stents for the treatment of airway complications after lung transplantation. Transplantation, 2003, 75: 1532-1538.

［51］Kapoor BS, May B, Panu N, et al. Endobronchial stent placement for the management of airway complications after lung transplantation. J Vasc Interv Radiol, 2007, 18: 629-632.

［52］Sundset A, Lund MB, Hansen G, et al. Airway complications after lung transplantation: Long-term outcome of silicone stenting. Respiration, 2012, 83: 245-252.

［53］Camargo Jde J, Camargo SM, Machuca TN, et al. Surgical maneuvers for the management of bronchial complications in lung transplantation. Eur J Cardiothorac Surg, 2008, 34: 1206-1209.

［54］Samano MN, Minamoto H, Junqueira JJ, et al. Bronchial complications following lung transplantation. Transplant Proc, 2009, 41: 921-926.

［55］Karmy-Jones R, Vallieres E, Culver B, et al. Bronchial-atrial fistula after lung transplant resulting in fatal air embolism. Ann Thorac Surg, 1999, 67: 550-551.

［56］Hoff SJ, Johnson JE, Frist WH. Aortobronchial fistula after unilateral lung transplantation. Ann Thorac Surg, 1993, 56: 1402-1403.

［57］Rea F, Marulli G, Loy M, et al. Salvage right pneumonectomy in a patient with bronchial-pulmonary artery fistula after bilateral sequential lung transplantation. J Heart Lung Transplant, 2006, 25: 1383-1386.

［58］Guth S, Mayer E, Fischer B, et al. Bilobectomy for massive hemoptysis after bilateral lung transplantation. J Thorac Cardiovasc Surg, 2001, 121: 1194-1195.

［59］Lois M, Noppen M. Bronchopleural fistulas: An overview of the problem with special focus on endoscopic management. Chest 2005, 128: 3955-3965.

［60］Chang CC, Hsu HH, Kuo SW, et al. Bronchoscopic gluing for post-lung-transplant bronchopleural fistula. Eur J Cardiothorac Surg, 2007, 31: 328-330.

［61］Abdel-Rahman N, Kramer MR, Saute M, et al. Metallic stents for airway complications after lung transplantation: Long-term follow-up. Eur J Cardiothorac Surg 2014, 45: 854-858.

［62］McGiffin D, Wille K, Young K, et al. Salvaging the dehisced lung transplant bronchial anastomosis with homograft aorta. Interact Cardiovasc Thorac Surg, 2011, 13: 666-668.

［63］Hasegawa T, Iacono AT, Orons PD, et al. Segmental nonanastomotic bronchial stenosis after lung transplantation. Ann Thorac Surg, 2000, 69: 1020-1024.

［64］Lari SM, Gonin F, Colchen A. The management of bronchus intermedius complications after lung transplantation: a retrospective study. J Cardiothorac Surg, 2012, 7: 8.

［65］Orons PD, Amesur NB, Dauber JH, et al. Balloon dilation and endobronchial stent placement for bronchial strictures after lung transplantation. J Vasc Interv Radiol, 2000, 11: 89-99.

［66］Sheridan PH Jr, Cheriyan A, Doud J, et al. Incidence of phrenic neuropathy after isolated lung transplantation. The Loyola University Lung Transplant Group. J Heart Lung Transplant, 1995, 14: 684-691.

［67］Ferdinande P, Bruyninckx F, Van Raemdonck D, et al. Phrenic nerve dysfunction after heart-lung and lung transplantation. J Heart Lung Transplant, 2004, 23: 105-109.

［68］Maziak DE, Maurer JR, Kesten S. Diaphragmatic paralysis: a complication of lung transplantation. Ann Thorac Surg, 1996, 61: 170-173.

［69］Herridge MS, de Hoyos AL, Chaparro C, et al. Pleural complications in lung transplant recipients. J Thorac Cardiovasc Surg, 1995, 110: 22-26.

［70］Ferrer J, Roldan J, Roman A, et al. Acute and chronic pleural complications in lung transplantation. J Heart Lung Transplant, 2003, 22: 1217-1225.

［71］Backhus LM, Sievers EM, Schenkel FA, et al. Pleural space problems after living lobar transplantation. J Heart Lung Transplant, 2005, 24: 2086-2090.

［72］Ceron Navarro J, de Aguiar Quevedo K, Mancheno Franch N, et al. Complications after lung transplantation in chronic obstructive pulmonary disease. Med Clin (Barc), 2013, 140: 385-389.

［73］Shigemura N, Bhama J, Gries CJ, et al. Lung transplantation in patients with prior cardiothoracic surgical procedures. Am J Transplant, 2012, 12: 1249-1255.

［74］Burdett C, Butt T, Lordan J, et al. Comparison of single lung transplant with and without the use of cardiopulmonary bypass. Interact Cardiovasc Thorac Surg, 2012, 15: 432-436, discussion 436.

［75］O'Connor J, Kells A, Henry S, et al. Vacuum-assisted closure for the treatment of complex chest wounds. Ann Thorac Surg, 2005, 79: 1196-1200.

［76］Welvaart WN, Oosterhuis JW, Paul MA. Negative pressure dressing for radiation-associated wound dehiscence after posterolateral thoracotomy. Interact Cardiovasc Thorac Surg, 2009, 8: 558-559.

［77］Ahmed AE, Yacoub TE. Empyema thoracis. Clin Med Insights Circ Respir Pulm Med, 2010, 4: 1-8.

［78］Wagener JS, Kupfer O. Dornase alfa (Pulmozyme). Curr Opin Pulm Med, 2012, 18: 609-614.

［79］Barnard JB, Davies O, Curry P, et al. Size matching in lung transplantation: an evidence-based review. J Heart Lung Transplant, 2013, 32: 849-860.

［80］Eberlein M, Arnaoutakis GJ, Yarmus L, et al. The effect of lung size mismatch on complications and resource utilization after bilateral lung transplantation. J Heart Lung Transplant, 2012, 31: 492-500.

［81］Eberlein M, Reed RM, Bolukbas S, et al. Lung size mismatch and survival after single and bilateral lung transplantation. Ann Thorac Surg, 2013, 96: 457-463.

［82］Mason DP, Batizy LH, Wu J, et al. Matching donor to recipient in lung transplantation: How much does size matter? J Thorac Cardiovasc Surg, 2009, 137: 1234-1240.

［83］Slama A, Ghanim B, Klikovits T, et al. Lobar lung transplantation-is it comparable with standard lung transplantation? Transpl Int, 2014, 27: 909-916.

［84］Aigner C, Winkler G, Jaksch P, et al. Size-reduced lung transplantation: an advanced operative strategy to alleviate donor organ shortage. Transplant Proc, 2004, 36: 2801-2805.

［85］Raja S, Murthy SC, Pettersson GB, et al. Managing extreme airway size mismatch in lung transplantation: the "upper lobectomy" technique. Semin Thorac Cardiovasc Surg, 2011, 23: 336-338.

［86］Force SD, Miller DL, Pelaez A, et al. Outcomes of delayed chest closure after bilateral lung transplantation. Ann Thorac Surg, 2006, 81: 2020-2024, discussion 2024-2025.

［87］Shigemura N, Orhan Y, Bhama JK, et al. Delayed chest closure after lung transplantation: Techniques, outcomes, and strategies. J Heart Lung Transplant, 2014, 33: 741-748.

［88］Belli EV, Landolfo K, Keller C, et al. Lung cancer following lung transplant: single institution 10 year experience. Lung Cancer, 2013, 81: 451-454.

［89］Anderson MB, Kriett JM, Kapelanski DP, et al. Volume reduction surgery in the native lung after single lung transplantation for emphysema. J Heart Lung Transplant, 1997, 16: 752-757.

［90］Elicker BM, Golden JA, Ordovas KG, et al. Progression of native lung fibrosis in lung transplant recipients with idiopathic pulmonary fibrosis. Respir Med, 2010, 104: 426-433.

［91］Orsini B, D'Journo XB, Reynaud-Gaubert M, et al. Sternal dehiscence after clamshell incision in lung transplantation treated with the STR Asbourg Thoracic Osteosyntheses System (STRATOS). Ann Thorac Surg, 2014, 97: e55-e57.

［92］Gomez-Arnau J, Novoa N, Isidro MG, et al. Ruptured hemidiaphragm after bilateral lung transplantation. Eur J Anaesthesiol, 1999, 16: 259-262.

［93］Jougon J, Duffy J, Delaisement C, et al. Lobar exclusion after transpericardial herniation in a heart-lung transplantation. Eur J Cardiothorac Surg, 1997, 12: 919-921.

［94］Nagendran M, Maruthappu M, Sugand K. Should double lung transplant be performed with or without cardiopulmonary bypass? Interact Cardiovasc Thorac Surg, 2011, 12: 799-804.

［95］Shields RK, Clancy CJ, Minces LR, et al. Epidemiology and outcomes of deep surgical site infections following lung transplantation. Am J Transplant, 2013, 13: 2137-2145.

第二十八章 肺移植的免疫抑制策略

◇ 一、引 言

精细的药物调节宿主免疫系统以预防排斥反应,仍然是肺移植术后管理的基石。免疫调节必须与避免重大感染的需求相平衡。因此,所使用的免疫抑制方案和免疫抑制所达到的程度是非常关键的,可以影响肺移植受者的长期生存。

随着我们对免疫系统认知的加强,我们可以从药理学上对免疫系统进行调节,也因此形成了免疫抑制类药物,它们旨在使宿主免疫系统保持静止状态,并阻止因为免疫系统激活而导致同种异体移植肺排斥反应。1976年,第一种选择性免疫抑制药物环孢素被发现,彻底改变了实体器官移植(solid-organ transplantation,SOT)的状态,并预示着肺移植患者长期存活的目标取得进展,使肺移植从技术可行但长期预后较差的治疗方法,真正发展成为治疗终末期肺部疾病的手段。

目前,根据国际心肺移植学会(International Society of Heart and Lung Transplantation,ISHLT)的登记数据,免疫诱导和维持方案很多,各机构所应用的免疫抑制方案存在较大差异[1]。肺移植的大多数随机对照试验仅涉及少量患者,临床免疫抑制方案的制定依据主要来自回顾性病例研究和专家共识。而这些临床免疫抑制方案,其实是基于当地背景和经验的单个机构的免疫抑制方案实践总结,因而导致向ISHLT登记处报告的实践方案呈现多样化。

随着移植后时间的推移,肺移植受者有不同的药物管理方案,并且药物管理方案的制定还受个体感染、排异情况的影响。一般来说,移植后免疫抑制方案可以根据以下分期而制定。

1.诱导期

诱导期免疫抑制药物包括在围手术期或术后早期使用的,如多克隆抗淋巴细胞制剂、抗CD52抗体或白细胞介素-2受者(interleukin-2R,IL-2R)拮抗剂等,以增强免疫抑制,试图降低针对同种异体移植肺的初始强大的T细胞反应,最大限度地降低急性细胞排斥反应的发生率,目的是改善长期预后。

2.维持阶段

维持治疗一般为多种药物的组合(通常为三种),其目的在于使宿主免疫系统保持静止状态,防止排斥反应,同时避免过度的免疫耗竭,以致对感染无反应。

3.排斥反应的处理

其处理方案取决于排斥反应的模式和潜在的免疫信号通路。处理范围包括从用甲泼尼龙脉冲治疗增加免疫抑制,到血浆置换和免疫球蛋白治疗抗体介导的排斥反应(antibody-mediated rejection,AMR)。

◇ 二、诱导期

肺移植的长期预后受慢性移植肺功能障碍(chronic lung allograft dysfunction,CLAD)的影响,包括阻塞性表现和闭塞性细支气管炎综合征(bronchiolitis obliterans syndrome,BOS)。与BOS的发生相关的一个因素是急性细胞排斥反应,其主要是由T细胞介导的过程[2]。这种免疫反应性在移植物植入后的前6个月最高。因此,移植后早期是急性细胞排斥反应发生风险最高的时期。许多医疗机构在这段时期应用诱导治疗,以降低急性排斥反应的发生率并影响长期预后。

目前,应用较广的两类诱导剂是淋巴细胞消耗剂和白细胞介素-2(IL-2)受体拮抗剂。它们通过阻断T细胞活化和增殖,诱导深度的T细胞抑制,来增加免疫抑制。诱导治疗还会延迟钙调神经磷酸酶抑制剂(calcineurin inhibitors,CNI)的使用,因为围手术期有发生肾功能不全的高风险,所以诱导治疗的次要优势是可以为肾功能从低血容量和体外循环的手术应激中恢复争取更多的时间。

肺移植中诱导剂的使用最初依据其他实体器官移植的证据,这些药物与肾脏、心脏和肝脏移植后急性排斥反应的减少有关[3-5]。然而在肺移植领域尚未得出确切的证据。

(一)白细胞介素-2受者拮抗剂(达利珠单抗和巴利昔单抗)

IL-2对于T细胞的活化和增殖是至关重要的。IL-2作为信号分子,与T细胞受者结合,从而导致T细胞活化、增殖,并分化成效应细胞。IL-2R拮抗剂巴利昔单抗和达利珠单抗是针对CD25和IL-2R α链的嵌合单克隆抗体(鼠-人),通过与CD25高亲和力结合,选择性阻断T细胞活化,从而抑制细胞增殖和分化。因为CD25的表达依赖于T细胞活化,所以这些药物仅影响活化的T细胞,而不会导致T细胞的消耗。

人源化抗体通常具有良好的耐受性,不易导致细胞因子释放综合征(常见于淋巴细胞消耗剂)。这些药物通常在移植前或移植后数小时使用。有回顾性研究表明,在移植前(而非移植后)使用巴利昔单抗,可使整体急性排斥反应评分下降;但是在BOS发生率和患者生存率方面,其移植前和移植后使用无显著性差异[6]。

据报道,IL-2R受体拮抗剂的使用量在过去10年总体增加[1]。有前瞻性研究对达利珠单抗作为诱导剂,与使用OKT3和抗胸腺细胞球蛋白(antithymocyte globulin,ATG)进行比较,发现各组之间在急性排斥反应、BOS发生率和患者死亡率方面没有显著性差异[7]。但是,其他较小的回顾性研究所得出的结果是相互矛盾的,有些研究表明达利珠单抗或巴利昔单抗较其他诱导剂好;而有些研究的结果则表明,相比于ATG,使用IL-2R受体拮抗剂的预后更差[8-11]。ISHLT登记数据表明,相比于其他诱导策略,使用IL-2R受体拮抗剂在移植后第1年内的急性排斥发生率更低[1]。Whitson等最近的一项研究结果也支持这一点。这项研究结果表明,尽管所有诱导剂都能降低患者死亡率,但巴利昔单抗的效果似乎比ATG、抗淋巴细胞球蛋白(antilympocyte globulin,ALG)或胸腺球蛋白更加明显[12]。

（二）淋巴细胞消耗剂

淋巴细胞消耗剂是作用于一种或多种淋巴细胞表面抗原，从而导致细胞毒性T细胞深度消耗的多克隆或单克隆抗体。

1. 多克隆抗体

ALG和ATG是多克隆免疫球蛋白，通过补体和细胞介导的抗体相关细胞溶解，及巨噬细胞介导的调理作用和吞噬作用，间接导致细胞毒性T细胞消耗[13]。ALG和ATG初次使用常引起急性反应，因细胞因子释放综合征导致发热、寒战、肌痛和皮疹[14]。其他并发症有白细胞减少、血小板减少、免疫复合性肾小球肾炎和血清病等。为尽量减少并发症的发生，可以通过治疗药物监测（therapeutic drug monitoring，TDM）将CD3细胞水平控制在50~100个/μL[15]。

有前瞻性随机对照试验表明，相比于无诱导，使用ATG后的早期急性排斥反应减少。但是，8年的随访研究证实，虽然其早期排斥反应减少了，但是急性排斥反应的总体发生率没有减少，患者的生存率没有得到改善[16-17]。最近有一项多中心大型随机对照研究显示，在移植1年后，与安慰剂组相比，单用5mg/kg或9mg/kg的ATG-Fresenius组患者的急性排斥反应、移植物功能障碍的发生及死亡率并没有得到显著改善[18]。

2. 单克隆抗体

CD3鼠单抗（monomurab-CD3，OKT3）和阿仑单抗是目前已用于肺移植的单克隆抗体。

OKT3是一种鼠源性单克隆抗体，靶向T细胞受者的CD3复合物，曾被用于其他实体器官移植急性排斥反应的治疗和免疫诱导[19]。OKT3与T细胞的CD3复合物结合，触发初始的T细胞活化和严重的细胞因子释放综合征，进而消耗循环中的T细胞。在新型小分子免疫抑制药物出现后，OKT3在所有器官移植中的应用都已有所减少。而在肺移植中，由于OKT3显示出与感染高度相关[20]，并且其长期使用与移植后淋巴细胞增生性疾病存在相关性，所以应用也进一步受到了限制[21]。

阿仑单抗是一种抗CD52的单克隆抗体，而CD52是一种存在于B细胞、T细胞、巨噬细胞、单核细胞和自然杀伤细胞表面的受者。阿仑单抗通过补体介导的细胞溶解和直接抗体介导的细胞毒性作用导致T细胞耗竭[22]，可降低CD4和CD8细胞计数长达3年。匹兹堡研究组报道[23]，2002年6月至2012年6月[1]，仅6%的肺移植受者使用阿仑单抗，结果表明，其移植后的5年生存率与ATG诱导后的相似，优于接受达利珠单抗治疗或者没有接受诱导治疗的患者[24]。

ISHLT登记数据表明，使用诱导治疗能改善预后[1]。这一观点得到了最近一项研究的支持，该研究分析了美国器官资源共享网络的数据，显示任何诱导剂的使用均能改善移植术后第1年的生存率，降低急性排斥反应的发生率[12]。然而，其他病例研究和随机对照试验尚未证实这些结果。因此，作为肺移植管理的一部分，免疫诱导是否有确定的收益，目前仍然不清楚。

◇ 三、维持期

相比于其他实体器官移植，单肺移植后发生同种异体移植物排斥反应的风险更高，免疫抑制要求也更高，因此在移植过程中需要更高的免疫抑制基线水平。引起这种排斥反应风险增加的因素有很多，这也反映了肺移植的独特属性。①同种异体移植肺含有大量能够刺激T细胞应答的供者来源的树突状细胞[25]。②移植肺暴露于外部环境，外源性病原体能够刺激免疫应答。③供者脑死亡和缺血再灌注的过程导致促炎状态，从而导致同种异体移植物损伤和进一步的T细胞刺激[26]。

免疫抑制的维持阶段通常由三联药物组合进行。这种多药物联合治疗通过作用于多个 T 细胞信号通路,达到更有效的免疫抑制;同时通过调低特定药物的浓度,最大限度地减少副作用。ISHLT 登记数据表明,虽然对最佳药物联合治疗没有明确的共识,但最常用的药物联合方案由钙调神经磷酸酶抑制剂、核苷酸阻断剂和糖皮质激素组成[1]。其他药物,如靶向作用于哺乳动物的西罗莫司(mammalian target of rapamycin,mTOR)抑制剂,被越来越多地用于常规免疫抑制治疗,但在全球范围内仍然只占免疫抑制治疗的少数。

(一)钙调神经磷酸酶抑制剂(环孢素和他克莫司)

钙调神经磷酸酶抑制剂(CNI)环孢素和他克莫司是肺移植术后免疫抑制方案的基石。它们阻止 T 细胞活化,通过抑制钙调神经磷酸酶,从而阻止 IL-2 的产生。根据 ISHLT 登记数据,CNI 通常与抗代谢药物和皮质类固醇同时使用。但是,由于新型药物的发展,这种组合发生了变化。值得注意的是,过去 10 年间,他克莫司的使用量在全球范围内有所增加,目前 70% 的肺移植受者在使用他克莫司[1]。

1. 环孢素

环孢素是一种真菌多肽,与亲环蛋白形成复合物。亲环蛋白作为胞质内蛋白质,存在于绝大多数细胞中,环孢素与其结合形成的复合物可以抑制钙调神经磷酸酶,阻止 T 细胞活化。环孢素是一种高亲脂性化合物,其吸收依赖于胆汁酸,所以吸收的个体差异很大。这种差异在胰腺功能不全的囊性纤维化(cystic fibrosis,CF)患者中尤其明显,因此可能需要更大剂量和更频繁给药以达到治疗水平[27]。由于其高亲脂性属性,所以早期的环孢素制剂吸收较差且效果难以预测;而在新型环孢素微乳制剂,生物利用度提高了,并且口服吸收率更一致,药代动力学行为更可重复。

由于其治疗窗口狭窄,所以必须进行药物浓度监测(therapeutic drug monitoring,TDM)。环孢素的低暴露与急性排斥反应相关,而高暴露则会导致毒性[28]。TDM 传统根据谷值(C_0)和给药 2 小时后水平(C_2)进行剂量调整,而 C_0 和 C_2 目标水平取决于移植后的时间。两者相比而言,虽然 C_0 仍然更方便测定,但其他实体器官移植研究显示,C_2 与全身暴露的相关性更好,这在肺移植领域中也得到了相关研究的支持[29-30]。环孢素通过细胞色素酶 P450 3A4(CYP3A4)代谢,并且其通过该通路与其他药物代谢相互作用,尤其在使用唑类抗真菌药的情况下。据报道,唑类抗真菌药可以使免疫抑制剂水平提高 4 倍[31]。环孢素的副作用与肾毒性、高血压、高脂血症、血栓性微血管病变和神经毒性有关,包括震颤和后期可逆性脑病综合征[32-34]。

2. 他克莫司

他克莫司在结构上与环孢素无关。它是可与亲免素 FK506 结合蛋白相结合的一种大环内酯类抗生素,结合后可导致钙调素失活,并依次抑制 T 细胞活化和 IL-2 的产生。其抑制 T 细胞活化的效力是环孢素的 10~100 倍。他克莫司的治疗窗口狭窄;其吸收受食物干扰,但不受胆汁的影响[35]。药物浓度监测使用 C_0 值,但服药后的监测策略尚未确定[36]。与环孢素一样,他克莫司也通过 CYP3A4 通路代谢,其浓度水平受很多药物间相互作用的影响。其毒性与环孢素相当,包括肾毒性、高血压、高脂血症、糖尿病和神经毒性等。但值得注意的是,它们的毒性分布不同。虽然所有 CNI 都可能导致肾毒性,但他克莫司更有可能导致新发糖尿病,而环孢素更有可能引起高血压[37]。

3. 他克莫司 vs 环孢素

大量的前瞻性随机试验比较了他克莫司和环孢素在肺移植受者中的应用[38-40]。所有研究都显示,他克莫司的效果至少与环孢素一样。据 ISHLT 登记的大量研究数据显示,以他克莫司为基础的治疗方案,在移植后第1年的急性排斥反应发生率较低;而在以环孢素为基础的治疗方案,在移植后第1年的急性排斥反应发生率较高[1]。但是,没有研究显示他克莫司可以降低患者的死亡率。大多数研究已经比较了他克莫司和环孢素＋硫唑嘌呤或霉酚酸酯(mycophenolate mofetil,MMF)＋皮质类固醇的组合,反映了最常用的三联药物方案。Keenan等研究了两种治疗方案的效果,他们将133例肺移植受者随机分为两组,分别接受他克莫司或环孢素联合硫唑嘌呤和泼尼松龙的治疗。研究结果显示,他克莫司组的急性排斥反应和BOS的发生率有所降低,但2年生存率改善不显著[38]。Treede等评估了他克莫司与环孢素联合霉酚酸酯和泼尼松龙的治疗方案[39]。他们的研究队列还另外接受了ATG的诱导治疗。研究结果显示,他克莫司组急性排斥反应减少,术后3年时BOS的发生率相对低些,但是6个月、1年或3年的生存率无差异[40]。最近有一项涉及200多例患者的大型前瞻性随机对照试验比较了他克莫司和环孢素联合霉酚酸酯和泼尼松龙的效果。研究结果显示,两组在急性排斥反应的发生率或患者生存方面没有显著性差异,但是他克莫司组的BOS发生率较低[41]。总体而言,目前的文献提示他克莫司略优于环孢素。

(二)钙调神经磷酸酶抑制剂的替代策略

许多因素可能影响移植后药物吸收,致使吸收不充分;从患者特异性因素角度,也有许多因素可影响药物吸收,如囊性纤维化患者的胃肠道异常、术后并发症(如胃瘫等)[42]。而安全有效的免疫抑制要求促进了可替代方案的发展。

1. 静脉注射钙调素抑制剂的应用

厂商说明书以前通常不推荐将静脉注射作为24小时内连续CNI治疗的给药方式[43-44]。这种给药方法可导致正常的用药前谷浓度和给药后峰浓度消失,从而使药物水平难以准确监测,并导致神经毒性和肾毒性的发生率更高[45]。

我们最近报道了静脉注射环孢素和他克莫司的经验[46]。环孢素可以每天给药2次,每次6小时静注,初始剂量为25mg,并且可根据C_0测定浓度增量25mg。在初始静脉注射环孢素后,我们改用环孢素口服,转化率为1:4。最近,我们使用他克莫司针剂,每天2次,每次4小时静注,初始剂量为0.3～0.5mg,口服制剂的转化率为1:10。环孢素和他克莫司每天2次静脉推注,能有效维持治疗水平,并使药物毒性最小化[44, 47]。此外,与24小时输液相比,推注法提供了可标定的药物起始浓度(C_0)。

2. 舌下含服他克莫司

移植后早期,胃肠道吸收不稳定或不充分,并且在囊性纤维化患者中更为显著。这些患者有发生多种胃肠道问题的风险,包括胃食管反流病、胃潴留和胰腺引起的吸收不良,导致免疫抑制剂显著的药代动力学改变[48]。他克莫司的舌下制剂具有不需要侵入性给药并可促进全身直接吸收的优点,避免了胃肠道吸收的不确定性[48]。舌下含服他克莫司与口服他克莫司需要进行2:1的转化[49]。舌下含服他克莫司能达到与口服制剂相当的C_0和临床疗效[48-50]。尽管舌下含服他克莫司有治疗上的优势,但我们发现舌下含服的方法有困难,并且很大一部分药物吸收来自吞咽下去的药物,而不是直接经舌下吸收。对于长期在重症监护室或肠道功能不稳定的患者,舌下制剂可能作为一种额外的治疗选择,使稳定的合作患者从初始静脉注射或口服他克莫司转换成舌下含服他克莫司。

3. 他克莫司缓释剂

他克莫司制剂(每日2次口服)在实体器官移植中已经应用了数十年。每天服用1次的他克莫司缓释剂已经上市。虽然它早已被应用于其他实体器官移植[51-53],但是直到最近才被纳入常规的肺移植治疗方案。他克莫司 XL 是一种改良的盖仑制剂,每天给药1次。它与每天给药2次的制剂有相似的24小时浓度-时间曲线(AUC_{0-24}),功效和安全性也相同[53]。

使用他克莫司 XL 的理由是简化药物治疗方案,增加患者对药物使用的依从性,并通过避免有毒性的峰浓度,增加安全性。在胃动力受损的患者中,制剂的稳定性可以改善药物暴露总量。最近的药代动力学研究建议,每日剂量转化率为1:1,并证实从每天2次向每天1次制剂转化后,AUC_{0-12}与最低浓度(C_{min})的相关性和相似性良好[54]。但是该研究排除了囊性纤维化患者。众所周知,囊性纤维化患者的小肠吸收功能异常,这个群体本可以从该研究中获益最大。

我们也报道过我们的经验,对91例中位移植时间为465天的患者转而使用该制剂[55]。改变剂型的最常见指征是所需使用的剂量显著降低,而他克莫司缓释剂每天只需服用0.5mg(仅为常规速释型他克莫司最低剂量的一半)。其他指征是胃肠道和肾脏受损,导致他克莫司水平高度变化,或者患者依从性差。很少有患者发生不良反应,没有急性排斥反应的记录。虽然目前尚缺乏肺移植领域正式的纵向研究,但是目前来看,他克莫司缓释剂似乎是对肺移植免疫抑制的有用和有效的补充。

(三)钙调神经磷酸酶抑制剂水平的变化

钙调神经磷酸酶抑制剂(CNI)水平的变化与急性排斥反应、移植物功能障碍以及其他不良反应相关,导致实体器官移植后医疗费用增加[56-58]。另外,在肝移植中,他克莫司水平的标准偏差(standard deviation, SD)大于2是晚期排斥反应的预测因子[58]。CNI水平变化的原因有依从性差、并发其他疾病、同时服用其他药物及药物吸收不良等。

我们最近研究了他克莫司水平变化对移植预后的影响[59]。我们计算了108例肺移植受者他克莫司水平的标准偏差(SD)。结果显示,SD 每增加1个单位,急性排斥反应的风险增加23%。值得注意的是,有排斥反应者的他克莫司水平要高于无排斥反应者。吸收不良可促进他克莫司血药浓度的不稳定性(方差)。我们团队进一步研究了囊性纤维化肺移植受者,发现其他克莫司水平变异性增加与长期预后不良有关,包括慢性移植肺功能障碍和死亡。但我们同时也发现,他克莫司水平标准差较高组移植受者的药物治疗依从性往往较差,可见吸收不良并不能解释该群体的所有变化[60]。

CNI 药物水平的变化可用来比较不同的药物制剂。针对等效的非品牌的仿制药与品牌环孢素的一项比较研究发现,接受非品牌仿制药的移植受者的 C_0 变化增加[61]。另外,与每天2次普通他克莫司制剂相比,每天1次他克莫司缓释剂的浓度波动(方差)降低了50%[62]。计算血药浓度的方差十分简单,我们相信它可以作为肺移植领域进一步研究的主题之一。

(四)吸入免疫抑制剂

以吸入免疫抑制剂进行局部治疗以减少全身免疫抑制,是一个很有吸引力的概念。尽管已有大量研究描述了吸入皮质醇[63]、环孢素[64-65]和他克莫司[66]在肺移植中的应用,但很少有研究得出积极的结果。关于吸入性丙酸氟替卡松的一项小型随机对照试验也并未显示该药物的有效性[63]。虽然初步试验显示,与安慰剂相比,吸入环孢素患者有生存获益[65],但其验证试验很难启动,也没有结果[67]。在大鼠模型中,吸入性他克莫司被证明是安全有效的,但是目前尚无关于人群的研究资料[66]。

（五）细胞周期抑制剂

1. 硫唑嘌呤

硫唑嘌呤是 6-巯基嘌呤的前体；它具有抑制嘌呤合成的作用，从而中断 DNA 和 RNA 合成并抑制 T 和 B 淋巴细胞的增殖。硫唑嘌呤对嘌呤从头合成的影响，导致其对增殖细胞产生非特异性抑制作用，并导致其主要副作用，如骨髓抑制。硫唑嘌呤部分由硫代嘌呤甲基转移酶（thiopurine methyltransferase，TPMT）代谢。10％的个体具有 TPMT 基因多态性，导致酶活性降低并且发生骨髓抑制的概率增加[68]；因此，一些单位进行 TPMT 基因分型来预测硫唑嘌呤的风险。与硫唑嘌呤相关的其他主要副作用是肝毒性。在引入霉酚酸酯后，硫唑嘌呤在肺移植治疗中的应用已经减少。

2. 吗替麦考酚酯

霉酚酸酯（MMF）是药物前体，可被转化为活性化合物霉酚酸（mycophenolic acid，MPA）。MPA 通过抑制肌苷-磷酸脱氢酶发挥作用，后者是嘌呤合成中的限速酶，从而抑制淋巴细胞增殖。MMF 在上消化道被迅速吸收，并在肝脏中水解成 MPA 和无活性代谢物。无活性代谢物在肠道中再转化为 MPA，并重新进入肝肠循环，从而在服药后 6~12 小时形成次级药物峰值[69]。MPA 药代动力学在患者间和患者自身存在巨大的变异。MMF 的药物浓度受同时使用的 CNI 的影响。在与环孢素联合使用时，其暴露水平较与他克莫司联合使用时偏低（可能是因为肝肠循环受抑制）。接受环孢素治疗患者的 MMF 剂量（3g/d）应高于接受他克莫司治疗的患者（2g/d）。尽管全身暴露可能与临床事件相关，但 MPA 的 C_0 与其 AUC_{12} 无关，因此不常规实施药物浓度监测。MMF 可导致明显的骨髓抑制；因此，应监测血细胞计数。其他主要副作用是胃肠道反应（如恶心、呕吐和腹泻等）。目前，MPA 的肠溶制剂已经被研发出来，可减少胃肠道副作用。

3. 硫唑嘌呤 vs. 霉酚酸酯

肾脏移植和心脏移植的大型前瞻性随机对照试验表明，MMF 在急性排斥反应发生率和生存率方面优于硫唑嘌呤[70-71]。在该结论的基础上，已有许多研究检验了 MMF 在肺移植中的应用[72-76]。两项前瞻性多中心随机试验比较了硫唑嘌呤、MMF 联合环孢素和泼尼松龙的治疗方案。初步研究纳入了 81 例患者并随机分配为两组，发现两组在 6 个月时的急性排斥反应发生率或生存率无差异[74]；后来进行了更大的临床试验，纳入了 315 名患者，并且研究结果支持初步的研究结果，3 年随访数据显示急性排斥反应发生率、BOS 发生率或生存率无差异[72]。来自 ISHLT 的非随机数据表明，移植后头 12 个月，急性排斥反应发生率最高的是接受硫唑嘌呤和环孢素联合治疗的患者[1]。MMF 相对于硫唑嘌呤的优势主要取决于是否与 CNI 联用。MMF 与他克莫司联用明显优于硫唑嘌呤与他克莫司联用，但如果将他克莫司换成 CNI，MMF 的优势则不明显。无论其他实体器官移植的结果如何，目前在肺移植中尚无 MMF 比硫唑嘌呤优越的证据，尽管其使用量不断增长。

4. mTOR 抑制剂

mTOR 是在 T 细胞活化途径中 IL-2 下游的丝氨酸苏氨酸激酶。依维莫司和西罗莫司通过与 FK506 结合蛋白-12（FK506 binding protein-12，FKBP-12）结合，阻断 mTOR。阻断 mTOR 可抑制淋巴细胞和间质细胞的增殖。依维莫司和西罗莫司均会损害成纤维细胞增殖，从而导致伤口愈合受损。随着移植后时间的推移，mTOR 抑制剂的使用增加：ISHLT 登记资料显示，移植后 5 年 mTOR 抑制剂的使用量（16％）是移植后 1 年（8％）的 2 倍[1]。

依维莫司是西罗莫司的衍生物，是一种大环内酯类抗生素，具有副作用小和生物利用度好的优点。在其他实体器官移植中，依维莫司已经被证明有效[77-79]；然而，在肺移植中，依维莫司的应用仍然因试验研究少而受限。早期以依维莫司为基础的治疗方案未见对 BOS 的发生率和生存率有改善作用[78, 80]。

mTOR 抑制剂与 CNI 的作用机制不同，可以组合使用。Snell 等随机分配 213 名无 BOS 的肺移植受者，分别接受环孢素和泼尼松龙联合依维莫司或硫唑嘌呤治疗（依维莫司组和硫唑嘌呤组）[78]。治疗失败被定义为第 1 秒用力呼气容积（the first second of respiration，FEV_1）下降超过 15%、移植物功能障碍、死亡或失访。在移植后 12 个月，依维莫司组肺移植受者的治疗失败率明显偏低，其 FEV_1 下降超过 15%，BOS 的发生率下降，因此提示依维莫司可能延缓典型的肺功能损失。但依维莫司组肺移植受者停药比硫唑嘌呤组更为频繁，其 36 个月时的随访数据不太乐观。依维莫司组的急性排斥反应发生率显著偏低，但是两组整体的治疗失败率相似。

一项多中心试验纳入了 181 例肺移植受者，并在肺移植后将其随机分配为两组，分别接受以他克莫司为基础的西罗莫司或硫唑嘌呤治疗方案。移植后 1 年，两组间急性排斥反应、BOS 发生率或移植物生存率差异无统计学意义；不过，西罗莫司组中有相当大比例的患者因不良反应发生率高而选择退出试验研究[81]。

如上所述，西罗莫司和依维莫司可以损害成纤维细胞增殖。早期西罗莫司的使用与肾脏、肝脏、心脏、肠道移植后伤口愈合受损有关，而肺移植后，其与支气管吻合口裂开有关[82]。尽管没有关于从头服用依维莫司的公开数据，但吻合口开裂和伤口愈合受损可能是所有 mTOR 抑制剂的共性。因此，在肺移植术后头 3 个月，不推荐使用依维莫司。此外，西罗莫司已经被发现与间质性肺炎相关，这种特异性效应影响了它在肺移植中的使用[83]。

mTOR 抑制剂也通过 CYP3A4 通路代谢，并且与 CNI 类药物有相似的药物间相互作用。值得注意的是，西罗莫司禁忌与唑类抗真菌剂联合使用，因为据报道，西罗莫司与唑类抗真菌剂联合使用可使西罗莫司的水平增高 70 倍[84]。依维莫司与唑类抗真菌剂的相互作用并不明显，但需要减少剂量。药物浓度监测（TDM）使用每次服药前测定的血药浓度 C_0 来确保疗效，并使副作用最小化。

5. 肾衰竭患者 mTOR 抑制剂的使用

长期使用 CNI 通常会导致肾毒性。其他类型的实体器官移植证据表明，用 mTOR 抑制剂代替 CNI 可改善肌酐清除率[85-86]。肺移植领域的小型研究表明，依维莫司或西罗莫司的应用可以显著改善肾功能，而急性排斥反应的发生率没有变化[87]，FEV_1 也没有明显变化[88-89]。不过，支持长期使用无 CNI 类药物方案的证据十分有限。

6. 特殊情况下 mTOR 抑制剂的使用

越来越多的证据表明，mTOR 抑制剂与巨细胞病毒（cytomegalovirus，CMV）感染的发生率降低有关。CMV 等细胞内病毒依赖于细胞蛋白质合成途径，来支持基因组复制和病毒合成。mTOR 抑制剂被认为能阻断该通路。最近的一项随机性对照研究表明，在应用他克莫司的前提下，根据血清学状态进行预防性用药的情况下，与硫唑嘌呤相比，西罗莫司可以显著降低用药 1 年的 CMV 感染率[90]。根据涉及其他实体器官移植的更大型的试验和荟萃分析结果，结合 CNI 和 mTOR 抑制剂的免疫抑制方案的 CMV 感染率低于包含 CNI 和抗代谢药的方案[91-92]。尽管目前的证据不足以推广 mTOR 抑制剂的使用，但新的研究证据显示，在持续或复发性 CMV 感染的情况下，mTOR 抑制剂的应用是有前景的，至少应予以考虑。

另外，2006 年一项针对罹患皮肤鳞癌的肾移植受者的研究显示，将 CNI 类药物转换至西罗莫司，后者有抗肿瘤作用[93]，因此，mTOR 抑制剂能在治疗难治性复发性非黑色素瘤皮肤癌上发挥作用。

（六）免疫抑制剂的仿制品

已有人研究将免疫抑制剂仿制品引入肺移植领域。仿制药被批准使用需要厂商证明他们的产品与原研药是等效的[94-96]，通过比较两者的平均药代动力学参数，包括 AUC 曲线和最大浓度（C_{max}）来确定[97]。如果该药物平均 AUC 的 90% 置信区间在 80%～125%，则大多数管理机构将其视为生物等效[97-98]。这个问题在尚未服用药物的患者中不明显，因为对此类患者可以通过基于体重的经验性用药和药物浓度监测（TDM）来调整剂量，以达到一定的浓度范围。但是，对于情况已经稳定的患者，转换用仿制药可能会有问题。鉴于已有报道不同药物制剂会导致不同的吸收和药物变化，关键药物的平均血药浓度如果在未经检验的情况下随意改变，可能会由于功效降低或毒性增加而导致死亡率和发病率增加[98-99]。

生物等效性研究通常在健康人群而不是目标人群中进行，并且接受的是每种产品的单一剂量[97]。目前，在肺移植人群中尚无研究显示任何免疫抑制剂有生物等效的替代物。这引发了许多潜在的问题，因为肺移植受者特别容易受免疫抑制明显改变的不利影响，同时药物间相互作用和胃肠道因素也可能影响药物的吸收。

当计划转换到仿制药时，其他实际问题也应该考虑。要避免药物剂量加倍和在不同品牌间重复切换，特别要注意因疏忽引起的无意转换[99]；每一个这类行为都会增加医疗负担，在讨论因仿制药的使用带来的费用减少时，应该将增加的这些医疗费用计入仿制药使用的成本[98-99]。

我们在 2012 年引入霉酚酸酯（Sandoz，悉尼，澳大利亚）取代 Cellcept（罗氏，悉尼，澳大利亚）时就出现了上述问题。在 4 个月的短期观察研究中，尽管从一开始就服用霉酚酸酯（Sando）的患者问题较少；但是 109 名原来已经稳定的患者换药后，有 7% 的患者因为副反应（中性粒细胞减少、腹泻或两者均有）而换回原来的药，5% 患者的移植物功能下降了 10% 以上。尽管药物的费用明显节省了，但是工作人员的工作量也显著增加了，患者的发病率和焦虑也显著增加。

◇ 四、排斥反应管理

（一）急性细胞排斥反应

肺移植后，常见急性细胞排斥反应，其在术后第 1 年影响了 34% 的肺移植成年受者[1]，即使使用了免疫抑制剂，急性细胞排斥反应仍会因免疫系统的活化而发生。急性细胞排斥反应更有可能在患者药物依从性差的时候发生，并与 CNI 类药物浓度变化有关[59]。T 细胞在其发病机制中有着核心作用，T 细胞浸润到同种异体移植物中，对肺间质细胞产生直接的细胞毒性作用，导致移植物损伤和功能丧失。

与急性细胞排斥反应相关的临床特征是非特异性的，可以从无症状到咳嗽和呼吸困难，其最严重的表现为急性呼吸衰竭。主要鉴别诊断仍然是感染；调查和最终诊断主要依赖于经支气管镜活检以及肺间质的组织学检查。组织学上的急性细胞排斥反应以血管周围单核细胞浸润为特征[100]，浸润范围大小构成了排斥反应分级系统的基础（$A_0 - A_4$），后者被用于监测移植肺的功能。

急性细胞排斥反应的治疗

ISHLT 登记资料表明，89% 的急性细胞排斥反应采用短期静脉注射高剂量的皮质类固醇治疗[1]。尽管急性细胞排斥反应的直接作用经过治疗后通常可以控制和逆转，但其间接作用仍然存在问题,比如急性细胞排斥反应与后期BOS的发展密切相关[2]。

大多数移植中心对 A_2 级或更高级别的急性细胞排斥反应进行治疗。最近的研究表明,较低级别的急性排斥反应(A_1)与CLAD有关[101],许多移植中心已经对这种病理学发现进行治疗。尽管缺乏证据基础,但急性细胞排斥反应的标准治疗是高剂量皮质类固醇激素静脉注射3天[10～15mg/(kg·d)],并在治疗后2周重复支气管镜检查,以明确变化状况。

对于持续性或复发的急性细胞排斥反应,需要改变基础免疫抑制方案[102-103]。尽管ATG、阿仑单抗[104]、全身淋巴细胞照射[105]、光泳疗法[106]和吸入环孢素[107]等治疗方法已被使用,但尚未在大型随机对照试验中对它们进行评估。

(二)抗体介导的排斥反应(antibody-medicated rejection,AMR)

新的研究数据表明,体液免疫在同种异体移植物功能障碍和慢性排斥反应的发展中起重要作用。虽然肾脏和心脏移植后AMR已被很好地认识,并且有明确的诊断标准,但是AMR在肺移植中的诊断仍然存在困难。一些非特异性的病理学发现,包括急性肺损伤、与供者特异性抗体(donor specific antibody,DSA)相关的毛细血管周围中性粒细胞浸润,被认为与AMR有关联;然而,其诊断标准尚需进一步发展和明确[108]。造成该诊断标准缺失的部分原因是,在其他实体器官移植中应用的诊断标准(包括循环DSA,C4d降解和经典的组织学异常),在肺移植诊断AMR中的敏感性和特异性都下降了。①循环DSA与肺移植AMR并不总是相关联,因为并非所有的抗HLA抗体都由补体结合[109]。②作为补体活性的替代标记的C4d染色在肺组织中是不可重现的,与AMR相关的组织学特征在这种情况下无特异性[108]。③与AMR相关的症状和体征并无特异性,也可能与感染、急性细胞排斥反应和其他形式的T细胞介导的慢性排斥反应有关。目前,AMR的诊断需要多学科支持,最终根据临床情况、DSA存在与否及组织病理结果而决定。

对肺移植后AMR的治疗依据是有限的。对有DSA和其他不明原因移植物功能障碍的患者,倾向于保守治疗。原则上,治疗旨在从循环中去除潜在的破坏移植物的抗体,方法包括血浆置换、静注免疫球蛋白(intravenous immunoglobulin,IVIG)和利妥昔单抗等。值得注意的是,最近有综述在系统性回顾肾移植后AMR的治疗后得出,尽管其样本量大,但他们的证据仍不足以对治疗做出指导和推荐[110]。

大多数机构将血浆置换作为从循环中去除DSA的一线治疗策略。我们的方案是在2周时间内进行6次血浆置换。我们已经注意到,尽管在血浆置换后抗HLA DSA量减少了,但是血浆置换不能将这些抗体从循环中完全去除。大量回顾性研究表明,总体临床反应可能取决于DSA降低的程度[111]。也有报道使用免疫吸附柱代替血浆置换,以选择性地去除抗体[112]。

IVIG来自人体血浆,具有广泛的免疫调节作用,可以调节先天和适应性细胞免疫应答,调节补体激活。其额外的抗感染作用使其成为免疫抑制人群的有吸引力的一种治疗选择[113]。尽管肾移植的证据表明IVIG可降低DSA[114],但随机试验显示其并没有此功效。

利妥昔单抗是针对B细胞上表达的CD20分子的一种单克隆抗体,已被许多机构用于治疗AMR,并取得了不同的结果。关于其功效的许多证据来自肾移植研究[110],它在治疗肺移植AMR中的价值仍然有待确认。利妥昔单抗通过对CD20的作用,显著而持久地损耗B细胞,并阻止抗体的产生。最近的一项回顾性研究显示,62%的患者在用IVIG治疗后,DSA被清除了;在进一步接受利妥昔单抗治疗的患者,没有发现额外的清除[115]。

硼替佐米是广泛用于治疗多发性骨髓瘤的蛋白酶抑制剂。其通过作用于26S蛋白酶体,选择性地靶向针对产生抗体的浆细胞；理论上，它应比针对 B 细胞的利妥昔单抗更有效。但硼替佐米治疗肺移植 AMR 的经验仅限于病例报告[116-117]。

依库丽单抗是针对 C5 补体蛋白的一种人源单克隆抗体，可预防 C5b-C9 膜复合物的形成。其被认为通过抑制补体激活而发挥治疗作用，但在肺移植中的应用仅限于单个病例报告[118]。

（三）慢性移植肺功能障碍的管理

慢性移植肺功能障碍（chronic lung allograft dysfunction，CLAD）包括慢性排异的所有类型。虽然慢性排斥传统上是以组织病理学上存在闭塞性细支气管炎且有 BOS 相关临床表现为特征的[2]，但近期被报道的类型还有两种，即限制性移植物综合征（restrictive allograft syndrome，RAS）[119]和急性纤维性机化性肺炎[120]。目前，尚无被普遍认可的 CLAD 定义，对 CLAD 的最佳治疗方案也没有形成共识。

慢性移植肺功能障碍的治疗

（1）免疫抑制剂方案的修改

许多研究已经将增强免疫抑制（如使用 ATG）或在类似的维持药物间切换（如 CNI 替代品、MMF 或依维莫司代替硫唑嘌呤）作为 BOS 的治疗策略[121-122]。尽管研究显示，这些策略可以延缓移植物的退变或者稳定移植物功能，但是尚未有单一策略被证明有效。一般来说，免疫抑制的改变可带来明显的稳定。但是，由于没有确切证据证明这些方法的绝对有效性，所以避免过度的免疫抑制还是很重要的，因为过度免疫抑制可使感染的风险明显增高。

（2）阿奇霉素的使用

大环内酯对 BOS 的预防和治疗作用已得到广泛评估[37, 123-125]。许多研究证据表明，阿奇霉素可减弱炎症反应，改善 FEV_1 和 BOS。尽管对于开始治疗的最佳时间并不明确，但早期开始治疗似乎是最成功的[125]。大环内酯类对 RAS 的作用尚不清楚。

大环内酯类有效性的可能机制包括：改变上皮-间质转化的敏感性[126]，预防氧化损伤[127]，增强食管动力[128]，减低气道上皮基质金属蛋白酶活性[129]。治疗剂量一般为 250~500mg，每周 3 次。值得注意的是，阿奇霉素可以影响 QT 间期，在其他人群中与心律失常和心血管死亡有关[130]。在同时使用阿奇霉素与其他可导致 QT 间期延长的药物（包括唑类和他克莫司）时，应特别注意。

（3）其他基于药物的方法

小样本量系列研究已经提出了很多具有潜在功效的其他药物和治疗方案。一些证据表明，接受他汀类药物治疗以控制高胆固醇血症的患者，生存率有所提高，BOS 的发生率也降低[131]。但是，他汀类药物在预防和治疗 CLAD 和 RAS 中的作用尚不清楚。

在小型非随机试验中，已经对体外光泳[132]、全淋巴照射[133]和孟鲁司特[134]的作用进行了研究；前期已对抗纤维化药物（如吡非尼酮）[135]、IL-7 拮抗剂[136]和干细胞[126, 137]进行初步研究，进一步深入研究也可能会取得成果。

◇ 五、结　论

20 世纪 70 年代，环孢素的发展预示着实体器官移植新时代的到来。30 多年后，CNI 仍然是肺移植受者免疫抑制方案的基石。尽管在过去的 10 年间并未出现全新种类的药物，但新的给药方式和对 TDM 的关注扩充了调节人类免疫系统的工具库。希望这些工具能够切实帮助提高肺移植术后患者生存率。

◇ 参考文献

［1］Christie JD, Edwards LB, Kucheryavaya AY, et al. Registry of the International Society for Heart and Lung Transplantation: twenty-ninth adult lung and heart-lung transplant report-2012. J Heart Lung Transplant, 2012, 31: 1073-1086.

［2］Estenne M, Maurer JR, Boehler A, et al. Bronchiolitis obliterans syndrome 2001: an update of the diagnostic criteria. J Heart Lung Transplant, 2002, 21: 297-310.

［3］Mehra MR, Zucker MJ, Wagoner L, et al. A multicenter, prospective, randomized, double-blind trial of basiliximab in heart transplantation. J Heart Lung Transplant, 2005, 24: 1297-1304.

［4］Szczech LA, Berlin JA, Aradhye S, et al. Effect of anti-lymphocyte induction therapy on renal allograft survival: a meta-analysis. J Am Soc Nephrol, 1997, 8: 1771-1777.

［5］Vincenti F, Kirkman R, Light S, et al. Interleukin-2-receptor blockade with daclizumab to prevent acute rejection in renal transplantation. Daclizumab triple therapy study group. N Engl J Med, 1998, 338: 161-165.

［6］Swarup R, Allenspach LL, Nemeh HW, et al. Timing of basiliximab induction and development of acute rejection in lung transplant patients. J Heart Lung Transplant, 2011, 30: 1228-1235.

［7］Brock MV, Borja MC, Ferber L, et al. Induction therapy in lung transplantation: a prospective, controlled clinical trial comparing OKT3, anti-thymocyte globulin, and daclizumab. J Heart Lung Transplant, 2001, 20: 1282-1290.

［8］Garrity ER Jr, Villanueva J, Bhorade SM, et al. Low rate of acute lung allograft rejection after the use of daclizumab, an interleukin 2 receptor antibody. Transplantation, 2001, 71: 773-777.

［9］Burton CM, Andersen CB, Jensen AS, et al. The incidence of acute cellular rejection after lung transplantation: a comparative study of anti-thymocyte globulin and daclizumab. J Heart Lung Transplant, 2006, 25: 638-647.

［10］Ailawadi G, Smith PW, Oka T, et al. Effects of induction immunosuppression regimen on acute rejection, bronchiolitis obliterans, and survival after lung transplantation. J Thorac Cardiovasc Surg, 2008, 135: 594-602.

［11］Hachem RR, Chakinala MM, Yusen RD, et al. A comparison of basiliximab and anti-thymocyte globulin as induction agents after lung transplantation. J Heart Lung Transplant, 2005, 24: 1320-1326.

［12］Whitson BA, Lehman A, Wehr A, et al. To induce or not to induce: a 21st century evaluation of lung transplant immunosuppression's effect on survival. Clin Transplant, 2014, 28: 450-461.

［13］Taniguchi Y, Frickhofen N, Raghavachar A, et al. Antilymphocyte immunoglobulins stimulate peripheral blood lymphocytes to proliferate and release lymphokines. Eur J Haematol, 1990, 44: 244-251.

［14］Halloran PF. Immunosuppressive drugs for kidney transplantation. N Engl J Med, 2004, 351: 2715-2729.

［15］Krasinskas AM, Kreisel D, Acker MA, et al. CD3 monitoring of antithymocyte globulin therapy in thoracic organ transplantation. Transplantation, 2002, 73: 1339-1341.

［16］Hartwig MG, Snyder LD, Appel JZ 3rd, et al. Rabbit anti-thymocyte globulin induction therapy does not prolong survival after lung transplantation. J Heart Lung Transplant, 2008, 27: 547-553.

［17］Palmer SM, Miralles AP, Lawrence CM, et al. Rabbit antithymocyte globulin decreases acute rejection after lung transplantation: results of a randomized, prospective study. Chest, 1999, 116: 127-133.

［18］Snell GI, Westall GP, Levvey BJ, et al. A randomized, double-blind, placebo-controlled, multicenter study of rabbit ATG in the prophylaxis of acute rejection in lung transplantation. Am J Transplant, 2014, 14: 1191-1198.

［19］A randomized clinical trial of OKT3 monoclonal antibody for acute rejection of cadaveric renal transplants. Ortho multicenter transplant study group. N Engl J Med, 1985, 313: 337-342.

［20］Sweet SC. Induction therapy in lung transplantation. Transpl Int, 2013, 26: 696-703.

［21］Swinnen LJ, Costanzo-Nordin MR, Fisher SG, et al. Increased incidence of lymphoproliferative disorder after immunosuppression with the monoclonal antibody OKT3 in cardiac-transplant recipients. N Engl J Med, 1990, 323: 1723-1728.

［22］Ciancio G, Burke GW 3rd. Alemtuzumab (campath-1h) in kidney transplantation. Am J Transplant, 2008, 8: 15-20.

［23］van Loenhout KC, Groves SC, Galazka M, et al. Early outcomes using alemtuzumab induction in lung transplantation. Interact Cardiovasc Thorac Surg, 2010, 10: 190-194.

［24］Shyu S, Dew MA, Pilewski JM, et al. Five-year outcomes with alemtuzumab induction after lung transplantation. J Heart Lung Transplant, 2011, 30: 743-754.

［25］Game DS, Lechler RI. Pathways of allorecognition: implications for transplantation tolerance. Transpl Immunol, 2002, 10: 101-108.

［26］Avlonitis VS, Fisher AJ, Kirby JA, et al. Pulmonary transplantation: the role of brain death in donor lung injury. Transplantation, 2003, 75: 1928-1933.

［27］Reynaud-Gaubert M, Viard L, Girault D, et al. Improved absorption and bioavailability of cyclosporine A from a microemulsion formulation in lung transplant recipients affected with cystic fibrosis. Transplant Proc, 1997, 29: 2450-2453.

［28］Lindholm A, Kahan BD. Influence of cyclosporine pharmacokinetics, trough concentrations, and AUC monitoring on outcome after kidney transplantation. Clin Pharmacol Ther, 1993, 54: 205-218.

［29］Glanville AR, Aboyoun CL, Morton JM, et al. Cyclosporine C_2 target levels and acute cellular rejection after lung transplantation. J Heart Lung Transplant, 2006, 25: 928-934.

［30］Levy GA. Neoral C_2 monitoring in solid organ transplantation. Transplant Proc, 2004, 36: 392S-395S.

［31］Capone D, Tarantino G, Gentile A, et al. Effects of voriconazole on tacrolimus metabolism in a kidney transplant recipient. J Clin Pharm Ther, 2010, 35: 121-124.

［32］Bechstein WO. Neurotoxicity of calcineurin inhibitors: impact and clinical management. Transpl Int, 2000, 13: 313-326.

［33］Burdmann EA, Andoh TF, Yu L, et al. Cyclosporine nephrotoxicity. Semin Nephrol, 2003, 23: 465-476.

［34］Curtis JJ. Hypertensinogenic mechanism of the calcineurin inhibitors. Curr Hypertens Rep, 2002, 4: 377-380.

［35］Knoop C, Haverich A, Fischer S. Immunosuppressive therapy after human lung transplantation. Eur

Respir J, 2004, 23: 159-171.

[36] Knoop C, Thiry P, Saint-Marcoux F, et al. Tacrolimus pharmacokinetics and dose monitoring after lung transplantation for cystic fibrosis and other conditions. Am J Transplant, 2005, 5: 1477-1482.

[37] Zuckermann A, Reichenspurner H, Birsan T, et al. Cyclosporine A versus tacrolimus in combination with mycophenolate mofetil and steroids as primary immunosuppression after lung transplantation: one-year results of a 2-center prospective randomized trial. J Thorac Cardiovasc Surg, 2003, 125: 891-900.

[38] Keenan RJ, Konishi H, Kawai A, et al. Clinical trial of tacrolimus versus cyclosporine in lung transplantation. Ann Thorac Surg, 1995, 60: 580-584, discussion 584-585.

[39] Treede H, Klepetko W, Reichenspurner H, et al. Tacrolimus versus cyclosporine after lung transplantation: a prospective, open, randomized two-center trial comparing two different immunosuppressive protocols. J Heart Lung Transplant, 2001, 20: 511-517.

[40] Zuckermann A, Reichenspurner H, Jaksch P, et al. Long term follow-up of a prospective randomized trial comparing tacrolimus versus cyclosporine in combination with MMF after lung transplantation. J Heart Lung Transplant, 2003, 22: S76-S77.

[41] Treede H, Glanville AR, Klepetko W, et al. Tacrolimus and cyclosporine have differential effects on the risk of development of bronchiolitis obliterans syndrome: results of a prospective, randomized international trial in lung transplantation. J Heart Lung Transplant, 2012, 31: 797-804.

[42] Raviv Y, D'Ovidio F, Pierre A, et al. Prevalence of gastroparesis before and after lung transplantation and its association with lung allograft outcomes. Clin Transplant, 2012, 26: 133-142.

[43] Garrity ER Jr, Hertz MI, Trulock EP, et al. Suggested guidelines for the use of tacrolimus in lung-transplant recipients. J Heart Lung Transplant, 1999, 18: 175-176.

[44] Abu-Elmagd KM, Fung J, Draviam R, et al. Four-hour versus 24-hour intravenous infusion of FK 506 in liver transplantation. Transplant Proc, 1991, 23: 2767-2770.

[45] Snell GI, Westall GP. Immunosuppression for lung transplantation: evidence to date. Drugs, 2007, 67: 1531-1539.

[46] Snell GI, Ivulich S, Mitchell L, et al. Evolution to twice daily bolus intravenous tacrolimus: optimizing efficacy and safety of calcineurin inhibitor delivery early post lung transplant. Ann Transplant, 2013, 18: 399-407.

[47] Hibi T, Tanabe M, Hoshino K, et al. Cyclosporine A-based immunotherapy in adult living donor liver transplantation: accurate and improved therapeutic drug monitoring by 4-hr intravenous infusion. Transplantation, 2011, 92: 100-105.

[48] Reams BD, Palmer SM. Sublingual tacrolimus for immunosuppression in lung transplantation: a potentially important therapeutic option in cystic fibrosis. Am J Respir Med, 2002, 1: 91-98.

[49] Watkins KD, Boettger RF, Hanger KM, et al. Use of sublingual tacrolimus in lung transplant recipients. J Heart Lung Transplant, 2012, 31: 127-132.

[50] Romero I, Jimenez C, Gil F, et al. Sublingual administration of tacrolimus in a renal transplant patient. J Clin Phar Ther, 2008, 33: 87-89.

[51] Abecassis MM, Seifeldin R, Riordan ME. Patient outcomes and economics of once-daily tacrolimus in

renal transplant patients: results of a modeling analysis. Transplant Proc, 2008, 40: 1443-1445.

[52] Beckebaum S, Iacob S, Sweid D, et al. Efficacy, safety, and immunosuppressant adherence in stable liver transplant patients converted from a twice-daily tacrolimus-based regimen to once-daily tacrolimus extended-release formulation. Transpl Int, 2011, 24: 666-675.

[53] Marzoa-Rivas R, Paniagua-Martin MJ, Barge-Caballero E, et al. Conversion of heart transplant patients from standard to sustained-release tacrolimus requires a dosage increase. Transplant Proc, 2010, 42: 2994-2996.

[54] Mendez A, Berastegui C, Lopez-Meseguer M, et al. Pharmacokinetic study of conversion from tacrolimus twice-daily to tacrolimus once-daily in stable lung transplantation. Transplantation, 2014, 97: 358-362.

[55] Levvey B, Cunningham A, Ivulich S, et al. Once-daily tacrolimus: a valuable option post lung transplantation. J Heart Lung Transplant, 2014, 33: S187-S188.

[56] Pollock-Barziv SM, Finkelstein Y, Manlhiot C, et al. Variability in tacrolimus blood levels increases the risk of late rejection and graft loss after solid organ transplantation in older children. Pediatr Transplant, 2010, 14: 968-975.

[57] Shemesh E, Fine RN. Is calculating the standard deviation of tacrolimus blood levels the new gold standard for evaluating non-adherence to medications in transplant recipients? Pediatr Transplant, 2010, 14: 940-943.

[58] Venkat VL, Nick TG, Wang Y, Bucuvalas JC. An objective measure to identify pediatric liver transplant recipients at risk for late allograft rejection related to non-adherence. Pediatr Transplant, 2008, 12: 67-72.

[59] Chiang CY, Schneider HG, Levvey B, et al. Tacrolimus level variability is a novel measure associated with increased acute rejection in lung transplant (LTx) recipients. J Heart Lung Transplant, 2013, 32: S170.

[60] Paraskeva M, Paul E, Ivulich S, et al. Non-adherence is associated with mortality in adolescent lung transplant recipients. J Heart Lung Transplant, 2014, 33: S223.

[61] Taber DJ, Baillie GM, Ashcraft EE, et al. Does bioequivalence between modified cyclosporine formulations translate into equal outcomes? Transplantation, 2005, 80: 1633-1635.

[62] Kurnatowska I, Krawczyk J, Oleksik T, et al. Tacrolimus dose and blood concentration variability in kidney transplant recipients undergoing conversion from twice daily to once daily modified release tacrolimus. Transplant Proc, 2011, 43: 2954-2956.

[63] Whitford H, Walters EH, Levvey B, et al. Addition of inhaled corticosteroids to systemic immunosuppression after lung transplantation: a double-blind, placebo-controlled trial. Transplantation, 2002, 73: 1793-1799.

[64] Iacono AT, Johnson BA, Grgurich WF, et al. A randomized trial of inhaled cyclosporine in lung-transplant recipients. N Engl J Med, 2006, 354: 141-150.

[65] Verleden GM, Dupont LJ. Inhaled cyclosporine in lung transplantation. N Engl J Med, 2006, 354: 1752-1753, author reply 1752-1753.

[66] Deuse T, Blankenberg F, Haddad M, et al. Mechanisms behind local immunosuppression using inhaled

tacrolimus in preclinical models of lung transplantation. Am J Respir Cell Mol Biol, 2010, 43: 403-412.

[67] Johnson BA, Rolfe M, Johnson C, et al. Inhaled cyclosporine is well tolerated in the CYCLIST clinical trial [Abstract 194]. J Heart Lung Transplant, 2010, 29: S68.

[68] Nguyen CM, Mendes MA, Ma JD. Thiopurine methyltransferase (TPMT) genotyping to predict myelosuppression risk. PLoS Curr, 2011, 3: RRN1236.

[69] Van Gelder T, Klupp J, Barten MJ, et al. Co-administration of tacrolimus and mycophenolate mofetil does not increase mycophenolic acid (MPA) exposure, but co-administration of cyclosporine inhibits the enterohepatic recirculation of MPA, thereby decreasing its exposure. J Heart Lung Transplant, 2001, 20: 160-161.

[70] Halloran P, Mathew T, Tomlanovich S, et al. Mycophenolate mofetil in renal allograft recipients: a pooled efficacy analysis of three randomized, double-blind, clinical studies in prevention of rejection. The International Mycophenolate Mofetil Renal Transplant Study Groups. Transplantation, 1997, 63: 39-47.

[71] Kobashigawa J, Miller L, Renlund D, et al. A randomized active-controlled trial of mycophenolate mofetil in heart transplant recipients. Mycophenolate mofetil investigators. Transplantation, 1998, 66: 507-515.

[72] Glanville AR, Corris PA, McNeil KD, et al. Mycophenolate mofetil (MMF) vs azathioprine (AZA) in lung transplantation for the prevention of bronchiolitis obliterans syndrome (BOS): results of a 3 year international randomised trial. J Heart Lung Transplant, 2003, 22: S207.

[73] O'Hair DP, Cantu E, McGregor C, et al. Preliminary experience with mycophenolate mofetil used after lung transplantation. J Heart Lung Transplant, 1998, 17: 864-868.

[74] Palmer SM, Baz MA, Sanders L, et al. Results of a randomized, prospective, multicenter trial of mycophenolate mofetil versus azathioprine in the prevention of acute lung allograft rejection. Transplantation, 2001, 71: 1772-1776.

[75] Ross DJ, Waters PF, Levine M, et al. Mycophenolate mofetil versus azathioprine immunosuppressive regimens after lung transplantation: preliminary experience. J Heart Lung Transplant, 1998, 17: 768-774.

[76] Zuckermann A, Birsan T, Thaghavi S, et al. Mycophenolate mofetil in lung transplantation. Transplant Proc, 1998, 30: 1514-1516.

[77] Dantal J, Berthoux F, Moal MC, et al. Efficacy and safety of de novo or early everolimus with low cyclosporine in deceased-donor kidney transplant recipients at specified risk of delayed graft function: 12-month results of a randomized, multicenter trial. Transpl Int, 2010, 23: 1084-1093.

[78] Snell GI, Valentine VG, Vitulo P, et al. Everolimus versus azathioprine in maintenance lung transplant recipients: an international, randomized, double-blind clinical trial. Am J Transplant, 2006, 6: 169-177.

[79] Vigano M, Tuzcu M, Benza R, et al. Prevention of acute rejection and allograft vasculopathy by everolimus in cardiac transplants recipients: a 24-month analysis. J Heart Lung Transplant, 2007, 26: 584-592.

[80] Glanville AR, Aboyoun C, Klepetko W, et al. 3-year results of the CeMyLungs study, a 3-year

randomised, open label, multi-centre investigator driven study comparing de novo enteric coated mycophenolate sodium with delayed onset everolimus, both arms in combination with cyclosporin (using C_2 monitoring) and corticosteroids for the prevention of bronchiolitis obliterans syndrome in heart-lung, bilateral lung and single lung transplant recipients [Abstract 171]. J Heart Lung Transplant, 2012, 31: S66.

[81]Bhorade S, Ahya VN, Baz MA, et al. Comparison of sirolimus with azathioprine in a tacrolimus-based immunosuppressive regimen in lung transplantation. Am J Respir Crit Care Med, 2011, 183: 379-387.

[82]King-Biggs MB, Dunitz JM, Park SJ, et al. Airway anastomotic dehiscence associated with use of sirolimus immediately after lung transplantation. Transplantation, 2003, 75: 1437-1443.

[83]McWilliams TJ, Levvey BJ, Russell PA, et al. Interstitial pneumonitis associated with sirolimus: a dilemma for lung transplantation. J Heart Lung Transplant, 2003, 22: 210-213.

[84]Vfend (Voriconazole)[product information]. Kirkland, Quebec, CN: Pfizer, 2005.

[85]Hunt J, Lerman M, Magee MJ, et al. Improvement of renal dysfunction by conversion from calcineurin inhibitors to sirolimus after heart transplantation. J Heart Lung Transplant, 2005, 24: 1863-1867.

[86]Mulay AV, Cockfield S, Stryker R, et al. Conversion from calcineurin inhibitors to sirolimus for chronic renal allograft dysfunction: a systematic review of the evidence. Transplantation, 2006, 82: 1153-1162.

[87]Gullestad L, Iversen M, Mortensen SA, et al. Everolimus with reduced calcineurin inhibitor in thoracic transplant recipients with renal dysfunction: a multicenter, randomized trial. Transplantation, 2010, 89: 864-872.

[88]Villanueva J, Boukhamseen A, Bhorade SM. Successful use in lung transplantation of an immunosuppressive regimen aimed at reducing target blood levels of sirolimus and tacrolimus. J Heart Lung Transplant, 2005, 24: 421-425.

[89]Shitrit D, Rahamimov R, Gidon S, et al. Use of sirolimus and low-dose calcineurin inhibitor in lung transplant recipients with renal impairment: results of a controlled pilot study. Kidney Int, 2005, 67: 1471-1475.

[90]Ghassemieh B, Ahya VN, Baz MA, et al. Decreased incidence of cytomegalovirus infection with sirolimus in a post hoc randomized, multicenter study in lung transplantation. J Heart Lung Transplant, 2013, 32: 701-706.

[91]Brennan DC, Legendre C, Patel D, et al. Cytomegalovirus incidence between everolimus versus mycophenolate in de novo renal transplants: pooled analysis of three clinical trials. Am J Transplant, 2011, 11: 2453-2462.

[92]Vigano M, Dengler T, Mattei MF, et al. Lower incidence of cytomegalovirus infection with everolimus versus mycophenolate mofetil in de novo cardiac transplant recipients: a randomized, multicenter study. Transpl Infect Dis, 2010, 12: 23-30.

[93]Campistol JM, Eris J, Oberbauer R, et al. Sirolimus therapy after early cyclosporine withdrawal reduces the risk for cancer in adult renal transplantation. J Am Soc Nephrol, 2006, 17: 581-589.

[94]Medicines and Healthcare Products Regulatory Agency. Oral tacrolimus products: measures to reduce risk of medication errors. Drug Saf Update, 2010, 3: 5-7.

［95］Generic medicines: dealing with multiple brands. NPS News, 2007, 55: 25-26.

［96］Therapeutic Goods Administration. Biopharmaceutics studies. Australian Regulatory Guidelines for Prescriptions Medicines, 2004, appendix 15: 91-116.

［97］Christians U, Klawitter J, Clavijo CF. Bioequivalence testing of immunosuppressants: concepts and misconceptions. Kidney Int Suppl, 2010, 115: S1-S7.

［98］Uber PA, Ross HJ, Zuckermann AO, et al. Generic drug immunosuppression in thoracic transplantation: An ISHLT educational advisory. J Heart Lung Transplant, 2009, 28: 655-660.

［99］Ensor CR, Trofe-Clark J, Gabardi S, et al. Generic maintenance immunosuppression in solid organ transplant recipients. Pharmacotherapy, 2011, 31: 1111-1129.

［100］Stewart S, Fishbein MC, Snell GI, et al. Revision of the 1996 working formulation for the standardization of nomenclature in the diagnosis of lung rejection. J Heart Lung Transplant, 2007, 26: 1229-1242.

［101］Hopkins PM, Aboyoun CL, Chhajed PN, et al. Association of minimal rejection in lung transplant recipients with obliterative bronchiolitis. Am J Respir Crit Care Med, 2004, 170: 1022-1026.

［102］Horning NR, Lynch JP, Sundaresan SR, et al. Tacrolimus therapy for persistent or recurrent acute rejection after lung transplantation. J Heart Lung Transplant, 1998, 17: 761-767.

［103］Onsager DR, Canver CC, Jahania MS, et al. Efficacy of tacrolimus in the treatment of refractory rejection in heart and lung transplant recipients. J Heart Lung Transplant, 1999, 18: 448-455.

［104］Reams BD, Musselwhite LW, Zaas DW, et al. Alemtuzumab in the treatment of refractory acute rejection and bronchiolitis obliterans syndrome after human lung transplantation. Am J Transplant, 2007, 7: 2802-2808.

［105］Valentine VG, Robbins RC, Wehner JH, et al. Total lymphoid irradiation for refractory acute rejection in heart-lung and lung allografts. Chest, 1996, 109: 1184-1189.

［106］Dall'Amico R, Messina C. Extracorporeal photochemotherapy for the treatment of graft-versus-host disease. Ther Apher, 2002, 6: 296-304.

［107］Keenan RJ, Zeevi A, Iacono AT, et al. Efficacy of inhaled cyclosporine in lung transplant recipients with refractory rejection: correlation of intragraft cytokine gene expression with pulmonary function and histologic characteristics. Surgery, 1995, 118: 385-391.

［108］Berry G, Burke M, Andersen C, et al. Pathology of pulmonary antibody-mediated rejection: 2012 update from the pathology council of the ISHLT. J Heart Lung Transplant, 2013, 32: 14-21.

［109］Roberts JA, Barrios R, Cagle PT, et al. The presence of anti-HLA donor-specific antibodies in lung allograft recipients does not correlate with C4d immunofluorescence in transbronchial biopsy specimens. Arch Pathol Lab Med, 2014, 138: 1053-1058.

［110］Roberts DM, Jiang SH, Chadban SJ. The treatment of acute antibody-mediated rejection in kidney transplant recipients—a systematic review. Transplantation, 2012, 94: 775-783.

［111］Jackups R Jr, Canter C, Sweet SC, et al. Measurement of donor-specific HLA antibodies following plasma exchange therapy predicts clinical outcome in pediatric heart and lung transplant recipients with antibody-mediated rejection. J Clin Apher, 2013, 28: 301-308.

［112］Appel JZ 3rd, Hartwig MG, Davis RD, et al. Utility of peritransplant and rescue intravenous immunoglobulin and extracorporeal immunoadsorption in lung transplant recipients sensitized to HLA antigens. Hum Immunol, 2005, 66: 378-386.

［113］Jordan SC, Toyoda M, Kahwaji J, et al. Clinical aspects of intravenous immunoglobulin use in solid organ transplant recipients. Am J Transplant, 2011, 11: 196-202.

［114］Shehata N, Palda VA, Meyer RM, et al. The use of immunoglobulin therapy for patients undergoing solid organ transplantation: an evidence-based practice guideline. Transfus Med Rev, 2010, 24(Suppl 1): S7-S27.

［115］Hachem RR, Yusen RD, Meyers BF, et al. Anti-human leukocyte antigen antibodies and preemptive antibody-directed therapy after lung transplantation. J Heart Lung Transplant, 2010, 29: 973-980.

［116］Neumann J, Schio S, Tarrasconi H, et al. Bortezomib in lung transplantation: a promising start. Clin Transplant, 2009: 421-424.

［117］Neumann J, Tarrasconi H, Bortolotto A, et al. Acute humoral rejection in a lung recipient: reversion with bortezomib. Transplantation, 2010, 89: 125-126.

［118］Dawson KL, Parulekar A, Seethamraju H. Treatment of hyperacute antibody-mediated lung allograft rejection with eculizumab. J Heart Lung Transplant, 2012, 31: 1325-1326.

［119］Sato M, Waddell TK, Wagnetz U, et al. Restrictive allograft syndrome (RAS): a novel form of chronic lung allograft dysfunction. J Heart Lung Transplant, 2011, 30: 735-742.

［120］Paraskeva M, McLean C, Ellis S, et al. Acute fibrinoid organizing pneumonia after lung transplantation. Am J Respir Crit Care Med, 2013, 187: 1360-1368.

［121］Knoop C, Estenne M. Acute and chronic rejection after lung transplantation. Semin Respir Crit Care Med, 2006, 27: 521-533.

［122］Zamora MR. Updates in lung transplantation. Clin Transplant, 2012: 185-192.

［123］Gerhardt SG, McDyer JF, Girgis RE, et al. Maintenance azithromycin therapy for bronchiolitis obliterans syndrome: results of a pilot study. Am J Respir Crit Care Med, 2003, 168: 121-125.

［124］Vos R, Vanaudenaerde BM, Ottevaere A, et al. Long-term azithromycin therapy for bronchiolitis obliterans syndrome: divide and conquer? J Heart Lung Transplant, 2010, 29: 1358-1368.

［125］Vos R, Vanaudenaerde BM, Verleden SE, et al. A randomised controlled trial of azithromycin to prevent chronic rejection after lung transplantation. Eur Respir J, 2011, 37: 164-172.

［126］Banerjee B, Musk M, Sutanto EN, et al. Regional differences in susceptibiity of bronchial epithelium to mesenchymal transition and inhibition by the macrolide antibiotic azithromycin. PLoS, 2012, 7: e52309.

［127］Persson HL, Vainikka LK, Sege M, et al. Leaky lysosomes in lung transplant macrophages: azithromycin prevents oxidative damage. Respir Res, 2012, 13: 83.

［128］Mertens V, Blondeau K, Pauwels A, et al. Azithromycin reduces gastroesophageal reflux and aspiration in lung transplant recipients. Dig Dis Sci, 2009, 54: 972-979.

［129］Verleden SE, Vandooren J, Vos R, et al. Azithromycin decreases MMP-9 expression in the airways of lung transplant recipients. Transpl Immunol, 2011, 25: 159-162.

［130］Ray WA, Murray KT, Hall K, et al. Azithromycin and the risk of cardiovascular death. N Engl J Med, 2012, 366: 1881-1890.

［131］Johnson BA, Iacono AT, Zeevi A, et al. Statin use is associated with improved function and survival of lung allografts. Am J Respir Crit Care Med, 2003, 167: 1271-1278.

［132］Morrell MR, Despotis GJ, Lublin DM, et al. The efficacy of photopheresis for bronchiolitis obliterans syndrome after lung transplantation. J Heart Lung Transplant, 2010, 29: 424-431.

［133］Verleden GM, Lievens Y, Dupont LJ, et al. Efficacy of total lymphoid irradiation in azithromycin nonresponsive chronic allograft rejection after lung transplantation. Transplant Proc, 2009, 41: 1816-1820.

［134］Verleden GM, Verleden SE, Vos R, et al. Montelukast for bronchiolitis obliterans syndrome after lung transplantation: a pilot study. Transpl Int, 2011, 24: 651-656.

［135］Bizargity P, Liu K, Wang L, et al. Inhibitory effects of pirfenidone on dendritic cells and lung allograft rejection. Transplantation, 2012, 94: 114-122.

［136］Vanaudenaerde BM, De Vleeschauwer SI, Vos R, et al. The role of the IL23 / IL17 axis in bronchiolitis obliterans syndrome after lung transplantation. Am J Transplant, 2008, 8: 1911-1920.

［137］Sinclair K, Yerkovich ST, Chambers DC. Mesenchymal stem cells and the lung. Respirology, 2013, 18: 397-411.

第二十九章 肺移植病毒感染

◇ 一、引 言

病毒感染会导致肺移植术后产生特定的并发症并可能造成患者死亡。此外，有些病毒感染还与一些远期并发症有关，例如表现为闭塞性细支气管炎综合征（bronchiolitis obliterans syndrome，BOS）的慢性移植肺功能障碍（chronic lung allograft dysfunction，CLAD）。本章总结了会对肺移植产生重大影响的常见的病毒感染。

◇ 二、呼吸道病毒

社区获得性呼吸道病毒（community-acquired respiratory virus，CARV）感染可以继发于肺移植术后。常见的病毒病原体包括长期存在的正黏病毒科（流感病毒 A 和 B）、副黏病毒科［呼吸道合胞病毒（respiratory syncytial virus，RSV）、副流感病毒（parainfluenza virus，PIV）、人偏肺病毒］、小核糖核酸病毒（鼻病毒和肠道病毒）和腺病毒。有限的数据表明，患者在肺移植术后也会感染一些新型病毒，如人冠状病毒（HCoV229E，NL63，HKU1，OC43）、多瘤病毒（WU、KI）以及细小病毒（人博卡病毒）等，并有其独特的临床表现[1-3]。

（一）流行病学和危险因素

一些回顾性和前瞻性研究阐明了在肺移植受者中 CARV 感染的流行病学特点。在肺移植术后的任何时间都可能感染病毒。目前已发现有供者来源的流感病毒和腺病毒感染的病例，并且患者有典型的临床症状[4-5]。在肺移植受者中，CARV 感染具有季节性变化规律，这些规律与更广泛的社区中反复感染的病毒的发病模式相似[1, 6]。文献中记录的个案报道显示，患者感染病毒后的各级表现均有，包括从监测期间的无临床症状恢复，到少许流涕、轻微鼻塞甚至严重的下呼吸道症状乃至最后的呼吸衰竭。虽然大多数研究的侧重点在单次发病，但也有报道提示一些患者存在持续的长达 15 个月的鼻病毒感染[7]。

CARV 的检出与呼吸道症状密切相关。在无症状的成年肺移植受者中，只有 3%～5% 能分离到病毒[8]；而在有症状的肺移植受者中,该比例高达34%～66%[8-12]。在一项单季度的单中心前瞻性研究中,2/3的肺移植受者疑似发生CARV感染,其中34%检出病毒[10]。在瑞士一项长达1年的研究中,调查人员在55%的受试者支气管肺泡灌洗液中找到了病毒[8]。而加拿大的研究显示,66%的有临床症状的CARV感染者被证实存在病毒感染[11]。然而,在最近一组研究中,在80例通过支气管镜检查等呼吸道病毒检查技术被诊断为CARV感染的肺移植受者中,只有21例存在临床症状[1]。一项跨国的关于576例肺移植儿童受者的回顾性研究显示,在移植后1年内,只有13.8%的儿童受者发生CARV感染[6]。这些研究中所发现的病毒包括鼻病毒、流感病毒、副流感病毒、呼吸道合胞病毒、人偏肺病毒及腺病毒等。而病毒检出率的差异也许与诊断技术的不同有关。

CARV风险评估显示,在肺移植儿童受者中,年龄越小,有症状的CARV感染的发病率越高[6]。然而,年龄、移植的类型、潜在的疾病不是成年肺移植患者CARV感染的独立危险因素[1, 10, 13]。一项回顾性调查研究显示,虽然肺移植后的低免疫球蛋白血症能增加发生细菌、真菌、巨细胞病毒(cytomegalovirus,CMV)感染的风险[14],但当血清免疫球蛋白水平低于700mg/dL时却并没有增加CARV感染的风险[15]。

(二)相关预后

许多文献报道,CARV感染之后导致移植受者发生急性细胞排斥反应(acute cellular rejection,ACR)及BOS。最近的一项研究表明,存在CARV感染的试验组的ACR发病率比未感染CARV的对照组的ACR发病率要高[1]。但是有关肺移植(包括儿童和成年人)的研究却无法揭示CARV感染与ACR之间的关系[6, 12-13, 16]。由于这其中大多数研究并没有系统地应用经支气管组织活检技术来评估ACR的情况,并且其中有一项研究提前使用类固醇激素来预防ACR的发生,所以导致CARV感染与ACR之间的关联被低估了[17-18]。最终,对文献的系统性回顾分析及对临床研究的汇总分析亦无法明确CARV感染与ACR之间的关联[19]。

然而有大量研究表明,肺移植成年受者的CARV感染与BOS之间存在流行病学关联。回顾性研究显示,32%～60%被诊断为CARV感染的受者后来出现了BOS[4, 13, 20]。一项病例对照研究以有或无CARV感染为变量,研究了CARV感染与BOS的关系,发现18%的有临床症状的试验组患者出现BOS,而对照组却没有[11]。此外,移植后第1年内出现CARV感染可增加10年后发生远期BOS的风险[21]。然而,一项纳入600例肺移植儿童受者的研究却并没有揭示CARV感染与BOS之间的关系(虽然对这些儿童受者的随访监测时间只有1年)[6]。Milstone等的一项单季度前瞻性研究也发现,CARV感染与BOS之间并无关联[10]。上述临床研究的汇总分析受BOS病例的数量和随访时间限制,因此这些研究的负责人建议对CARV感染与BOS之间的关联进行更细致的前瞻性评估[19]。

CARV感染对BOS的影响可能与CARV的类型有关。最近研究表明,相比于鼻病毒感染,非鼻病毒的感染更容易导致同种异体移植物功能障碍(以CARV感染1～3个月后FEV_1的变化为依据)[18]。另外,有报道称,在患者感染呼吸道合胞病毒6个月后,BOS的发病率明显升高,但是感染人偏肺病毒的患者却没有出现这种情况[9]。

目前,研究者们正在研究该流行病学所关联的更深层的免疫机制。Weigt等提出,在CARV感染时,支气管肺泡灌洗液中趋化因子受体CXCR3及配体CXCL10、CXCL11的浓度升高与感染后6个月时FEV_1显著下降有关[22]。随着呼吸道病毒分子诊断技术、疾病监测水平的提高[23],及对潜在的CARV导致炎症损伤的认知的提升,CARV感染与BOS之间的关联会被进一步阐述,并且我们可以找到更有效地针对CARV感染的治疗策略。

(三)治 疗

是否需要对CARV感染采取干预措施,主要取决于所检出的病毒种类及目前可用的治疗药物。在流感病例中,通常根据人群对目前流行的病毒是否易感而决定,并且治疗方案随时间而变。因为流感病毒是易评估的一种病原体,其最佳治疗方案应该根据某个地区、国家甚至国际上每年的流行病毒来制定。因此,治疗方案应该遵循最新的国家、国际指南。目前可用的抗流感病毒药物仍在增加,及早抗流感病毒治疗可以改善儿童及成年实体器官移植(solid-organ transplant, SOT)受者的预后[24]。

有几个报道介绍了使用利巴韦林(雾化、静滴、口服)联合或不联合类固醇、免疫球蛋白治疗RSV的方案[25-26]。在这些报道中,利巴韦林不同的给药方式或者不同的联合用药模式在肺移植受者中取得了相似的疗效[25, 27]。有文献报道了新药ALN-RSV01,一种小干扰RNA,进入细胞后可将RSV病毒mRNA作为靶点进行抗病毒治疗。在两个随机对照临床试验中,100多名肺移植受者接受雾化吸入ALN-RSV01治疗3~5天,结果显示不管是否联用利巴韦林,该药均能减少BOS的发生、遏制BOS的进展[28-29]。此外,一些针对RSV的抗病毒药物正在研究中,其中包括多克隆高滴度的抗RSV免疫球蛋白,及将RSV病毒的F蛋白作为靶点从而阻止病毒和宿主细胞融合的两种融合抑制剂。迄今为止,尚未在肺移植受者中评估这些抗病毒药物的疗效。

目前已有报道使用利巴韦林成功治疗副黏病毒的病例。Raza等使用利巴韦林成功治疗了一例人偏肺病毒感染病例;McCurdy等称使用利巴韦林治疗了5例副流感病毒感染病例[29a]。另外,有病例报告描述了使用新药DAS-181成功治疗2名肺移植受者的下呼吸道副流感病毒3型感染的情况,2名肺移植患者的病毒载量均减少,并且治疗结束后仅出现很轻微的副作用[30-31]。

Doan等称,对3/4的肺移植儿童受者使用西多福韦和静脉注射免疫球蛋白治疗腺病毒感染后取得很好的疗效[32]。有报道称,可以用脂质结合的西多福韦口服制剂brincidofovir(Chimerix, Durham, North Carolina)治疗造血干细胞移植或者免疫抑制的腺病毒感染患者,然而这其中没有包括肺移植受者。

虽然在应用分子诊断后,鼻病毒是检出率最高的病毒,但是当前没有公认的抗鼻病毒治疗方案。目前正在评估哮喘患者使用某些治疗药物的效果,包括:新型口服药物Vapendavir和BTA793(Biota Pharmaceuticals, Inc., Melbourne, Australia),可以与病毒衣壳结合来抑制或干扰病毒与受者结合,从而阻止进一步感染;吸入型β干扰素SNG001(Synairgen PLC, Southampton, England),可以阻止感染从上呼吸道蔓延至下呼吸道。但是,这些药物对免疫抑制患者(包括肺移植受者)的疗效仍需要进一步研究。

(四)预防措施

即使不采取治疗措施,针对CARV感染的预防方案也可以消除潜在的引发CARV感染的可能。无论对哪种病毒,都需要采取最基本的标准预防措施,比如避免接触感染患者、适当的手卫生等。其他的病毒针对性预防措施包括对所有肺移植患者及他们的密切接触者每年接种流感疫苗[33-34],对已经发生病毒暴露的人实施流感预防方案等。在2009年甲型H1N1流感大流行期间,辅助性的流感疫苗接种可能也取得了很好的临床效果。瑞士的一项队列研究显示,在148名流感疫苗接种者中,只有2名感染了甲型H1N1流感病毒;相比之下,在20名未接种流感疫苗者中,有5名感染了甲型H1N1流感病毒[35]。然而,瑞士另一个研究团队的数据则显示,肺移植受者(43.5%)的疫苗血清保护作用明显低于其他实体器官移植受者(72%~85%)及健康对照组(87%)[36]。还有一项肺移植受者队列研究表明,皮内接种加强剂似乎并没有增加疫苗的血清保护作用[37]。虽然疫苗接种对肺移植受者的血清保护率低于其他实体器官移植受者,但还是能降低流感相关性肺炎的发病率[38],因此被推荐为肺移植术后的有效预防策略。

此外,院内感染控制是预防CARV院内感染的一种方法,我们不能低估其重要性。对疑似CARV感染的患者,应该实施接触及飞沫感染的标准控制预防措施,并且可根据当地的地区及国家指南,对检出的病毒采取针对性的感控措施。

◇ 三、疱疹病毒感染

疱疹病毒科病毒仍是最常见的肺移植后感染病原体[39]。根据其在普通人群中的血清学检测阳性率和肺移植受者移植时的年龄推断,疱疹病毒感染可能来自既往感染再活化、供者病毒转染或移植后自然感染。比如,大多数肺移植成年受者的单纯疱疹病毒(herpes simplex virus,HSV)和水痘带状疱疹病毒(varicella-zoster virus,VZV)血清学检测是阳性的,因此,推测绝大多数有症状的HSV及VZV感染的发病机制是先前潜伏感染的再激活[40]。另外,移植前巨细胞病毒(cytomegalo virus,CMV)和EB病毒(Epstein-Barr virus,EBV)血清检测阴性的肺移植受者在接受血清检测阳性供者(D⁺/R⁻血清型)的器官后,比CMV和EBV血清检测阳性的肺移植受者的发病风险更高[41]。因此,评估肺移植供者受者的每种病毒感染情况,对于判定移植后病毒感染风险及制定相应的个体化抗病毒预防方案显得尤其重要[42]。

(一)巨细胞病毒

CMV属于β-疱疹病毒家族成员,是曾经器官移植后患者感染的头号病原体。以往CMV感染常与肺移植受者的术后并发症发生乃至死亡密切相关[43];但随着CMV预防和治疗策略的显著提升,如今因CMV感染而导致的直接死亡已经很少了[44]。然而,CMV感染与CLAD之间的潜在关联仍然令人担忧,因为CLAD是影响肺移植后移植物和患者存活的最重要的并发症。

目前公认的肺移植受者CMV感染的定义包括活动性CMV感染和巨细胞病毒病:活动性CMV感染指肺移植受者通过实验室检查(核酸检测或血抗原检测)明确存在CMV复制,无论其是否具有症状,而巨细胞病毒病指肺移植受者有CMV感染的典型临床症状。肺移植后CMV感染的主要危险因素包括高风险的D⁺/R⁻血清型[45],使用淋巴细胞清除性抗体作为诱导或抗排异疗法[46],以及因曾发生过急性排斥反应而增强免疫抑制的情况[47]。一些研究显示,移植后CMV高复制率可能与某些自身免疫基因的遗传多态性有关[47]。值得注意的是,肺移植受者的CMV感染发病率高于其他移植受者,这可能是因为肺移植受者处于更强的免疫抑制状态,以及肺同种异体移植物中存在较高的CMV病毒载量。目前,肺移植受者的CMV感染发病率从5%到40%不等,其高低主要取决于CMV血清型和抗病毒预防持续时间[44, 48-49]。

CMV感染的临床表现包括病毒感染综合征及终末器官疾病,前者以精神萎靡、肌肉酸痛、低热等为特征,而后者则包括结肠炎、食管炎、肝炎等。值得一提的是,尽管CMV在同种异体移植物中(支气管肺泡灌洗液CMV检测)被频繁地激活,但肺移植受者的CMV肺炎发病率还是相对较低的。关于肺移植受者的两个前瞻性队列研究数据显示,在移植后1年内通过PCR检测的同种异体移植物的CMV复制率为41%~44%;但仅有5.3%~8%的肺移植受者发生CMV肺炎[50-51]。

关于 CMV 感染对肺移植受者的间接影响，目前尚存在争议。免疫抑制剂减弱了特异性细胞免疫的调控能力，导致移植后 CMV 病毒的复制；同时其反过来又与促炎及免疫调节状态有关，这些状态可能影响肺移植受者的同种免疫反应并最终影响同种异体移植后移植物的功能与存活[52]。在早期的一些无预防 CMV 感染或短时间预防 CMV 感染的研究中发现，CMV 感染会影响肺移植后的同种异体移植物的功能与存活[53]。但自从采取通用的预防方案后，尤其在应用延长抗病毒预防方案后，这些影响就减小了很多[54-55]。在 1995 年发表的一项研究中提到，只有在预防性静脉应用更昔洛韦之前的 CMV 感染才会导致 CLAD[56]。最近，澳大利亚的一项研究显示，CMV 感染是 CLAD 进展的重要危险因素［风险比（hazard ratio），HR＝2.1，P＝0.003］[51]；但加拿大的另一项研究却对此持否定观点（HR＝1.04，P＝0.89）[50]。在这两项研究中，所有肺移植受者都接受了至少 3 个月的更昔洛韦或缬更昔洛韦或两者联用的抗病毒预防方案。另外，瑞典的一项对接受了 3 个月抗病毒预防治疗的肺移植受者的队列研究显示，CMV 感染或无症状的 CMV 复制会降低患者无 CLAD 生存率（两者无 CLAD 生存率分别为 32% 和 36%；而无 CMV 感染的无 CLAD 生存率为 69%）[57]。总之，这些数据表明，抗病毒预防方案能减少但不能完全消除 CMV 对肺移植物的间接影响。

在器官移植中，CMV 感染的预防方案（见表 29.1）包括：在移植后一定时间内使用抗病毒药物（通用预防方案），通过 PCR 技术监测 CMV 病毒载量，及对存在 CMV 病毒复制的患者使用抗病毒药物（抢先治疗方案）[58]。大多数移植中心会在肺移植时使用抗病毒预防方案来预防 CMV 感染，这是已发布的指南中推荐的首选方案[59]。CMV 感染预防方案的最佳持续时间尚未明确，但大多数研究表明，若持续预防的时间不足 6 个月，则 CMV 感染发病率会升高[60]。一项随机对照试验比较了预防性应用缬更昔洛韦 3 个月和 12 个月后患者 CMV 感染的发病率，结果显示，12 个月组 CMV 感染的发病率显著下降（32% vs. 4%，$P<0.001$）[44]。然而，在中等风险组（特别是 D^-/R^+ 血清型患者中），6 个月的预防性治疗可以预防迟发性 CMV 感染[61]。一些研究中心使用特异性 CMV 免疫球蛋白与抗病毒药物联合预防 CMV 感染，但是该方法的益处尚未被完全证实。最近有人用 CMV 特异性细胞免疫反应测定来对患者的 CMV 感染风险进行分层，其观察性研究发现，可检测到 CMV 特异性细胞免疫反应的患者发生 CMV 感染的风险较低[62-64]。但是，将 CMV 免疫监测纳入肺移植受者常规监测的价值仍需通过干预性试验进行验证[58]。

对于诊断明确的 CMV 感染，所采取的治疗方法（见表 29.1）通常是静脉应用更昔洛韦[48]。有研究证明，在治疗其他实体器官移植患者的 CMV 感染时，缬更昔洛韦口服制剂的疗效与更昔洛韦静脉制剂相同[65]，但缬更昔洛韦在肺移植受者中的用药经验仍然有限。鉴于口服缬更昔洛韦的生物利用度更高[66]，轻度至中度 CMV 感染患者可以口服缬更昔洛韦治疗；但对于有严重终末器官受累的患者，仍需优先使用静脉治疗。在患者的临床症状得到改善后，建议将静脉治疗更改为口服治疗。抗病毒治疗的持续时间由临床症状和病毒学检测结果决定，通常需要抗病毒治疗 3～4 周，但 CMV 病毒载量减少缓慢的严重病例可能需要治疗更长时间。对于高危患者，建议在完整的更昔洛韦或缬更昔洛韦全剂量疗程后予以 4～8 周的二次预防，以避免早期复发[58]。肺移植受者，尤其 D^+/R^- 患者，比其他移植受者感染耐药 CMV 的风险更高，其发病率为 5%～15%[67]。耐药 CMV 的耐药基因大多数位于 UL97 激酶位点和 UL54 聚合酶位点。对于 UL97 突变的 CMV 感染，通常可以用较高剂量的更昔洛韦治疗；而对于 UL54 突变的 CMV 感染，则用其他抗病毒药物（如膦甲酸）治疗。新型抗病毒药物，如 Letermovir 或 Brincidofov，在治疗肺移植受者的耐药 CMV 感染中的作用仍需要进一步评估[68]。

表 29.1 肺移植单纯疱疹病毒感染治疗策略

病毒	预防	治疗	注意事项
HSV-1 和 HSV-2	更昔洛韦和缬更昔洛韦用于CMV的预防,同样适用于HSV-1和HSV-2预防。推荐给予8~12周的阿昔洛韦、伐昔洛韦和泛昔洛韦,为CMV D/R的肺移植患者或随后接受预防治疗的患者进行治疗	黏膜性疾病:应用阿昔洛韦、伐昔洛韦或泛昔洛韦。播散性疾病或重症感染:应用阿昔洛韦静滴。对阿昔洛韦有耐药性的HSV:应用膦甲酸	
VZV	更昔洛韦和缬更昔洛韦用于CMV的预防,同样适用于VZV预防。推荐给予8~12周的阿昔洛韦、伐昔洛韦和泛昔洛韦,为CMV D/R的肺移植患者或正在接受预防治疗的患者进行治疗	局部带状疱疹:应用阿昔洛韦、伐昔洛韦和泛昔洛韦。播散性疾病或初发水痘:应用阿昔洛韦静滴	在PHN方面,阿昔洛韦的效果似乎没其他药物好
CMV	D⁺/R⁻的肺移植患者:使用伐昔洛韦预防治疗6~12个月。R⁺肺移植患者:使用伐昔洛韦预防治疗6~12个月,对这些患者可进行严格的预防治疗。D⁻/R⁻肺移植患者:同HSV和VZV的抢先治疗方法	出现靶器官损害:应用更昔洛韦静滴。病毒综合征:应用更昔洛韦或伐昔洛韦静滴。一旦确保临床表现和病毒学检查改善,可改用缬更昔洛韦	在高度免疫抑制的患者中,CMV Ig或IVIG可以作为额外的预防或治疗手段
EBV	D⁺/R⁻肺移植患者:给予6个月的缬更昔洛韦对预防EBV有帮助	不推荐应用抗病毒治疗方案来治疗顽固性EBV血症,也不推荐将抗病毒治疗方案作为移植后淋巴组织增生性疾病的辅助治疗	
HHV-6 和 HHV-7	没有特殊的抗病毒预防方案被推荐	有靶器官损害的HHV-6疾病:应用膦甲酸	
HHV-8	没有特殊的抗病毒预防方案被推荐	没有特殊的抗病毒治疗方案被推荐	虽然抗病毒药物对HHV-8的治疗作用尚有争议,但在缬更昔洛韦治疗后,HHV-8相关疾病的病例得到了改善

注:CMV:cytomegalovirus,巨细胞病毒;CMVIg:specific CMV immunoglobulin,特定的巨细胞病毒免疫球蛋白;D:donor,供者;EBV:Epstein-Barr virus,EB病毒;HHV:human herpes virus,人疱疹病毒;HSV:herpes simplex virus,单纯疱疹病毒;HZ:herpes zoster,带状疱疹;IV:intravenous,静滴;IVIG:intravenous immunoglobulin,静脉注射免疫球蛋白;PHN:postherpetic neuralgia,带状疱疹后神经痛;PTLD:posttransplant lymphoproliferative disorder,移植后淋巴组织增生性疾病;R:recipient,受者;VZV:varicella-zoster virus,水痘-带状疱疹病毒。

(二)EB病毒

全球95%以上的人感染过EB病毒。EB病毒(Epstein-Barr virus,EBV)初次感染通常发生在儿童和青少年阶段,感染者通常无症状,但也可以出现发热及淋巴结肿大等病毒性综合征,也被称为传染性单核细胞增多症。在移植受者中,EBV可导致各种临床表现,比如传染性单核细胞增多症样综合征(在EBV原发性感染的小儿移植受者)及单克隆淋巴细胞增殖的高级别淋巴瘤等[69]。与移植后EBV感染相关的临床表现被称为移植后淋巴增生性疾病(posttransplant lymphoproliferative disorder,PTLD),其主要病因是免疫抑制导致EBV感染的淋巴细胞缺乏细胞介导的免疫监视[70]。

肺移植患者发生 EBV 相关 PTLD 的主要危险因素是供受者的 EBV 感染情况[71]。EBV D^+/R^- 的肺移植受者存在极大的初发 EBV 感染的风险，也极有可能导致 PTLD。由于大多数血清反应阴性的移植受者是儿童，所以 PTLD 是小儿肺移植中的一个大问题。在肺移植后 5 年内，受者的 PTLD 发生率为 1.5%～16%，与受者年龄相关[69, 71]。尽管免疫抑制状态明显增加了发生 PTLD 的风险，但每种特异性免疫抑制剂增加 EBV 复制及导致发生 PTLD 风险的机制尚不清楚。美国大型研究机构的数据显示，淋巴细胞清除性抗体的诱导治疗可能使 PTLD 的发病率增高[72]，但是似乎没有特殊的维持性抗排斥药物会影响 PTLD 的发生风险。特别需要指出的是，尽管在 PTLD 小鼠模型研究中，体外实验数据表明西罗莫司（mTOR）抑制剂可以抑制被 EBV 感染的细胞的增殖[73]，但尚未证明它是否能阻止移植受者 PTLD 进展并降低 PTLD 的发病率。

如何预防 EBV 相关的 PTLD 是肺移植所要面临的重要问题（见表 29.1）。对于 D^+/R^- 的高危 EBV 感染患者，需要减少免疫抑制剂的使用，特别应该避免使用淋巴细胞清除性抗体方案。阿昔洛韦和更昔洛韦已经表现出体外抗 EBV 的活性，因此，在抗病毒预防治疗时经常会给予 D^+/R^- 的 EBV 感染患者这些药物，以预防（或延迟）原发性 EBV 感染的进展[69]。然而，抗病毒药物仅能裂解病毒，而不会对被 EBV 感染的 B 细胞产生作用。因此，我们并不清楚抗病毒药物是否能有效预防 EBV DNA 复制和 PTLD 进展。值得注意的是，目前还没有随机对照试验能明确抗病毒预防治疗的益处，观察性研究的数据结论也尚未明确。监测 EBV 患者的 EBV DNA 血症可能可以用来识别患者是否存在持续的 EBV 复制。由于这样的患者有发生 EBV 相关性 PTLD 的最高风险，所以他们需要接受一些干预措施，如减少免疫抑制、实行抗病毒或抗 B 淋巴细胞毒性治疗，以降低 EBV DNA 血症水平。然而，尚未有前瞻性研究来评估实体器官移植受者使用这种预防治疗的效果。在小儿肝移植受者的研究中，研究人员会在移植后每 1～2 周通过 PCR 检测血液样本来监测 EBV DNA 血症，并且减少连续两次阳性患者的免疫抑制剂的使用。这种预防治疗的方法可使 PTLD 的发生率明显低于历史队列（分别为 2% 与 16%）[74]。另外，将阿昔洛韦或更昔洛韦作为持续性 EBV DNA 血症的预防治疗方案似乎并没有效果，而用于预防治疗的抗 CD20 单克隆抗体利妥昔单抗的长期安全性还需要进一步验证[75]。一些研究机构尝试给减少免疫抑制但未能消除 EBV DNA 血症的患者输注自体或同种异体（第三方）EBV 特异性细胞毒 T 细胞，以恢复 EBV 相关的细胞介导的免疫功能，然而这种治疗方案在实体器官移植受者中的效果似乎要比干细胞移植患者差些[76]。

治疗 EBV 相关性 PTLD 的第一步是降低免疫抑制程度。一些多克隆增殖患者只需要做到这一步就能有效控制疾病，但侵袭性更强的 PTLD 仍需用利妥昔单抗联合（或不联合）化疗来治疗[69]。对于无反应的患者，EBV 特异性细胞毒性 T 细胞回输可能有效。

（三）其他疱疹病毒科病毒

1. 1 型和 2 型单纯疱疹病毒

单纯疱疹病毒（herpes simplex virus，HSV）感染再激活是器官移植后最常见的病毒感染之一[40]。HSV-1 通常有口咽部症状，HSV-2 则经常导致生殖系统疾病，但在这两个部位都可以发现这两种病毒。在成年人中，HSV-1 的血清学检测阳性率为 70%～90%，而 HSV-2 的血清学检测阳性率为 20%[77]。这些 HSV 感染患者的临床表现通常与免疫功能正常患者相似，包括口周和生殖器皮肤黏膜皮疹。但在高度免疫抑制的患者中，可以观察到坏死性溃疡等更广泛的病变。此外，有报道称在实体器官移植受者中发现具有播散性的 HSV 疾病，包括 HSV 肝炎及 HSV 肺炎[78]。HSV 感染通常依靠临床经验来诊断，也可通过 PCR 检测来确诊。在移植后第 1 周使用阿昔洛韦或者更昔洛韦进行抗病毒预防治疗可以有效预防 HSV 感染（见表29.1）。由于用于预防 CMV 的药物对 HSV 也是有效的，所以我们仅需要对没有接受 CMV 预防治疗的低分险 CMV D⁻/R⁻ 患者或正在接受预防治疗的患者实施相应的疱疹病毒预防措施[40]。HSV 感染的治疗措施包括：对非重度皮肤黏膜损伤患者，给予阿昔洛韦、伐昔洛韦或泛昔洛韦口服治疗；对于严重和（或）播散性的 HSV 感染，建议静脉应用高剂量阿昔洛韦。

2. 带状疱疹病毒

带状疱疹病毒（varicella-zoster virus，VZV）可通过飞沫传播；原发感染（水痘）之后，VZV 潜伏在受感染的神经节内。如果机体的免疫监控能力下降，VZV 可以在受感染的神经附近被重新激活并表现为水疱样病变［带状疱疹（herpes zoster，HZ）］。由于欧洲和北美成年人 VZV 感染的血清学检测阳性率接近100%，所以带状疱疹是成年移植受者 VZV 感染最常见的临床表现。然而，在儿童移植受者中，移植后可能发生原发性 VZV 感染，并且死亡率较高。在所有器官移植受者中，肺移植受者发生带状疱疹的风险可能是最高的，其移植后5年带状疱疹的发生率为15%～20%[79-80]。在接受 CMV 预防方案的患者中，使用抗病毒药物之后，其带状疱疹的发病率得到了控制[80]。肺移植受者 VZV 感染的临床表现通常与普通人群相似。在一项纳入239例肺移植受者的研究中，VZV 感染的播散性皮肤和内脏受累率分别为6%和0%[80]，但也有其他研究报道了肺移植后 VZV 感染所导致的致命性播散性带状疱疹[81]。值得一提的是，大量肺移植受者（高达20%）可能出现带状疱疹后神经痛[80]。虽然在一些情况下，通过 PCR 检测的微生物识别技术可以区分 HSV 感染和 VZV 感染（见表29.1），但 VZV 感染与 HSV 感染一样，大多数通过临床症状进行诊断。VZV 感染的治疗方法包括：对非严重带状疱疹患者，给予阿昔洛韦、伐昔洛韦或泛昔洛韦口服；对初次感染或播散性感染的患者，可选择使用阿昔洛韦静脉制剂。而对于血清学检测阴性的移植受者，筛选 VZV 感染和使用 OKA 减毒疫苗是减少移植后 VZV 感染的重要预防方法[33]。尽管目前没有关于肺移植受者的移植前接种疫苗的安全性数据，但近年来一项儿科肝移植研究显示，血清学检测阴性受者移植术后接种疫苗是安全和有效的[82]。减毒带状疱疹疫苗已经被批准用于老年人，但移植前疫苗接种对移植后 VZV 感染发生率的影响尚未明确[33]。目前，研究者正在研究热灭活带状疱疹疫苗对不同免疫抑制人群的效果，但尚未开始探究其对实体器官移植受者的效果。

3. 人疱疹病毒6和人疱疹病毒7

人疱疹病毒6（human herpes virus 6，HHV-6）和人疱疹病毒7（human herpes virus 7，HHV-7），与在大部分成年人中有潜伏感染的 β- 疱疹病毒密切相关[83]。在免疫功能正常的儿童中，HHV-6 和 HHV-7 可导致小儿急疹（玫瑰疹）。在实体器官移植受者中（尤其肺移植受者），典型的 HHV-6 和 HHV-7 感染的临床表现尚未见报道。移植后 HHV-6 和 HHV-7 的再激活非常常见。一些研究表明，在移植后第1年，在20%～50%的肺移植受者的同种异体移植物中可发现 HHV-6 和 HHV-7 复制[50, 84]。然而，很少有研究报道有症状的 HHV-6 感染，HHV-7 似乎也与临床疾病无关[85]。HHV-6 感染的临床表现与 CMV 感染的临床表现相似，包括病毒综合征、肺炎和胃肠道症状[86]。另外，有报道称，器官移植后可出现 HHV-6 脑炎。一些研究表明，支气管肺泡灌洗液中存在 HHV-6 预示着 CLAD 的发生率更高[87]。但是这种关联并未在所有研究中得到证实[50]。HHV-6 的一个特点是可通过直接传播或供者传播，将自身的核酸整合到1%的感染患者的染色体中（被称为染色体整合 HHV-6 病）[88]。由于 HHV-6 DNA 存在于患者的每个细胞中，所以染色体整合 HHV-6 DNA 的患者血液标本中的高载量 HHV-6 显得没有临床意义，并且可能会使基于 PCR 检测的活动性 HHV-6 感染诊断变得困难。目前，我们尚不清楚在染色体整合 HHV-6 DNA 的移植受者中，HHV-6 感染是否会被重新激活并且表现出临床症状[88]。

HHV-6感染预防方案对患者和同种异体移植物的远期生存的影响尚未得到评估（见表29.1），但通用的CMV预防方案可能可以减少HHV-6和HHV-7再激活的发生[85]。膦甲酸由于具有比更昔洛韦更好的抗HHV-6活性，所以成为治疗有临床症状的HHV-6感染患者的首选药物。

4. 人疱疹病毒8

人疱疹病毒8（human herpes virus 8，HHV-8）属于γ-疱疹病毒家族，与同样致癌的EB病毒有许多相同的特征。HHV-8感染的血清学检测阳性率在不同地区差异很大，在非洲（50%）和南欧（10%～30%）较高，在北欧和北美（<10%）较低[89]。因此，肺移植后HHV-8相关性疾病的发病率取决于供者和受者的来源区域。然而，由于HHV-8的血清学检测特异性有限，其血清假阳性率高，所以在大多数国家对供者及受者不常规行HHV-8筛查。在法国一项肾移植受者队列研究中，系统性地进行了HHV-8血清学检测，其中3.2%移植受者的HHV-8血清学检测阳性，1.3%移植受者具有D⁺/R⁻血清型[90]。肺移植受者HHV-8感染的最常见临床表现是卡波西肉瘤（Kaposi sarcoma，KS），其在实体器官移植受者中的发病率比普通人群高100～1000倍。据报道，卡波西肉瘤在肺移植受者中的发病率为每年6.67/1000例（分别比肾移植受者和普通人群高2.8倍和428倍）[91]。虽然大多数患者的卡波西肉瘤病仅出现在皮肤表面，但肺移植受者可能出现存在内脏侵犯的浸润性卡波西肉瘤。已经有人报道在肺同种异体移植物中发现卡波西肉瘤[92]。实体器官移植受者可能有更严重的HHV-8相关疾病的表现，包括多中心巨大淋巴结增生症（multicentric Castleman disease，MCD）、原发性渗出性淋巴瘤和存在嗜血现象的脓毒症样综合征[93]。值得注意的是，这些表现大多发生于HHV-8血清学检测阴性（D⁺/R⁻）的受者（他们接受了血清学检测阳性的供者器官）中，并且患者死亡率极高[93]。在肺移植受者，卡波西肉瘤的治疗首先需要减少免疫抑制剂的使用。虽然对肺移植受者卡波西肉瘤的治疗经验有限，但由于mTOR抑制剂具有抗恶性细胞增殖作用，所以在大多数情况下，将钙调神经磷酸酶抑制剂改为mTOR抑制剂可以遏制卡波西肉瘤的疾病进展[94]。若出现播散性的卡波西肉瘤、MCD及脓毒症样综合征等，则需要积极治疗，包括减少免疫抑制、利妥昔单抗和化疗等。抗病毒药物在预防或治疗HHV-8相关疾病中的作用尚未明确（见表29.1）[83]。

◇ 四、肝炎病毒感染

一些病毒在肺移植后会引起特定的问题。乙型肝炎病毒（hepatitis B virus，HBV）和丙型肝炎病毒（hepatitis C virus，HCV）是引起移植后急性和慢性肝炎的最重要和最常见的病毒[95]。最近有研究表明，戊型肝炎病毒（hepatitis E virus，HEV）也能造成肺移植受者发生慢性肝炎[96-97]。

（一）乙型肝炎病毒

乙型肝炎病毒（HBV）是DNA病毒，属于肝炎病毒科，也是急慢性肝炎、肝硬化、肝细胞癌的主要病因。HBV感染是全球范围的健康问题，影响范围超过3.5亿人[98]。由于有效的疫苗接种，HBV感染患者在过去10年中的发病率和相关死亡率有所下降。然而，它仍然是一个重大的健康问题，每年导致全球60多万人死亡[99]。

应对等待肺移植的患者进行HBV筛查，并根据血清学检测结果进行分类（见表29.2）。第一组，主要包括HBV阴性或接种HBV者（HBV抗体⁺），在发达国家人数最多。第二组为既往感染过HBV但已经清除病毒者（HBVc抗体⁺和HBVs抗体⁺）。这两组成员均可为肺移植的候选者。但是，由于HBV在免疫抑制状态下可以被重新激活，所以已清除HBV的患者在移植后应定期检测HBV情况

（即第二组患者）。第三组为仅 HBVc 抗体阳性的患者，他们可能正在清除病毒，但 HBVs 抗体尚未出现。对这些患者应进行 HBV DNA 检测；除非其 HBV DNA 检测结果为阴性，否则应视为存在 HBV 感染。至今为止，慢性 HBV 感染（HBV 表面抗原阳性个体）仍是肺移植的绝对禁忌证[100]。但国际心肺移植学会（International Society for Heart and Lung Transplantation，ISHLT）的最新指南将慢性 HBV 感染视为肺移植的相对禁忌证。因此，在没有肝硬化和肝细胞癌的情况下，对部分筛选后的 HBV 阳性候选者可以考虑进行移植手术[101]。

表 29.2 乙肝病毒血清学模式

状态	HBs-Ag	anti-HBs	anti-HBc	分组
无感染	－	－	－	1
接种疫苗的	－	＋	－	1
感染已清除	－	＋	＋	2
正在解决感染	－	－	＋	3
活跃的感染（慢性乙型病毒性肝炎）	＋	±	＋	4

注：anti-HBc，anti-hepatitis B core antibodies，乙肝核心抗体；anti-HBs，anti-hepatitis B surface antibodies，乙肝表面抗体；HBs-Ag，hepatitis B surface antigen，乙肝表面抗原

文献中也有关于使用 HBV 阳性供者的报道。Dhillon 等分析了美国器官资源共享网络（Unite Network of Organ Sharing，UNOS）的数据，比较了 13233 例移植物 HBc 抗体阴性的器官受者与 333 例移植物 HBc 抗体阳性的肺移植和心肺移植受者的临床预后。他们的分析结果显示，1994—2004 年，HBc 抗体阳性供者的比例从 2.8% 提高到 4.8%[102]。另外，两组的 5 年死亡率没有显著性差异，在多因素分析中，供者 HBc 抗体阳性的状态不是 1 年或 5 年死亡率的独立危险因素。也有研究评估了移植前接种疫苗以及移植后使用拉米夫定进行感染预防的效果[103]。虽然目前尚缺少关于血清转化的研究文献，但疫苗接种似乎是成功的，因为 29 例肺移植受者在接受完全接种疫苗的 HBc 抗体阳性供体肺后，未出现病毒传播，并且其 1 年生存率与普通肺移植受者相似。另外，有 7 例肺移植受者在接受 HBc 抗体阳性供体肺移植后再接受 12 个月的拉米夫定预防治疗，没有受者出现新发的肝炎[103]。这些数据表明在移植前适当时间接种 HBV 疫苗的重要性。目前，没有关于在肺移植中使用乙型肝炎表面抗原阳性供体肺的数据。我们需要更多的相关资料以进一步了解 HBV 对肺移植的影响。

（二）丙型肝炎病毒

丙型肝炎病毒（HCV）是单链 RNA 病毒，属于黄病毒科[104]。我们已经识别出 HCV 的一些基因型；其中，在发达国家最常见的是基因型 1、2 和 3。全球约 1.7 亿人存在慢性 HCV 感染。慢性 HCV 感染可能导致肝硬化和肝细胞癌[105]。通过血液筛查，几乎可以完全消除 HCV 通过血液制品和移植物传播的风险。但 HCV 感染仍然是慢性肝炎的常见病因；仅在美国，HCV 感染患者就有 400 多万例[106]。

慢性 HCV 感染至今仍被 ISHLT 指南列为肺移植的绝对禁忌证[100]。有两项系列研究显示，20 位慢性 HCV 感染的肺移植受者的生存率及移植物生存率与对照组相似[107-108]。另外，对美国器官获取与移植网络（Organ Procurement and Transplantation Network，OPTN）/UNOS 数据分析显示，HCV 血清学检测阳性与 HCV 血清学检测阴性的移植患者的 5 年生存率相似[109]。

目前，针对 HCV 的标准疗法是聚乙二醇化干扰素（pegylated interferon，PEG-INF）与利巴韦林联合

用药,其疗效取决于 HCV 的基因型。这种治疗方法会使约 80% 的 2 型或 3 型 HCV 感染的非移植患者以及 45% 的 1 型 HCV 感染的非移植患者产生持续的病毒应答。但是,目前还有多种新的抗 HCV 治疗方案及组合正在评估中,其结果令人鼓舞。包括索非布韦和达卡他韦在内的用药方案有望较大幅度地提高持续的病毒应答[110]。随着这些新的治疗方案的出现,更多的 HCV 患者可达到持续的病毒应答。在没有肝硬化和肝细胞癌的情况下,慢性 HCV 感染的患者也可考虑成为肺移植的候选者。

(三)戊型肝炎病毒

戊型肝炎病毒(hepatitis E virus,HEV)主要经粪-口途径传播[111]。它是单链 RNA 病毒,属于肝炎病毒科。在发达国家,戊型肝炎被称为旅行者疾病。旅行相关的 HEV 感染是由 1 型或 2 型戊型肝炎病毒引起的[112]。最近的研究结果表明,3 型 HEV 感染也是肺移植受者继发慢性肝炎的病因,现在 3 型 HEV 也被认为是人畜共患病原体[113-114]。

肺移植受者 HEV 感染可能导致慢性肝炎和肝硬化[115-116]。尽管我们可以因其在猪中有较高的感染率而得出 HEV 感染是人畜共患传染病的结论,但其感染移植受者的传播模式尚不清楚[117]。HEV 几乎不通过血液传播,目前尚未报道因肺移植供者而导致的 HEV 感染[118]。

HEV 感染的临床表现从无症状轻度肝炎到亚急性肝衰竭[114, 119-120]。在一些欧洲地区,高达 2%~3% 的肺移植受者存在慢性 HEV 感染[96]。由于 HEV 感染时的血清学检测结果通常为阴性,所以其首选的诊断方法是针对 HEV RNA 的 PCR 检测[113, 121]。在血清阴转之后,仍可以从粪便中检出 HEV RNA。

对于 HEV 感染的治疗方案的选择有减少免疫抑制剂的使用,应用 PEG-INF 及利巴韦林等。对于移植受者而言,由于减少免疫抑制剂的使用或启用 PEG-INF 会增加移植后发生排斥反应的风险,所以目前建议用利巴韦林单药治疗 3~4 个月来控制 HEV 感染[122]。关于 HEV 治疗的结束时间,目前仍不明确,现主要的治疗方案是持续治疗 3~5 个月,直至血清病毒载量检测转阴或粪便 HEV RNA 检测转阴[96-97, 122]。即使患者在治疗期间血清和粪便样品的 HEV RNA 检测转阴性,仍然有可能复发感染[122-123]。我们仍需要对 HEV 进行进一步的研究,以加深对 HRV 流行病学特点的认识,并根据研究结果完善相应的治疗策略并评估预后。

◇ 五、人类免疫缺陷病毒

人类免疫缺陷病毒(human immunodeficiency virus,HIV)感染曾被认为是肺移植的绝对禁忌证[100]。然而,随着高效的抗逆转录病毒治疗的应用,艾滋病患者的预后得到显著改善。此外,一项前瞻性研究显示,HIV 阳性患者肾脏和肝脏移植与非 HIV 感染的移植患者的生存率相似[124]。因此,越来越多的中心为 HIV 阳性但病毒载量极少的患者进行实体器官移植[125-126]。

肺动脉高压是 HIV 感染常见的并发症[127-130],也是评判能否进行肺移植的指标[100]。随着 HIV 阳性患者的生存改善,HIV 阳性移植受者的肺动脉高压发病率将增加。然而,到目前为止,许多 HIV 阳性患者因被移植机构拒绝而无法成为移植候选者。迄今为止,文献仅报道过 1 例 HIV 患者进行了肺移植手术。该患者因囊性纤维化在意大利的一家医疗机构接受肺移植手术;移植后 1 年,移植物功能仍良好[131]。随着对艾滋病患者肺、肾、肝移植手术的成功实施,有关拒绝对艾滋病患者行肺移植手术的争论正逐渐减少。艾滋病患者的肺移植数量预计会有所增加。HIV RNA 病毒载量检测阴性的病情稳定的 HIV 患者,如果满足肺移植的标准,那么可进行肺移植手术。移植后的首要问题是抗逆转录病毒药物与免疫抑制药物之间的相互作用[132-133]。因此，对艾滋病患者的肺移植手术应该只能在对HIV感染治疗和肺移植有综合专长的移植中心进行。

◇ 参考文献

［1］Kumar D, Husain S, Chen MH, et al. A prospective molecular surveillance study evaluating the clinical impact of community-acquired respiratory viruses in lung transplant recipients. Transplantation, 2010, 89: 1028-1033.

［2］Gottlieb J, Schulz TF, Welte T, et al. Community-acquired respiratory viral infections in lung transplant recipients: a single season cohort study. Transplantation, 2009, 87: 1530-1537.

［3］Astegiano S, Bergallo M, Solidoro P, et al. Prevalence and clinical impact of polyomaviruses KI and WU in lung transplant recipients. Transplant Proc, 2010, 42: 1275-1278.

［4］Bridges ND, Spray TL, Collins MH, et al. Adenovirus infection in the lung results in graft failure after lung transplantation. J Thorac Cardiovasc Surg, 1998, 116: 617-623.

［5］Meylan PR, Aubert JD, Kaiser L. Influenza transmission to recipient through lung transplantation. Transpl Infect Dis, 2007, 9: 55-57.

［6］Liu M, Worley S, Arrigain S, et al. Respiratory viral infections within one year after pediatric lung transplant. Transpl Infect Dis, 2009, 11: 304-312.

［7］Kaiser L, Aubert JD, Pache JC, et al. Chronic rhinoviral infection in lung transplant recipients. Am J Respir Crit Care Med 2006, 174: 1392-1399.

［8］Garbino J, Gerbase MW, Wunderli W, et al. Lower respiratory viral illnesses: improved diagnosis by molecular methods and clinical impact. Am J Respir Crit Care Med, 2004, 170: 1197-1203.

［9］Hopkins P, McNeil K, Kermeen F, et al. Human metapneumovirus in lung transplant recipients and comparison to respiratory syncytial virus. Am J Respir Crit Care Med, 2008, 178: 876-881.

［10］Milstone AP, Brumble LM, Barnes LM, et al. A single-season prospective study of respiratory viral infections in lung transplant recipients. Eur Respir J, 2006, 28: 131-137.

［11］Kumar D, Erdman D, Keshavjee D, et al. Clinical impact of community-acquired respiratory viruses on bronchiolitis obliterans after lung transplant. Am J Transplant, 2005, 5: 2031-2036.

［12］Bridevaux PO, Aubert JD, Soccal PM, et al. Incidence and outcomes of respiratory viral infections in lung transplant recipients: a prospective study. Thorax, 2014, 69: 32-38.

［13］Khalifah AP, Hachem RR, Chakinala MM, et al. Respiratory viral infections are a distinct risk for bronchiolitis obliterans syndrome and death. Am J Respir Crit Care Med, 2004, 170: 181-187.

［14］Goldfarb NS, Avery RK, Goormastic M, et al. Hypogammaglobulinemia in lung transplant recipients. Transplantation, 2001, 71: 242-246.

［15］Noell BC, Dawson KL, Seethamraju H. Effect of hypogammaglobulinemia on the incidence of community-acquired respiratory viral infections after lung transplantation. Transplant Proc, 2013, 45: 2371-2374.

［16］Soccal PM, Aubert JD, Bridevaux PO, et al. Upper and lower respiratory tract viral infections and acute graft rejection in lung transplant recipients. Clin Infect Dis, 2010, 51: 163-170.

［17］Glanville AR. Community-acquired respiratory viruses after lung transplantation: common, sometimes silent, potentially lethal. Thorax, 2014, 69: 1-2.

［18］Sayah DM, Koff JL, Leard LE, et al. Rhinovirus and other respiratory viruses exert different effects on lung allograft function that are not mediated through acute rejection. Clin Transplant, 2013, 27: E64-E71.

［19］Vu DL, Bridevaus PO, Aubert PO, et al. Respiratory viruses in lung transplant recipients: a critical review and pooled analysis of clinical studies. Am J Transplant, 2011, 11: 1071-1078.

［20］Billings JL, Hertz MI, Savik K, et al. Respiratory viruses and chronic rejection in lung transplant recipients. J Heart Lung Transplant, 2002, 21: 559-566.

［21］Magnusson J, Westin J, Andersson LM, et al. The impact of viral respiratory tract infections on long-term morbidity and mortality following lung transplantation: a retrospective cohort study using a multiplex PCR panel. Transplantation, 2013, 95: 383-388.

［22］Weigt SS, Derhovanessian A, Liao E, et al. CXCR3 chemokine ligands during respiratory viral infections predict lung allograft dysfunction. Am J Transplant, 2012, 12: 477-484.

［23］Weinberg A, Zamora MR, Li A, et al. The value of polymerase chain reaction for the diagnosis of viral respiratory tract infections in lung transplant recipients. J Clin Virol, 2002, 25: 171-175.

［24］Kumar D, Michaels MG, Morris MI, et al. Outcomes from pandemic influenza A H1N1 infection in recipients of solid-organ transplants: a multicentre cohort study. Lancet Infect Dis, 2010, 10: 521-526.

［25］Glanville AR, Scott AI, Morton JM, et al. Intravenous ribavirin is a safe and cost-effective treatment for respiratory syncytial virus infection after lung transplantation. J Heart Lung Transplant, 2005, 24: 2114-2119.

［26］Pelaez A, Lyon GM, Force SD, et al. Efficacy of oral ribavirin in lung transplant patients with respiratory syncytial virus lower respiratory tract infection. J Heart Lung Transplant, 2009, 28: 67-71.

［27］Li L, Avery R, Budev M, et al. Oral versus inhaled ribavirin therapy for respiratory syncytial virus infection after lung transplantation. J Heart Lung Transplant, 2012, 31: 839-844.

［28］Simon A, Karsten V, Cehelsky J, et al. Results of a phase 2b multi-center trial of ALN-RSV01 in respiratory syncytial virus（RSV）-infected lung transplant patients. Eur Resp J, 2012.

［29］Zamora MR, Budev M, Rolfe M, et al. RNA interference therapy in lung transplant patients infected with respiratory syncytial virus. Am J Respir Crit Care Med, 2011, 183: 531-538.

［29a］McCurdy LH, Milstone A, Dummer S. Clinical features and outcomes of paramyxoviral infection in lung transplant recipients treated with ribavirin. J Heart Lung Transplant, 2003, 22: 745-753.

［30］Drozd DR, Limaye AP, Moss RB, et al. DAS181 treatment of severe parainfluenza type 3 pneumonia in a lung transplant recipient. Transpl Infect Dis, 2013, 15: E28-E32.

［31］Guzman-Suarez BB, Buckley MW, Gilmore ET, et al. Clinical potential of DAS181 for treatment of parainfluenza-3 infections in transplant recipients. Transpl Infect Dis, 2012, 14: 427-433.

［32］Doan ML, Mallory GB, Kaplan SL, et al. Treatment of adenovirus pneumonia with cidofovir in pediatric lung transplant recipients. J Heart Lung Transplant, 2007, 26: 883-889.

［33］Danziger-Isakov L, Kumar D. AST Infectious Diseases Community of Practice. Vaccination in solid organ transplantation. Am J Transplant, 2013, 13（Suppl 4）: 311-317.

［34］Rubin LG, Levin MJ, Ljungman P, et al. 2013 IDSA clinical practice guideline for vaccination of the immunocompromised host. Clin Infect Dis, 2014, 58: e44-e100.

［35］Schuurmans MM, Tini GM, Dalar L, et al. Pandemic 2009 H1N1 influenza virus vaccination in lung transplant recipients: coverage, safety and clinical effectiveness in the Zurich cohort. J Heart Lung Transplant, 2011, 30: 685-690.

［36］Siegrist CA, Ambrosioni J, Bel M, et al. Responses of solid organ transplant recipients to the AS03-adjuvanted pandemic influenza vaccine. Antivir Ther, 2012, 17: 893-903.

［37］Manuel O, Humar A, Chen MH, et al. Immunogenicity and safety of an intradermal boosting strategy for vaccination against influenza in lung transplant recipients. Am J Transplant, 2007, 7: 2567-2572.

［38］Perez-Romero P, Aydillo TA, Perez-Ordoñez A, et al. Reduced incidence of pneumonia in influenza-vaccinated solid organ transplant recipients with influenza disease. Clin Microbiol Infect, 2012, 18: E533-E540.

［39］Fishman JA. Overview: cytomegalovirus and the herpesviruses in transplantation. Am J Transplant, 2013, 13(Suppl 3): 1-8, quiz 8.

［40］Zuckerman RA, Limaye AP. Varicella zoster virus (VZV) and herpes simplex virus (HSV) in solid organ transplant patients. Am J Transplant, 2013, 13(Suppl 3): 55-66, quiz 66.

［41］Manuel O, Kralidis G, Mueller NJ, et al. Impact of antiviral preventive strategies on the incidence and outcomes of cytomegalovirus disease in solid organ transplant recipients. Am J Transplant, 2013, 13: 2402-2410.

［42］Fischer SA, Lu K. AST Infectious Diseases Community of Practice. Screening of donor and recipient in solid organ transplantation. Am J Transplant, 2013, 13(Suppl 4): 9-21.

［43］Duncan AJ, Dummer JS, Paradis IL, et al. Cytomegalovirus infection and survival in lung transplant recipients. J Heart Lung Transplant, 1991, 10: 638-644, discussion 645-646.

［44］Palmer SM, Limaye AP, Banks M, et al. Extended valganciclovir prophylaxis to prevent cytomegalovirus after lung transplantation: a randomized, controlled trial. Ann Intern Med, 2010, 152: 761-769.

［45］Hammond SP, Martin ST, Roberts K, et al. Cytomegalovirus disease in lung transplantation: impact of recipient seropositivity and duration of antiviral prophylaxis. Transpl Infect Dis, 2013, 15: 163-170.

［46］Boland GJ, Hene RJ, Ververs C, et al. Factors influencing the occurrence of active cytomegalovirus (CMV) infections after organ transplantation. Clin Exp Immunol, 1993, 94: 306-312.

［47］Mitsani D, Nguyen MH, Girnita DM, et al. A polymorphism linked to elevated levels of interferon-gamma is associated with an increased risk of cytomegalovirus disease among Caucasian lung transplant recipients at a single center. J Heart Lung Transplant, 2011, 30: 523-529.

［48］Humar A, Kumar D, Preiksaitis J, et al. A trial of valganciclovir prophylaxis for cytomegalovirus prevention in lung transplant recipients. Am J Transplant, 2005, 5: 1462-1468.

［49］Mitsani D, Nguyen MH, Kwak EJ, et al. Cytomegalovirus disease among donor-positive/recipient-negative lung transplant recipients in the era of valganciclovir prophylaxis. J Heart Lung Transplant, 2010, 29: 1014-1020.

［50］Manuel O, Kumar D, Moussa G, et al. Lack of association between beta-herpesvirus infection and bronchiolitis obliterans syndrome in lung transplant recipients in the era of antiviral prophylaxis. Transplantation, 2009, 87: 719-725.

［51］Paraskeva M, Bailey M, Levvey BJ, et al. Cytomegalovirus replication within the lung allograft is associated with bronchiolitis obliterans syndrome. Am J Transplant, 2011, 11: 2190-2196.

［52］Smith C, Khanna R. Immune regulation of human herpesviruses and its implications for human transplantation. Am J Transplant, 2013, 13(Suppl 3): 9-23, quiz 23.

［53］Chaparro C, Maurer JR, Chamberlain D, et al. Causes of death in lung transplant recipients. J Heart Lung Transplant, 1994, 13: 758-766.

［54］Chmiel C, Speich R, Hofer M, et al. Ganciclovir/valganciclovir prophylaxis decreases cytomegalovirus-related events and bronchiolitis obliterans syndrome after lung transplantation. Clin Infect Dis, 2008, 46: 831-839.

［55］Tamm M, Aboyoun CL, Chhajed PN, et al. Treated cytomegalovirus pneumonia is not associated with bronchiolitis obliterans syndrome. Am J Respir Crit Care Med, 2004, 170: 1120-1123.

［56］Bando K, Paradis IL, Similo S, et al. Obliterative bronchiolitis after lung and heart-lung transplantation. An analysis of risk factors and management. J Thorac Cardiovasc Surg, 1995, 110: 4-13, discussion 13-14.

［57］Johansson I, Mårtensson G, Nyström U, et al. Lower incidence of CMV infection and acute rejections with valganciclovir prophylaxis in lung transplant recipients. BMC Infect Dis, 2013, 13: 582.

［58］Kotton CN, Kumat D, Caliendo AM, et al. Updated international consensus guidelines on the management of cytomegalovirus in solid-organ transplantation. Transplantation, 2013, 96: 333-360.

［59］Zuk DM, Humar A, Weinkauf JG, et al. An international survey of cytomegalovirus management practices in lung transplantation. Transplantation, 2010, 90: 672-676.

［60］Zamora MR, Nicolls MR, Hodges TN, et al. Following universal prophylaxis with intravenous ganciclovir and cytomegalovirus immune globulin, valganciclovir is safe and effective for prevention of CMV infection following lung transplantation. Am J Transplant, 2004, 4: 1635-1642.

［61］Schoeppler KE, Lyu DM, Grazia TJ, et al. Late-onset cytomegalovirus (CMV) in lung transplant recipients: can CMV serostatus guide the duration of prophylaxis? Am J Transplant, 2013, 13: 376-382.

［62］Manuel O, Husain S, Kumar D, et al. Assessment of cytomegalovirus-specific cell-mediated immunity for the prediction of cytomegalovirus disease in high-risk solid-organ transplant recipients: a multicenter cohort study. Clin Infect Dis, 2013, 56: 817-824.

［63］Weseslindtner L, Kerschner H, Steinacher D, et al. Prospective analysis of human cytomegalovirus DNAemia and specific CD8$^+$ T cell responses in lung transplant recipients. Am J Transplant, 2012, 12: 2172-2180.

［64］Westall GP, Mifsud NA, Kotsimbos T. Linking CMV serostatus to episodes of CMV reactivation following lung transplantation by measuring CMV-specific CD8$^+$ T-cell immunity. Am J Transplant, 2008, 8: 1749-1754.

［65］Asberg A, Humar A, Rollag H, et al. Oral valganciclovir is noninferior to intravenous ganciclovir for the treatment of cytomegalovirus disease in solid organ transplant recipients. Am J Transplant, 2007, 7:

2106-2013.

［66］Kiser TH, Fish DN, Zamora MR. Evaluation of valganciclovir pharmacokinetics in lung transplant recipients. J Heart Lung Transplant, 2012, 31: 159-166.

［67］Minces LR, Nguyen MN, Mitsani D, et al. Ganciclovir-resistant cytomegalovirus infections among lung transplant recipients are associated with poor outcomes despite treatment with foscarnet-containing regimens. Antimicrob Agents Chemother, 2014, 58: 128-135.

［68］Marty FM, Winston DJ, Rowley SD, et al. CMX001 to prevent cytomegalovirus disease in hematopoietic-cell transplantation. N Engl J Med, 2013, 369: 1227-1236.

［69］Green M, Michaels MG. Epstein-Barr virus infection and posttransplant lymphoproliferative disorder. Am J Transplant, 2013, 13(Suppl 3): 41-54, quiz 54.

［70］Bollard CM, Rooney CM, Heslop HE. T-cell therapy in the treatment of post-transplant lymphoproliferative disease. Nat Rev Clin Oncol, 2012, 9: 510-519.

［71］Sampaio MS, Cho YW, Qazi Y, et al. Posttransplant malignancies in solid organ adult recipients: an analysis of the U. S. National Transplant Database. Transplantation, 2012, 94: 990-998.

［72］Kirk AD, Cherikh WS, Ring M, et al. Dissociation of depletional induction and posttransplant lymphoproliferative disease in kidney recipients treated with alemtuzumab. Am J Transplant, 2007, 7: 2619-2625.

［73］Cen O, Longnecker R. Rapamycin reverses splenomegaly and inhibits tumor development in a transgenic model of Epstein-Barr virus-related Burkitt's lymphoma. Mol Cancer Ther, 2011, 10: 679-686.

［74］Lee TC, Savoldo B, Rooney CM, et al. Quantitative EBV viral loads and immunosuppression alterations can decrease PTLD incidence in pediatric liver transplant recipients. Am J Transplant, 2005, 5: 2222-2228.

［75］Martin SI, Dodson B, Wheeler B, et al. Monitoring infection with Epstein-Barr virus among seromismatch adult renal transplant recipients. Am J Transplant, 2011, 11: 1058-1063.

［76］Haque T, Wilkie GM, Jones MM, et al. Allogeneic cytotoxic T-cell therapy for EBV-positive posttransplantation lymphoproliferative disease: results of a phase 2 multicenter clinical trial. Blood, 2007, 110: 1123-1131.

［77］Xu F, Sternberg MR, Kottiri BJ, et al. Trends in herpes simplex virus type 1 and type 2 seroprevalence in the United States. JAMA, 2006, 296: 964-973.

［78］Basse G, Mengelle C, Kamar N, et al. Disseminated herpes simplex type-2（HSV-2）infection after solid-organ transplantation. Infection, 2008, 36: 62-64.

［79］Gourishankar S, McDermid JC, Jhangri GS, et al. Herpes zoster infection following solid organ transplantation: incidence, risk factors and outcomes in the current immunosuppressive era. Am J Transplant, 2004, 4: 108-115.

［80］Manuel O, Kumar D, Singer LG, et al. Incidence and clinical characteristics of herpes zoster after lung transplantation. J Heart Lung Transplant, 2008, 27: 11-16.

［81］Carby M, Jones A, Burke M, et al. Varicella infection after heart and lung transplantation: a single-center experience. J Heart Lung Transplant, 2007, 26: 399-402.

［82］Posfay-Barbe KM, Pittet LF, Scottas C, et al. Varicella-zoster immunization in pediatric liver transplant recipients: safe and immunogenic. Am J Transplant, 2012, 12: 2974-2985.

［83］Razonable RR, Human herpesviruses 6, 7 and 8 in solid organ transplant recipients. Am J Transplant, 2013, 13(Suppl 3): 67-77, quiz 77-78.

［84］Costa C, Delsedime L, Solidoro P, et al. Herpesviruses detection by quantitative real-time polymerase chain reaction in bronchoalveolar lavage and transbronchial biopsy in lung transplant: viral infections and histopathological correlation. Transplant Proc, 2010, 42: 1270-1274.

［85］Lehto JT, Halme M, Tukiainen P, et al. Human herpesvirus-6 and -7 after lung and heart-lung transplantation. J Heart Lung Transplant, 2007, 26: 41-47.

［86］Lamoth F, Jayet PY, Aubert JD, et al. Case report: human herpesvirus 6 reactivation associated with colitis in a lung transplant recipient. J Med Virol, 2008, 80: 1804-1807.

［87］Neurohr C, Huppmann P, Leuchte H, et al. Human herpesvirus 6 in bronchalveolar lavage fluid after lung transplantation: a risk factor for bronchiolitis obliterans syndrome? Am J Transplant, 2005, 5: 2982-2991.

［88］Pellett PE, Ablashi DV, Ambros PF, et al. Chromosomally integrated human herpesvirus 6: questions and answers. Rev Med Virol, 2012, 22: 144-155.

［89］Mesri EA, Cesarman E, Boshoff C. Kaposi's sarcoma and its associated herpesvirus. Nat Rev Cancer, 2010, 10: 707-719.

［90］Frances C, Marcelin AG, Legendre Ch, et al. The impact of preexisting or acquired Kaposi sarcoma herpesvirus infection in kidney transplant recipients on morbidity and survival. Am J Transplant, 2009, 9: 2580-2586.

［91］Piselli P, Busnach G, Citterio F, et al. Risk of Kaposi sarcoma after solid-organ transplantation: multicenter study in 4,767 recipients in Italy, 1970—2006. Transplant Proc, 2009, 41: 1227-1230.

［92］Sathy SJ, Martinu T, Youens K, et al. Symptomatic pulmonary allograft Kaposi's sarcoma in two lung transplant recipients. Am J Transplant, 2008, 8: 1951-1956.

［93］Pietrosi G, Vizzini G, Pipitone L, et al. Primary and reactivated HHV8 infection and disease after liver transplantation: a prospective study. Am J Transplant, 2011, 11: 2715-2723.

［94］Stallone G, Schena A, Infante B, et al. Sirolimus for Kaposi's sarcoma in renal-transplant recipients. N Engl J Med, 2005, 352: 1317-1323.

［95］Levitsky J, Doucette K. AST Infectious Diseases Community of Practice. Viral hepatitis in solid organ transplantation. Am J Transplant, 2013, 13(Suppl 4): 147-168.

［96］Riezebos-Brilman A, Puchhammer-Stöckl E, van der Weide HY, et al. Chronic hepatitis E infection in lung transplant recipients. J Heart Lung Transplant, 2013, 32: 341-346.

［97］Riezebos-Brilman A, Verschuuren EA, van Son WJ, et al. The clinical course of hepatitis E virus infection in patients of a tertiary Dutch hospital over a 5-year period. J Clin Virol, 2013, 58: 509-514.

［98］Lee WM. Hepatitis B virus infection. N Engl J Med, 1997, 337: 1733-1745.

［99］Poland GA, Jacobson RM. Clinical practice: prevention of hepatitis B with the hepatitis B vaccine. N Engl J Med, 2004, 351: 2832-2838.

［100］Orens JB, Estenne M, Arcasoy S, et al. International guidelines for the selection of lung transplant candidates: 2006 update-a consensus report from the Pulmonary Scientific Council of the International Society for Heart and Lung Transplantation. J Heart Lung Transplant, 2006, 25: 745-755.

［101］Weill D, Bendon C, Ciorris PA, et al. A consensus document for the selection of lung transplant candidates: 2014-an update from the Pulmonary Transplantation Council of the International Society for Heart and Lung Transplantation. J Heart Lung Transplant, 2015, 34: 1-15.

［102］Dhillon GS, Levitt J, Mallidi H, et al. Impact of hepatitis B core antibody positive donors in lung and heart-lung transplantation: an analysis of the United Network for Organ Sharing Database. Transplantation, 2009, 88: 842-846.

［103］Shitrit AB, Kramer MR, Bakal I, et al. Lamivudine prophylaxis for hepatitis B virus infection after lung transplantation. Ann Thorac Surg, 2006, 81: 1851-1852.

［104］Robertson B, Myers G, Howard C, et al. Classification, nomenclature, and database development for hepatitis C virus (HCV) and related viruses: proposals for standardization. International Committee on Virus Taxonomy. Arch Virol, 1998, 143: 2493-2503.

［105］Dienstag JL, McHutchison JG. American Gastroenterological Association technical review on the management of hepatitis C. Gastroenterology, 2006, 130: 231-264, quiz 214-217.

［106］Lauer GM, Walker BD. Hepatitis C virus infection. N Engl J Med, 2001, 345: 41-52.

［107］Doucette K, Weinkauf J, Jackson K, et al. Survival following lung transplantation is not impacted by hepatitis C infection［abstract］. Am J Transplant, 2012, 12: 472.

［108］Sahi H, Zein NN, Mehta AC, et al. Outcomes after lung transplantation in patients with chronic hepatitis C virus infection. J Heart Lung Transplant, 2007, 26: 466-471.

［109］Fong TL, Cho YW, Hou L, et al. Outcomes after lung transplantation and practices of lung transplant programs in the United States regarding hepatitis C seropositive recipients. Transplantation, 2011, 91: 1293-1296.

［110］Ghany MG, Nelson DR, Strader DB, et al. An update on treatment of genotype 1 chronic hepatitis C virus infection: 2011 practice guideline by the American Association for the Study of Liver Diseases. Hepatology, 2011, 54: 1433-1444.

［111］Aggarwal R, Jameel S. Hepatitis E. Hepatology, 2011, 54: 2218-2226.

［112］Stoszek SK, Engle RE, Abdel-Hamid M, et al. Hepatitis E antibody seroconversion without disease in highly endemic rural Egyptian communities. Trans R Soc Trop Med Hyg, 2006, 100: 89-94.

［113］Haagsma EB, Niesters HG, van den Berg AP, et al. Prevalence of hepatitis E virus infection in liver transplant recipients. Liver Transpl, 2009, 15: 1225-1228.

［114］Pischke S, Suneetha PV, Baechlein C, et al. Hepatitis E virus infection as a cause of graft hepatitis in liver transplant recipients. Liver Transpl, 2010, 16: 74-82.

［115］Kamar N, Mansuy JM, Cointault O, et al. Hepatitis E virus-related cirrhosis in kidney- and kidney-pancreas-transplant recipients. Am J Transplant, 2008, 8: 1744-1748.

［116］Pischke S, Greer M, Hardtke S, et al. Course and treatment of chronic hepatitis E virus infection in lung transplant recipients. Transpl Infect Dis, 2014, 16: 333-339.

［117］van der Poel WH, Verschoor R, van der Heide R, et al. Hepatitis E virus sequences in swine related to sequences in humans, The Netherlands. Emerg Infect Dis, 2001, 7: 970-976.

[118] Dalton HR, Stableforth W, Thurairajah P, et al. Autochthonous hepatitis E in Southwest England: natural history, complications and seasonal variation, and hepatitis E virus IgG seroprevalence in blood donors, the elderly and patients with chronic liver disease. Eur J Gastroenterol Hepatol, 2008, 20: 784-790.

[119] Gerolami R, Moal V, Picard C, et al. Hepatitis E virus as an emerging cause of chronic liver disease in organ transplant recipients. J Hepatol, 2009, 50: 622-624.

[120] Kamar N, Abravanel F, Garrouste C, et al. Three-month pegylated interferon-alpha-2a therapy for chronic hepatitis E virus infection in a haemodialysis patient. Nephrol Dial Transplant, 2010, 25: 2792-2795.

[121] Kamar N, Rostaing L, Izopet J. Hepatitis E virus infection in immunosuppressed patients: natural history and therapy. Semin Liver Dis, 2013, 33: 62-70.

[122] Kamar N, Izopet J, Tripon S, et al. Ribavirin for chronic hepatitis E virus infection in transplant recipients. N Engl J Med, 2014, 370: 1111-1120.

[123] Pischke S, Hardtke S, Bode U, et al. Ribavirin treatment of acute and chronic hepatitis E: a single-centre experience. Liver Int, 2013, 33: 722-726.

[124] Ragni MV, Belle SH, Im K, et al. Survival of human immunodeficiency virus-infected liver transplant recipients. J Infect Dis, 2003, 188: 1412-1420.

[125] Stock PG, Roland ME. Evolving clinical strategies for transplantation in the HIV-positive recipient. Transplantation, 2007, 84: 563-571.

[126] Blumberg EA, Rogers CC, AST Infectious Diseases Community of Practice. Human immunodeficiency virus in solid organ transplantation. Am J Transplant, 2013, 13(Suppl 4): 169-178.

[127] Kim KK, Factor SM. Membranoproliferative glomerulonephritis and plexogenic pulmonary arteriopathy in a homosexual man with acquired immunodeficiency syndrome. Hum Pathol, 1987, 18: 1293-1296.

[128] Mehta NJ, Khan IA, Mehta RN, et al. HIV-related pulmonary hypertension: analytic review of 131 cases. Chest, 2000, 118: 1133-1141.

[129] Humbert M, Sitbon O, Chaouat A, et al. Pulmonary arterial hypertension in France: results from a national registry. Am J Respir Crit Care Med, 2006, 173: 1023-1030.

[130] Petrosillo N, Chinello P, Cicalini S. Pulmonary hypertension in individuals with HIV infection. AIDS, 2006, 20: 2128-2129.

[131] Bertani A, Grossi P, Vitulo P, et al. Successful lung transplantation in an HIV- and HBV-positive patient with cystic fibrosis. Am J Transplant, 2009, 9: 2190-2196.

[132] Frassetto LA, Browne M, Cheng A, et al. Immunosuppressant pharmacokinetics and dosing modifications in HIV-1 infected liver and kidney transplant recipients. Am J Transplant, 2007, 7: 2816-2820.

[133] Trofe-Clark J, Lemonovich TL, AST Infectious Diseases Community of Practice. Interactions between anti-infective agents and immunosuppressants in solid organ transplantation. Am J Transplant, 2013, 13(Suppl 4): 318-326.

第三十章 肺移植真菌感染

◇ 一、引　言

侵袭性真菌感染（invasive fungal infection，IFI）是肺移植术后的严重并发症，其发病率和死亡率都较高。与其他实体器官移植（solid-organ transplant，SOT）受者相比，肺移植受者更容易发生真菌感染。肺移植受者真菌感染易感性增加源于环境的持续直接暴露、严重免疫抑制，以及由同种异体移植物去神经支配导致的清除机制受损，从而导致上呼吸道或单肺移植时自体肺的真菌定植[1]。在这种情况下，其真菌感染可能源于移植物或受者气道菌群的污染，也可能是潜伏感染和原发性移植后感染的再次激活。肺移植后第1年，侵袭性真菌感染的累积发生率约为8.6%[2]。霉菌占肺移植后侵袭性真菌感染的70%，曲霉菌是最常见的病原体[3]。非曲霉菌感染的发生率虽然较低，但是研究也逐渐发现肺移植受者的病原体还包括非曲霉菌（如赛多孢子菌、镰刀菌、暗色真菌、类接合真菌），以及与各种流行性真菌病有关的真菌。酵母菌感染的发生率低于霉菌感染，主要包括假丝酵母和隐球菌感染等。

◇ 二、霉　菌

（一）曲霉菌

1. 流行病学

曲霉菌感染是肺移植后最常见的真菌感染，占所有霉菌感染的73%[3-4]。侵袭性曲霉病（invasive aspergillosis，IA）的12个月累积发病率为4.13%[3]。其中，最常见的病原体是烟曲霉，其次是黄曲霉、黑曲霉、土曲霉、花斑曲霉等[3]。曲霉菌感染通常发生于移植后第1年；然而，广谱抗真菌药物的预防性治疗使侵袭性曲霉病的发病时间发生了改变。当前数据表明，移植后期，侵袭性曲霉病的发生推迟了，中位发生时间为10.5个月[3]。尽管侵袭性曲霉病更常见于肺移植后第1年内，但也有肺移植13年后才发生感染的报道[5]。

2. 危险因素

许多因素增加了肺移植受者发生侵袭性曲霉病的风险(见表30.1)。

(1)环境暴露

曲霉菌是在腐烂的有机物中普遍存在的一种微生物,特别在建造或改造房屋、园艺种植、堆肥和农业活动中,可能使真菌孢子暴露于空气中。此外,烟草和大麻也可能被真菌污染[6]。因此,肺移植受者应避免环境暴露,戴口罩以尽量减少空气中真菌孢子的吸入。

(2)免疫抑制状态

免疫抑制状态是侵袭性曲霉病预后的重要决定因素。大剂量类固醇激素、抗淋巴细胞治疗和CD3单克隆抗体(OKT3)增加了发生侵袭性曲霉病的风险[7]。肺移植后常见的低免疫球蛋白血症也会增加发生侵袭性曲霉病的风险。Florescu等最近的一项研究发现,严重低免疫球蛋白血症(免疫球蛋白G<

表30.1 肺移植患者中的侵袭性真菌感染的危险因素

类别	危险因素
环境和生活暴露	•新建或改造房屋
	•除草
	•施肥
	•农耕
	•吸食大麻(吸烟)
免疫抑制状态	•大剂量类固醇
	•抗淋巴细胞治疗
	•CD3单克隆抗体
	•低免疫球蛋白血症
肺移植特有的危险因素	•巨细胞病毒感染
	•直接和持续的环境接触
	•同种异体移植引起的清除机制障碍
	•移植前的呼吸道真菌定植
	•移植后的呼吸道真菌定植
	•单肺移植
	•长期缺血
	•移植供者来源的感染

400mg/dL)患者发生侵袭性曲霉病的风险是非低免疫球蛋白血症患者的8.19倍[8]。巨细胞病毒(cytomegalovirus,CMV)感染增加了发生侵袭性曲霉病的风险,但是目前尚不清楚这与CMV本身的免疫调节作用是否有关,还是只是因为CMV是严重免疫抑制的替代标志物[9]。

(3)肺移植受者特有的危险因素

肺移植受者有几个特有的会增加发生侵袭性曲霉病风险的因素,包括单肺移植[10]、持续的吻合口缺血[5]、曲霉菌定植(移植前和移植后)[11-13]以及供者感染[14]。移植前曲霉菌定植是移植后侵袭性曲霉病发生的重要危险因素[11-13],其主要发生于囊性纤维化(cystic fibrosis,CF)患者,高达60%的囊性纤维化肺移植受者可有曲霉菌定植[12]。移植前曲霉菌定植是否会增加发生侵袭性曲霉病的风险,尚不清楚。但是,移植时(通过术中培养确定)气道中存在曲霉菌可使移植后侵袭性曲霉病的发生风险增加4倍[11]。

3. 临床表现

肺移植受者曲霉菌感染诊断的四个主要临床表现为:定植、支气管炎或支气管吻合部位感染、肺部疾病和播散性疾病[15]。

高达46%的肺移植受者可出现曲霉菌定植[16]。大多数曲霉菌定植发生在移植后3个月内[10]。曲霉菌定植患者没有临床症状,根据真菌培养结果确立诊断,没有组织损伤表现(详见诊断部分)。尽管曲霉菌定植本身是良性的,但可以导致并发症,如侵入性疾病[16]或闭塞性细支气管炎综合征(bronchiolitis obliterans syndrome,BOS)等[17-18]。如不进行预防性治疗,移植后曲霉菌定植可导致侵袭性曲霉病的发生风险增加11倍[16],同时也会增加发生闭塞性细支气管炎综合征的风险,这可能主要与小(直径<3.5μm)分生孢子曲霉菌(烟曲霉菌、构巢曲霉、土曲霉和黄柄曲霉)感染相关[17-18]。

气管支气管炎曲霉病(trachebronchitis aspergillosis,TBA)在侵袭性曲霉病中比较少见,在侵袭性曲霉病病例中的占比不到10%,其通常发生于肺移植后第1年,中位发生时间为2.7个月[10, 12]。气管支气管炎曲霉病的特点是在微生物检测结果阳性的同时,存在气管和(或)支气管的局部组织浸润性病变以及支气管内病变(如红斑、溃疡、坏死或假膜形成)[10, 19]。患者通常无症状,但也可表现为痰液增加、咳嗽、呼吸困难或发热[10, 20]。支气管吻合部位气管支气管炎曲霉病是肺移植特有的临床表现,表现为支气管吻合缝合线部位的局部感染(见图30.1)。吻合口特别容易发生真菌感染,这可能与血供缺失导致气管腔内的坏死性上皮组织脱落,从而形成有利于真菌生长的环境和局部组织浸润有关。由于缺乏症状,所以疾病早期诊断困难。移植后早期进行的常规支气管镜检查可以检测无症状的吻合口感染。虽然气管支气管炎曲霉病也有关于严重并发症的报道,如支气管狭窄、开裂、支气管胸膜瘘和致命性出血[10],但总体而言,其预后较好。

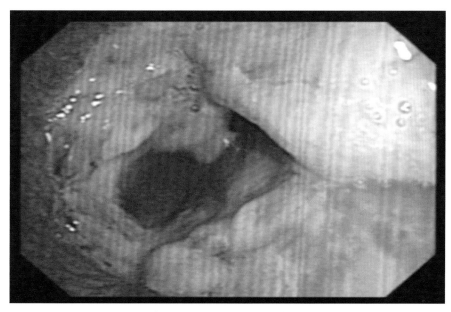

图30.1　气管支气管吻合部位感染,表现为组织缺血

侵袭性肺曲霉病(invasive pulmonary aspergillosis, IPA)是最常见的侵袭性曲霉病,可占侵袭性曲霉病的93%[3]。肺移植后侵袭性曲霉病的中位发生时间为10.5个月。患者常出现呼吸困难(65%)、咳嗽(58%)和咳痰(42%);而发热的占比低于1/3[3]。曲霉菌感染后发生血管浸润的患者可出现因肺梗死导致的胸膜炎性胸痛或咯血。既往经验显示,发生侵袭性肺曲霉病的肺移植患者死亡率高达60%~75%;但近期研究报道的侵袭性肺曲霉病患者死亡率有所下降(22%)[3, 21]。

如果没有早期诊断和治疗,曲霉菌还可以播散到其他器官。4%的侵袭性曲霉病患者可出现播散性感染[3]。肺外播散可以累及任何器官,并且好发于中枢神经系统(central nervous system, CNS)。中枢神经系统曲霉病被认为是最严重的侵袭性曲霉病,预后不良[22]。其他播散性侵袭性曲霉病的表现还包括皮肤病变、胃肠道感染、骨髓炎、心内膜炎和血液感染。

4. 诊　断

由于没有特异性临床表现,常规诊断方法不敏感、耗时较长,并且往往需要侵入性操作以获得足够的组织病理学标本,所以侵袭性曲霉病的临床诊断特别困难。

为了实现研究和临床试验中对侵袭性真菌感染定义的标准化,欧洲癌症/真菌病研究与治疗研究组织(European Organization for Research and Treatment of Cancer/Mycoses Study Group, EORTC/MSG)提出了侵袭性真菌感染诊断的三个层次——"确诊""很可能"和"可能"[23]。是否为侵袭性真菌感染,需要通过组织病理学或无菌部位标本真菌培养证实。要确诊侵袭性真菌感染,还需要基于宿主易感因素,并符合影像学和真菌学诊断标准。如果患者没有真菌学检测结果,则只能考虑为"疑似侵袭性真菌感染"。与侵袭性曲霉病相关的影像学诊断标准包括肺部CT提示伴或不伴有晕轮征、空气新月征或空洞的边界清楚的病灶。然而,这些影像学诊断标准主要来源于中性粒细胞减少患者的数据[24],因此可能不适用于肺移植受者。在国际心肺移植学会(the International Society of Heart and Lung Transplantation, ISHLT)发布的肺移植受者侵袭性真菌感染的定义中,纳入了其独特的疾病特点[19]。该指南还提出了气管支气管炎、吻合口感染和定植的定义。

（1）影像学

对于肺部真菌感染,胸部平片既缺乏敏感性,又没有特异性[10]。要评估肺实质病变,应选择胸部CT检查。其典型病变表现为结节性肿块周围有磨玻璃样阴影,称之为晕轮征[24],提示存在肺曲霉菌感染(见图30.2)。结节区提示有肺梗死病灶,磨玻璃样阴影则是由肺泡出血造成的。尽管这种典型征象在中性粒细胞减少患者中十分常见,但在非中性粒细胞减少的实体器官移植患者中却很少见[25]。曾有研究评估了确诊及疑似侵袭性曲霉病患者的肺部影像,发现最常见的影像学表现为双侧支气管壁增厚,伴有树芽征的小叶中心型阴影(见图30.3);而结节影(图30.4)及晕

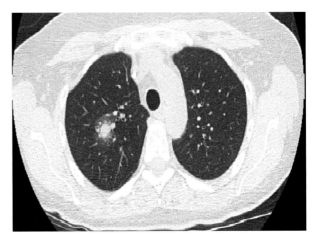

图30.2　胸部CT扫描显示右侧结节包绕不透明磨玻璃影,外观呈现"晕圈"

轮征十分罕见[26]。因此,中性粒细胞减少患者的病灶更容易发生血管侵袭;而非中性粒细胞减少者(包括肺移植患者)则很少发生血管累犯,而更常侵及气道。在疑似肺外侵袭性曲霉病的情况下,应获得受累器官的适当影像学资料,以评估疾病的严重程度。

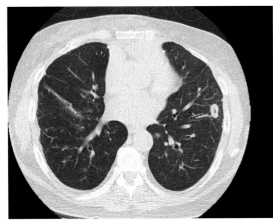

图30.3　胸部CT扫描显示双侧支气管壁增厚

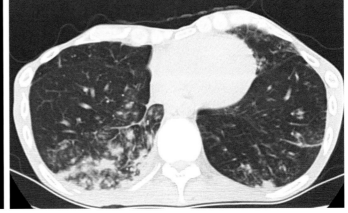

图30.4　胸部CT扫描显示多个肺结节(主要在右侧)周围呈磨玻璃样(晕轮征)

（2）微生物学

真菌培养受其周转时间长和灵敏度较低的限制。获得阳性培养结果可能需要长达14天。痰培养的敏感性在8%～34%,而支气管肺泡灌洗液(bronchoalveolar lavage, BAL)培养的敏感性较高(45%～62%)[27]。为了提高对侵袭性曲霉病的诊断水平,研究人员已经开发了几种非培养基检测方

法,如:半乳甘露聚糖(galactomannan,GM)检测法,(1→3)-β-D-葡聚糖[(1→3)-β-D-glucan,BDG]检测,及基于曲霉核酸的检测,如聚合酶链式反应(polymerase chain reaction,PCR)。

半乳糖苷(GM)是曲霉菌细胞壁的组成部分,在真菌生长过程中产生。在出现临床症状和影像学异常前7~8天,通过酶联免疫测定(enzyme-linked immunoassay,EIA)可在血清中检测出GM。血清GM测定已被证实可用于侵袭性曲霉病的诊断,尤其适用于免疫缺陷患者的侵袭性曲霉病诊断。虽然中性粒细胞减少的侵袭性曲霉病患者对血清GM试验较敏感(检出率为72%~80%);但在非中性粒细胞减少的实体器官移植受者中,其检出情况不理想[29]。在肺移植受者中,侵袭性曲霉病感染的血清GM检测敏感性非常低(检出率为30%~55%)[30]。支气管肺泡灌洗液的GM检出率高于血清(82%~86%,阳性阈值为0.5)[31-32]。由于肺移植侵袭性曲霉病患者支气管肺泡灌洗液GM试验的敏感性在77%~100%(阳性阈值为0.5),所以在肺移植受者侵袭性曲霉病诊断时,应行支气管肺泡灌洗液GM试验。与曲霉菌有相似基因的真菌(如青霉属、拟青霉属和链格孢属)可造成GM试验假阳性结果,从而降低其特异性。将阳性阈值从0.5增加到1.0或更高可以提高GM试验的特异性,而敏感性不受影响[34-36]。然而,有一项研究报道,在使用较高阳性阈值时,GM试验的敏感性显著降低[33]。因此,关于支气管肺泡灌洗液GM试验的最佳阳性阈值,目前尚不明确。此外,GM试验前使用抗真菌药物,这可降低真菌载量,从而增加假阴性的结果[33]。

(1→3)-β-D-葡聚糖(BDG)是存在于真菌细胞壁中的另一种多糖,在真菌生长过程中被释放。而BDG存在于许多真菌的细胞壁中,如念珠菌(Candida)、其他霉菌(接合菌、皮炎芽生菌和隐球菌除外)以及肺孢子菌等。因此,BDG并不是侵袭性曲霉病所特有的。运用EIA法检测血清中的BDG已被用于侵袭性真菌感染的诊断,其准确性中等[37]。对肺移植受者进行血清BDG的系统性监测具有一定的准确性,其敏感性和特异性分别为71%和59%[38]。

核酸检测(曲霉菌PCR检测)也可用于侵袭性曲霉病的诊断。然而,迄今为止仍缺乏标准化的PCR检测方法,不同实验室之间的检测结果差异较大[39]。因此,EORTC/MSG微生物学诊断标准中未纳入核酸检测法[23]。最近出现了两种针对18S RNA的标准化PCR检测法,即mycAssay(Mycanostica,Manchester,United Kingdom)和Aspergillus PCR Panel(Viracor IBT Laboratories,Lee's Summit,Missouri)。有研究发现,支气管肺泡灌洗液进行Viracor Aspergillus PCR检测对肺移植受者侵袭性曲霉病诊断的敏感性非常高(100%)[33]。总的来说,核酸检测很有前景,但其临床应用还需进一步验证。

5. 治　疗

侵袭性曲霉病的治疗需要结合两个方面:减少免疫抑制剂的使用和选择合适的抗真菌药物。抗真菌药物的选择要考虑药物的有效性和毒性,也要兼顾患者存在的合并症。要注意一些特殊情况,如气管支气管炎患者除全身治疗外还需要进行支气管镜清创术和吸入性抗真菌治疗。对吻合口开裂患者可能还需要进行外科支架置入术治疗。尽管目前还缺乏证据支持,但已有人建议进行吸入和全身联合抗真菌治疗。

(1)伏立康唑

伏立康唑是治疗侵袭性曲霉病的推荐用药[40]。伏立康唑具有比两性霉素B更好的临床应答[41]。伏立康唑有静脉和口服两种剂型,有助于门诊延续治疗。伏立康唑经由肝脏细胞色素P450 2C19(CYP2C19)、CYP2C9和CYP3A4代谢,并且其代谢与药物相互作用密切相关。具体来说,伏立康唑可抑制钙调神经磷酸酶抑制剂(calcineurin inhibitors,CNI)的代谢,如果后者未调整剂量,则会导致钙调神经磷酸酶抑制剂血清浓度增高而产生毒性反应。因此,在开始伏立康唑治疗时,钙调神经磷酸酶抑制剂的剂量需要降低50%。伏立康唑的常见副作用包括视觉障碍（20%）、肝酶异常（12%～20%）和光敏性（8%～10%）[42]。已有报道称，在肺移植受者中，伏立康唑相关的肝毒性反应发生率高（34%～60%）[43-45]。因此，应确保在治疗全程加强对肝酶的监测。骨膜炎是与伏立康唑长期使用相关的少见的不良反应[46]，表现为骨皮质的炎症及与碱性磷酸酶升高相关的弥漫性疼痛。骨膜炎被认为是由氟化物（包含在伏立康唑中）蓄积并在骨皮质中沉积引起的。骨平片或骨扫描上显示骨膜反应可明确诊断；停用伏立康唑后症状消失。最近有研究显示，伏立康唑可增加皮肤恶性肿瘤的发生风险，尤其鳞状细胞癌[47-49]。这些研究显示，长期应用伏立康唑、居住在阳光照射地区、年龄和皮肤癌病史等，都可能增加发生皮肤恶性肿瘤的风险。

由于药物相互作用、潜在肝脏疾病和CYP2C19的遗传学变异，不同患者的伏立康唑代谢差异很大，从而导致体内药物浓度差异很大。伏立康唑的低血药浓度会造成侵袭性曲霉病预后不良，但高血药浓度又会增加其神经毒性[50-51]。一些专家建议，在采用伏立康唑治疗时进行伏立康唑血药浓度监测（therapeutic drug monitoring，TDM），目标血药浓度控制在1.0～5.5mg/L，以优化临床疗效并尽量减少毒副作用[50]。虽然一些研究已经证实血药浓度监测对血液恶性肿瘤患者的治疗有益，但很少有研究能明确血药浓度监测在肺移植受者治疗中的具体作用。目前，有研究已经评估了伏立康唑预防肺移植受者真菌感染的有效性，发现伏立康唑在血药浓度大于1.0mg/L时，能减少侵袭性真菌感染的发生，在预防性治疗期间较少发生真菌定植[52]。目前，还没有研究来评估在肺移植受者侵袭性曲霉病感染治疗中进行伏立康唑血药浓度监测的应用价值。

（2）泊沙康唑

泊沙康唑是一种新的唑类，有优异的体外抗曲霉菌活性[53]。但这是一种较新的药物，对它的研究还不如伏立康唑深入。迄今为止，泊沙康唑已被用于对一线治疗不耐受或疗效不佳患者的补救性治疗。泊沙康唑补救治疗的有效率为42%（对照组为26%）[54]。总的来说，泊沙康唑具有良好的安全性，其主要副作用为头痛（17%）、口干（9%）和头晕（6%）[55]。泊沙康唑是一种CYP3A4抑制剂，因此与钙调神经磷酸酶抑制剂有药物相互作用。其主要局限性是没有静脉剂型，抑酸药可减少其吸收，并且需要饮食限制（包括需要进食含脂肪食物以帮助药物充分吸收）。

（3）两性霉素B

传统的两性霉素B及其脂质制剂被认为是侵袭性曲霉病感染的备选疗法。其使用受到显著不良反应的限制，包括输液反应和肾毒性（在常规制剂，发生率为32.5%；在脂质制剂，发生率为14.5%）[56]。患者若在使用两性霉素B的同时使用其他肾毒性药物，则会增加其肾毒性风险，这通常发生于接受钙调神经磷酸酶抑制剂治疗的肺移植受者。

（4）棘白菌素类

棘白菌素（包括卡泊芬净、阿尼芬净和米卡芬净）对曲霉菌感染也有效。这些复方制剂通常具有良好的安全性和可耐受性。其副作用包括头痛（3%～15%）、发热（35%）和肝功能异常（2%～16%）等[57]。迄今为止，只有一项研究评估了将卡泊芬净作为心脏或肺移植受者治疗侵袭性曲霉病感染的首选方案的效果，结果其有效率为67%[58]。由于其作为治疗侵袭性曲霉病感染主要方案的研究有限，因此不推荐使用棘白菌素来治疗侵袭性曲霉病感染，但可用于补救治疗[59-60]。

（5）联合治疗

越来越多的研究数据表明，用联合抗真菌治疗方案来治疗侵袭性曲霉病感染是有效的。伏立康唑和卡泊芬净联合作为治疗侵袭性曲霉病感染的首选方案，已被证明生存率比单用两性霉素B脂质制剂好[59]。尽管因为其回顾性和非对照性试验设计限制了研究结果的科学性，但联合使用伏立康唑和卡泊芬净来治疗侵袭性曲霉病感染的肺移植受者的确会有较好的疗效[61]。最近的一项随机对照试验显示,相比于伏立康唑单药治疗,伏立康唑和阿尼芬净联合使用作为血液恶性肿瘤患者侵袭性曲霉病感染的首选疗法,并没有提供任何生存获益[62]。然而,联合治疗的确能改善患者的临床预后,尤其血清GM检测阳性患者的预后。

6. 预 防

鉴于肺移植后侵袭性曲霉病感染的风险及其严重的并发症,许多肺移植中心采取了预防措施。侵袭性曲霉病的预防方案有两种:普遍预防或抢先预防。抢先预防的针对性治疗方案针对的是被认为有侵袭性曲霉病感染风险的患者。最近的全球调查报告显示,58.6%的肺移植中心在移植后的头6个月内使用普通预防方案,而36.2%的肺移植中心选择抢先预防方案[63]。最常用的方案有单用伏立康唑或与两性霉素吸入联合治疗。只有5.2%的肺移植中心不采取任何预防侵袭性曲霉病感染的方案。

几个小型单中心研究评估了肺移植后抗真菌预防的疗效。遗憾的是,这些研究受到了样本量小、回顾性设计、抗真菌方案的不同、各自的诊疗方案不同和流行病学偏差的限制。最近一项荟萃分析评估了抗真菌预防方案在肺移植后预防侵袭性曲霉病感染的效果,发现使用预防性抗真菌治疗方案并没有显著降低侵袭性曲霉病感染的发病率[64]。因此,抗真菌预防治疗在肺移植受者中预防侵袭性曲霉病感染的效果仍然不确定。

(二)非曲霉真菌

1. 丝孢菌

丝孢菌主要由四种物种组成,包括:尖端赛多孢子菌(Scedosporium apiospermum),芽孢球菌(Scedosporium boydii),高粱孢子菌(Scedosporium aurantiacum)和多育赛多孢菌(Scedosporium prolificans)。丝孢菌是一种无处不在的腐生真菌,可见于污染的水、土壤和腐烂的植被中。像曲霉菌一样,丝孢菌可以在支气管扩张、结节病、结核病和囊性纤维化患者的窦道或呼吸道中定植或感染。高达8%的囊性纤维化患者的痰培养中可以发现丝孢菌,因此这种患者肺移植后感染丝孢菌的风险更大[65-66]。

总体而言,丝孢菌感染占肺移植受者真菌感染的27%,感染发生的中位时间为肺移植后12个月[3]。丝孢菌感染与定植、分枝菌病、窦肺疾病和累及中枢神经系统的弥漫性疾病有关[67]。大约50%的感染丝孢菌的实体器官移植受者发生感染播散[68]。丝孢菌感染的临床症状、放射影像学表现和组织病理学特征与曲霉菌难以区分,但不同于曲霉菌的是,丝孢菌对许多抗真菌药耐药,因此治疗失败率和复发率高[67]。

丝孢菌对两性霉素和氟胞嘧啶天然耐药,但对伊曲康唑、伏立康唑、泊沙康唑和米卡芬净可能敏感。伏立康唑是针对丝孢菌的最有效的抗真菌药,经常在丝孢菌感染的病例中单用或与其他抗真菌药联合使用[69]。多育赛多孢菌对大多数抗真菌药有特别的耐药性。然而,在体外实验中,伏立康唑和特比萘芬联合用药对该真菌似乎有协同作用,并且在临床中也显示了良好的疗效[70-71]。治疗中,应尽可能地考虑减少免疫抑制和手术切除局部病变。总体而言,丝孢菌感染的预后很差,死亡率在54%~78%,甚至更高[68]。

2. 镰刀菌

镰刀菌是另一种无处不在的腐生真菌,可见于土壤和腐烂植被,也可能见于某些植物中。目前已经发现的镰刀菌有50多种,但只有12种与人类疾病有关。与人类感染相关的镰刀菌大多被分为两种复合物种,这两种复合物种通常分别被当作单一物种,即茄病镰刀菌(50％的病例)和尖孢镰刀菌(20％的病例)[72]。

在中性粒细胞减少患者或造血干细胞移植受者中,会出现严重镰刀菌机会性感染;但在实体器官移植受者中很少见[3, 73]。镰刀菌感染通过直接接种或吸入传播而发生。其临床症状在很大程度上取决于宿主的免疫状态和感染部位。镰刀菌会引起各种各样的临床疾病,从浅表的感染到局部浸润性感染,到深层感染[74]。在免疫功能正常者中,镰刀菌可引起甲真菌病和角膜炎。半侵入性感染可导致皮肤或黏膜屏障损伤,比如隐形眼镜相关的角膜炎,或烧伤、穿透伤之后的伤口感染。在免疫抑制患者中,镰刀菌感染可引起侵袭性播散性疾病。中性粒细胞减少患者特别容易发生播散性疾病,如真菌血症,及肺部、皮肤受累。据文献报道,迄今只有9例肺移植受者出现镰刀菌感染[75],他们都表现出肺部受累并且播散至其他部位。据报道,40％～50％播散性疾病的病原体是镰刀菌[76]。其临床症状、放射影像学和组织病理学检查的结果与透明丝孢霉病引起的感染无明显差异。因此,镰刀菌感染的鉴定必须通过真菌培养或分子生物学检测。在真菌培养皿上看到香蕉形多细胞大分生孢子可为镰刀菌感染提供诊断依据,但若要明确其所属的物种,仍需要分子生物学检测。

对局部侵袭性疾病,应行外科清创术及抗真菌治疗。侵袭性疾病需要抗真菌药治疗,尽管其最佳治疗药物仍然不确定。镰刀菌通常显示出对大多数抗真菌药的相对耐药性。不同镰刀菌物种有不同的敏感性模式:茄科镰刀菌复合体和轮孢镰刀菌对所有唑类具有耐药性,对两性霉素显示出很高的最低抑菌浓度;尖孢镰刀菌和串珠镰刀菌似乎对伏立康唑和泊沙康唑敏感[74]。因此,应进行菌种鉴定和抗真菌药敏试验,以指导抗真菌治疗。可选择的药物有伏立康唑和两性霉素B[71]。镰刀菌病的预后与宿主的免疫状态直接相关,严重中性粒细胞减少患者的死亡率高。在肺移植受者中,镰刀菌病会导致高死亡率(67％)[75]。

3. 暗色真菌

暗色真菌在真菌细胞壁中含有黑色素,从而使其真菌培养物颜色更暗。这种混杂的群体包含各种各样的生物体,包括枝孢菌(Cladosporium)、指状霉(Dactylaria)、斑替枝孢霉(Cladophialophora)、瓶霉菌(Phialophora)、明脐霉(Exserohilum)、帚霉菌(Scopulariopsis)、链格孢(Alternaria)、弯孢霉(Curvularia)、蠕孢霉(Bipolaris)、赭霉(Ochroconis)和外瓶霉(Exophiala)等。它们在免疫抑制状态宿主中可能引起机会性感染,在肺移植受者中的发病时间比其他机会致病性真菌更晚[77]。

与其他霉菌一样,暗色真菌可引起半侵蚀性皮肤和软组织疾病(分枝菌病和产色真菌病),深部组织疾病伴窦肺受累,或播散性疾病伴中枢神经系统受累。目前,在实体器官移植受者中已发现由斑替枝孢霉、赭霉、外瓶霉和其他真菌感染引起的疾病[78]。与其他真菌一样,暗色霉菌感染的诊断也需要综合直接镜检、真菌培养和组织病理学检查结果才能确定。

暗色霉菌感染的治疗包括外科清创和全身抗真菌治疗两个方面。目前,对暗色霉菌感染的治疗还没有标准化的疗法,但伏立康唑、泊沙康唑和伊曲康唑是对这些真菌最有效的药物[79]。伊曲康唑基于其丰富的临床治疗经验,可作为首选药物。伏立康唑因为能更好地渗透至脑脊液(cerebrospinal fluid,CSF),故可能更适用于治疗中枢神经系统感染。

4. 接合菌病

接合菌病(Zygomycosis,曾被称为毛霉菌病)是罕见但侵袭性非常强的感染。接合菌包括20多个属,其重要的属包括根霉属(Rhizopus)、根毛霉属(Rhizomucor)、毛霉属(Mucor)、小克银汉霉属(Cunninghamella)和横梗霉属(Lichtheimia)(以前分类为犁头霉属)等。接合菌病在肺移植受者真菌感染中的占比为2.1%,中位发生时间为移植后26个月[3]。接合菌病的危险因素包括糖尿病、肾衰竭、营养不良、铁超负荷、皮质类固醇使用、既往排斥反应、球蛋白使用、超高龄,及预防性使用伏立康唑或卡泊芬净(对接合菌无效的抗真菌药物)等[80]。

通俗地说,接合菌会引起严重侵袭性的鼻脑疾病和窦脑疾病。肺接合菌病在肺移植受者中也很常见[81-82]。其通过组织病理学检查或真菌培养出广泛的、无膈膜的带状菌丝可以确诊。值得注意的是,因为接合菌类的真菌在其细胞壁中不含BDG或GM,所以即使BDG和GM测试结果为阴性,也不能排除接合菌感染[83]。

由于接合菌病是一种具有高度侵袭性的疾病,所以一旦疑诊,就应该立刻开始合适的治疗。延迟治疗可能使血液病患者的死亡率增加5倍[84]。两性霉素B脂质体[5mg/(kg·d)]是治疗接合菌感染的首选药物[85]。泊沙康唑对接合菌也表现出良好的抗菌活性。因此,一旦临床症状改善,就可用降阶梯疗法治疗。泊沙康唑也可以用于补救疗法[86]。棘白菌素对接合真菌不是很有效;然而,在动物模型中已经证实了棘白菌素与多烯类抗真菌药合用有协同作用[87]。在一项回顾性研究中显示,相比于多烯单药治疗,两性霉素B脂质体和卡泊芬净联合治疗接合菌可提高患者的生存率[88]。尽管铁螯合剂的疗效仍然不确定,但其用于辅助治疗可能会有获益[85,89]。外科清创术是治疗接合菌病的关键组成部分,只要条件允许就要予以清创处理。总的来说,接合菌病预示着预后不良,感染接合菌的实体器官移植受者的死亡率接近50%[90]。

◇ 三、地方性真菌病

组织胞浆菌病(histoplasmosis)、芽生菌病(blastomycosis)和球孢子菌病(coccidioidomycosis)在某些地理区域普遍存在,被称为地方性真菌病。其感染可以发生于免疫功能正常和免疫抑制的患者。移植后发生地方性真菌病的概率较低,实体器官移植受者地方性真菌病的发病率仅为0.2%[91]。地方性真菌病在移植受者的发病可能为原发性感染、潜伏感染的再激活或供者来源的感染。

(一)组织胞浆菌病

组织胞浆菌病由两种人类致病菌株引起,包括:在北美洲的俄亥俄州和密西西比河谷以及南美洲发现的荚膜组织胞浆菌(Histoplasma capsulatum var. capsulatum),以及在非洲发现的溶体组织胞浆菌(Histoplasma capsulatum var. Duboisii)[92]。荚膜组织胞浆菌存在于土壤中,并且通常与蝙蝠粪或鸟粪有关。挖掘或施工而造成的土壤破坏可以释放传染源,并随后被人体吸入。实体器官移植受者移植后组织胞浆菌病很少见,据报道其发生率为0.10%[91]。其中位诊断时间为移植后27个月[93]。在免疫功能正常个体中,组织胞浆菌病的特点是无症状或有轻度肺部疾病的症状。相比之下,在实体器官移植受者中,组织胞浆菌病会引起中度至重度肺炎,其中有81%的患者进展至播散性疾病[93]。实体器官移植受者的组织胞浆菌病总体死亡率为19%,其中存在播散性疾病的患者死亡率可能会更高。组织胞浆菌病的诊断方法有组织病理学检查、真菌培养、抗原检测(尿液或血清)和血清学检测。通过组织病理学检查看到小(2~6μm)的细颈的芽殖酵母可明确诊断。组织胞浆菌病在真菌培养时需要复杂的营养条件,且生长缓慢(可能需要6周)。通过EIA检测组织胞浆菌抗原(尿或血清)是诊断播散性疾病的快速、高度敏感的方法;该检测方法对尿样最敏感(93%)[93]。抗原检测试验的特异性高达99%,然而该检测方法经常与其他地方性真菌病存在发生交叉反应[94-95]。血清学检测对急性感染的诊断无效,但血清检测阳性或滴度升高4倍表明存在近期感染[95]。两性霉素 B 的脂质制剂［3～5mg/（kg•d）］被推荐用于治疗严重的组织胞浆菌病，其疗程应持续至少 2 周或直至临床症状改善；然后改为口服伊曲康唑治疗至少 12 个月[96]。轻度至中度疾病患者可用伊曲康唑治疗 6～12 周。建议监测伊曲康唑的血药浓度（目标为大于 1mg/L），以确保充分的药物使用剂量。6% 的患者会出现疾病复发，并通常在 2 年内发生[93]。等到组织胞浆抗原浓度小于 2ng/mL 后，才能停止治疗；在停止治疗后，要监测组织胞浆抗原浓度至少 12 个月[96]。对有组织胞浆菌病史的实体器官移植受者进行预防治疗的效果尚未明确。目前，指南推荐，2 年内曾出现活动性组织胞浆菌病感染的患者，在开始免疫抑制前，需要先用伊曲康唑[95]。不推荐对组织胞浆菌病进行常规的移植前筛查。

（二）芽生菌病

芽生菌病是由皮炎芽生菌引起的临床综合征，分布在美国中西部、五大湖、中南部州和北部的圣劳伦斯河等地区[97]。在实体器官移植受者中罕见芽生菌病，发生率仅为 0.14%[95]。与组织胞浆菌病一样，芽生菌病涉及一系列连续性病程，包括轻度急性肺炎到重症肺炎等，也可能进展至合并多器官功能衰竭的暴发式感染。据报道，25%～40% 的芽生菌感染患者存在肺外受累，包括皮肤、骨关节炎、泌尿生殖系统或中枢神经系统疾病[98]。免疫抑制的患者往往患有重症肺炎或播散性疾病[91, 99]。迄今为止，实体器官移植受者芽生菌病的最大研究共涉及 11 例患者（含 1 例肺移植受者）[97]。其中，大多数患者患有重症肺炎，1/3 患者还有播散性疾病伴皮肤受累。实体器官移植受者患芽生菌病的总体死亡率为 36%。其诊断方式与组织胞浆菌病相似，包括组织病理学分析、真菌培养、抗原检测（尿液和血清）和血清学检测。通过组织病理学观察到大（8～15μm）而广泛的出芽酵母可以确诊。与组织胞浆菌病的真菌培养一样，芽生菌的培养也需要很复杂的条件，可能需要长达 6 周的培养时间后才能得到阳性结果。血清或尿液中的芽生菌抗原检测也有一定意义，可用于快速诊断。尿芽生菌抗原检测的灵敏度和特异性分别为 90% 和 99%[100]。然而，其也常见与组织胞浆菌病的交叉反应[101]。对有芽生菌病的免疫抑制患者，推荐的治疗方案是采用两性霉素 B 的脂质制剂［3～5mg/（kg•d）］，持续 1～2 周或直至临床改善，中枢神经系统受累的患者所需的持续用药时间更长[95, 98]。待临床症状好转，就可以改用口服伊曲康唑（200mg，每天 3 次，3 天；随后 200mg，每天 2 次，至少 12 个月）进行降阶梯治疗。目前，尚未明确将芽生菌抗原监测作为治疗持续时间的指标的有效性[95]。该病极少复发[97, 99]。不推荐移植前筛查芽生菌病及移植后常规应用抗真菌预防治疗。

（三）球孢子菌病

球孢子菌存在于美国西南部沙漠地区干旱的土壤中，包括加利福尼亚州、亚利桑那州、新墨西哥州、德克萨斯州、犹他州和墨西哥北部。球孢子菌病主要由两种球孢子菌引起，即 immitis 球孢子菌（C. immitis）和 posadasii 球孢子菌（C. posadasii），前者为加利福尼亚州特有的球孢子菌，后者发现于亚利桑那州及新墨西哥州。球孢子菌感染是通过吸入附着在粉尘上的具有传染性的关节孢子发生的。在实体器官移植受者中，移植后球孢子菌病的发生率在 1.4%～6.9%[95]。大多数（70%）在移植后的第 1 年内发病，因此，可以推断大多数感染病例是由既往感染的再激活引起的[102]。原发性感染可能发生于旅游过或甚至短暂地到达过球孢子菌病流行区域的患者[103]。移植供者来源的感染尽管极其罕见，但目前已有相关的病例报道[104]。移植后感染球孢子菌病的危险因素包括球孢子菌感染史、移植前提示球孢子菌感染的血清检测以及急性排斥反应的治疗[105]。在免疫功能正常的个体中，60% 的球孢子菌病是无症状或自限性的[106]。有症状患者的临床症状包括肺炎、肌痛、斑丘疹或关节痛等。1%～5% 的患者存在非典型的表现和播散性疾病。免疫抑制患者的球孢子菌病的临床症状与免疫功能正常的患者相似,但其非典型症状(如涉及皮肤、骨骼和脑膜的播散性疾病)的发生概率更高(发生于30%~75%的病例)[105]。感染球孢子菌的实体器官移植受者的总体死亡率为30%。其可以通过组织病理学分析、真菌培养、血清学检测或EIA抗原检测做出诊断。确诊球孢子菌病的方法有通过组织病理学发现特征性小球或者真菌培养结果阳性(存在关节孢子);但是这种诊断方式在实体器官移植受者中的表现不佳(灵敏度分别为75%和33%)[107]。血清学检测是诊断免疫功能正常患者球孢子菌病的高度敏感方法;而该方法在实体器官移植受者的敏感性显著降低,为10%~45%[107-108]。即使考虑患者只有局部疾病,也应该仔细检查其肺外受累情况(通过腰椎穿刺排除脑膜受累情况)。脑脊液的真菌培养敏感性低,只有15%的球孢子菌脑膜炎患者能得到阳性培养结果[109]。对脑脊液应进行结合补体的血清学检测,以提高其敏感性。对于严重或播散性感染,推荐使用两性霉素B脂质体[1.5~5mg/(kg·d)]或高剂量氟康唑(800mg/d)来治疗,直至症状改善。氟康唑的降阶梯治疗应持续至少12个月或直至感染痊愈,以其中时间较长者为准[110]。对于轻度至中度感染,可用氟康唑治疗。对于存在球孢子菌感染的所有实体器官移植受者,建议终生使用氟康唑预防,以防止复发[95]。曾接触球孢子菌的等待移植者(无论是有旅行史、病史,还是阳性血清学检测结果)都有移植后再激活的风险,应接受氟康唑(400mg/d,6~12个月或终生服用)预防治疗,以降低复发的风险[95]。

◇ 四、酵母菌

(一)念珠菌

念珠菌感染占所有肺移植受者侵袭性真菌感染的23%[4]。许多念珠菌种均可引起人类疾病,但大多数感染是由白色念珠菌(66%)引起的,其次是光滑念珠菌、近平滑念珠菌、热带念珠菌和克柔念珠菌。侵袭性念珠菌病(invasive candidiasis,IC)感染的危险因素包括使用广谱抗生素、长期抗生素治疗、深静脉置管以及必要的肾脏替代治疗等。念珠菌定植是吻合口感染和念珠菌血症的危险因素。

念珠菌病通常为移植后早期发生的院内感染(中位时间为25天)[111]。其临床表现包括从黏膜皮肤受累到深部器官(眼睛、脾脏和心脏瓣膜)侵犯。在肺移植受者中,最常见的临床表现是支气管吻合口受累(38%),其次是血液感染(28%)和播散性疾病(13%)[1,111]。从呼吸道培养物中得到念珠菌通常提示定植,不需要接受治疗。念珠菌肺炎非常罕见,需要通过组织病理学检查证实存在组织侵袭来明确诊断。与侵袭性念珠菌病相关的总体死亡率为40%[112]。侵袭性念珠菌病通常由血液或无菌体液真菌培养阳性来确诊。虽然早期研究表明,血液培养对检测侵袭性念珠菌病的灵敏度有限(50%),但改进后的血液培养方法的灵敏度较高(93%)[113]。血清BDG抗原可用于侵袭性念珠菌病的诊断;然而,其对肺移植受者的精确性还是很低的[38]。

侵袭性念珠菌病患者应马上接受棘白菌素治疗,直至确定其菌种和药敏结果。一旦得到这些检查结果且患者临床症状得到改善,就可以根据上述测试结果来修改治疗方案[114]。白色念珠菌和近平滑念珠菌通常对氟康唑敏感。氟康唑对光滑念珠菌表现出较高的最低抑菌浓度,需要高剂量氟康唑或替代抗真菌药治疗。克柔念珠菌对氟康唑耐药,需要其他药物治疗,替代药物包括棘白菌素、两性霉素和其他唑类。第一次血培养阴性后,应继续治疗至少14天。播散性念珠菌病需要延长疗程直到感染治愈。

（二）隐球菌

隐球菌是一种酵母菌，通常存在于被禽鸟粪便污染的土壤中。该属包含 37 个菌种，但只有 2 种会引起人类疾病，即新型隐球菌和格特隐球菌，前者分布于全球各地，后者分布于加拿大、美国的太平洋西北地区以及非洲部分地区和澳大利亚的一些地区[115]。

实体器官移植受者隐球菌病的发病率为 2.8%[116]。肺移植后，隐球菌病的感染途径包括原发感染、潜伏感染再激活或移植供者来源的感染。隐球菌病发病很迟，通常在移植后 3 年后发病[2]。早期出现的隐球菌病，特别是移植后 30 天内发生的，应考虑可能为移植供者来源的感染[117]。隐球菌病通常表现为中枢神经系统症状或肺炎。其肺部疾病表现包括从无症状的定植到重症肺炎。隐球菌病的其他临床表现包括皮肤感染、骨关节感染、前列腺炎、肝脏疾病、肾脏疾病，及伴或不伴中枢神经系统侵犯的播散性疾病[116]。约 50%～75% 隐球菌感染性肺炎的实体器官移植受者伴有中枢神经系统疾病，但其症状可有可无。总体来说，实体器官移植受者的隐球菌病的死亡率与疾病严重程度相关，其死亡率在 15%～49%[116]。

在评估疑似隐球菌病患者时，确定发病部位和程度是至关重要的。应在腰椎穿刺前行头颅 CT 检查，以判断是否存在大范围病变或脑积水。要行腰椎穿刺及血液和尿液培养，来排除播散性疾病。隐球菌病的诊断方法包括组织病理学分析、直接镜检墨汁染色标本、真菌培养，或血清、脑脊液的隐球菌抗原检测。组织病理学检查发现大小不等（2～15μm）的椭圆形窄基发芽酵细胞可诊断隐球菌病。在隐球菌性脑膜炎患者中，直接镜检观察墨汁染色标本、真菌培养，或血清、脑脊液标本中隐球菌抗原检测的敏感性分别为 59%、92%、93% 和 94%[118]。血清隐球菌抗原检测在隐球菌性脑膜炎患者中的敏感性很高；但对于局限于肺部受累的患者，其敏感性要低得多[119]。仅有肺部病变的肺移植受者，隐球菌感染的隐球菌抗原浓度较低，或根本没有[119]。

对中枢神经系统受累、疾病播散或重症肺炎的隐球菌感染患者，应使用两性霉素脂质体[3～4mg/(kg•d)]和氟胞嘧啶[100mg/(kg•d)，分四次服用]治疗至少 2 周或直至临床症状改善。一旦患者症状改善，治疗可以降阶梯至氟康唑（400～800mg/d，持续 6～12 个月）。对有轻度肺部感染的患者，可以用氟康唑（400～800mg/d，6～12 个月）治疗[120]。该病很少复发。应尽可能减少免疫抑制剂的使用。然而，免疫抑制剂的迅速减量可能导致排斥反应或导致免疫重建炎症综合征（immune reconstitution inflammatory syndrome，IRIS）[121]。免疫重建炎症综合征预示着疾病的恶化。即使在不存在真菌耐药的情况下给予了充分的治疗，免疫重建炎症综合征也会在治疗开始后 4～6 周出现。在隐球菌感染的实体器官移植受者中，免疫重建炎症综合征的发病率约为 5%～11%。目前，还没有关于免疫重建炎症综合征的实验室检查项目。此时应继续应用抗真菌治疗，并同时应用皮质类固醇进行额外的抗炎治疗[122]。

◇ **五、总　结**

尽管对真菌病原体的生物学和流行病学的理解在不断深入，诊断方式也在不断改善，更有效的治疗药物不断被研发出来，但侵袭性真菌感染仍然是肺移植后发病和死亡的重要原因之一。改善肺移植患者侵袭性真菌感染临床预后的关键是深入地了解真菌病原体的流行病学特点，仔细地评估患者的危险因素和临床症状，正确地使用诊断方法，以及早期开始适当的治疗。

◇ 参考文献

[1] Husain S. Unique characteristics of fungal infections in lung transplant recipients. Clin Chest Med, 2009, 30: 307-313, vii.

[2] Pappas PG, Alexander BD, Andes DR, et al. Invasive fungal infections among organ transplant recipients: results of the Transplant-Associated Infection Surveillance Network (TRANSNET). Clin Infect Dis, 2010, 50: 1101-1111.

[3] Doligalski CT, Benedict K, Cleveland AA, et al. Epidemiology of invasive mold infections in lung transplant recipients. Am J Transplant, 2014, 14: 1328-1333.

[4] Neofytos D, Fishman JA, Horn D, et al. Epidemiology and outcome of invasive fungal infections in solid organ transplant recipients. Transpl Infect Dis, 2010, 12: 220-229.

[5] Iversen M, Burton CM, Vand S, et al. Aspergillus infection in lung transplant patients: incidence and prognosis. Eur J Clin Microbiol Infect Dis, 2007, 26: 879-886.

[6] Gargani Y, Bishop P, Denning DW. Too many mouldy joints-marijuana and chronic pulmonary aspergillosis. Mediterr J Hematol Infect Dis, 2011, 3: e2011005.

[7] Issa NC, Fishman JA. Infectious complications of antilymphocyte therapies in solid organ transplantation. Clin Infect Dis, 2009, 48: 772-786.

[8] Florescu DF, Kalil AC, Qiu F, et al. What is the impact of hypogammaglobulinemia on the rate of infections and survival in solid organ transplantation? A meta-analysis. Am J Transplant, 2013, 13: 2601-2610.

[9] Husni RN, Gordon SM, Longworth DL, et al. Cytomegalovirus infection is a risk factor for invasive aspergillosis in lung transplant recipients. Clin Infect Dis, 1998, 26: 753-755.

[10] Singh N, Husain S. Aspergillus infections after lung transplantation: Clinical differences in type of transplant and implications for management. J Heart Lung Transplant, 2003, 22: 258-266.

[11] Luong ML, Chaparro C, Stephenson A, et al. Pretransplant Aspergillus colonization of cystic fibrosis patients and the incidence of post-lung transplant invasive aspergillosis. Transplantation, 2014, 97: 351-357.

[12] Helmi M, Love RB, Welter D, et al. Aspergillus infection in lung transplant recipients with cystic fibrosis: Risk factors and outcomes comparison to other types of transplant recipients. Chest, 2003, 123: 800-808.

[13] Nunley DR, Ohori P, Grgurich WF, et al. Pulmonary aspergillosis in cystic fibrosis lung transplant recipients. Chest, 1998, 114: 1321-1329.

[14] Ruiz I, Gavalda J, Monforte V, et al. Donor-to-host transmission of bacterial and fungal infections in lung transplantation. Am J Transplant, 2006, 6: 178-182.

[15] Sole A, Salavert M. Fungal infections after lung transplantation. Curr Opin Pulm Med, 2009, 15: 243-253.

[16] Cahill BC, Hibbs JR, Savik K, et al. Aspergillus airway colonization and invasive disease after lung transplantation. Chest, 1997, 112: 1160-1164.

［17］Weigt SS, Elashoff RM, Huang C, et al. Aspergillus colonization of the lung allograft is a risk factor for bronchiolitis obliterans syndrome. Am J Transplant, 2009, 9: 1903-1911.

［18］Weigt SS, Copeland CA, Derhovanessian A, et al. Colonization with small conidia Aspergillus species is associated with bronchiolitis obliterans syndrome: a two-center validation study. Am J Transplant, 2013, 13: 919-927.

［19］Husain S, Mooney ML, Danziger-Isakov L, et al. A 2010 working formulation for the standardization of definitions of infections in cardiothoracic transplant recipients. J Heart Lung Transplant, 2011, 30: 361-374.

［20］Karnak D, Avery RK, Gildea TR, et al. Endobronchial fungal disease: an under-recognized entity. Respiration, 2007, 74: 88-104.

［21］Steinbach WJ, Marr KA, Anaissie EJ, et al. Clinical epidemiology of 960 patients with invasive aspergillosis from the PATH Alliance registry. J Infect, 2012, 65: 453-464.

［22］Lin SJ, Schranz J, Teutsch SM. Aspergillosis case-fatality rate: systematic review of the literature. Clin Infect Dis, 2001, 32: 358-366.

［23］De Pauw B, Walsh TJ, Donnelly JP, et al. Revised definitions of invasive fungal disease from the European Organization for Research and Treatment of Cancer/Invasive Fungal Infections Cooperative Group and the National Institute of Allergy and Infectious Diseases Mycoses Study Group (EORTC/MSG)Consensus Group. Clin Infect Dis, 2008, 46: 1813-1821.

［24］Greene RE, Schlamm HT, Oestmann JW, et al. Imaging findings in acute invasive pulmonary aspergillosis: clinical significance of the halo sign. Clin Infect Dis, 2007, 44: 373-379.

［25］Park SY, Kim SH, Choi SH, et al. Clinical and radiological features of invasive pulmonary aspergillosis in transplant recipients and neutropenic patients. Transpl Infect Dis, 2010, 12: 309-315.

［26］Gazzoni FF, Hochhegger B, Severo LC, et al. High-resolution computed tomographic findings of Aspergillus infection in lung transplant patients. Eur J Radiol, 2014, 83: 79-83.

［27］Patterson JE. Epidemiology of fungal infections in solid organ transplant patients. Transpl Infect Dis, 1999, 1: 229-236.

［28］Sulahian A, Boutboul F, Ribaud P, et al. Value of antigen detection using an enzyme immunoassay in the diagnosis and prediction of invasive aspergillosis in two adult and pediatric hematology units during a 4-year prospective study. Cancer, 2001, 91: 311-318.

［29］Pfeiffer CD, Fine JP, Safdar N. Diagnosis of invasive aspergillosis using a galactomannan assay: a meta-analysis. Clin Infect Dis, 2006, 42: 1417-1427.

［30］Husain S, Kwak EJ, Obman A, et al. Prospective assessment of Platelia Aspergillus galactomannan antigen for the diagnosis of invasive aspergillosis in lung transplant recipients. Am J Transplant, 2004, 4: 796-802.

［31］Zou M, Tang L, Zhao S, et al. Systematic review and meta-analysis of detecting galactomannan in bronchoalveolar lavage fluid for diagnosing invasive aspergillosis. PloS One, 2012, 7: e43347.

［32］Heng SC, Morrissey O, Chen SC, et al. Utility of bronchoalveolar lavage fluid galactomannan alone or in combination with PCR for the diagnosis of invasive aspergillosis in adult hematology patients: a systematic review and meta-analysis. Crit Rev Microbiol, 2015, 41: 124-134.

［33］Luong ML, Clancy CJ, Vadnerkar A, et al. Comparison of an Aspergillus real-time polymerase chain reaction assay with galactomannan testing of bronchoalvelolar lavage fluid for the diagnosis of invasive pulmonary aspergillosis in lung transplant recipients. Clin Infect Dis, 2011, 52: 1218-1226.

［34］Pasqualotto AC, Xavier MO, Sanchez LB, et al. Diagnosis of invasive aspergillosis in lung transplant recipients by detection of galactomannan in the bronchoalveolar lavage fluid. Transplantation, 2010, 90: 306-311.

［35］Husain S, Clancy CJ, Nguyen MH, et al. Performance characteristics of the Platelia Aspergillus enzyme immunoassay for detection of Aspergillus galactomannan antigen in bronchoalveolar lavage fluid. Clin Vaccine Immunol, 2008, 15: 1760-1763.

［36］Clancy CJ, Jaber RA, Leather HL, et al. Bronchoalveolar lavage galactomannan in diagnosis of invasive pulmonary aspergillosis among solid-organ transplant recipients. J Clin Microbiol, 2007, 45: 1759-1765.

［37］Karageorgopoulos DE, Vouloumanou EK, Ntziora F, et al. β-d-Glucan assay for the diagnosis of invasive fungal infections: a meta-analysis. Clin Infect Dis, 2011, 52: 750-770.

［38］Alexander BD, Smith PB, Davis RD, et al. The（1, 3）{beta}-d-glucan test as an aid to early diagnosis of invasive fungal infections following lung transplantation. J Clin Microbiol, 2010, 48: 4083-4088.

［39］White PL, Mengoli C, Bretagne S, et al. Evaluation of Aspergillus PCR protocols for testing serum specimens. J Clin Microbiol, 2011, 49: 3842-3848.

［40］Walsh TJ, Anaissie EJ, Denning DW, et al. Treatment of aspergillosis: Clinical practice guidelines of the Infectious Diseases Society of America. Clin Infect Dis, 2008, 46: 327-360.

［41］Herbrecht R, Denning DW, Patterson TF, et al. Voriconazole versus amphotericin B for primary therapy of invasive aspergillosis. N Engl J Med, 2002, 347: 408-415.

［42］Vfend［package insert］. New York: Pfizer, 2015.

［43］Cadena J, Levine DJ, Angel LF, et al. Antifungal prophylaxis with voriconazole or itraconazole in lung transplant recipients: Hepatotoxicity and effectiveness. Am J Transplant, 2009, 9: 2085-2091.

［44］Luong ML, Hosseini-Moghaddam SM, Singer LG, et al. Risk factors for voriconazole hepatotoxicity at 12 weeks in lung transplant recipients. Am J Transplant, 2012, 12: 1929-1935.

［45］Husain S, Paterson DL, Studer S, et al. Voriconazole prophylaxis in lung transplant recipients. Am J Transplant, 2006, 6: 3008-3016.

［46］Wang TF, Wang T, Altman R, et al. Periostitis secondary to prolonged voriconazole therapy in lung transplant recipients. Am J Transplant, 2009, 9: 2845-2850.

［47］Vadnerkar A, Nguyen MH, Mitsani D, et al. Voriconazole exposure and geographic location are independent risk factors for squamous cell carcinoma of the skin among lung transplant recipients. J Heart Lung Transplant, 2010, 29: 1240-1244.

［48］Singer JP, Boker A, Metchnikoff C, et al. High cumulative dose exposure to voriconazole is associated with cutaneous squamous cell carcinoma in lung transplant recipients. J Heart Lung Transplant, 2012, 31: 694-699.

［49］Feist A, Lee R, Osborne S, et al. Increased incidence of cutaneous squamous cell carcinoma in lung transplant recipients taking long-term voriconazole. J Heart Lung Transplant, 2012, 31: 1177-1181.

［50］Pascual A, Calandra T, Bolay S, et al. Voriconazole therapeutic drug monitoring in patients with invasive mycoses improves efficacy and safety outcomes. Clin Infect Dis, 2008, 46: 201-211.

［51］Smith J, Safdar N, Knasinski V, et al. Voriconazole therapeutic drug monitoring. Antimicrob Agents Chemother, 2006, 50: 1570-1572.

［52］Mitsani D, Nguyen MH, Shields RK, et al. Prospective, observational study of voriconazole therapeutic drug monitoring among lung transplant recipients receiving prophylaxis: Factors impacting levels of and associations between serum troughs, efficacy, and toxicity. Antimicrob Agents Chemother, 2012, 56: 2371-2377.

［53］Pfaller MA, Messer SA, Hollis RJ, et al. Antifungal activities of posaconazole, ravuconazole, and voriconazole compared to those of itraconazole and amphotericin B against 239 clinical isolates of Aspergillus spp. and other filamentous fungi: Report from SENTRY Antimicrobial Surveillance Program, 2000. Antimicrob Agents Chemother, 2002, 46: 1032-1037.

［54］Walsh TJ, Raad I, Patterson TF, et al. Treatment of invasive aspergillosis with posaconazole in patients who are refractory to or intolerant of conventional therapy: an externally controlled trial. Clin Infect Dis, 2007, 44: 2-12.

［55］Posaconazole［package insert］. Merck, White House Station, NJ, 2006.

［56］Mistro S, Maciel Ide M, de Menezes RG, et al. Does lipid emulsion reduce amphotericin B nephrotoxicity? A systematic review and meta-analysis. Clin Infect Dis, 2012, 54: 1774-1777.

［57］Mora-Duarte J, Betts R, Rotstein C, et al. Comparison of caspofungin and amphotericin B for invasive candidiasis. N Engl J Med, 2002, 347: 2020-2029.

［58］Groetzner J, Kaczmarek I, Wittwer T, et al. Caspofungin as first-line therapy for the treatment of invasive aspergillosis after thoracic organ transplantation. J Heart Lung Transplant, 2008, 27: 1-6.

［59］Singh N, Limaye AP, Forrest G, et al. Combination of voriconazole and caspofungin as primary therapy for invasive aspergillosis in solid organ transplant recipients: a prospective, multicenter, observational study. Transplantation, 2006, 81: 320-326.

［60］Hiemenz JW, Raad, II, Maertens JA, et al. Efficacy of caspofungin as salvage therapy for invasive aspergillosis compared to standard therapy in a historical cohort. Eur J Clin Microbiol Infect Dis, 2010, 29: 1387-1394.

［61］Thomas A, Korb V, Guillemain R, et al. Clinical outcomes of lung-transplant recipients treated by voriconazole and caspofungin combination in aspergillosis. J Clin Pharm Ther, 2010, 35: 49-53.

［62］Marr KA, Schlamm H, Rottinghaus ST, et al. A randomised, double-blind study of combination antifungal therapy with voriconazole and anidulafungin versus voriconazole monotherapy for primary treatment of invasive aspergillosis. Abstract LB 2812. 22nd European Congress of Clinical Microbiology and Infectious Diseases. London, 2012.

［63］Neoh CF, Snell GI, Kotsimbos T, et al. Antifungal prophylaxis in lung transplantation-a world-wide survey. Am J Transplant, 2011, 11: 361-366.

［64］Bhaskaran A, Mumtaz K, Husain S. Anti-Aspergillus prophylaxis in lung transplantation: a systematic review and meta-analysis. Curr Infect Dis Rep, 2013, 15: 514-525.

［65］Cimon B, Carrere J, Vinatier JF, et al. Clinical significance of Scedosporium apiospermum in patients with cystic fibrosis. Eur J Clin Microbiol Infect Dis, 2000, 19: 53-56.

［66］Sahi H, Avery RK, Minai OA, et al. Scedosporium apiospermum（Pseudoallescheria boydii）infection in lung transplant recipients. J Heart Lung Transplant, 2007, 26: 350-356.

［67］Cortez KJ, Roilides E, Quiroz-Telles F, et al. Infections caused by Scedosporium spp. Clin Microbiol Rev, 2008, 21: 157-197.

［68］Husain S, Munoz P, Forrest G, et al. Infections due to Scedosporium apiospermum and Scedosporium prolificans in transplant recipients: clinical characteristics and impact of antifungal agent therapy on outcome. Clin Infect Dis, 2005, 40: 89-99.

［69］Troke P, Aguirrebengoa K, Arteaga C, et al. Treatment of scedosporiosis with voriconazole: Clinical experience with 107 patients. Antimicrob Agents Chemother, 2008, 52: 1743-1750.

［70］Bhat SV, Paterson DL, Rinaldi MG, et al. Scedosporium prolificans brain abscess in a patient with chronic granulomatous disease: Successful combination therapy with voriconazole and terbinafine. Scand J Infect Dis, 2007, 39: 87-90.

［71］Tortorano AM, Richardson M, Roilides E, et al. ESCMID and ECMM joint guidelines on diagnosis and management of hyalohyphomycosis: Fusarium spp., Scedosporium spp. and others. Clin Microbiol Infect, 2014, 20（Suppl 3）: 27-46.

［72］O'Donnell K, Sutton DA, Rinaldi MG, et al. Genetic diversity of human pathogenic members of the Fusarium oxysporum complex inferred from multilocus DNA sequence data and amplified fragment length polymorphism analyses: evidence for the recent dispersion of a geographically widespread clonal lineage and nosocomial origin. J Clin Microbiol, 2004, 42: 5109-5120.

［73］Nucci M, Marr KA, Queiroz-Telles F, et al. Fusarium infection in hematopoietic stem cell transplant recipients. Clin Infect Dis, 2004, 38: 1237-1242.

［74］Nucci M, Anaissie E. Fusarium infections in immunocompromised patients. Clin Microbiol Rev, 2007, 20: 695-704.

［75］Carneiro HA, Coleman JJ, Restrepo A, et al. Fusarium infection in lung transplant patients: report of 6 cases and review of the literature. Medicine（Baltimore）, 2011, 90: 69-80.

［76］Boutati EI, Anaissie EJ. Fusarium, a significant emerging pathogen in patients with hematologic malignancy: ten years' experience at a cancer center and implications for management. Blood, 1997, 90: 999-1008.

［77］Virgili A, Zampino MR, Mantovani L. Fungal skin infections in organ transplant recipients. Am J Clin Dermatol, 2002, 3: 19-35.

［78］Singh N, Chang FY, Gayowski T, et al. Infections due to dematiaceous fungi in organ transplant recipients: case report and review. Clin Infect Dis, 1997, 24: 369-374.

［79］Chowdhary A, Meis JF, Guarro J, et al. ESCMID and ECMM joint clinical guidelines for the diagnosis and management of systemic phaeohyphomycosis: diseases caused by black fungi. Clin Microbiol Infect, 2014, 20（Suppl 3）: 47-75.

［80］Singh N, Aguado JM, Bonatti H, et al. Zygomycosis in solid organ transplant recipients: a prospective, matched case-control study to assess risks for disease and outcome. J Infect Dis, 2009, 200: 1002-1011.

［81］Almyroudis NG, Sutton DA, Linden P, et al. Zygomycosis in solid organ transplant recipients in a tertiary transplant center and review of the literature. Am J Transplant, 2006, 6: 2365-2374.

［82］Sun HY, Aguado JM, Bonatti H, et al. Pulmonary zygomycosis in solid organ transplant recipients in the current era. Am J Transplant, 2009, 9: 2166-2171.

［83］Wingard JR, Hiemenz JW, Jantz MA. How I manage pulmonary nodular lesions and nodular infiltrates in patients with hematologic malignancies or undergoing hematopoietic cell transplantation. Blood, 2012, 120: 1791-1800.

［84］Chamilos G, Lewis RE, Kontoyiannis DP. Delaying amphotericin B-based frontline therapy significantly increases mortality among patients with hematologic malignancy who have zygomycosis. Clin Infect Dis, 2008, 47: 503-509.

［85］Cornely OA, Cuenca-Estrella M, Meis JF, et al. European Society of Clinical Microbiology and Infectious Diseases（ESCMID）Fungal Infection Study Group（EFISG）and European Confederation of Medical Mycology（ECMM）2013 joint guidelines on diagnosis and management of rare and emerging fungal diseases. Clin Microbiol Infect, 2014, 20(Suppl 3): 1-4.

［86］Alexander BD, Perfect JR, Daly JS, et al. Posaconazole as salvage therapy in patients with invasive fungal infections after solid organ transplant. Transplantation, 2008, 86: 791-796.

［87］Ibrahim AS, Gebremariam T, Fu Y, et al. Combination echinocandin-polyene treatment of murine mucormycosis. Antimicrob Agents Chemother, 2008, 52: 1556-1558.

［88］Reed C, Bryant R, Ibrahim AS, et al. Combination polyene-caspofungin treatment of rhino-orbital-cerebral mucormycosis. Clin Infect Dis, 2008, 47: 364-371.

［89］Spellberg B, Ibrahim AS, Chin-Hong PV, et al. The Deferasirox-AmBisome Therapy for Mucormycosis（DEFEAT Mucor）study: a randomized, double-blinded, placebo-controlled trial. J Antimicrob Chemother, 2012, 67: 715-722.

［90］Husain S, Alexander BD, Munoz P, et al. Opportunistic mycelial fungal infections in organ transplant recipients: emerging importance of non-Aspergillus mycelial fungi. Clin Infect Dis, 2003, 37: 221-229.

［91］Kauffman CA, Freifeld AG, Andes DR, et al. Endemic fungal infections in solid organ and hematopoietic cell transplant recipients enrolled in the Transplant-Associated Infection Surveillance Network（TRANSNET）. Transpl Infect Dis, 2014, 16: 213-224.

［92］Kauffman CA. Histoplasmosis: a clinical and laboratory update. Clin Microbiol Rev, 2007, 20: 115-132.

［93］Assi M, Martin S, Wheat LJ, et al. Histoplasmosis after solid organ transplant. Clin Infect Dis, 2013, 57: 1542-1549.

［94］Hage C, Kleiman MB, Wheat LJ. Histoplasmosis in solid organ transplant recipients. Clin Infect Dis, 2010, 50: 122-123, author reply 123-124.

［95］Miller R, Assi M, AST Infectious Diseases Community of Practice. Endemic fungal infections in solid organ transplantation. Am J Transplant, 2013, 13(Suppl 4): 250-261.

［96］Wheat LJ, Freifeld AG, Kleiman MB, et al. Clinical practice guidelines for the management of patients with histoplasmosis: 2007 update by the Infectious Diseases Society of America. Clin Infect Dis, 2007, 45: 807-825.

［97］Gauthier GM, Safdar N, Klein BS, et al. Blastomycosis in solid organ transplant recipients. Transpl Infect Dis, 2007, 9: 310-317.

［98］Chapman SW, Dismukes WE, Proia LA, et al. Clinical practice guidelines for the management of blastomycosis: 2008 update by the Infectious Diseases Society of America. Clin Infect Dis, 2008, 46: 1801-1812.

［99］Grim SA, Proia L, Miller R, et al. A multicenter study of histoplasmosis and blastomycosis after solid organ transplantation. Transpl Infect Dis, 2012, 14: 17-23.

［100］Connolly P, Hage CA, Bariola JR, et al. Blastomyces dermatitidis antigen detection by quantitative enzyme immunoassay. Clini Vaccine Immunol, 2012, 19: 53-56.

［101］Durkin M, Witt J, Lemonte A, et al. Antigen assay with the potential to aid in diagnosis of blastomycosis. J Clin Microbiol, 2004, 42: 4873-4875.

［102］Blair JE, Logan JL. Coccidioidomycosis in solid organ transplantation. Clin Infect Dis 2001, 33: 1536-1544.

［103］Cha JM, Jung S, Bahng HS, et al. Multi-organ failure caused by reactivated coccidioidomycosis without dissemination in a patient with renal transplantation. Respirology, 2000, 5: 87-90.

［104］Wright PW, Pappagianis D, Wilson M, et al. Donor-related coccidioidomycosis in organ transplant recipients. Clin Infect Dis, 2003, 37: 1265-1269.

［105］Vikram HR, Dosanjh A, Blair JE. Coccidioidomycosis and lung transplantation. Transplantation, 2011, 92: 717-721.

［106］Parish JM, Blair JE. Coccidioidomycosis. Mayo Clin Proc, 2008, 83: 343-348, quiz 348-349.

［107］Mendoza N, Blair JE. The utility of diagnostic testing for active coccidioidomycosis in solid organ transplant recipients. Am J Transplant, 2013, 13: 1034-1039.

［108］Blair JE, Coakley B, Santelli AC, et al. Serologic testing for symptomatic coccidioidomycosis in immunocompetent and immunosuppressed hosts. Mycopathologia, 2006, 162: 317-324.

［109］Johnson RH, Einstein HE. Coccidioidal meningitis. Clin Infect Dis 2006, 42: 103-107.

［110］Galgiani JN, Ampel NM, Blair JE, et al. Coccidioidomycosis. Clin Infect Dis, 2005, 41: 1217-1223.

［111］Schaenman JM, Rosso F, Austin JM, et al. Trends in invasive disease due to Candida species following heart and lung transplantation. Transpl Infect Dis, 2009, 11: 112-121.

［112］Pappas PG, Rex JH, Lee J, et al. A prospective observational study of candidemia: eidemiology, therapy, and influences on mortality in hospitalized adult and pediatric patients. Clin Infect Dis, 2003, 37: 634-643.

［113］Klingspor L, Muhammed SA, Ozenci V. Comparison of the two blood culture systems, Bactec 9240 and BacT/Alert 3D, in the detection of Candida spp. and bacteria with polymicrobial sepsis. Eur J Clin Microbiol Infect Dis, 2012, 31: 2983-2987.

［114］Pappas PG, Kauffman CA, Andes D, et al. Clinical practice guidelines for the management of candidiasis: 2009 update by the Infectious Diseases Society of America. Clin Infect Dis, 2009, 48: 503-535.

［115］Datta K, Bartlett KH, Baer R, et al. Spread of Cryptococcus gattii into Pacific Northwest region of the United States. Emerg Infect Dis, 2009, 15: 1185-1191.

［116］Husain S, Wagener MM, Singh N. Cryptococcus neoformans infection in organ transplant recipients: variables influencing clinical characteristics and outcome. Emerg Infect Dis, 2001, 7: 375-381.

［117］Sun HY, Alexander BD, Lortholary O, et al. Unrecognized pretransplant and donor-derived cryptococcal disease in organ transplant recipients. Clin Infect Dis, 2010, 51: 1062-1069.

［118］Antinori S, Radice A, Galimberti L, et al. The role of cryptococcal antigen assay in diagnosis and monitoring of cryptococcal meningitis. J Clin Microbiol, 2005, 43: 5828-5829.

［119］Singh N, Alexander BD, Lortholary O, et al. Pulmonary cryptococcosis in solid organ transplant recipients: clinical relevance of serum cryptococcal antigen. Clin Infect Dis, 2008, 46: e12-e18.

［120］Perfect JR, Dismukes WE, Dromer F, et al. Clinical practice guidelines for the management of cryptococcal disease: 2010 update by the Infectious Diseases Society of America. Clin Infect Dis, 2010, 50: 291-322.

［121］Singh N, Perfect JR. Immune reconstitution syndrome associated with opportunistic mycoses. Lancet Infect Dis, 2007, 7: 395-401.

［122］Baddley JW, Forrest GN, AST Infectious Diseases Community of Practice. Cryptococcosis in solid organ transplantation. Am J Transplant, 2013, 13(Suppl 4): 242-249.

第三十一章 肺移植细菌感染

◇ 一、概述和病理生理学

肺移植受者的生存率低于其他实体器官移植受者。其原因是感染和排斥相关并发症的发生率较高[1-2]。并发感染是肺移植后每个阶段发病和死亡的主要原因,至少50%的肺移植受者(lung transplant recipients,LTR)因并发感染而死亡。肺移植后最常见的并发症是细菌感染,在所有感染类型中约占35%~66%。总而言之,50%~85%的肺移植受者会经历至少1次细菌感染[3]。大多数细菌感染发生在移植后早期(即移植后2周),其中超过80%的感染发生在肺部、纵隔和胸膜腔[2-3]。尽管细菌感染在肺移植受者中造成相当大的危害,但抗生素对大多数患者还是有效的并且能提高患者生存率。Maurer等报道,尽管细菌感染(其中一半以上是肺炎)是最常见的类型,但由它引起的死亡率较病毒或真菌感染低[4]。另一项关于早发性(即在肺移植后2周内发生)细菌性肺炎的研究报道,虽然在11位细菌性肺炎患者中有1人死亡,但细菌性肺炎在整个队列研究中的总死亡率仅为3%[5]。然而,细菌性肺炎导致的死亡人数在各种感染导致的移植后早期死亡人数中是最多的[6]。在对1986—1995年接受肺移植的131例死亡受者进行的尸体解剖显示,48%的肺移植受者死亡是由细菌感染引起的(大多数病例为肺炎)[7],其他死亡原因包括手术并发症(19%)、移植后淋巴细胞增生性疾病(7%)和其他原因(7%)。排斥反应并不是移植后早期或移植后第1年的主要死亡原因[7]。除细菌性肺炎很常见以外,其他危及生命的严重感染,如菌血症和尿路感染,也会发生。小儿肺移植后有极高的发生菌血症的风险,会造成较高的死亡率[8]。

随着移植后时间的推移,肺移植后的感染风险也不断变化[9-10]。大多数感染性并发症(约75%)发生于移植后的第1年,并且大部分集中发生在移植后第1个月。Parada等报道,肺移植术后发生细菌感染的关键时期是移植后3个月[11]。其中,肺炎相当常见。在肺移植后平均25天内,5%的患者可能发生复杂性深部手术部位感染、脓胸、手术伤口感染、纵隔炎、胸骨骨髓炎和心包炎等。这种感染同样会导致移植后1年生存率降低[11]。胸腔积液患者移植后早期(发生于移植后90d)发生胸膜炎的并不少见,其发生率为27%(即124例中有34例)。有趣的是,这些感染病例中大多数(60%)为真菌感染,所分离出的菌种主要是白色念珠菌;还有25%是由细菌引起的[12]。

在接受移植术后1个月内的患者中,院内多重耐药(multidrug-resistant,MDR)细菌感染的病原体主要是革兰阴性菌，如耐万古霉素肠球菌、耐甲氧西林金黄色葡萄球菌（methicillin-resistant staphylococcus aureus，MRSA）、多重耐药铜绿假单胞菌（pseudomonas aeruginosa，PsAR）等。感染来源主要包括：供者和受者肺，中心和外周静脉导管，动脉导管，导尿管，伤口感染和吻合口瘘等。此外，也可见艰难梭菌感染（clostridium difficile infection，CDI）。虽然大多数患者的感染是由典型的院内病原体引起的，但是一些肺移植受者在其中一段时间内特别容易出现肺移植受者群体特有的病原体感染［如囊性纤维化（cystic fibrosis，CF）患者的伯克霍尔德菌肺炎］。移植后 1～6 个月，吻合口漏和艰难梭菌感染仍然很普遍。几乎所有移植中心都会常规使用复方新诺明（trimethoprom-sulfamethoxazole，TMP-SMX）来预防耶氏肺孢子菌，这确实能提供一些抗菌保护。然而，尽管使用了 TMP-SMX 预防方案，但在这段时间内仍然可见由奴卡氏菌和李斯特菌引起的暴发性感染。在此期间很少发生结核分枝杆菌（mycobacterium tuberculosis，MTB）感染。移植后 6 个月，肺炎链球菌将成为典型的引起肺炎和尿路感染的社区获得性病原体。同时，由奴卡氏菌和红球菌引起的感染也时有发生。

无论是肺移植，还是其他实体器官移植，关于迟发感染风险因素的研究还相当少。San Juan 等研究了不同类型实体器官移植受者的迟发感染（定义为发生于移植后 6 个月以上的感染）的风险因素[13]。其风险因素包括移植后早期出现的急性排斥反应、巨细胞病毒（cytomegalovirus，CMV）感染复发和之前存在的细菌感染。与其他实体器官移植相比，肺移植本身就是一种风险因素[13]。严密的监测和（或）延长预防措施均能使患者受益。

慢性排斥反应（其组织学特征为阻塞性细支气管炎）仍然是肺移植预后良好的主要障碍。2/3 的肺移植患者存在弥漫性细支气管炎。感染增加发生闭塞性细支气管炎综合征（bronchiolitis obliterans syndrome，BOS）的风险，而闭塞性细支气管炎综合征随后也成为感染加重的主要诱因[14]。

感染风险的高低由病原体暴露和免疫抑制效果共同决定。患者有发生典型院内感染的风险，也有可能因定植或之前感染过的细菌而导致感染。在深部手术部位感染的患者中，有 23% 在移植前就已有病原体在肺内定植[15]。囊性纤维化患者和先前感染过多重耐药菌、铜绿假单胞菌（PsAR）或其他革兰阴性杆菌的患者也有感染这些病原体的风险[16]。关于囊性纤维化患者或在移植前曾感染过多重耐药菌的患者是否更易导致术后不良预后的问题，目前仍有争议。

◇ 二、发病机制

肺移植后是否会发生细菌感染的决定因素包括解剖学结构改变、积极的免疫抑制治疗、移植受者在移植前的定植菌落、移植后持续暴露于环境中引起的定植菌群变化以及移植受者自身的遗传学特点等。肺移植受者有独特的解剖学易感风险因素，其中大多数为肺炎的特异性因素。这些因素包括咳嗽反射减少、黏液-纤毛清除能力下降、支气管循环和淋巴回流功能消失等，都能导致发生肺炎的风险增加[17-18]。

（一）免疫因素

Etienne 和 Mornex 将肺移植描述为"以感染增加和同种异体反应状态为特征的免疫状态"[19]。为了治疗排斥反应和闭塞性细支气管炎而加强的免疫抑制措施，以及肺功能明显受损和黏液清除功能降低，可以显著增加此类患者感染的可能性。

在宿主防御细菌感染的过程中，固有免疫细胞是非常重要的。巨噬细胞是固有免疫对抗感染的一部分,而免疫抑制会抑制巨噬细胞的某些功能。免疫抑制可以预防排斥反应和闭塞性细支气管炎综合征,降低促炎症反应,减少 Th_1 细胞因子生成,而 Th_1 细胞对宿主防御细菌感染却是很重要的。有人建议监测这些细胞因子水平,以避免对稳定的肺移植受者进行过度免疫抑制治疗。对支气管肺泡灌洗液(bronchoalveolar lavage,BAL)细胞的大量研究显示,感染患者的 T 细胞所产生的细胞因子比没有感染的患者更少[20]。在受到刺激后,CD4$^+$ T 细胞产生的白细胞介素-2(IL-2)和 CD8$^+$ T 细胞产生的肿瘤坏死因子 α 减少。

其他研究者已经证明,其他免疫抑制程度的指标可以评估感染风险的大小。ImmuKnow 细胞免疫功能测定技术(Cylex,Inc.,哥伦比亚,马里兰州)可以测定丝裂原刺激淋巴细胞而产生的三磷腺苷(adenosine triphosphate,ATP)水平。应用这项测定技术对 175 例肺移植受者(其中 129 例发生感染)进行的研究显示,感染巨细胞病毒或感染细菌的患者的 ATP 水平显著低于未感染患者,ATP 水平低于 100ng/mL 与感染风险增加相关(OR=2.8:1)[21]。另一项涉及 57 例肺移植受者的研究表明,ATP 水平低预示着细菌感染[22]。用免疫监测来评估细菌感染的风险可能是一种有潜力的方法,但目前还没有特定的方案。

感染性并发症是闭塞性细支气管炎患者的最常见死因。此外,有证据表明,细菌感染可能通过放大或延长对外来抗原的免疫应答和另一种形式的非免疫性肺损伤,导致闭塞性细支气管炎[23-24]。事实上,相关试点研究为长期抗生素治疗改善闭塞性细支气管炎预后的设想提供了初步证据[25]。

肺移植后发生免疫功能低下的另一个可能的重要机制是低丙种球蛋白血症。Goldfarb 等报道,70% 肺移植受者的 IgG 水平低于正常,其中 37% 肺移植受者的 IgG 水平低于 400mg/dL(低丙种球蛋白血症水平被定义为当人群感染细菌和真菌的风险较高且生存率较低时的丙种球蛋白血症水平)[26]。作者建议对低丙种球蛋白血症患者进行密切监测,但并没有对低丙种球蛋白血症患者的替代治疗方案提出建议。小儿肺移植受者也常发生低丙种球蛋白血症,并且低丙种球蛋白血症会造成感染风险增高和住院时间延长[27]。Yip 等报道称,不依赖类固醇的严重慢性阻塞性疾病患者在移植前常具有较低的 IgG 水平,并且会导致肺移植后发生低丙种球蛋白血症[28]。肺移植后使用霉酚酸酯也会导致低丙种球蛋白血症。低丙种球蛋白血症并不是肺移植特有的风险因素,其在其他实体器官移植中也是一个棘手的问题[29],15% 的实体器官移植受者可发生严重的低丙种球蛋白血症(IgG<400mg/dL)。最近一项实体器官移植后低丙种球蛋白血症对感染和死亡风险影响的荟萃分析显示,移植后第 1 年有严重低丙种球蛋白血症的患者,死亡的相对风险增高 21.9 倍[29]。最近有研究建议常规监测实体器官移植受者的丙种球蛋白水平,并且在发现低丙种球蛋白血症后及时进行替代治疗[30]。

(二)微生物菌群

肺移植受者的微生态环境可能对细菌感染的预后有重要影响。Shteinberg 等报道称,存在对氟喹诺酮耐药的革兰阴性杆菌定植的患者,预后明显较差;即使在没有囊性纤维化的患者中,其相对死亡率也达 9.2%。发生这些病原体定植的风险与患者既往的抗生素暴露有关。PsAR、寡氧单胞菌、伯克霍尔德菌属和分枝杆菌感染对患者预后和受者选择产生重要影响,比如多重耐药细菌定植或感染可能是肺移植的禁忌证。肺移植术后复杂性细菌感染是囊性纤维化患者不可忽视的一个问题。囊性纤维化患者感染伯克霍尔德菌的某些特定菌种后,如唐菖蒲伯克霍尔德菌(Burkholderia gladioli)和洋葱伯克菌(Burkholderia cenocepacia),死亡风险会更高[32]。然而,微生态环境对预后的影响是可变的。Dobbin 等研究表明,移植前泛耐药菌定植与预后不良或生存率降低无关[33]。Aris

等的研究还表明,多重耐药细菌的存在并没有增加发生感染的风险或对生存率有不利影响[34]。因此,每个移植中心需要考虑后决定是否将多重耐药阴性杆菌的定植或感染作为肺移植的禁忌证。

Charlson等研究了肺移植后受者的微生物组学[35]。通过对支气管肺泡灌洗液和口腔灌洗的标本中所检测到的细菌和真菌16S rDNA进行测序,分别得到肺和上呼吸道的微生物数据,将这些微生物数据与对照组进行比较。结果显示,肺移植受者的支气管肺泡灌洗液中有较高的细菌数量,并且经常出现某些重要的病原体。下呼吸道的支气管肺泡灌洗液形态和菌群与上呼吸道差异很大,且呼吸道样本的生物多样性减少。更好地了解肺移植受者的微生物群系可能是研究未来干预措施的重点。

（三）遗传学

通过遗传学研究,可以更深入地了解肺移植后细菌感染的风险。Palmer等研究报道称,与内毒素低反应性相关的Toll样受体4(toll-like receptor 4,TLR4)的基因多态性能显著降低肺移植术后3年发生排斥反应的风险,同时还发现2级或3级闭塞性细支气管炎综合征发病率有下降的趋势[36]。针对固有免疫信号的重要治疗策略可能可以预防移植排斥反应。

关于心脏和干细胞移植患者的遗传学研究也可能可以解释肺移植患者的感染风险。最近对心脏移植受者的研究显示,迟发感染(移植后>60d)很常见,48%的移植受者出现迟发感染[37]。迟发细菌感染与基因HMOX1(调节嗜中性粒细胞活化的基因)的基因多态性相关,而病毒感染与CTLA4(T细胞活化调节因子)的基因多态性有关。最近对干细胞移植受者的研究表明,可溶性模式识别受体pentraxin 3(PTX3)的遗传缺陷通过影响嗜中性粒细胞的抗真菌能力而增加感染侵袭性曲霉病的风险。此外,PTX3对肺结核患者和存在PsAR定植的囊性纤维化患者有影响[38]。未来的研究将揭示影响移植受者(包括肺移植受者)感染风险的其他遗传因素。

（四）细菌感染对肺同种异体移植的影响

感染可对移植物功能产生多种影响,包括增加排斥反应的风险。对大鼠肺移植模型的研究表明,巨细胞病毒和李斯特菌感染会增强慢性排斥反应[39]。然而,导致细菌感染后出现排斥反应的机制尚未完全阐明。固有免疫系统的激活可增强适应性免疫,从而诱导肺排斥反应。动物研究表明,细菌感染可诱导粒细胞集落刺激因子依赖性中性粒细胞增多和移植物浸润,然后引起急性排斥反应。中性粒细胞弹性蛋白酶活性因细菌感染而增加,这可能会引起肺同种异体移植物损伤[40]。尽管这种活动模式在α1-抗胰蛋白酶缺乏患者中似乎更为显著,但在没有α1-抗胰蛋白酶缺乏患者中也可观察到相同的模式。增加的内皮素-1能增加发生细菌性肺部感染和肺纤维化的概率,这在闭塞性细支气管炎的发病机制中起主要作用[41]。

革兰阴性细菌(包括PsAR在内)的定植也可能导致出现闭塞性细支气管炎综合征。Yamamoto等研究表明,PsAR感染可以通过刺激弥漫至全肺中性粒细胞表面的B7表达,从而消除移植肺的免疫耐受性[42],转而导致CD4+T细胞激活,IL-2和IL-17生成,进而导致移植物免疫耐受性丧失;研究还表明,阻断B7并且彻底清除PsAR是有可能的,也是未来潜在的治疗方案。

◇ 三、肺移植受者的细菌感染类型

（一）特定部位的疾病

2012年，国际心肺移植学会注册处提到，肺移植受者在移植后3年内的主要死亡原因是细支气管炎和感染（非巨细胞病毒感染）。在肺移植后第31天至1年内，感染是移植受者死亡的主要原因；在肺移植后第30天内，感染是仅次于移植物功能障碍的第二大死亡原因[43]。大多数感染发生在移植后第1年内，特别是在移植后90天内[1, 11]。移植术后早期和晚期感染的流行病学研究显示，细菌仍然是最常见的病原体。细菌感染（除外4%的分枝杆菌病）占肺移植后的致病微生物感染的48%[11]。细菌感染在肺移植受者中的发病率几乎是心脏移植受者的2倍，其中大多数为呼吸道感染[3]。至少有一半的肺移植受者死于感染或感染的并发症，1/3以上的预后不良的肺移植受者有闭塞性细支气管炎综合征。闭塞性细支气管炎综合征是肺移植受者发生感染的最高风险因素之一，其可能是由接受较强的免疫抑制及肺功能受损导致的[3]。由于感染会导致肺移植受者死亡率升高，所以早期预防、早期诊断、早期治疗至关重要。

（二）肺　炎

1. 早发性肺炎

细菌性肺炎是肺移植后最常见的感染类型[1, 3, 43-45]。对于肺移植受者，因移植术后黏膜纤毛清除功能受损及去神经支配干扰咳嗽反射等，呼吸道感染成为最常见的感染。此外，肺移植是唯一的移植器官直接暴露于环境病原体中的实体器官移植[3, 11, 45-47]。在移植后30天内，出现肺炎的最常见原因是院内感染及护理不到位，其最常见的病原体是PsAR[1, 11, 44-47]。一项回顾性流行病学研究报道，PsAR是肺移植受者肺炎最常见的病原体（占33%），其次是金黄色葡萄球菌（26%）、不动杆菌（16%）和曲霉菌（16%）[1, 45]。同样地，一项更大数据的回顾性研究分析了肺移植受者15年内的感染情况，发现在208名肺移植受者中，有178名受者经历了总共859次感染发作。其中，大多数感染是呼吸道感染[559例（65.1%）]，其次是黏膜皮肤（皮肤、伤口、导管相关和口腔）感染[（88例（10.2%）]和血液感染[85例（9.9%）]，其他部位（尿、肠、眼、腹膜）感染总共有127例（占14.8%）。大部分呼吸道感染的病原体是细菌（83.6%），并以革兰阴性杆菌最常见，其中最常见的菌株是PsAR。

2. 迟发性肺炎

肺移植受者会反复出现呼吸道感染。由于这些患者需要经常暴露于医疗环境，所以他们仍有发生医院获得性肺炎及耐药病原体感染的风险[1]。在移植后期（在移植后6个月以上），患者通常不再住院，此时更常见社区获得性肺炎。迟发性肺移植受者的社区获得性病原体应考虑肺炎链球菌、军团菌及呼吸道感染的病毒等[48]。De Bryun等报道，220例肺移植受者中有14例发生侵袭性肺炎球菌感染（6.4%），感染发生时间的中位数为肺移植后1.3年。其中，侵袭性肺炎链球菌感染的所有患者在诊断时接受TMP-SMX预防方案，71%的患者出现TMP-SMX耐药[48]。尿抗原检测可作为肺炎链球菌和嗜肺军团菌感染的诊断手段。然而，在嗜肺军团菌感染时，尿检只能用于诊断1型嗜肺军团菌。因此，需要通过培养尤其是支气管肺泡灌洗液培养来诊断其他血清型的军团菌或其他常见菌种（如米克戴德军团菌）感染。由于军团菌尿抗原的诊断范围窄，所以如果考虑为军团菌感染，则无论尿抗原检测结果如何,均应考虑经验性治疗[44, 49-51]。由于军团菌感染容易漏诊,所以若患者在使用广谱抗生素治疗后仍出现疾病进展,则需考虑军团菌感染。此外,军团菌感染可以发生于医院或社区,所以即使是在住院期间发生的肺炎,军团菌作为潜在病原体,也不能被忽视[44, 49-51]。Tkatch等报道,在实体器官移植受者中唯一发现有脓肿的就是军团菌感染患者;实体器官移植受者也是唯一的从血液、筋膜和胸部伤口等肺部之外分离出军团菌的军团菌感染患者[49]。

其潜在的病原体还包括社区获得性呼吸道病毒。移植后,在任何时候都应该考虑社区获得性呼吸道病毒感染,特别是有接触史或在适宜季节发病的移植受者。流感、副流感和呼吸道合胞病毒都是与迟发性病毒性肺炎相关的常见病毒[1, 44, 47]。社区获得性呼吸道病毒会导致重症、危重症肺炎,也可导致闭塞性细支气管炎综合征相关的死亡[1]。病毒性呼吸道感染也可导致病毒性下呼吸道感染之后继发细菌性肺炎,其是免疫功能正常和免疫抑制患者发病和死亡的重要病因[44]。在流感相关死亡的原因中,继发性细菌感染的占比高达25%。普通患者细菌感染的主要病原体是肺炎链球菌、金黄色葡萄球菌和流感嗜血杆菌[44, 52-55]。与普通人群一样,对于在病毒性感染症状得到改善之后又复发的患者,需要怀疑继发细菌感染[44]。

3. 供者相关感染

Campos等研究了有脓肿的肺移植受者移植前定植与移植后早发性肺炎之间的关联。然而,结果是供肺内的微生物不影响肺移植术后肺炎的发生率[45]。一些研究还报道了革兰染色阳性的供者的结局与潜在的感染传播之间的关系,其中一项报告称供者革兰染色结果不能用于预测术后早发性肺炎的发生[56]。值得注意的是,两个研究都没有提到是否根据供肺分离出的微生物在移植后预防性使用抗生素或预防的持续时间。Ruiz等根据研究提出,从供者器官或体液中分离培养出的一些微生物会增加供者来源感染的风险,从而导致移植受者发病率、死亡率及移植失败率增加。他们断定,与表皮葡萄球菌或白喉菌相比,金黄色葡萄球菌、肠杆菌、PsAR及真菌更能导致供者来源的感染[57]。他们的结论是,肺移植后,会发生供者与宿主之间的感染传播。为避免死亡率和发病率升高,首先应形成合理的抗生素预防方案,并根据移植供者、受者、移植物、保存液的培养结果进行调整[57]。然而,由于囊性纤维化患者常有感染耐药微生物的病史,所以对囊性纤维化的肺移植受者不应该仅仅基于供者培养结果使用抗生素,而需要个性化地制定预防性使用抗生素的方案[3]。

4. 囊性纤维化肺移植受者肺炎

与无囊性纤维化的肺移植受者相比,并没有证据证明移植前存在气道病原体定植(如PsAR、金黄色葡萄球菌和曲霉菌等)的囊性纤维化肺移植受者具有更高的移植术后感染风险[3]。Nunley等报道称,假单胞菌可以更早、更频繁地从囊性纤维化的肺移植受者中分离出。他们还报道称,虽然以假单胞菌为致病微生物的感染在囊性纤维化的肺移植受者中更频繁地出现,但其死亡率不会增加。肺移植物中存在假单胞菌表明肺移植受者的呼吸道存在明显的炎症反应[58]。Smith等发现,耐药的假单胞菌不会影响囊性纤维化的心脏移植受者的生存率[59]。遗憾的是,目前仍不清楚更严重的PsAR定植后的更强的炎症反应(反过来导致闭塞性细支气管炎综合征)是否会导致并发症发生率、死亡率间接增加。

5. 肺炎和其他非典型细菌病原体的感染

分枝杆菌(mycobacterial)感染在肺移植后并不多见。肺移植受者发生结核分枝杆菌(mycobacterium tuberculosis,MTB)感染的风险高于普通人群。肺移植受者的结核分枝杆菌感染发生率高于其他实体器官移植受者。非结核分枝杆菌(nontuberculosis mycobacterium,NTM)感染也非常少见,但比结核分枝杆菌感染常见[1, 41, 60-61]。肺移植受者通常由于同种异体移植物与病原体直接接触而有更高的肺部感染的风险[1, 41, 60]。在结核病流行的国家,结核分枝杆菌感染更普遍;而在结核病不流行的国家,非结核分枝杆菌感染更普遍[41, 61]。非结核分枝杆菌感染的发病率似乎在上升[1, 61]。

Doucette 等报道了一例脓肿分枝杆菌感染的病例,这位肺移植受者发生了胸骨的脓肿分枝杆菌感染,需要行广泛清创,其在移植前的痰培养结果显示脓肿分枝杆菌阳性;而报道的另外一例病例是一名20岁的男性肺移植受者,在移植后不久便出现弥漫性的脓肿分枝杆菌感染,其移植前的培养结果也提示脓肿分枝杆菌[61]。与其他实体器官移植受者相比,肺移植受者更容易感染脓肿分枝杆菌。据报道,脓肿分枝杆菌可导致肺移植受者皮肤、软组织、肺部等病变及播散性疾病。在所有实体器官移植受者中,最常见的临床表现为皮肤病变。脓肿分枝杆菌感染在整个移植后期均有报道,没有特殊的发病时间点[62]。而在肺移植受者中,最常见肺胸膜感染[61]。已发现肺移植受者死亡率和播散性疾病发病率的增加与脓肿分枝杆菌感染相关。鸟分枝杆菌复合体和其他非结核分枝杆菌感染较少见,这种感染对发病率和死亡率的影响也不如脓肿分枝杆菌感染严重。如果移植前临床和影像学证据考虑可能存在非结核分枝杆菌感染,那么在移植前应仔细进一步评估和考虑可能的治疗[1]。

奴卡菌虽然不太常见,但会增加肺移植受者的死亡率。Husain 等回顾了跨度9年的473名肺移植受者的临床病史和转归。在他们的研究中,奴卡菌感染的诊断比例占肺移植受者的0.6%～2.1%,总死亡率为40%,其中奴卡菌相关的死亡率占75%,远高于以往的研究。研究人员将这种差异归因于所研究的患者群体仅为肺移植受者,以及频繁地感染毒力更强的奴卡菌[63]。有奴卡菌性肺炎的肺移植受者在影像学方面通常没有特异性表现,单肺移植受者常有肺部受累,研究人员认为这是原肺的功能和结构异常导致的,而不是潜伏感染的再激活[63]。接受 TMP-SMX 预防性治疗的肺移植受者如发生奴卡菌感染,则表明存在对复方新诺明耐药的菌株[1,63]。TMP-SMX 预防性治疗不能排除奴卡菌感染的可能。皮肤损伤是奴卡菌肺外感染的最常见临床表现[63]。虽然有报道称肝脏和肾脏移植受者感染奴卡菌后出现皮肤病变,但没有报道显示肺移植受者出现皮肤损伤。Hussain 等研究显示,与其他移植受者不同,肺移植受者表现出了非特异性症状[63]。由于奴卡菌感染的临床表现与许多其他非典型病原体一样,所以对于广谱抗生素治疗无效且病情持续进展的肺移植受者,应该考虑奴卡菌感染的可能[1]。

(三)气管支气管炎

气管支气管炎通常发生在移植后6周至3个月。其通过支气管镜进行诊断,气管支气管通常显示有脓性、溃疡、开裂或坏死等表现。其最常见的致病微生物是假单胞菌属和葡萄球菌,其次是曲霉菌和念珠菌(据报道)[1]。

(四)血源性感染

Valentine 等研究报道,9.4%的肺移植受者患有菌血症(血液感染),其主要的病原体是葡萄球菌[44, 47]。肺移植后导致菌血症的致病微生物中,约50%为多重耐药菌(在移植后平均172天出现),其中肺部感染是革兰阴性耐药菌血症最常见的原因。在移植后28天内就出现菌血症的患者死亡率极高(报道为25%)[44,47]。

(五)纵隔炎

胸骨切开术后的纵隔炎有较高的发病率和死亡率,这在移植受者中尤为明显。Abid 等回顾了一组跨度长达15年的心肺移植数据后发现,金黄色葡萄球菌是所有心脏移植受者纵隔炎最常见的致病微生物。然而,在肺移植受者中,被报道的致病菌有假单胞菌、洋葱伯克菌、表皮葡萄球菌、大肠杆菌和克雷伯菌等。其中,有3位出现纵隔炎的肺移植受者的病原体是白念珠菌,有两人最终死亡。出现真菌感染或多重感染的纵隔炎患者死亡率高达66%,而金黄色葡萄球菌感染的死亡率仅为11%。除真菌感染和多重感染外,诊断延误、菌血症、休克及白细胞减少也会导致预后不良。在纵隔炎治疗中,除抗生素、抗真菌治疗外,手术也非常重要[64]。

(六)脓　胸

肺移植术后的脓胸并不常见,但一旦发生,其死亡率很高。Nunley等评估了392例肺移植受者,其中14例(3.6%)出现脓胸,最常见于移植后第6周。在出现脓胸的14例肺移植受者中,28.6%因与脓胸相关的感染性并发症而死亡[65]。引起脓肿的微生物有革兰阳性菌、革兰阴性菌和腐生微生物,但并未发现某些特定的导致移植相关性脓胸的病原体[65]。研究人员还比较了原发病为感染性疾病的移植受者和原发病为非感染性疾病的移植受者,无论是单肺移植、双肺移植或心肺移植,两者的脓胸发病率都无明显差异。但需要注意的是,原发病为感染性疾病者的移植受者,其围手术期预防性抗生素的疗程较长,这可能会降低其脓胸的发病率[65]。有报道称,脓肿分枝杆菌会导致肺移植受者发生肺炎、脓胸,但非常罕见[66]。

(七)其他细菌感染

其他细菌感染在肺移植后也很常见,包括尿路感染、皮肤感染和艰难梭菌感染(clostridium difficile infection,CDI)。Valentine等报道称,3.1%的肺移植受者存在尿路感染,其中最常见的病原体是PsAR[44, 47]。5.5%的肺移植受者出现皮肤感染,其中较为常见的病原体为葡萄球菌[44, 47]。免疫功能低下的宿主经常发生严重的、反复的艰难梭菌感染。曾有报道称,7.4%的肺移植受者存在艰难梭菌感染,而抗生素的广泛使用是其主要风险因素[44, 67-68]。鉴于艰难梭菌感染越来越普遍,其发病率可能被大大低估了。对于腹泻患者,尤其那些去过或来自胃肠道病原体流行区域的患者,需要排除艰难梭菌感染[39, 67-68]。

细菌感染和闭塞性细支气管炎综合征的关系

据报道,移植后第1年出现闭塞性细支气管炎综合征预示着预后较差,这也是移植后第1年患者死亡的主要原因。细菌感染会导致闭塞性细支气管炎综合征,而闭塞性细支气管炎综合征患者预后较差。鉴于这种关联,感染性并发症对肺移植受者死亡率的影响可能被低估了[1, 14]。假单胞菌预示着气道中存在明显的炎症反应[58]。一些研究表明,气道内假单胞菌的长期定植与闭塞性细支气管炎综合征的发生可能存在关联[68, 70-71]。另外,由胃食管反流病(gastroesophageal reflux disease,GERD)引起的胆汁酸误吸似乎也与PsAR的肺部定植相关[44, 72],胃食管反流病与闭塞性细支气管炎综合征之间的关联也是如此[44, 73]。慢性气道病原体定植、胃食管反流病与闭塞性细支气管炎综合征之间的关系是目前研究的重点[44]。虽然也有报道称,艰难梭菌感染会因继发感染导致的炎症反应引起闭塞性细支气管炎综合征,但艰难梭菌感染对慢性排斥反应的影响尚不清楚[69]。

◇ 四、治　疗

移植后细菌感染的治疗应由发病时间和细菌培养结果来决定。由于细菌培养结果是治疗的依据,所以应尽早在传染病检查时得到血液培养、尿液培养和痰培养的结果。而尽早拔除深静脉管、动脉导管和导尿管也是至关重要的。若在移植后的第 1 个月出现细菌感染,首先应考虑院内感染,因此经验性治疗应覆盖所有病原体。一项研究称,移植后 1 个月内的首要死亡原因是细菌感染,主要表现为原发性肺炎和导管相关的菌血症[74]。而在移植后期(＞6 个月),可能检测出越来越多的多重耐药病原体,如不动杆菌等[75]。虽然移植后感染的总体发生率下降,但是多重耐药菌感染却逐渐增多,并且感染趋势已经明显地向泛耐药革兰阴性杆菌感染转移[76]。肺移植受者此时发生院内感染的死亡率更高[77]。肺移植受者可能需要更长时间的呼吸机支持和广谱抗生素治疗,这与越来越多的泛耐药革兰阴性杆菌感染有关。耐碳青霉烯类革兰阴性杆菌感染与同种异体移植物和患者的生存率下降有关[76]。

抗生素的选择

精准的抗微生物治疗方案要根据引起疾病的病原体及抗微生物药敏试验回报的结果而定。多重耐药病原体的出现使得这种选择特别有难度,治疗方案的选择应该以药敏试验为准。对耐甲氧西林金黄色葡萄球菌感染,可用万古霉素、利奈唑胺或达托霉素进行治疗,但由于肺表面活性物质会使达托霉素失活,所以应避免用达托霉素来治疗耐甲氧西林金黄色葡萄球菌肺部感染。耐万古霉素肠球菌感染可以用达托霉素或利奈唑胺治疗。产广谱 β-内酰胺酶或含有 AmpC β-内酰胺酶(均会使细菌产生对 β-内酰胺类抗生素的耐药性)的革兰阴性杆菌感染可以用碳青霉烯类药物治疗[76]。不动杆菌菌属通常对大多数抗生素耐药,其感染通常需要碳青霉烯类或多黏菌素治疗。对耐碳青霉烯类肠杆菌感染的治疗方案非常有限,没有标准化治疗方案。虽然多黏菌素对这些菌属均有作用,但是当静脉注射多黏菌素时,其肺穿透性较差。因此,在耐碳青霉烯类肠杆菌感染时,通常用多黏菌素雾化吸入来辅助治疗。建议与感染科专家协商。表 31.1 列出了多重耐药病原体和合理的经验性抗微生物治疗方法,具体的治疗方案应根据当地的细菌药敏结果、特殊培养的药敏结果和感染性疾病指南来决定[76]。

表 31.1　新兴的多重耐药病原体的经验治疗

病原体	常见的感染	经验疗法
社区获得性金黄色葡萄球菌	皮肤和软组织 肺(通常病毒感染后肺炎) 菌血症	万古霉素 利奈唑胺 达托霉素(不针对肺炎)
产 ESBL 或 cAMP 的病原体	肺炎 菌血症 腹腔内感染	碳青霉烯类(注意碳青霉烯类不覆盖假单胞菌)
艰难梭菌感染	胃肠道	甲硝唑或万古霉素(取决于病情严重程度)
嗜麦芽寡养单胞菌	肺部 鼻窦 皮肤 菌血症	复方新诺明
不动杆菌	肺炎 菌血症	多黏菌素 注射用亚胺培南西司他丁钠
万古霉素耐药肠球菌	菌血症 肺炎	达托霉素 利奈唑胺

注:cAMP,cyclic adenosine monophosphate,环磷腺苷酸;ESBL,extended-spectrum β-lactamase,超广谱 β-内酰胺酶。

较不常见的病原体有奴卡菌(Nocardia)（约1.9%的肺移植受者受影响)、李斯特菌和红球菌等。对奴卡菌感染，常用TMP-SMX治疗。但是，因为许多患者在发生暴发性感染时正在接受TMP-SMX治疗，所以应该考虑联合治疗或替代治疗（通常用碳青霉烯类、头孢菌素或氟喹诺酮类药物)[78-79]。实体器官移植术后的患者偶尔会感染李斯特菌，通常用氨苄西林治疗。有一篇文献报道了肺移植术后感染李斯特菌的病例[80]，另有一篇文献报道了肺移植术后感染红球菌的病例[81]。其治疗方案通常应以药敏检测结果为指导，结合感染科专家的建议后再使用多药联合治疗。有文献报道了肺移植后并发结核分枝杆菌和非结核分枝杆菌的病例[82-83]，其治疗方案通常由三种或四种抗分枝杆菌药物组成，并且以药敏试验结果和感染科专家的建议为指导。利福平作为经常使用的药物，会与很多免疫抑制剂产生相互作用。

◇ 五、预 防

鉴于肺移植受者细菌感染会使发病率和死亡率升高，因此需要采取一切可能的措施来预防感染的发生和发展。可以通过主动免疫、被动免疫、围手术期药物预防和减少感染暴露，来降低肺移植受者发生细菌感染的风险。

(一)疫苗接种

疫苗接种是所有宿主预防感染的有力工具，对肺移植候选者和受者也很重要。应采取积极的应对措施，以确保所有肺移植受者在进行移植之前接种最新的疫苗。由于在器官功能衰竭时，疫苗接种反应经常减弱，所以早期接种更有益。但是，如果在移植前未完成疫苗接种，那么可以在移植后接种相对安全的灭活疫苗[84]。

疾病预防控制中心(Centers for Disease Control and Prevention,CDC)的指南认为，对于所有患有终末期肺部疾病的成年人，一般建议根据其年龄、接触史和免疫状态接种疫苗[85]。关于移植后接种疫苗的最佳时间，目前仍是未知的。由于移植后会立即开始大剂量使用免疫抑制剂，受者的免疫功能很差[85]，所以大多数中心在移植后3～6个月免疫抑制已达到基线时才开始进行疫苗接种[84]。美国传染病学会指南建议，在移植后2～6个月，根据疾病预防控制中心的年度计划及移植受者年龄进行标准化的疫苗接种[85]。

肺炎链球菌感染可导致各种侵袭性疾病，包括菌血症、肺炎和脑膜炎[60]。实体器官移植受者仍有极大的发生侵袭性疾病的风险[44, 48]。前面提到的由de Bryun等开展的回顾性队列研究发现，侵袭性肺炎球菌感染在肺移植受者中的发病率为22.7例/(1000人•年)。所有获得的分离株均为23价肺炎球菌多糖疫苗(polysaccharide vaccine,PPSV23)相关血清群[48]。另一项基于大数据监测的前瞻性研究发现，实体器官移植受者无菌部位的侵袭性肺炎球菌病的发病率为146例/(10万人•年)，而普通人的发病率为11.5例/(10万人•年)。实体器官移植受者的TMP-SMX和青霉素耐药率与普通人群无显著性差异。85%的分离株被PPSV23所覆盖[60]。

等待实体器官移植者如果在过去5年内未接受过PPSV23接种并且至今接种未满两次，那么建议行PPSV23接种。如果也需要接种肺炎球菌结合疫苗(pneumococcal conjugate vaccine,PCV13)，那么应该在接种PCV13之后8周后再接种PPSV23[85]。

如果在实体器官移植之前未接种PCV13，则应根据患者的免疫抑制程度在移植后2～6个月内完成接种。如果移植受者在5年内没有接种过PPSV23或既往接种史不超过2次，则应在移植后2～6

个月和接种PCV13后至少8周再进行PPSV23接种。一些研究发现,PPSV23接种的血清转化率高达94%[85]。尽管实体器官移植受者可以发挥免疫应答,但是其免疫应答能力比健康对照组弱[86]。

尽管有疫苗接种指南,但有移植中心的横断面研究发现,只有62.4%的肺移植受者接种了肺炎衣原体疫苗[87]。目前,研究已经证实了先接种肺炎链球菌接合疫苗PCV7再接种PPSV23的加强免疫方案,对霍奇金淋巴瘤及HIV感染患者的作用[88-89]。通过接种结合疫苗,使机体产生T细胞介导的免疫应答,使其更有效地产生记忆B细胞,然后通过多糖菌疫苗接种来增强记忆B细胞功能。在肾移植受者中,接种PCV7或PPSV23疫苗1年后再接种PPSV23[90],抑或在肝移植术后接种PCV7后8周后再接种PPSV23[91],均并没有发现对机体的免疫功能有增强作用。对12例肺移植受者的回顾性研究发现,PCV7接种有免疫作用,但额外剂量的PPSV23没有产生额外的作用[92]。

建议给所有儿童移植受者接种流感嗜血杆菌B型(H. influenzae type B,Hib)疫苗[84]。虽然目前实体器官移植受者接种疫苗的数据不足,但针对肾移植患者的研究发现接种疫苗是安全有效的[93]。

同样地,关于实体器官移植受者接种奈瑟菌脑膜炎疫苗的数据是有限的。但是,建议以下人员接种奈瑟菌脑膜炎疫苗:所有11~18岁的患者,所有现役军人,终末补体成分缺乏症患者,有疾病高发地区旅游史者,有功能或解剖学缺陷者,大学住校学生等[84]。

如果移植等待者或移植受者在过去10年内没有接种过破伤风疫苗,则应给予破伤风、白喉和灭菌百日咳(Tdap)疫苗接种。所有成年人均应至少接受一剂百日咳灭菌疫苗[84]。

疫苗接种预防感染的保护措施不仅应用于患者本人,还应包括其家庭成员和密切接触者。与移植受者居住在同一家庭的免疫功能正常的个体,应根据其对应年龄的预防接种计划接种所有灭活疫苗[85]。

已有人提出,疫苗接种可能触发排斥反应,但是对该问题的研究仅限于少量的病例、病例报告和理论论证[85, 94-96]。此外,这些研究主要集中于心脏或肾脏移植受者接受流感疫苗接种[44]。对18例心脏移植受者的研究表明,在接受流感疫苗的移植受者,排斥反应的发生率并无显著增加[96],并且,更大规模的研究表明,并没有证据或数据证明疫苗接种会导致排斥反应或同种异体移植功能障碍的发生率增加。多项研究支持疫苗接种不会造成排斥反应的发生风险增加,移植受者接种疫苗是安全的[85, 88, 94, 97-101]。

(二)被动免疫

目前,没有关于非特异性静脉注射免疫球蛋白(intravenous immunoglobulin,IVIG)或特异性免疫球蛋白制剂用于预防肺移植受者细菌感染的指南。一项关于心脏移植受者的非对照试验显示,IVIG替代治疗能降低感染病情持续加重的患者的发病率和死亡率[102]。为评估IVIG对肺移植后低丙种球蛋白血症患者的替代治疗作用,还应该进行更多的研究。

(三)围移植期预防

由于供肺中存在病原体或移植受者移植前存在细菌定植,所以在移植时可能发生菌群异位导致感染。通过支气管镜检查获得供肺的微生物样本然后进行评估,是移植后感染管理的关键部分。绝大多数供肺至少有一种微生物感染[103-104]。对一个中心的28例肺移植受者进行1年以上的回顾性研究发现,21%的患者发生了原先在供肺中找到的微生物的感染[103]。另外一项对197例肺移植受者的研究发现,有10例肺移植受者(5.1%)发生了从移植供者至移植受者的感染,即供者移植物细菌定植相关的细菌感染[57]。从移植后感染来看，尽管所分离出的一些微生物（如凝固酶阴性葡萄球菌和白喉菌）被认为可能是低致病性的，但是如金黄色葡萄球菌、肺炎链球菌、流感嗜血杆菌和PsAR等的致病性还是较强的[44]。在移植后，经常会立即经验性地使用广谱抗菌药物。在我们中心，我们对移植后的受者进行了为期2周的针对在供者或受者中发现的所有病原体的抗生素治疗。尽管供肺细菌定植很常见，但是在采取适当的预防措施后，移植受者感染的风险还是相对较低的[104-106]。

囊性纤维化患者在上呼吸道和下呼吸道中均有细菌定植。已经有人提出，鼻窦可以作为细菌扩散和感染肺同种异体移植物的储库，从而对移植受者造成危害。因此，一些移植中心主张在移植前或移植后进行鼻窦手术，但对此还是有争议的，我们中心并不常规进行鼻窦手术[107-109]。有些等待肺移植者（如囊性纤维化患者）体内可能有定植菌或曾经感染耐药菌或难治性病原体，如洋葱伯克霍尔德菌、PsAR、嗜麦芽寡养单胞菌、不动杆菌或木糖氧化产碱菌等。根据已有的数据，在泛耐药的伯克霍尔德菌和嗜麦芽寡养单胞菌感染或定植的情况下，移植物和移植受者的生存率会降低。因此，每个移植中心都需考虑是否因存在泛耐药菌而终止移植手术[44]。

（四）风险最小化

与其他住院患者一样，肺移植受者也有发生院内感染的风险。因此，应始终采取适当的预防措施，包括基本的手卫生等。已有关于移植人群的各种病原体院内感染暴发的相关报道[110-114]。对所有患者应采取正确的预防措施，以尽量降低发生院内感染及院内感染暴发的风险。

◇ 参考文献

［1］Burguete S, Diego M, Levine F, et al. Lung transplant infection. Respirology, 2013, 18: 22-38.

［2］Alexander BD, Tapson VF. Infectious complications of lung transplantation. Transpl Infect Dis, 2001, 3: 128-137.

［3］Speich R, van der Bij W. Epidemiology and management of infections after lung transplantation. Clin Infect Dis, 2001, 33(Suppl 1): S58-S65.

［4］Maurer JR, Tullis DE, Grossman RF, et al. Infectious complications following isolated lung transplantation. Chest, 1992, 10: 1056-1059.

［5］Zander DS, Baz MA, Visner GA, et al. Analysis of early deaths after isolated lung transplantation. Chest, 2001, 120: 225-232.

［6］Deusch E, End A, Griomm M, et al. Early bacterial infections in lung transplant recipients. Chest, 1993, 104: 1412-1416.

［7］Husain AN, Siddiqui MT, Reddy VB, et al. Postmortem findings in lung transplant recipients. Mod Pathol 1996, 9: 752-761.

［8］Danziger-Isakov L, Sweet S, Delamorena M, et al. Epidemiology of bloodstream infections in the first year after pediatric lung transplantation. Pediatr Infect Dis J, 2005, 24: 324-330.

［9］Fishman JA. Infection in solid-organ transplant recipients. N Engl J Med, 2007, 357: 2601-2614.

［10］Patel R, Paya CV. Infections in solid-organ transplant recipients. Clin Microbiol Rev, 1997, 10: 86-124.

［11］Parada M, Alba A, Sepúlveda C. Early and late infections in lung transplantation patients. Transplant Proc, 2010, 42: 333-335.

［12］Wahidi M, Willner DA, Snyder LD, et al. Diagnosis and outcome of early pleural space infection following lung transplantation. Chest, 2009, 135: 484-491.

［13］San Juan R, Aguado JM, Diaz-Pedroche C, et al. Incidence, clinical characteristics, and risk factors of late infection in solid organ transplant recipients: data from the RESITRA study group. Am J Transplant, 2007, 7: 964-971.

［14］Parada M, Alba A, Sepúlveda C. Bronchiolitis obliterans syndrome development in lung transplantation patients. Transplant Proc, 2010, 42: 331-332.

［15］Shields RK, Clancy CJ, Minces LR, et al. Epidemiology and outcomes of deep surgical site infections following lung transplantation. Am J Transplant, 2013, 13: 2137-2145.

［16］Lechtzin N, Majnu J, Merlo C, et al. Outcomes of adults with cystic fibrosis infected with antibiotic-resistant Pseudomonas aeruginosa. Respiration, 2006, 73: 27-33.

［17］D'Ovidio F, Keshavjee S. Gastroesophageal reflux and lung transplantation. Dis Esophagus, 2006, 19: 315-320.

［18］Duarte AG, Terminella L, Smith JT, et al. Restoration of cough reflex in lung transplant recipients. Chest, 2008, 134: 310-316.

［19］Etienne B, Mornex JF. Immunological aspects of lung transplantation. Rev Mal Respir, 1996, 13（Suppl 5）: S15-S22.

［20］Hodge G, Hodge S, Reynolds PN, et al. Airway infection in stable lung transplant patients is associated with decreased intracellular T-helper type 1 pro-inflammatory cytokines in bronchoalveolar lavage T-cell subsets. Transpl Infect Dis, 2008, 10: 99-105.

［21］Husain S, Raza K, Pilewski JM, et al. Experience with immune monitoring in lung transplant recipients: correlation of low immune function with infection. Transplantation, 2009, 87: 1852-1857.

［22］Bhorade SM, Janata K, Vigneswaran WT, et al. Cylex ImmuKnow assay levels are lower in lung transplant recipients with infection. J Heart Lung Transplant, 2008, 27: 990-994.

［23］Heng D, Sharples LD, McNeil K, et al. Bronchiolitis obliterans syndrome: incidence, natural history, prognosis, and risk factors. J Heart Lung Transplant, 1998, 17: 1255-1263.

［24］Girgis RE, Tu I, Berry GJ, et al. Risk factors for the development of obliterative bronchiolitis after lung transplantation. J Heart Lung Transplant, 1996, 15: 1200-1208.

［25］Egan JJ. Obliterative bronchiolitis after lung transplantation: a repetitive multiple injury airway disease. Am J Respir Crit Care Med, 2004, 170: 931-932.

［26］Goldfarb NS, Avery RK, Goormastic M, et al. Hypogammaglobulinemia in lung transplant recipients. Transplantation, 2001, 71: 242-246.

［27］Robertson J, Eidemir O, Saz EU, et al. Hypogammaglobulinemia: Incidence, risk factors, and outcomes following pediatric lung transplantation. Pediatr Transplant, 2009, 13: 754-759.

［28］Yip NH, Lederer DJ, Kawut SM, et al. Immunoglobulin levels before and after lung transplantation. Am J Respir Crit Care Med, 2006, 173: 917-921.

［29］Florescu DF, Kalil AC, Qui F, et al. What is the impact of hypogammaglobulinemia on the rate of infections and survival in solid organ transplantation? A meta-analysis. Am J Transplant, 2013, 13: 2601-2610

［30］Avery RK, Blumberg EA. Hypogammagbuloinemia: time to reevaluate? Am J Transplant, 2013, 13: 2517-2518.

［31］Shteinberg M, Raviv Y, Bishara J, et al. The impact of fluoroquinolone resistance of gram-negative bacteria in respiratory secretions on the outcome of lung transplant（non-cystic fibrosis）recipients. Clin Transplant, 2012, 26: 884-890.

［32］Hafkin J, Blumberg E. Infections in lung transplantation: new insights. Curr Opin Organ Transplant, 2009, 14: 483-487.

［33］Dobbin C, Maley M, Harkness J, et al. The impact of pan-resistant bacterial pathogens on survival after lung transplantation in cystic fibrosis: results from a single large referral centre. J Hosp Infect, 2004, 56: 277-282.

［34］Aris RM, Gilligan PH, Neuringer IP, et al. The effects of panresistant bacteria in cystic fibrosis patients on lung transplant outcome. Am J Respir Crit Care Med, 1997, 155: 1699-1704.

［35］Charlson E, Diamond J, Bittinger K, et al. Lung-enriched organisms and aberrant bacterial and fungal respiratory microbiota after lung transplant. Am J Respir Crit Care Med, 2012, 186: 536-545.

［36］Palmer S, Burch L, Davis R, et al. The role of innate immunity in acute allograft rejection after lung transplantation. Am J Respir Crit Care Med, 2003, 168: 628-632.

［37］Ohmann EL, Brooks MM, Webber SA, et al. Association of genetic polymorphisms and risk of late post-transplantation infection in pediatric heart recipients. J Heart Lung Transplant, 2010, 29: 1342-1351.

［38］Cunha C, Aversa F, Lacerda J, et al. Genetic PTX3 deficiency and aspergillosis in stem-cell transplantation. N Engl J Med, 2014, 370: 421-432.

［39］Wiebe K, Fraund S, Steinmuller C, et al. Rare cytomegalovirus and Listeria monocytogenes infection enhance chronic rejection after allogenic rate lung transplantation. Transpl Int, 2005, 18: 1166-1174.

［40］Meyer KC, Nunley DR, Dauber JH, et al. Neutrophils, unopposed neutrophil elastase, and alpha-1 antiprotease defenses following human lung transplantation. Am J Respir Crit Care Med, 2001, 164: 97-102.

［41］Charpin JM, Stern M, Lebrun G, et al. Increased endothelin-1 associated with bacterial infection in lung transplant recipients. Transplantation, 2001, 7: 1840-1847.

［42］Yamamoto S, Nava RG, Zhu J, et al. Cutting edge: Pseudomonas aeruginosa abolishes established lung tolerance by stimulating B7 expression on neutrophils. J Immunol, 2012, 189: 4221-4225.

［43］Christie JD, Edwards LB, Kucheryavaya AY, et al The Registry of the International Society for Heart and Lung Transplantation: twenty-ninth official adult lung and heart-lung transplantation report-2012. J Heart Lung Transplant, 2012, 31: 1073-1086.

［44］Ramaprasad C, Pursell K. Bacterial infections after lung transplantation. In: Vigneswaran WT, Garrity ER Jr, eds. Lung Transplantation. London: Informa Healthcare, 2010.

［45］Campos S, Caramori M, Teixeira R, et al. Bacterial and fungal pneumonias after lung transplantation. Transplant Proc, 2008, 40: 822-824.

［46］Aguilar-Guisado M, Givalda J, Ussetti P, et al. Pneumonia after lung transplantation in the RESITRA Cohort: a multicenter prospective study. Am J Transplant, 2007, 7: 1989-1996.

［47］Valentine VG, Bonvillain RW, Gupta MR, et al. Infections in lung allograft recipients: ganciclovir era. J Heart Lung Transplant, 2008, 27: 528-535.

［48］de Bruyn G, Whelan TP, Mulligan MS, et al. Invasive pneumococcal infections in adult lung transplant recipients. Am J Transplant, 2004, 4: 1366-1371.

［49］Tkatch LS, Kusne S, Irish WD, et al. Epidemiology of Legionella pneumonia and factors associated with legionella-related mortality at a tertiary care center. Clin Infect Dis, 1998, 27: 1479-1486.

［50］Nichols L, Strollo DC, Kusne S. Legionellosis in a lung transplant recipient obscured by cytomegalovirus infection and Clostridium difficile colitis. Transpl Infect Dis, 2002, 4: 41-45.

［51］Bangsborg JM, Uldum S, Jensen JS, et al. Nosocomial legionellosis in three heart-lung transplant patients: case reports and environmental observations. Eur J Clin Microbiol Infect Dis, 1995, 14: 99-104.

［52］Simonsen L. The global impact of influenza on morbidity and mortality. Vaccine, 1999, 17（Suppl 1）: S3-S10.

［53］Peltola VT, Murti KG, McCullers JA. Influenza virus neuraminidase contributes to secondary bacterial pneumonia. J Infect Dis, 2005, 192: 249-257.

［54］Schwarzmann SW, Adler JL, Sullivan RJ Jr, et al. Bacterial pneumonia during the Hong Kong influenza epidemic of 1968—1969. Arch Intern Med, 1971, 127: 1037-1041.

［55］Hageman JC, Uyeki TM, Francis JS, et al. Severe community-acquired pneumonia due to Staphylococcus aureus, 2003-04 influenza season. Emerg Infect Dis, 2006, 12: 894-899.

［56］Weill D, Dey G, Hicks A, et al. A positive donor Gram stain does not predict outcome following lung transplantation. J Heart Lung Transplant, 2002, 21: 555-558.

［57］Ruiz I, Gavalda J, Monforte V, et al. Donor-to-host transmission of bacterial and fungal infections in lung transplantation. Am J Transplant, 2006, 6: 178-182.

［58］Nunley D. Grgurich W, Iacono A, et al. Allograft colonization and infections with Pseudomonas in cystic fibrosis lung transplant recipients. Chest, 1998, 113: 1235-1243.

［59］Smith S, Foweraker J, Hamilton D, et al. Impact of antibiotic-resistant Pseudomonas on the survival of cystic fibrosis（CF）patients following heart-lung transplantation. J Heart Lung Transplant 2001, 20: 224.

［60］Kumar D, Humar A, Plevneshi A, et al. Invasive pneumococcal disease in solid organ transplant recipients-10-year prospective population surveillance. Am J Transplant, 2007, 7: 1209-1214.

［61］Doucette K, Fishman J. Nontuberculous mycobacterial infection in hematopoietic stem cell and solid organ transplant recipients. Clin Infect Dis, 2004: 38: 1428-1439.

［62］Garrison A, Morris M, Lewis S, et al. Mycobacterium abscessus infection in solid organ transplant recipients: report of three cases and review of the literature. Transpl Infect Dis, 2009, 11: 541-548.

［63］Husain S, McCurry K, Dauber J, et al. Nocardia infection in lung transplant recipients. J Heart Lung Transplant, 2002, 21: 354-359.

［64］Abid Q, Nkere UU, Hasan A, et al. Mediastinitis in heart and lung transplantation: 15 years experience. Ann Thorac Surg, 2003, 75: 1565-1571.

［65］Nunley D, Grgurich W, Keenan R, et al. Empyema complicating successful lung transplantation. Chest, 1999, 115: 1312-1315.

［66］Fairhurst R, Kubak B, Shpiner R, et al. Mycobacterium abscessus empyema in a lung transplant recipient. J Heart Lung Transplant, 2002, 21: 391-394.

［67］Zar FA, Bakkanagari SR, Moorthi KM, et al. A comparison of vancomycin and metronidazole for the treatment of Clostridium difficile-associated diarrhea, stratified by disease severity. Clin Infect Dis, 2007, 45: 302-307.

［68］Gottlieb J, Mattner F, Weissbrodt H, et al. Impact of graft colonization with gram-negative bacteria after lung transplantation on the development of bronchiolitis obliterans syndrome in recipients with cystic fibrosis. Respir Med, 2009, 103, 743-749.

［69］Gunderson CC, Gupta MR, Lopez F, et al. Clostridium difficile colitis in lung transplantation. Transpl Infect Dis, 2008, 10: 245-251.

［70］Vos R, Vanaudenaerde BM, De Vleeschauwer SI, et al. De novo or persistent pseudomonal airway colonization after lung transplantation: Importance for bronchiolitis obliterans syndrome? Transplantation, 2008, 86: 624-625, author reply 635-636.

［71］Vos R, Vanaudenaerde BM, Geudens N, et al. Pseudomonal airway colonisation: risk factor for bronchiolitis obliterans syndrome after lung transplantation? Eur Respir J, 2008, 31: 1037-1045.

［72］Vos R, Blondeau K, Vanaudenaerde BM, et al. Airway colonization and gastric aspiration after lung transplantation: do birds of a feather flock together? J Heart Lung Transplant, 2008, 27: 843-849.

［73］Hartwig MG, Appel JZ, Li B, et al. Chronic aspiration of gastric fluid accelerates pulmonary allograft dysfunction in a rat model of lung transplantation. J Thorac Cardiovasc Surg, 2006, 131: 209-217.

［74］Zander MS. Safety and efficacy of influenza vaccination in renal transplant recipients. Nat Clin Pract Nephrol, 2008, 4: 358-359.

［75］Sopirala MM, Pope-Harman A, Nunley, DR, et al. Multidrug-resistant Acinetobacter baumannii pneumonia in lung transplant recipients. J Heart Lung Transplant, 2008, 27: 804-807.

［76］Patel G, Perez F, Bonomo RA. Carbapenem-resistant enterobacteriaceae and Acinetobacter baumannii: assessing their impact on organ transplantation. Curr Opin Organ Transplant, 2010, 15: 676-682.

［77］Mattner F, Fischer S, Weissbrodt H, et al. Post-operative nosocomial infections after lung and heart transplantation. J Heart Lung Transplant, 2007, 26: 241-249.

［78］Poonyagariyagorn HK, Gershman A, Avery R, et al. Challenges in the diagnosis and management of Nocardia infections in lung transplant recipients. Transpl Infect Dis, 2008, 10: 403-408.

［79］Khan BA, Duncan M, Reynolds J, et al. Nocardia infection in lung transplant recipients. Clin Transplant, 2008, 22: 562-566.

［80］Janssens W, Van Raemdonck D, Dupont L, et al. J Heart Lung Transplant, 2006, 25: 734-737.

［81］Le Lay G, Martin F, Leroyer C, et al. Rhodococcus equi causing bacteraemia and pneumonia in a pulmonary transplant patient. J Infect, 1996, 33: 239-240.

［82］Chernenko SM, Humar A, Hutcheon M, et al. Mycobacterium abscessus infections in lung transplant recipients: the international experience. J Heart Lung Transplant, 2006, 25: 1447-1455.

［83］Malouf MA, Glanville AR. The spectrum of mycobacterial infection after lung transplantation. Am J

Respir Crit Care Med, 1999, 160: 1611-1616.

[84]Danziger-Isakov L, Kumar D. Vaccination in solid organ transplantation. Am J Transplant, 2013, 13: 311-317.

[85]Rubin LG, Levin MJ, Ljungman P, et al. 2013 IDSA clinical practice guideline for vaccination of the immunocompromised host. Clin Infect Dis, 2014, 58: 309-318.

[86]Blumberg EA, Brozena SC, Stutman P, et al. Immunogenicity of pneumococcal vaccine in heart transplant recipients. Clin Infect Dis, 2001, 32: 307-310.

[87]Gasink LB, Wurcell AG, Kotloff RM, et al. Low prevalence of prior Streptococcus pneumoniae vaccination among potential lung transplant candidates. Chest, 2006, 130: 218-221.

[88]Chan CY, Molrine DC, George S, et al. Pneumococcal conjugate vaccine primes for antibody responses to polysaccharide pneumococcal vaccine after treatment of Hodgkin's disease. J Infect Dis, 1996, 173: 256-258.

[89]Lesprit P, Pedrono G, Molina JM, et al. Immunological efficacy of a prime-boost pneumococcal vaccination in HIV-infected adults. AIDS, 2007, 21: 2425-2434.

[90]Tobudic S, Plunger V, Sunder-Plassmann, et al. Randomized, single blind, controlled trial to evaluate the prime-boost strategy for pneumococcal vaccination in renal transplant recipients. PLoS One, 2012, 7: e46133.

[91]Kumar D, Chen MH, Wong G, et al. A randomized, double-blind, placebo-controlled trial to evaluate the prime-boost strategy for pneumococcal vaccination in adult liver transplant recipients. Clin Infect Dis, 2008, 47: 885-892.

[92]Gattringer R, Winkler H, Roedler S, et al. Immunogenicity of a combined schedule of 7-valent pneumococcal conjugate vaccine followed by a 23-valent polysaccharide vaccine in adult recipients of heart or lung transplants. Transpl Infect Dis, 2011, 3: 540-544.

[93]Sever MS, Yildiz A, Eraksoy H, et al. Immune response to Haemophilus influenzae type B vaccination in renal transplant recipients with well-functioning allografts. Nephron, 1999, 81: 55-59.

[94]Avery RK. Influenza vaccines in the setting of solid-organ transplantation: are they safe? Curr Opin Infect Dis, 2012, 25: 464-468.

[95]Vistoli F, Focosi D, De Donno M, et al. Pancreas rejection after pandemic influenza virus A（H1N1）vaccination or infection: a report of two cases. Transpl Int, 2011, 24: e28-e29.

[96]Blumberg EA, Fitzpatrick J, Stutman PC, et al. Safety of influenza vaccine in heart transplant recipients. J Heart Lung Transplant, 1998, 17: 1075-1080.

[97]Kimball P, Verbeke S, Flattery M, et al. Influenza vaccination does not promote cellular or humoral activation among heart transplant recipients. Transplantation, 2000, 69: 2449-2451.

[98]Magnani G, Falchetti E, Pollini G, et al. Safety and efficacy of two types of influenza vaccination in heart transplant recipients: a prospective randomised controlled study. J Heart Lung Transplant, 2005, 24: 588-592.

[99]White-Williams C, Brown R, Kirklin J, et al. Improving clinical practice: should we give influenza vaccinations to heart transplant patients? J Heart Lung Transplant, 2006, 25: 320-323.

[100]Scharpe J, Evenepoel P, Maes B, et al. Influenza vaccination is efficacious and safe in renal trans-

plant recipients. Am J Transplant, 2008, 8: 332-337.

[101] Hurst FP, Lee JJ, Jindal RM, et al. Outcomes associated with influenza vaccination in the first year after kidney transplantation. Clin J Am Soc Nephrol, 2011, 6: 1192-1197.

[102] Carbone J, Sarmiento E, Palomo J, et al. The potential impact of substitutive therapy with intravenous immunoglobulin on the outcome of heart transplant recipients with infections. Transpl Proc, 2007, 39: 2385-2388.

[103] Low DE, Kaiser LR, Haydock DA, et al. The donor lung: Infectious and pathologic factors affecting outcome in lung transplantation. J Thorac Cardiovasc Surg, 1993, 106: 614-621.

[104] Bonde PN, Patel ND, Borja MC, et al. Impact of donor lung organisms on post-lung transplant pneumonia. J Heart Lung Transplant, 2006, 25: 99-105.

[105] Mattner F, Kola A, Fischer S, et al. Impact of bacterial and fungal donor organ contamination in lung, heart-lung, heart and liver transplantation. Infection, 2008, 36: 207-212.

[106] Len O, Gavalda J, Blanes M, et al. Donor infection and transmission to the recipient of a solid allograft. Am J Transplant, 2008, 8: 2420-2425.

[107] Holzmann D, Speich R, Kaufmann T, et al. Effects of sinus surgery in patients with cystic fibrosis after lung transplantation: a 10-year experience. Transplantation, 2004, 15, 77: 134-136.

[108] Leung MK, Rachakonda L, Weill D, et al. Effects of sinus surgery on lung transplantation outcomes in cystic fibrosis. Am J Rhinol, 2008, 22: 192-196.

[109] Vital D, Hofer M, Benden C, et al. Impact of sinus surgery on pseudomonal airway colonization, bronchiolitis obliterans syndrome and survival in cystic fibrosis lung transplant recipients. Respiration, 2013, 86: 25-31.

[110] Paterson DL, Singh N, Rihs JD, et al. Control of an outbreak of infection due to extended-spectrum beta-lactamase-producing Escherichia coli in a liver transplantation unit. Clin Infect Dis, 2001, 33: 126-128.

[111] Huebner ES, Christman B, Dummer S, et al. Hospital-acquired Bordetella bronchiseptica infection following hematopoietic stem cell transplantation. J Clin Microbiol, 2006, 44: 2581-2583.

[112] Singh N, Squier C, Wannstedt C, et al. Impact of an aggressive infection control strategy on endemic Staphylococcus aureus infection in liver transplant recipients. Infect Control Hosp Epidemiol, 2006, 27: 122-126.

[113] Iroh Tam PY, Kline S, Wagner JE. Rapidly growing mycobacteria among pediatric hematopoietic cell transplant patients traced to the hospital water supply. Pediatr Infect Dis J, 2014, 33: 1043-1046.

[114] Boszczowski I, do Prado GV, Dalben MF, et al. Polyclonal outbreak of bloodstream infections caused by Burkholderia cepacia complex in hematology and bone marrow transplant outpatient units. Rev Inst Med Trop Sao Paulo, 2014, 56: 71-76.

第三十二章 肺排斥反应与感染的诊断：病理学家的视角

◇ 一、引　言

肺移植受者的急性排斥反应发病率高,反复发作易发展成慢性排斥反应。急性排斥反应通常是在经支气管活检常规监测的基础上进行诊断;或者,可以根据患者的症状和不断恶化的肺功能测试结果进行诊断。各机构实施监测活检的频率不同。如果活检样本至少包括气道和肺泡扩张完好的4个或5个肺段碎片(每个碎片含有50~100个肺泡),则认为该活检样本足以用来评估排斥反应。检测前,需要在福尔马林中温和搅拌样本,以促进肺段的膨胀。建议在样本处理后,切至少5个5μm厚的层面。一般来说,第1、3和5层面用苏木精和伊红(H&E)染色,剩余未染色的载玻片可用于特殊染色或免疫染色(将在后文阐述)。

◇ 二、排斥反应

根据是否存在气道纤维化,排斥反应被分为急性与慢性。纤维化的存在被认为是不可逆的,因此气道纤维化是区别急性和慢性排斥反应的关键。急性排斥反应(acute cell reaction, ACR)可以是由细胞或抗体介导的。急性细胞排斥反应的分级基于血管周围(A级)和气道(B级)炎症程度。其组织学分级则基于血管周围细胞浸润的形态和强度,包括其程度和分布。1996年[1]与2007年[2]国际心肺移植学会(International Society for Heart and Lung Transplantation, ISHLT)的分类方法均可用于急性排斥反应的分级(见表32.1)。两者的唯一区别是,2007年的分类方法中,气道炎症等级从原来的四个等级降为两个等级。然而,由于气道炎症症状会明显增加慢性排斥反应的发生风险,所以轻度呼吸道排斥反应的治疗越来越受重视。许多中心使用两种分类方法或者仅使用1996年的分类方法。还有两种情况应该被纳入对活检样本的解释中,即急性血管周围排斥反应和气道炎症。等级AX表示活检标本中无肺泡组织,BX表示活检标本中无气道组织。

表 32.1   1996 年和 2007 年 ISHLT 肺移植排斥分级方案的比较

排斥反应的描述		1996 年分级	2007 年分级
血管周围（细胞浸润的形态与强度）	没有	A0	A0
	最小	A1	A1
	轻度	A2	A2
	中度	A3	A3
	重度	A4	A4
气道炎症	没有	B0	B0R
	最小	B1	B1R
	轻度	B2	B1R
	中度	B3	B2R
	重度	B4	B2R

注：ISHLT，International Society for Heart and Lung Transplantation，国际心肺移植学会。

（一）急性血管周围排斥反应（A 级）

急性血管周围排斥反应的特征在于血管周围炎症细胞浸润，特别是小静脉和淋巴管周围。A0 级（无急性排斥反应）表明肺实质正常，无任何炎症（见图 32.1A）。A1 级（最小急性排斥反应）的特点是血管周围单核细胞浸润分散且不常见（见图 32.1B）。这些浸润在低放大倍数下是否明显，取决于活组织检查样品肺泡是否丰富且有无瑕疵。炎性浸润通常由浆细胞样小淋巴细胞与转化的淋巴细胞混合的 2~3 个细胞层厚的圆周环组成。A2 级（轻度急性排斥反应）的特征是血管周围浸润容易识别且频繁出现（见图 32.1C）。除淋巴细胞与活化的淋巴细胞之外，浸润还包括混合的嗜酸性粒细胞和巨噬细胞。此外，单核细胞可能渗透至内皮下层，从而导致内皮炎。A2 级和 A3 级急性排斥反应之间区别的关键是，在 A3 级（中度急性排斥反应）的情况下，炎性浸润超出血管周围间质的限制，进入相邻的空气间隙或肺泡间隔。在 A3 级急性排斥反应中，常见内皮炎（见图 32.1D）。A4 级急性排斥反应（严重急性排斥反应）病变的特征在于肺细胞损伤和内皮炎突出，其通常伴有肺泡内坏死碎片、出血、中性粒细胞和透明膜（罕见）。在目前的免疫抑制方案中，A4 级急性排斥反应通常不会遇到。有理由认为，A4 级急性排斥反应与抗体介导的排斥反应（antibody-medicated rejection，AMR）可能存在重叠。

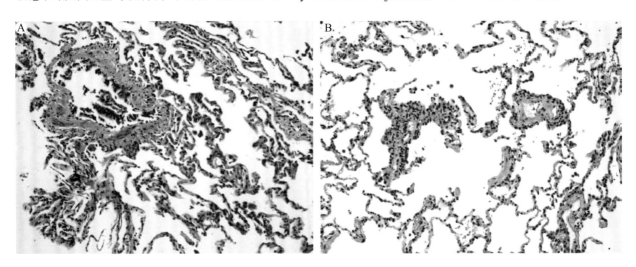

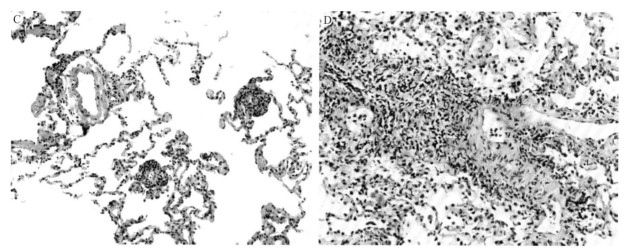

图 32.1　急性细胞血管排斥反应。(图 A)经支气管肺活检标本显示肺泡状肺实质及相关气道无细胞排斥(A0、B0 级)。(图 B)最小急性血管旁排斥,活化的淋巴细胞并没有完全环绕血管(A1 级)。(图 C)轻度急性血管旁排斥,血管周围淋巴浸润超过 3 层(A2 级)。(图 D)中度急性细胞排斥,广泛的血管旁淋巴浸润并延伸到肺泡膈(A3 级)

(二)气道炎症与淋巴细胞性细支气管炎(B 级)

根据 ISHLT 的定义,B 级被称为气道炎症或淋巴细胞性细支气管炎,因为病理学家认为无法可靠地区分气道排斥反应与感染。然而,根据我们的经验,急性气道排斥反应类似于急性细胞血管周围排斥反应,其特征在于具有活化的淋巴细胞、嗜酸性粒细胞和浆细胞的黏膜下层混合性炎症。因此,我们建议使用术语"急性气道排斥反应"代替非特异性术语"气道炎症与淋巴细胞性细支气管炎"。但在嗜中性粒细胞(特别是上皮内嗜中性粒细胞)占优势的情况下,感染的可能性更大,这种可能性应该在病理报告(诊断或评论)中予以说明。

在 ISHLT 的肺移植排斥反应分类中,将 B 级指定为较小的非软骨气道(即细支气管)。然而,根据我们的经验,大小气道都可以出现急性排斥反应。在 1996 年分类中,气道炎症分级从 B0(无炎症)至 B4(严重气道炎症)(见表 32.1)。然而,由于评估气道炎症的观察者之间和观察者内部的差异性均较大,所以 2007 年分类将评分分为两级(低级和高级)系统。以前使用的术语 B0 和 Bx 保留在较新的分类中。我们机构仍使用 1996 年评分系统来评估气道炎症,因为它提供了关于活检样本的更多信息和细节。一些研究表明,气道排斥反应是发展为慢性排斥反应的独立危险因素,它可能甚至比血管周围排斥反应更重要[3-4]。

当气道中没有炎症时,为气道排斥反应阴性(B0)。在急性气道排斥反应最轻(B1)的情况下,黏膜与肌层之间存在少量小范围的浸润病灶(见图 32.2A)。轻度急性气道排斥反应(B2)存在带状黏膜下浸润(见图 32.2B),偶尔可见嗜酸性粒细胞。在 B1 和 B2 级(即根据新分类的 B1R)样本中,不存在上皮损伤或上皮内淋巴细胞。中度急性气道排斥反应(B3)的特征与 B2 的特征相似,但延伸到上覆上皮(见图 32.2C)。黏膜下单核细胞浸润显示更大比例的较大的活化淋巴细胞、浆细胞样细胞和嗜酸性粒细胞。严重的气道排斥反应(B4)包括溃疡、纤维性及脓性渗出物和上皮细胞坏死。尽管如此,但当与黏膜下层单核细胞相比,上皮内嗜中性粒细胞数量不成比例地增加时,可能表示存在潜在的感染而不是排斥反应(见图 32.2D)。还应该指出的是,在一些患者中,排斥反应和感染可能同时存在,因为感染可以触发排斥反应。

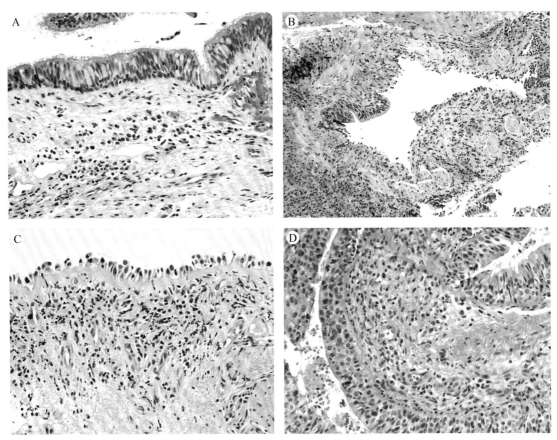

图 32.2 急性细胞气道排斥反应。(图 A)在最小排斥反应中,几乎没有黏膜下炎症浸润的气道小病灶(B1/B1R 级)。(图 B)在轻度排斥反应中,黏膜下层存在带状炎症浸润(B2/B1R 级)。(图 C)在中度急性气道排斥反应(B3/B2R 级)中,炎症蔓延至上皮细胞。(图 D)该感染患者的上皮和黏膜下层均存在炎症伴大量中性粒细胞浸润

支气管相关淋巴样组织(bronchus-associated lymphoid tissue,BALT)在肺移植受者中通常是增生性的,应在急性排斥反应的鉴别诊断中予以考虑。支气管相关淋巴样组织的主要组织学特征是气道附近的成熟淋巴细胞结节样浸润(见图 32.3A)。当存在疑问时,CD21 的免疫组织化学染色可用于证明是否存在滤泡性树突细胞,这种细胞通常存在于支气管相关淋巴样组织的中心,但在排斥反应中不存在(见图 32.3B)[5-6]。

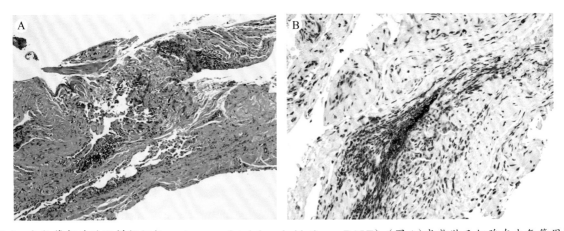

图 32.3 支气管相关淋巴样组织(bronchus-associated lymphoid tissue,BALT)。(图 A)成熟淋巴细胞在支气管周围组织中局部聚集成类圆形排布。(图 B)CD21 染色(免疫组织化学)突出显示 BALT 中心的树突细胞(该染色在排斥反应中呈阴性)

（三）慢性气道排斥和闭塞性细支气管炎（C 级）

慢性气道排斥反应发生率在移植后 5 年为 49％，在移植后 10 年为 76％，是影响肺移植受者并发症发生率与死亡率的重要因素[7]。慢性气道排斥反应和闭塞性细支气管炎（obliterative bronchiolitis，OB）可以在移植后几周到几年内发生。闭塞性细支气管炎通常根据临床表现做出诊断，病理学诊断不是必要的。事实上，由于闭塞性细支气管炎的病变呈斑块分布，所以经支气管活检的方法通常被认为不灵敏。有时可能需要楔形活检来诊断闭塞性细支气管炎，其特征在于致密的息肉样或向心性黏膜下纤维化，导致部分或完全的腔内阻塞（见图 32.4）。在活动性闭塞性细支气管炎中，除黏膜下纤维化

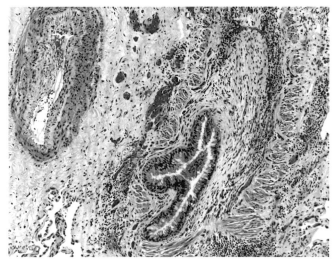

图 32.4　闭塞性细支气管炎。可见异常的黏膜下纤维化和慢性炎症部分阻塞了该气道管腔（C1a 级）。同时还要注意到左上角的肺动脉分支显示内膜纤维化（慢性血管排斥反应，D 级）

外，还可观察到支气管内和支气管周围单核炎症。活动性与非活动性闭塞性细支气管炎之间的区别在 1996 年的分类就有，但在 2007 年的分类中被删去，根据存在闭塞性细支气管炎的证据，将活检样本指定为 C1 或 C0。

闭塞性细支气管炎综合征在临床上与闭塞性细支气管炎是相对应的，是新引入的临床诊断慢性肺同种异体移植功能障碍的一个子集，其定义为持续超过 3 周的任何原因导致的功能障碍[8]。

（四）慢性血管性排斥反应（D 级）

尽管慢性血管性排斥反应在闭塞性细支气管炎患者中常见，但与其他类型的实体器官移植不同，其在肺移植中很少有临床意义。慢性血管性排斥反应的特点是动脉和静脉的纤维内膜增厚，类似于在心脏移植受者中观察到的冠状动脉同种异体移植血管病变。三色染色突出了气道和血管的纤维化。慢性血管性排斥反应可以根据楔形活检进行诊断，而很少经支气管活检。

（五）抗体介导的（体液）排斥反应

抗体介导的排斥反应（antibody-mediated rejection，AMR）通常由预先存在或重新合成的供者特异性抗体（donor-specific antibodies，DSA）与内皮细胞上表达的人类白细胞抗原（human leukocyte antigens，HLA）之间的相互作用引起[9]。抗原-抗体复合物的沉积反过来激活补体级联反应，导致进一步的移植物损伤。

2004 年，在美国全国性会议上，就实体器官移植抗体介导的排斥反应的评估提出了实体器官移植中体液排斥反应的几个阶段，这些阶段可以根据供者特异性抗体的存在、补体成分 4d（C4d）的沉积、组织病理学和临床同种异体移植功能障碍来识别（见表 32.2）[10]。然而，这种分级系统虽然在研究中非常有用，但是其在日常临床实践中的应用仍是有限的。

虽然抗体介导的排斥反应的诊断在心脏和肾脏移植中得到了很好的认可，但其在肺移植中仍充满争论和挑战，目前还没有被普遍接受的诊断标准。抗体介导的排斥反应仍然是一个排除诊断，需

要与血清学和微生物学研究联系起来。与其他实体器官移植一样，在肺移植中，抗体介导的排斥反应可分为超急性与急性抗体介导的排斥反应。

表32.2　器官移植中体液反应的不同阶段

阶段	特征
阶段一：潜在的体液反应	仅有循环抗体（针对供者内皮细胞上的HLA或其他抗原的抗体）； 无C4d沉积； 无组织病理学； 无移植物功能障碍的临床证据
阶段二：静默的体液反应	循环抗体＋C4d沉积； 无组织病理学； 无移植物功能障碍的临床证据
阶段三：亚临床体液排斥	循环抗体＋C4d沉积＋组织病理学； 无移植物功能障碍的临床证据
阶段四：体液排斥	循环抗体＋C4d沉积＋组织病理学＋移植物功能障碍

1. 超急性抗体介导的排斥反应

超急性抗体介导的排斥反应是一种罕见的现象，是指在移植期间或在移植后不久，原已存在的抗体即与同种异体移植物发生反应。原已存在的抗体是由于怀孕、先前的输血或移植导致的抗原暴露而产生的。临床上，超急性抗体介导的排斥反应常表现为急性呼吸衰竭伴肺部浸润，病理检查显示嗜中性粒细胞边缘化伴血管炎与血管壁的纤维蛋白样坏死。幸运的是，因为更好的移植前相容性检测的实施，所以超急性抗体介导的排斥反应的发生率极低。

2. 急性抗体介导的排斥反应

在肾脏和心脏同种异体移植物抗体介导的排斥反应的基础上，推测肺移植抗体介导的排斥反应的特征可能有毛细血管扩张、内皮肿胀和循环白细胞数量增加等。Badesch等[11]报道，在移植物功能障碍患者中发现了肺毛细血管炎的存在。肺毛细血管炎定义为沿毛细血管床嗜中性粒细胞数量增加，局灶性纤维蛋白样坏死，以及伴或不伴坏死物溢入肺泡内[9, 12]。类似地，2005年，Astor等也报道了在35例同种异体移植物功能障碍患者中发现肺毛细血管炎[13]。虽然无法获取到这些患者的抗体数据，但据推测，临床和病理的发现与典型的急性细胞排斥反应病例有所不同。

在2007年ISHLT分类中，没有为抗体介导的排斥反应的诊断制定共识标准。但是，ISHLT创造了术语"毛细血管损伤（capillary injury）"［代替毛细血管炎（capillaritis）］来描述抗体介导的排斥反应的损伤模式，并指出它代表了一种非特异性的损伤形态学谱，也可以在其他病症中看到，包括感染、弥漫性肺泡损伤（diffuse alveolar damage，DAD）和排斥反应（见图32.5A）[2, 13]。2007年ISHLT分类进一步指出，若有小血管炎（血管内膜炎），应怀疑为抗体介导的排斥反应。

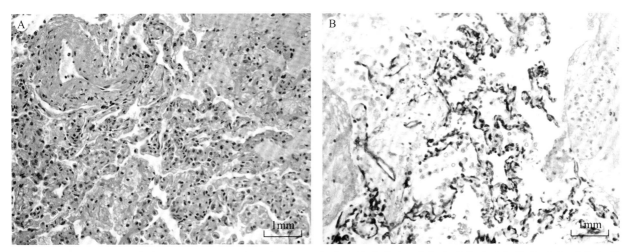

图 32.5　HLA 阳性的患者在移植后 14 天发生了急性抗体介导的排斥反应,并导致严重肺功能障碍。(图 A)支气管活检样本的苏木精和伊红染色显示毛细血管损伤。(图 B)C4d 的免疫组织化学染色显示强烈的弥漫性内皮染色(由英国伦敦 M. Angeles Montero 教授提供)

ISHLT 指出,如果存在基于临床、形态学或血清学的检查而疑有抗体介导的排斥反应,则应进行补体激活副产物(C3d 和 C4d)的免疫组织化学实验。但只有强烈的弥漫性内皮细胞染色,才能视为阳性(见图 32.5B)。话虽如此,重要的是要记住,在没有适当临床背景的情况下,有必要单独解释 C4d 免疫染色。在其他原因(如感染或弥漫性肺泡损伤)造成的补体激活的情况下,也可以出现 C4d 免疫染色特征(见图 32.6A)[14-15]。在我们中心,我们常规对所有心脏和肺同种异体移植活检标本进行 C4d 免疫染色。与心脏活检的情况不同,肺移植受者的 C4d 免疫染色在任何情况下都呈阴性(对 100 例患者的所有活检标本进行前瞻性试验)。此外,所有标本均未显示毛细血管炎或毛细血管损伤。然而,几乎所有的 C4d 染色都表现出背景染色,特别是在弹性纤维中(见图 32.6B)。

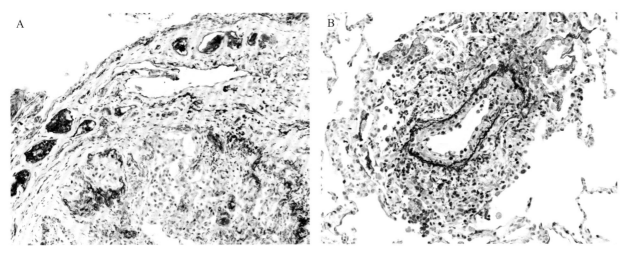

图 32.6　非特异性 C4d 染色。(图 A)有病毒感染的移植后患者显示局部内皮细胞被 C4d 标记。(图 B)有细胞排斥反应的患者以及背景染色显示弹性纤维被 C4d 染色

总之,抗体介导的排斥反应很少发生在肺部。对抗体介导的排斥反应的诊断要基于临床、血清学和病理学发现。活检结果与造成移植物功能障碍的其他原因(包括感染、缺血再灌注损伤、高级别急性排斥反应、抽吸和药物毒性)有一些形态学上的重叠。

◇ 三、感 染

关于心肺移植受者中发生的细菌、病毒和真菌感染,ISHLT 提出了几种标准化定义[16]。在这三种感染中,细菌感染(呼吸道和非呼吸道)是早期和晚期移植后并发症的主要原因。细菌感染可能源自供者或受者,也可能是医院内感染。因为组织学检查不用于确诊细菌感染,所以在此不再赘述。如果尸检中发现细菌感染或大范围的细菌生长,则往往与坏死相关,但在免疫功能低下患者中没有明显的炎症反应(见图 32.7)。

大约 50%～90% 的北美成年人在内皮细胞、单核细胞、巨噬细胞、嗜中性粒细胞与肾和肺上皮细胞中存在巨细胞病毒(cytomegalovirus,CMV)感染或潜伏。大多数

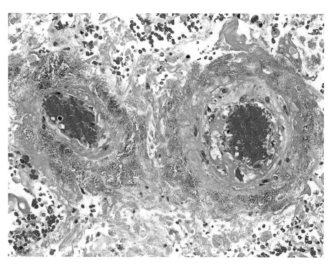

图 32.7 细菌性肺炎。在接受肺移植后 5 天因肺炎死亡的有严重免疫缺陷的患者,血管周围可见大量细菌,但却没有炎症反应

巨细胞病毒感染患者症状不明显或无症状。分子诊断技术的快速发展大大提高了病毒病原体的检测能力。巨细胞病毒仍然是肺移植受者中最常见的机会性病毒病原体之一。免疫功能低下的宿主可以表现出发烧、咳嗽、呕吐或低氧血症,以及磨玻璃样结节、网状间质密度、实变或胸腔积液的影像学表现。传播也可能发生于免疫功能低下的宿主,导致肝炎、血小板减少症或脑炎[17]。病毒感染的组织反应主要有四种模式。最常见的是粟粒状坏死性炎症,其表现包括由坏死性肺泡壁和炎症细胞包围的中心出血、坏死和小型的纤维蛋白多中心结节;也可能表现为弥漫性肺泡损伤或出血性肺炎。罕见地,巨细胞病毒感染很少表现为弥漫性间质性肺炎或伴有最小的非特异性炎症的孤立性结节。病毒的细胞病变效应非常明显。顾名思义,巨细胞病毒感染是指被感染细胞(其可以是上皮细胞、内皮细胞、巨噬细胞或组织成纤维细胞)的巨细胞化(即扩大),可见核内包涵体和胞浆包涵体。核内包涵体是单一的、大的(20μm)、嗜碱性的、圆形到椭圆形的结构,有核膜增强和周边晕圈,导致"猫头鹰眼"的形态。这种包涵体也被称为 Cowdry A 包涵体。相比之下,胞浆包涵体往往是直径大约为 1～3μm 的多样的颗粒状、嗜碱性或兼嗜性小体(见图 32.8A)。

免疫组织化学(见图 32.8B)可用于确认巨细胞病毒感染的诊断,并被认为是诊断感染的非常敏感和特异的方法[18]。在我们中心,因为早期诊断对临床影响很大,所以巨细胞病毒免疫染色常规用于活组织检查的监测。巨细胞病毒感染的主要鉴别诊断包括其他类型的病毒性肺炎,例如由疱疹病毒(导致无巨细胞化的嗜酸性磨玻璃样核内包涵体)、腺病毒("污浊的"核内包涵体)和麻疹病毒(胞质内嗜酸性包涵体和巨细胞)引发的肺炎。其他原因的弥漫性肺泡损伤和间质性肺炎也需要与巨细胞病毒感染鉴别诊断。

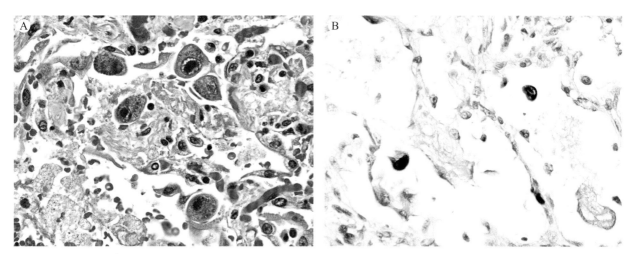

图 32.8　巨细胞病毒（cytomegalovirus，CMV）肺炎。（图 A）可见多个发育良好的具有典型特征的包涵体（例如细胞增大、单个核内包涵体和多个细胞质包涵体）。（图 B）CMV 免疫组化染色在显示很少或没有细胞病变效应的细胞中呈阳性

　　尽管已经使用了抗真菌药物预防，但真菌感染仍然是肺移植受者发病和死亡的一个严重原因。虽然与细菌或病毒感染相比，真菌感染的概率较低，但其与高死亡率相关[19]。肺移植受者 1 年内真菌感染的累积发生率为 8%[20-21]。绝大多数霉菌感染病例由曲霉菌引起，其次是丝孢菌和接合菌[16]。在目前预防性治疗的时代，念珠菌是心脏移植受者的常见病原体，但在肺移植受者中比较少见。与其他实体器官移植受者相反，肺移植受者还显示与真菌感染相关的独特的临床综合征，包括定植、气管支气管炎和吻合部位感染。

　　在所有实体器官移植受者中，肺移植受者的侵袭性曲霉病发病率最高（1 年累积发生率为3.8%）[20]。然而，并非所有从呼吸道分离出曲霉菌的患者都有侵袭性疾病。虽然由于手术技术的进步，感染的发生率已大大降低，但还是有可能发生定植和吻合部位感染。侵袭性支气管肺曲霉病的危险因素有高水平的免疫抑制、单肺移植、环境暴露、低丙种球蛋白血症和巨细胞病毒感染等[19]。初次检查时，患者有咯血和胸膜炎性胸痛。由于血管侵袭和真菌栓塞，病变大体表现为靶向结节坏死和梗死。其镜下的特征表现为出血性梗死与坏死性肺炎。一方面，真菌菌丝是有隔膜的，呈锐角分支（见图 32.9A）。菌丝可以通过戈莫里六胺银染色和高碘酸-席夫染色来显示（见图 32.9B）。在形态学上，曲霉菌不能与镰刀菌或孢子菌区分开来，只能通过培养来区分。另一方面，在大多数情况下，接合菌属（包括毛霉和根霉）可以通过不规则、宽隔膜的菌丝及直角分支的特点来鉴别。移植受者的毛霉菌发病率要低得多。如前所述，念珠菌是真菌性肺炎的一个较不常见的原因，可以通过出芽酵母和假菌丝等形态特征区别于其他菌丝，这些酵母和假菌丝是继发于口腔或通过上呼吸道的血行传播进入的。在心胸移植中，还有一种不常见的酵母菌是隐球菌，其可以通过圆形的外观和被膜与念珠菌区别开来。其被膜的成分也能被黏液卡红染色（一种常规的组织化学染色方法）。耶氏肺孢子菌（卡氏肺孢子菌）是导致肺炎的酵母样真菌，存在于多达 13% 的肺移植受者中[22]。肺孢子菌的实验室诊断通常通过痰液、支气管肺泡灌洗液或肺活检标本的细菌检测来确认。H & E 染色切片的经典组织学表现包括肺泡内的泡沫状、无细胞的渗出物和慢性间质性炎症。肺孢子菌的包囊形式仅能由戈莫里六胺银染色显现，在这种情况下，它们呈现月牙形、杯形或舟状的单细胞形式而无芽形成。肺孢子菌很少与肉芽肿性炎症有关。

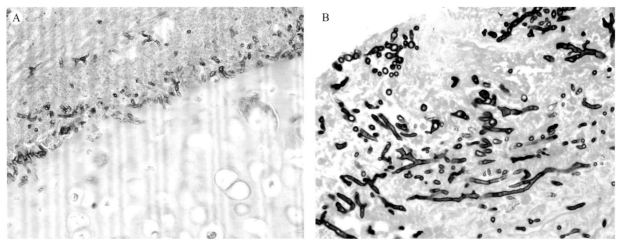

图 32.9 曲霉菌感染。（图 A）可见真菌菌丝侵入软组织和坏死的软骨。（图 B）六亚甲四胺-银染色显示分枝状的隔膜菌丝

◇ 四、移植后淋巴细胞增生性疾病

移植后淋巴细胞增生性疾病（posttransplant lymphoproliferative disorder，PTLD）包括由于免疫抑制和免疫监视降低而发生在实体器官或骨髓和干细胞移植受者的异质性淋巴样增殖或浆细胞增殖。大部分患者的发病与 EB 病毒（epsteinbarr virus，EBV）感染有关。EBV 阴性的 PTLD 可能是由人类疱疹病毒 8、其他未知病毒或慢性抗原刺激引起的。在成年实体器官同种异体移植中，PLTD 的发生率与免疫抑制方案的强度部分相关，在肾移植受者中最低（＜1％），在肺和肠移植受者最高（＞5％）[23]。在干细胞移植受者中，PTLD 是供者来源的；而在实体器官移植中，它是受者来源的。此外，在肺移植受者中，PTLD 经常涉及同种异体移植物，从而给诊断带来挑战。世界卫生组织将PTLD 分为早期病变、多型 PTLD、单型 PTLD 和经典霍奇金淋巴瘤型 PTLD 等几个类型[24-25]。肺部相关的主要是多型或单型 PTLD。而早期病变通常涉及淋巴结、扁桃体或腺样体，或者出现在不常见的结外部位，比如肺。组织学上，它们表现为感染性单核细胞增多症样病变或浆细胞增生，保留淋巴结结构。原位杂交显示，EBV 细胞阳性。在多型 PTLD 中，浸润更具侵袭性，伴有坏死，较大的细胞伴有非典型有丝分裂，组织结构消失。多份原位杂交研究揭示了数量庞大的 EBV 阳性细胞。

早期病变和一些多型 PTLD 与免疫抑制程度的降低相关。单型 PTLD 符合有免疫活性患者的 B细胞和 T 细胞或自然杀伤细胞肿瘤的诊断标准，并且可以表现为 B 细胞和 T 细胞淋巴瘤的任何形态学模式。经典霍奇金淋巴瘤型 PTLD 是最不常见的 PTLD 类型，但在肾脏同种异体移植中常见，并且几乎总是呈 EBV 阳性。单型 PTLD 以及经典霍奇金淋巴瘤型 PTLD 对单一的免疫抑制降低无反应，经常需要全身化疗。受者的长期生存取决于 PTLD 的类型和其他因素（如移植物功能）。正如预期的那样，早期 PTLD 往往预后最好。主要的组织学鉴别诊断为急性排斥反应，它通常不表现为肿块病变。此外，急性排斥反应混合了单核、血管周围或细支气管周围细胞浸润，EBV 往往是阴性的。

◇ 五、总 结

肺移植中，急性排斥反应的诊断并不总是那么简单。此外，急性排斥反应的分级受到不同观察

者差异的影响。感染仍然是急性排斥反应的关键鉴别诊断。尽管如此,在大多数情况下,感染仅仅在形态学上可以可靠地与排斥反应相鉴别。辅助染色和微生物学、血清学数据可以帮助进一步诊断。而抗体介导的排斥反应在肺部的表现仍然不明确,也给诊断带来了一些挑战。

◇ 参考文献

［1］Yousem SA, Berry GJ, Cagle PT, et al. Revision of the 1990 working formulation for the classification of pulmonary allograft rejection: lung Rejection Study Group. J Heart Lung Transplant, 1996, 15: 1-15.

［2］Stewart S, Fishbein MC, Snell GI, et al. Revision of the 1996 working formulation for the standardization of nomenclature in the diagnosis of lung rejection. J Heart Lung Transplant, 2007, 26: 1229-1242.

［3］Husain AN, Siddiqui MT, Holmes EW, et al. Analysis of risk factors for the development of bronchiolitis obliterans syndrome. Am J Respir Crit Care Med, 1999, 159: 829-833.

［4］Glanville AR, Aboyoun CL, Havryk A, et al. Severity of lymphocytic bronchiolitis predicts long-term outcome after lung transplantation. Am J Respir Crit Care Med, 2008, 177: 1033-1040.

［5］Sattar HA, Husain AN, Kim AY, et al. The presence of a CD21 + follicular dendritic cell network distinguishes invasive Quilty lesions from cardiac acute cellular rejection. Am J Surg Pathol, 2006, 30: 1008-1013.

［6］Sattar HA, Krausz T, Bhorade S, et al. The presence of a CD21 + follicular dendritic cell（FDC）network is useful in distinguishing bronchus associated lymphoid tissue（BALT）from pulmonary acute cellular rejection. 97th Annual Meeting of the United States and Canadian Academy of Pathology, March 1-7. Mod Pathol, 2008, 21: 1596.

［7］Yusen RD, Christie JD, Edwards LB, et al. The Registry of the International Society for Heart and Lung Transplantation: thirtieth adult lung and heart-lung transplant report-2013, focus theme: age. J Heart Lung Transplant, 2013, 32: 965-978.

［8］Verleden GM, Raghu G, Meyer KC, et al. A new classification system for chronic lung allograft dysfunction. J Heart Lung Transplant, 2014, 33: 127-133.

［9］Wallace WD, Weigt SS, Farver CF. Update on pathology of antibody-mediated rejection in the lung allograft. Curr Opin Organ Transplant, 2014, 19: 303-308.

［10］Takemoto SK, Zeevi A, Feng S, et al. National conference to assess antibody-mediated rejection in solid organ transplantation. Am J Transplant, 2004, 4: 1033-1041.

［11］Badesch DB, Zamora M, Fullerton D, et al. Pulmonary capillaritis: a possible histologic form of acute pulmonary allograft rejection. J Heart Lung Transplant, 1998, 17: 415-422.

［12］Daoud AH, Betensley AD. Diagnosis and treatment of antibody mediated rejection in lung transplantation: a retrospective case series. Transpl Immunol, 2013, 28: 1-5.

［13］Astor TL, Weill D, Cool C, et al. Pulmonary capillaritis in lung transplant recipients: treatment and effect on allograft function. J Heart Lung Transplant, 2005, 24: 2091-2097.

［14］Wallace WD, Reed EF, Ross D, et al. C4d staining of pulmonary allograft biopsies: An immunoperoxidase study. J Heart Lung Transplant, 2005, 24: 1565-1570.

［15］Westall GP, Snell GI, McLean C, et al. C3d and C4d deposition early after lung transplantation. J Heart Lung Transplant, 2008, 27: 722-728.

［16］Husain S, Mooney ML, Danziger-Isakov L. A 2010 working formulation for the standardization of definitions of infections in cardiothoracic transplant recipients. J Heart Lung Transplant, 2011, 30: 361-374.

［17］Clark NM, Lynch JP 3rd, Sayah D, et al. DNA viral infections complicating lung transplantation. Semin Respir Crit Care Med, 2013, 34: 380-404.

［18］Solans EP, Garrity ER Jr, McCabe M, et al. Early diagnosis of cytomegalovirus pneumonitis in lung transplant patients. Arch Pathol Lab Med, 1995, 119: 33-55.

［19］Bhaskaran A, Hosseini-Moghaddam SM, Rotstein C, et al. Mold infections in lung transplant recipients. Semin Respir Crit Care Med, 2013, 34: 371-379.

［20］Pappas PG, Alexander BD, Andes DR, et al. Invasive fungal infections among organ transplant recipients: results of the Transplant-Associated Infection Surveillance Network（TRANSNET）. Clin Infect Dis, 2010, 50: 1101-1111.

［21］Kubak BM. Fungal infection in lung transplantation. Transpl Infect Dis, 2002, 4(Suppl 3): 24-31.

［22］Sułkowska K, Palczewski P, Gołębiowski M. Radiological spectrum of pulmonary infections in patients post solid organ transplantation. Pol J Radiol, 2012, 77: 64-70.

［23］Végso G, Hajdu M, Sebestyén A. Lymphoproliferative disorders after solid organ transplantation-classification, incidence, risk factors, early detection and treatment options. Pathol Oncol Res, 2011, 17: 443-454.

［24］Jagadeesh D, Woda BA, Draper J, et al. Post transplant lymphoproliferative disorders: risk, classification, and therapeutic recommendations. Curr Treat Options Oncol, 2012, 13: 122-136.

［25］Al-Mansour Z, Nelson BP, Evens AM. Post-transplant lymphoproliferative disease（PTLD）: risk factors, diagnosis, and current treatment strategies. Curr Hematol Malig Rep, 2013, 8: 173-183.

第三十三章 闭塞性支气管炎/闭塞性细支气管炎综合征:病因、诊断和管理

◇ 一、引 言

肺移植是一种可拯救部分终末期肺疾病患者生命的有效治疗手段。然而,其长期预后常常因发生慢性移植肺功能障碍(chronic lung allograft dysfunction,CLAD)而受到限制。闭塞性细支气管炎(obliterative bronchiolitis,OB)及与其相对应的闭塞性细支气管炎综合征(bronchiolitis obliterans syndrome,BOS)是肺移植后移植肺功能障碍的主要原因[1]。该疾病的发病机制尚不明确,但其死亡率很高[2-4]。在排除其他可导致慢性移植物失功的原因后,该诊断即可明确。除再移植以外,少有其他可行的治疗方法被证明对预后有积极影响。本章将介绍此疾病的病因、诊断以及相关可行的治疗方法。

◇ 二、闭塞性细支气管炎/闭塞性细支气管炎综合征的定义

闭塞性细支气管炎是慢性移植肺功能障碍最常见的病因。最早在1984年,有研究报道了14例患者,其中3例由病理结果明确诊断[5]。组织病理学检查显示其为息肉状纤维样肉芽肿组织伴嗜酸性纤维性瘢痕形成,阻塞终末细支气管管腔但保留周围肺泡结构(见图33.1)。然而,经支气管肺活检对闭塞性细支气管炎的鉴别敏感性较差,不能将其作为诊断及指导治疗的方法[6-7]。

因此,1993年国际心肺移植学会(International Society of Heart and Lung Transplantation,

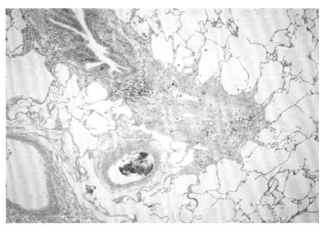

图33.1 闭塞性细支气管炎

ISHLT)基于肺功能的生理下降提出了移植肺慢性排斥的临床定义,并称之为闭塞性细支气管炎综合征[8]。闭塞性细支气管炎综合征定义为一秒用力呼气容积(the first second of respiration,FEV$_1$)

进展性和不可逆的下降。初步的专家共识确定了闭塞性细支气管炎综合征的阈值:在没有任何干扰因素的情况下,FEV_1不可逆地下降20%及以上,即为闭塞性细支气管炎综合征。为了提高诊断的敏感性,2002年又对闭塞性细支气管炎综合征分类做了更新,增加了潜在的闭塞性细支气管炎综合征(BOS-0p)。为了早期检测闭塞性细支气管炎综合征的发生,BOS-0p被定义为FEV_1下降大于10%或中期呼气流速($FEF_{25\%\sim75\%}$下降25%(见表33.1)。

根据闭塞性细支气管炎综合征的最新分类,肺功能下降和疾病的病程对诊断都是至关重要的[9]。具体来说,为了达到诊断标准,FEV_1必须从移植后基线值持续下降到小于80%预计值并至少持续3周。另外,患者病程达到移植后至少3个月后才可做出该诊断。根据FEV_1下降的严重程度,可将闭塞性细支气管炎综合征进一步分类,包括"潜在的闭塞性细支气管炎综合征"[肺活量测定结果下降但没有超过80%预计值的阈值(见表33.1)]。需注意的是,闭塞性细支气管炎/闭塞性细支气管炎综合征的诊断主要依靠临床评估,诊断时未包括任何特定的影像学或实验室检查(本章后面将讨论其他可能有助于诊断的指标)。该诊断的建立使世界各地的肺移植中心能够对有相似病理生理改变的患者进行分类和比较。然而,是否所有闭塞性细支气管炎综合征患者在临床上都有闭塞性细支气管炎的组织病理学改变,目前尚不清楚,因为尚无关于此相关性的研究。

表 33.1 闭塞性细支气管炎/闭塞性细支气管炎综合征的分类及诊断标准

闭塞性细支气管炎综合征分级	与基线FEV_1(%)比较
0	> 90%且$FEF_{25\%\sim75\%}$ > 75%
0p	81%~90%且$FEF_{25\%\sim75\%}$ ≤ 75%
1	66%~80%
2	51%~65%
3	≤ 50%

注:基线是指肺移植后至少3周的两个最佳FEV_1值的平均值。等级0p指潜在的闭塞性细支气管炎综合征(当肺活量测定结果下降但不符合1级疾病的标准时)。

闭塞性细支气管炎综合征定义的不足之处

鉴于闭塞性细支气管炎综合征在肺移植中的意义,其定义的准确性对于明确诊断、治疗和评估预后是至关重要的。因此,有学者设计了一项基于网络的调查并分发给ISHLT各委员会,以更好地了解当前闭塞性细支气管炎综合征定义的准确性和可靠性[10]。该调查收集了来自一项多中心肺移植研究的5名患者的临床和肺功能检测资料。87名经验丰富的肺移植医师对该调查做出了回应,其中95%为肺科医师,且约一半是其肺移植方案的医疗主任。调查结果显示,关于闭塞性细支气管炎综合征存在与否,观察者间一致性达70%。在认为闭塞性细支气管炎综合征存在的医师中,41%同意关于闭塞性细支气管炎综合征的时序。

当前定义的优势是可靠性、客观性和肺功能测定的简便性。然而,上述调查结果亦显示了当前定义所潜在的几个问题:个别患者测定的肺功能差异性;医师对肺功能测量结果解读的差异性;单纯依靠肺功能测定界定闭塞性细支气管炎综合征发病时间的困难性,特别是在有急性可逆性改变的情况下。因此,闭塞性细支气管炎综合征的诊断往往被延迟,成为回顾性诊断。受调查的专家提出可通过添加部分临床变量来增加诊断效能,包括氧饱和度、高碳酸血症、放射学检查结果[吸气/呼气相高分辨率计算机断层扫描(high-resolution computed tomography,HRCT)扫描]和运动耐量(包括6分钟步行试验),并提出了在急性可逆病变情况下闭塞性细支气管炎综合征的诊断指南。

闭塞性细支气管炎/闭塞性细支气管炎综合征并不足以定义肺移植术后肺功能下降的所有情况。目前,慢性同种异体移植肺功能障碍已被定义为是一种与肺功能下降相关的综合诊断[11]。慢性移植肺功能障碍的定义包括但不限于闭塞性细支气管炎/闭塞性细支气管炎综合征和其他病因,如限制性功能障碍,各种放射影像学检查结果以及各种不同的组织病理学改变。不同的表型可与不同的病因和对治疗的不同反应相对应。

◇ 三、流行病学

闭塞性细支气管炎的真实发病率和流行程度尚不清楚——很大程度上是因为迄今研究中关于闭塞性细支气管炎的诊断和病程不明确,以及大型移植中心在众多患者中的选择偏倚。ISHLT数据显示,尽管移植术后患者的1年生存率目前已提高到81%,但总体5年及10年生存率(分别为53%及30%)仍未见明显提高(见图33.2)。

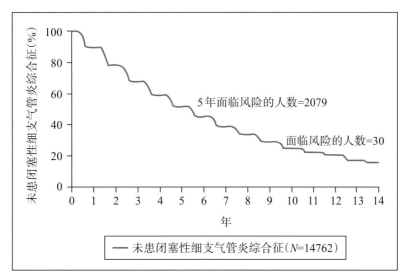

图33.2　闭塞性细支气管炎综合征生存率(引自Christie JD, Edwards LB, Kucheryavaya AY, et al. The Registry of the International Society for Heart and Lung Transplantation: twenty-ninth adult lung and heart-lung transplant report—2012[J]. J Heart Lung Transplant, 2012, 31: 1073-1086.)

肺移植的长期生存率不能改善可归因于闭塞性细支气管炎综合征,它是移植术后第1年患者死亡的首要原因。根据ISHLT数据,22%的患者在移植后3~5年内死于细支气管炎,且这个数据很可能是被低估了的,因为另有16%的死亡病例被列为"移植肺衰竭",但实际上很可能是由未能明确诊断的闭塞性细支气管炎综合征所致的。据报道,闭塞性细支气管炎综合征的总体发病率在移植后5年为48%,在移植后10年为76%[12]。移植前所患疾病不影响移植术后闭塞性细支气管炎综合征的发生率;例外的情况是,与慢性阻塞性肺病患者相比,囊性纤维化患者移植术后闭塞性细支气管炎综合征的发病率可能相对低些[13]。

(一)闭塞性细支气管炎/闭塞性细支气管炎综合征的临床指标

寻找提示或预示闭塞性细支气管炎/闭塞性细支气管炎综合征发展的指标一直是不断进行的一个研究领域。目前已有多项研究着眼于各种不同的影像学和诊断试验指标。但在目前的指南中,尚无任何指标被纳入,但每项指标都可能成为未来潜在的诊断指标。

在支气管肺泡灌洗液(bronchioalveolar lavage, BAL)中寻找闭塞性细支气管炎综合征进展的标志物一直是许多研究的重点,因为肺移植受者需要接受常规支气管镜检查,作为排斥反应监测的一部分。先前的多项研究表明,支气管肺泡灌洗液中的中性粒细胞增多可预测闭塞性细支气管炎综合征的进展（参见后面的危险因素）[14]。

其他与闭塞性细支气管炎综合征有关的从支气管肺泡灌洗液中获得的参数多是与上皮损伤和促炎、促纤维化状态相关的常见因子。其中一个提示损伤和修复功能失调的标志物是促炎细胞因子白细胞介素-8（interleukin-8，IL-8）的升高[15-17]。在86例移植受者的队列研究中，IL-8水平与支气管肺泡灌洗液中的中性粒细胞增多相关，且IL-8是中性粒细胞的趋化因子[18]。单核细胞趋化蛋白-1（monocyte chemoattractant protein-1，MCP-1）也可能在闭塞性细支气管炎综合征患者中起诱导促纤维化的作用：在13例无闭塞性细支气管炎综合征的病例中，8例在出现该综合征前平均约150天检测到MCP-1表达水平升高[16]。固有免疫标志物，特别是α-防御素也被认为参与了该病理过程[19]。基质金属蛋白酶-9（matrix metalloproteinase-9，MMP-9）是与中性粒细胞在细胞外基质通过内皮迁移并重塑有关的一种酶。在一项研究中纳入了13例病例及21例对照，发现在发生闭塞性细支气管炎综合征前，MMP-9在支气管肺泡灌洗液中表达已升高[20]。另外，提示早期上皮损伤的氧化应激标记物，特别是髓过氧化物酶和谷胱甘肽，也与闭塞性细支气管炎综合征的发生有关[21-23]。

然而，要推广这些研究的结果仍相当困难，因为这些研究的样本量都过小，收集方法和临床随访也有较大的变异性[14, 24]。鉴于存在不同的临床表型，所研究的闭塞性细支气管炎综合征患者实际上也包括各种不同类型的患者，所以上述检测结果也容易发生偏倚，因为进展快的患者的炎症标志物可能比疾病稳定的患者要多。并且，从时间上，由于上述大多数研究是在ISHLT发布指南强调闭塞性细支气管炎综合征为慢性移植肺功能障碍的一个独立类别之前，所以有两种疾病的患者可能已经被包含在相同的数据库中，从而使结果发生偏倚[1]。综上所述，目前尚需进一步的研究来确定支气管肺泡灌洗液中的最佳生物标志物，以预测闭塞性细支气管炎综合征的发生和发展，从而为早期预防及治疗提供依据。

HRCT作为一种非侵入性方法可以帮助诊断闭塞性细支气管炎综合征，并且已获得广泛支持，因其可以检测到在普通胸部X线片上不能发现的问题，并为肺移植患儿提供有用的信息，因为肺移植患儿的肺功能结果往往难以重复甚至难以完成检测。闭塞性细支气管炎综合征的影像学表现包括呼气相空气滞留征、支气管扩张、马赛克样灌注和衰减[25-26]。一项包含38例心肺移植受者和8例健康对照者的研究表明，当空气滞留（由放射科医师根据既定评分系统进行主观测量）超过32%的阈值时，HRCT的敏感度为83%，特异性为89%[27]。然而，尽管多项研究已经证明，空气滞留与闭塞性细支气管炎综合征的相关性较HRCT所见的其他表现更高，但其并不能在患者肺功能下降前准确预测闭塞性细支气管炎综合征[25, 28-30]。

呼出气一氧化氮（nitric oxide，NO）和一氧化碳（carbon monoxide，CO）作为肺功能的替代检查，已被认为是闭塞性细支气管炎综合征早期发展的标志物。几项研究已经证明，呼出气NO可作为下气道NO可重复检测的有效指标；因此，其可能与闭塞性细支气管炎综合征所致下气道炎症有关[31-32]。

在一项纳入64例双肺移植受者和1例单肺移植受者的研究中，通过氦气的肺泡平台斜率、单次呼吸的氦斜率以及化学发光法测定NO和CO水平，并与肺功能数据进行比较，作为评估闭塞性细支气管炎综合征发展的手段。尽管发现对这些标志物进行组合分析的敏感性优于任何一个单独因子，但其特异性和阳性预测值仍然很低[33]。有学者指出，呼出气NO的增加可作为已确诊闭塞性细支气管炎综合征的患者疾病进展的指标（如作为反应治疗方案更改的指标）[34-35]。然而，迄今为止，呼出气NO和CO的应用在研究领域之外尚未标准化。

应用这些标记物进行闭塞性细支气管炎综合征的早期诊断和确诊尚有若干注意事项。除许多标志物缺乏特异性之外,这些标志物在独立的肺移植受者队列中还没有得到验证,也没有在接受单肺移植的患者中得到验证。此外,这些标志物的阈值水平尚未建立。目前,这些标记物都不用于确诊闭塞性细支气管炎综合征,而只是作为诊断的辅助手段。

(二)闭塞性细支气管炎综合征的表型

闭塞性细支气管炎综合征的几种表型已逐渐被人们所认识。FEV_1 的下降形式最初在 1995 年由 Nathan 等报道,他们指出了肺功能的三种主要下降类型:①肺功能快速下降;②急性下降后稳定;③缓慢下降[36]。此后研究进一步分析了这些下降形式的临床危险因素。Lama 等比较了 111 例 FEV_1 急剧下降的肺移植受者与其他未迅速下降受者的临床特征[37],他们发现肺功能快速下降更多见于女性患者、特发性肺纤维化患者以及单肺移植受者。此类患者更容易早发闭塞性细支气管炎综合征(肺移植后 6 个月内),且死亡率高于 FEV_1 下降较慢者。

除下降速度之外,早期出现的 FEV_1 下降(移植后 3 年内)也与 FEV_1 下降率更快以及生存率较低相关[38-39]。在初次检查时即发现高级别闭塞性细支气管炎综合征(2 级以上),也提示预后较差。Burton 等研究表明,患者经 10 年病程进展至高级别闭塞性细支气管炎综合征,此事件与死亡率增加有关[40]。Finlen-Copeland 等发现,合并 FEV_1 快速下降和初次评估即为高级别闭塞性细支气管炎综合征(2 级或 3 级)的患者,死亡率更高[41]。

综上所有研究,FEV_1 快速下降以及首诊较高等级的闭塞性细支气管炎综合征,可能与闭塞性细支气管炎综合征的表型更具有侵袭性相关,其发病机制可能不同,对替代治疗的反应也不同。

最近发现了闭塞性细支气管炎综合征的一种单独表型,即阿奇霉素反应性气道疾病。这种疾病的特征包括支气管肺泡灌洗液中的中性粒细胞增多(中性粒细胞百分比＞15%)、HRCT 上细支气管周围浸润及树芽征[11]。有研究发现,在对阿奇霉素有反应的患者中,FEV_1 的下降更慢。有关阿奇霉素的治疗详见本章后续内容[42]。

◇ 四、危险因素

肺移植受者易发生闭塞性细支气管炎综合征。其危险因素可以分为同种异体免疫(或固有免疫型)和非同种免疫(见表 33.2)。

表 33.2　闭塞性细支气管炎综合征的危险因素

类型	危险因素
同种免疫	急性血管性排斥反应(A 级)
	淋巴细胞性细支气管炎(B 级)
	抗体介导的排斥反应/供者特异性抗体
	自身免疫:胶原蛋白 V,K-α_1-微管蛋白
非同种免疫	原发性移植物功能障碍
回流病	感染:CMV,社区获得性病毒,PA,曲霉菌
其他	BAL 中性粒细胞增多症
	单肺和双肺移植
	药物不依从

注:BAL:bronchoalveolar lavage,支气管肺泡灌洗液;CMV, cytomegalovirus,巨细胞病毒;PA, pseudomonas aeruginosa,铜绿假单胞菌。

(一)同种免疫危险因素

急性排斥反应是引起闭塞性细支气管炎综合征的最重要的同种异体免疫危险因素之一。闭塞性细支气管炎/闭塞性细支气管炎综合征的发展通常与急性排斥反应的发生和严重程度相关,不论是血管周围淋巴细胞性(A级)还是细支气管周围单核细胞性(B级)急性排斥反应。多项研究已经证实,A2级或更高级别的急性排斥反应与闭塞性细支气管炎综合征的发生相关[43-50]。早期有对32例移植受者进行了回顾性研究,这些受者在移植后12个月内均至少发生了3次排斥反应;且闭塞性细支气管炎综合征的发生率为100%[44]。高等级排斥反应和急性排斥反应诊断过晚,也会增加闭塞性细支气管炎综合征的发生风险[46,49-50]。另外,即便最小(A1级)级别排斥反应也与闭塞性细支气管炎/闭塞性细支气管炎综合征有关,相关研究仍在进行中。一项纳入184例肺移植受者活检标本的研究发现,即使在无症状患者中,A1级排斥反应也与闭塞性细支气管炎综合征的发病率增加相关[51]。其他研究也证实,单发A1级排斥反应可独立预测闭塞性细支气管炎综合征[52]。因此,目前的指南建议,在对患者进行的监视性支气管活检中,即使只观察到最小排斥反应,也应给予免疫抑制治疗[1]。

淋巴细胞性细支气管炎(lymphocytic bronchiolitis,LB)或B级排斥反应也被证实为闭塞性细支气管炎综合征发生的危险因素。一项对299例患者的监视性支气管镜活检样本的回顾性分析发现,B2级或更高级别淋巴细胞性细支气管炎增加了急性排斥反应和闭塞性细支气管炎综合征的发生风险,OR值(odds ratio)为3.3[53]。另有学者通过341例移植受者的监测性活检证实了该结论并指出,较高等级的淋巴细胞性细支气管炎是发生闭塞性细支气管炎综合征和死亡的危险因素,独立于急性血管性排斥反应。该结论同时也引发了关于A级血管性排斥反应或B级细支气管性排斥反应表型是否会引起闭塞性细支气管炎综合征病变的讨论[54]。然而,由于移植后活检标本监测的可靠性尚存在一定困难,所以对此还应仔细判读[55]。

除移植后晚期出现的组织学排斥反应之外,移植前已存在的及移植后新出现的人白细胞抗原的供者特异性抗体(donor-specific antibodies,DSA)所导致的抗体介导性排斥反应也与闭塞性细支气管炎综合征的发生有关[56]。这种相关性在囊性纤维化患者中更加显著,此类患者的供者特异性抗体发生率高于其他移植前疾病[57]。一项对116例移植受者的研究发现,移植后供者特异性抗体的发生率高达56%。重要的是,在存在供者特异性抗体的基础上开始治疗,可能会阻止闭塞性细支气管炎综合征的发生[58]。随着新技术的发展,对抗体介导的排斥反应的检测和分类逐渐完善,这种联系可能在指导治疗方面发挥越来越大的作用。

最近的研究还指出,可能存在一种自身免疫性现象,导致闭塞性细支气管炎综合征,并进而参与Ⅴ型胶原的致敏过程,Ⅴ型胶原在小气道上皮细胞中表达,推测是对上皮损伤及移植后缺血再灌注损伤有所应答[59]。迄今为止,这些研究仍主要基于动物模型[60]。然而,有一项研究检测了移植受者外周血单核细胞,发现Ⅴ型胶原活性的升高与闭塞性细支气管炎综合征的发病率和严重性之间存在相关性[61]。K-α_1-微管蛋白(也在小气道中表达的一种蛋白)的自身抗体也被发现与闭塞性细支气管炎中促纤维因子有关[62]。研究认为,这些抗体可能由IL-17驱动的辅助性T细胞反应产生,但其机制尚未完全明确[61,63-64]。

(二)非同种免疫危险因素

除供者与受者之间的相互作用外,还存在闭塞性细支气管炎综合征发生发展的其他外在危险因素。其中之一是原发性移植物功能障碍(primary graft dysfunctin,PGD),另一种是缺血再灌注损伤,通常在移植后即刻发生,并且与早期高发病率和高死亡率相关[65-67]。虽然原发性移植物功能障碍与随后的排斥反应尚无明确关系,但已有研究指出原发性移植物功能障碍与闭塞性细支气管炎综合征有关,特别是与更严重的疾病形式有关[68-70]。但对原发性移植物功能障碍的早期识别和干预是否可以减轻闭塞性细支气管炎综合征的发生风险,目前尚不清楚。

胃食管反流病(gastroesophageal reflux disease,GERD),无论有酸还是无酸,都是闭塞性细支气管炎综合征的重要危险因素。不幸的是,有很大比例的肺移植受者在移植前已患有胃食管反流病;且在移植后,胃食管反流病病情恶化[71-75]。在一项包含120例移植受者的研究中,支气管肺泡灌洗液中胆汁酸水平的升高与闭塞性细支气管炎综合征发病时间缩短有关[76]。其他研究也证实,闭塞性细支气管炎综合征患者的胆汁酸水平更高,且可影响对阿奇霉素的治疗反应[77-79]。胃食管反流病的治疗策略可影响闭塞性细支气管炎综合征,在本章后面将详细讨论。

病毒感染可能对闭塞性细支气管炎综合征的发病有一定影响,特别是巨细胞病毒(cytomegalovirus,CMV)感染,甚至可以在非移植状态下引起闭塞性细支气管炎综合征。多项研究已证实,移植后巨细胞病毒性肺炎与随后发生的闭塞性细支气管炎综合征相关[44, 47, 80]。一项纳入了231例移植受者的队列研究显示,移植后6个月内发生巨细胞病毒性肺炎可显著增加闭塞性细支气管炎综合征的发生风险,及提高整体死亡率的风险[81]。供者器官感染巨细胞病毒也增加闭塞性细支气管炎综合征的发生风险[82]。另亦有其他学者研究了其他类似病毒,如EB病毒,还有研究将外周血中病毒载量与闭塞性细支气管炎综合征相关联,但这些研究尚未取得一致性结果[83-84]。社区获得性病毒感染,如流行性感冒和呼吸道合胞病毒感染,也与闭塞性细支气管炎综合征的发生相关,但在儿童人群中尚未发现这种相关性[85-88]。

与病毒感染一样,细菌和真菌感染也与闭塞性细支气管炎综合征的发生发展有关。目前,研究最多的是铜绿假单胞菌(pseudomonas aeruginosa,PA),其部分原因是有支气管扩张的患者在移植前常被该病原体感染或定植[89-90]。移植后新发铜绿假单胞菌定植也会增加闭塞性细支气管炎综合征的发生风险。在一项包括155例肺移植受者的研究中,78%的患者存在铜绿假单胞菌定植[91]。铜绿假单胞菌定植促进了闭塞性细支气管炎综合征的发展。烟曲霉感染和定植也增加了闭塞性细支气管炎综合征的发生风险[92-93]。一项对201例肺移植受者的回顾性研究发现,支气管肺泡灌洗液中检测到曲霉菌可显著增加闭塞性细支气管炎综合征和闭塞性细支气管炎综合征的相关死亡率(独立于急性排斥反应)[94]。

(三)其他危险因素

支气管肺泡灌洗液中的中性粒细胞增多的程度与闭塞性细支气管炎综合征的严重程度相关,且可作为对特异性治疗(如阿奇霉素)的反应的标志[42, 95]。在一项包括63例接受支气管肺泡灌洗液监测的移植受者的研究中发现,中性粒细胞比例增高可用于预测闭塞性细支气管炎综合征在随后1年内的发生率[15]。这种相关性已经在其他研究中证实,且其中性粒细胞比例阈值(16%~24%)相似,可作为未来疾病发生发展的标志[16, 96-97]。支气管肺泡灌洗液中的中性粒细胞也与早发闭塞性细支气管炎综合征相关[17]。正如本章节其他部分所提及的,目前,中性粒细胞参与闭塞性细支气管炎/闭塞性细支气管炎综合征的机制被认为是其驱动炎症反应,并导致病理性闭塞性细支气管炎。目前,中性粒细胞也已成为研究治疗闭塞性细支气管炎综合征的焦点。

移植的类型可能会影响闭塞性细支气管炎综合征的发生发展。有一项回顾性研究纳入了225

例肺移植患者,其在移植前的病因多种多样,在调整基线特征差异后,单肺移植组发生闭塞性细支气管炎综合征的比例高于双肺移植组(49% vs. 32%)[98]。该研究组又对221例慢性阻塞性肺疾病的肺移植患者进行了研究,发现双肺移植患者的3年和5年生存率及生存质量均优于单肺移植患者[99]。然而,这个结果在有肺动脉高压的肺移植患者群体中未得到重复[100]。最后应该指出,药物不依从通常也被认为是闭塞性细支气管炎综合征的危险因素。这种风险可能是因免疫抑制治疗未落实而导致急性或慢性排斥反应所致的,但这尚未得到大型研究的验证[101]。

◇ 五、诊断和管理

目前,闭塞性细支气管炎综合征的诊治措施是基于现有的证据和专家共识制定的。ISHLT/美国胸科学会(American Thoracic Society,ATS)/欧洲呼吸学会(European Respiratory Society,ERS)临床实践指南强调了闭塞性细支气管炎综合征的诊治方法(见图33.3)[1]。这些指南表明,如果肺移植受者被发现肺功能下降,那么需进一步评估以确定是否存在潜在的导致肺功能下降的可逆原因。评估手段应包括胸片、HRCT等,以评估是否存在闭塞性细支气管炎综合征以外的原因(如肺炎、肺水肿和单肺移植中自体肺过度通气)。需要注意的是,胸片或CT对闭塞性细支气管炎综合征的诊断既不敏感,也没有特异性。然而,呼气相HRCT在有空气滞留征、马赛克样低密度、支气管壁增厚及扩张等表现时,可支持闭塞性细支气管炎综合征的诊断[25-27]。

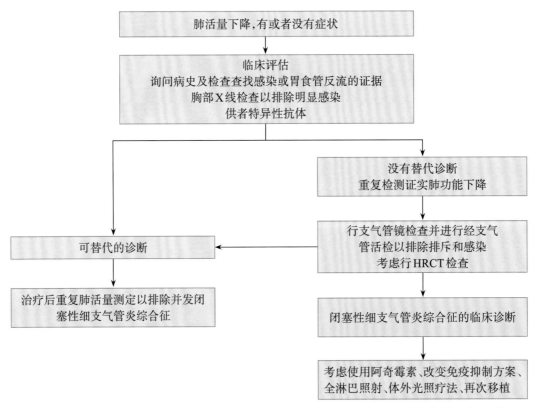

图33.3　闭塞性细支气管炎综合征的诊断。HRCT,high-resolution computed tomography,高分辨率计算机断层扫描

此外,还应进行支气管镜检查、支气管肺泡灌洗液检测及经支气管活检等。与影像学检查一样,支气管镜检查对于寻找肺功能下降的潜在原因是有帮助的,因为支气管活检发现闭塞性细支气管炎的阳性率很低。支气管肺泡灌洗液中的中性粒细胞增多可能提示闭塞性细支气管炎综合征,

但这往往是非特异性的，特别是存在感染的情况下[15-17, 96, 97]。支气管镜检查也有助于鉴别肺功能下降的其他可逆原因，包括感染、急性细胞排斥反应、急性抗体介导的排斥反应、淋巴细胞性细支气管炎和其他肺部浸润性疾病等。然而应当指出的是，在某些情况下，急性可逆性改变可能与闭塞性细支气管炎综合征共存。因此，建议对急性可逆疾病进行积极的治疗，并随访肺功能，以确定是否合并闭塞性细支气管炎综合征。

此外，在肺功能下降的患者中，循环中 DSA 的存在提示存在抗体介导的排斥反应。经支气管活检，发现特征性组织学改变、补体沉积或两者并存都有助于确诊[56-58]。最后，应鉴别有无 GERD 存在，因其可能是肺功能下降的潜在可逆性病因[102]。另外，还需在 3 周内复查肺功能，以确认是否存在闭塞性细支气管炎综合征所致 FEV$_1$ 的持续性下降[101]。

◇ 六、预防和治疗

闭塞性细支气管炎综合征的预防措施尚不明确，并且也没有明确的证据证明哪种特定的免疫抑制方案可有效预防闭塞性细支气管炎综合征。目前用于预防闭塞性细支气管炎综合征的治疗方法主要包括控制与闭塞性细支气管炎综合征相关的已知危险因素（如感染、急性排斥反应、GERD）以及使用淋巴细胞消耗法来调节免疫抑制状态。再移植是对所有其他治疗失败的难治性闭塞性细支气管炎综合征患者的最后手段。但是，由于缺乏随机对照试验，并且对闭塞性细支气管炎综合征的发病机制和自然病史仍了解不足，所以对闭塞性细支气管炎综合征的预防和治疗策略都还未有定论。

（一）治疗急性细胞排斥反应（A 级）和淋巴细胞性细支气管炎（B 级）

根据当前 ISHLT/ATS/ERS 临床实践指南的建议，应当积极治疗非最小化急性细胞排斥反应（A 级排斥反应）和 LB（B 级排斥反应），以防止闭塞性细支气管炎综合征的发生[1]。这些建议基于先前的研究结果：急性细胞性排斥反应与闭塞性细支气管炎综合征发生发展之间有很强的相关性[43-50]。另外，LB 的存在已被证明是闭塞性细支气管炎综合征的独立危险因素，也应该通过强化免疫抑制来治疗[53-33]。目前，对最小（A1 级）排斥反应的监测和治疗仍有争议。近期部分研究显示，A1 级排斥反应与闭塞性细支气管炎综合征之间存在相关性[51-52]。在这些研究的基础上，ISHLT/ATS/ERS 临床实践指南建议对临床上显著的 A1 级排斥反应进行治疗。不过该指南指出，尽管该建议因基于较低质量的证据而有一定局限性，但在肺移植后积极处理这种危及生命的并发症仍具有较高的价值[1]。

1. 免疫抑制

一旦被诊断为闭塞性细支气管炎综合征，就必须认识到，目前尚无治疗闭塞性细支气管炎综合征的有效的免疫抑制方案。此外，并不推荐将大剂量糖皮质激素（泼尼松≥30mg/d）用于早期治疗闭塞性细支气管炎综合征，因为其尚未显示可以改善肺功能，但却有某些严重的副作用[1]。

2. 环孢素转变为他克莫司

目前，肺移植后免疫抑制治疗方案包括钙调神经磷酸酶抑制剂（环孢素或他克莫司）、抗代谢药（硫唑嘌呤或霉酚酸酯）和糖皮质激素。已有 4 项随机对照试验对他克莫司与环孢素进行比较[103-106]。尽管这些研究结果之间还有不一致性，但总体而言，他克莫司可能更有利于减少闭塞性细支气管炎综合征的发生。最近的一项多中心随机临床试验比较了他克莫司与环孢素分别同时联用霉酚酸酯及泼尼松的治疗效果，发现他克莫司组在治疗 3 年后，闭塞性细支气管炎综合征的发生率更低(他克莫司组为 12%,环孢素组为 21%,$P=0.037$),但两组的急性排斥反应发生率和患者生存率之间无明显差异[105]。另外一项国际多中心研究表明,在发生闭塞性细支气管炎综合征后,将环孢素改为他克莫司,可能会减慢肺功能下降的速率[107]。在这些研究结果的基础上,对于闭塞性细支气管炎综合征患者,将环孢素改为他克莫司是合理的。

3. 阿奇霉素

目前,针对支气管肺泡灌洗液中性粒细胞增多及其他炎症标志物与闭塞性细支气管炎综合征之间的相关性,已开展了大量研究。大环内酯类药物在该综合征中已被用作抗感染治疗的有效方案。已有越来越多的临床证据证明阿奇霉素有助于预防和治疗部分类型闭塞性细支气管炎综合征[42, 95]。

在一项单中心随机对照试验中,Vos 等将 83 名新发肺移植受者随机分配为两组,在标准三联免疫抑制药物的同时分别接受阿奇霉素(阿奇霉素组)和安慰剂(安慰剂组)[108]。结果,阿奇霉素组肺移植 2 年后的闭塞性细支气管炎综合征发生率低于安慰剂组(分别为 12.5%和 44.2%);并且阿奇霉素组患者有更高的 FEV_1 值,也更少发生支气管肺泡灌洗液中性粒细胞增多及全身炎症反应。其他几项研究也表明,将阿奇霉素添加到标准免疫抑制方案中可减慢甚至逆转大约 1/3 有闭塞性细支气管炎综合征的肺移植受者的肺功能下降现象[42, 95]。这种临床状态被称为阿奇霉素反应性同种移植物功能障碍[11],其特征包括支气管肺泡灌洗液中性粒细胞增多(中性粒细胞百分比>15%),HRCT 上细支气管周围浸润及树芽征。

阿奇霉素相关的副作用包括胃肠道反应(如恶心、消化不良及腹泻),听力损失和抗阿奇霉素微生物滋生[42, 95, 108]。此外,与阿奇霉素有关的致命性心律失常在其他移植受者群体中也有过报道,但迄今尚未见在肺移植受者群体中的报道[109]。在肺移植相关的文献报道中,仅不到 5%的患者有不良事件发生,且常见的是胃肠道反应。鉴于目前的证据,阿奇霉素 250mg(每周 3 次)的治疗方案被推荐用于早发闭塞性细支气管炎综合征的患者。

(二)胃食管反流病的治疗

胃食管反流病在肺移植前后都有较高的患病率,且最近其已被证实为闭塞性细支气管炎综合征发生的危险因素之一[74-79]。在肺功能下降的患者中,应进一步行 pH 监测和(或)近端食管运动阻抗测试,以评估是否存在胃食管反流病。药物治疗不能阻止胃食管反流病相关的对同种异体移植肺的损伤,且该损伤可能导致闭塞性细支气管炎综合征,因此指南推荐应对有胃食管反流证据和肺功能下降的所有患者评估胃底折叠术的可行性[1]。一项研究表明,相比于未接受胃底折叠术、延迟行胃底折叠术(在肺移植后 3 个月以上)或无胃食管反流病的患者,早期行胃底折叠术(在肺移植后 3 个月内)在预防闭塞性细支气管炎综合征和移植后 1 年及 3 年生存率方面均更优[102]。同一个移植中心的患者在闭塞性细支气管炎综合征早期接受胃底折叠术的情况显示,抗反流手术与肺功能改善有关[110]。目前报道的抗反流手术并发症的发病率为 5%~25%,包括术中并发症(出血和胃穿孔)和吞咽困难[102, 109]。鉴于抗反流手术可改善合并胃食管反流病的肺移植受者的肺功能,指南建议对合并闭塞性细支气管炎综合征和胃食管反流病的肺移植患者进行评估以行胃底折叠术。今后进一步的研究还需确定抗反流手术的效能,明确合适的适应证,并确定手术的最佳时机。

(三)淋巴细胞削减

对于 FEV_1 持续下降的患者,可以考虑通过各种方法进行淋巴细胞削减,包括强化免疫抑制治疗、全身淋巴组织放疗(total lymphoid irradiation,TLI)和光除去法。目前,研究已经证实,通过增加细胞溶解性药物(如抗胸腺细胞球蛋白和阿仑单抗)来强化免疫抑制的方案,可稳定部分难治性闭塞性细支气管炎综合征患者的肺功能[111-113]。然而,这些只是单中心的回顾性病例研究,其结果可靠性有限。此外,在衡量使用此类疗法治疗闭塞性细支气管炎综合征的益处和风险时,应评估其治疗副作用以及有无升高感染的风险。

全身淋巴组织放疗是指对淋巴组织行放射治疗,以降低患者淋巴细胞活性。有数个回顾性病例研究对全身淋巴组织放疗在难治性闭塞性细支气管炎综合征患者中的获益进行了探讨[114-116]。总体而言,这些研究的结果表明,全身淋巴组织放疗可减缓部分闭塞性细支气管炎综合征患者的FEV_1下降速度。一般来说,在闭塞性细支气管炎综合征过程中,早期启动全身淋巴组织放疗的治疗反应更好。然而,目前的研究均只是小型单中心回顾性病例研究,全身淋巴组织放疗的总体效益仍有待确定。

(四)体外光除去法

体外光除去法(extracorporeal photophoresis,ECP)是将患者的外周血单核细胞与8-甲氧基补骨脂素进行孵育,用紫外线照射细胞,并将其重新输入患者体内的一种治疗方法。该方法已显示对外周血单核细胞具有免疫调节作用,并可减慢闭塞性细支气管炎综合征患者的病情恶化速度。Meloni等发现,经体外光除去法治疗稳定的难治性闭塞性细支气管炎综合征患者体内$CD4^+CD25^+$调节 T细胞水平高于那些肺功能下降的患者,提示体外光除去法对这些患者有潜在的作用机制[117]。

几项单中心病例研究表明,体外光除去法可降低难治性闭塞性细支气管炎综合征患者的肺功能下降率[118-119]。Benden等的一项为期10年的单中心研究发现,在对12例患者实施体外光除去法后,其FEV_1下降率降低(体外光除去法前为每月112mL;ECP后为每月12mL)[120]。在另一项更大型的病例研究中,Morrell等在7年内评估了60例接受者外光泳的闭塞性细支气管炎综合征患者[121],同样发现体外光除去法可降低FEV_1的下降率(体外光除去法前为每月116mL;体外光除去法后为每月29mL)。在某些患者中,体外光除去法治疗甚至可增高其肺功能。与许多针对难治性闭塞性细支气管炎综合征的治疗方案一样,体外光除去法的切实疗效受到回顾性、非随机、单中心研究等的制约。要对所有难治性闭塞性细支气管炎综合征治疗方案进行进一步评估,均需要进行前瞻性随机对照研究,以便更好地了解其有效性和安全性。

(五)再移植

再移植是闭塞性细支气管炎综合征患者的最后治疗手段。虽然只有很小一部分闭塞性细支气管炎综合征患者接受再移植,但再移植患者的人数在过去10年已有所增长。这种增长有部分原因是肺源分配系统的实施,使得在供者分配过程中,快速进展性肺疾病患者(包括闭塞性细支气管炎综合征患者)在器官分配中获得优先权;再者,闭塞性细支气管炎综合征患者再移植的预后在过去10年间持续改善,甚至可达到与首次移植后相近的效果。因此,闭塞性细支气管炎综合征患者再移植已获得更多的关注。然而,关于再移植的伦理、供者器官短缺及等待肺移植患者的死亡率上升等问题,仍需进一步考量。

有数项观察性研究和病例研究评估了闭塞性细支气管炎综合征患者接受再移植的获益。总体而言,这些研究表明闭塞性细支气管炎综合征患者接受再移植的预后优于因其他原因(包括PGD)接受再移植的患者[122-127]。然而,虽然闭塞性细支气管炎综合征再移植的预后正逐年改善,但仍然低于首次移植的预后。闭塞性细支气管炎综合征再移植后的1年生存率为60%～78%，2年生存率为53%～64%，5年生存率为44%～61%。再移植患者死亡的主要原因是感染，最常见于被排斥的残留肺移植物。研究表明，按照单肺移植过程，对被排斥的肺移植物进行再移植可有助于降低残留的肺移植物发生感染的风险。关于闭塞性细支气管炎综合征的复发率，尽管部分研究结果之间有矛盾，但总体而言，其在闭塞性细支气管炎综合征再移植的患者仍较高[128]。总之，鉴于终末期闭塞性细支气管炎综合征患者的高死亡率，建议对其他治疗方案疗效差的患者，考虑施行再移植治疗。

◇ 七、结 论

闭塞性细支气管炎/闭塞性细支气管炎综合征仍然是肺移植后发病率及死亡率较高的主要原因。近年来，对该疾病的研究仍在不断进行。对闭塞性细支气管炎综合征诊断的改进，对其临床指标的进一步研究，以及对其各种表型的鉴别，都将有助于理解其发病机制，并最终有助于其治疗。越来越多的证据表明，对闭塞性细支气管炎综合征的危险因素（包括急性排斥反应和胃食管反流病）进行治疗，可能降低其发病率，阿奇霉素和ECP等治疗方法可使部分患者获益。虽然闭塞性细支气管炎/闭塞性细支气管炎综合征仍是肺移植后的一类严重并发症，但对该疾病的了解和治疗研究正在持续进行中。

◇ 参考文献

[1] Meyer KC, Raghu G, Verleden GM, et al. An international ISHLT/ATS/ERS clinical practice guideline: diagnosis and management of bronchiolitis obliterans syndrome. Eur Respir J, 2014, 44: 1479-1503.

[2] Boehler A, Kesten S, Weder W, et al. Bronchiolitis obliterans after lung transplantation: a review. Chest, 1998, 114: 1411-1426.

[3] Estenne M, Hertz MI. Bronchiolitis obliterans after human lung transplantation. Am J Respir Crit Care Med, 2002, 166: 440-444.

[4] Todd JL, Palmer SM. Bronchiolitis obliterans syndrome: the final frontier for lung transplantation. Chest, 2011, 140: 502-508.

[5] Burke CM, Theodore J, Dawkins KD, et al. Post-transplant obliterative bronchiolitis and other late lung sequelae in human heart-lung transplantation. Chest, 1984, 86: 824-829.

[6] Kramer MR, Stoehr C, Whang JL, et al. The diagnosis of obliterative bronchiolitis after heart-lung and lung transplantation: low yield of transbronchial lung biopsy. J Heart Lung Transplant, 1993, 12: 675-681.

[7] Pomerance A, Madden B, Burke MM, et al. Transbronchial biopsy in heart and lung transplantation: clinicopathologic correlations. J Heart Lung Transplant, 1995, 14: 761-773.

[8] Cooper JD, Billingham M, Egan T, et al. A working formulation for the standardization of nomenclature and for clinical staging of chronic dysfunction in lung allografts. International Society for Heart and Lung Transplantation. J Heart Lung Transplant, 1993, 12: 713-716.

[9] Estenne M, Maurer JR, Boehler A, et al. Bronchiolitis obliterans syndrome 2001: an update of the diagnostic criteria. J Heart Lung Transplant, 2002, 21: 297-310.

［10］Kapila A, Baz MA, Valentine VG, et al. Reliability of diagnostic criteria for bronchiolitis obliterans syndrome after lung transplantation: a survey. J Heart Lung Transplant, 2015, 35: 65-74.

［11］Verleden GM, Raghu G, Meyer KC, et al. A new classification system for chronic lung allograft dysfunction. J Heart Lung Transplant, 2014, 33: 127-133.

［12］Christie JD, Edwards LB, Kucheryavaya AY, et al. The Registry of the International Society for Heart and Lung Transplantation: twenty-ninth adult lung and heart-lung transplant report-2012. J Heart Lung Transplant, 2012, 31: 1073-1086.

［13］International Society for Heart & Lung Transplantation. http: //ishlt. org. Accessed November 15, 2014.

［14］Kennedy VE, Todd JL, Palmer SM. Bronchoalveolar lavage as a tool to predict, diagnose and understand bronchiolitis obliterans syndrome. Am J Transplant, 2013, 13: 552-561.

［15］Neurohr C, Huppmann P, Samweber B, et al. Prognostic value of bronchoalveolar lavage neutrophilia in stable lung transplant recipients. J Heart Lung Transplant, 2009, 28: 468-474.

［16］Reynaud-Gaubert M, Marin V, Thirion X, et al. Upregulation of chemokines in bronchoalveolar lavage fluid as a predictive marker of post-transplant airway obliteration. J Heart Lung Transplant, 2002, 21: 721-730.

［17］Scholma J, Slebos DJ, Boezen HM, et al. Eosinophilic granulocytes and interleukin-6 level in bronchoalveolar lavage fluid are associated with the development of obliterative bronchiolitis after lung transplantation. Am J Respir Crit Care Med, 2000, 162: 2221-2225.

［18］DiGiovine B, Lynch JP 3rd, Martinez FJ, et al. Bronchoalveolar lavage neutrophilia is associated with obliterative bronchiolitis after lung transplantation: Role of IL-8. J Immunol, 1996, 157: 4194-4202.

［19］Nelsestuen GL, Martinez MB, Hertz MI, et al. Proteomic identification of human neutrophil alpha-defensins in chronic lung allograft rejection. Proteomics, 2005, 5: 1705-1713.

［20］Ramirez AM, Nunley DR, Rojas M, et al. Activation of tissue remodeling precedes obliterative bronchiolitis in lung transplant recipients. Biomark Insights, 2008, 3: 351-359.

［21］Madill J, Aghdassi E, Arendt B, et al. Lung transplantation: Does oxidative stress contribute to the development of bronchiolitis obliterans syndrome? Transplant Rev, 2009, 23: 103-110.

［22］Madill J, Aghdassi E, Arendt BM, et al. Oxidative stress and nutritional intakes in lung patients with bronchiolitis obliterans syndrome. Transplant Proc, 2009, 41: 3838-3844.

［23］Riise GC, Andersson BA, Kjellstrom C, et al. Persistent high BAL fluid granulocyte activation marker levels as early indicators of bronchiolitis obliterans after lung transplant. Eur Respir J, 1999, 14: 1123-1130.

［24］Meyer KC, Raghu G, Baughman RP, et al. An official American Thoracic Society clinical practice guideline: The clinical utility of bronchoalveolar lavage cellular analysis in interstitial lung disease. Am J Respir Crit Care Med, 2012, 185: 1004-1014.

［25］Berstad AE, Aalokken TM, Kolbenstvedt A, et al. Performance of long-term CT monitoring in diagnosing bronchiolitis obliterans after lung transplantation. Eur J Radiol, 2006, 58: 124-131.

［26］Collins J. Imaging of the chest after lung transplantation. J Thorac Imaging, 2002, 17: 102-112.

［27］Bankier AA, Van Muylem A, Knoop C, et al. Bronchiolitis obliterans syndrome in heart-lung transplant recipients: Diagnosis with expiratory CT. Radiology, 2001, 218: 533-539.

[28] Konen E, Gutierrez C, Chaparro C, et al. Bronchiolitis obliterans syndrome in lung transplant recipients: can thin-section CT findings predict disease before its clinical appearance? Radiology, 2004, 231: 467-473.

[29] Lee ES, Gotway MB, Reddy GP, et al. Early bronchiolitis obliterans following lung transplantation: Accuracy of expiratory thin-section CT for diagnosis. Radiology, 2000, 216: 472-477.

[30] Leung AN, Fisher K, Valentine V, et al. Bronchiolitis obliterans after lung transplantation: detection using expiratory HRCT. Chest, 1998, 113: 365-370.

[31] Fisher AJ, Gabbay E, Small T, et al. Cross sectional study of exhaled nitric oxide levels following lung transplantation. Thorax, 1998, 53: 454-458.

[32] Gabbay E, Walters EH, Orsida B, et al. Post-lung transplant bronchiolitis obliterans syndrome (BOS) is characterized by increased exhaled nitric oxide levels and epithelial inducible nitric oxide synthase. Am J Respir Crit Care Med, 2000, 162: 2182-2187.

[33] Van Muylem A, Knoop C, Estenne M. Early detection of chronic pulmonary allograft dysfunction by exhaled biomarkers. Am J Respir Crit Care Med, 2007, 175: 731-736.

[34] Brugiere O, Thabut G, Mal H, et al. Exhaled NO may predict the decline in lung function in bronchiolitis obliterans syndrome. Eur Respir J, 2005, 25: 813-819.

[35] Verleden GM, Dupont LJ, Van Raemdonck D, et al. Effect of switching from cyclosporine to tacrolimus on exhaled nitric oxide and pulmonary function in patients with chronic rejection after lung transplantation. J Heart Lung Transplant, 2003, 22: 908-913.

[36] Nathan SD, Ross DJ, Belman MJ, et al. Bronchiolitis obliterans in single-lung transplant recipients. Chest, 1995, 107: 967-972.

[37] Lama VN, Murray S, Lonigro RJ, et al. Course of FEV (1) after onset of bronchiolitis obliterans syndrome in lung transplant recipients. Am J Respir Crit Care Med, 2007, 175: 1192-1198.

[38] Brugiere O, Pessione F, Thabut G, et al. Bronchiolitis obliterans syndrome after single-lung transplantation: impact of time to onset on functional pattern and survival. Chest, 2002, 121: 1883-1889.

[39] Sato M, Ohmori-Matsuda K, Saito T, et al. Time-dependent changes in the risk of death in pure bronchiolitis obliterans syndrome (BOS). J Heart Lung Transplant, 2013, 32: 484-491.

[40] Burton CM, Carlsen J, Mortensen J, et al. Long-term survival after lung transplantation depends on development and severity of bronchiolitis obliterans syndrome. J Heart Lung Transplant, 2007, 26: 681-686.

[41] Finlen Copeland CA, Snyder LD, Zaas DW, et al. Survival after bronchiolitis obliterans syndrome among bilateral lung transplant recipients. Am J Respir Crit Care Med, 2010, 182: 784-789.

[42] Gottlieb J, Szangolies J, Koehnlein T, et al. Long-term azithromycin for bronchiolitis obliterans syndrome after lung transplantation. Transplantation, 2008, 85: 36-41.

[43] Bando K, Paradis IL, Similo S, et al. Obliterative bronchiolitis after lung and heart-lung transplantation. An analysis of risk factors and management. J Thorac Cardiovasc Surg, 1995, 110: 4-13, discussion 13-14.

［44］Keller CA, Cagle PT, Brown RW, et al. Bronchiolitis obliterans in recipients of single, double, and heart-lung transplantation. Chest, 1995, 107: 973-980.

［45］El-Gamel A, Sim E, Hasleton P, et al. Transforming growth factor beta（TGF-beta）and obliterative bronchiolitis following pulmonary transplantation. J Heart Lung Transplant, 1999, 18: 828-837.

［46］Girgis RE, Tu I, Berry GJ, et al. Risk factors for the development of obliterative bronchiolitis after lung transplantation. J Heart Lung Transplant, 1996, 15: 1200-1208.

［47］Heng D, Sharples LD, McNeil K, et al. Bronchiolitis obliterans syndrome: incidence, natural history, prognosis, and risk factors. J Heart Lung Transplant, 1998, 17: 1255-1263.

［48］Husain AN, Siddiqui MT, Holmes EW, et al. Analysis of risk factors for the development of bronchiolitis obliterans syndrome. Am J Respir Crit Care Med, 1999, 159: 829-833.

［49］Kroshus TJ, Kshettry VR, Savik K, et al. Risk factors for the development of bronchiolitis obliterans syndrome after lung transplantation. J Thorac Cardiovasc Surg, 1997, 114: 195-202.

［50］Sharples LD, McNeil K, Stewart S, et al. Risk factors for bronchiolitis obliterans: a systematic review of recent publications. J Heart Lung Transplant, 2002, 21: 271-281.

［51］Hopkins PM, Aboyoun CL, Chhajed PN, et al. Association of minimal rejection in lung transplant recipients with obliterative bronchiolitis. Am J Respir Crit Care Med, 2004, 170: 1022-1026.

［52］Hachem RR, Khalifah AP, Chakinala MM, et al. The significance of a single episode of minimal acute rejection after lung transplantation. Transplantation, 2005, 80: 1406-1413.

［53］Burton CM, Iversen M, Scheike T, et al. Is lymphocytic bronchiolitis a marker of acute rejection? An analysis of 2,697 transbronchial biopsies after lung transplantation. J Heart Lung Transplant, 2008, 27: 1128-1134.

［54］Glanville AR, Aboyoun CL, Havryk A, et al. Severity of lymphocytic bronchiolitis predicts long-term outcome after lung transplantation. Am J Respir Crit Care Med, 2008, 177: 1033-1040.

［55］Chakinala MM, Ritter J, Gage BF, et al. Reliability for grading acute rejection and airway inflammation after lung transplantation. J Heart Lung Transplant, 2005, 24: 652-657.

［56］Chalermskulrat W, Neuringer IP, Schmitz JL, et al. Human leukocyte antigen mismatches predispose to the severity of bronchiolitis obliterans syndrome after lung transplantation. Chest, 2003, 123: 1825-1831.

［57］Lobo LJ, Aris RM, Schmitz J, Neuringer IP. Donor-specific antibodies are associated with antibody-mediated rejection, acute cellular rejection, bronchiolitis obliterans syndrome, and cystic fibrosis after lung transplantation. J Heart Lung Transplant, 2013, 32: 70-77.

［58］Hachem RR, Yusen RD, Meyers BF, et al. Anti-human leukocyte antigen antibodies and preemptive antibody-directed therapy after lung transplantation. J Heart Lung Transplant, 2010, 29: 973-980.

［59］Weber DJ, Wilkes DS. The role of autoimmunity in obliterative bronchiolitis after lung transplantation. Am J Physiol Lung Cell Mol Physiol, 2013, 304: L307-L311.

［60］Sumpter TL, Wilkes DS. Role of autoimmunity in organ allograft rejection: a focus on immunity to type V collagen in the pathogenesis of lung transplant rejection. Am J Physiol Lung Cell Mol Physiol, 2004, 286: L1129-L1139.

［61］Burlingham WJ, Love RB, Jankowska-Gan E, et al. IL-17-dependent cellular immunity to collagen type V predisposes to obliterative bronchiolitis in human lung transplants. J Clin Invest, 2007, 117: 3498-3506.

[62] Goers TA, Ramachandran S, Aloush A, et al. De novo production of K-alpha1 tubulin-specific antibodies: Role in chronic lung allograft rejection. J Immunol, 2008, 180: 4487-4494.

[63] Gelman AE, Li W, Richardson SB, et al. Cutting edge: acute lung allograft rejection is independent of secondary lymphoid organs. J Immunol, 2009, 182: 3969-3973.

[64] Lee Y, Awasthi A, Yosef N, et al. Induction and molecular signature of pathogenic TH17 cells. Nat Immunol, 2012, 13: 991-999.

[65] Christie JD, Carby M, Bag R, et al. Report of the ISHLT Working Group on Primary Lung Graft Dysfunction part II: definition. A consensus statement of the International Society for Heart and Lung Transplantation. J Heart Lung Transplant, 2005, 24: 1454-1459.

[66] Christie JD, Kotloff RM, Ahya VN, et al. The effect of primary graft dysfunction on survival after lung transplantation. Am J Respir Crit Care Med 2005, 171: 1312-1316.

[67] King RC, Binns OA, Rodriguez F, et al. Reperfusion injury significantly impacts clinical outcome after pulmonary transplantation. Ann Thorac Surg, 2000, 69: 1681-1685.

[68] Bharat A, Kuo E, Steward N, et al. Immunological link between primary graft dysfunction and chronic lung allograft rejection. Ann Thorac Surg, 2008, 86: 189-195, discussion 196-197.

[69] Bharat A, Narayanan K, Street T, et al. Early posttransplant inflammation promotes the development of alloimmunity and chronic human lung allograft rejection. Transplantation, 2007, 83: 150-158.

[70] Huang HJ, Yusen RD, Meyers BF, et al. Late primary graft dysfunction after lung transplantation and bronchiolitis obliterans syndrome. Am J Transplant, 2008, 8: 2454-2462.

[71] Basseri B, Conklin JL, Pimentel M, et al. Esophageal motor dysfunction and gastroesophageal reflux are prevalent in lung transplant candidates. Ann Thorac Surg, 2010, 90: 1630-1636.

[72] Fortunato GA, Machado MM, Andrade CF, et al. Prevalence of gastroesophageal reflux in lung transplant candidates with advanced lung disease. J Bras Pneum, 2008, 34: 772-778.

[73] Singer LG, Gould MK, Tomlinson G, et al. Determinants of health utility in lung and heart-lung transplant recipients. Am J Transplant, 2005, 5: 103-109.

[74] Sweet MP, Herbella FA, Leard L, et al. The prevalence of distal and proximal gastroesophageal reflux in patients awaiting lung transplantation. Ann Surg, 2006, 244: 491-497.

[75] Young LR, Hadjiliadis D, Davis RD, et al. Lung transplantation exacerbates gastroesophageal reflux disease. Chest, 2003, 124: 1689-1693.

[76] D'Ovidio F, Mura M, Tsang M, et al. Bile acid aspiration and the development of bronchiolitis obliterans after lung transplantation. J Thorac Cardiovasc Surg, 2005, 129: 1144-1152.

[77] Blondeau K, Mertens V, Vanaudenaerde BA, et al. Gastro-oesophageal reflux and gastric aspiration in lung transplant patients with or without chronic rejection. Eur Respir J, 2008, 31: 707-713.

[78] D'Ovidio F, Mura M, Ridsdale R, et al. The effect of reflux and bile acid aspiration on the lung allograft and its surfactant and innate immunity molecules SP-A and SP-D. Am J Transplant, 2006, 6: 1930-1938.

[79] Mertens V, Blondeau K, Van Oudenhove L, et al. Bile acids aspiration reduces survival in lung

transplant recipients with BOS despite azithromycin. Am J Transplant, 2011, 11: 329-335.

[80] Sundaresan S, Mohanakumar T, Smith MA, et al. HLA-A locus mismatches and development of antibodies to HLA after lung transplantation correlate with the development of bronchiolitis obliterans syndrome. Transplantation, 1998, 65: 648-653.

[81] Keenan RJ, Lega ME, Dummer JS, et al. Cytomegalovirus serologic status and postoperative infection correlated with risk of developing chronic rejection after pulmonary transplantation. Transplantation, 1991, 51: 433-438.

[82] Taylor DO, Edwards LB, Boucek MM, et al. Registry of the International Society for Heart and Lung Transplantation: twenty-fourth official adult heart transplant report-2007. J Heart Lung Transplant, 2007, 26: 769-781.

[83] Engelmann I, Welte T, Fuhner T, et al. Detection of Epstein-Barr virus DNA in peripheral blood is associated with the development of bronchiolitis obliterans syndrome after lung transplantation. J Clin Virol, 2009, 45: 47-53.

[84] Manuel O, Kumar D, Moussa G, et al. Lack of association between beta-herpesvirus infection and bronchiolitis obliterans syndrome in lung transplant recipients in the era of antiviral prophylaxis. Transplantation, 2009, 87: 719-725.

[85] Gottlieb J, Schulz TF, Welte T, et al. Community-acquired respiratory viral infections in lung transplant recipients: a single season cohort study. Transplantation, 2009, 87: 1530-1537.

[86] Kumar D, Husain S, Chen MH, et al. A prospective molecular surveillance study evaluating the clinical impact of community-acquired respiratory viruses in lung transplant recipients. Transplantation, 2010, 89: 1028-1033.

[87] Liu M, Mallory GB, Schecter MG, et al. Long-term impact of respiratory viral infection after pediatric lung transplantation. Pediatr Transplant, 2010, 14: 431-436.

[88] Liu M, Worley S, Arrigain S, et al. Respiratory viral infections within one year after pediatric lung transplant. Transpl Infect Dis, 2009, 11: 304-312.

[89] Gottlieb J, Mattner F, Weissbrodt H, et al. Impact of graft colonization with gram-negative bacteria after lung transplantation on the development of bronchiolitis obliterans syndrome in recipients with cystic fibrosis. Respir Med, 2009, 103: 743-749.

[90] Gregson AL, Wang X, Weigt SS, et al. Interaction between Pseudomonas and CXC chemokines increases risk of bronchiolitis obliterans syndrome and death in lung transplantation. Am J Respir Crit Care Med, 2013, 187: 518-526.

[91] Botha P, Archer L, Anderson RL, et al. Pseudomonas aeruginosa colonization of the allograft after lung transplantation and the risk of bronchiolitis obliterans syndrome. Transplantation, 2008, 85: 771-774.

[92] Valentine VG, Gupta MR, Walker JE Jr, et al. Effect of etiology and timing of respiratory tract infections on development of bronchiolitis obliterans syndrome. J Heart Lung Transplant, 2009, 28: 163-169.

[93] Weigt SS, Copeland CA, Derhovanessian A, et al. Colonization with small conidia Aspergillus species is associated with bronchiolitis obliterans syndrome: a two-center validation study. Am J Transplant, 2013, 13: 919-927.

[94] Weigt SS, Elashoff RM, Huang C, et al. Aspergillus colonization of the lung allograft is a risk factor for bronchiolitis obliterans syndrome. Am J Transplant, 2009, 9: 1903-1911.

[95] Vos R, Vanaudenaerde BM, Ottevaere A, et al. Long-term azithromycin therapy for bronchiolitis obliterans syndrome: divide and conquer? J Heart Lung Transplant, 2010, 29: 1358-1368.

[96] Reynaud-Gaubert M, Thomas P, Badier M, et al. Early detection of airway involvement in obliterative bronchiolitis after lung transplantation. Functional and bronchoalveolar lavage cell findings. Am J Respir Crit Care Med, 2000, 161: 1924-1929.

[97] Slebos DJ, Postma DS, Koeter GH, et al. Bronchoalveolar lavage fluid characteristics in acute and chronic lung transplant rejection. J Heart Lung Transplant, 2004, 23: 532-540.

[98] Hadjiliadis D, Davis RD, Palmer SM. Is transplant operation important in determining posttransplant risk of bronchiolitis obliterans syndrome in lung transplant recipients? Chest, 2002, 122: 1168-1175.

[99] Hadjiliadis D, Chaparro C, Gutierrez C, et al. Impact of lung transplant operation on bronchiolitis obliterans syndrome in patients with chronic obstructive pulmonary disease. Am J Transplant, 2006, 6: 183-189.

[100] Sundaresan S. The impact of bronchiolitis obliterans on late morbidity and mortality after single and bilateral lung transplantation for pulmonary hypertension. Semin Thorac Cardiovascular Surg, 1998, 10: 152-159.

[101] Bosma OH, Vermeulen KM, Verschuuren EA, et al. Adherence to immunosuppression in adult lung transplant recipients: Prevalence and risk factors. J Heart Lung Transplant, 2011, 30: 1275-1280.

[102] Cantu E 3rd, Appel JZ 3rd, Hartwig MG, et al. J. Maxwell Chamberlain Memorial Paper. Early fundoplication prevents chronic allograft dysfunction in patients with gastroesophageal reflux disease. Ann Thorac Surg, 2004, 78: 1142-1151, discussion 1151.

[103] Hachem RR, Yusen RD, Chakinala MM, et al. A randomized controlled trial of tacrolimus versus cyclosporine after lung transplantation. J Heart Lung Transplant, 2007, 26: 1012-1018.

[104] Keenan RJ, Konishi H, Kawai A, et al. Clinical trial of tacrolimus versus cyclosporine in lung transplantation. Ann Thorac Surg, 1995, 60: 580-584, discussion 584-585.

[105] Treede H, Glanville AR, Klepetko W, et al. Tacrolimus and cyclosporine have differential effects on the risk of development of bronchiolitis obliterans syndrome: results of a prospective, randomized international trial in lung transplantation. J Heart Lung Transplant, 2012, 31: 797-804.

[106] Zuckermann A, Reichenspurner H, Birsan T, et al. Cyclosporine A versus tacrolimus in combination with mycophenolate mofetil and steroids as primary immunosuppression after lung transplantation: one-year results of a 2-center prospective randomized trial. J Thorac Cardiovasc Surg, 2003, 125: 891-900.

[107] Sarahrudi K, Estenne M, Corris P, et al. International experience with conversion from cyclosporine to tacrolimus for acute and chronic lung allograft rejection. J Thorac Cardiovasc Surg, 2004, 127: 1126-1132.

[108] Vos R, Vanaudenaerde BM, Verleden SE, et al. A randomised controlled trial of azithromycin to prevent chronic rejection after lung transplantation. Eur Respir J, 2011, 37: 164-172.

[109] Svanstrom H, Pasternak B, Hviid A. Use of azithromycin and death from cardiovascular causes. N

Engl J Med, 2013, 368: 1704-1712.

[110] Hartwig MG, Anderson DJ, Onaitis MW, et al. Fundoplication after lung transplantation prevents the allograft dysfunction associated with reflux. Ann Thorac Surg, 2011, 92: 462-468, discussion 468-469.

[111] Cai J, Terasaki PI. Induction immunosuppression improves long-term graft and patient outcome in organ transplantation: an analysis of United Network for Organ Sharing registry data. Transplantation, 2010, 90: 1511-1515.

[112] Reams BD, Musselwhite LW, Zaas DW, et al. Alemtuzumab in the treatment of refractory acute rejection and bronchiolitis obliterans syndrome after human lung transplantation. Am J Transplant, 2007, 7: 2802-2808.

[113] Shyu S, Dew MA, Pilewski JM, et al. Five-year outcomes with alemtuzumab induction after lung transplantation. J Heart Lung Transplant, 2011, 30: 743-754.

[114] Diamond DA, Michalski JM, Lynch JP, et al. Efficacy of total lymphoid irradiation for chronic allograft rejection following bilateral lung transplantation. Int J Radiol Oncol Biol Phys, 1998, 41: 795-800.

[115] Fisher AJ, Rutherford RM, Bozzino J, et al. The safety and efficacy of total lymphoid irradiation in progressive bronchiolitis obliterans syndrome after lung transplantation. Am J Transplant, 2005, 5: 537-543.

[116] Verleden GM, Lievens Y, Dupont LJ, et al. Efficacy of total lymphoid irradiation in azithromycin nonresponsive chronic allograft rejection after lung transplantation. Transplant Proc, 2009, 41: 1816-1820.

[117] Meloni F, Cascina A, Miserere S, et al. Peripheral CD4（＋）CD25（＋）TREG cell counts and the response to extracorporeal photopheresis in lung transplant recipients. Transplant Proc, 2007, 39: 213-217.

[118] Slovis BS, Loyd JE, King LE Jr. Photopheresis for chronic rejection of lung allografts. N Engl J Med, 1995, 332: 962.

[119] Villanueva J, Bhorade SM, Robinson JA, et al. Extracorporeal photopheresis for the treatment of lung allograft rejection. Ann Transplant, 2000, 5: 44-47.

[120] Benden C, Speich R, Hofbauer GF, et al. Extracorporeal photopheresis after lung transplantation: a 10-year single-center experience. Transplantation, 2008, 86: 1625-1627.

[121] Morrell MR, Despotis GJ, Lublin DM, et al. The efficacy of photopheresis for bronchiolitis obliterans syndrome after lung transplantation. J Heart Lung Transplant, 2010, 29: 424-431.

[122] Aigner C, Jaksch P, Taghavi S, et al. Pulmonary retransplantation: is it worth the effort? A long-term analysis of 46 cases. J Heart Lung Transplant, 2008, 27: 60-65.

[123] Brugiere O, Thabut G, Castier Y, et al. Lung retransplantation for bronchiolitis obliterans syndrome: long-term follow-up in a series of 15 recipients. Chest, 2003, 123: 1832-1837.

[124] Kawut SM, Lederer DJ, Keshavjee S, et al. Outcomes after lung retransplantation in the modern era. Am J Respir Crit Care Med, 2008, 177: 114-120.

[125] Novick RJ, Stitt LW, Al-Kattan K, et al. Pulmonary retransplantation: predictors of graft function and

survival in 230 patients. Pulmonary Retransplant Registry. Ann Thorac Surg, 1998, 65: 227-234.

[126] Osaki S, Maloney JD, Meyer KC, et al. Redo lung transplantation for acute and chronic lung allograft failure: long-term follow-up in a single center. Eur J Cardiothorac Surg, 2008, 34: 1191-1197.

[127] Strueber M, Fischer S, Gottlieb J, et al. Long-term outcome after pulmonary retransplantation. J Thorac Cardiovasc Surg, 2006, 132: 407-412.

[128] Novick RJ, Schafers HJ, Stitt L, et al. Recurrence of obliterative bronchiolitis and determinants of outcome in 139 pulmonary retransplant recipients. J Thorac Cardiovasc Surg, 1995, 110: 1402-1413, discussion 1413-1414.

第三十四章 除闭塞性细支气管炎综合征之外的慢性移植肺功能障碍

随着各种慢性移植物排斥反应的出现,慢性移植肺功能障碍(chronic lung allograft dysfunction, CLAD)这一术语被引入肺移植领域。几十年来,临床上大多用闭塞性细支气管炎的概念来反映慢性排斥反应,即患者的第1秒用力呼气量(first second respiration, FEV$_1$)出现了持续的不可逆的下降,与术后最佳肺功能状态相比(取两次均值),FEV$_1$下降了至少20%。当然,需要排除一些混杂因素的影响,如急性排斥反应、感染、切口问题及原发病发作等。闭塞性细支气管炎是闭塞性细支气管炎综合征的病因,病变基础即为细支气管管腔被胶质充填,进而引起阻塞性通气障碍,其典型表现还包括难治性气道炎症[1]。移植肺闭塞性细支气管炎的一些特征早在1984年就有报道[2];5例移植患者中,有3例出现了进行性限制性通气功能障碍,除典型的闭塞性细支气管炎特征外,2例还出现了胸膜纤维化[3-4]。深入研究发现,终末期闭塞性细支气管炎综合征会呈现限制性肺功能障碍及肺部严重浸润性表现,CT影像检查也进一步证实了这一点[5]。但是,需要说明的是,并非所有慢性排斥反应都表现为限制性通气障碍,也有部分表现为闭塞性细支气管炎以外的临床特征和病理改变[3]。

近期研究发现,部分确诊有闭塞性细支气管炎综合征的肺移植患者,其肺功能可以改善,以至于不再符合闭塞性细支气管炎综合征的诊断标准。这类患者的治疗药物有大环内酯类抗生素(阿奇霉素或克拉霉素)等[6],其可以使40%的患者获益。这与之前闭塞性细支气管炎综合征定义中FEV$_1$下降不可逆转这一点是相悖的[6]。由此认为,闭塞性细支气管炎综合征已不足以完全覆盖所有的慢性排斥反应,进而引入了慢性移植物功能障碍的概念来概括所有类型的伴限制性、阻塞性或混合型肺功能障碍的移植物排斥反应。本章节重点阐述不符合闭塞性细支气管炎综合征标准(阻塞性肺病,难治性、闭塞性细支气管炎的表现)的慢性移植物功能障碍,其中最主要的两类是中性粒细胞性可逆性移植物功能障碍(neutrophilic reversible allograft dysfunction, NRAD)和限制性移植物综合征(restrictive allograft syndrome, RAS),并将从流行、诊断、特征、机制、治疗和危险因素等方面进一步阐述。此外,如何对这些综合征做正确归类也是值得探究的一个问题。

◇ 一、中性粒细胞性可逆性移植物功能障碍

（一）历 史

近20余年来，中性粒细胞在闭塞性细支气管炎综合征中的作用被逐步确立和证实。大量研究表明，支气管肺泡灌洗液中的中性粒细胞比例升高与闭塞性细支气管炎综合征进展有关。Digiovine等和Riise等首次指出了中性粒细胞对闭塞性细支气管炎综合征的关键影响，并发现在闭塞性细支气管炎综合征炎症反应进展过程中，CXCL/IL-8（interleukin-8，白细胞介素-8）是趋化中性粒细胞的重要分子[7-9]。此外，还有一项更为直观的研究发现，随着中性粒细胞的增多，闭塞性细支气管炎综合征的程度加重[10]。部分研究还尝试确定中性粒细胞比例的一个临界值来预测迟发性闭塞性细支气管炎综合征，研究认为该比例在16%～24%[11-13]。

而阿奇霉素的引入却改变了这样的探究方向。阿奇霉素属于大环内酯类抗生素，有十五元大环内酯结构，衍生自链霉菌属[14]。起初因其对假单胞菌有效，用于治疗弥漫性细支气管炎[15]。后来研究发现，阿奇霉素也可以用于治疗囊性纤维化和假单胞菌慢性种植的患者[16]。同时，Gerhardt等也发现，用阿奇霉素治疗6例闭塞性细支气管炎综合征患者后（250mg tiw）[17]，有5例的FEV_1增加了至少0.5L。该结果得到了后续多项小样本研究的进一步证实，部分闭塞性细支气管炎综合征患者在接受阿奇霉素治疗后，FEV_1能得到改善[18-19]。尔后有一项研究对上述小样本研究进行了系统评价[14]，发现在412例接受阿奇霉素治疗的闭塞性细支气管炎综合征病例中，有145例（35%）的FEV_1得到改善（平均提高7.6%），代表性病例见图34.1；但也有部分研究的患者从阿奇霉素治疗中没有获益，其中有一项研究结果显示，无1例患者的FEV_1得到改善，但患者的FEV_1能继续维持，肺功能没有进一步恶化，这对闭塞性细支气管炎综合征患者而言也有重大意义[20]。除阿奇霉素外，个别移植中心用克拉霉素进行研究，也发现类似的抗炎效果[21]，但由于克拉霉素会影响机体钙调神经磷酸酶水平[22]，有一些潜在的副作用，所以应该谨慎使用。此外，阿奇霉素可导致细菌耐药，使用5天以上会增加发生心血管死亡的风险，这些也需要特别注意[23]。而在一项纳入年轻患者的研究中发现，长期使用大环内酯类抗生素并没有增加心血管事件的发生率[24]；尽管会发生罕见的QT间期延长，但这只出现于有心脏基础疾病的患者[25]。心律失常同样如此，阿奇霉素通常不增加心律失常的风险，但在有其他风险因素的患者中应用阿奇霉素需额外谨慎[26]。进一步研究发现，在使用阿奇霉素的情况下，支气管肺泡灌洗液中的中性粒细胞也可能会增加，此时FEV_1又重新下降，提示阿奇霉素治疗无效。而这些发现的普遍性和临床价值还有待确定。

（二）流行和诊断

为什么有些患者对阿奇霉素治疗有反应，而有些却没有任何效果？这仍然是一个在探讨的问题。而在阿奇霉素治疗闭塞性细支气管炎综合征的机制方面，研究者直到2006年才找到些蛛丝马迹。这项队列研究纳入了14例肺移植患者，对阿奇霉素有应答患者和无应答患者的数据进行比较。结果发现，在用阿奇霉素治疗前，两者支气管肺泡灌洗液中的中性粒细胞数量和中性粒细胞比例有差异，治疗效果与支气管肺泡灌洗液内中性粒细胞和CXCL8 mRNA比例相关。在用阿奇霉素治疗3～6个月后，支气管肺泡灌洗液中的中性粒细胞比例下降[27]。随后，一项样本量更大的队列研究也证实了这一点，发现以20%作为支气管肺泡灌洗液中的中性粒细胞比例的限值，可以预测患者对阿

奇霉素治疗是否有反应[28]。由此,慢性排斥反应被粗略地归为两类。一类为阿奇霉素反应型(治疗后 FEV₁ 至少增加 10%),其特点是,支气管肺泡灌洗液内的中性粒细胞比例更高,排斥反应出现更早,查体以粗湿啰音为主,患者痰液量更多,CT 上多见"树芽征"、小叶中心型结节和支气管扩张表现[6]。起初,将这类命名为中性粒细胞性可逆性移植物功能障碍(neutrophilic reversible allograft dysfunction,NRAD);后来,更名为阿奇霉素反应性移植物功能障碍(azithromycin-responsive allograft dysfunction,ARAD)[29]。中性粒细胞性可逆性移植物功能障碍或阿奇霉素反应性移植物功能障碍患者典型的 FEV₁ 演变特点可见图 34.1。而另一类为阿奇霉素无反应型,其没有明显气道炎症征象,发病相对偏晚,CT 影像检查上可见空气潴留及透亮度增加,一般认为存在纤维增生性闭塞性细支气管炎综合征病变。

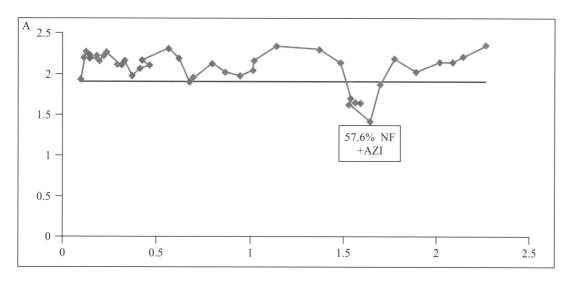

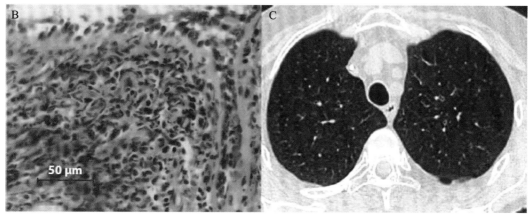

图 34.1　图 A:中性粒细胞性可逆性同种异体移植物功能障碍(neutrophilic reversible allograft dysfunction,NRAD)患者肺功能演变情况。第 1 秒用力呼气量(FEV₁)低于闭塞性细支气管炎综合征阈值(红线)的时间超过 3 周。进行支气管肺泡灌洗后显示中性粒细胞百分比为 57.6%,之后给予患者阿奇霉素治疗。患者的肺功能改善并达到与 NRAD 发作前相似的状态。图 B:在诊断阿奇霉素反应性淋巴细胞性细支气管炎时发现黏膜下层淋巴细胞浸润。图 C:显示小叶中心型结节的代表性 CT

　　关于阿奇霉素应该在闭塞性细支气管炎综合征出现前预防性使用,还是在 FEV₁ 开始下降时用于治疗,目前尚无定论。一项随机安慰剂对照试验发现,相比于安慰剂组,在出院后就开始使用阿奇霉素的移植患者(阿奇霉素给药组)虽然没有发现明显的生存获益,但阿奇霉素给药组的慢性排斥反应发生率更低(44% vs. 12.5%),FEV$_1$值平均水平更高,全身炎症标志物 C-反应蛋白(C-reactive protein,CRP)更低,支气管肺泡灌洗液中的中性粒细胞比例更低。而阿奇霉素给药组没有生存获益的原因可能是 FEV$_1$下降 20% 以上的患者才用阿奇霉素治疗[可能是更严重的患者才用阿奇霉素治疗,导致其治疗后与轻症患者(FEV$_1$下降未达到 20%)相比并没有明显获益],但是阿奇霉素治疗后有 56% 的患者 FEV$_1$改善,因此阿奇霉素可能能够降低死亡率[30]。该研究清楚表明,阿奇霉素可用于预防中性粒细胞性可逆性移植物功能障碍。

(三)影像和病理学表现

由于早期研究并没有对不同类型的慢性移植物功能障碍进行区分,所以在影像和病理方面,关于不同类型的慢性移植物功能障碍的研究也是相对比较混杂的,对不同表型应仔细区分。从影像学表现来说,闭塞性细支气管炎综合征最常见的 CT 影像特点是空气滞留和透亮度增加;而病理表现为闭塞性细支气管炎的相关征象[31-32]。而中性粒细胞性可逆性移植物功能障碍或阿奇霉素反应性移植物功能障碍的影像学和病理表现与闭塞性细支气管炎综合征也是极为相似的。有研究比较了 41 例阿奇霉素反应型患者和 59 例阿奇霉素无反应型患者在阿奇霉素治疗前后的 CT 影像表现,发现小叶中心型结节(包括"树芽征")是中性粒细胞性可逆性移植物功能障碍或阿奇霉素反应性移植物功能障碍与阿奇霉素非反应型的区别点;而在支气管扩张、空气滞留、黏液堵塞或其他参数方面,则没有显著性差异。但经阿奇霉素治疗 3~6 个月后,阿奇霉素反应型的所有异常 CT 影像表现均会好转;相比之下,阿奇霉素无反应型患者仅在黏液堵塞、小叶中心型异常、气道壁增厚和磨玻璃结节方面有好转,而其他异常(支气管扩张、实变和空气滞留)则继续恶化[33],代表性影像学表现见图 34.1。

因中性粒细胞性可逆性移植物功能障碍的预后良好,少有二次移植或尸检标本,所以到目前为止,尚不清楚其病理学表现。而近期研究认为,中性粒细胞性可逆性移植物功能障碍与淋巴细胞性细支气管炎相似。"lymphocytic bronchiolitis"(LB,淋巴细胞性细支气管炎)是由国际心肺移植学会提出的,用于对气道炎症进行评分(根据淋巴细胞浸润的严重程度分为 B0,B1R 和 B2R)[32]。淋巴细胞性细支气管炎的分级有很好的临床价值,分级越高,闭塞性细支气管炎综合征的发生风险和患者死亡风险就越高[34]。

研究发现,淋巴细胞性细支气管炎与中性粒细胞性可逆性移植物功能障碍是极为相似的。从免疫学角度来说,两者均以支气管肺泡灌洗液中的中性粒细胞升高和淋巴细胞性气道炎症为显著特征[35]。Chambers 等[36]的研究发现,在淋巴细胞性细支气管炎标本中所观察到的淋巴细胞性气道炎症表现,与闭塞性细支气管炎综合征(患者可能患有中性粒细胞性可逆性移植物功能障碍)的支气管壁病征是类似的。两者的影像学表现也有很大的相似之处:均有小叶中心型结节和"树芽征"。且在临床上,对于淋巴细胞性细支气管炎和中性粒细胞性可逆性移植物功能障碍,激素治疗均无效[37],但它们能从阿奇霉素治疗中获益。研究发现,经过 3 个月的阿奇霉素治疗后,淋巴细胞性细支气管炎患者的淋巴细胞性气道炎症表现明显改善,IL-8 水平、支气管肺泡灌洗液中各类细胞(巨噬细胞、中性粒细胞和嗜酸性粒细胞)数量及总数、C-反应蛋白、促炎标志物水平均显著下降[37a]。由此,有学者认为,中性粒细胞性可逆性移植物功能障碍其实是移植后淋巴细胞性细支气管炎的一种类型,因持续时间更长,所以引起 FEV$_1$进行性下降,而足量足疗程的阿奇霉素治疗能够逆转气流受限的情况。但中性粒细胞性可逆性移植物功能障碍或淋巴细胞性细支气管炎的这种远期影响还有待进一步的研究,毕竟从目前来看,中性粒细胞性可逆性移植物功能障碍对患者预后有不利影响[38]。

（四）机　制

在阿奇霉素治疗中性粒细胞性可逆性移植物功能障碍的过程中，到底是抗菌还是抗炎过程发挥了作用？这也是目前争议的热点。阿奇霉素直接抗菌途径为通过结合50S核糖体亚基影响蛋白质合成，阻碍铜绿假单胞菌生物膜形成以及干扰细胞外膜蛋白。此外还有一些间接的抗病毒和抗菌效果，如增加干扰素刺激基因，减少黏蛋白，使急性脱粒和吞噬作用相关性暴发增多等[14]。除抗菌作用外，阿奇霉素还具有一系列抗炎作用。目前认为，抗炎作用在中性粒细胞性可逆性移植物功能障碍治疗中的作用更大。目前研究认为，IL-17在中性粒细胞性可逆性移植物功能障碍的病理生理方面有关键作用，它是许多慢性呼吸系统疾病的重要免疫调节介质，是固有免疫和获得免疫互相作用的纽带，其主要通过IL-8招募中性粒细胞发挥作用[39]。不少动物实验或人体试验发现，IL-17参与了慢性排斥过程。但我们自己的数据表明，这种参与似乎只在中性粒细胞性可逆性移植物功能障碍或淋巴细胞性细支气管炎患者中可见[40-41]。研究发现，黏膜下层中的IL-17阳性细胞数与支气管肺泡灌洗液中的中性粒细胞数呈正相关[42]；更有意思的是，在对IL-17进行免疫组化染色后发现，阿奇霉素可减少支气管黏膜下层中IL-17阳性淋巴细胞数[42]。体外研究发现，阿奇霉素可以通过抑制丝裂原活化蛋白激酶（mitogen-activated protein kinase，MAPK）的激活和减少气道平滑肌细胞[43]、上皮细胞[44]8-异前列腺素的分泌，从而减少IL-17诱导的IL-8的产生；此外，阿奇霉素对粒细胞-巨噬细胞集落刺激因子（granulocyte-macrophage colony-stimulating factor，GM-CSF）、基质金属蛋白酶2（matrix metalloproteinase 2，MMP-2）和MMP-9也有抑制作用[44]。而阿奇霉素在肺移植患者中的体内研究是非常少的。有一项研究显示，在接受阿奇霉素治疗后，患者的血清IL-8、单核细胞趋化肽-1（monocyte chemotactic peptide-1，MCP-1）、I-309、巨噬细胞炎症蛋白-1α（macrophage inflammatory protein-1α，MIP-1α）和肿瘤坏死因子α（tumor necrosis factor α，TNF-α）水平均较前下降[45]。此外，在阿奇霉素治疗3～6个月后，支气管肺泡灌洗液中MMP-9、活化的MMP-9和胶原酶水平显著下降，但没有降至正常状态（仍偏高）。由此说明，这种改善作用是"持续的"，阿奇霉素预防性使用可能优于在闭塞性细支气管炎综合征被诊断后的治疗性使用[46]，这也可以解释为什么尽管患者的肺功能改善了，但中性粒细胞性可逆性移植物功能障碍发作过的患者预后仍不如未发作的患者[38]。此外研究发现，阿奇霉素还有抑制血管形成的作用，通过抑制p38（MAPK）通路在气道平滑肌细胞中的表达，阿奇霉素可抑制生长因子1（fibroblast growth faction 1，FGF-1）和FGF-2诱导的血管内皮生长因子（vascular endothelial growth factor，VEGF）水平增加[47]。有研究评估了中性粒细胞性可逆性移植物功能障碍患者支气管肺泡灌洗液中32种蛋白的表达水平，并与经典闭塞性细支气管炎综合征及病情稳定患者进行了比较，发现MCP-1、调节活化正常T细胞表达和分泌因子（regulated on activation normal T-cell-expressed and secreted，RANTES）、IL-1β、IL-8、TIMP-1、MMP-8、MMP-9、HGF、髓过氧化物酶和胆汁酸仅在中性粒细胞性可逆性移植物功能障碍组表达上调，而闭塞性细支气管炎综合征组和病情稳定组的32种蛋白表达水平是类似的[48]。

◇ 二、限制性移植物综合征

（一）历　史

1985年，有文献报道了5例进行性通气受限的心肺移植受者移植肺的病理生理改变，发现均有不同程度的闭塞性细支气管炎(obliterative bronchiolitis,OB)改变,同时出现弥漫性间质纤维化,表现为局部胸膜增厚、纤维化改变[4];尔后,这在动物实验和人体试验研究中得到了进一步的证实[49]。基于这些发现,闭塞性细支气管炎综合征被归为两类——"单纯细支气管炎闭塞症"和"闭塞性细支气管炎机化性肺炎",后者的特征在于累及远端肺泡间隙的局灶性、细胞性闭塞性细支气管炎[2]。2006年,Martinu等报道了再移植中移植肺的病理改变,12例病例中有2例的肺组织中存在不同程度的闭塞性细支气管炎伴间质纤维化,12例病例中有3例呈胸膜增厚和间质浸润的影像学表现[5]。移植术后2年,肺移植常规活检也呈间质异常表现:37%样本呈间质或局灶纤维化[50]。上述研究都表明,在闭塞性细支气管炎综合征中不存在慢性移植肺功能障碍中出现的肺实质受累(经典闭塞性细支气管炎综合征的病变只存在于气道内,实质大多是正常的)。然而,因为这些发现不符合闭塞性细支气管炎的定义,且一直被认为是罕见的、不寻常的,所以从未对此进行进一步的特征化和分类。仅在过去几年中,人们才对此类并发症的患者产生关注。

多伦多大学和杜克大学研究团队的一个联合项目首次尝试鉴别区分这类限制性通气障碍的特殊患者。他们发现,在686例移植患者中,13例(1.9%)有上叶纤维化的影像学表现,病理提示间质纤维化和闭塞性细支气管炎,肺功能检测提示阻塞性和限制性混合通气功能障碍[51]。但由于病例数过少,所以无法分析其对长期生存的影响。尔后,Woodrow等也尝试对"非特异性"和"特异性"慢性移植肺功能障碍进行区分[52],他们发现"非特异性"患者(35%)的浸润灶存在时间超过6个月,而"特异性"患者(65%)的浸润灶在6个月内消散或无浸润表现,他们进一步将后者分为阻塞性(37%)和限制性(28%)通气功能障碍(根据FVC下降是否超过20%)。虽然该分组不能用于指导预后,但他们的尝试颇有价值,为后来的慢性移植肺功能障碍分型奠定了基础。

(二)流行和诊断

直到2011年,限制性移植物综合征才被归为慢性移植肺功能障碍的一类独特的临床表型,其特征是以限制性通气障碍为主,而非阻塞性通气障碍[53]。用总肺容量(total lung capacity,TLC)降低10%以上来定义限制性通气障碍。研究发现,在慢性移植肺功能障碍患者中,限制性移植物综合征的比例高达30%。更为关键的是,闭塞性细支气管炎综合征组的预后明显优于限制性移植物综合征组(生存期4年 vs 1.5年)。一项涉及72例患者的独立队列研究也直接证实了这一点,其中20例患者(28%)患有限制性移植物综合征。由于总肺容量不是常规测量指标,所以用FVC和FEV_1/FVC比值替代,用于诊断限制性移植物综合征。因为限制性移植物综合征患者FVC和FEV_1都是下降的,所以FEV_1/FVC比例可能是正常的,也可能会高于正常水平(通常使用0.70为临界值)[38]。与闭塞性细支气管炎综合征患者相比,限制性移植物综合征患者的预后要差些(中位生存期分别为36个月和8个月)[38]。杜克大学研究团队根据慢性移植肺功能障碍确诊时FVC下降水平,来鉴别限制性通气功能障碍患者:限制性为最佳FEV_1/FVC<0.80,阻塞性为最佳FEV_1/FVC>0.80。研究发现,在216例慢性移植肺功能障碍患者中,65例(30%)FVC下降[54],FVC下降组的平均生存时间明显短于FVC未下降组(309天 vs 1070天),再次证实限制性通气功能障碍患者预后不良。这三项独立研究清楚地表明,限制性通气障碍是一个不容忽视的问题,其所占比例高(30%的慢性移植肺功能障碍患者),且预后极差(确诊后生存期仅1年左右)。但遗憾的是,对于限制性移植物综合征,迄今尚无国际公认的定义。

限制性移植物综合征的临床演变很难预测,然而,其似乎存在一种逐步衰退的模式[55]。随着限制性移植物综合征发作次数的增多,患者呼吸功能可能会发生急剧恶化(肺功能骤降,活检样本中见弥漫性肺泡损伤,CT上见斑块状或弥漫性磨玻璃改变,部分可伴实变)。这种急性加重的情况常伴随磨玻璃结节消散,实性成分增多,间质网状阴影和支气管扩张牵拉的阶段。这种急性加重是致命的,或需要紧急再移植处理。其典型的肺功能演变见图34.2A。

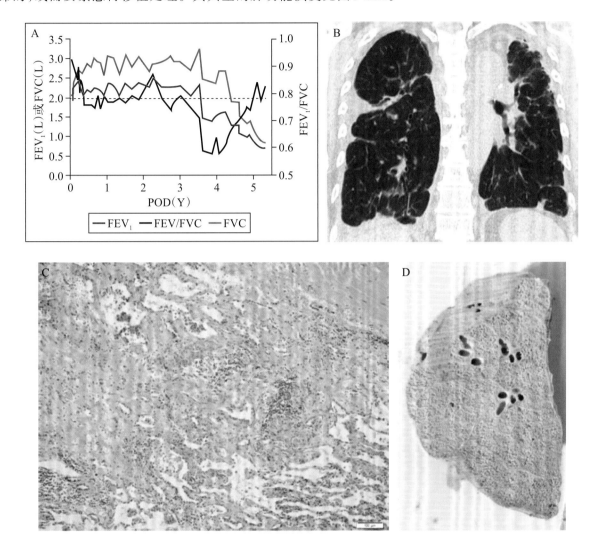

图34.2　图A:开始诊断为闭塞性细支气管炎综合征患者(FEV₁/FVC 降低)的肺功能演变情况[第1秒用力呼气量(FEV₁)、用力肺活量(forced vital capacity,FVC)和FEV₁/FVC比值],该患者后续演变至终末期限制性同种异体移植综合征(restrictive allograft syndrome, RAS)(FEV₁/FVC 增加至＞0.70)。黑色线表示慢性移植肺功能障碍诊断的20%阈值。图B:同一位RAS患者接受再移植前最后一次可用的CT扫描显示胸膜和胸膜下纤维化和持续的炎症浸润。图C:再移植时移植肺的组织病理学显示具有致密肺泡纤维化和广泛炎症的区域。图D:RAS患者肺部冠状切片,显示致密的胸膜和胸膜下纤维化

(三)影像和病理学表现

　　研究发现,限制性移植物综合征的典型CT特征有间质纤维化及一定程度的胸膜和间隔增厚,限制性移植物综合征最常见的影像学表现为间质结节、牵拉性支气管扩张、结构变形和磨玻璃结节[53]。有一项队列研究纳入了24例限制性移植物综合征患者,对患者从慢性移植肺功能障碍前至终末期的CT影像变化进行分析。研究发现,几乎半数患者在慢性移植肺功能障碍前的CT影像就已经出现异常了;而在诊断为慢性移植肺功能障碍时,最突出的CT表现为中央和周围型磨玻璃影

(ground-glass opacities，GGO）；而后，CT可观察到进一步的演变过程，（牵拉性）支气管扩张、中央和周围性实变、结构变形、肺容积缩小及肺门牵拉等情况明显增多，并且几乎在所有病例中均能观察到上述现象[56]。但上述这些异常表现与患者的预后没有明显相关性，说明CT有助于疾病的诊断但无法辅助预测患者的预后。终末阶段限制性移植物综合征的特征性CT表现见图34.2B。另外，18F-PET/CT也能辅助诊断限制性移植物综合征。此外，通过18F-PET/CT检查还可以观察到胸膜下区域高代谢的情况，或可辅助判断预后[57]，但还有待进一步证实。

组织病理学方面，限制性移植物综合征常呈弥漫性肺泡损伤（diffuse alveolar damage，DAD）改变，广泛肺泡纤维化，小叶间隔增厚和脏层胸膜纤维化[53]。限制性移植物综合征的特征性病理表现见图34.2C。值得注意的是，几乎在所有标本中都可观察到闭塞性细支气管炎病变，即闭塞性细支气管炎综合征的特征性改变[58]。特发性胸膜纤维增生症是一种以上叶-胸膜及胸膜下纤维化为特点的疾病，在同种异体干细胞移植病例中首次被报道[56, 58]。将其与限制性移植物综合征进行比较发现，限制性移植物综合征患者的终末期肺表现也与特发性胸膜纤维增生症相似——以上叶病变为主；此外，纤维化区域和正常区域分界明显，常被增厚的间隔隔开。此外，还发现弥漫性肺泡损伤常与区域纤维增生合并出现。由此，活检发现弥漫性肺泡损伤是提示限制性移植物综合征的征象之一。在限制性移植物综合征中，以晚发型弥漫性肺泡损伤多见；而早发型弥漫性肺泡损伤与闭塞性细支气管炎综合征的关系更为密切[59]。而近期提出的变异型急性纤维蛋白样机化性肺炎（acute fibrinoid organizing pneumonia，AFOP）概念，与闭塞性细支气管炎综合征更为相近，但描述为限制性移植物综合征却并不贴切。AFOP的定义主要基于组织病理学，没有过多关注肺功能指标[60]。AFOP的组织病理学表现主要是开放的细支气管伴肺泡内疏松纤维蛋白管周沉积，充填肺泡间隙，伴轻度炎症浸润或间质增厚。但从AFOP患者影像学表现与预后之间的关系来看，却和限制性移植物综合征有许多相似之处。AFOP影像学表现以磨玻璃影和小叶间隔增厚多见，且生存期比经典闭塞性细支气管炎综合征短（101天 vs. 294天）。此外，通气功能障碍也大多是限制性的。但AFOP患者的病变并不是以上叶为主的。且从性质或分布来说，两者的病理表现也完全不同。AFOP是否也是慢性移植肺功能障碍的一类独特表型，还需进一步的研究证实。基于活检定义的优点在于可用于无法进行肺功能检查患者的辅助诊断，但同样也存在一些缺陷，如诊断不明、具有侵入性及对危重症患者实施难度大等。

（四）危险因素和机制

限制性移植物综合征的危险因素和机制还有待进一步的研究。其中有一项研究发现，女性更容易出现限制性肺部疾病[54]。此外，限制性移植物综合征患者似乎更年轻[38, 53]，但缺乏一定的证据支持[54, 60]。在一项研究中，巨细胞病毒错配似乎使移植受者易患限制性移植物综合征，但该研究没有证实这一点[53]。现有的少量报道认为，炎症反应会增加受者限制性移植物综合征的发生率，提示严重气道炎症的重度淋巴性细支气管炎或是目前发现的唯一一项限制性移植物综合征有别于闭塞性细支气管炎综合征的危险因素[61]。而与经典闭塞性细支气管炎综合征的发生相关的因素，如移植术后90天和720天支气管肺泡灌洗液中的中性粒细胞增多、急性排斥反应、假单胞菌定植及肺部感染等，也与限制性移植物综合征的发生相关[61]。此外，有研究表明，如果支气管肺泡灌洗液中的嗜酸性粒细胞增多（定义为≥2%），那么患者后期进展至慢性移植肺功能障碍特别是限制性移植物综合征的风险会增加[62]。另外还有两项研究表明，迟发性弥漫性肺泡损伤是限制性移植物综合征的危险因素之一[53, 63]；进一步探究发现，CXCR3轴通过趋化单核细胞在这个过程中发挥了关键作用。

此外发现，弥漫性肺泡损伤患者支气管肺泡灌洗液中的 CXCL9、CXCL10 和 CXCL11（均为 CXCR3 配体）浓度偏高，并证实如果这些因子长期偏高，那么患者进展至限制性移植物综合征的风险会增加[63]。但由于上述大部分为小样本的单中心研究，一些研究所得出的危险因素并不能从其他研究中得到证实，所以对于这些结论也应该秉持较为谨慎的态度。因此，要详细地探究限制性移植物综合征的危险因素，仍需多中心的大样本研究。

到目前为止，限制性移植物综合征的机制大部分仍是未知的。少有关于限制性移植物综合征的深入探讨，也没有将其与经典闭塞性细支气管炎综合征的机制进行比较的相关研究。有研究分析比较了限制性移植物综合征组和闭塞性细支气管炎综合征组及病情稳定组支气管肺泡灌洗液中的成分差异，发现限制性移植物综合征组的嗜酸性粒细胞和中性粒细胞均有增多。进一步分析发现，与病情稳定组相比，限制性移植物综合征组的 IL-1β，IL-1Rα，IL-6，IL-8/CXCL8，IP-10/CXCL10，MCP-1/CCL2，MIP-1α/CCL3，MIP-1β/CCL4 和 VEGF 均有上调[63a]。此外，还发现支气管肺泡灌洗液中的 IL-6，PARC/CCL18，IP-10/CXCL10 和嗜酸性粒细胞增多与患者生存预后相关，因此被证明是重要的临床生物标志物。此外，研究还发现限制性移植物综合征患者中有被活化的肺泡刺激素。S100 是一种重要的促炎蛋白。研究发现，在限制性移植物综合征组支气管肺泡灌洗液中，S100 水平明显高于其余两组[64]。鉴于目前限制性移植物综合征的机制尚不确定，所以临床上也没有很好的生物标志物。但研究发现，限制性移植物综合征组患者的血清 KL-6 水平高于闭塞性细支气管炎综合征组患者[65]［KL-6 通常用于鉴别间质性肺纤维化（interstitial pulmonary fibrosis，IPF），体外试验发现其对成纤维细胞具有趋化、促增殖及抗凋亡作用］。但仍需大样本研究提供证据支持。总体而言，从上述发现看，很难找到限制性移植物综合征发生发展的关键细胞或通路。还有研究认为，除嗜酸性粒细胞外，自然杀伤细胞（CXCL10 和 CXCL11）和 B 细胞（IL-6）都是参与限制性移植物综合征发展过程的重要介质，但这种假设也仍有待研究证实。目前的证据表明，炎症在限制性移植物综合征发展中发挥了关键作用，应作为将来进一步研究的重点。

（五）治　疗

限制性移植物综合征预后不佳，目前亟须有效的治疗手段。文献报道有几种治疗手段可以延缓限制性移植物综合征的进展，但大多数研究尚基于个例或小样本病例。

鉴于炎症可能在限制性移植物综合征中起着非常重要的作用（如前所述），所以减少 T 细胞或能起到治疗作用。体外光除去法（extracorporeal photophoresis，ECP）技术采用紫外线激活体内的光敏药物，通过促进细胞凋亡来减少 T 细胞数量。现如今，体外光除去法用于治疗闭塞性细支气管炎综合征的证据越来越多。目前，最大的前瞻性研究纳入了 51 例患者，体外光除去法对其中 61% 的患者是有效的（肺功能持续稳定）[66]。近期一项研究比较了不同表型之间的疗效差异，发现经体外光除去法后，限制性移植物综合征患者的肺功能障碍非但没有得到控制，反而进一步恶化了[67]；但对支气管肺泡灌洗液中性粒细胞增多的患者，体外光除去法的效果却是最佳的。

此外，还可以用吡非尼酮来延缓限制性移植物综合征的进展，它是目前间质性肺纤维化的一线用药，可延缓间质性肺纤维化患者 FVC 的下降速度[68]。但该药发挥作用的具体机制也尚未清楚，目前认为，其可作用于转化生长因子（transforming growth factor β，TGF-β）这一促纤维化的关键分子，进而阻止成纤维细胞的增殖[69-70]。而限制性移植物综合征的主要病理特征就是广泛肺泡纤维化，由此也可以借鉴。继发现吡非尼酮可延缓闭塞性细支气管炎综合征的进展后[71]，另一例病例报告也显示了吡非尼酮可减小限制性移植物综合征患者 FEV_1 和 FVC 的降幅，改善 CT 影像中的实变和磨玻璃样改变[57]。这些发现需要在更大数量的 RAS 患者人群中进一步证实。

另一种可以使用的药物是阿仑单抗(Campath-1H),它是一种 CD52 拮抗剂,CD52 是一种在 B 细胞、淋巴细胞、树突细胞和单核细胞上表达的蛋白质。起初发现阿仑单抗对肺移植后难治性急性排斥反应有治疗作用;尔后发现其对闭塞性细支气管炎综合征也有效[72-73]。而近期研究表明,它同样也可以用于限制性移植物综合征的治疗。在肺慢性移植物抗宿主病(一种与肺移植后的慢性排斥反应有许多相似之处的疾病)患者中,阿仑单抗治疗后实变区和网织结节区消失了[74]。在采用阿仑单抗治疗后,患者的氧饱和度、胸部 CT 中限制性移植物综合征征象(长期磨玻璃样改变、小叶间隔增厚、局部实变)和病理表现(非特异性弥漫性间质炎症和肺泡间隔纤维化)均得到了明显改善[75];在其他 3 例病例报道中,发现肺功能也提升了。这些病例报道提示阿仑单抗有潜在的重要临床价值,但它也存在一些不可忽视的副作用,特别是在免疫功能低下情况下潜在的感染风险。因此,在阿仑单抗推向临床大范围应用之前,需要更多大样本的研究来提供证据支持。

目前认为,再移植是处理终末期慢性排斥反应的最后手段,其平均生存期与一次移植相比没有显著性差异[76]。但限制性移植物综合征患者的 1 年或 3 年生存率明显不如闭塞性细支气管炎综合征患者[76a]。

◇ 三、慢性移植肺功能障碍表型分类:终点在望?

最近有报道提出了慢性移植肺功能障碍的分类系统,根据是否存在肺功能下降及肺功能异常的原因进行分类[29]。如果患者移植失败的原因是已知的(如长期急性排斥反应、感染、吻合狭窄、疾病复发、胸膜疾病、膈肌功能障碍和肺原发性过度充气),则不应归入慢性排斥相关的慢性移植肺功能障碍;前面提到的中性粒细胞性可逆性移植物功能障碍或阿奇霉素反应性移植物功能障碍的病因也是已知的,不仅存在有效治疗手段,而且治疗后肺功能还能得到改善(这点有悖于慢性移植肺功能障碍的定义),所以也无法归入慢性移植肺功能障碍。但为排除是阿奇霉素反应性移植物功能障碍或中性粒细胞性可逆性移植物功能障碍引起慢性移植肺功能障碍患者肺功能下降,那么也需要使用阿奇霉素进行治疗。慢性移植肺功能障碍的特点是阿奇霉素治疗无效且移植物功能障碍的病因不明,目前仅发现两个亚组,闭塞性细支气管炎综合征(FEV_1 长期偏低,下降超过 20%)和限制性移植物综合征(FEV_1 和 FVC 持续下降超过 20%),但仍需进一步的研究来不断修正慢性移植肺功能障碍的定义及探究限制性移植物综合征的其他表型。慢性移植肺功能障碍的 CT 影像表现也各有不同,部分呈广泛的顶端胸膜纤维化,而有些则表现为弥漫性肺间质性改变(大多出现在肺上叶)。目前认为,闭塞性细支气管炎综合征和限制性移植物综合征也有可能共同存在,个别患者先出现闭塞性细支气管炎综合征表现(TLC 没有下降),而后进展至限制性移植物综合征(TLC 降幅度 ≥ 10%,HRCT 呈间质性浸润改变)。

目前,尚有许多未解之谜有待进一步的研究证实,是否上述所有情况都是慢性排斥反应的表现,还是涉及不同的病理生理机制? 更重要的是,这些对患者的生存是否有影响? 慢性排斥反应的其他表现,如滤泡性细支气管炎[77]、渗出性细支气管炎[78],这些不严格符合闭塞性细支气管炎综合征或限制性移植物综合征的定义的疾病是否影响患者预后? 事实上,滤泡细支气管炎在临床上是极为罕见的,似乎是在闭塞性细支气管炎综合征和限制性移植物综合征范围之外的一种表现。CT 影像检查常有轻度支气管扩张,但更重要的是可见双侧中央小叶受压,网状结节样改变,伴黏液栓,但没有浸润性改变,只有轻度的胸膜增厚。组织学方面来说,可见支气管相关淋巴组织在肺内均匀分布(进而引起气管腔内阻塞)。渗出性细支气管炎也是类似的问题,CT 影像上因为小气道炎症及增厚,呈小叶中心型结节和"树芽"征样改变。虽然上述两种情况都是非常少见的,但它们确实存在,只是目前无法归类而已。

需要强调的一点是,每位肺移植受者在移植后都有其个体化演变过程,并不是所有人都能契合这些表型。例如,某些中性粒细胞增多的患者对阿奇霉素治疗无反应,而一些中性粒细胞并没有增多的患者却对阿奇霉素治疗有反应。此外,在众多混杂因素的影响下,患者的表型鉴别也相当困难。而由于个别机构可能并未使用阿奇霉素或常规开展全套肺功能(包括总肺容量的评估)及CT检查,所以在进行后期回顾性评估时会遇到很多障碍。对单肺移植受者的评估也是相当困难的,因原肺对移植肺的影响是很大的(如过度充气或原肺功能的进一步恶化等)。此外,终末期肺疾病患者常有细菌或真菌定植,也可导致气道中性粒细胞水平升高,由此影响表型归类。另外,还有些患者在没有明确原因的情况下(机制不详)能从一种表型演变到另一种表型。因此,除了认真评估归类外,也需要关注其演变过程。

◇ 四、总 结

慢性移植肺功能障碍的表型归类在临床上是有重要意义的,中性粒细胞性可逆性移植物功能障碍可通过支气管肺泡灌洗液诊断,患者能从阿奇霉素的治疗中获益,且预后良好。限制性移植物综合征的诊断有赖于总肺容量测量和胸部CT检查,这类患者的预后不佳。不同慢性移植肺功能障碍表型的典型特征总结见表34.1。此外,慢性移植肺功能障碍的表型归类也具有重要的科学意义。以前的研究都是将闭塞性细支气管炎综合征和限制性移植物综合征患者混杂在一起的,而目前认为,每个表型都有各自的特殊性,在危险因素甚至发生机制方面都有其特点,只有在准确分型的情况下,才能得出可信的研究结果,才能更好地判断预后,并有望为不同患者制订有针对性的个性化治疗方案,为克服肺慢性排斥反应赢得希望,旨在肺移植患者能与其他实体器官移植一样最终实现长期生存。

表 34.1 NRAD、ARAD 和 RAS 患者与常规 CLAD(BOS)患者典型的临床特征对比

特征	NRAD/ARAD	RAS	BOS
炎症(通过支气管肺泡灌洗液确认)	中性粒细胞性气道炎症	嗜酸性粒细胞	无气道炎症
活检病理发现	淋巴细胞气道炎症	肺泡纤维化、胸膜增厚、闭塞性细支气管炎	缩窄性支气管炎
肺功能	阻塞性	限制性(TLC下降>10%),FEV_1/FVC指数增加	阻塞性
影像学	支气管扩张,气道壁增厚,黏液堵塞,小叶中心结节	实变,网状改变,持续炎症浸润	空气滞留和马赛克征
治疗	大环内酯类	吡非尼酮? 康帕斯?	体外光除去法? 再次肺移植?
生存	非常好	非常差(±1年)	差(±3年)

注:ARAD, azithromycin-responsive allograft dysfunction,阿奇霉素反应性同种异体移植功能障碍;BAL, bronchoalveolar lavage,支气管肺泡灌洗液;BOS, bronchiolitis obliterans syndrome,闭塞性细支气管炎综合征;CLAD, chronic lung allograft dysfunction,慢性肺移植功能障碍;ECP, extracorporeal photopheresis,体外光除去法;FEV_1/FVC, ratio of forced expiratory volume in the first second of respiration to forced vital capacity,呼吸第1秒用力呼气量与用力肺活量之比;NRAD, neutrophilic reversible allograft dysfunction,中性粒细胞性可逆性同种异体移植功能障碍;OB, obliterative bronchiolitis,闭塞性细支气管炎;RAS, restrictive allograft syndrome,限制性同种异体移植综合征;ReLTx, repeat lung transplantation,再次肺移植;TLC, total lung capacity,总肺活量。

◇ 参考文献

[1] Estenne M, Maurer JR, Boehler A, et al. Bronchiolitis obliterans syndrome 2001: an update of the diagnostic criteria. J Heart Lung Transplant, 2002, 21: 297-310.

[2] Burke CM, Theodore J, Dawkins KD, et al. Post-transplant obliterative bronchiolitis and other late lung sequelae in human heart-lung transplantation. Chest, 1984, 86: 824-829.

[3] Abernathy EC, Hruban RH, Baumgartner WA, et al. The two forms of bronchiolitis obliterans in heart-lung transplant recipients. Hum Pathol, 1991, 22: 1102-1110.

[4] Yousem SA, Burke CM, Billingham ME. Pathologic pulmonary alterations in long-term human heart-lung transplantation. Hum Pathol, 1985, 16: 911-923.

[5] Martinu T, Howell DN, Davis RD, et al. Pathologic correlates of bronchiolitis obliterans syndrome in pulmonary retransplant recipients. Chest, 2006, 129: 1016-1023.

[6] Vanaudenaerde BM, Meyts I, Vos R, et al. A dichotomy in bronchiolitis obliterans syndrome after lung transplantation revealed by azithromycin therapy. Eur Respir J, 2008, 32: 832-843.

[7] DiGiovine B, Lynch JP, III, Martinez FJ, et al. Bronchoalveolar lavage neutrophilia is associated with obliterative bronchiolitis after lung transplantation: role of IL-8. J Immunol, 1996, 157: 4194-4202.

[8] Riise GC, Williams A, Kjellstrom C, et al. Bronchiolitis obliterans syndrome in lung transplant recipients is associated with increased neutrophil activity and decreased antioxidant status in the lung. Eur Respir J, 1998, 12: 82-88.

[9] Riise GC, Andersson BA, Kjellstrom C, et al. Persistent high BAL fluid granulocyte activation marker levels as early indicators of bronchiolitis obliterans after lung transplant. Eur Respir J, 1999, 14: 1123-1130.

[10] Devouassoux G, Drouet C, Pin I, et al. Alveolar neutrophilia is a predictor for the bronchiolitis obliterans syndrome, and increases with degree of severity. Transpl Immunol, 2002, 10: 303-310.

[11] Neurohr C, Huppmann P, Samweber B, et al. Prognostic value of bronchoalveolar lavage neutrophilia in stable lung transplant recipients. J Heart Lung Transplant, 2009, 28: 468-474.

[12] Reynaud-Gaubert M, Thomas P, Badier M, et al. Early detection of airway involvement in obliterative bronchiolitis after lung transplantation. Functional and bronchoalveolar lavage cell findings. Am J Respir Crit Care Med, 2000, 161: 1924-1929.

[13] Slebos DJ, Postma DS, Koeter GH, et al. Bronchoalveolar lavage fluid characteristics in acute and chronic lung transplant rejection. J Heart Lung Transplant 2004, 23: 532-540.

[14] Vos R, Vanaudenaerde BM, Verleden SE, et al. Antiinflammatory and immunomodulatory properties of azithromycin involved in treatment and prevention of chronic lung allograft rejection. Transplantation, 2012, 94: 101-109.

[15] Kobayashi H, Ohgaki N, Takeda H. Therapeutic possibilities for diffuse panbronchiolitis. Int J Antimicrob Agents, 1993, 3(Suppl 1): S81-S86.

[16] Saiman L, Marshall BC, Mayer-Hamblett N, et al. Azithromycin in patients with cystic fibrosis chronically infected with Pseudomonas aeruginosa: a randomized controlled trial. JAMA, 2003, 290:

1749-1756.

[17] Gerhardt SG, McDyer JF, Girgis RE, et al. Maintenance azithromycin therapy for bronchiolitis obliterans syndrome: results of a pilot study. Am J Respir Crit Care Med, 2003, 168: 121-125.

[18] Verleden GM, Dupont LJ. Azithromycin therapy for patients with bronchiolitis obliterans syndrome after lung transplantation. Transplantation, 2004, 77: 1465-1467.

[19] Yates B, Murphy DM, Forrest IA, et al. Azithromycin reverses airflow obstruction in established bronchiolitis obliterans syndrome. Am J Respir Crit Care Med, 2005, 172: 772-775.

[20] Shitrit D, Bendayan D, Gidon S, et al. Long-term azithromycin use for treatment of bronchiolitis obliterans syndrome in lung transplant recipients. J Heart Lung Transplant, 2005, 24: 1440-1443.

[21] Benden C, Boehler A. Long-term clarithromycin therapy in the management of lung transplant recipients. Transplantation, 2009, 87: 1538-1540.

[22] Ibrahim RB, Abella EM, Chandrasekar PH. Tacrolimus-clarithromycin interaction in a patient receiving bone marrow transplantation. Ann Pharmacother, 2002, 36: 1971-1972.

[23] Ray WA, Murray KT, Hall K, et al. Azithromycin and the risk of cardiovascular death. N Engl J Med, 2012, 366: 1881-1890.

[24] Svanstrom H, Pasternak B, Hviid A. Use of azithromycin and death from cardiovascular causes. N Engl J Med, 2013, 368: 1704-1712.

[25] Parnham MJ, Haber VE, Giamarellos-Bourboulis EJ, et al. Azithromycin: mechanisms of action and their relevance for clinical applications. Pharmacol Ther, 2014, 143: 225-245.

[26] Albert RK, Schuller JL. Macrolide antibiotics and the risk of cardiac arrhythmias. Am J Respir Crit Care Med, 2014, 189: 1173-1180.

[27] Verleden GM, Vanaudenaerde BM, Dupont LJ, et al. Azithromycin reduces airway neutrophilia and interleukin-8 in patients with bronchiolitis obliterans syndrome. Am J Respir Crit Care Med, 2006, 174: 566-570.

[28] Gottlieb J, Szangolies J, Koehnlein T, et al. Long-term azithromycin for bronchiolitis obliterans syndrome after lung transplantation. Transplantation, 2008, 85: 36-41.

[29] Verleden GM, Raghu G, Meyer KC, et al. A new classification system for chronic lung allograft dysfunction. J Heart Lung Transplant, 2014, 33: 127-133.

[30] Vos R, Vanaudenaerde BM, Verleden SE, et al. A randomised controlled trial of azithromycin to prevent chronic rejection after lung transplantation. Eur Respir J, 2011, 37: 164-172.

[31] Konen E, Gutierrez C, Chaparro C, et al. Bronchiolitis obliterans syndrome in lung transplant recipients: can thin-section CT findings predict disease before its clinical appearance? Radiology, 2004, 231: 467-473.

[32] Stewart S, Fishbein MC, Snell GI, et al. Revision of the 1996 working formulation for the standardization of nomenclature in the diagnosis of lung rejection. J Heart Lung Transplant, 2007, 26: 1229-1242.

[33] de Jong PA, Vos R, Verleden GM, et al. Thin-section computed tomography findings before and after azithromycin treatment of neutrophilic reversible lung allograft dysfunction. Eur Radiol, 2011, 21: 2466-2474.

[34] Glanville AR, Aboyoun CL, Havryk A, et al. Severity of lymphocytic bronchiolitis predicts long-term outcome after lung transplantation. Am J Respir Crit Care Med, 2008, 177: 1033-1040.

[35] Vos R, Vanaudenaerde BM, Verleden SE, et al. Bronchoalveolar lavage neutrophilia in acute lung allograft rejection and lymphocytic bronchiolitis. J Heart Lung Transplant, 2010, 29: 1259-1269.

[36] Chambers DC, Hodge S, Hodge G, et al. A novel approach to the assessment of lymphocytic bronchiolitis after lung transplantation-transbronchial brush. J Heart Lung Transplant, 2011, 30: 544-551.

[37] Ross DJ, Marchevsky A, Kramer M, et al. "Refractoriness" of airflow obstruction associated with isolated lymphocytic bronchiolitis/bronchitis in pulmonary allografts. J Heart Lung Transplant, 1997, 16: 832-838.

[37a] Vos R, Verleden SE, Ruttens D, et al. Azithromycin and the treatment of lymphocytic airway inflammation after lung transplantation. Am J Transplant, 2014, (12): 2736-2748.

[38] Verleden GM, Vos R, Verleden SE, et al. Survival determinants in lung transplant patients with chronic allograft dysfunction. Transplantation, 2011, 92: 703-708.

[39] Vanaudenaerde BM, Verleden SE, Vos R, et al. Innate and adaptive interleukin-17-producing lymphocytes in chronic inflammatory lung disorders. Am J Respir Crit Care Med, 2011, 183: 977-986.

[40] Fan L, Benson HL, Vittal R, et al. Neutralizing IL-17 prevents obliterative bronchiolitis in murine orthotopic lung transplantation. Am J Transplant, 2011, 11: 911-922.

[41] Vanaudenaerde BM, De Vleeschauwer SI, Vos R, et al. The role of the IL23/IL17 axis in bronchiolitis obliterans syndrome after lung transplantation. Am J Transplant, 2008, 8: 1911-1920.

[42] Verleden SE, Vos R, Vandermeulen E, et al. Involvement of interleukin-17 during lymphocytic bronchiolitis in lung transplant patients. J Heart Lung Transplant, 2013, 32: 447-453.

[43] Vanaudenaerde BM, Wuyts WA, Geudens N, et al. Macrolides inhibit IL17-induced IL8 and 8-isoprostane release from human airway smooth muscle cells. Am J Transplant, 2007, 7: 76-82.

[44] Murphy DM, Forrest IA, Ward C, et al. Effect of azithromycin on primary bronchial epithelial cells derived from stable lung allografts. Thorax, 2007, 62, 834.

[45] Federica M, Nadia S, Monica M, et al. Clinical and immunological evaluation of 12-month azithromycin therapy in chronic lung allograft rejection. Clin Transplant, 2011, 25: E381-E389.

[46] Verleden SE, Vandooren J, Vos R, et al. Azithromycin decreases MMP-9 expression in the airways of lung transplant recipients. Transpl Immunol, 2011, 25: 159-162.

[47] Willems-Widyastuti A, Vanaudenaerde BM, Vos, et al. Azithromycin attenuates fibroblast growth factors induced vascular endothelial growth factor via p38(MAPK)signaling in human airway smooth muscle cells. Cell Biochem Biophys, 2013, 67: 331-339.

[48] Verleden SE, Vos R, Mertens V, et al. Heterogeneity of chronic lung allograft dysfunction: Insights from protein expression in bronchoalveolar lavage. J Heart Lung Transplant, 2011, 30: 667-673.

[49] Haverich A, Dawkins KD, Baldwin JC, et al. Long-term cardiac and pulmonary histology in primates following combined heart and lung transplantation. Transplantation, 1985, 39: 356-360.

[50] Burton CM, Iversen M, Carlsen J, et al. Interstitial inflammatory lesions of the pulmonary allograft: a retrospective analysis of 2697 transbronchial biopsies. Transplantation, 2008, 86: 811-819.

［51］Pakhale SS, Hadjiliadis D, Howell DN, et al. Upper lobe fibrosis: a novel manifestation of chronic allograft dysfunction in lung transplantation. J Heart Lung Transplant, 2005, 24: 1260-1268.

［52］Woodrow JP, Shlobin OA, Barnett SD, et al. Comparison of bronchiolitis obliterans syndrome to other forms of chronic lung allograft dysfunction after lung transplantation. J Heart Lung Transplant, 2010, 29: 1159-1164.

［53］Sato M, Waddell TK, Wagnetz U, et al. Restrictive allograft syndrome（RAS）: a novel form of chronic lung allograft dysfunction. J Heart Lung Transplant, 2011, 30: 735-742.

［54］Todd JL, Jain R, Pavlisko EN, et al. Impact of forced vital capacity loss on survival after the onset of chronic lung allograft dysfunction. Am J Respir Crit Care Med, 2014, 189: 159-166.

［55］Sato M, Hwang DM, Waddell TK, et al. Progression pattern of restrictive allograft syndrome after lung transplantation. J Heart Lung Transplant, 2013, 32: 23-30.

［56］Verleden SE, de Jong PA, Ruttens D, et al. Functional and computed tomographic evolution and survival of restrictive allograft syndrome after lung transplantation. J Heart Lung Transplant, 2014, 33: 270-277.

［57］Vos R, Verleden SE, Ruttens D, et al. Pirfenidone: a potential new therapy for restrictive allograft syndrome? Am J Transplant, 2013, 13: 3035-3040.

［58］Ofek E, Sato M, Saito T, et al. Restrictive allograft syndrome post lung transplantation is characterized by pleuroparenchymal fibroelastosis. Mod Pathol, 2013, 26: 350-356.

［59］Sato M, Hwang DM, Ohmori-Matsuda K, et al. Revisiting the pathologic finding of diffuse alveolar damage after lung transplantation. J Heart Lung Transplant, 2012, 31: 354-363.

［60］Paraskeva M, McLean C, Ellis S, et al. Acute fibrinoid organizing pneumonia after lung transplantation. Am J Respir Crit Care Med, 2013, 187: 1360-1368.

［61］Verleden SE, Ruttens D, Vandermeulen, E et al. Bronchiolitis obliterans syndrome and restrictive allograft syndrome: do risk factors differ? Transplantation, 2013, 95: 1167-1172.

［62］Verleden SE, Ruttens D, Vandermeulen E, et al. Elevated bronchoalveolar lavage eosinophilia correlates with poor outcome after lung transplantation. Transplantation, 2014, 97: 83-89.

［63］Shino MY, Weigt SS, Li N, et al. CXCR3 ligands are associated with the continuum of diffuse alveolar damage to chronic lung allograft dysfunction. Am J Respir Crit Care Med, 2013, 188: 1117-1125.

［63a］Verleden SE, Ruttens D, Vos R, et al. Differential cytokine, chemokine and growth factor expression in phenotypes of chronic lung allograft dysfunction. Transplantation, 2015, 99(1): 86-93.

［64］Saito T, Liu M, Binnie M, et al. Distinct expression patterns of alveolar "alarmins" in subtypes of chronic lung allograft dysfunction. Am J Transplant, 2014, 14: 1425-1432.

［65］Ohshimo S, Bonella F, Sommerwerck U, et al. Comparison of serum KL-6 versus bronchoalveolar lavage neutrophilia for the diagnosis of bronchiolitis obliterans in lung transplantation. J Heart Lung Transplant, 2011, 30: 1374-1380.

［66］Jaksch P, Scheed A, Keplinger M, et al. A prospective interventional study on the use of extracorporeal photophoresis in patients with bronchiolitis obliterans syndrome after lung transplantation. J Heart Lung Transplant, 2012, 31: 950-957.

［67］Greer M, Dierich M, de Wall C, et al. Phenotyping established chronic lung allograft dysfunction predicts extracorporeal photophoresis response in lung transplant patients. Am J Transplant, 2013, 13: 911-918.

［68］Noble PW, Albera C, Bradford WZ, et al. Pirfenidone in patients with idiopathic pulmonary fibrosis (CAPACITY): two randomised trials. Lancet, 2011, 377: 1760-1769.

［69］Dosanjh A, Ikonen T, Wan B, et al. Pirfenidone: a novel anti-fibrotic agent and progressive chronic allograft rejection. Pulm Pharmacol Ther, 2002, 15: 433-437.

［70］Nakazato H, Oku H, Yamane S, et al. A novel anti-fibrotic agent pirfenidone suppresses tumor necrosis factor-alpha at the translational level. Eur J Pharmacol, 2002, 446: 177-185.

［71］Ihle F, von Wulffen W, Neurohr C. Pirfenidone: a potential therapy for progressive lung allograft dysfunction? J Heart Lung Transplant, 2013, 32: 574-575.

［72］Reams BD, Davis RD, Curl J, et al. Treatment of refractory acute rejection in a lung transplant recipient with Campath 1H. Transplantation, 2002, 74: 903-904.

［73］Reams BD, Musselwhite LW, Zaas DW, et al. Alemtuzumab in the treatment of refractory acute rejection and bronchiolitis obliterans syndrome after human lung transplantation. Am J Transplant, 2007, 7: 2802-2808.

［74］Ruiz-Arguelles GJ, Ruiz-Delgado GJ, Moreno-Ford V. Re: alemtuzumab-induced resolution of pulmonary noninfectious complications in a patient with chronic graft-versus-host disease. Biol Blood Marrow Transplant, 2008, 14: 1434-1435.

［75］Kohno M, Perch M, Andersen E, et al. Treatment of intractable interstitial lung injury with alemtuzumab after lung transplantation. Transplant Proc, 2011, 43: 1868-1870.

［76］Kawut SM. Lung retransplantation. Clin Chest Med, 2011, 32: 367-377.

［76a］Verleden SE, Todd JL, Sato M, et al. Impact of CLAD phenotype on survival after lung retransplantation: a multicenter study. Am J Transplant, 2015, 15(8): 2223-2230.

［77］Vos R, Vanaudenaerde BM, De Vleeschauwer SI, et al. Follicular bronchiolitis: A rare cause of bronchiolitis obliterans syndrome after lung transplantation: A case report. Am J Transplant, 2009, 9: 644-650.

［78］McManus TE, Milne DG, Whyte KF, et al. Exudative bronchiolitis after lung transplantation. J Heart Lung Transplant, 2008, 27: 276-281.

第三十五章 肺移植的并发症

◇ 一、引 言

虽然优化和维持移植肺的功能是移植后患者管理的主要重点,但肺移植受者除发生移植肺功能障碍外,还有发生许多其他并发症的风险。许多潜在的并发症不仅可以危及患者生命,缩短移植后的生存期,而且还会对患者的健康状况和生活质量产生重大影响。理想情况下,严重的移植后并发症可以预防;如果发生,也能及时发现并及时予以治疗(见表35.1)。

在移植时,许多患者已经合并需要适当管理和密切监测的严重并发症(例如糖尿病、骨质疏松症、高脂血症、全身性高血压等)。有囊性纤维化(cystic fibrosis,CF)的患者不仅在其肺部携带抗生素耐药的细菌,而且在进行移植时通常已经有广泛的鼻旁窦疾病、胃肠道(gastrointestinal,GI)功能障碍、营养不良以及葡萄糖代谢受损或胰岛素依赖性糖尿病。年龄较大的特发性肺纤维化(idiopathic pulmonary fibrosis,IPF)患者可能有明显的虚弱和肌肉减少症。这些患者通常也有明显的胃食管反流(gastroesophageal reflux,GER),并且微量误吸反流的胃内容物的风险增加,特别是在还有睡眠呼吸障碍(sleep-disordered breathing,SDB)时。有硬皮病的患者特别容易发生食管运动障碍和重度胃食管反流,这可能会导致移植后的吸入和移植肺功能障碍。

无论肺移植的适应证如何,在成功的肺移植之后,以下任何一种并发症都可能发生[1]:心血管功能障碍(如全身性高血压、心律失常),代谢紊乱(如高钾血症,高血糖或糖尿病,高脂血症),骨质缺乏或骨质疏松症,体重增加或肥胖,内分泌功能障碍,贫血,白细胞减少,感染,胃肠道并发症(例如肠动力紊乱、胃食管反流、胆道疾病),神经系统并发症(例如震颤、头痛、癫痫发作、记忆丧失),以及恶性肿瘤,如移植后淋巴增生性疾病(posttransplant lymphoproliferative disease,PTLD)或其他肿瘤(如皮肤癌、原发性肺癌)。此外,必须监测免疫抑制剂,特别是钙调神经磷酸酶抑制剂的使用,以避免对肾脏和骨髓功能造成不良影响。药物间相互作用是引起并发症的另一个重要原因,经管医生必须意识到许多药物能与钙调神经磷酸酶抑制剂(由肝细胞色素P-450系统代谢)相互作用,因为实际上所有移植受者都必须服用钙调神经磷酸酶抑制剂来防治排斥反应。本章回顾了肺移植相关的并发症,并提供了预防、检测和管理这些并发症的策略。

表35.1 肺移植后潜在的并发症

类别	并发症
心血管并发症	·系统性高血压 ·心律失常 ·冠状动脉疾病 ·静脉血栓栓塞 　　－深静脉血栓形成 　　－肺栓塞
肾功能不全	·急性肾功能不全 ·慢性肾病 ·电解质异常 　　－高钾血症 　　－低镁血症
胃肠道并发症	·严重的胃食管反流（可能导致微吸入和慢性移植肺功能障碍） ·动力障碍 　　－粪石形成（例如，囊性纤维化患者） 　　－食管动力障碍（例如，硬皮病患者） 　　－肠梗阻 ·胆道功能障碍
血液学异常	·贫血 ·白细胞减少症 ·血小板减少症
内分泌和代谢并发症	·类固醇或药物诱发的糖尿病 ·高脂血症 ·体重增加过多或肥胖（可能导致睡眠呼吸障碍） ·性腺功能障碍
肌肉骨骼并发症	·骨质减少症和骨质疏松症 ·肌病（例如，皮质类固醇诱发的肌病）
神经系统并发症	·癫痫发作 ·中枢神经系统抑制（例如，他克莫司引起的昏迷） ·震颤 ·记忆缺失 ·周围神经病变
恶性肿瘤	·移植后淋巴增生性疾病 ·结肠癌（囊性纤维化患者高风险） ·皮肤癌
药物不良反应或影响	·免疫抑制药物（例如，钙调神经磷酸酶抑制剂毒性） ·药物相互作用（尤其是通过CYP-450系统代谢的药物）
感染（细菌、病毒、真菌、分枝杆菌、原生动物）	·早期（例如，肺同种异体移植、自体肺、端口、管线、导管） ·亚急性/晚期（例如，同种异体移植、自体肺、肺外） ·慢性（例如，同种异体肺或自体肺中的支气管扩张）

注：CLAD，chronic lung allograft dysfunction，慢性肺移植功能障碍；CNS，central nervous system，中枢神经系统；CYP-450，cytochrone-P450，细胞色素P-450。

◇ 二、心血管系统并发症

移植后的常见并发症有系统性高血压、心律失常、静脉血栓形成和血栓栓塞等。长期服用糖皮质激素、钙调神经磷酸酶抑制剂以及体重增加,与高血压密切相关。据统计,在实体器官移植受者中,高达90%的受者有需要治疗的系统性高血压[2-3]。还有很多患者会发生高脂血症(也是长期服用免疫抑制剂的副作用)[4-5]。由于大部分移植受者会同时发生血脂异常和系统性高血压,所以应定期进行筛查(如血清脂质平板)。有趣的是,服用他汀类药物治疗控制高脂血症与移植受者存活期和移植器官功能的改善有关[6]。

心律失常通常发生于移植后早期[7-10]。室上性心动过速和心房纤维性颤动可能发生于术前并经常在数天内消退,但需要治疗。β受者阻滞剂、胺碘酮或两者联合使用,有助于控制这类心动过速;长期服用钙通道阻滞剂或β受者阻滞剂也可用于治疗这类心动过速以及全身性高血压。在一些情况下,也需要用电生理评估和射频消融方法来治疗临床上显著的、持续的心律失常。

静脉血栓形成和血栓栓塞在肺移植后并不罕见[11-17]。对此类事件保持足够的警惕是临床上发现深静脉血栓形成和肺栓塞的关键。其他潜在的并发症包括冠状动脉疾病(coronary artery disease,CAD)、充血性心力衰竭和外周血管疾病。虽然轻度的冠状动脉疾病不是肺移植的禁忌证[18-20],但特发性肺纤维化患者发生冠状动脉疾病的风险相对较高[21-22],所以这类移植受者即使恢复情况良好,发生冠状动脉闭塞的风险相对较低,也应做好仔细观察和监测。

◇ 三、肾脏并发症

所有移植受者都有发生严重的急性或慢性肾功能不全的风险[23]。据报道,高达65%的肺移植受者在移植后的前几周内至少发生一次急性肾损伤[24-25],并且有大量的患者合并慢性肾脏疾病(chronic kidney disease,CKD),最后进展到终末期肾脏疾病,因而需要肾脏替代治疗或肾移植[25-29]。实体器官移植后,发生慢性肾脏疾病的危险因素主要包括移植前肾功能差,围手术期肾脏损伤,长时间机械通气,高龄,女性,糖尿病,全身性高血压,钙调神经磷酸酶抑制剂引起的肾血管收缩,以及慢性阻塞性肺疾病以外的其他肺部疾病[23, 30]。

钙调神经磷酸酶抑制剂对肾小管功能有影响。肾毒性是长期服用钙调神经磷酸酶抑制剂的一个公认的副作用[31-32]。钙调神经磷酸酶抑制剂能减少肾脏血流,最终使传入和传出的肾动脉收缩,导致急性肾损伤,但经过恰当的治疗后,肾损伤是可逆的。钙调神经磷酸酶抑制剂所引起的肾毒性可能会因血流动力学不稳定或使用其他可引起肾毒性和慢性肾脏疾病的药物而加重。对移植后发生慢性肾脏疾病的患者的管理应遵循已公布的指南[33]。对于发生Ⅳ期慢性肾脏疾病的移植受者,可以考虑肾移植或者肾脏替代治疗[34]。移植受者经常发生电解质紊乱,这主要是由于钙调神经磷酸酶抑制剂或其他药物对肾功能产生影响。高钾血症是最常见的,但也可能发生低镁血症和低钠血症。此外,晚期慢性肾脏疾病患者可能发生继发性甲状旁腺功能亢进。

在保证免疫抑制充足的情况下,对移植受者慢性肾脏疾病的管理应着重于保持钙调神经磷酸酶抑制剂用药剂量尽可能低。当发生肾功能急剧下降时,应立即停止钙调神经磷酸酶抑制剂治疗,保持足够的血容量来恢复肾功能。对可能加重肾功能恶化的疾病(系统性高血压、糖尿病和高脂血症)也要积极管理[35]。还应定期检测肾功能,以便及早发现肾功能下降。

◇ 四、胃肠道并发症

在晚期肺疾病患者中观察到的胃食管反流症状比正常人更多、更严重，胃食管反流病（GERD）也更普遍[36-46]。此外，这种显著过度的胃食管反流在移植后可能持续存在、恶化或重新出现。在因终末期肺疾病（end-stage lung disease，ESLD）而需要肺移植的患者中，普遍存在食管近端反流、食管下端括约肌（lower esophageal sphincter，LES）压力降低、食管运动能力下降和胃排空时间延长[47]。D'Ovidio 等[36]对 78 例希望进行肺移植的终末期肺疾病患者进行评估后发现，63％的患者有典型的胃食管反流症状，72％有食管下端括约肌压力降低，33％有食管体动力不足，44％有胃排空延迟；另，pH 检测发现 38％有异常胃食管反流，其中 20％通过 pH 探针监测发现近端胃食管反流（32％ DeMeester 评分上升）。Sweet 等[39]对 109 例等待肺移植患者的胃食管反流情况进行评估后发现，55％有食管下端括约肌压力降低，47％有食管运动障碍，68％有远端胃食管反流，37％有近端胃食管反流。在这些患者中，胃食管反流症状与终末期肺疾病没有高度相关（敏感性为 67％，特异性为26％）。类似地，Fortunato 等[42]也发现，异常的胃食管反流在肺移植候选者中非常普遍：食管压力异常（80％）、食管下端括约肌压力降低（80％）和异常食管测压结果（94％）在慢性阻塞性肺疾病患者中十分普遍；在支气管扩张患者中，近 50％的患者有胃食管反流。Hoppo 等[46]报道，在终末期肺疾病的肺移植候选者中，31％有咽喉反流。

异常的胃食管反流在肺移植受者中十分普遍，使得移植受者有微量误吸胃十二指肠分泌物的风险，并且与移植后移植肺并发症的发生，特别是闭塞性细支气管炎综合征（bronchiolitis obliterans syndrome，BOS）有关。Hadjiliadis 等[48]回顾性分析了 43 例肺移植后 6 个月存活的移植受者，其中30 例（69.8％）患者在 24 小时 pH 监测期间发现有异常的总酸接触时间。Davis 等也回顾性分析了128 例肺移植受者[49]，通过 pH 监测发现 93 例（72.7％）有异常胃食管反流。许多其他研究也显示，明显的胃食管反流在肺移植受者中十分普遍[37, 50-54]。Young 等[55]评估了 23 例患者肺移植前后的胃食管反流水平，主要通过 24 小时 pH、食管压力和胃排空情况来评估。接触酸异常的患者的比例从肺移植前的 35％增加到移植后的 65％，这种变化与食管或胃动力的改变无关。值得注意的是，在 pH异常的肺移植受者中，只有 20％有胃食管反流的症状。

反流物侵入肺可能会导致继发于气道损伤的移植肺功能障碍，增加感染的易感性，甚至引起急性移植排斥反应。通过 pH 阻抗测试，Halsey 等[56]发现非酸性反流与弥漫性肺泡损伤相关。而在 60名肺移植受者中，Shah 等[57]发现胃食管反流病与急性排斥反应的发生有关，并且会导致急性排斥反应发生时间提前和多次发作。Hadjiliadis 等[48]报道，酸回流的严重程度（通过 24 小时 pH 值研究测得）与移植后第 1 秒用力呼气量（FEV_1）呈负相关。而 Molina 等[58]对 162 例肺移植受者进行分析发现，胃食管反流病会导致闭塞性细支气管炎综合征的发病率增加，但对生存没有影响。此外，King等[52]研究发现，非酸性回流（通过阻抗测试测量）使闭塞性细支气管炎综合征的发生风险增加了约 3 倍。胆汁酸的吸入已经被证实会增加闭塞性细支气管炎综合征的发生率[50, 59]，并导致铜绿假单胞菌定植[60]的风险增加。异常胃食管反流会增加 T 细胞对 V 蛋白的敏感性[61]，这是闭塞性细支气管炎综合征发生的重要因素[62]。

因为严重的胃食管反流可使肺移植受者的误吸风险增加，并且与闭塞性细支气管炎综合征引起的慢性移植肺功能障碍（chronic lung allograft dysfunction，CLAD）有关，所以各个医疗中心应在移植前筛选出有严重胃食管反流、食管功能不全的肺移植候选者，并确定移植前后的治疗方案。对于识别有胃食管反流相关吸入风险的患者,支气管肺泡灌洗液中胃蛋白酶和胆汁酸的检测尤其有用[63]。有严重食管功能障碍的患者(例如硬皮病患者)发生误吸的风险相当高[64-66],并且需要采取一定的措施,以最大限度地降低肺移植后的吸入风险[67]。一些调查表明,抗反流手术(antireflux surgery,ARS)可以在移植前或移植后安全进行,并且有助于预防移植后的并发症(如闭塞性细支气管炎综合征)[38, 68]。据报道,如果发现明显的反流与逐渐加重的闭塞性细支气管炎综合征相关联,那么抗反流手术能稳定甚至改善移植肺功能[46, 49, 69]。结果表明,对于有慢性移植肺功能障碍并有明显反流的患者,或者存在其他危险因素的患者,抗反流手术是一种合适的治疗干预手段,但现在尚未获得明确的前瞻性随机试验研究结果来证实。

其他胃肠道并发症包括移植后肠梗阻,胃轻瘫和肠蠕动障碍(如囊性纤维化或糖尿病患者),粪石形成(如囊性纤维化患者),出血,肝脏疾病或肝胆管并发症(胆囊炎,胆道淤滞严重和上行胆管炎,尤其在囊性纤维化患者),胰腺炎,肠道感染(如假膜性结肠炎),憩室炎,腹泻和便秘(通常由药物引起),结肠癌(尤其在囊性纤维化患者)和肠穿孔[70-73]。对发生腹泻的所有患者,应进行假膜性结肠炎的筛查;另外,也应认识到一些假膜性结肠炎患者(特别是囊性纤维化患者)可能不会出现腹泻。年龄较大的移植受者有发生憩室炎和肠穿孔的较大风险,囊性纤维化患者有发生肠蠕动障碍、肝胆功能障碍以及假膜性结肠炎及结肠癌的较大风险。

◇　五、血液系统并发症

因为移植受者需要长期服用许多药物以维持最佳的免疫抑制状态和预防感染(以及其他适应证的药物),所以他们容易发生骨髓功能障碍(贫血、白细胞减少症和血小板减少症)。并且免疫抑制所造成的中性粒细胞减少可以大大增加感染的风险。贫血是一个常见的问题。发生贫血的原因有多种[74],应采取标准化的方法进行检测。药物组合(例如,钙调神经磷酸酶抑制剂＋细胞毒性药物)对骨髓抑制可有累加效应,而其他药物(例如服用更昔洛韦或复方新诺明来预防感染)可能损害骨髓功能并增强免疫抑制药物的作用。除用于预防或治疗巨细胞病毒感染的药物(例如更昔洛韦或缬更昔洛韦)可引起骨髓抑制之外,巨细胞病毒本身也会抑制骨髓功能。

◇　六、代谢及内分泌系统并发症

免疫抑制药物(特别是糖皮质激素)可以破坏葡萄糖代谢,促进肥胖和新发糖尿病。肺移植受者的糖尿病发病率在移植后 1 年为 24.3%,移植后 5 年为 33.5%[75]。许多患者在进行肺移植手术时已经患有糖尿病;而在移植时,有糖尿病的患者的死亡风险高于无糖尿病的患者。除糖皮质激素和钙调神经磷酸酶抑制剂使用外,老年、BMI 大于 $30kg/m^2$ 以及应用大剂量糖皮质激素治疗频发的急性排斥反应等,也与糖尿病发病风险增加相关[76]。目前,已有研究对空腹血糖和糖化血红蛋白水平的治疗阈值提出了建议[77],早期干预,以减少感染、心血管疾病或两者共同发生的风险。

男性和女性肺移植受者均可发生明显的性腺功能障碍,导致男性阳痿和女性经期紊乱[78-79]。此外,由于继发于性腺功能降低的激素缺乏可能增加发生骨质减少和骨质疏松的风险[80],所以如果发现肺移植受者存在性腺功能减退症,则应转诊至内分泌医师考虑是否应用激素替代疗法[81-82]。

◇ 七、肌肉骨骼系统并发症

骨质减少和骨质疏松症在终末期肺部疾病患者（特别是那些移植前 BMI 较低和既往有激素治疗史的患者）中非常普遍[83-85]，移植受者在移植后发生骨骼加速脱矿质的风险增加[86-89]。糖皮质激素和其他免疫抑制剂的使用被认为是移植后骨质脱矿质的主要原因，其他因素（如活动受限和性腺功能减退）也会增加骨质脱矿质的风险[90]。在移植后的早期几个月内，骨损失似乎特别严重[91-93]，从而使移植受者面临更高的新发骨折的风险，这会显著影响其生活质量和移植器官功能。补充钙和维生素 D 被认为是预防和治疗骨质疏松症的基本疗法[88]；另外，定期负重运动也可能是有益的[94]。此外，激素替代治疗联合钙和维生素 D，已被证明可以减少心脏或肝移植受者的骨矿物质密度（bone mineral density，BMD）的下降[95-96]。然而，激素替代疗法可能增加发生其他并发症的风险，钙和维生素 D 单独使用似乎对预防肺移植受者的骨质疏松症几乎没有作用[91, 97-98]。目前，双膦酸盐被认为是最有效的抗骨质再吸收治疗的药物，可以降低移植受者的骨折发生率[99-101]；并且在移植前（患者在排队等待移植时）就开始予以治疗可能会比较有效[93]。应在移植前进行双能量 X 线吸收测定（dual-energy X-ray absorptiometry，DEXA）扫描，以评估骨密度和骨折风险，受者应定期进行骨矿物质密度扫描（比如每年一次），以针对骨质减少或骨质疏松症的预防或治疗干预措施（例如双膦酸盐）和治疗持续时间做出决策。

其他潜在的肌肉骨骼并发症包括横纹肌溶解症、肌病、骨坏死和缺血性坏死。长期激素治疗是肌病和缺血性坏死的主要危险因素。激素维持剂量应保持在最低水平，同时保持疗效。此外，乏力和少肌症（与衰老相关的肌肉衰竭）可能是老年患者，特别是年龄较大的特发性肺间质纤维化患者的重要问题[102]。在移植时存在明显乏力可能表示发生不良结局的风险增加[103]。

◇ 八、神经和精神并发症

据各移植中心报道，移植后出现急性和慢性神经系统并发症的发生率较高[104-107]。Mateen 等[106]报道，123 名移植受者中，神经系统并发症的发生率高达 92%，这些并发症包括震颤、头痛、意识模糊、记忆丧失、癫痫、谵妄、脑病（包括昏迷）、失明、可逆性后部脑病综合征、脑血管疾病并发症（例如脑卒中）和周围神经病变。急性神经系统病变发作是严重且危及生命的并发症（例如震颤、癫痫发作、脑病），并且可能与钙调神经磷酸酶抑制剂治疗有关。另一种严重的并发症是神经系统感染，可能是非典型菌感染，也可能是耐药菌感染，或两者兼而有之。

焦虑和抑郁症在等待肺移植患者中相当普遍[108-110]，并且在成功移植后仍可能持续存在或恶化[111-113]。有持续或新发心理功能障碍的移植受者，依从性可能更差[114]，这可能对移植后结局有显著影响。因此，肺移植团队应包括健康心理专家和社会工作者，在移植受者出现心理问题时可以进行干预，并协助移植受者在肺移植前后进行应对。

◇ 九、恶性肿瘤

实体器官移植受者的恶性肿瘤发病率和患病率明显高于普通人群。随着时间的推移，肺和其他实体器官移植受者发生恶性肿瘤的风险增加[115-118]。这种风险的增加可能与移植受者必须采取长期免疫抑制治疗以避免同种异体移植排斥反应有关[119]，并且部分移植受者发生恶性肿瘤的风险可能因不同免疫抑制剂而有差异[120]。在移植受者中，最常见的恶性肿瘤是皮肤癌，也可能发生其他不同类型的恶性肿瘤。移植后淋巴增殖性疾病是肺移植和其他实体器官移植受者第二个常见的恶性肿瘤（除皮肤癌外）[121-122]。Epstein-Barr病毒感染与某些移植后淋巴增殖性疾病（特别是B细胞淋巴瘤）的发病机制有关[123-125]，而移植时的Epstein-Barr病毒血清阴性和强化免疫抑制是淋巴瘤发生的危险因素[118, 126]。对移植后淋巴增殖性疾病的主要治疗方法包括降低免疫抑制强度和使用利妥昔单抗[127-129]，而完全缓解和发生慢性移植肺功能障碍的患者也可以再次移植[130]。

肺移植受者可能出现的其他实体瘤有肺癌和胃肠道恶性肿瘤。Belli等[131]回顾性分析了335位肺移植受者的情况，发现6例肺移植受者的移植肺有肿瘤，6例单肺移植受者（均有20包年吸烟史）在原肺有肿瘤。此外，在囊性纤维化肺移植受者，结肠镜筛查发现移植后结肠癌和结肠息肉的发生率很高[132-133]；然而，囊性纤维化患者即使没有接受移植，患肠癌的风险也明显增加[134]。因为目前没有肺移植受者人群的癌症筛查指南，所以应遵循一般的癌症筛查方案。此外，由于皮肤癌在肺移植受者中可能有很高的侵袭性，所以应考虑经常请皮肤科医师进行评估（比如每年一次）；并且对囊性纤维化患者，应考虑移植前或移植后早期进行结肠癌筛查。

◇ 十、药物不良反应

对移植受者，必须持续监测药物不良反应，并且许多免疫抑制剂可导致显著的并发症（见表35.2）。泼尼松治疗，尤其长时间高剂量维持治疗，可能导致许多并发症，包括糖尿病、体重增加和肥胖（可能导致睡眠呼吸障碍）、肌病、血脂异常、骨质疏松症、心理障碍和生长迟缓（儿童）。钙调神经磷酸酶抑制剂通过肝细胞色素P-450 3A4（CYP3A4）代谢，由于可能引起非常严重的潜在的危及生命的不良反应，所以必须频繁监测患者的血药浓度[135-136]。类似地，哺乳动物西罗莫司靶基因（mammalian target of rapamycin，mTOR）抑制剂也通过CYP3A4代谢，同样也必须监测mTOR抑制剂（西罗莫司，依维莫司）的血药浓度[136]。霉酚酸类药物可引起胃肠道毒性反应，最突出的症状是腹泻，如果怀疑有药物中毒，可以检测外周血中的霉酚酸水平。在使用新药或改变长期治疗方案时，应始终考虑药物间有无相互作用，特别是在不调整免疫抑制剂剂量的情况下，绝对不应给予咪唑类抗真菌药（也可由CYP3A4代谢）；如果患者正在接受长期钙调神经磷酸酶抑制剂或mTOR抑制剂治疗，也应密切监测血药浓度。

表35.2 免疫抑制药物治疗的潜在并发症及监测方式

药品	作用机制	代谢和清除	主要潜在并发症	注意事项及监测
环孢素	抑制T细胞功能（抑制IL-2信号传导）	通过CYP3A4代谢，主要通过胆道排泄	肾毒性、高钾血症、低镁血症、高血压、中枢神经系统功能障碍（头痛、震颤、癫痫、昏迷、脑病）、肝毒性	• 定期监测血液浓度； • 监测肾功能、钾、全血细胞计数、血压、血糖、血脂； • 根据肾功能不全相应调整剂量
他克莫司	抑制T细胞功能（通过FK506结合蛋白抑制IL-2信号传导）	通过CYP3A4代谢，通过胆道排泄	肾毒性、高钾血症、糖尿病、心血管（QT间期延长、高血压、心脏肥大）、低镁血症、神经系统（头痛、震颤、失眠、感觉异常、脑病、昏迷）、胃肠道不适、贫血、血小板减少	如果同时服用通过CYP3A4代谢或CYP3A4诱导的药物，则相应地调整剂量

续表

药品	作用机制	代谢和清除	主要潜在并发症	注意事项及监测
西罗莫司	抑制 mTOR（抑制 T 细胞以及抗体和细胞因子的产生）	通过 CYP3A4 进行肝脏代谢，通过胆道和粪便消除	血脂异常、高血压、发热、感染、疼痛、胃肠道不适、贫血、血小板减少症、全血细胞减少症、DVT/PE、肺毒性	·定期监测血药浓度； ·在治疗期间监测血脂状况； ·监测血压和肾功能
依维莫司	依维莫司与 FK506 结合蛋白复合物形成复合物，从而导致 mTOR 抑制	通过肝脏中的 CYP3A4 代谢，通过粪便消除	血脂异常、高血压、发热、感染、疼痛、胃肠道不适、贫血、血小板减少症、全血细胞减少症、DVT/PE	·避免围手术期使用（会抑制伤口愈合）； ·评估呼吸道症状（排除肺毒性）
霉酚酸酯	阻止鸟苷核苷酸从头合成（抑制核酸合成，从而损害 T 细胞和 B 细胞反应）	通过肝脏广泛代谢，通过肾脏消除	腹泻、骨髓抑制、PML（FDA 黑框警告）	·定期监测 CBC； ·可以测量血液水平以帮助评估可能的胃肠道毒性
硫唑嘌呤	嘌呤拮抗剂；可能抑制 DNA、RNA 和蛋白质合成	通过全身和肝脏途径代谢；通过全身、肝脏和肾脏途径消除	白细胞减少、胰腺炎、肝炎、骨髓抑制	·定期监测 CBC 和肝功能； ·避免联合服用别嘌呤醇； ·检查硫嘌呤甲基转移酶缺乏症（如果缺乏则避免使用）； ·从低剂量（50mg/d）开始，逐渐增加

注：CBC，complete blood count，全血计数；CNS，central nervous system，中枢神经系统；CYP3A4，cytochrone-P450 3A4，细胞色素 P450 3A4；GI，gastrointestinal，胃肠道；DVT，deep venous thrombosis，深静脉血栓形成；IL-2，interleukin-2，白细胞介素 -2；mTOR，mammalian target of rapamycin，雷帕霉素的哺乳动物靶点；PE，pulmonary embolism，肺栓塞；PML，progressive multifocal，进行性多灶性白质脑病。

◇ 十一、其他并发症

移植患者还可能发生其他非同种异体移植相关的并发症。非同种异体移植相关的感染性并发症主要包括以下几个方面。①肺外感染：如导管相关感染，皮下注射口感染，皮肤和软组织、鼻旁窦感染，艰难梭菌结肠炎，憩室炎，胆道感染等；②非同种异体移植相关的胸部感染：如单肺移植受者原肺感染，胸壁切口和胸膜腔感染等。另外，在结节病、朗格汉斯细胞组织细胞增多症和淋巴管平滑肌瘤病患者中，也有原发性疾病复发的报道。还有一种合并症是睡眠呼吸障碍，其在各种形式的终末期肺病非移植受者中非常普遍，在移植受者也可能因移植后体重增加、年龄增长或两者兼有而出现。Naraine 等发现[137]，在接受多导睡眠监测的 24 名肺移植受者中，睡眠呼吸障碍的发生率为 63%（阻塞性睡眠呼吸暂停综合征的发生率为 38%，中枢性睡眠呼吸暂停症的发生率为 25%）。值得注意的是，睡眠呼吸障碍患者有较高的 BMI 和系统性高血压。Malouf 等[138]也发现，睡眠呼吸障碍在肺移植受者中的发病率很高，有些甚至是在移植后新发。鉴于胃食管反流与阻塞性睡眠呼吸暂停综合征之间的关联，有人提出睡眠呼吸障碍可能会促进胃食管反流、微量误吸和慢性移植肺功能障碍的发展。然而，Shepherd 等[139]对 14 名肺移植受者进行研究，并没有发现胃食管反流或阻塞性睡眠呼吸暂停综合征的严重程度与闭塞性细支气管炎的严重程度之间有明显的联系。

◇ 十二、监测和诊断

如果怀疑先前情况稳定的患者发生了急性的移植后并发症(如感染),则必须积极寻求诊断,并尽快开始适当的治疗(最初可能需要经验性治疗)。在诊断方面,影像学检查(如CT、MRI、超声)是非常重要的,移植受者可能从早期转诊中受益。如果需要,可将患者转到相应的移植中心进行评估和治疗。当移植受者发生急性疾病时,应该停用肾毒性药物(尤其钙调神经磷酸酶抑制剂)或仅使用最小剂量,同时保证血容量以确保足够的肾脏灌注,稳定肾功能,并监测钙调神经磷酸酶抑制剂的血药浓度。

除评估同种异体移植物状态和肺部生理状态外,还应进行常规监测,以检测和管理门诊患者的移植后并发症,包括全面的问诊和完整的用药史(以确保符合治疗方案),测量生命体征(特别是检测系统性高血压),仔细的体格检查和必要的实验室检查(如钙调神经磷酸酶抑制剂和mTOR抑制剂的血药浓度,完整的血常规,电解质水平,肾功能的评估)(见表35.3)。应定期查血常规来监测骨髓功能。对门诊中常见问题的建议见表35.4。

表35.3　推荐的肺移植受者移植后门诊筛查项目

潜在问题或潜在/已有的并发症	筛选项目类型	复诊频率[a]
肾功能正常或轻度异常:KDOQI 1期(GFR≥90mL/min)或2期(GFR 60~89mL/min)[b]	·Cr、BUN、U/A; ·斑点蛋白/Cr比率(尿液)	每6个月
肾功能异常:KDOQI 3期(GFR 30~59mL/min)[b]	·Cr、BUN、U/A; ·斑点蛋白/Cr比率(尿液)	每2~3个月
肾功能异常:KDOQI 4期(GFR 15~29mL/min)[b]	·Cr、BUN、U/A; ·斑点蛋白/Cr比率(尿液)	每个月
电解质异常	·血清电解质(尤其钾、镁); ·其他(例如钙)根据需要	每2个月或根据评估结果(通常结合肾功能评估)
骨髓抑制	·带血小板的CBC	每2~3个月
高脂血症	·血脂检查	每6个月
胃肠功能	·症状复检; ·肝功能(碱性磷酸酶、AST、ALT、胆红素)	每3~6个月
葡萄糖不耐受或糖尿病	·空腹血糖和HbA1c	每6个月
骨质减少或骨质疏松	·骨质密度扫描	每1~2年
白内障形成	·眼科检查	移植后6个月,随后每年
恶性肿瘤(皮肤科)	·皮肤检查	每3或6个月
恶性肿瘤(女性生殖系和乳房)	·妇科评估和乳房X线检查	根据当前/权威机构指南
恶性肿瘤(前列腺)	·泌尿系统评估(例如PSA)	根据当前已发布的或权威机构的指南

注:AST,aspartate transaminase,天冬氨酸转氨酶;ALT,alanine transaminase,丙氨酸转氨酶;BUN,blood urea nitrogen,血尿素氮;CBC,complete blood count,全血细胞计数;Cr,creatinine,肌酐;GFR,glomerular filtration rate,肾小球滤过率;HbA1c,hemoglobin A1c,血红蛋白A1c;KDOQI,Kidney Disease Outcomes Quality Initiative,美国肾脏病与透析病人生存质量指导指南;PSA,prostate-specific antigen,前列腺特异性抗原;U/A,urinalysis,尿液分析。

[a] 特定测试的方案及其获取频率应由各个中心确定;一些接受者可能需要针对特定情况进行更密集和(或)频繁的测试。

[b] 如果发生异常或恶化,需排除药物作用(例如,钙调神经磷酸酶抑制剂肾毒性)。

表 35.4　常见问题排查

问题	评估内容
发烧、咳嗽、呼吸困难	•生命体征、脉搏血氧饱和度； •全面既往史； •仔细体格检查； •常规后前位和侧位胸片(如果需要增加额外的影像检查)； •肺活量测定
血压升高、高血压	•评估肾功能； •考虑药物效应(例如他克莫司)
肌酐、血尿素氮升高	•评估水合状态； •获取钙调神经磷酸酶抑制剂和电解质(尤其钾)的血液水平； •尿液分析、肾脏科会诊(如有需要)
高钾血症	•评估肾功能； •检查钙调神经磷酸酶抑制剂和其他电解质(镁)的水平
腹泻	•考虑感染(例如艰难梭菌结肠炎、隐孢子虫病)； •考虑药物作用(例如霉酚酸酯)
贫血	•考虑药物作用(例如钙调神经磷酸酶抑制剂加细胞毒剂的联合作用)； •排除胃肠道出血或其他出血； •检查贮存铁
中性粒细胞减少症	•考虑药物毒性(酌情调整药物)； •将感染视为病因(例如巨细胞病毒感染)

注：CNI，calcineurin inhibitors，钙调神经磷酸酶抑制剂。

◇ 十三、总　结

所有肺移植受者在成功移植后都有发生严重并发症的风险。随着肺移植受者生存率的逐渐提高，长期维持免疫抑制治疗和其他药物治疗以及老龄化过程(老年患者)相关并发症的发生率可能越来越高。通过必要的监测和筛选，可以早期发现这些并发症，并在检测到并发症时迅速干预，显著改善患者的生活质量和生存质量。因此，评估和管理肺移植受者的肺移植医师和其他医务人员必须了解成功肺移植后可能发生的许多潜在的并发症。为及时识别上述许多问题，卫生保健人员(例如移植协调员)与肺移植受者之间需要进行频繁沟通，这是至关重要的。对移植受者定期进行临床评估和实验室检查(根据综合监测和筛选方案)，可能可以在早期阶段发现相关并发症，并在早期开始治疗，治疗效果可能也越好，降低并发症严重进展、难以治疗干预甚至危及生命的风险。

◇ 参考文献

[1]Meyer KC. Lung transplantation: chronic complications and management. In: Vigneswaran WT, Garrity ER Jr, eds. Lung Transplantation. London: Informa Healthcare, 2010.

[2]Zbroch E, Małyszko J, Myśliwiec M, et al. Hypertension in solid organ transplant recipients. Ann Transplant, 2012, 17: 100-107.

[3]Barbari A. Posttransplant hypertension: multipathogenic disease process. Exp Clin Transplant, 2013, 11:

99-108.

[4] Silverborn M, Jeppsson A, Martensson G, et al. New-onset cardiovascular risk factors in lung transplant recipients. J Heart Lung Transplant, 2005, 24: 1536-1543.

[5] Yusen RD, Christie JD, Edwards LB, et al. International Society for Heart and Lung Transplantation. The registry of the International Society for Heart and Lung Transplantation: thirtieth adult lung and heart-lung transplant report-2013, focus theme: age. J Heart Lung Transplant, 2013, 13: 965-978.

[6] Johnson BA, Iacono AT, Zeevi A, et al. Statin use is associated with improved function and survival of lung allografts. Am J Respir Crit Care Med, 2003, 167: 1271-1278.

[7] Henri C, Giraldeau G, Dorais M, et al. Atrial fibrillation after pulmonary transplantation: incidence, impact on mortality, treatment effectiveness, and risk factors. Circ Arrhythm Electrophysiol, 2012, 5: 61-67.

[8] Azadani PN, Kumar UN, Yang Y, et al. Frequency of atrial flutter after adult lung transplantation. Am J Cardiol, 2011, 107: 922-926.

[9] Isiadinso I, Meshkov AB, Gaughan J, et al. Atrial arrhythmias after lung and heart-lung transplant: effects on short-term mortality and the influence of amiodarone. J Heart Lung Transplant, 2011, 30: 37-44.

[10] Orrego CM, Cordero-Reyes AM, Estep JD, et al. Atrial arrhythmias after lung transplant: Underlying mechanisms, risk factors, and prognosis. J Heart Lung Transplant, 2014, 33: 734-740.

[11] Kroshus TJ, Kshettry VR, Hertz MI, et al. Deep venous thrombosis and pulmonary embolism after lung transplantation. J Thorac Cardiovasc Surg, 1995, 110: 540-544.

[12] Kahan ES, Petersen G, Gaughan JP, et al. High incidence of venous thromboembolic events in lung transplant recipients. J Heart Lung Transplant, 2007, 26: 339-344.

[13] Izbicki G, Bairey O, Shitrit D, et al. Increased thromboembolic events after lung transplantation. Chest, 2006, 129: 412-416.

[14] Yegen HA, Lederer DJ, Barr RG, et al. Risk factors for venous thromboembolism after lung transplantation. Chest, 2007, 132: 547-553.

[15] Burns KE, Iacono AT. Pulmonary embolism on postmortem examination: an underrecognized complication in lung transplant recipients? Transplantation, 2004, 77: 692-698.

[16] Krivokuca I, van de Graaf EA, van Kessel DA, et al. Pulmonary embolism and pulmonary infarction after lung transplantation. Clin Appl Thromb Hemost, 2011, 17: 421-424.

[17] Schulman LL, Anandarangam T, Leibowitz DW, et al. Four-year prospective study of pulmonary venous thrombosis after lung transplantation. J Am Soc Echocardiogr, 2001, 14: 806-812.

[18] Choong CK, Meyers BF, Guthrie TJ, et al. Does the presence of preoperative mild or moderate coronary artery disease affect the outcomes of lung transplantation? Ann Thorac Surg, 2006, 82: 1038-1042.

[19] Zanotti G, Hartwig MG, Castleberry AW, et al. Preoperative mild-to-moderate coronary artery disease does not affect long-term outcomes of lung transplantation. Transplantation, 2014, 97: 1079-1085.

[20] Jones RM, Enfield KB, Mehrad B, et al. Prevalence of obstructive coronary artery disease in patients undergoing lung transplantation: case series and review of the literature. Catheter Cardiovasc Interv,

2014, 84: 1-6.

[21] Nathan SD, Basavaraj A, Reichner C, et al. Prevalence and impact of coronary artery disease in idiopathic pulmonary fibrosis. Respir Med, 2010, 104: 1035-1041.

[22] Izbicki G, Ben-Dor I, Shitrit D, et al. The prevalence of coronary artery disease in end-stage pulmonary disease: Is pulmonary fibrosis a risk factor? Respir Med, 2009, 103: 1346-1349.

[23] Bloom RD, Reese PP. Chronic kidney disease after nonrenal solid-organ transplantation. J Am Soc Nephrol, 2007, 18: 3031-3041.

[24] Wehbe E, Duncan AE, Dar G, et al. Recovery from AKI and short-and long-term outcomes after lung transplantation. Clin J Am Soc Nephrol, 2013, 8: 19-25.

[25] Jacques F, El-Hamamsy I, Fortier A, et al. Acute renal failure following lung transplantation: risk factors, mortality, and long-term consequences. Eur J Cardiothorac Surg, 2012, 41: 193-199.

[26] Pham PT, Slavov C, Pham PC. Acute kidney injury after liver, heart, and lung transplants: dialysis modality, predictors of renal function recovery, and impact on survival. Adv Chronic Kidney Dis, 2009, 16: 256-267.

[27] Esposito C, De Mauri A, Vitulo P, et al. Risk factors for chronic renal dysfunction in lung transplant recipients. Transplantation, 2007, 84: 1701-1703.

[28] Mason DP, Solovera-Rozas M, Feng J, et al. Dialysis after lung transplantation: prevalence, risk factors and outcome. J Heart Lung Transplant, 2007, 26: 1155-1162.

[29] Wehbe E, Brock R, Budev M, et al. Short-term and long-term outcomes of acute kidney injury after lung transplantation. J Heart Lung Transplant, 2012, 31: 244-251.

[30] Rocha PN, Rocha AT, Palmer SM, et al. Acute renal failure after lung transplantation: incidence, predictors and impact on perioperative morbidity and mortality. Am J Transplant, 2005, 5: 1469-1476.

[31] Canales M, Youssef P, Spong R, et al. Predictors of chronic kidney disease in long-term survivors of lung and heart-lung transplantation. Am J Transplant, 2006, 6: 2157-2163.

[32] Robinson PD, Shroff RC, Spencer H. Renal complications following lung and heart-lung transplantation. Pediatr Nephrol, 2013, 28: 375-386.

[33] KDOQI clinical practice guidelines and clinical practice recommendations for diabetes and chronic kidney disease. Am J Kidney Dis, 2007, 49: S12-S154.

[34] Ojo AO, Held PJ, Port FK, et al. Chronic renal failure after transplantation of a nonrenal organ. N Engl J Med, 2003, 349: 931-940.

[35] Bloom RD, Doyle AM. Kidney disease after heart and lung transplantation. Am J Transplant, 2006, 6: 671-679.

[36] D'Ovidio F, Singer LG, Hadjiliadis D, et al. Prevalence of gastroesophageal reflux in end-stage lung disease candidates for lung transplant. Ann Thorac Surg, 2005, 80: 1254-1261.

[37] Button BM, Roberts S, Kotsimbos TC, et al. Gastroesophageal reflux (symptomatic and silent): a potentially significant problem in patients with cystic fibrosis before and after lung transplantation. J Heart Lung Transplant, 2005, 24: 1522-1529.

[38] Linden PA, Gilbert RJ, Yeap BY, et al. Laparoscopic fundoplication in patients with end-stage lung disease awaiting transplantation. J Thorac Cardiovasc Surg, 2006, 131: 438-446.

［39］Sweet MP, Herbella FA, Leard L, et al. The prevalence of distal and proximal gastroesophageal reflux in patients awaiting lung transplantation. Ann Surg, 2006, 244: 491-497.

［40］Sweet MP, Patti MG, Leard LE, et al. Gastroesophageal reflux in patients with idiopathic pulmonary fibrosis referred for lung transplantation. J Thorac Cardiovasc Surg, 2007, 133: 1078-1084.

［41］Gasper WJ, Sweet MP, Hoopes C, et al. Antireflux surgery for patients with end-stage lung disease before and after lung transplantation. Surg Endosc, 2008, 22: 495-500.

［42］Fortunato GA, Machado MM, Andrade CF, et al. Prevalence of gastroesophageal reflux in lung transplant candidates with advanced lung disease. J Bras Pneumol, 2008, 34: 772-778.

［43］Blondeau K, Dupont LJ, Mertens V, et al. Gastro-oesophageal reflux and aspiration of gastric contents in adult patients with cystic fibrosis. Gut, 2008, 57: 1049-1055.

［44］Sweet MP, Patti MG, Hoopes C, et al. Gastro-oesophageal reflux and aspiration in patients with advanced lung disease. Thorax, 2009, 64: 167-173.

［45］Blondeau K, Pauwels A, Dupont L, et al. Characteristics of gastroesophageal reflux and potential risk of gastric content aspiration in children with cystic fibrosis. J Pediatr Gastroenterol Nutr, 2010, 50: 161-166.

［46］Hoppo T, Jarido V, Pennathur A, et al. Antireflux surgery preserves lung function in patients with gastroesophageal reflux disease and end-stage lung disease before and after lung transplantation. Arch Surg, 2011, 146: 1041-1047.

［47］Meyer KC, Maloney JD. Gastroesophageal reflux in lung transplantation. In: Meyer KC, Raghu G, eds. Gastroesophageal Reflux and the Lung. New York: Humana Press, 2012.

［48］Hadjiliadis D, Duane Davis R, Steele MP, et al. Gastroesophageal reflux disease in lung transplant recipients. Clin Transplant, 2003, 17: 363-368.

［49］Davis RD Jr, Lau CL, Eubanks S, et al. Improved lung allograft function after fundoplication in patients with gastroesophageal reflux disease undergoing lung transplantation. J Thorac Cardiovasc Surg, 2003, 125: 533-542.

［50］D'Ovidio F, Mura M, Tsang M, et al. Bile acid aspiration and the development of bronchiolitis obliterans after lung transplantation. J Thorac Cardiovasc Surg, 2005, 129: 1144-1152.

［51］Robertson AG, Ward C, Pearson JP, et al. Longitudinal changes in gastro-oesophageal reflux from 3 months to 6 months after lung transplantation. Thorax 2009, 64: 1005-1007.

［52］King BJ, Iyer H, Leidi AA, Carby MR. Gastroesophageal reflux in bronchiolitis obliterans syndrome: A new perspective. J Heart Lung Transplant, 2009, 28: 870-875.

［53］Davis CS, Shankaran V, Kovacs EJ, et al. Gastroesophageal reflux disease after lung transplantation: Pathophysiology and implications for treatment. Surgery, 2010, 148: 737-744.

［54］Blondeau K, Mertens V, Vanaudenaerde BA, et al. Gastro-oesophageal reflux and gastric aspiration in lung transplant patients with or without chronic rejection. Eur Respir J, 2008, 31: 707-713.

［55］Young LR, Hadjiliadis D, Davis RD, et al. Lung transplantation exacerbates gastroesophageal reflux disease. Chest, 2003, 124: 1689-1693.

［56］Halsey KD, Wald A, Meyer KC, et al. Non-acidic supraesophageal reflux associated with diffuse alveolar damage and allograft dysfunction after lung transplantation: a case report. J Heart Lung

Transplant, 2008, 27: 564-567.

[57] Shah N, Force SD, Mitchell PO, et al. Gastroesophageal reflux disease is associated with an increased rate of acute rejection in lung transplant allografts. Transplant Proc, 2010, 42: 2702-2706.

[58] Molina EJ, Short S, Monteiro G, et al. Symptomatic gastroesophageal reflux disease after lung transplantation. Gen Thorac Cardiovasc Surg, 2009, 57: 647-653.

[59] Blondeau K, Mertens V, Vanaudenaerde BA, et al. Nocturnal weakly acidic reflux promotes aspiration of bile acids in lung transplant recipients. J Heart Lung Transplant, 2009, 28: 141-148.

[60] Vos R, Blondeau K, Vanaudenaerde BM, et al. Airway colonization and gastric aspiration after lung transplantation: do birds of a feather flock together? J Heart Lung Transplant, 2008, 27: 843-849.

[61] Bobadilla JL, Jankowska-Gan E, Xu Q, et al. Reflux-induced collagen type V sensitization: Potential mediator of bronchiolitis obliterans syndrome. Chest, 2010, 138: 363-370.

[62] Burlingham WJ, Love RB, Jankowska-Gan E, et al. IL-17-dependent cellular immunity to collagen type V predisposes to obliterative bronchiolitis in human lung transplants. J Clin Invest, 2007, 117: 3498-3506.

[63] Reder NP, Davis CS, Kovacs EJ, et al. The diagnostic value of gastroesophageal reflux disease (GERD) symptoms and detection of pepsin and bile acids in bronchoalveolar lavage fluid and exhaled breath condensate for identifying lung transplantation patients with GERD-induced aspiration. Surg Endosc, 2014, 28: 1794-1800.

[64] Marie I, Dominique S, Levesque H, et al. Esophageal involvement and pulmonary manifestations in systemic sclerosis. Arthritis Rheum, 2001, 45: 346-354.

[65] Patti MG, Debas HT, Pellegrini CA. Esophageal manometry and 24-hour pH monitoring in the diagnosis of pulmonary aspiration secondary to gastroesophageal reflux. Am J Surg, 1992, 163: 401-406.

[66] Savarino E, Bazzica M, Zentilin P, et al. Gastroesophageal reflux and pulmonary fibrosis in scleroderma. A study using pH-impedance monitoring. Am J Respir Crit Care Med, 2009, 179: 408-413.

[67] Fisichella PM, Jalilvand A. The role of impaired esophageal and gastric motility in end-stage lung diseases and after lung transplantation. J Surg Res, 2014, 186: 201-206.

[68] Gasper WJ, Sweet MP, Golden JA, et al. Lung transplantation in patients with connective tissue disorders and esophageal dysmotility. Dis Esophagus, 2008, 21: 650-655.

[69] Cantu E 3rd, Appel JZ 3rd, Hartwig MG, et al. Maxwell Chamberlain Memorial Paper. Early fundoplication prevents chronic allograft dysfunction in patients with gastroesophageal reflux disease. Ann Thorac Surg, 2004, 78: 1142-1151.

[70] Gautam A. Gastrointestinal complications following transplantation. Surg Clin North Am, 2006, 86: 1195-1206.

[71] Lee JT, Kelly RF, Hertz MI, et al. Clostridium difficile infection increases mortality risk in lung transplant recipients. J Heart Lung Transplant, 2013, 32: 1020-1026.

[72] Egressy K, Jansen M, Meyer KC. Recurrent Clostridium difficile colitis in cystic fibrosis: An emerging problem. J Cyst Fibros, 2013, 12: 92-96.

［73］Meyer KC, Francois ML, Thomas HK, et al. Colon cancer in lung transplant recipients with CF: Increased risk and results of screening. J Cyst Fibros, 2011, 10: 366-369.

［74］Modrykamien A. Anemia post-lung transplantation: mechanisms and approach to diagnosis. Chron Respir Dis, 2010, 7: 29-34.

［75］Trulock EP, Christie JD, Edwards LB, et al. Registry of the International Society for Heart and Lung Transplantation: Twenty-fourth official adult lung and heart-lung transplantation report-2007. J Heart Lung Transplant, 2007, 26: 782-795.

［76］Ollech JE, Kramer MR, Peled N, et al. Post-transplant diabetes mellitus in lung transplant recipients: incidence and risk factors. Eur J Cardiothorac Surg, 2008, 33: 844-848.

［77］Wilkinson A, Davidson J, Dotta F, et al. Guidelines for the treatment and management of new-onset diabetes after transplantation. Clin Transplant, 2005, 19: 291-298.

［78］Barry JM. Treating erectile dysfunction in renal transplant recipients. Drugs, 2007, 67: 975-983.

［79］Heneghan MA, Selzner M, Yoshida EM, et al. Pregnancy and sexual function in liver transplantation. J Hepatobil, 2008, 49: 507-519.

［80］Stein E, Shane E. Secondary osteoporosis. Endocrinol Metab Clin N Am, 2003, 32: 115-134.

［81］Hoppé E, Bouvard B, Royer M, et al. Is androgen therapy indicated in men with osteoporosis? Joint Bone Spine, 2013, 80: 459-465.

［82］Rozenberg S, Vandromme J, Antoine C. Postmenopausal hormone therapy: risks and benefits. Nat Rev Endocrinol, 2013, 9: 216-227.

［83］Gluck O, Colice G. Recognizing and treating glucocorticoid-induced osteoporosis in patients with pulmonary disease. Chest, 2004: 125: 1859-1876.

［84］Caplan-Shaw CE, Arcasoy SM, Shane E, et al. Osteoporosis in diffuse parenchymal lung disease. Chest, 2006, 129: 140-146.

［85］Stephenson A, Jamal S, Dowdell T, et al. Prevalence of vertebral fractures in adults with cystic fibrosis and their relationship to bone mineral density. Chest, 2006, 130: 539-544.

［86］Aris RM, Neuringer IP, Weiner MA, et al. Severe osteoporosis before and after lung transplantation. Chest, 1996, 109: 1176-1183.

［87］Maurer JR. Metabolic bone disease in lung transplant recipients. In: Lynch JP III, Ross DJ, eds. Lung and Heart-Lung Transplantation. New York: Taylor & Francis Group, 2006.

［88］Maalouf NM, Shane E. Osteoporosis after solid organ transplantation. J Clin Endocrinol Metab, 2005, 90: 2456-2465.

［89］Kulak CA, Cochenski Borba VZ, Kulak J, et al. Osteoporosis after solid organ transplantation. Minerva Endocrinol, 2012, 37: 221-231.

［90］Cohen A, Shane E. Osteoporosis after solid organ and bone marrow transplantation. Osteoporos Int, 2003, 14: 617-630.

［91］Spira A, Gutierrez C, Chaparro C, et al. Osteoporosis and lung transplantation: A prospective study. Chest, 2000, 117: 476-481.

［92］Julian BA, Laskow DA, Dubovsky J, et al. Rapid loss of vertebral mineral density after renal transplantation. N Engl J Med, 1991, 325: 544-550.

［93］Cahill BC, O'Rourke MK, Parker S, et al. Prevention of bone loss and fracture after lung transplantation: A pilot study. Transplantation, 2001, 72: 1251-1255.

［94］Braith RW, Conner JA, Fulton MN, et al. Comparison of alendronate vs alendronate plus mechanical loading as prophylaxis for osteoporosis in lung transplant recipients: a pilot study. J Heart Lung Transplant, 2007, 26: 132-137.

［95］Isoniemi H, Appelberg J, Nilsson CG, et al. Transdermal oestrogen therapy protects postmenopausal liver transplant women from osteoporosis. A 2-year follow-up study. J Hepatol, 2001, 34: 299-305.

［96］Stempfle HU, Werner C, Echtler S, et al. Prevention of osteoporosis after cardiac transplantation: a prospective, longitudinal, randomized, double-blind trial with calcitriol. Transplantation, 1999, 68: 523-530.

［97］Ferrari SL, Nicod LP, Hamacher J, et al. Osteoporosis in patients undergoing lung transplantation. Eur Respir J, 1996, 9: 2378-2382.

［98］Shane E, Papadopoulos A, Staron RB, et al. Bone loss and fracture after lung transplantation. Transplantation, 1999, 68: 220-227.

［99］Henderson K, Eisman J, Keogh A, et al. Protective effect of short-term calcitriol or cyclical etidronate on bone loss after cardiac or lung transplantation. J Bone Miner Res, 2001, 16: 565-571.

［100］Trombetti A, Gerbase MW, Spiliopoulos A, et al. Bone mineral density in lung-transplant recipients before and after graft: prevention of lumbar spine post-transplantation-accelerated bone loss by pamidronate. J Heart Lung Transplant, 2000, 19: 736-743.

［101］Chauhan V, Ranganna KM, Chauhan N, et al. Bone disease in organ transplant patients: Pathogenesis and management. Postgrad Med, 2012, 124: 80-90.

［102］Meyer K. Management of interstitial lung disease in elderly patients. Curr Opin Pulm Med, 2012, 18: 483-492.

［103］Hook JL, Lederer DJ. Selecting lung transplant candidates: where do current guidelines fall short? Expert Rev Respir Med, 2012, 6: 51-61.

［104］Goldstein LS, Haug MT 3rd, Perl J 2nd, et al. Central nervous system complications after lung transplantation. J Heart Lung Transplant, 1998, 17: 185-191.

［105］Zivković SA, Jumaa M, Barisić N, et al. Neurologic complications following lung transplantation. J Neurol Sci, 2009, 280: 90-93.

［106］Mateen FJ, Dierkhising RA, Rabinstein AA, et al. Neurological complications following adult lung transplantation. Am J Transplant, 2010, 10: 908-914.

［107］Shigemura N, Sclabassi RJ, Bhama JK, et al. Early major neurologic complications after lung transplantation: incidence, risk factors, and outcome. Transplantation, 2013, 95: 866-871.

［108］Barbour KA, Blumenthal JA, Palmer SM. Psychosocial issues in the assessment and management of patients undergoing lung transplantation. Chest, 2006, 129: 1367-1374.

［109］Dobbels F, Verleden G, Dupont L, et al. To transplant or not? The importance of psychosocial and behavioural factors before lung transplantation. Chron Respir Dis, 2006, 3: 39-47.

［110］Myaskovsky L, Dew MA, Switzer GE, et al. Avoidant coping with health problems is related to poorer quality of life among lung transplant candidates. Prog Transplant, 2003, 13: 183-192.

［111］Fusar-Poli, Lazzaretti M, Ceruti M, et al. Depression after lung transplantation: causes and treatment. Lung, 2007, 185: 55-65.

［112］Dew MA, DiMartini AF. Psychological disorders and distress after adult cardiothoracic transplantation. J Cardiovasc Nurs, 2005, 20: S51-S66.

［113］Goetzmann L, Ruegg L, Stamm M, et al. Psychosocial profiles after transplantation: a 24-month follow-up of heart, lung, liver, kidney and allogeneic bone-marrow patients. Transplantation, 2008, 86: 662-668.

［114］De Geest S, Dobbels F, Fluri C, et al. Adherence to the therapeutic regimen in heart, lung, and heart-lung transplant recipients. J Cardiovasc Nurs, 2005, 20: S88-S98.

［115］Buell JF, Gross TG, Woodle ES. Malignancy after transplantation. Transplantation, 2005, 80（Suppl 2）: S254-S264.

［116］Amital A, Shitrit D, Raviv Y, et al. Development of malignancy following lung transplantation. Transplantation, 2006, 81: 547-551.

［117］Zafar SY, Howell DN, Gockerman JP. Malignancy after solid organ transplantation: an overview. Oncologist, 2008, 13: 769-778.

［118］Metcalfe MJ, Kutsogiannis DJ, Jackson K, et al. Risk factors and outcomes for the development of malignancy in lung and heart-lung transplant recipients. Can Respir J, 2010, 17: e7-e13.

［119］Penn I. Post-transplant malignancy: The role of immunosuppression. Drug Saf, 2000, 23: 101-113.

［120］Wimmer CD, Angele MK, Schwarz B, et al. Impact of cyclosporine versus tacrolimus on the incidence of de novo malignancy following liver transplantation: a single center experience with 609 patients. Transpl Int, 2013, 26: 999-1006.

［121］Al-Mansour Z, Nelson BP, Evens AM. Post-transplant lymphoproliferative disease （PTLD）: risk factors, diagnosis, and current treatment strategies. Curr Hematol Malig Rep, 2013, 8: 173-183.

［122］Kremer BE, Reshef R, Misleh JG, et al. Post-transplant lymphoproliferative disorder after lung transplantation: A review of 35 cases. J Heart Lung Transplant, 2012, 31: 296-304.

［123］Wheless SA, Gulley ML, Raab-Traub N, et al. Post-transplantation lymphoproliferative disease: Epstein-Barr virus DNA levels, HLA-A3, and survival. Am J Respir Crit Care Med, 2008, 178: 1060-1065.

［124］Baldanti F, Rognoni V, Cascina A, et al. Post-transplant lymphoproliferative disorders and Epstein-Barr virus DNAemia in a cohort of lung transplant recipients. Virol J, 2011, 8: 421.

［125］Nourse JP, Jones K, Gandhi MK. Epstein-Barr virus-related post-transplant lymphoproliferative disorders: Pathogenetic insights for targeted therapy. Am J Transplant, 2011, 11: 888-895.

［126］Saueressig MG, Boussaud V, Amrein C, et al. Risk factors for post-transplant lymphoproliferative disease in patients with cystic fibrosis. Clin Transplant, 2011, 25: E430-E436.

［127］Jagadeesh D, Woda BA, Draper J, et al. Post transplant lymphoproliferative disorders: risk, classification, and therapeutic recommendations. Curr Treat Options Oncol, 2012, 13: 122-136.

［128］Zimmermann H, Trappe RU. Therapeutic options in post-transplant lymphoproliferative disorders. Ther Adv Hematol, 2011, 2: 393-407.

［129］Knoop C, Kentos A, Remmelink M, et al. Post-transplant lymphoproliferative disorders after lung transplantation: first-line treatment with rituximab may induce complete remission. Clin Transplant, 2006, 20: 179-187.

［130］Johnson SR, Cherikh WS, Kauffman HM, et al. Retransplantation after post-transplant lymphoproliferative disorders: an OPTN/UNOS database analysis. Am J Transplant, 2006, 6: 2743-2749.

［131］Belli EV, Landolfo K, Keller C, et al. Lung cancer following lung transplant: single institution 10 year experience. Lung Cancer, 2013, 81: 451-454.

［132］Meyer KC, Francois ML, Thomas HK, et al. Colon cancer in lung transplant recipients with CF: Increased risk and results of screening. J Cyst Fibros, 2011, 10: 366-369.

［133］Billings JL, Dunitz JM, McAllister S, et al. Early colon screening of adult patients with cystic fibrosis reveals high incidence of adenomatous colon polyps. J Clin Gastroenterol, 2014, 48: 85-88.

［134］Maisonneuve P, Marshall BC, Knapp EA, et al. Cancer risk in cystic fibrosis: A 20-year nationwide study from the United States. J Natl Cancer Inst, 2013, 105: 122-129.

［135］Meyer KC, Decker C, Baughman R. Toxicity and monitoring of immunosuppressive therapy used in systemic autoimmune diseases. Clin Chest Med, 2010, 31: 565-588.

［136］Baughman RP, Meyer KC, Nathanson I, et al. Executive summary: monitoring of nonsteroidal immunosuppressive drugs in patients with lung disease and lung transplant recipients: American College of Chest Physicians evidence-based clinical practice guidelines. Chest, 2012, 142: 1284-1288.

［137］Naraine VS, Bradley TD, Singer LG. Prevalence of sleep disordered breathing in lung transplant recipients. J Clin Sleep Med, 2009, 5: 441-447.

［138］Malouf MA, Milrose MA, Grunstein RR, et al. Sleep-disordered breathing before and after lung transplantation. J Heart Lung Transplant, 2008, 27: 540-546.

［139］Shepherd KL, Chambers DC, Gabbay E, et al. Obstructive sleep apnoea and nocturnal gastroesophageal reflux are common in lung transplant patients. Respirology, 2008, 13: 1045-1052.

第三十六章 肺移植术后恶性肿瘤

◇ 一、引 言

目前,研究已经明确,实体器官移植受者患恶性肿瘤的风险增加。多项基于大量人群的研究表明,移植受者中新发肿瘤的发病率至少是普通人群的2倍[1-2];另外,对5项回顾性调查的荟萃分析显示,移植受者发生肿瘤的风险比普通人群高出3倍[3]。尽管目前已经认识到,肿瘤与慢性排斥反应一样,也是晚期移植受者死亡的主要原因,但是目前仍未完全了解与恶性转化相关的危险因素[4]。由于已有的研究存在异质性、样本量小、注册管理机构对自愿报告的依赖和持续随访有限的限制,所以移植背景下癌症的流行病学数据有限。其数据分析也根据移植器官的不同而存在一些差异[1, 4]。

尽管肺移植和心肺同种异体移植受者的数据比其他实体器官移植的数据更有限,但胸腔器官移植受者在术后发生恶性肿瘤的风险最高[2, 4]。迄今为止,有4项研究的数据基于全美国移植患者,其中包括一组同种异体肺移植受者的数据。瑞典有一项研究回顾性分析了117例肺移植受者的情况,得出结论:在除肾移植以外的同种异体移植受者中,非霍奇金淋巴瘤(non-Hodgkin lymphoma, NHL)的发生风险增加[5]。据英国的一项队列研究,在发生恶性肿瘤的所有类型移植器官受者中,发生恶性肿瘤的肺移植或心肺联合移植受者的占比为5%。其中,肺移植受者的癌症总体风险最高,并且其最常见的类型是非黑色素瘤皮肤癌(nonmelanoma skin cancer, NMSC)。在心胸移植受者中,非霍奇金淋巴瘤的发生率较高[2]。1987—2008年,美国对实体器官移植受者的癌症风险谱做了进一步调查。与英国的研究一样,在美国的研究中,尽管肺移植受者的百分比很小,但是其癌症的标准化发病率(standardized incidence ratio, SIR)却是最高的(SIR=6.13;95%置信区间=5.18~7.21)[1]。唯一同时包括肺移植和心肺移植病例的调查来自澳大利亚的一个机构,其结果显示,心胸移植受者发生恶性肿瘤的风险增高7倍,其中淋巴组织增生性癌、头颈癌、肺癌最常见[6]。

本章主要讨论肺移植和心肺移植受者最常见的恶性肿瘤以及免疫抑制对癌症发展的影响;同时阐述了癌症发生的危险因素;最后,阐述了癌症预防和治疗的潜在策略。

◇ 二、免疫抑制治疗对恶性肿瘤的影响

肺移植后，关于继发于免疫抑制治疗的恶性肿瘤的发生风险，仍然存有争议。自20世纪50年代以来，虽然癌症发病率的增加与免疫抑制剂的发展相吻合，但是尚无明确的数据支持免疫抑制剂与特异性癌症风险增加的相关性。钙调神经磷酸酶抑制剂环孢素（cyclosporine，CYA）和他克莫司（tacrolimus，TAC）可预防T细胞依赖性免疫反应，包括产生Epstein-Barr病毒（Epstein-Barr virus，EBV）的特异性细胞毒性T淋巴细胞。限制T细胞反应并使B细胞增殖不受调节，可能与肺移植受者中移植后淋巴细胞增殖性疾病（posttransplant lymphoproliferative disorder，PTLD）的发生相关。Penn指出，接受环孢素治疗的移植受者的淋巴瘤发生率比接受硫唑嘌呤（azathioprine，AZA）或环磷酰胺治疗的患者高15%[7]。然而，这种增加的与环孢素相关的风险后来归因于所伴随的危险因素[8]。其他现有的研究也不能证明应用环孢素后发生淋巴瘤的风险高于其他免疫抑制剂[9-11]。澳大利亚和新西兰透析和移植登记处的回顾性分析显示，在引入环孢素之前和之后，肿瘤的发生率没有显著性差异[9]。关于与他克莫司相关的移植后淋巴细胞增殖性疾病的潜在发生风险的证据则更少，其与恶性肿瘤发生风险之间的最强关联见于儿童移植受者[10, 12-13]。越来越多的多药联合治疗计划的实施，也可能使实体器官移植受者面临更大的移植后淋巴细胞增殖性疾病的发生风险。据大型协同移植研究数据库的分析报告，应用三联药物治疗的受者在移植后第1年发生移植后淋巴细胞增殖性疾病的相对风险，是单独使用硫唑嘌呤或环孢素受者的1.5倍[11]。非肾移植受者通常接受更强效的免疫抑制剂治疗方案，所以淋巴瘤发生率也更高。

已有研究显示，白细胞减少单克隆抗体OKT3和多克隆抗胸腺细胞球蛋白治疗，与移植后淋巴细胞增殖性疾病的发生风险相关[10-11, 14-15]。用这些生物制剂进行诱导或抗排异治疗（特别是高于阈值总剂量进行治疗），与移植后第1年的淋巴瘤发生风险相关。但没有发现抑制白细胞介素2（interleukin-2，IL-2）的抗CD25单克隆抗体basiliximab有相同的结果[10, 14]。

使用霉酚酸酯（antimetabolite mycophenolate mofetil，MMF）可能实际上降低了移植后淋巴细胞增殖性疾病的发生风险。Cherikh等的一项研究报道，相比于硫唑嘌呤，应用霉酚酸酯维持免疫抑制后，患者发生移植后淋巴细胞增殖性疾病和移植物功能障碍的风险显著降低[14]。然而，多项关于肾移植受者的研究[13]和一项关于心脏移植受者的研究[16]显示，接受霉酚酸酯治疗的肾移植受者和心脏移植受者在早发性移植后淋巴细胞增殖性疾病的发生率方面没有差异。在使用霉酚酸酯后，移植后淋巴细胞增殖性疾病发生率低的原因较有可能是其对B细胞增殖有抑制作用。

目前，尚未明确特异性免疫抑制剂治疗与移植后皮肤癌的发生风险之间的关系。虽然有人提出，硫唑嘌呤和环孢素可能对皮肤癌的发生有作用，但尚未有明显证据证明其可导致非黑色素瘤皮肤癌发生风险升高。一项关于肾移植受者非黑色素瘤皮肤癌发生的研究表明，接受硫唑嘌呤的患者与接受霉酚酸酯的患者之间，或接受环孢素的患者与接受他克莫司的患者之间，在3个月时的非黑色素瘤皮肤癌的发生率没有差异[2]。其他研究报告则提供了更有说服力的数据，支持皮肤癌与免疫抑制方案的整体侵袭性之间的相关性。Glover等的回顾性研究报道指出，相比于两药联合免疫抑制，三药联合免疫抑制使非黑色素瘤皮肤癌的发病率升高，从每年的29/1000升高到48/1000[17]。抗真菌药物联合免疫抑制剂治疗，也与非黑色素瘤皮肤癌的发生有关。多项调查研究数据显示，长期使用伏立康唑后，肺移植受者的鳞状细胞性皮肤癌发生风险显著增加[18-19]。

实际上，靶向哺乳动物靶点的西罗莫司（mammalian target of rapamycin，mTOR）抑制剂是对实

体器官移植受者有抗肿瘤作用的一类免疫抑制药物。它们的保护作用得到了美国器官资源共享网络(the United Network for Organ Sharing, UNOS)的一个大型荟萃分析的支持,结论是使用mTOR抑制剂[如西罗莫司(sirolimus, SRL)]可以降低恶性肿瘤的发生风险,特别是皮肤癌的发生风险[3]。多项病例研究报道也指出,移植受者从基于钙调神经磷酸酶抑制剂的治疗转为西罗莫司治疗后,Kaposi肉瘤(Kaposi sarcoma, KS)完全消退了[20-21]。Yakupoglu等还报道,相比于接受环孢素和硫唑嘌呤治疗(伴或不伴泼尼松治疗),肾移植受者接受西罗莫司和环孢素治疗(伴或不伴泼尼松治疗)后的皮肤肿瘤发生率要低。该研究还发现,相比于接受他克莫司联合霉酚酸酯治疗,患者接受西罗莫司和环孢素加泼尼松治疗后的移植后淋巴细胞增殖性疾病的发生率要低50%以上[22]。mTOR抑制剂预防癌症的机制被认为是多因素的,其通过减少转化生长因子β和血管内皮生长因子信号转导来阻断肿瘤血管生成。西罗莫司也被证明可以诱导不依赖p53的细胞凋亡,并且可以增强E-钙黏蛋白的接触依赖性相互作用,从而抑制肿瘤转移进展[22]。此外,mTOR抑制剂可以破坏对恶性转化和细胞增殖至关重要的细胞内信号通路[23]。

◇ 三、致癌病毒

已经有研究显示,在实体器官移植患者中发生率高的许多类型的癌症与病毒有关。与病毒感染相关的恶性肿瘤包括移植后淋巴细胞增殖性疾病,非霍奇金淋巴瘤,霍奇金淋巴瘤,Kaposi肉瘤,宫颈癌,外阴、阴道、阴茎和肛门癌,口腔、口咽癌,及肝癌等。人类的所有致癌病毒都有能力在宿主中形成持续的潜伏感染。在器官移植后免疫控制的平衡发生改变时,感染细胞的病毒复制和扩增不受调控,从而导致恶性转化。比如EBV感染与移植后淋巴细胞增殖性疾病,是肿瘤病毒与免疫缺陷相关癌症之间密切关联的最明显代表之一[1, 4, 8, 10, 13, 24-25]。尽管许多研究报道指出,EBV蛋白存在于受移植后淋巴细胞增殖性疾病影响的大多数组织中,但EBV在移植后淋巴细胞增殖性疾病发病机制中的具体作用尚不清楚。在体内,EBV在感染B细胞时可有由蛋白质差异表达形成的四种不同的潜伏模式,包括EBV核抗原、EBV编码的RNA和潜伏膜蛋白。在移植后淋巴细胞增殖性疾病患者中,EBV通常表现出Ⅲ型潜伏期,其涉及6种EBV核抗原、2种EBV编码的RNA和3种潜伏膜蛋白[25-26]。在具有免疫活性的个体中,细胞毒性T淋巴细胞可以靶向Ⅲ型潜伏蛋白,精确地消除被病毒永生化的B细胞。然而,在免疫抑制移植受者中,EBV潜伏蛋白不易被清除,导致多克隆B细胞增殖发展。除免疫抑制药物可以破坏B细胞与T细胞之间的平衡外,EBV蛋白也可以刺激产生几种免疫调节细胞因子。细胞因子IL-10通常存在于移植后淋巴细胞增殖性疾病患者血清中,可以通过抑制HLA Ⅱ类抗原呈递,来阻止EBV感染的B细胞被T细胞所识别[25]。它还可通过抑制IL-2的产生,来阻断细胞毒性T细胞的刺激。通过持续的非对抗性B细胞生长,多克隆增殖可以进展到单克隆淋巴瘤。由于T细胞抑制对移植后淋巴细胞增殖性疾病的发生有明显的作用,所以专注于T细胞增加的治疗,包括免疫抑制的全面降低和自体EBV特异性细胞毒性T细胞的过继转移,对治疗移植后淋巴细胞增殖性疾病可能是有效的。

巨细胞病毒(cytomegalovirus, CMV)也被认为对移植后淋巴细胞增殖性疾病的发展有影响。研究证明,肺移植受者若存在巨细胞病毒感染状态,则可使移植后淋巴细胞增殖性疾病的发生风险增加[27]。巨细胞病毒可通过阻止肿瘤抑制基因p53的刺激,间接促进移植后淋巴细胞增殖性疾病的发展[28-29]。活动性巨细胞病毒感染也会增加发生排斥反应的可能性,这就需要强化免疫抑制和减小细胞毒性T细胞的活性。因此,可通过运用抗病毒药物(阿昔洛韦和更昔洛韦)预防或消除巨细胞病毒来治疗移植后淋巴细胞增殖性疾病。

另一种可能致癌的病毒是人疱疹病毒8(human herpesvirus 8,HHV-8)。其与Kaposi肉瘤的关联于1994年得到确认[30],许多队列和病例对照研究数据证实了这种关联[26]。HHV-8通过内皮细胞转化诱导肿瘤发展。该病毒调节转录因子Prox-1、podoplanin和血管内皮生长因子受者3的表达,从而导致延长细胞生存、降低生长因子依赖性和减少内皮细胞接触抑制[31]。据报道,多种病毒蛋白具有致癌作用,但这些病毒蛋白对Kaposi肉瘤发病的确切影响尚不清楚。HHV-8存在于感染组织中,也可见于Kaposi肉瘤患者的正常皮肤。病毒的检测以及外周血中的抗HHV-8抗体滴度与癌症的进展可能相关[26, 32]。

科学证据也支持人乳头状瘤病毒(human papillomavirus,HPV)与肛门生殖和口咽癌之间的关系。在移植受者中,肛门生殖区域的恶性肿瘤的占比为2.8%,这种癌症的发病率比普通人群高30～100倍[30, 33]。其中,妇女的发病风险更高,移植与癌症诊断之间的平均间隔时间为7年[30]。HPV的几种亚型均有致癌潜力,但HPV-16发生癌症的风险最大。研究表明,HPV的肿瘤诱导能力很大一部分是由于存在病毒蛋白E6和E7。病毒蛋白E6通过介导肿瘤抑制基因p53的降解,从而抑制p53依赖性和p53非依赖性细胞凋亡来促进肿瘤细胞生长[26]。病毒蛋白E7靶向视网膜母细胞瘤肿瘤抑制蛋白,有助于调节细胞周期。这两种肿瘤抑制因子的沉默也可能阻碍正常的DNA修复,从而导致HPV感染细胞的遗传突变和恶性转化的机会增加[26, 34]。

◇ 四、移植后淋巴细胞性疾病

1968年,移植后淋巴细胞增殖性疾病首次在肾移植受者中被报道[35]。而在过去几十年间,移植受者恶性肿瘤发病率的增加与现代免疫抑制剂治疗呈现相关性。最近基于人群的研究表明,移植后淋巴细胞增殖性疾病是移植后第1年最常见的恶性肿瘤[1, 7, 10]。移植后淋巴细胞增殖性疾病的发生风险在肺移植受者中最高,为20%;在肾移植受者中,为0.8%;在心脏移植受者中,为1.8%;在心肺移植受者中,为4.6%[36]。儿科移植受者的风险可能更大,移植后淋巴细胞增殖性疾病占其癌症发生的52%[36]。儿童可能会面临更高的风险,因为他们更可能为EBV血清阴性,从而发生原发性感染[10, 13, 36]。相比于EBV血清阳性受者,移植前EBV血清阴性的成年人的移植后淋巴细胞增殖性疾病的发生率要高10～75倍[13, 15, 27]。研究还描述了移植后淋巴细胞增殖性疾病的其他风险因素,包括极端年龄,CMV不匹配状态或CMV感染,急性排斥反应发作期和已存在的慢性免疫刺激(如有潜在自身免疫性疾病的移植受者)[13, 24]。

移植后淋巴细胞增殖性疾病包括从多克隆B细胞增生到单克隆恶性B细胞淋巴瘤的一系列疾病。这些疾病大部分是由T细胞或无细胞增殖而引起的。大多数情况下,其发病机制被认为是由于EBV感染的B细胞的抗原刺激,导致在移植后T细胞免疫抑制状态下不受调控地增殖[13, 37]。B细胞从初始多克隆群体选择性地转化为单克隆亚群,并且在进一步的细胞遗传学突变之后,成为恶性实体。此外,研究也认为,细胞因子对移植后淋巴细胞增殖性疾病的发展有重要的影响,在移植后淋巴细胞增殖性疾病的早期和侵袭性病例中,IL-4、IL-6和IL-10表达增加[13]。

特异性免疫抑制剂与移植后淋巴细胞增殖性疾病进展的总体免疫抑制水平也存在相关性。然而,关于个体药物与移植后淋巴细胞增殖性疾病的发生之间的直接联系,有关研究数据尚存在相互矛盾。最有力的证据是在所有年龄组使用诱导剂和在儿科移植受者使用他克莫司之间存在的关系。研究已经证明,多克隆抗淋巴细胞抗体和单克隆淋巴细胞消除性抗体OKT3,与移植后第1年内的移植后淋巴细胞增殖性疾病发病率增加相关[10, 13]。OKT3 可以抑制细胞毒性 T 淋巴细胞,并刺激炎症细胞因子,从而导致 EBV 感染 B 淋巴细胞[13]。Walker 等的调查报告显示,供者 CMV 血清型与受者 CMV 血清型不匹配,及 EBV 阴性的移植受者,发生移植后淋巴细胞增殖性疾病的风险增加了500 倍[27]。然而,非淋巴细胞消除的单克隆抗体(如 basiliximab)似乎并不会增加移植后淋巴细胞增殖性疾病的发生风险。虽然关于移植后淋巴细胞增殖性疾病的发生风险和他克莫司或钙调神经磷酸酶抑制剂在成人中的使用风险问题仍然存在争议,但是,关于儿科移植受者接受他克莫司治疗时发生移植后淋巴细胞增殖性疾病的风险,研究证据是明确的[10, 12, 13]。尽管有文献指出这些联系,仍有许多人认为是免疫抑制状态和持续时间决定了移植后淋巴细胞增殖性疾病的发生发展可能。移植后淋巴细胞增殖性疾病在肺移植患者中的发病率更高,这也通过研究得到验证,因为肺移植受者接受了在实体器官移植中最强的免疫抑制剂治疗方案[11, 38]。

在肺移植受者,移植后淋巴细胞增殖性疾病主要影响同种异体移植物,这可能与其淋巴丰富的环境有关。组织病理学检查仍然是移植后淋巴细胞增殖性疾病诊断的“黄金标准”。细胞学标本的检测包括细胞克隆性和 EBV 状态检测。关于移植后淋巴细胞增殖性疾病,虽然没有特异性分期系统,但研究者一致建议将非霍奇金淋巴瘤的 Ann Arbor 分期分类系统修改后应用于移植后淋巴细胞增殖性疾病,为肿瘤负荷与结局的关系提供统一的参考方案[24]。血清学检测对移植受者的诊断价值是有限的[13, 24]。免疫抑制的移植患者可能无法产生可检测到的抗体反应,病毒负荷水平通常与测定的病毒滴度无关[24, 36]。同时,患者的临床表现也不可靠,因为其可能出现一系列症状和体征,从无症状到突出的淋巴瘤相关症状(发烧、盗汗和体重减轻)。移植后非霍奇金淋巴瘤的疾病分布也与普通人群的非霍奇金淋巴瘤不同。淋巴结外和中枢神经系统受累在移植受者中更为常见[7, 10]。

在肺移植受者中,治疗移植后淋巴细胞增殖性疾病的循证指南仍有待确定,目前关于治疗方案的建议均是根据病例报告或小样本量患者数据提出的,尚需要更大规模的前瞻性研究来进一步验证治疗方案的有效性。支持从起始剂量开始减少免疫抑制剂给药的临床证据是最强的。有研究报道,在降低免疫抑制水平而没有联合其他治疗的情况下,25%～50%移植患者的移植后淋巴细胞增殖性疾病自行消退[39-44]。这种策略对早发性移植后淋巴细胞增殖性疾病或感染性单核细胞增多症样疾病患者最有效。在肺移植受者中,因为需要更高水平的免疫抑制来维持移植物的功能并降低排斥反应的风险,所以对于病程早期的并发治疗策略,需要谨慎考虑。目前,尽管已有几种药物成功治疗的报道,但因为很少有治疗药物在没有额外干预的情况下使用,所以单种药物的疗效还不确定。

抗病毒药物(阿昔洛韦和更昔洛韦)已被单独或作为移植后淋巴细胞增殖性疾病的辅助疗法使用[24, 45]。这种药物可以通过阻止 B 细胞聚集来抑制淋巴组织增生。静脉注射免疫球蛋白(intravenous immunoglobulin, IVIG)也可通过潜在地抑制细胞新的感染或抗体介导的细胞毒性,来治疗移植后淋巴细胞增殖性疾病[24, 39]。除作为辅助性 T 细胞 1 型相关细胞因子发挥活性作用之外,干扰素 α(interferon alfa, IFN-α)还表现出固有的抗病毒和抗增殖活性[12]。IFN-α 治疗的缓解率高达70%,但感染、同种异体移植排斥反应和疾病复发等问题仍可导致患者的无病生存率低于50%[45]。

最近治疗移植后淋巴细胞增殖性疾病的方法集中在使用抗 B 细胞抗体的免疫治疗。最初的尝试是用针对 CD21 和 CD24 的抗体。尽管使用这些生物制剂使得患者的长期无病生存率达到55%[46],但在美国已不再采用这个方法进行治疗。抗 CD20 抗体利妥昔单抗是治疗移植后淋巴细胞增殖性疾病的最新治疗靶点。尽管利妥昔单抗(rituxan)的毒性相对较低,而有望成为有吸引力的一线药物,但针对其有效性的公开数据结果却不尽相同。有研究对 5 例患者进行了调查研究(其中包括一名心肺移植受者),利妥昔单抗的缓解率为58%[47]。Benkerrou等报道了利妥昔单抗的反应率为65%,复发率为18%[46]。在对利妥昔单抗疗效的一项最大型评估中,总体反应率仅为44%,一半以上的患者在调查期间疾病进展或死亡[48]。

由于中性粒细胞减少和脓毒性并发症的风险很高,所以细胞毒性化疗药物在耐药病例中已较少使用。以蒽环霉素为基础的治疗方案对B细胞肿瘤患者的缓解率高达69%[24]。治疗移植后淋巴细胞增殖性疾病的其他实验方法包括自体EBV特异性细胞毒性T淋巴细胞的过继转移和抗IL-6抗体的使用[24]。特定病例的非药物选择治疗方法有局灶性肿瘤手术减压术以减少并发症,局部放疗以治疗某些特定肿瘤(如中枢神经系统病变)等。目前,对治疗反应仍缺乏标准化的管理建议。在治疗期间进行EBV负荷的监测可能是有帮助的;尽管其与疾病负担不一定相关且有些患者是EBV阴性的(无法监测),血清IL-4和IL-10水平的测定已被建议用于评估移植后淋巴细胞增殖性疾病对治疗的反应,但是其适合治疗干预的具体水平仍有待确定[49-50]。

实体器官移植患者在发生移植后淋巴细胞增殖性疾的淋巴瘤后,生存预后通常很差,特别是晚发性移植后淋巴细胞增殖性疾病患者。据报道,肾移植和心脏移植受者发生淋巴瘤后,1年死亡率高达40%~50%[10];对初始治疗方案无反应的患者,死亡风险更可高达90%[45]。而,同种异体肺移植受者发生淋巴瘤后,生存率相对要高些。与治疗失败相关的因素包括EBV阴性、单克隆疾病、迟发性移植后淋巴细胞增殖性疾病和中枢神经系统受累。对治疗反应不佳的分子水平因素还包括B细胞表面蛋白CD21和CD24的表达缺陷,以及转化淋巴细胞中的BCL6基因突变[24, 39]。

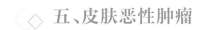

◇ 五、皮肤恶性肿瘤

(一)非黑色素瘤皮肤癌

肺移植后最常见的癌症是非黑色素瘤皮肤癌。在移植受者所有皮肤恶性肿瘤中,鳞状细胞癌(squamous cell carcinoma,SCC)和基底细胞癌(basal cell carcinoma,BCC)的占比达到90%~95%。移植受者鳞状细胞癌的发病风险至少比普通人群高65倍,基底细胞癌的发病率高10倍[30, 51]。在免疫正常个体,基底细胞癌更多发;而在实体器官移植受者,鳞状细胞癌与基底细胞癌的发生比例倒置,为4:1[30, 51]。在40岁以上的移植受者,从移植到诊断恶性肿瘤的平均时间为8年;而在60岁以上的移植受者,平均时间只有3年[30]。除年龄之外,非黑色素瘤皮肤癌的发病危险因素还包括种族(白人的风险最高)、性别(男性)、累积紫外线(ultraviolet,UV)暴露、皮肤白、致癌物质暴露以及放射治疗史[4, 51]。免疫抑制的强度和持续时间,对癌症的发生和发展也有重要影响。Wisgerhof等调查评估,非黑色素瘤皮肤癌的累积发病率在移植后5年为3%;10年,为9%;20年,为24%;30年后,高达40%[52]。据文献报道,在诊断为皮肤恶性肿瘤的肾移植受者中,50%以上为白种人移植受者[53-55]。虽然研究已经证明非黑色素瘤皮肤癌的发病率与免疫抑制的效力和持续时间呈正比,但是数据显示其与特定免疫抑制剂相关的风险增加的关系并不明确。致癌(HPV-16和HPV-18)和非致癌(HPV-6和HPV-11)变体的病毒感染也被认为是非黑色素瘤皮肤癌发展的危险因素。移植前非黑色素瘤皮肤癌的感染史可能是移植后非黑色素瘤皮肤癌的最强的独立预测因素[4]。

在移植受者中,鳞状细胞癌是侵袭性较高的病变,可以更深入浸润到相邻组织,侵袭神经周围和淋巴的可能性更高,转移的发生率高于普通人群,复发率也显著增加[51]。Lindelöf等报道,25%的鳞状细胞癌患者在13个月内会有第二次病变复发,50%的患者在3.5年内会有第二次复发[56]。另有一项研究报告称,13.3%的非黑色素瘤皮肤癌病例为局部复发(通常在第1年),5%~8%为转移(通常在第2年)[57]。

由于非黑色素瘤皮肤癌潜在地快速进展,所以肺移植受者必须接受常规的预防护理、积极治疗和密切随访。从移植前评估开始,患者应反复接受严格的关于紫外线暴露危害的教育,必须绝对防止日晒。鉴于皮肤监测的标准化指南缺乏,个人风险评估可以有助于确定皮肤检查的适当时间表。对于没有皮肤癌病史的低危患者,每年进行一次皮肤评估就足够了;对于有多种危险因素的移植受者,建议每隔6~12个月到皮肤科复查;对于有非黑色素瘤皮肤癌或癌前病变病史的受者,需要每3个月或6个月进行1次评估。

移植受者皮肤癌的治疗取决于病变类型及其程度。对于癌前病变或非常浅层的非黑色素瘤皮肤癌,可以用循环局部治疗方法,如冷冻、5-氟尿嘧啶、咪喹莫特、局部维甲酸和光动力疗法治疗。浸润性较强但不复杂的鳞状细胞癌和基底细胞癌的实例,则需要及时切除或用Mohs显微进行组织学检查,以明确肿瘤的边缘并确定肿瘤分期。如果存在淋巴结浸润或囊外扩散,通常推荐辅助放射治疗。博莱霉素、氟尿嘧啶和顺铂通常用于转移性疾病[30]。多种新型疗法正在研究中。其中有一种药物是西妥昔单抗,这是一种内皮生长因子受者抑制剂,用于治疗头颈部转移性鳞状细胞癌;还有一种是美金菊酯,用于局部治疗光化性角化病[51]。

减缓肿瘤进展和控制肿瘤复发的关键是减少或调整免疫抑制剂方案。要在降低非黑色素瘤皮肤癌侵袭性与使用免疫抑制剂预防同种异体移植排斥反应之间实现平衡是困难的,特别是在需要较高药物水平以防止排斥反应的肺移植受者中。据报道,环孢素和硫唑嘌呤等更有可能促进恶性转化。因此,应优先考虑降低环孢素的水平或用致癌性较低的药物替代(如他克莫司、霉酚酸酯或两者联合使用)。mTOR抑制剂(西罗莫司或依维莫司)也被认为具有抗肿瘤作用,可与钙调神经磷酸酶抑制剂联合使用,以降低钙调神经磷酸酶抑制剂的使用剂量。

晚期非黑色素瘤皮肤癌对治疗的反应很差,其发病率和死亡率较高。预后不良的因素包括移植前皮肤癌史、多发性肿瘤、头部位置、皮肤外肿瘤的存在、老年以及紫外线下暴露[30]。

(二)黑色素瘤

在实体器官移植后,黑色素瘤的发生率远低于非黑色素瘤皮肤癌。黑色素瘤在成年移植受者皮肤癌中的占比为6.2%,在儿科移植受者皮肤癌中的占比为15%[58]。尽管黑色素瘤的发生率相对低些,但是移植受者发生黑色素瘤的风险仍然是普通人群的2倍多[4,59]。黑色素瘤发生发展的危险因素包括高龄、性别(男性)和白种人。移植前有黑色素瘤病史的患者,复发率可能高达20%,即使原发性病变发生在移植前10多年前[58]。移植后到发生黑色素瘤的平均诊断时间为5年[55,58]。恶性病变需要扩大手术切除,以确保清晰的手术边缘,并且根据原发性肿瘤的组织学特征对前哨淋巴结进行活检。

与非黑色素瘤皮肤癌一样,降低免疫抑制水平是黑色素瘤的一线管理策略。影响生存预后的因素包括浸润深度(报告为Breslow厚度或Clark水平)、存在溃疡、淋巴结受累、有丝分裂和远处转移等[60]。实体器官移植受者黑色素瘤的生存结局尚未明确,因为现有的证据是基于病例报告或小样本量研究的。欧洲器官移植患者的皮肤护理(Skin Care in Organ Transplant Patients Europe,SCOPE)研究和Dapprich等的调查均表明,移植患者发生浅表黑色素瘤(<2mm)的生存率与免疫功能正常的黑色素瘤患者相似[61-62]。SCOPE研究报道显示,移植受者发生T_3期或更高期恶性黑色素瘤后,生存率显著降低[61]。对724例移植受者回顾性分析的结果进一步支持移植受者发生恶性黑色

素瘤后生存率较低的结论。在这项研究中，无论 Breslow 厚度或 Clark 水平如何，移植受者的总体生存率均较差；而具有较厚黑色素瘤的移植受者（Cark 等级 Ⅲ 或 Ⅳ，或 Breslow 厚度为 1.5～3mm），病因特异性死亡率明显更高[60]。

（三）其他皮肤癌

在非常小比例的肺和其他实体器官移植受者中，诊断出除非黑色素瘤皮肤癌和黑色素瘤以外的皮肤癌类型。在这组罕见的皮肤恶性肿瘤中，最常见的是 Kaposi 肉瘤，其在移植受者中的发生率是普通人群的 80～500 倍[51, 63-64]。Kaposi 肉瘤通常发生于移植后的前 2 年，男性的发病率比女性高 3 倍。1994 年，Kaposi 肉瘤与 HHV-8 之间的关联首次被报道。HHV-8 的全球流行率似乎与 Kaposi 肉瘤的种族特异性相关。在西方国家，Kaposi 肉瘤的发病率为 0.5%，其大多数实体器官同种异体移植物受者 HHV-8 血清阴性；而在非洲地区，Kaposi 肉瘤的发病率为 5.3%，其一半以上人口曾接触到 HHV-8[65]。在 90% 移植受者的皮肤和黏膜上，可发现 Kaposi 肉瘤病变；在 30% 肾脏移植受者和 50% 心脏或肝移植受者中，可观察到内脏受累[30]。局部病变可采用手术、冷冻、激光或局部维甲酸治疗。广泛的病变可能需要高剂量放射治疗，或用多柔比星、长春碱、博来霉素和顺铂等药物进行全身化疗[30, 51]。抗病毒药物（阿昔洛韦和更昔洛韦）对此是否有效，目前尚未得到可靠的证据。降低免疫抑制也是治疗的方式[66]。研究已经证明，mTOR 抑制剂与钙调神经磷酸酶抑制剂联合使用，或替代钙调神经磷酸酶抑制剂，都可以在缓解 Kaposi 肉瘤的同时降低移植排斥反应的发生风险[66]。Kaposi 肉瘤患者的生存率取决于疾病的严重程度，但是 Euvrard 等通过对 Kaposi 肉瘤的回顾性研究，指出皮肤病的 1 年生存率为 90%，内脏受累的 1 年生存率为 70%。5 年生存率估计为 69%[30]。

在移植受者中，很少见关于 Kaposi 肉瘤以外的肉瘤的报道。从国家和国际实体器官移植登记处了解到，混合性和软组织肉瘤的发生率为 1.7%（高于免疫功能正常个体 1% 的发生率）[67]。肉瘤有几种组织类型，包括纤维肉瘤、平滑肌肉瘤、恶性纤维组织细胞瘤、血管肉瘤、横纹肌肉瘤、软骨肉瘤、骨肉瘤、尤文肉瘤、梭状细胞肉瘤和脂肪肉瘤等。恶性肿瘤最常见于头颈部，大多数病例被诊断为高级别病变。治疗通常包括广泛的局部切除，联合辅助化疗、放射治疗或两者兼有。一项关于 27 例移植后发生肉瘤的病例的研究显示，40% 的患者在发现肉瘤时已发生转移，复发率为 30%，5 年生存率低（25%）[68]。

在移植受者中，另外两种不常见的累及皮肤的恶性肿瘤是神经内分泌皮肤（即 Merkel 细胞）癌和皮肤淋巴瘤。Merkel 细胞癌的特征是非特异性结节生长和淋巴结转移率高。治疗的第一步是行宽切缘的莫氏手术。当存在淋巴结受累的证据时，可以进行化疗，以及可能联合放射治疗。Merkel 细胞癌预后不良，在移植受者中的 2 年死亡率为 56%；而在没有免疫抑制的普通患者中，2 年死亡率为 25%～35%[30]。皮肤淋巴瘤可以是 B 细胞或 T 细胞来源。B 细胞变异表现为可能伴溃疡的单个或多个丘疹。T 细胞淋巴瘤的临床表现是多样性的，可能包括蕈样真菌病、红皮病或出血性病变，常伴全身淋巴结病。对于其他皮肤恶性肿瘤，治疗的主要手段是手术切除、放射治疗、化疗和减少免疫抑制剂的用量[69]。因为在许多 B 细胞肿瘤患者，EBV 呈阳性，所以也尝试使用 IFN-α 和阿昔洛韦，但效果有限[69]。T 细胞淋巴瘤的总生存率更差。

◇ 六、实体器官肿瘤

研究已经证实，病毒引起的癌症在移植受者中的发生率比普通人高，一些实体器官恶性肿瘤在同种异体移植受者中的发生率也比普通人高。原发性肺癌是肺移植受者的第三大常见癌症（仅次于移植后淋巴细胞增殖性疾病和非黑色素瘤皮肤癌）[1, 70]。两项回顾性研究表明，单肺移植受者发生支气管癌的风险为5%～7%；而在双肺移植受者，该风险为0%[71-72]。除单肺移植受者状态外，发生肺癌的危险因素还有年龄增长、显著的吸烟史以及潜在诊断的慢性阻塞性肺疾病等。在单肺移植受者中，大多数肺肿瘤是在原生肺中发生的非小细胞肺癌。这两项调查还报道，肺移植受者的支气管肺癌的侵袭性更强，其复发频率更高，死亡率高达67%～75%[71-72]。最近的研究还表明，结直肠癌在移植患者中的发生率也比普通人群高[71, 74]。与移植后肺癌一样，移植受者发生结肠直肠肿瘤后，5年生存率降低了；癌症进展后，生存率更低[73-74]。2004年对澳大利亚和新西兰注册数据的研究还表明，移植受者食管、肝脏、胸腔器官、骨骼、泌尿生殖道和内分泌器官的癌症发生率高于普通人群[73]。

尽管前列腺癌和乳腺癌分别是美国男性和女性第二常见的癌症类型，但它们在实体器官移植受者中的发病率并没有增加[1, 2, 4, 70]。事实上，研究已经发现，移植受者乳腺癌的发生率低于普通人群[1, 70]。宫颈癌在肺移植受者中也很少见。提示这些恶性肿瘤发生率相当的证据不清楚，这可能与更积极的国家预防性筛查计划部分相关。尽管移植受者的乳腺癌、前列腺癌和子宫颈癌的发生率与普通人群相似，但是每个患者群组的生存结果却不同。移植受者诊断癌症时常为恶性肿瘤的晚期阶段，并且肿瘤似乎更具有侵袭性，这可能与免疫抑制药物的使用相关。实体器官移植被认为是患者生存的一项风险因素，实体器官移植受者发生癌症后，无论何种肿瘤类型，死亡率都较高[73, 75]。

◇ 七、抑制后恶性肿瘤的风险管理

了解移植受者癌症发展的风险，认识相关的危险因素，并明确移植后更常见哪些癌症类型，不仅可以使医务人员更好地对移植候选者进行有关手术的健康教育，而且还可以给予他们参考和建议，以尽量降低移植受者术后发生恶性肿瘤的风险。例如，EBV抗体和滴度的常规监测，可能对EBV血清阴性状态或其他原因导致的移植后淋巴细胞增殖性疾病风险增加的患者有益。移植后皮肤癌发生风险的个性化分层可用于确定皮肤检查之间的时间间隔建议。移植患者还必须接受相关的健康教育，比如移植后皮肤癌发展的可能性以及防止有害紫外线辐射的必要性等。有HPV感染史的移植受者可能需要接受更频繁的妇科检查。每年的胸部CT扫描有助于早期发现肺癌，尤其是存在肺气肿相关肺部疾病的单肺移植受者或吸烟史大于50包年的单肺移植受者。由于移植受者结肠直肠癌的发病率增加，所以也应考虑更频繁的结肠镜检查。

在移植后管理中，最重要的癌症预防相关目标之一是达到同种异体移植排斥与减少免疫抑制剂用量之间的最佳平衡。虽然移植药理学的进展改善了患者的生存结果，但是较新的多药治疗也增加了癌症的发生率。应考虑实施风险最小化策略，特别是在60岁以上的高危人群和移植前有癌症史的人群中。降低癌症发展风险的方法应包括避免应用导致淋巴细胞减少的单克隆抗体和长期使用伏立康唑预防真菌感染。在治疗方案中，使用霉酚酸酯和西罗莫司也可以在抑制恶性肿瘤方面提供优势。在预测癌症发展风险的基础上，个性化治疗和监测计划可能有助于减少肺移植后的恶性肿瘤并发症。

◇ 八、结　论

肺和其他实体器官移植受者在移植后发生恶性肿瘤的总体风险增加。癌症与闭塞性细支气管炎综合征一样，也是移植后慢性死亡的主要原因之一。尽管有研究表明免疫抑制强度和持续时间对肿瘤的发展有重要的影响，但是有关移植术后肿瘤发展的影响因素，尚不完全清楚。高龄、遗传易感性、病毒感染、吸烟史和致癌物质也被认为在癌症的起源中发挥不同的作用。了解移植受者中普遍存在的癌症类型的风险和发病机制，可以为术后进行统一的筛查和监测提供指导。

◇ 参考文献

［1］Engles EA, Pfeiffer RM, Fraumeni JF, et al. Spectrum of cancer risk among U. S. solid organ transplant recipients. JAMA, 2011, 306: 1891-1901.

［2］Collett D, Mumford L, Banner NR, et al. Comparison of the incidence of malignancy in recipients of different types of organs: a UK registry audit. Am J Transplant, 2010, 10: 1889-1896.

［3］Grulich AE, van Leeuwen MT, Falster MO, et al. Incidence of cancers in people with HIV / AIDS compared with immunosuppressed transplant recipients: a meta-analysis. Lancet, 2007, 370: 59-67.

［4］Vajdic CM, van Leeuwen MT. Cancer incidence and risk factors after solid organ transplantation. Int J Cancer, 2009, 125: 1747-1754.

［5］Adami J, Gäbel H, Lindelöf B, et al. Cancer risk following organ transplantation: a nationwide cohort study in Sweden. Br J Cancer, 2003, 89: 1221-1227.

［6］Roithmaier S, Haydon AM, Loi S, et al. Incidence of malignancies in heart and / or lung transplant recipients: A single-institution experience. J Heart Lung Transplant, 2007, 26: 845-849.

［7］Penn I. Cancers complicating organ transplantation. N Engl J Med, 1990, 323: 1767-1769.

［8］Penn I. Cancers in cyclosporine-treated vs azathioprine treated patients. Transplant Proc, 1996, 86: 876-878.

［9］Sheil AGR, Disney APS, Mathew TH, et al. Lymphoma incidence, cyclosporine, and the evolution and major impact of malignancy following organ transplantation. Transplant Proc, 1997, 29: 825-827.

［10］Opelz G, Döhler B. Lymphomas after solid organ transplantation: a collaborative transplant study report. Am J Transplant, 2003, 4: 222-230.

［11］Opelz G, Henderson R. Incidence of non-Hodgkin lymphoma in kidney and heart transplant recipients. Lancet, 1993, 342: 1514-1516.

［12］Dharnidharka VR, Sullivan EK, Stablein DM, et al. Risk factors for posttransplant lymphoproliferative disorder（PTLD）in pediatric kidney transplantation: a report of the North American Pediatric Renal Transplant Cooperative Study（NAPRTCS）. Transplantation, 2001, 71: 1065-1068.

［13］Cockfield SM. Identifying the patient at risk for post-transplant lymphoproliferative disorder. Transpl Infect Dis, 2001, 3: 70-78.

［14］Cherikh WS, Kauffman HM, McBride MA, et al. Association of the type of induction immunosuppression with posttransplant lymphoproliferative disorder, graft survival, and patient survival after primary kidney transplantation. Transplantation, 2003, 76: 1289-1293.

［15］Swinnen LJ, Costanzo-Nordin MR, Fisher SG et al. Increased incidence of lymphoproliferative disorder after immunosuppression with the monoclonal antibody OKT3 in cardiac transplant recipients. N Engl J Med, 1990, 323: 1723-1728.

［16］Kobashigawa J, Miller K, Renlund D, et al. Randomized active-controlled trial of mycophenolate mofetil in heart transplant recipients. Transplantation, 1998, 66: 507-515.

［17］Glover MT, Deeks JJ, Raftery MJ, et al. Immunosuppression and risk of non melanoma skin cancer in renal transplant recipients. Lancet, 1997, 349: 398.

［18］Feist A, Lee R, Osborne S, et al. Increased incidence of cutaneous squamous cell carcinoma in lung transplant recipients taking long-term voriconazole. J Heart Lung Transplant, 2012, 31: 1177-1181.

［19］Singer JP, Boker A, Metchnikoff C, et al. High cumulative dose exposure to voriconazole is associated with cutaneous squamous cell carcinoma in lung transplant recipients. J Heart Lung Transplant, 2012, 31: 694-699.

［20］Campistol JM, Gutierrez-Dalmau A, Torregrosa JV. Conversion to sirolimus: a successful treatment for posttransplantation Kaposi's sarcoma. Transplantation, 2004, 77: 760-762.

［21］Stallone G, Schena A, Infante B, et al. Sirolimus for Kaposi's sarcoma in renal-transplant recipients. N Engl J Med, 2005, 352: 1317-1323.

［22］Yakupoglu YK, Buell JF, Woodle S, et al. Individualization of immunosuppressive therapy. III. Sirolimus associated with a reduced incidence of malignancy. Transplant Proc, 2006, 38: 358-361.

［23］Geissler EK. The impact of mTOR inhibitors on the development of malignancy. Transplant Proc, 2008, 40: S32-S35.

［24］Preiksaitis JK, Keay S. Diagnosis and management of posttransplant lymphoproliferative disorder in solid-organ transplant recipients. Clin Infect Dis, 2001, 33(Suppl 1): S38-S46.

［25］Tanner JE, Alfieri C. The Epstein-Barr virus and post-transplant lymphoproliferative disease: Interplay of immunosuppression, EBV, and the immune system in disease pathogenesis. Transpl Infect Dis, 2001, 3: 60-69.

［26］Schulz TF. Cancer and viral infections in immunocompromised individuals. Int J Cancer, 2009, 125: 1755-1763.

［27］Walker RC, Marshall WF, Strickler JG, et al. Pretransplantation assessment of the risk of lymphoproliferative disorder. Clin Infect Dis, 1995, 20: 1346-1353.

［28］Wang J, Belcher JD, Marker PH, et al. Cytomegalovirus inhibits p53 nuclear localization signal function. J Mol Med, 2001, 78: 642-647.

［29］Labalette M, Queyrel V, Masy E, et al. Implication of cyclosporine in up-regulation of Bcl-2 expression and maintenance of CD8 lymphocytosis in cytomegalovirus-infected allograft recipients. Transplantation, 1995, 59: 1714-1723.

［30］Euvrard S, Kanitakis J, Claudy A. Skin cancers after organ transplantation. N Engl J Med, 2003, 348: 1681-1691.

［31］Carroll PA, Brazeau E, Lagunoff M. Kaposi's sarcoma-associated herpesvirus infection of blood endothelial cells induces lymphatic differentiation. Virology, 2004, 328: 7-18.

［32］Pellet C, Chevret S, Francès C, et al. Prognostic value of quantitative Kaposi sarcoma-associated herpesvirus load in posttransplantation Kaposi sarcoma. J Infect Dis, 2002, 186: 110-113.

［33］Penn I. Cancers of the anogenital region in renal transplant recipients: analysis of 65 cases. Cancer, 1986, 58: 611-616.

［34］Munger K, Basile JR, Duensing S, et al. Biological activities and molecular targets of the human papillomavirus E7 oncoprotein. Oncogene, 2001, 20: 7888-7898.

［35］Penn I, Hammond W, Brettschneider L, et al. Malignant lymphomas in transplantation patients. Transplant Proc, 1969, 1: 106-112.

［36］Gao SZ, Chaparro SV, Perlroth M, et al. Post-transplantation lymphoproliferative disease in heart and heart-lung transplant recipients: 30-year experience at Stanford University. J Heart Lung Transplant, 2003, 22: 505-514.

［37］Birkeland SA. Chronic antigenic stimulation from the graft as a possible oncogenic factor after renal transplantation. Scand J Urol Nephrol, 1983, 17: 355-359.

［38］Nalesnik MA, Makowska L, Starzl T. The diagnosis and treatment of posttransplant lymphoproliferative disorders. Curr Probl Surg, 1988, 25: 371-472.

［39］Andreone P, Gramenzi A, Lorenzini S, et al. Posttransplantation lymphoproliferative disorders. Arch Intern Med, 2003, 163: 1997-2004.

［40］Starzl TE, Nalesnik MA, Porter KA, et al. Reversibility of lymphomas and lymphoproliferative lesions developing under cyclosporine-steroid therapy. Lancet, 1984, 1: 584-587.

［41］Penn I. Immunosuppression: a contributory factor in lymphoma formation. Clin Transplant, 1992, 6: 214-219.

［42］Salloum E, Cooper DL, Howe G, et al. Spontaneous regression of lymphoproliferative disorders in patients treated with methotrexate for rheumatoid arthritis and other rheumatic diseases. J Clin Oncol, 1996, 14: 1943-1949.

［43］Rinde-Hoffman D, Dintron G, Ferguson J, et al. Lymphoproliferative disorder early after cardiac transplantation. Am J Cardiol, 1991, 68: 1724-1725.

［44］Swinnen LJ, Mullen GM, Carr TJ, et al. Aggressive treatment for postcardiac transplant lymphoproliferation. Blood, 1995, 86: 3333-3334.

［45］Orjuela M, Gross TG, Cheung YK, et al. A pilot study of chemoimmunotherapy (cyclophosphamide, prednisone, and rituximab) in patients with post-transplant lymphoproliferative disorder following solid organ transplantation. Clin Cancer Res, 2003, 9: 3945s-3952s.

［46］Benkerrou M, Jais JP, Leblond V, et al. Anti-B-cell monoclonal antibody treatment of severe posttransplant B-lymphoproliferative disorder: prognostic factors and long-term outcome. Blood, 1998, 92: 3137-3147.

［47］Zilz ND, Olson LJ, McGregor CG. Treatment of post-transplant lymphoproliferative disorder with monoclonal CD20 antibody (rituximab) after heart transplantation. J Heart Lung Transplant, 2001, 20: 770-772.

［48］Choquet S, Leblond V, Herbrecht R, et al. Efficacy and safety of rituximab in B-cell post-transplantation lymphoproliferative disorders: Results of a prospective multicenter phase 2 study.

Blood, 2006, 107: 3053-3057.

［49］Birkeland SA, Bendtzen K, Moller B, et al. Interleukin-10 and posttransplant lymphoproliferative disorder after kidney transplantation. Transplantation, 1999, 67: 876-881.

［50］Faro A, Kurland G, Michaels MG, et al. Interferon-alpha affects the immune response in post-transplant lymphoproliferative disorder. Am J Respir Crit Care Med, 1996, 153: 1442-1447.

［51］Bangash HK, Colegio OR. Management of non-melanoma skin cancer in immunocompromised solid organ transplant recipients. Curr Treat Options Oncol, 2012, 13: 354-376.

［52］Wisgerhof HC, van der Geest LG, de Fijter JW, et al. Incidence of cancer in kidney-transplant recipients: a long-term cohort study in a single center. Cancer Epidemiol, 2011, 35: 105-111.

［53］Webb MC, Compton F, Andrews PA, et al. Skin tumours posttransplantation: a retrospective analysis of 28 years' experience at a single centre. Transplant Proc, 1997, 29: 828-830.

［54］Hartevelt MM, Bavinck JN, Kootte AMM, et al. Incidence of skin cancer after renal transplantation in the Netherlands. Transplantation, 1990, 49: 506-509.

［55］Bouwes-Bavinck JN, Hardie DR, Green A, et al. The risk of skin cancer in renal transplant recipients in Queensland, Australia: a follow-up study. Transplantation, 1996, 61: 715-721.

［56］Lindelöf B, Sigurgeirsson B, Gäbel H, Stern RS. Incidence of skin cancer in 5356 patients following organ transplantation. Br J Dermatol, 2000, 143: 513-519.

［57］Martinez JC, Otley CC, Stasko T, et al. Defining the clinical course of metastatic skin cancer in organ transplant recipients: a multicenter collaborative study. Arch Dermatol, 2003, 139: 301-306.

［58］Penn I. Malignant melanoma in organ allograft recipients. Transplantation, 1996, 61: 274-278.

［59］Buell JF, Hanaway MJ, Thomas M, et al. Skin cancer following transplantation: the Israel Penn International Transplant Tumor Registry experience. Transplant Proc, 2005, 37: 962-963.

［60］Brewer JD, Christenson LJ, Weaver AL. Malignant melanoma in solid transplant recipients: collection of database cases and comparison with surveillance, epidemiology, and end results data for outcome analysis. Arch Dermatol, 2011, 147: 790-796.

［61］Matin RN, Mesher D, Proby CM, et al. Melanoma in organ transplant recipients: clinicopathological features and outcome in 100 cases. Am J Transplant, 2008, 8: 1891-1900.

［62］Dapprich DC, Weenig RH, Rohlinger AL, et al. Outcomes of melanoma in recipients of solid organ transplant. J Am Acad Dermatol, 2008, 59: 405-417.

［63］Woodle E, Hanaway M, Buell J, et al. Kaposi's sarcoma: an analysis of the U. S. and international experiences from the Israel Penn International Transplant Tumor Registry. Transplant Proc, 2001, 33: 3660-3661.

［64］Jenkins FJ, Hoffman LJ, Liegey-Dougall A. Reactivation of and primary infection with human herpesvirus 8 among solid organ transplant recipients. J Infect Dis, 2002, 185: 1238-1243.

［65］Cattani P, Capuano M, Graffeo R, et al. Kaposi's sarcoma associated with previous human herpesvirus 8 infection in kidney transplant recipients. J Clin Microbiol, 2001, 39: 506-508.

［66］Campistol JM, Eris J, Oberbauer R, et al. Sirolimus therapy after early cyclosporine withdrawal reduces the risk for cancer in adult renal transplantation. J Am Soc Nephrol, 2006, 17: 581-589.

［67］Penn I. Sarcomas in organ allograft recipients. Transplantation, 1995, 60: 1485-1491.

［68］Husted TL, Buell JF, Hanaway MJ, et al. De novo sarcomas in solid organ transplant recipients. Transplant Proc, 2002, 34: 1786-1787.

［69］Mozzanica N, Cattaneo A, Fracchiolla N, et al. Posttransplantation cutaneous B-cell lymphoma with monoclonal Epstein-Barr virus infection, responding to acyclovir and reduction in immunosuppression. J Heart Lung Transplant, 1997, 16: 964-968.

［70］Hall EC, Pfeiffer RM, Segey DL, et al. Cumulative incidence of cancer after solid organ transplantation. Cancer, 2013, 119: 2300-2308.

［71］Dickson RP, Davis D, Rea JB, et al. High frequency of bronchogenic carcinoma after single-lung transplantation. J Heart Lung Transplant, 2006, 25: 1297-1301.

［72］Minai OA, Shah S, Mazzone P, et al. Bronchogenic carcinoma after lung transplantation: characteristics and outcomes. J Thorac Oncol, 2008, 3: 1404-1409.

［73］Buell JF, Gross TG, Woodle ES. Malignancy after transplantation. Transplantation, 2005, 80: S254-S264.

［74］Buell JF, Papaconstantinou HT, Skalow B, et al. De novo colorectal cancer: five-year survival is markedly lower in transplant recipients compared with the general population. Transplant Proc, 2005, 37: 960-961.

［75］Miao Y, Everly JJ, Gross TG, et al. De novo cancers arising in organ transplant recipients are associated with adverse outcomes compared with the general population. Transplantation, 2009, 87: 1347-1359.

第三十七章 肺移植后的生活质量

一、引言

晚期或终末期肺功能衰竭患者的健康相关生活质量（health-related quality of life, HRQoL）降低[1-2]。虽然肺移植受者的长期预后在过去 20 年已有所改善，但仍然比肾移植和心脏移植受者的预后差。肺移植等治疗还因为治疗费用高且长期预后不佳而受到越来越多的关注。因此，在证明治疗有效性的同时，提高生活质量（quality of life, QoL）也显得越来越重要。尽管许多研究报告肺移植后患者的生活质量提高了，但其方法学质量却有所不同。本章重点介绍肺移植受者生活质量的现状，并为今后的研究提供依据。

二、用于测量生活质量的工具

少数研究对肺移植受者 HRQoL 测量工具的有效性和性能进行了评估。Stavem 等在 31 名肺移植受者和 15 名肺移植候选者中评估了三种测量工具的可靠性和有效性[3]：①圣乔治呼吸问卷调查表（St. George's respiratory questionnaire, SGRQ），是一种针对肺特异性健康状况的调查表；②36 项简短表（36-item short-form, SF-36），是一种通用的测量方法；③医院焦虑抑郁量表（hospital anxiety and depression scale, HADS）。这三种测量工具的内部一致性（Cronbach α 系数）都在 0.77～0.95。结果发现测量工具与身心健康有关的维度之间的联系很高，从而也证明了其效力。针对 SF-36 的评估研究也表现出良好的内部一致性和判别效度[4]。

健康实用指数（health utilities index, HUI）由两个系统（HUI2 和 HUI3）组成，包括一般综合健康状态分类系统和通用的 HRQoL 实用评估系统。Santana 等对 HUI3 进行了评估，并将所观察到的结果与临床医师的预测进行了比较[5]。结果证明，HUI3 的表现与预期基本一致。通过用患者的描述来衡量 HRQoL 的定性方法表明，患者经常有不能通过定量方法测量的感觉（如捐献者及其家属的感觉）以及可能影响对标准手段的反应的问题（如收到捐献器官等有价值物品的责任感）[6]。

◇ 三、生活质量的决定因素

(一)细支气管炎闭塞症综合征的进展

已有的文献表明,移植物功能的丧失与生活质量评分的降低有关。Smeritschnig 等以横断面方式对 104 例肺移植受者进行 SGRQ、SF-36 和 HADS 评估,结果证明闭塞性细支气管炎综合征(bronchiolitis obliterans syndrome,BOS)的进展与 HRQoL 较差强烈相关[7]。另有两项研究评估了 BOS 对 HRQoL 的影响,并也得出类似的结论[8-9]。身体功能和精力是受 BOS 发展影响最大的两个方面,进而影响肺移植受者的日常生活活动能力和随后的 HRQoL。有一项研究对移植后至少存活 55 个月的患者进行评估,发现这些患者的状况在诺丁汉健康档案(Nottingham health profile,NHP)的大多数维度上表现出有显著改善,更多的患者在移植后约 43 个月能够行走且没有呼吸困难[10]。然而,患者随后经历了呼吸困难、焦虑和抑郁,幸福感较低。这些变化与免疫抑制药物相关的并发症和 BOS 的发展相关。许多其他研究报告也显示,BOS 与 HRQoL 的下降密切相关。然而,这些研究往往只能简单比较有无 BOS 患者的 HRQoL 变化,而无法调整潜在的混杂因素。此外,许多测量工具(如 NHP)尚未正式对肺移植受者进行评估。

(二)单肺移植与双肺移植

有些研究针对肺移植类型(如单肺移植或双肺移植)对术后 QoL 的影响进行了评估。Anyanwu 等采用 EuroQol 健康指数量表(即欧洲五维健康量表,EQ-5D 量表),根据 5 个不同维度的健康效用值,对 109 例单肺移植受者和 79 例双肺移植受者进行评估[11]。肺移植后 3 年,单肺移植受者的效用值为 0.61,双肺移植受者的效用值为 0.82;双肺移植的效果优于单肺移植。另外,5 个维度所存在的问题在单肺移植受者中更为常见。然而,其他已发表的文献显示相互冲突的结果,或单肺移植与双肺移植受者之间的 HRQoL 根本没有差异。

(三)移植前诊断

Vasiliadis 等采用 SF-36 对 71 例肺移植受者进行评估,并应用多因素分析模型对 8 个健康领域分别建模分析,作为与肺移植相关的个体决定因素[12]。他们在对一些变量进行校正后,报告称,囊性纤维化的肺移植受者在几乎每个维度的得分都明显高于其他疾病的肺移植受者。其他研究也证实了这些结果,囊性纤维化的肺移植受者在移植后的社会角色功能和情感作用功能方面的得分高于其他疾病的肺移植受者[2,7]。此外,不断有研究证明其精力和活动能力可以被改善。因为囊性纤维化的肺移植受者较有其他疾病的肺移植受者更有可能实现上学或上班,所以 QoL 的改善可能得益于除日常生活以外的移植前活动能力的恢复和改善。

(四)症状的进展

对 287 例肺移植受者进行了一项以症状为重点的问卷调查,评估症状对 QoL 的影响[13]。有症状(最常见的症状是震颤和多毛症)患者的 QoL 可能在所有维度上都低于没有症状的患者。虽然有些研究的结果也证明症状发展与 QoL 降低之间存在关联,但还有些其他因素需要考虑。与药物相关的症状的发展也与患者间断性停药以及细支气管炎综合征的发展密切相关[14-15]。患者可能由于药物相关症状的发展,使用免疫抑制剂的依从性低,所以更容易发生细支气管炎综合征。如上所述,细支气管炎综合征的发展也与 HRQoL 评分降低有关,并且可能会混淆评估药物相关症状对 QoL 的影响。

（五）就业状况

很少有研究评估肺移植患者移植前后就业状况与 QoL 评分之间的关系。不同文献中报道的移植患者工作百分比的差异很大。德国一项研究评估了 88 名肺移植受者随时间推移的就业情况,及其与 QoL 评分的关系[16]。虽然没有患者在移植前还在工作,但 25% 的移植受者在移植后 1 年后全职就业,并且重返工作状态与许多领域的 QoL 得分增加有关。重返工作是 QoL 的独立预测因子,并且在移植后 5 年检查的每个时间点都是如此[17]。但是,关于就业状况的报道之间存在术语差异和混淆,包括患者自认为"有工作"和移植时实际在岗工作。另外,重返职场与年龄相关。囊性纤维化患者的 QoL 可能比其他患者更受影响。

四、肺移植前后生活质量的比较

Kugler 等进行了一项前瞻性纵向研究,以评估 88 例存活至少 1 年的肺移植受者的 QoL[16]。他们在移植前、移植后 6 个月、移植后 12 个月以及移植后的 24～60 个月(每年),对肺移植受者进行 SF-36 评估。结果发现,肺移植可以使肺移植受者的 QoL 显著改善;并且在移植后的第 1 年,QoL 改善最显著;在移植后 5 年,尽管只有 55%(48/88)的患者提供了信息,但 QoL 的改善至少是持续的。也有研究报道 QoL 在移植前后差异;然而,这些结果很难解释,因为这些研究存在样本量小或方法学缺陷的问题,如将移植候选患者与已经接受不同移植手术的患者进行比较。尽管相关研究尚存在缺陷,但肺移植一直被证明可以提高肺移植受者的整体 QoL。具体来说,移植前后身体健康和身体功能的变化通常是最大的。肺移植受者在其他维度的改变(如疼痛、心理健康和情绪健康)虽然尚未有报道,但是他们的评分得分与普通人相当。

五、生活质量作为生存的预测因素

关于移植前 QoL 是否可作为移植后生存预测因子,各研究结果之间存在矛盾。Squier 等评估了 74 名等待肺移植患者的幸福感(其中 49 名患者最终接受了肺移植手术)[18]。研究者发现,幸福感评分基线质量较高的患者的生存率明显高于评分较差的患者。等待移植名单上的时间作为时间依赖协变量输入,并不是生存的重要预测指标。但是,其生存分析数据没有经过校正,所以有潜在的无法解释的偏差。Vermeulen 等为 200 例等待肺移植的患者建立 NHP,时间包括:从被列入等待移植名单后至移植后 7 个月,每隔 3 个月记录一次;尔后,每隔 6 个月记录一次[19]。研究者在对数据进行校正后发现,移植前 QoL 与移植后生存率没有显著的关联。

六、心理健康和社会支持对生活质量的影响

在等待肺移植的患者和肺移植受者中,抑郁和焦虑的症状非常普遍。一方面,终末期肺衰竭患者的生存状态和身体功能差,可能与抑郁和焦虑症状的出现有关;另一方面,在移植前有抑郁和焦

虑症状的患者，在接受移植后更有可能持续存在[20]。可见，不良的应对机制对生活质量也有重要的影响。大量研究表明，肺移植术后，患者的抑郁和焦虑症状显著减轻[20-21]。虽然这些症状的减轻与QoL评分的改善一致，但目前尚不确定它们能否作为QoL的重要决定因素[21]。国际心肺移植学会认为，社会支持不足是移植的绝对禁忌证[22]。这种观点的部分依据是移植患者在移植后必须接受艰难的治疗方案，并且需要情感和实际支持。有一项研究表明，社会支持水平越高，移植受者移植后的QoL评分越高[23]。此外，社会支持水平不仅与移植受者QoL评分有关，而且与长期预后有关[23-24]。

◇ 七、肺移植后对生活质量的影响的纵向评估

Myaskovsky等在肺移植后第2、7和12个月，对112例肺移植受者（存活至少1年）进行SF-36评估[23]。QoL得分在移植后6个月内最高，包括角色情感、身体功能和社会功能维度。移植后1年的QoL得分与移植后6个月的比较没有显著性差异，保持稳定。在另一项研究中，在移植前期、移植后3个月和移植后6个月，分别对43例患者进行HUI3评估[20]，结果仍显示早期评估的得分最高，分数随后稳定，但仍显著高于移植前水平。许多其他研究也报道称，移植后早期的QoL评分最高，之后略有下降或稳定（但绝不低于移植前水平）[25]。也有少数研究对移植后的QoL持续进行1年以上的评估。

◇ 八、肺移植受者看护/照顾者的生活质量

如前所述，研究者们已经开始重视看护/照顾者对肺移植受者长期预后的作用。在最近的一项研究中，利用SF-36来评估134名肺移植受者看护/照顾者的生活质量，以探讨看护/照顾者QoL的预测因素，以及看护/照顾者QoL是否影响肺移植受者的生存率[26]。通过数据校正分析，研究者发现，看护/照顾者在移植后1年的负担较大，预示QoL较差。另外，如果看护/照顾者总体健康状况在移植后1年内较差，那么移植受者的长期生存率也明显要低些。可能的原因是，如果看护/照顾者的健康状况较差，那么他们对移植受者所能提供的照顾有限，进而可能影响移植受者对移植后治疗方案的依从性。

◇ 九、成本效益和生活质量

随着时代的发展，医疗保健需求不断增长；随着新技术和治疗的发展，成本效益分析也被证明越来越有必要。关于此主题研究的质量取决于使用的结果假设和可用的QoL数据。但是在过去20年里，只有美国的一项研究试图阐述肺移植的成本效益。华盛顿大学的Ramsey等比较研究了25例肺移植受者和24例等待肺移植患者肺移植的成本和结局[27]，结果显示肺移植受者的医疗费用远远高于等待肺移植患者。虽然研究人员能够证明肺移植受者的效用评分明显高于等待肺移植的患者，但肺移植受者的预期寿命并没有比等待肺移植的患者长，肺移植受者质量调整寿命年的移植费用为176817美元。因此，虽然肺移植是一种有效的治疗方法，但也是昂贵的。在过去20年，肺移植受者的预后已有所改善，但成本也有所增加。因此，肺移植的成本效益尚未阐明。

◇ 十、提高生活质量的潜在疗法

另一个问题是是否可以通过治疗干预改善 QoL。德国有一项研究探讨了住院患者康复对 HRQoL 的影响,该研究将 60 例存活至少 1 年的肺移植受者随机分为住院康复组和门诊理疗组[28],结果显示两组患者心肺功能均有显著改善,且与 QoL 评分增加相关,表明结构化康复计划(无论是住院患者还是门诊患者)都有可能增加肺移植受者的 QoL。另外有两项研究评估了正在进行的结果测试对肺移植受者 QoL 的影响。加拿大一项研究将 213 名患者随机分配,分别在门诊期间完成 HUI2 和 HUI3[29]。治疗组患者由临床医生复核其结果,而对照组则没有。结果表明,临床医生的反馈增加了患者与临床医生之间的沟通。但在美国的另一项研究中,30 名肺移植受者被随机分为两组,其中一组使用手持电脑设备进行记录、复核、报告健康数据或执行标准的自我护理[30]。结果显示,该组患者自我照顾和生活质量较接受标准护理的患者有显著提高。

◇ 十一、质量改进研究领域

虽然现有数据一致表明肺移植可以提高肺移植受者的 QoL,但对肺移植后 QoL 的研究方法还有一些缺陷。机构之间的合作研究可以增加队列样本量,从而提高结果的可推广性。包括多因素分析在内的前瞻性纵向设计可以更好地证明治疗对肺移植受者 QoL 的影响,以及该影响可能持续多久。经验性方法包括一般手段和疾病特异性手段,可以允许在人群之间进行比较(普通量表),并确定治疗对 QoL 评分(疾病特异性量表)的影响。此外,研究者要考虑的另一个重要方面是 QoL 的概念性定义和操作性定义以及可应用的范围。目前没有 QoL 的普遍定义,研究者必须提供概念性定义,以便可以理解 QoL 的概念。例如,有研究将 QoL 定义为"一个人的重要方面的满足感和幸福感"。操作性定义则用来指导如何衡量(测量)概念性定义,操作性定义直接影响使用的工具类型,因为工具类型包括单维度工具、多维度工具、一般性工具或疾病特异性工具。最后,必须考虑肺移植受者与照护者的 QoL 的相互依存关系。理想的研究应该对肺移植受者和看护/照顾者在各个时间点同时进行 QoL 量表调查,以便研究肺移植受者和看护/照顾者之间如何互相影响。

◇ 参考文献

[1] Eskander A, Waddell TK, Faughnan ME, et al. BODE index and quality of life in advanced chronic obstructive pulmonary disease before and after lung transplantation. J Heart Lung Transplant, 2011, 30: 1334-1341.

[2] Ramsey SD, Patrick DL, Lewis S, et al. Improvement in quality of life after lung transplantation: A preliminary study. The University of Washington Medical Center Lung Transplant Study Group. J Heart Lung Transplant, 1995, 14: 870-877.

[3] Stavem K, Bjortuft O, Lund MB, et al. Health-related quality of life in lung transplant candidates and recipients. Respiration, 2000, 67: 159-165.

[4] Feurer ID, Moore DE, Speroff T, et al. Refining a health-related quality of life assessment strategy for solid organ transplant patients. Clin Transplant, 2004, 18(Suppl 12): 39-45.

［5］Santana M-J, Feeny D, Johnson J, et al. Assessing the use of health-related quality of life measures in the routine clinical care of lung-transplant patients. Qual Life Res, 2010, 19: 371-379.

［6］Festle MJ. Qualifying the quantifying: assessing the quality of life of lung transplant recipients. Oral Hist Rev, 2002, 29: 59-86.

［7］Smeritschnig B, Jaksch P, Kocher A, et al. Quality of life after lung transplantation: a cross-sectional study. J Heart Lung Transplant, 2005, 24: 474-480.

［8］Van den Berg J, Geertsma A, van Der BW, et al. Bronchiolitis obliterans syndrome after lung transplantation and health-related quality of life. Am J Respir Crit Care Med, 2000, 161: 1937-1941.

［9］Vermeulen KM, Groen H, van der Bij W, et al. The effect of bronchiolitis obliterans syndrome on health related quality of life. Clin Transplant, 2004, 18: 377-383

［10］Vermeulen KM, Ouwens JP, van der Bij W, et al. Long-term quality of life in patients surviving at least 55 months after lung transplantation. Gen Hosp Psychiatry, 2003, 25: 95-102.

［11］Anyanwu AC, McGuire A, Rogers CA, et al. Assessment of quality of life in lung transplantation using a simple generic tool. Thorax, 2001, 56: 218-222.

［12］Vasiliadis HM, Collet JP, Poirier C. Health-related quality-of-life determinants in lung transplantation. J Heart Lung Transplant, 2006, 25: 226-233.

［13］Kugler C, Fischer S, Gottlieb J, et al. Health-related quality of life in two hundred-eighty lung transplant recipients. J Heart Lung Transplant, 2005, 24: 2262-2268.

［14］Kugler C, Fischer S, Gottlieb J, et al. Symptom experience after lung transplantation: impact on quality of life and adherence. Clin Transplant, 2007, 21: 590-596.

［15］Lanuza DM, McCabe M, Norton-Rosko M, et al. Symptom experiences of lung transplant recipients: comparisons across gender, pretransplantation diagnosis, and type of transplantation. Heart Lung, 1999, 28: 429-437.

［16］Kugler C, Tegtbur U, Gottlieb J, et al. Health-related quality of life in long-term survivors after heart and lung transplantation: a prospective cohort study. Transplantation, 2010, 90: 451-457

［17］Lanuza DM, Norton N, McCabe M, et al. Lung transplant patients' quality of life and symptom experiences. Circulation, 1997, 96(Suppl 1): 440.

［18］Squier HC, Ries AL, Kaplan RM, et al. Quality of well-being predicts survival in lung transplantation candidates. Am J Respir Crit Care Med, 1995, 152: 2032-2036.

［19］Vermeulen KM, TenVergert EM, Verschuuren EA, et al. Pre-transplant quality of life does not predict survival after lung transplantation. J Heart Lung Transplant, 2008, 27: 623-627.

［20］Santana MJ, Feeny D, Jackson K, et al. Improvement in health-related quality of life after lung transplantation. Can Respir J, 2009, 16: 153-158.

［21］Limbos MM, Joyce DP, Chan CK, et al. Psychological functioning and quality of life in lung transplant candidates and recipients. Chest, 2000, 118: 408-416.

［22］Orens JB, Estenne M, Arcasoy S, et al. International guidelines for the selection of lung transplant candidates: 2006 update-a consensus report from the Pulmonary Scientific Council of the International Society for Heart and Lung Transplantation. J Heart Lung Transplant, 2006, 25: 745-755.

［23］Myaskovsky L, Dew MA, McNulty ML, et al. Trajectories of change in quality of life in 12-month survivors of lung or heart transplant. Am J Transplant, 2006, 6: 1939-1947.

［24］Mollberg NM, Farjah F, Howell E, et al. The impact of primary caregivers on long-term outcomes after lung transplantation. Paper presented at the 34th Annual Meeting of the International Society of Heart and Lung Transplantation, April 11, 2014, San Diego, CA.

［25］Kugler C, Strueber M, Tegtbur U, et al. Quality of life 1 year after lung transplantation. Prog Transplant, 2004, 14: 331-336.

［26］Myaskovsky L, Posluzny DM, Schulz R, et al. Predictors and outcomes of health-related quality of life in caregivers of cardiothoracic transplant recipients. Am J Transplant, 2012, 12: 3387-3397.

［27］Ramsey SD, Patrick DL, Albert RK, et al. The cost-effectiveness of lung transplantation. A pilot study. University of Washington Medical Center Lung Transplant Study Group. Chest, 1995, 108: 1594-1601.

［28］Ihle F, Neurohr C, Huppmann P, et al. Effect of inpatient rehabilitation on quality of life and exercise capacity in long-term lung transplant survivors: a prospective, randomized study. J Heart Lung Transplant, 2011, 30: 912-919.

［29］Santana MJ, Feeny D, Johnson J, et al. Assessing the use of health-related quality of life measures in the routine clinical care of lung-transplant patients. Qual Life Res, 2010, 19: 371-379.

［30］DeVito Dabbs A, Dew MA, Myers B, et al. Evaluation of a hand-held, computer-based intervention to promote early self-care behaviors after lung transplant. Clin Transplant, 2009, 23: 537-545.

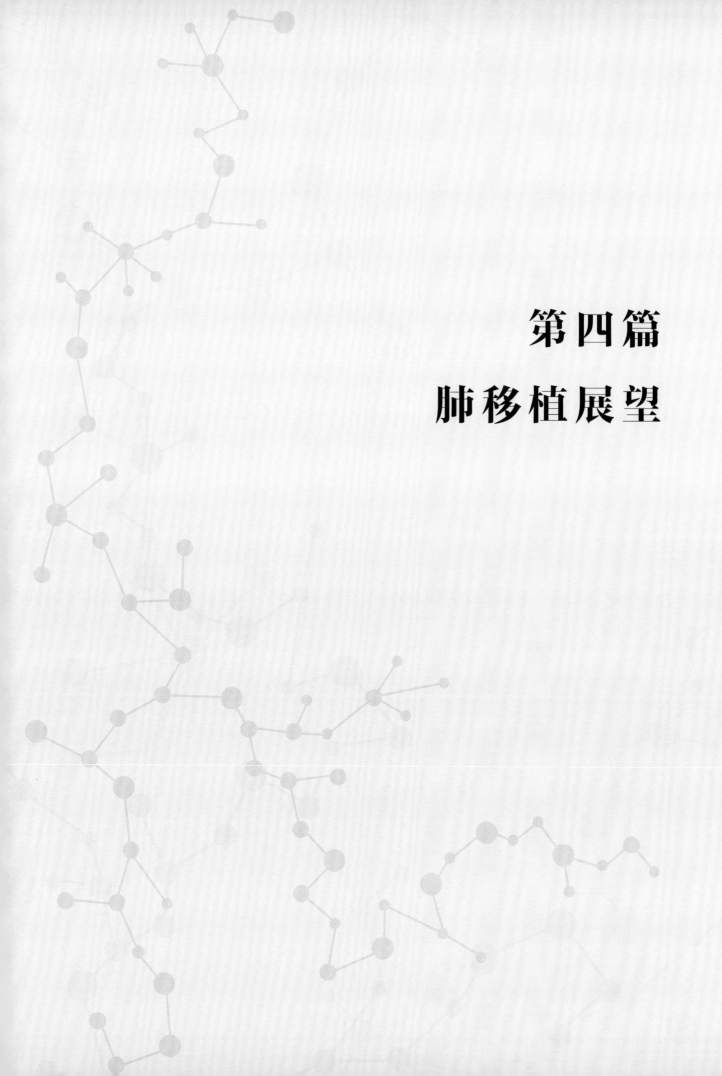

第四篇
肺移植展望

第三十八章 未来的肺移植治疗

尽管肺移植领域已经取得许多进展,但移植后的平均生存时间仅为5.5年,并且在过去的20年内并没有明显改善[1]。肺移植受者长期生存受限的主要原因仍是以闭塞性细支气管炎综合征(bronchiolitis obliterans syndrome,BOS)形式存在的慢性排斥反应[1]。迄今为止,肺和其他实体器官移植后的医疗管理特点是非特异性抑制T细胞对抗原的应答。20世纪70年代,钙调神经磷酸酶抑制剂被革命性地应用于器官移植,这在一定程度上明显减弱了T细胞对同种异体抗原的反应,从而减少了急性细胞排斥反应(acute cellular rejection,ACR)。但是,它也会导致T细胞对感染性病原体的应答受损,且不能预防慢性排斥反应。诱导耐受仍然是移植免疫学的"桂冠",因为它会导致对同种异体抗原的免疫识别,同时又不会对该抗原产生特异性的炎症反应。这种耐受性是一种主动免疫过程,既需要"跳过"某些特定细胞过程,又需要某些特定的细胞过程参与。这一点正变得越来越清晰。除诱导耐受之外,以抑制特异性同种异体抗原反应的方式指导免疫抑制治疗将是排斥反应理想的治疗方法。在许多方面,因为慢性排斥反应对肺移植物存活的影响比其他实体器官(如心脏、肝脏或肾)大,所以在移植药物治疗进展中,肺移植领域受益最大。因此,新型免疫疗法的效果可以在肺移植受者中得到最好的检验,肺移植学家探索新型免疫疗法以努力改善肺移植受者的长期预后,也是至关重要的。

一、共刺激抑制

T细胞活化、增殖和分化需要多个信号传导。共刺激信号,除通过T细胞受体与抗原提呈细胞(antigen-presenting cells,APC)上的主要组织相容性复合物(major histocompatibility complex,MHC)呈递的抗原特异性结合之外,还通过T细胞上的其他表面蛋白与APC上的蛋白质结合而产生。这些共刺激信号促进了T细胞的激活,并形成有效的T细胞应答(见图38.1)。在T细胞受体结合时,阻断这些共刺激信号,可使得抗原特异性T细胞在遇到抗原时不产生免疫应答反应[2]。因此,研究者们开发了许多药物来阻断这些共刺激信号。在这里,我们将重点放在两条最重要的研究路径CD28-B7和CD154-CD40上。

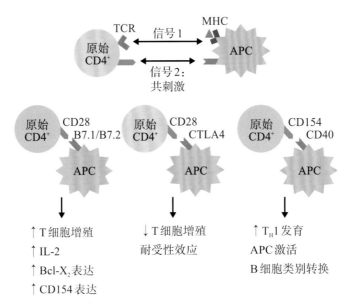

图38.1 现有药物治疗靶向诱导实体器官移植耐受的共刺激途径。APC，antigen-presenting cell，抗原呈现细胞；IL-2，interleukin 2，白细胞介素2；MHC，major histocompatibility complex，主要组织相容性复合体；TCR，T-cell receptor，T细胞受者

（一）CD28-B7途径（阿巴西普和贝拉西普）

CD28属于在T细胞表面表达的免疫球蛋白超家族。它与APC上的B7.1（CD80）和B7.2（CD86）结合后，可促进T细胞活化和增殖。具体而言，CD28与B7之间的相互作用导致T细胞增殖，产生白细胞介素-2（interleukin-2，IL-2），增加抗凋亡蛋白Bcl-xL和CD154的表达。在同种异体移植的耐受方面，阻断这些效应的效果似乎是可以预计到的。然而，除与CD28结合之外，B7（CD80/CD86）也能够以更高的亲和力结合T细胞上的CTLA4。这种相互作用与CD28和B7之间的作用相反，其抑制T细胞增殖并具有导致外周耐受的作用，作用机制尚不完全清楚。CTLA4在活化的T细胞中被诱导表达（可能为负反馈机制），并在某些调节性T细胞中表达。从同种异体移植耐受的角度来看，要阻断CTLA4与B7相互作用的致耐受作用是不可取的。然而，在最初尝试阻断CD28-B7时，并不清楚CTLA4与B7之间相互作用的影响。

为了有效地阻断CD28与B7之间的相互作用而不产生激动作用，将CTLA4的胞外部分与人IgG$_1$的突变Fc部分融合，以产生CTLA4Ig（阿巴西普［Orencia］）。因为CTLA4与B7结合的亲合力比CD28与B7结合的亲合力更高，CTLA4Ig与CD28竞争结合。在几种实验性啮齿类动物移植模型中，CTLA4Ig单独使用或与其他刺激信号阻断联合应用的作用已经得到证实，可改善同种异体移植物的接受性[3-9]。值得注意的是，CTLA4Ig联合抗CD154已被证实可以改善小鼠原位肺移植的预后[10]。然而，至少在一些模型中，捐献者特异性血型似乎是耐受所必需的[11]。2006年，阿巴西普被批准应用于类风湿性关节炎患者。遗憾的是，阿巴西普不能有效改善非人灵长类肾移植受者对同种异体移植的耐受性。于是，第二代药物贝拉西普被研发，贝拉西普对B7的亲和力更高。2011年，贝拉西普被批准用于肾移植，并且在肾移植受者的临床研究中显示出一些有利的作用。

在肾移植受者中，贝拉西普已被证明与类固醇和霉酚酸酯联合使用可有效抑制骨髓免疫[12-13]。在临床研究中，尽管急性细胞排斥反应的发生率增加，但贝拉西普的使用与肾移植后功能改善相关。然而，贝拉西普与移植后淋巴组织增生性疾病的发病风险增加似乎也有关，包括中枢神经系统受累(特别是在 EBV 阴性的移植受者中)。有趣的是,接受更高剂量的贝拉西普,移植受者发生急性细胞排斥反应的可能性更高,这可能是因为在贝拉西普更高剂量下,CTLA4 和 B7 之间的负性共刺激信号被阻断的可能性更高,并且这实际上是有害的。因此,贝拉西普在器官移植中的作用尚不明确。

尽管贝拉西普已经被应用于临床,但关于其作为主要免疫抑制剂治疗肺移植受者的效果,尚未有临床试验进行评估。虽然贝拉西普目前在肺移植受者中的安全性和有效性仍不清楚,但在我们移植中心,对完全不能耐受钙调神经磷酸酶抑制剂治疗的肺移植受者,我们使用贝拉西普进行治疗。

(二)CD154-CD40(抗 CD154 和 ASKP1240/抗 CD40 单克隆抗体)

CD154(CD40L)是肿瘤坏死因子(tumor necrosis factor,TNF)超家族的一种蛋白,在活化的 $CD4^+$ T 细胞表面表达。它与 APC 上的 CD40 结合,以影响这些细胞和 B 细胞的活化,在这种情况下的结合是免疫球蛋白类别转换所必需的。另外,CD154 与 CD40 之间的相互作用对 1 型辅助性 T 细胞(helper T-cell,Th1)应答的发生是非常重要的,而这是移植排斥反应的关键[14-15]。在多种实验移植模型(包括啮齿类动物和非人类灵长类动物)中,通过在移植时使用针对 CD154 的单克隆抗体(monoclonal antibody,mAb)阻断 CD154-CD40 途径,可以改善同种异体移植的耐受性[16-19]。抗 CD154 诱导的同种异体移植物耐受似乎存在多种机制。研究阻断 CD154 与 CTLA4Ig 结合的早期动物研究揭示了活化诱导的细胞死亡的重要作用[20-21]。随后的研究表明,抗 CD154 治疗可使对感染产生耐受,后来归因于调节性 T 细胞的耐受性[22-24]。小鼠原位移植模型研究显示,在移植时单独使用抗 CD154 可导致同种异体特异性 $CD4^+$ 和 $CD8^+$ 效应细胞因子应答消除,同种异体移植中调节性 T 细胞大量增加,并且可以改善同种异体移植的耐受性[25]。显然,抗 CD154 疗法在动物模型中有许多理想的致耐受作用。

然而,CD154 在血小板上也有表达。人源化 IgG_1 抗 CD154mAb(托利珠单抗)和完全人类 IgG_1 抗 CD154mAb(AB1793)曾被应用于临床试验,但它们因意外的血小板活化而引发血栓栓塞事件[26]。因此,后来将研究重点转向针对 CD40 的抗体治疗,以阻断 CD154-CD40 途径。人类抗 CD40 单克隆抗体(ASKP1240)没有细胞毒性,可以延长接受肾移植的非人灵长类动物的同种异体移植物的存活时间[27-28]。目前,正在进行一项 Ⅱ 期临床试验,以比较在肾移植受者中联合应用 ASKP1240(除巴利昔单抗诱导外,联用泼尼松和霉酚酸酯)与他克莫司(NCT01780844)的安全性和有效性。

总之,CD154-CD40 途径在器官移植中的作用目前尚不明确。然而,阻断 CD154-CD40 和 CD28-B7 途径是多年来动物模型中诱导耐受的主要方式。抗 CD40 是一种特别有前途的疗法。目前,我们仍不清楚:是否需要在阻断 CD154-CD40 途径的同时阻断 CD28-B7 途径,以在移植受者中实现耐受;或者是否需要通过 CTLA4 阻断负性共刺激信号,特别是降低调节性 T 细胞的反应,以有利于同种异体移植耐受。

◇ 二、细胞因子靶向治疗

抗细胞因子疗法不是一个新的概念,它已经逐渐成为类风湿性关节炎和克罗恩病等中重度自身免疫性疾病患者的主要治疗手段。其目标是阻断特征性的免疫反应(这种免疫反应的特征是细胞因子导致的疾病状态),而不是阻断所有的免疫反应。包括英夫利昔单抗(Remicade)和依那西普

（Enbrel）在内的几种药物成功地阻断了 TNF-α，被广泛应用于自身免疫性疾病的治疗，由此极大地引发了人们对自身免疫性疾病和炎症性疾病的新型抗细胞因子疗法的研究兴趣。因为移植的排斥反应也以效应细胞因子的产生为特征，所以这种治疗方法也可能用于治疗移植的排斥反应。值得注意的是，两种抗细胞因子药物巴利昔单抗和达利珠单抗已被广泛用于肺和其他实体器官移植的诱导。这两种药物都是靶向 IL-2 受体（CD25）的单克隆抗体（简称单抗），一直被广泛用于诱导免疫抑制治疗。

（一）肿瘤坏死因子α抑制剂（英夫利昔单抗、阿达木单抗和依那西普）

肿瘤坏死因子α（TNF-α）是参与全身性炎症反应的一种细胞因子，也是能刺激急性反应的细胞因子之一。TNF-α 最初被认为由巨噬细胞产生，但后来研究证实，TNF-α 也可以由 CD4$^+$ 和 CD8$^+$ 淋巴细胞、B 淋巴细胞和自然杀伤细胞产生。它在宿主防御病毒、败血症以及抗恶性肿瘤方面发挥着至关重要的作用。TNF-α 的失调与多种自身免疫性疾病有关，包括炎症性肠病和风湿性关节炎。重要的是，TNF-α 与急性细胞排斥反应和移植物抗宿主病（graft-versus-host disease，GVHD）的发病机制也有关。

鉴于 TNF-α 对自身免疫性疾病发生发展的影响，一些抑制 TNF-α 与其受者结合的药物已经研发出来，英夫利昔单抗是一种针对 TNF-α 的人源化嵌合单抗，阿达木单抗是具有相同靶标的完全人类单抗。两者均被美国食品和药物管理局批准用于治疗类风湿性关节炎、银屑病关节炎、牛皮癣、强直性脊柱炎、克罗恩病和溃疡性结肠炎。依那西普作为可溶性受者融合蛋白，可抑制 TNF-α 的活性。它是通过 TNF 受者与 IgG$_1$ 分子的 Fc 部分融合而产生的。依那西普已被美国食品和药物管理局批准用于治疗类风湿性关节炎、银屑病关节炎、牛皮癣以及强直性脊柱炎。

因为 TNF-α 被认为是急性细胞排斥反应组织损伤的介质，所以 TNF-α 抑制剂在移植中的应用引起了人们的兴趣。在肾移植中，发生急性细胞排斥反应的患者的血清 TNF-α 水平高于没有急性细胞排斥反应的患者[29]。心脏移植动物模型的一些研究也证实，抑制 TNF-α 有利于阻止血管病变[30-31]，抗 TNF-α 治疗（单独使用或与环孢素联合使用）可延长大鼠心脏同种异体移植物的存活时间[32-33]。此外，抑制 TNF-α 已经被证明可以改善肠道移植物抗宿主病[34]。尽管没有临床研究证明 TNF-α 抑制剂在实体器官移植受者中的安全性和有效性，但研究已经证明依那西普与抗胸腺细胞球蛋白联用可用于治疗类固醇难治性 GVHD，并且反应率高于单独使用他克莫司和抗胸腺细胞球蛋白[35]。总之，这些证据足以证明，在包括肺移植在内的实体器官移植中，有必要对 TNF-α 抑制剂开展更为广泛的研究。

迄今为止，没有研究探讨过 TNF-α 抑制剂在肺移植患者中的作用。对小鼠异位气管移植的一项研究表明，用抗 TNF-α 治疗可以降低闭塞性细支气管炎综合征的发生率[36]。在我们关于小鼠原位肺移植的完全 MHC-错配模型的研究中，TNF-α 不是急性细胞排斥反应期间所检测到的主要细胞因子[25]。尽管如此，它仍然可能在排斥反应中发挥关键作用，并可能突破标准的免疫抑制治疗。一些选择性阻断 TNF-α 应答的治疗方法已在自身免疫疾病中研究。因此，进一步研究并确定 TNF-α 在肺移植患者中的作用，尤其对难治性排斥反应的治疗效果是有必要的。

（二）抗白细胞介素-17（苏金单抗，依奇珠单抗和布罗利尤单抗）

IL-17 直到 1993 年才被发现，是由辅助性 T 细胞的一个特殊亚群（Th17 细胞）产生的。IL-17 具有募集中性粒细胞的能力，并且在宿主防御细胞外细菌和真菌（特别是皮肤黏膜念珠菌病）以及类风湿性关节炎等炎症反应中发挥作用。由于IL-17在类风湿性关节炎发生发展中的作用,所以目前一些针对IL-17的单抗已经被开发出。

有证据表明,IL-17在肺移植受者的闭塞性细支气管炎综合征发生发展中起重要作用。最近,在MHC-错配的小鼠邻位肺移植模型中进行的一项研究显示,中和IL-17可阻止闭塞性支气管炎病变的发生[37]。此外,一项横断面研究比较了具有闭塞性细支气管炎综合征的转基因受者与没有闭塞性细支气管炎综合征的转基因受者的支气管肺泡灌洗液,结果显示闭塞性细支气管炎综合征患者中IL-17 mRNA水平升高,编辑IL-17细胞因子的mRNA(包括IL-23)增加[38]。尽管CD4+Th17细胞被认为是IL-17的主要来源,但CD8+Th17细胞也可以产生IL-17,并且是T-bet缺陷小鼠和在淋巴细胞性毛细支气管炎肺移植受者急性排斥反应中IL-17的主要来源(数据未公开)[39]。这些研究共同证明,IL-17确实可以在肺移植排斥反应和闭塞性细支气管炎中起重要作用。因此,抗IL-17治疗在肺移植中是一个有趣的概念。事实上,鉴于Th17细胞倾向于在黏膜表面,肺同种异体移植物可能比其他同种异体移植物更易发生由IL-17介导的损伤。

苏金单抗(novartis)是完全人IgG₁单抗,对人IL-17A具有高亲和力和高选择性,可以有效中和IL-17A。对类风湿性关节炎患者的初步研究取得了良好的结果,这促进了对未能达到主要终点的患者的Ⅱ期临床试验的开展;并且其安全性得以证明,有效性也得以验证。目前,正在对类风湿性关节炎患者进行IL-17A的Ⅲ期临床试验。并且在一项Ⅲ期临床试验中,证明了其对牛皮癣有效。依奇珠单抗(Lilly)是针对IL-17A的一种人源化IgG₄单克隆抗体,尽管目前的研究集中在银屑病和银屑病关节炎患者中,但也在类风湿性关节炎患者的Ⅱ期临床试验中评估了其作用。布罗利尤单抗(Amgen)是完全人IgG₂抗IL-17RA(IL-17受者)单抗。尽管其在类风湿性关节炎患者的Ⅱ期临床试验中未能显示疗效;但在银屑病患者的Ⅱ期和Ⅲ期临床试验中,其被证明是有效的。

鉴于上述证据,IL-17在肺移植排斥和闭塞性细支气管炎中具有特异性作用,所以应将其视为肺移植患者治疗和预防闭塞性细支气管炎的选择。然而,免疫抑制治疗方案如何潜在地影响IL-17轴,目前尚不清楚。

◇ 三、治疗抗体介导的排斥反应

虽然关于抗体介导的排斥反应(antibody-mediated rejection,AMR)在肺移植中的定义仍然存在争议,但抗体介导的排斥反应已被确认为闭塞性细支气管炎综合征的重要危险因素。越来越多的证据将抗HLA抗体[特别是供者特异性抗体(donor-specific antibody,DSA)]的形成与慢性排斥反应联系起来。供者特异性抗体在肺移植患者中的发生率为10%～40%,供者特异性抗体的发生先于闭塞性细支气管炎综合征,且与闭塞性细支气管炎综合征的发病风险增高有关[40-43]。此外,研究已经发现,肺移植受者的移植前致敏与受者生存率低有关[44]。其他研究显示,供者特异性抗体与严重或复发性急性细胞排斥反应和淋巴细胞性毛细支气管炎有关,两种形式的细胞排斥是闭塞性细支气管炎综合征发展的主要危险因素[45-46]。此外,在肺移植受者中检测到供者特异性抗体,不管与临床急性细胞排斥反应是否相关,都特别难以治疗,并且与受者的发病率和死亡率更高有关[47]。因此,供者特异性抗体已成为肺移植的一个巨大挑战。迄今为止,关于供者特异性抗体的筛查方法、治疗时机以及如何开始治疗,尚未形成一致意见。

临床上,对于抗体介导的排斥反应的患者,治疗目标是降低供者特异性抗体水平和(或)抑制抗供者抗体对同种异体移植的影响。血浆置换(plasma exchange,PE)和静脉注射免疫球蛋白

(intravenous immune globulin,IVIG)已成为治疗抗体介导的排斥反应的主要手段。血浆置换可直接去除循环抗体[48-49],通过与抑制性 Fc 受体结合并阻断 Fc 受体的活化。静脉注射免疫球蛋白不仅能抑制抗体的产生,而且能抑制内源性免疫的激活,并可能通过特意性结合和干扰补体激活来调节致病性抗体作用[50]。另外,许多移植中心用利妥昔单抗靶向耗尽 CD20+ B 细胞。利妥昔单抗是针对CD20 的一种嵌合单抗。最近的证据表明,单独静脉注射免疫球蛋白治疗或联合利妥昔单抗来消除供者特异性抗体,可以降低持续存在供者特异性抗体的肺移植受者发生闭塞性细支气管炎综合征的风险。然而,最近有研究显示,浆细胞作为供者特异性抗体的重要产生者,却并不表达 CD20,因此不受利妥昔单抗疗法的影响。

用蛋白酶体抑制剂(proteasome inhibitors,PI)来影响浆细胞的治疗方法,正被研究用于治疗抗体介导的排斥反应。目前,硼替佐米等蛋白酶体抑制剂被用于治疗多发性骨髓瘤和抗体介导的排斥反应,因为只有它们可以直接消耗产生抗体的细胞[51-52]。通过抑制蛋白酶体中的蛋白质降解,蛋白酶体抑制剂可以抑制核因子 κB(nuclear factor κB,NF-κB)的活化,改变细胞周期蛋白的平衡,使错误折叠的蛋白质积聚在活性蛋白质合成的细胞内质网中,从而导致细胞周期的阻滞和细胞凋亡[53-54]。研究显示,硼替佐米用于治疗 6 例肾移植患者联合难治性抗体介导的排斥反应和 ACR,它使供者特异性抗体稳定减少至少 50%[55]。单周期硼替佐米降低新生成的供者特异性抗体的有效性,与硼替佐米联合血浆置换和静脉注射免疫球蛋白或利妥昔单抗一样[56]。在单独使用硼替佐米的 11 例患者中,4 例的供者特异性抗体下降 50%,7 例完全缓解(7 例中有 3 例完全缓解持续 2 年以上)[56]。与供者特异性抗体复发患者相比,稳定完全缓解的患者在 14 个月时的血清肌酐水平较低,这增加了对供者特异性抗体成功治疗可能改变预后的信心。重要的是,移植受者对蛋白酶体抑制剂似乎有良好的耐受性,移植受者总体 IgG 水平以及儿童移植受者的 IgG 水平都没有发生改变[51,57]。蛋白酶体抑制剂给药后,供者特异性抗体的相对特定的损失可能与蛋白酶体抑制剂主要影响最活跃的抗体反应有关,而残留的供者特异性抗体与同种异体移植物结合。而最近的体外研究证据表明,蛋白酶体抑制剂除影响浆细胞外,还可以诱导 B 细胞凋亡[58]。

然而,蛋白酶体抑制剂治疗在减少肺移植的供者特异性抗体中的经验非常有限。我们中心正在研究新一代蛋白酶体抑制剂卡非佐米(carfilzomib),它可以与蛋白酶体不可逆地结合。卡非佐米对硼替佐米治疗失败的多发性骨髓瘤患者有效,安全性较好,特别是神经病变较少[59-61]。

◇ 四、细胞治疗

越来越多的人认识到,耐受是一个涉及细胞活动的过程,免疫调节在同种异体移植受者中起着核心作用。细胞疗法正处于发展的早期阶段,由于细胞具有复杂性,所以细胞疗法比药物治疗更为复杂。然而,随着基础科学的发展,其对转化医学的潜在影响是显著的。

(一)调节性 T 细胞

调节性 T 细胞是 CD4+CD25+Foxp3+ 细胞,其抑制针对自身抗原和外来抗原的免疫应答。这种细胞在诱导和维持移植耐受方面发挥主要作用。在接受抗 CD154 治疗以诱导同种异体移植物耐受的心脏移植小鼠模型中,来自心脏同种异体移植受者的异体特异性调节性 T 细胞被过继转移到皮肤移植物受者中,并阻止 CD8+ 细胞介导的皮肤移植排斥反应[24]。鉴于该发现,我们推测调节性 T 细胞可以使移植受者耐受。在小鼠原位移植肺移植中,接受抗 CD154 治疗的同种异体移植受者同种移植物调节性 T 细胞显著增加[25]。此外,闭塞性细支气管炎综合征肺移植受者已显示外周血中的调节性 T 细胞水平较低[62]。然而,调节性 T 细胞在体外很难扩增,在外周血中数量少,可能需要识别同种异体抗原保持扩增功能以有效抑制抗移植物反应。虽然对 T 细胞可塑性的认识越来越高,但是目前还不清楚体外分化的细胞是否能维持这种表型和功能。因此,过继调节性细胞疗法在移植中的作用仍然难以预测。但是,专家认为,在不久的将来可以对这种细胞疗法进行试验。

(二)耐受性树突状细胞

树突状细胞是骨髓来源的 APC。这种细胞能够影响免疫反应早已被人们所理解;而现在研究又证明,他们的耐受能力也很强大。树突状细胞具有相当的可塑性,可以成为耐受性树突状细胞。据啮齿动物移植模型的可信数据,体外产生的耐受性树突状细胞具有诱导供者特异性耐受的能力。西罗莫司条件培养的宿主树突状细胞用供者抗原冲击并在移植前给予,延长了心脏移植物的存活时间[63]。另外,活性维生素 D_3 和霉酚酸酯调节的树突状细胞可诱导胰岛移植物的耐受性[64]。在这两个例子中,树突状细胞的致耐受作用与诱导调节性 T 细胞都有关。据推测,两者的关系是:耐受性树突状细胞驱动调节性 T 细胞扩增,调节性 T 细胞维持树突状细胞的致耐受性[65]。因此,树突状细胞在移植受者耐药诱导研究中也有很大的应用前景。

(三)间充质干细胞

间充质干细胞最初是由 Friedenstein 等在 20 世纪 60 年代和 70 年代发现的。他们注意到,骨髓中的非造血干细胞黏附在培养皿上后,能够从单细胞培养形成集落。现在已知间充质干细胞也可以有其他来源,包括脐带、肝脏和脂肪组织。这些成纤维细胞不仅具有显著的增殖能力,而且具有可塑性和非免疫原性。由于成纤维细胞的这种特性及免疫调节能力,目前已在探索它们在移植中的应用。在小鼠肾移植模型中,移植前给予的自体间充质干细胞定位于淋巴组织,可增加同种异体移植物的生存率,并可诱导调节性 T 细胞生成[66-67]。此外,在一项临床试验中,105 例肾移植受者在再灌注前接受自体骨髓来源的间充质干细胞;移植 2 周后,急性排斥反应的发生率显著降低,肾功能改善;1 年后,感染的发生率降低[68]。间充质干细胞疗法已被证明是安全的,但需要进一步的研究来确定其在同种异体移植耐受方面的长期效果。

(四)造血干细胞联合器官移植

几项临床病例报告显示,对于先前接受过同一供者的骨髓移植(bone marrow transplantation,BMT)治疗的患者,在缺乏免疫抑制治疗的情况下,同种异体肾脏移植的耐受性更持久[69-72]。然而,对于实质器官移植联合骨髓移植,骨髓细胞清除和完全供者嵌合体可能不是诱导耐受的必要条件。在啮齿类动物和大型动物的多种移植模型中,已证实非清髓性骨髓移植后混合淋巴造血嵌合体的发展与同一供者的同种异体移植物的耐受性之间存在关联[73-78]。1999 年,Spitzer 等报道了在非清髓 BMT 准备方案之后首次诱导混合淋巴造血嵌合体,以治疗多发性骨髓瘤并建立肾移植耐受[79]。在他们的研究中,在 BMT 之前,使用环磷酰胺、抗胸腺细胞球蛋白、胸腺放射治疗以及环孢素诱导,然后立即进行肾移植。移植后继续使用环孢素;但到移植后第 73 天,开始逐渐减少环孢素用量。到移植后第 147 天,发现供者 CD3$^+$ 和 CD3$^-$ 细胞的水平小于 1%,肾功能仍保持正常直到移植后至少第 174 天,提示供者同种异体抗原耐受。该发现与非人灵长类动物中的数据一致,表明即使是短暂的供者嵌合也足以使供者特异性肾移植耐受[77]。目前正在进行一项临床试验,研究在没有免疫抑制剂的情况下将 BMT 和肾移植联合应用于多发性骨髓瘤和终末期肾病患者(NCT00854139),同种异体移植物耐受能否持续,这对于移植免疫学领域具有特别重要的意义。

2015 年,有病例研究报道,对一名继发于合并免疫缺陷病的支气管扩张症的晚期肺部疾病患儿,成功地序贯用肺移植和 BMT 进行治疗[80]。移植的骨髓采自 5/10 HLA 匹配的供者并在肺移植时被储存。首先,在标准的免疫抑制治疗和巴利昔单抗诱导下进行肺移植。骨髓中清除 T 细胞和 B 细胞。肺移植术后 3 个月,患者开始用羟基脲、阿仑单抗(一剂)、抗胸腺细胞球蛋白和噻替派(一剂),并接受一次全身照射(但要屏蔽肺),以准备 BMT。报告中所描述的方案导致 100% 的供者嵌合(与前面描述的情况不同)。 在 BMT 后 16 个月,停用他克莫司,患者恢复良好,并且移植肺功能良好。因此,尽管 BMT 有显著的短期风险,但 BMT 仍然是可能改善肺移植物存活并诱导耐受的另一种选择,从而可以停止免疫抑制治疗。但是,在肺移植中是否需要 100% 的供者嵌合体来达到同种异体移植耐受,目前仍然不清楚。

◇ 五、结　论

总之,尽管关于肺移植排斥反应和耐受性诱导的确切细胞机制和分子途径,目前仍然存在许多未知数,但是已经明确的是:肺同种异体移植物的存活并不理想。然而,随着研究的继续和对同种免疫反应的了解增多,潜在的有益治疗方法必将不断出现。随着新技术的发展,对同种异体抗原免疫反应的实验研究和转化研究将越来越方便,相信这个问题将来一定可以解决。

◇ 参考文献

[1]Yusen RD, Christie JD, Edwards LB, et al. The registry of the International Society for Heart and Lung Transplantation: thirtieth Adult Lung and Heart-Lung Transplant Report-2013, focus theme: Age. J Heart Lung Transplant, 2013, 32: 965-978.

[2]Jenkins MK, Schwartz RH. Antigen presentation by chemically modified splenocytes induces antigen-specific T cell unresponsiveness *in vitro* and *in vivo*. J Exp Med, 1987, 165: 302-319.

[3]Pearson TC, Alexander DZ, Winn KJ, et al. Transplantation tolerance induced by CTLA4-Ig. Transplantation, 1994, 57: 1701-1706.

[4]Lin H, Bolling SF, Linsley PS, et al. Long-term acceptance of major histocompatibility complex mismatched cardiac allografts induced by CTLA4Ig plus donor-specific transfusion. J Exp Med, 1993, 178: 1801-1806.

[5]Baliga P, Chavin KD, Qin L, et al. CTLA4Ig prolongs allograft survival while suppressing cell-mediated immunity. Transplantation, 1994, 58: 1082-1090.

[6]Turka LA, Linsley PS, Lin H, et al. T-cell activation by the CD28 ligand B7 is required for cardiac allograft rejection *in vivo*. Proc Natl Acad Sci U S A, 1992, 89: 11102-11105.

[7]Larsen CP, Elwood ET, Alexander DZ, et al. Long-term acceptance of skin and cardiac allografts after blocking CD40 and CD28 pathways. Nature, 1996, 381: 434-438.

[8]Lakkis FG, Konieczny BT, Saleem S, et al. Blocking the CD28-B7 T cell costimulation pathway induces long term cardiac allograft acceptance in the absence of IL-4. J Immunol, 1997, 158: 2443-

2448.

[9] Lenschow DJ, Zeng Y, Thistlethwaite JR, et al. Long-term survival of xenogeneic pancreatic islet grafts induced by CTLA4lg. Science, 1992, 257: 789-792.

[10] Okazaki M, Sugimoto S, Lai J, et al. Costimulatory blockade-mediated lung allograft acceptance is abrogated by overexpression of Bcl-2 in the recipient. Transplant Proc, 2009, 41: 385-387.

[11] Sayegh MH, Zheng XG, Magee C, et al. Donor antigen is necessary for the prevention of chronic rejection in CTLA4Ig-treated murine cardiac allograft recipients. Transplantation, 1997, 64: 1646-1650.

[12] Vincenti F, Charpentier B, Vanrenterghem Y, et al. A phase Ⅲ study of belatacept-based immunosuppression regimens versus cyclosporine in renal transplant recipients (BENEFIT study). Am J Transplant, 2010, 10: 535-546.

[13] Durrbach A, Pestana JM, Pearson T, et al. A phase Ⅲ study of belatacept versus cyclosporine in kidney transplants from extended criteria donors (BENEFIT-EXT study). Am J Transplant, 2010, 10: 547-557.

[14] Grewal IS, Xu J, Flavell RA. Impairment of antigen-specific T-cell priming in mice lacking CD40 ligand. Nature, 1995, 378: 617-620.

[15] McDyer JF, Goletz TJ, Thomas E, et al. CD40 ligand/CD40 stimulation regulates the production of IFN-gamma from human peripheral blood mononuclear cells in an IL-12- and/or CD28-dependent manner. J Immunol, 1998, 160: 1701-1707.

[16] Elster EA, Xu H, Tadaki DK, et al. Primate skin allotransplantation with anti-CD154 monotherapy. Transplant Proc, 2001, 33: 675-676.

[17] Hancock WW, Sayegh MH, Zheng XG, et al. Costimulatory function and expression of CD40 ligand, CD80, and CD86 in vascularized murine cardiac allograft rejection. Proc Natl Acad Sci U S A, 1996, 93: 13967-13972.

[18] Markees TG, Phillips NE, Noelle RJ, et al. Prolonged survival of mouse skin allografts in recipients treated with donor splenocytes and antibody to CD40 ligand. Transplantation, 1997, 64: 329-335.

[19] Kirk AD, Burkly LC, Batty DS, et al. Treatment with humanized monoclonal antibody against CD154 prevents acute renal allograft rejection in nonhuman primates. Nat Med, 1999, 5: 686-693.

[20] Wells AD, Li XC, Li Y, et al. Requirement for T-cell apoptosis in the induction of peripheral transplantation tolerance. Nat Med, 1999, 5: 1303-1307.

[21] Li Y, Li XC, Zheng XX, et al. Blocking both signal 1 and signal 2 of T-cell activation prevents apoptosis of alloreactive T cells and induction of peripheral allograft tolerance. Nat Med, 1999, 5: 1298-1302.

[22] Graca L, Honey K, Adams E, et al. Cutting edge: Anti-CD154 therapeutic antibodies induce infectious transplantation tolerance. J Immunol, 2000, 165: 4783-4786.

[23] Taylor PA, Noelle RJ, Blazar BR. CD4 (+) CD25 (+) immune regulatory cells are required for induction of tolerance to alloantigen via costimulatory blockade. J Exp Med, 2001, 193: 1311-1318.

[24] van Maurik A, Herber M, Wood KJ, et al. Cutting edge: CD4 + CD25 + alloantigen-specific immunoregulatory cells that can prevent CD8+ T cell-mediated graft rejection: implications for anti-

CD154 immunotherapy. J Immunol, 2002, 169: 5401-5404.

[25] Dodd-o JM, Lendermon EA, Miller HL, et al. CD154 blockade abrogates allospecific responses and enhances CD4(＋)regulatory T-cells in mouse orthotopic lung transplant. Am J Transplant, 2011, 11: 1815-1824.

[26] Sidiropoulos PI, Boumpas DT. Lessons learned from anti-CD40L treatment in systemic lupus erythematosus patients. Lupus, 2004, 13: 391-397.

[27] Imai A, Suzuki T, Sugitani A, et al. A novel fully human anti-CD40 monoclonal antibody, 4D11, for kidney transplantation in cynomolgus monkeys. Transplantation, 2007, 84: 1020-1028.

[28] Aoyagi T, Yamashita K, Suzuki T, et al. A human anti-CD40 monoclonal antibody, 4D11, for kidney transplantation in cynomolgus monkeys: induction and maintenance therapy. Am J Transplant, 2009, 9: 1732-1741.

[29] Maury CP, Teppo AM. Raised serum levels of cachectin/tumor necrosis factor alpha in renal allograft rejection. J Exp Med, 1987, 166: 1132-1137.

[30] Clausell N, Molossi S, Sett S, Rabinovitch M. *In vivo* blockade of tumor necrosis factor-alpha in cholesterol-fed rabbits after cardiac transplant inhibits acute coronary artery neointimal formation. Circulation, 1994, 89: 2768-2779.

[31] Wollin M, Abele S, Bruns H, et al. Inhibition of TNF-alpha reduces transplant arteriosclerosis in a murine aortic transplant model. Transpl Int, 2009, 22: 342-349.

[32] Imagawa DK, Millis JM, Seu P, et al. The role of tumor necrosis factor in allograft rejection. III. Evidence that anti-TNF antibody therapy prolongs allograft survival in rats with acute rejection. Transplantation, 1991, 51: 57-62.

[33] Bolling SF, Kunkel SL, Lin H. Prolongation of cardiac allograft survival in rats by anti-TNF and cyclosporine combination therapy. Transplantation, 1992, 53: 283-286.

[34] Brown GR, Lindberg G, Meddings J, et al. Tumor necrosis factor inhibitor ameliorates murine intestinal graft-versus-host disease. Gastroenterology, 1999, 116: 593-601.

[35] Kennedy GA, Butler J, Western R, et al. Combination antithymocyte globulin and soluble TNFalpha inhibitor (etanercept) ＋/－ mycophenolate mofetil for treatment of steroid refractory acute graft-versus-host disease. Bone Marrow Transplant, 2006, 37: 1143-1147.

[36] Smith CR, Jaramillo A, Lu KC, et al. Prevention of obliterative airway disease in HLA-A2-transgenic tracheal allografts by neutralization of tumor necrosis factor. Transplantation, 2001, 72: 1512-1518.

[37] Fan L, Benson HL, Vittal R, et al. Neutralizing IL-17 prevents obliterative bronchiolitis in murine orthotopic lung transplantation. Am J Transplant, 2011, 11: 911-922.

[38] Vanaudenaerde BM, De Vleeschauwer SI, Vos R, et al. The role of the IL23/IL17 axis in bronchiolitis obliterans syndrome after lung transplantation. Am J Transplant, 2008, 8: 1911-1920.

[39] Verleden SE, Vos R, Vandermeulen E, et al. Involvement of interleukin-17 during lymphocytic bronchiolitis in lung transplant patients. J Heart Lung Transplant, 2013, 32: 447-453.

[40] Sundaresan S, Mohanakumar T, Smith MA, et al. HLA-A locus mismatches and development of antibodies to HLA after lung transplantation correlate with the development of bronchiolitis obliterans syndrome. Transplantation, 1998, 65: 648-653.

[41] Jaramillo A, Smith MA, Phelan D, et al. Development of ELISA-detected anti-HLA antibodies precedes the development of bronchiolitis obliterans syndrome and correlates with progressive decline in pulmonary function after lung transplantation. Transplantation, 1999, 67: 1155-1161.

[42] Palmer SM, Davis RD, Hadjiliadis D, et al. Development of an antibody specific to major histocompatibility antigens detectable by flow cytometry after lung transplant is associated with bronchiolitis obliterans syndrome. Transplantation, 2002, 74: 799-804.

[43] Snyder LD, Wang Z, Chen DF, et al. Implications for human leukocyte antigen antibodies after lung transplantation: a 10-year experience in 441 patients. Chest, 2013, 144: 226-233.

[44] Hadjiliadis D, Chaparro C, Reinsmoen NL, et al. Pre-transplant panel reactive antibody in lung transplant recipients is associated with significantly worse post-transplant survival in a multicenter study. J Heart Lung Transplant, 2005, 24(Suppl 7): S249-S254.

[45] Girnita AL, McCurry KR, Iacono AT, et al. HLA-specific antibodies are associated with high-grade and persistent-recurrent lung allograft acute rejection. J Heart Lung Transplant, 2004, 23: 1135-1141.

[46] Girnita AL, Duquesnoy R, Yousem SA, et al. HLA-specific antibodies are risk factors for lymphocytic bronchiolitis and chronic lung allograft dysfunction. Am J Transplant, 2005, 5: 131-138.

[47] Witt CA, Gaut JP, Yusen RD, et al. Acute antibody-mediated rejection after lung transplantation. J Heart Lung Transplant, 2013, 32: 1034-1040.

[48] Jordan S, Cunningham-Rundles C, McEwan R. Utility of intravenous immune globulin in kidney transplantation: efficacy, safety, and cost implications. Am J Transplant, 2003, 3: 653-664.

[49] Jordan SC, Vo AA, Tyan D, et al. Current approaches to treatment of antibody-mediated rejection. Pediatr Transplant, 2005, 9: 408-415.

[50] Jordan SC, Vo AA, Peng A, et al. Intravenous gammaglobulin (IVIG): a novel approach to improve transplant rates and outcomes in highly HLA-sensitized patients. Am J Transplant, 2006, 6: 459-466.

[51] Perry DK, Burns JM, Pollinger HS, et al. Proteasome inhibition causes apoptosis of normal human plasma cells preventing alloantibody production. Am J Transplant, 2009, 9: 201-209.

[52] Woodle ES, Alloway RR, Girnita A. Proteasome inhibitor treatment of antibody-mediated allograft rejection. Curr Opin Organ Transplant, 2011, 16: 434-438.

[53] Walsh RC, Alloway RR, Girnita AL, et al. Proteasome inhibitor-based therapy for antibody-mediated rejection. Kidney Int, 2012, 81: 1067-1074.

[54] Mohty M, Brissot E, Savani BN, et al. Effects of bortezomib on the immune system: a focus on immune regulation. Biol Blood Marrow Transplant, 2013, 19: 1416-1420.

[55] Everly MJ, Everly JJ, Susskind B, et al. Bortezomib provides effective therapy for antibody- and cell-mediated acute rejection. Transplantation, 2008, 86: 1754-1761.

[56] Everly MJ, Terasaki PI, Trivedi HL. Durability of antibody removal following proteasome inhibitor-based therapy. Transplantation, 2012, 93: 572-577.

[57] Everly MJ, Terasaki PI, Hopfield J, et al. Protective immunity remains intact after antibody removal by means of proteasome inhibition. Transplantation, 2010, 90: 1493-1498.

[58] Mulder A, Heidt S, Vergunst M, et al. Proteasome inhibition profoundly affects activated human B cells. Transplantation, 2013, 95: 1331-1337.

[59] Vij R, Siegel DS, Jagannath S, et al. An open-label, single-arm, phase 2 study of single-agent carfilzomib in patients with relapsed and/or refractory multiple myeloma who have been previously treated with bortezomib. Br J Haematol, 2012, 158: 739-748.

[60] Siegel DS, Martin T, Wang M, et al. A phase 2 study of single-agent carfilzomib (PX-171-003-A1) in patients with relapsed and refractory multiple myeloma. Blood, 2012, 120: 2817-2825.

[61] Jagannath S, Vij R, Stewart AK, et al. An open-label single-arm pilot phase II study (PX-171-003-A0) of low-dose, single-agent carfilzomib in patients with relapsed and refractory multiple myeloma. Clin Lymphoma Myeloma Leuk, 2012, 12: 310-318.

[62] Meloni F, Vitulo P, Bianco AM, et al. Regulatory CD4＋CD25＋ T cells in the peripheral blood of lung transplant recipients: Correlation with transplant outcome. Transplantation, 2004, 77: 762-766.

[63] Turnquist HR, Raimondi G, Zahorchak AF, et al. Rapamycin-conditioned dendritic cells are poor stimulators of allogeneic CD4＋ T cells, but enrich for antigen-specific Foxp3＋ T regulatory cells and promote organ transplant tolerance. J Immunol, 2007, 178: 7018-7031.

[64] Gregori S, Casorati M, Amuchastegui S, et al. Regulatory T cells induced by 1 alpha, 25-dihydroxyvitamin D3 and mycophenolate mofetil treatment mediate transplantation tolerance. J Immunol, 2001, 167: 1945-1953.

[65] Thomson AW, Turnquist HR, Zahorchak AF, et al. Tolerogenic dendritic cell-regulatory T-cell interaction and the promotion of transplant tolerance. Transplantation, 2009, 87(Suppl 9): S86-S90.

[66] Casiraghi F, Azzollini N, Cassis P, et al. Pretransplant infusion of mesenchymal stem cells prolongs the survival of a semiallogeneic heart transplant through the generation of regulatory T cells. J Immunol, 2008, 181: 3933-3946.

[67] Casiraghi F, Azzollini N, Todeschini M, et al. Localization of mesenchymal stromal cells dictates their immune or proinflammatory effects in kidney transplantation. Am J Transplant, 2012, 12: 2373-2383.

[68] Tan J, Wu W, Xu X, et al. Induction therapy with autologous mesenchymal stem cells in living-related kidney transplants: A randomized controlled trial. JAMA, 2012, 307: 1169-1177.

[69] Sayegh MH, Fine NA, Smith JL, et al. Immunologic tolerance to renal allografts after bone marrow transplants from the same donors. Ann Intern Med, 1991, 114: 954-955.

[70] Jacobsen N, Taaning E, Ladefoged J, et al. Tolerance to an HLA-B, DR disparate kidney allograft after bone-marrow transplantation from same donor. Lancet, 1994, 343: 800.

[71] Sorof JM, Koerper MA, Portale AA, et al. Renal transplantation without chronic immunosuppression after T cell-depleted, HLA-mismatched bone marrow transplantation. Transplantation, 1995, 59: 1633-1635.

[72] Dey B, Sykes M, Spitzer TR. Outcomes of recipients of both bone marrow and solid organ transplants. A review. Medicine (Baltimore), 1998, 77: 355-369.

[73] Colson YL, Wren SM, Schuchert MJ, et al. A nonlethal conditioning approach to achieve durable multilineage mixed chimerism and tolerance across major, minor, and hematopoietic histocompatibility barriers. J Immunol, 1995, 155: 4179-4188.

[74] Sharabi Y, Sachs DH. Mixed chimerism and permanent specific transplantation tolerance induced by a nonlethal preparative regimen. J Exp Med, 1989, 169: 493-502.

［75］de Vries-van der Zwan A, Besseling AC, de Waal LP, et al. Specific tolerance induction and transplantation: a single-day protocol. Blood, 1997, 89: 2596-2601.

［76］Gammie JS, Li S, Zeevi A, et al. Tacrolimus-based partial conditioning produces stable mixed lymphohematopoietic chimerism and tolerance for cardiac allografts. Circulation, 1998, 98（Suppl 19）: II163-II168, discussion II168-II169.

［77］Kawai T, Cosimi AB, Colvin RB, et al. Mixed allogeneic chimerism and renal allograft tolerance in cynomolgus monkeys. Transplantation, 1995, 59: 256-262.

［78］Kimikawa M, Sachs DH, Colvin RB, et al. Modifications of the conditioning regimen for achieving mixed chimerism and donor-specific tolerance in cynomolgus monkeys. Transplantation, 1997, 64: 709-716.

［79］Spitzer TR, Delmonico F, Tolkoff-Rubin N, et al. Combined histocompatibility leukocyte antigen-matched donor bone marrow and renal transplantation for multiple myeloma with end stage renal disease: the induction of allograft tolerance through mixed lymphohematopoietic chimerism. Transplantation, 1999, 68: 480-484.

［80］Szabolcs P, Buckley R, Davis RD. Tolerance and alloimmunity after sequential lung and bone marrow transplantation from an unrelated cadaveric donor. J Allergy Clin Immunol, 2015, 135: 567-570.

第三十九章 肺移植的展望

在美国,终末期肺部疾病是第三大死亡原因,也是医疗保健的一个重大挑战[1]。而对于终末期肺部疾病,肺移植是唯一明确的治疗方法,并且越来越多的移植受者生活质量和生存期得到了改善[2]。然而,因为供肺缺乏,所以只有少数患者可以从中受益。供肺的最大来源是脑死亡后的捐献。而适合移植的供体数量很少,从而导致供肺的获取率很低。美国平均每年只进行1700例肺移植手术。而供肺的缺乏也成为创新的动力,如研究体外肺灌注(*ex vivo* lung perfusion,EVLP)以评估和治疗扩展标准的供肺,以及寻找替代性肺源,包括停止治疗和突然死亡的器官捐献者[如没有心搏的捐献者(non-heart-beating donor,NHBD)],开发整肺生物工程和人造(机械)肺等。这些新想法和突破可能有助于肺移植的发展。

◇ 一、利用体外肺灌注评估和改善扩展标准供肺

在确定脑死亡后,最大限度地使用供肺的一个常见策略是采用超出国际心肺移植学会(International Society for Heart and Lung Transplantation,ISHLT)设定的指南的扩展标准供肺[3]。此外,在心源性死亡后,系统地使用NHBD,从美国目前尚未充分利用的来源中创造出一个更大的供者器官库[4]。此外,系统地用心源性死亡后的NHBD扩充供者器官库,这部分资源目前在美国还未被充分利用。使用扩展标准供者器官和NHBD的一个主要挑战是评估哪些肺可以安全地使用。通常,我们通过气体交换和肺顺应性来评估移植物的质量,在供肺获取之前和获取时评估。传统上,肺此时处在脑死亡供者的有害生理环境中。EVLP是一种新技术,可以对体外的供肺进行仔细的视觉检查,测量血流动力学和通气参数,以及在供肺获取后于受控环境中评估气体交换[6]。EVLP的优势在于该系统可用于扩张肺不张,并可有效清除支气管分泌物,清除肺循环中的血块,并将所有呼吸机容量和压力设置直接转移到肺部,而不受固定胸壁和膈肌的干扰。若移植物功能有问题,EVLP允许扩大的标准供者和NHBD,在"好"与"坏"供肺之间进行区别,从而达到相当于标准供肺的结果[7]。

◇ 二、供肺的复苏与优化

EVLP的成功部分在于使用了具有最佳胶体渗透压的缓冲胞外溶液,例如由Steen等开发的肺灌注液Steen溶液[8]。Steen等已经使用常温体外回路来评估猪和人类NHBD,并且随后成功地进行临床移植并存活[9]。Steen液被认为可使高渗性肺水肿肺组织脱水。EVLP对供肺的"治疗性"影响可能为未来提供更多的成功机会。离体评估的初步成功为进一步研究提供了基础,使得常温体外灌注成为可能,可以用来保存或修复功能不良的肺,而这又反过来成为备受关注和研究的一个领域。

Cypel等开发了一种基于灌注和通气策略的体外循环系统,可以在不引起水肿的情况下成功进行12小时常温体外灌注,并具有稳定的肺血管阻力、气道压力和肺部充氧能力[10]。该系统允许进行体外评估和治疗,并且对损伤的供肺可能还有药理或分子治疗修复作用。该常温回路的潜在药理学应用包括将其与高渗灌注液一起应用,以及给予β-肾上腺素能药物以加速去除肺水肿,气管内滴注特布他林以增强对气道中液体的清除能力,使用纤维蛋白溶解剂以助于去除肺栓塞,使用大剂量抗生素进行肺灌注以消除肺部炎症[11-13]。Andreasson等通过将经验性广谱抗菌药物加到灌注液中进行常温灌注,以研究对人类供肺中感染负荷的影响。结果显示,在灌注前18例肺中,有13例细菌培养阳性;而EVLP后,细菌负荷显著降低[14]。在未给予抗真菌治疗时,酵母菌负荷增加;但在将预防性抗真菌药物加入常温体外灌注后,酵母菌负荷减小[15]。最终,有6例供肺被移植到受者体内,所有移植受者都存活并出院(尽管其中有1名移植受者在移植后11个月死亡)[14]。有些研究者还发现,在EVLP期间所使用的有些药物还可能改善肺顺应性。如,精氨酸酶是一氧化氮合成的调节剂,可影响肺部顺应性。George等已经证明,早期给予新型雾化精氨酸酶抑制剂2-(S)-氨基-6-硼酸己酸可以短暂地增加肺顺应性[15]。

另一个研究领域是预处理移植物以减少缺血再灌注损伤。缺血再灌注损伤是原发性移植物功能障碍和患者早期死亡的主要原因。炎症性细胞因子白细胞介素-8(interleukin-8,IL-8)的水平以及IL-6与IL-10的比例,与早期移植失败有关[16-17]。Yeung等用编码了IL-10的腺病毒转染至猪肺,并比较了在体内或EVLP 12小时的猪肺功能的差异,结果显示,EVLP 12小时组的肺功能更优[18]。然后,他们又对临床上认为不可移植的供肺进行转染,并进行EVLP,结果证实肺功能及质量得到改善,氧合增加,血管阻力降低,细胞与细胞的相互作用改善,并且在EVLP 12小时后,实现从促炎细胞因子环境向抗炎细胞因子环境的转变[19-20]。

EVLP的一个益处是允许延长器官缺血时间,从而可以允许以前不可能实现的长距离器官获取。Wigfield等在一项研究中证实了EVLP的该潜在益处,在该项研究中,他们将一个边缘供肺从美国中西部的捐献中心运送到多伦多大学肺移植项目的器官修复中心[21],器官缺血时间在这个过程中延长到15小时20分钟。并且,这成为支持以区域器官评估和修复中心(assessment and repair center,ARC)为基础的方法概念化且成功实施的第一个案例。

可以想象,在不久的将来,EVLP将被用作评估、修复和修改边缘质量器官的平台。这些边缘质量器官满足扩展而非标准的供者标准。或者,最佳组织匹配的供肺在距离较远的地方,通过EVLP,可移植的供肺可以在器官获取和静态冷藏之后运送到区域ARC中进行最佳评估和治疗[22],然后以国家或国际的分配方式分配给最合适的受者[22]。

◇ 三、扩大无心跳的供肺:突然死亡的捐献者

越来越多的人认识到,脑干死亡对供肺有害,这也促进了对 NHBD 供肺的研究和使用。对 Maastricht 分类第Ⅲ类捐献者供肺的获取引起了研究者们的关注,这类捐献者包括选择性地停用呼吸机支持并导致窒息死亡和心搏骤停的患者。在美国,心源性死亡后供肺的肺移植手术仍然只限于少数移植中心。而在其他国家和地区,这些供肺正被更广泛地使用。根据近期文献和经验交流,许多中心已成功地采用心脏死亡后捐献的供肺进行移植。Maastricht 分类第Ⅰ和Ⅱ类中未经控制的供肺仍然是尚未开发的 NHBD 来源。Egan 等证实,在血液循环停止和死亡后的一段时间内,肺仍保持活力。因为与其他实体器官的细胞不同,肺细胞不依靠灌注进行细胞呼吸,其氧气通过肺泡、气腔和支气管供应[23]。Egan 等在犬模型中还证明,供肺可以从死去的供者(NHBD)中取出并安全地完成移植[23-24]。此外,简单的操作,如通气给予氧气即可使 NHBD 的供肺"窗口期"延长到死后 4 小时[24]。在美国,Maastricht 第Ⅰ类 NHBD 的数量非常大,每年有超过 75 万例[25]。即使只有一小部分(5%,即相当于 3.5 万例)猝死患者的肺可以被获取并评估后用于肺移植,其影响也将是巨大的。

在欧洲和澳大利亚,NHBD 已经占移植手术的 20% 左右,该比例远远高于美国[26-27]。这类移植已经证明,经过认真管理的 NHBD,移植结果至少相当于那些来自脑死亡捐献者的器官。新的想法,包括循环性死亡后的双温度多器官功能恢复,也可以缩短腹部肾外器官的热缺血时间,并提高其获取率[29]。瑞典 Steen 等开发了离体灌流系统,他们在 2000 年第一次从一个未受控制的供者中获取供肺进行了肺移植[30]。几年之后,马德里的一个研究小组报道,他们用现有的全身灌注方案,从第Ⅰ和Ⅱ类供者中成功地获取供肺并进行移植,从受者的中长期生存率和闭塞性细支气管炎综合征的发生率来看,结果是可以接受的,但原发性移植物功能障碍的发生率要高些[31-32]。Egan 等实施了一项由美国国立卫生研究院资助的Ⅱ期研究,假设这些新的捐献者不仅能够提供更多且更好的肺源,证明在从未限制的 NHBD(马斯特里赫特分类Ⅰ和Ⅱ)中获取的供肺能够成功进行肺移植和 EVLP 评估。EVLP 对扩大标准供者管理的作用仍在不断发展,并且未来有可能成为增加移植供肺数量的重要技术[28]。

◇ 四、整肺组织工程

目前,肺移植是治疗终末期肺病的唯一可靠的方法,然而,其临床应用受到免疫抑制和供者器官短缺的限制。在移植术后第 1 年,1/3 的肺移植受者会经历至少一次急性排斥反应,有一半的肺移植受者能存活约 6 年;如果在移植术后能够成功生存 1 年,那么移植肺保持 8 年正常功能的概率约为 50%[2]。随着组织工程和再生医学的发展,供者器官短缺和慢性排斥的替代策略也已经开始发展。

生物人工肺工程的目标是在三维生理环境中再生天然肺的特殊组织,包括广泛的气道、脉管系统和气体交换组织。目前,生物人工肺工程依赖于肺祖细胞与其天然结构的相互作用,组成复杂的支架,以重新形成组织[33]。肺的功能单元是上皮细胞与内皮细胞之间的空气-血液界面。该界面必须有最小的扩散长度,以便在肺泡与肺毛细血管之间进行有效的气体交换。生理气体交换还依赖于分层分支气道和血管网络,这两者都允许进行有效的通气和灌注[33]。血管网络必须能抵抗血栓形成,并有足够的屏障功能以防止血液或血液成分充斥肺泡。

生物人工肺的核心在于其间质表面的工程化,发挥气体交换的重要功能。迄今为止,肺支架的

最大研究进展是将切除肺去细胞化,即用去垢剂和酶处理切除的肺,去除组织中的所有细胞成分[34]。这种方法可产生非免疫原性的支架,同时保留肺的固有结构。而肺支架不仅可以使用人本身的肺,还可以使用异种支架,例如脱细胞猪肺[35]。生物人工肺必须充分发挥作用,并在植入后保持活力,同时在支架上需接种足够数量的适当类型的细胞,使上皮细胞和肺血管与内皮细胞排列在一起[30]。上皮细胞提供气道黏膜纤毛清除功能,而内皮细胞可以下调血小板对细胞外基质和支架的血栓形成反应[36]。

Petersen 和 Ott 的两个研究组已经成功地再生了功能性肺组织,并成功地植入了可完成数小时气体交换的工程肺[36-37]。两个研究组均接种了不同细胞群的无细胞肺基质,并在生物反应器中培养约1周。Petersen 等使用新生大鼠肺上皮细胞和微血管内皮细胞,而 Ott 等使用人脐带内皮细胞和大鼠胎儿肺细胞的组合。然后将生物工程化的肺通过左侧开胸手术移植到同系大鼠中[36-37],对工程肺灌注血液并进行充气。血气分析显示,这些工程肺能有效地交换氧气和二氧化碳[36-37]。

尽管有这些里程碑式的成果,但是要将生物工程肺成功地移植到人类移植受者,仍然面临重大挑战和障碍,必须予以克服。为了获得具有足够气体交换能力的支架,必须改善天然肺的天然结构和结构性质,并且必须提供适合细胞附着和增殖的基质。确定细胞的确切种类和数量以确保生物化肺功能和生存仍然是一项重要的工作[34]。另一个问题是创建大量分化细胞所需的有效来源[34]。还需要在小型和大型动物模型中进行广泛的临床前实验。临床试验则必须遵守严格的道德准则。如前所述,由于人类供者短缺,所以组织工程肺最终可能需要动物来源的生物支架甚至完全人造支架。

◇ 五、人工肺和肺支持装置

由于肺移植供者器官的需求量超过目前的供应量,所以人工肺已经被提议为肺移植的桥梁或替代方案。终末期肺病患者尽管有呼吸机支持,但常常会出现危及生命的低氧血症、高碳酸血症和呼吸性酸中毒。对于这些患者,唯一的选择是体外气体交换。有研究表明,长期的体外膜肺氧合(extracorporeal membrane oxygenation,ECMO)可以桥接患者肺移植。然而,气管插管和 ECMO 环路可能使得移植前康复比人工肺更困难。在终末期肺疾病患者中,ECMO 的使用时间大约限2周,此时临床相关并发症显著增加(例如血液成分激活,溶血和血小板消耗需要输血并导致全身炎症反应和器官系统衰竭)。VV-ECMO 可以提供呼吸气体的交换,但对由晚期呼吸衰竭引起的肺动脉高压而导致的右心室衰竭则没有作用。此外,尽管已经采取措施保持氧合和消除二氧化碳潴留,但是肺动脉高压患者仍经常出现急性代偿失调,心排血量低。VA-ECMO 可以提高组织灌注,减轻右心室压力,但在桥接肺移植前需要等待的时间仍然是一个问题。感谢套管的技术升级和移动 ECMO 的发展,这两项技术用于肺移植前过渡治疗,增加了肺移植的成功率。

移植桥接问题的一种新的临床解决方法是使用体外人工肺。通过开胸手术或剖腹手术,血液从肺动脉转移到低阻力的人工肺,并返回到左心房,从而绕过本体肺。血流由右心室产生的天然心排血量产生,这样无须使用机械血泵。血流与原始肺循环并行,因此可以减轻由右心负荷过重引起的心衰。相对流量由体外回路的相对阻力和肺的天然阻力决定。该方法已经通过了短期和长期的动物模型实验,并在临床上使用[38-40]。

Novalung iLA(介入肺辅助)(德国 Hechingen 的 Novalung GmbH)是一种低阻力肺辅助装置(见图39.1),用于产生脉冲血流,并带有紧密扩散膜和蛋白质基质涂层。它由心排血量驱动,因此不需要额外的真空泵帮助。iLA 已被应用于临床各种情况，如严重的胸部创伤、肺炎、成人呼吸窘迫综合征和气道阻塞。在短期随访的病例报告中，iLA 也被成功地用作终末期肺疾病患者肺移植的桥梁[41-43]。目前，iLA 在美国尚不能用于临床，但在欧洲可用于临床。在植入 iLA 前，应采用超声评估股动脉和对侧股静脉以鉴别和评估血管的直径。选择的套管应该允许 30% 的残余流量。通常，动脉套管的尺寸为 12～15F，静脉套管的尺寸应加大 2F。随后，通过 Seldinger 技术对血管进行插管。

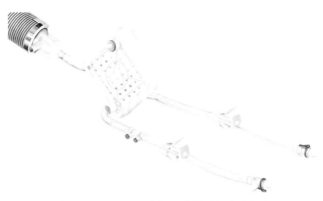

图 39.1　Novalung（介入肺辅助）膜通气机

工程人工肺不仅提供了气体交换的场所，增加了肺血流量和心排血量，而且患者还能走动，康复和生活质量得到提高。ECMO 也有这样的益处[44]，但传统的 ECMO 对血液成分有损伤，并受其庞大复杂的环路的限制。最近一些研究已经在动物身上测试了人工肺，人工肺在未来可能会作为恢复期过渡治疗、肺移植或最终治疗的手段。密歇根大学的一个研究小组已经研究了一种体外经肺胸腔内人工肺的使用情况，这种人工肺与天然肺平行，为单心驱动肺动脉-左心房分流术提供了便利，而不需要单独的血泵。MC3 Biolung（MC3，Ann Arbor，Michigan）被用作绵羊的全人造肺装置（见图 39.2）。其经过前外侧开胸和第 4 肋切除后，通过与肺动脉的端侧吻合创建流入道，通过与左心房的吻合创建流出道，经中央导管将 Sephadex 珠粒注射到肺循环中 60 天来建立肺动脉高压的动物模型。该团队在患和不患有肺动脉高压的绵羊上进行实验，分别输注 0μg/(kg·min)、2μg/(kg·min) 和 5μg/(kg·min) 多巴酚丁胺以模拟除肺动脉受压迫外的运动，使 90% 的心排血量被分流到人工肺循环，研究测量其对右心室应变和其他血流动力学指标的影响。在最高血流速度和最高多巴酚丁胺浓度下观察到轻微的血流动力学变化和右心室张力增加。该研究表明，在轻度运动水平下，人工肺耐受性很好。这种模式的缺点是需要中央插管，有形成血栓或空气栓塞的风险，并且效果取决于肺循环阻力的可变流量。

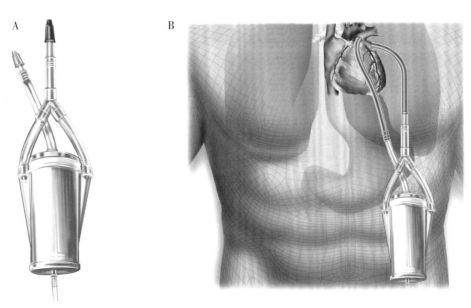

图 39.2　图 A：MC3 生物肺。图 B：插入左胸。流入套管从肺动脉引出，流出套管连接到左心房

Zwischenberger等最近发表了在健康的绵羊身上用经皮动态体外人工肺（paracorporeal artificial lung，PAL）系统长达4周的结果[46-47]。PAL系统包括一个紧凑的低电阻气体交换器和紧凑的离心泵，以实现一个简单而短的体外循环。通过使用Avalon Elite双腔插管的单点静脉插管建立流出道和流入道。术后，将羊移入代谢笼，并转移至重症监护病房。将气体交换器固定在羊背上，将CentriMag泵悬挂在重量平衡的滑轮上，允许羊与PAL系统一起自由移动，从而实现笼内移动并保证环路安全。在11只动物中总共测试了15个气体交换器。PAL系统允许羊在手术后保持清醒和警觉，自由站立和坐下，随意吃喝，从而避免了人工喂养。在整个实验期间，所有的羊都保持血流动力学稳定，不需要正性肌力药物。对这11只动物，PAL系统支持的时间长达24天。

为了增加移植肺的数量，有必要增加供肺的数量。因此，使用扩展的供者标准和NHBD的肺以及通过EVLP优化肺功能，都是继续推进该领域发展的主要策略。目前，肺移植受者的短期桥接手段包括可移动ECMO和体外肺支持。预计在不久的将来，这些技术的进步和使用将会增加。全部或部分气体交换的真正人造肺对未来提出了许多挑战。干细胞技术、三维（three dimensional，3D）打印和组织工程方面的进展将有助于克服其中一些挑战。因此，我们可以说，改进的肺替代治疗方法正在研究中。

◇ 参考文献

[1]Murphy S, Xu J, Kochanek K. Deaths: final data for 2010. Natl Vital Stat Rep, 2013, 61: 1-118.

[2]Yusen RD, Edwards LB, Kucheryavaya AY, et al. The Registry of the International Society for Heart and Lung Transplantation: thirty-first adult lung and heart-lung transplant report-2014, focus theme: retransplantation. J Heart Lung Transplant, 2014, 33: 1009-1024.

[3]Orens JB, Boehler A, de Perrot M, et al. A review of lung transplant donor acceptability criteria. J Heart Lung Transplant, 2003, 22: 1183-1200.

[4]Dark JH. Lung transplantation from the non-heart beating donor. Transplantation, 2008, 86: 200-201.

[5]Kootstra G, Daemen JH, Oomen AP. Categories of non-heart-beating donors. Transplant Proc 1995, 27: 2893-2894.

[6]Yeung JC, Cypel M, Waddell TK, et al. Update on donor assessment, resuscitation, and acceptance criteria including novel techniques-non-heart-beating donor lung retrieval and *ex vivo* donor lung perfusion. Thorac Surg Clin, 2009, 19: 261-274.

[7]Cypel M, Yeung JC, Liu M, et al. Normothermic *ex vivo* lung perfusion in clinical lung transplantation. N Engl J Med, 2011, 364: 1431-1440.

[8]Steen S, Liao Q, Wierup PN, et al. Transplantation of lungs from non-heart-beating donors after functional assessment *ex vivo*. Ann Thorac Surg, 2003, 76: 244-252.

[9]Wierup P, Haraldsson A, Nilsson F, et al. Ex vivo evaluation of nonacceptable donor lungs. Ann Thorac Surg, 2006, 81: 460-466.

[10]Cypel M, Yeung JC, Hirayama S, et al. Technique for prolonged normothermic *ex vivo* lung perfusion. J Heart Lung Transplant, 2008, 27: 1319-1325.

[11]Frank JA, Briot R, Lee JW, et al. Physiological and biochemical markers of alveolar epithelial barrier dysfunction in perfused human lungs. Am J Physiol Lung Cell Med Physiol, 2007, 293: L52-L59.

[12] Ware LB, Fang X, Wang Y, et al. Selected contribution: Mechanisms that may stimulate the resolution of alveolar edema in the transplanted human lung. J Appl Physiol, 2002, 93: 1869-1874.

[13] Brown CR, Brozzi NA, Vakil N, et al. Donor lungs with pulmonary embolism evaluated with *ex vivo* lung perfusion. ASAIO J, 2012, 58: 432-434.

[14] Andreasson A, Karamanou DM, Perry JD, et al. The effect of *ex vivo* lung perfusion on microbial load in human donor lungs. J Heart Lung Transplant, 2014, 33: 910-916.

[15] George TJ, Arnaoutakis GJ, Beaty CA, et al. A physiologic and biochemical profile of clinically rejected lungs on a normothermic *ex vivo* lung perfusion platform. J Surg Res, 2013, 183: 75-83.

[16] Fisher AJ, Donnely SC, Hirani N, et al. Elevated levels of interleukin-8 in donor lungs is associated with early graft failure after lung transplantation. Am J Respir Crit Care Med, 2001, 163: 259-265.

[17] Kaneda H, Waddell TK, de Perrot M, et al. Pre-implantation multiple cytokine mRNA expression analysis of donor lung grafts predicts survival after lung transplantation in humans. Am J Transplant, 2006, 6: 544-551.

[18] Yeung JC, Wagnetz D, Cypel M, et al. *Ex Vivo* adenoviral vector gene delivery results in decreased vector associated inflammation pre- and post-lung transplantation in the pig. Mol Ther, 2012, 20: 1204-1211.

[19] Cypel M, Rubacha M, Hirayama S, et al. *Ex-vivo* repair and regeneration of damaged human donor lungs. J Heart Lung Transplant, 2008, 27(Suppl 2): S180.

[20] Cypel M, Liu M, Rubacha M, et al. Functional repair of human donor lungs by IL-10 gene therapy. Sci Transl Med, 2009, 1: 1-9.

[21] Wigfield CH, Cypel M, Yeung J, et al. Successful emergent lung transplantation after remote *ex vivo* perfusion optimization and transportation of donor lungs. Am J Transplant, 2012, 12: 2838-2844.

[22] Whitson BA, Black SM. Organ assessment and repair centers: the future of transplantation is near. World J Transplant, 2014, 4: 40-42.

[23] Egan TM, Lambert CJ Jr, Reddick R, et al. A strategy to increase the donor pool: use of cadaver lungs for transplantation. Ann Thorac Surg, 1991, 52: 1113-1120.

[24] Ulicny KS Jr, Egan TM, Lambert CJ Jr, et al. Cadaver lung donors: effect of preharvest ventilation on graft function. Ann Thorac Surg, 1993, 55: 1185-1191.

[25] Hoyert DL, Kung HC, Smith BL. Deaths: preliminary data for 2003. Natl Vital Stat Rep, 2005, 53: 1-48.

[26] Saxena P, Zimmet AD, Snell G, et al. Procurement of lungs in transplantation following donation after circulatory death: the Alfred technique. J Surg Res, 2014, 192: 642-646.

[27] Johnson RJ, Bradbury LL, Martin K, et al. Organ donation and transplantation in the UK-the last decade: a report from the UK National Transplant Registry. Transplantation, 2014, 97(Suppl 1): S1-S27.

[28] Cypel M, Keshavjee S. Strategies for safe donor expansion: donor management, donations after cardiac death, ex-vivo lung perfusion. Curr Opin Organ Transplant, 2013, 18: 513-517.

[29] Oniscu GC, Siddique A, Dark J. Dual temperature multi-organ recovery from a Maastricht category III donor after circulatory death. Am J Transplant, 2014, 14: 2181-2186.

[30] Steen S, Sjoberg T, Pierre L, et al. Transplantation of lungs from a non-heart-beating donor. Lancet,

2001, 17: 825-829.

[31] Gomez de Antonion D, Marcos R, Laporta R, et al. Results of clinical lung transplant from uncontrolled non-heart beating donors. J Heart Lung Transplant, 2007, 26: 529-534.

[32] Gomez-de-Antonio D, Campo-Canaveral JL, Crowley S, et al. Clinical lung transplantation from uncontrolled non-heart-beating donors revisited. J Heart Lung Transplant, 2012, 31: 349-353.

[33] Song JJ, Ott HC. Bioartificial lung engineering. Am J Transplant, 2012, 12: 283-288.

[34] Lemon G, Lim ML, Ajalloueian F, et al. The development of the bioartificial lung. Br Med Bull, 2014, 110: 35-45.

[35] Badylak SF. Xenogeneic extracellular matrix as a scaffold for tissue reconstruction. Transpl Immunol, 2004, 12: 367-377.

[36] Petersen TH, Calle EA, Zhao L, et al. Tissue-engineered lungs for *in vivo* implantation. Science, 2010, 329: 538-541.

[37] Ott HC, Clippinger B, Conrad C, et al. Regeneration and orthotopic transplantation of a bioartificial lung. Nat Med, 2010, 16: 927-933.

[38] Haft JW, Montoya P, Alnajjar O, et al. An artificial lung reduces pulmonary impedance and improves right ventricular efficiency in pulmonary hypertension. J Thorac Cardiovasc Surg, 2001, 122: 1094-1100.

[39] Strueber M, Hoeper MM, Fischer S, et al. Bridge to thoracic organ transplantation in patients with pulmonary arterial hypertension using a pumpless lung assist device. Am J Transplant, 2009, 9: 853-857.

[40] Cambioni D, Phillipp A, Arlt M, et al. First experience with a paracorporeal artificial lung in humans. ASAIO J, 2009, 55: 304-306.

[41] Fischer S, Simon AR, Welte T, et al. Bridge to lung transplantation with the novel pumpless interventional lung assist device NovaLung. J Thorac Cardiovasc Surg, 2006, 131: 719-723.

[42] Strueber M, Hoeper MM, Fischer S, et al. Bridge to thoracic organ transplantation in patients with pulmonary arterial hypertension using a pumpless lung assist device. Am J Transplant, 2009, 9: 853-857.

[43] Bartosik W, Egan JJ, Wood AE. The Novalung interventional lung assist as bridge to lung transplantation for self-ventilating patients-initial experience. Interact Cardiovasc Thorac Surg, 2011, 13: 198-200.

[44] Garcia JP, Iacono A, Kon ZN, Griffith BP. Ambulatory extracorporeal membrane oxygenation: a new approach to bridge-to-lung transplantation. J Thorac Cardiovasc Surg, 2010, 139: e137-e139.

[45] Akay B, Reoma JL, Camboni D, et al. In-parallel artificial lung attachment at high flows in normal and pulmonary hypertension models. Ann Thorac Surg, 2010, 90: 259-265.

[46] Zhou X, Wang D, Sumpter R, et al. Long-term support with an ambulatory percutaneous paracorporeal artificial lung. J Heart Lung Transplant, 2012, 31: 648-654.

[47] Zwischenberger, JB, Alpard SK. Artificial lungs: a new inspiration. Perfusion, 2002, 17: 253-268.